改訂第**9**版

内科学書 Vol.**5**

●総編集
南学　正臣（東京大学医学部腎臓・内分泌内科学　教授）

■**内分泌疾患**
●編集
伊藤　裕（慶應義塾大学医学部腎臓内分泌代謝内科　教授）

■**代謝・栄養疾患**
●編集
下村　伊一郎（大阪大学大学院医学系研究科内分泌・代謝内科学　教授）

●編集協力
塩沢　昌英（獨協医科大学　特任教授/兵庫医科大学　客員教授）

中山書店

《内科学書》
改訂第9版

●総編集

南学　正臣　東京大学医学部腎臓・内分泌内科学 教授

●部門編集　（五十音順）

伊藤　　裕　慶應義塾大学医学部腎臓内分泌代謝内科 教授

大田　　健　公益財団法人結核予防会 複十字病院 院長

小澤　敬也　自治医科大学名誉教授／客員教授

下村伊一郎　大阪大学大学院医学系研究科内分泌・代謝内科学 教授

田中　章景　横浜市立大学神経内科学・脳卒中医学 教授

千葉　　勉　関西電力病院 院長

伴　信太郎　愛知医科大学特命教授／医学教育センター長

平井　豊博　京都大学大学院医学研究科呼吸器内科学 教授

深川　雅史　東海大学医学部内科学系腎内分泌代謝内科 教授

福田　恵一　慶應義塾大学医学部循環器内科 教授

藤田　次郎　琉球大学大学院医学研究科感染症・呼吸器・消化器内科学（第一内科）教授

三森　経世　医療法人医仁会武田総合病院 院長

持田　　智　埼玉医科大学消化器内科・肝臓内科 教授

山本　和利　松前町立松前病院 病院事業管理者

●基準値一覧 編集

山田　俊幸　自治医科大学臨床検査医学 教授

●編集協力

塩沢　昌英　獨協医科大学 特任教授／兵庫医科大学 客員教授

序

　優れた医師となるためには，疾患の機序を理解し，そのうえで臨床的なエビデンスを踏まえ，診断と治療を進めることが重要です．表面的に羅列された所見や検査結果を記憶したのみの医師は，典型例には対応できても，非典型的な経過を示す患者の前では無力です．なぜ，その所見や検査結果がみられるのか，また治療がどのように効くのか，そのメカニズムまで理解した医師になってはじめて，限りない多様性を示す現実の患者に，適切に対応することができます．

　本書は，1971年の初版刊行以来，現象面の背後にある基本原理をきちんと考察することを重視し，基礎医学を踏まえた疾患の理解に重点を置きながら，臨床的基礎がしっかりと身につくよう編集されています．

　医学の進歩は日進月歩であり，医療の世界には革新的新技術が次々に導入されています．多くの臨床試験が行われ，免疫チェックポイント阻害薬をはじめ新しい薬理機序による治療薬も登場してきました．これに伴い，各学会からの診療ガイドラインも，一定期間の成果をまとめて改訂が繰り返されています．前版である第8版が刊行された2013年以降も，多くの革新的進歩があり，経験豊富な医師であっても常に知識をアップデートすることが必要です．

　今回の改訂では，前版刊行以後の新知見を盛り込むことはもちろん，項目についても見直しを行い，急激に変化している社会情勢にも合わせて内容の最適化を図っています．

　各分野の編集，編集協力，執筆の先生がたは，現在の日本のトップランナーばかりですが，その大半が本書のかなり前の版を学生時代に愛用していた世代です．私自身を含め，本書で勉強した世代の医師が，時を経て編集作業の中心的立場を担い，総力を結集して作成したものが本書の改訂第9版です．

　本書は，長年，日本の内科学の教科書の金字塔であり続けています．これまで，学生たちにとっては日常の学習や国家試験の準備のための定本として，また若手医師から経験豊かな医師に至るまで，診療現場の机上にあって知識の再確認や更なる自己研鑽に役立つ成書として愛読されてきました．この改訂第9版も伝統を受け継ぎ，格調が高く，しかも読みやすいものに仕上がっています．今また新しい息吹を放つ本書が，読者に愛用され，役立つことを心より願っております．

　2019年6月

編集代表　南学　正臣

内科学書 Vol.5

執筆者一覧

(執筆順)

内分泌疾患

栗原　勲	慶應義塾大学医学部内科学教室腎臓内分泌代謝内科 専任講師
伊藤　裕	慶應義塾大学医学部内科学教室腎臓内分泌代謝内科 教授
田中　廣壽	東京大学医科学研究所副所長/免疫病治療学分野教授，東京大学医科学研究所附属病院アレルギー免疫科診療科長/抗体・リクチンセンターセンター長
柳瀬　敏彦	誠和会牟田病院 院長
当真貴志雄	岡山大学病院内分泌センター 助教
大塚　文男	岡山大学大学院医歯薬学総合研究科総合内科学 教授
藤澤　諭	岡山大学病院内分泌センター 医員
越智可奈子	岡山大学病院内分泌センター 医員
蔭山　和則	弘前大学大学院医学研究科内分泌代謝内科学講座 准教授
大門　眞	弘前大学大学院医学研究科内分泌代謝内科学講座 教授
福岡　秀規	神戸大学医学部附属病院糖尿病・内分泌内科 助教
髙橋　裕	神戸大学大学院医学研究科内科学講座糖尿病・内分泌内科学部門 准教授
井口　元三	神戸大学保健管理センター 准教授
岩間信太郎	名古屋大学医学部附属病院糖尿病・内分泌内科 病院講師
有馬　寛	名古屋大学大学院医学系研究科糖尿病・内分泌内科学 教授
髙木　博史	名古屋大学医学部附属病院糖尿病・内分泌内科 助教
吉村　弘	伊藤病院内科 部長
松本　俊一	群馬大学大学院医学系研究科内科学講座内分泌代謝内科学 医員
中島　康代	群馬大学大学院医学系研究科内科学講座内分泌代謝内科学 病院講師
山田　正信	群馬大学大学院医学系研究科内科学講座内分泌代謝内科学 教授
赤水　尚史	和歌山県立医科大学医学部糖尿病・内分泌代謝内科（内科学第一講座）教授
百渓　尚子	東京都予防医学協会内分泌科
竹内　靖博	虎の門病院内分泌センター センター長

田中　智洋	名古屋市立大学大学院医学研究科消化器・代謝内科学 准教授
鈴木　敦詞	藤田医科大学医学部内分泌・代謝内科学 教授
向井　邦晃	慶應義塾大学医学部医学教育統轄センター・医化学教室 専任講師
柴田　洋孝	大分大学医学部内分泌代謝・膠原病・腎臓内科学講座教授
田辺　晶代	国立国際医療研究センター病院糖尿病内分泌代謝科 医長
長屋　直哉	順天堂大学医学部泌尿器科学講座
堀江　重郎	順天堂大学大学院医学研究科泌尿器外科学 教授
杉野　法広	山口大学大学院医学系研究科産科婦人科学 教授
浅田　裕美	山口大学大学院医学系研究科産科婦人科学 講師
長谷川奉延	慶應義塾大学医学部小児科学教室 教授
櫻井　晃洋	札幌医科大学医学部遺伝医学 教授
山田祐一郎	秋田大学大学院医学系研究科内分泌・代謝・老年内科学講座 教授
稲垣　毅	群馬大学生体調節研究所代謝エピジェネティクス分野 教授
入江潤一郎	慶應義塾大学医学部内科学教室腎臓内分泌代謝内科 専任講師
沖　隆	浜松医科大学地域家庭医療学 特任教授
向山　政志	熊本大学大学院生命科学研究部腎臓内科学 教授
市原　淳弘	東京女子医科大学内分泌内科学講座 教授
林　晃一	東京歯科大学内科学講座 教授
小川　佳宏	九州大学大学院医学研究院病態制御内科学分野（第三内科）教授
坂本　竜一	九州大学病院内分泌代謝・糖尿病内科 助教
前田　法一	大阪大学大学院医学系研究科内分泌・代謝内科学/代謝血管学寄附講座 准教授
下村伊一郎	大阪大学大学院医学系研究科内分泌・代謝内科学 教授
福原　淳範	大阪大学大学院医学系研究科内分泌・代謝内科学/肥満脂肪病態学寄附講座 准教授
宮下　和季	慶應義塾大学医学部内科学教室腎臓内分泌代謝内科 特任准教授
中里　雅光	宮崎大学医学部内科学講座神経呼吸内分泌代謝学分野（第3内科）教授
鈴木　眞理	政策研究大学大学院保健管理センター 教授

| 櫻井　武 | 筑波大学医学医療系 教授/国際統合睡眠医科学研究機構 副機構長 |
| 横田　健一 | 慶應義塾大学医学部腎臓内分泌代謝内科 助教 |

代謝・栄養疾患

下村伊一郎	大阪大学大学院医学系研究科内分泌・代謝内科学 教授
垂井清一郎	大阪大学名誉教授，大手前病院名誉院長
矢部　大介	岐阜大学大学院医学系研究科内分泌代謝病態学 教授
稲垣　暢也	京都大学大学院医学研究科糖尿病・内分泌・栄養内科学 教授
門脇　孝	東京大学大学院医学系研究科糖尿病・生活習慣病予防講座特任教授，帝京大学医学部附属溝口病院病態栄養学講座 常勤客員教授
今川　彰久	大阪医科大学内科学 I 教室 教授
花房　俊昭	堺市立総合医療センター院長，大阪医科大学名誉教授
葛谷　健	自治医科大学名誉教授
山田研太郎	朝倉医師会病院 院長・糖尿病センター長
植木浩二郎	国立国際医療研究センター研究所糖尿病研究センター長
卯木　智	滋賀医科大学糖尿病内分泌・腎臓内科 講師
前川　聡	滋賀医科大学糖尿病内分泌・腎臓内科 教授
中村　二郎	愛知医科大学糖尿病内科 教授
春日　雅人	朝日生命成人病研究所 所長，国立国際医療研究センター 名誉理事長
岩橋　博見	市立豊中病院糖尿病センター長/臨床研究センター長
宮下　和幸	大阪大学大学院医学系研究科内分泌・代謝内科学 助教
難波　光義	宝塚市立病院 総長
勝野　朋幸	兵庫医療大学リハビリテーション学部作業療法学科 教授
楠　宜樹	兵庫医科大学内科学糖尿病・内分泌・代謝科 講師
依藤　亨	大阪市立総合医療センター小児代謝・内分泌内科 部長
大浦　敏博	仙台市立病院副院長/小児科 部長
和栗　雅子	大阪母子医療センター母性内科 主任部長
山下　静也	りんくう総合医療センター 副理事長・病院長
齋藤　康	千葉大学名誉教授

荒井　秀典	国立長寿医療研究センター 理事長
北　徹	神戸市医療監，神戸在宅医療・介護推進財団 理事長，京都大学名誉教授
木原　進士	大阪大学大学院医学系研究科保健学専攻生体情報科学 教授
中井　継彦	福井糖尿病クリニック中井内科医院 院長
馬渕　宏	金沢大学名誉教授
小林　和人	飯野クリニック 副院長
島野　仁	筑波大学医学医療系内分泌代謝・糖尿病内科 教授
伊藤　公訓	広島大学病院消化器・代謝内科 診療教授
鈴木　義之	東京都医学総合研究所
折居　忠夫	岐阜大学名誉教授
林　秀行	大阪医科大学医学部化学教室 教授
大谷　英樹	北里大学医学部臨床検査診断学 客員教授
狩野　有作	北里大学医学部臨床検査診断学 教授
安部井誠人	筑波大学医学医療系消化器内科 准教授
新宅　治夫	大阪市立大学大学院医学研究科障がい医学・再生医学寄付講座 特任教授，大阪市立大学名誉教授
池田　修一	信州大学名誉教授，岡谷市民病院総合診療科 部長
藤森　新	帝京大学医学部附属新宿クリニック 院長
山本　徹也	大阪暁明館病院 検診センター長
谷口　敦夫	東京女子医科大学医学部膠原病リウマチ内科学講座 教授
鎌谷　直之	株式会社スタージェン会長，医療人工知能研究所所長，公益財団法人痛風財団理事長
近藤　雅雄	東京都市大学名誉教授
板倉　弘重	芝浦スリーワンクリニック 名誉院長
前田　法一	大阪大学大学院医学系研究科内分泌・代謝内科学/代謝血管学寄附講座 准教授
西澤　均	大阪大学大学院医学系研究科内分泌・代謝内科学 講師
海老原　健	自治医科大学医学部内科学講座内分泌代謝学部門 准教授
渭原　博	東邦大学理学部 非常勤講師
木内　幸子	千葉科学大学危機管理学部保健医療学科 講師
橋詰　直孝	株式会社ケイ・エス・オー 顧問医師
松本　俊夫	徳島大学藤井節郎記念医科学センター センター顧問
大柳　治正	大阪暁明館病院顧問，近畿大学名誉教授

内科学書　Vol.5

目次

内分泌疾患

1　内分泌疾患総論

内分泌の概念————————栗原　勲, 伊藤　裕　2
　内分泌の定義……………………………… 2
　ホルモンの役割…………………………… 2
ホルモンの合成, 分泌———————————— 2
　ホルモンの構造…………………………… 2
　ホルモンの合成と分泌…………………… 3
　ホルモンの調節…………………………… 4
ホルモンの活性化, 不活性化———————— 4
ホルモン結合蛋白———————————————— 5
ホルモンの作用———————————————— 5
　ホルモン作用と生体機能………………… 5
　ホルモンの作用機序……………………… 6
内分泌疾患の成り立ち———————————— 10
　内分泌疾患の考え方……………………… 10
　ホルモン過剰症…………………………… 10
　ホルモン欠乏症…………………………… 10
　転写因子と内分泌疾患………田中廣壽　11
　内分泌攪乱物質と環境問題……柳瀬敏彦　14
　加齢とホルモン…………………………… 16
　　デヒドロエピアンドロステロン……… 16
　　成長ホルモン…………………………… 16
　　テストステロン………………………… 16
　　エストロゲン…………………………… 17
ホルモンの測定法——————栗原　勲, 伊藤　裕　18
　ホルモン測定法の開発の歴史…………… 18
　ホルモン測定法に用いられる分析技術… 19
　ホルモン測定法の実際…………………… 22

2　視床下部の異常

視床下部の構造と機能———当真貴志雄, 大塚文男　23
　視床下部の位置…………………………… 23
　視床下部の神経核………………………… 23

　視床下部の血管系………………………… 23
　視床下部の機能…………………………… 25
視床下部の検査法——————藤澤　諭, 大塚文男　26
　内分泌機能に関する検査………………… 26
　病因・病態に関する検査………………… 28
視床下部疾患——————越智可奈子, 大塚文男　28
　視床下部症候群…………………………… 28
　視床下部性性腺機能異常症……………… 29
　　中枢性思春期早発症…………………… 29
　　Kallmann 症候群……………………… 30
　　Bardet–Biedl 症候群………………… 31
　　Prader–Willi 症候群………………… 31
　　Fröhlich 症候群……………………… 31
　神経性やせ症……………………………… 31
　視床下部腫瘍……………………………… 32
　　頭蓋咽頭腫……………………………… 32
　　胚細胞腫瘍……………………………… 33
　　その他の視床下部腫瘍………………… 33

3　下垂体前葉の異常

下垂体前葉の構造と機能——蔭山和則, 大門　眞　34
　下垂体前葉ホルモンの類似性…………… 34
　視床下部-下垂体-末梢ホルモンの調節系と
　機能………………………………………… 34
下垂体前葉の機能検査法———————————— 35
　分泌刺激試験……………………………… 36
　分泌抑制試験……………………………… 37
下垂体前葉機能亢進症———福岡秀規, 髙橋　裕　38
　高プロラクチン（PRL）血症…………… 38
　先端巨大症／下垂体性巨人症…………… 40
　Cushing 病……………………………… 42
　TSH 産生下垂体腺腫（TSHoma）……… 43
　下垂体性ゴナドトロピン分泌亢進症（主に
　ゴナドトロピン産生下垂体腺腫）……… 45

下垂体前葉機能低下症————井口元三, 髙橋 裕 47

　　付 遺伝性下垂体機能低下症············ 51

成人成長ホルモン分泌不全症————髙橋 裕 52

下垂体腫瘍————福岡秀規, 髙橋 裕 53

empty sella 症候群（トルコ鞍空洞症候群）

————井口元三, 髙橋 裕 56

自己免疫性下垂体炎———————— 57

　　付 IgG4 関連下垂体炎············ 59

4 下垂体後葉の異常

下垂体後葉の構造と機能——岩間信太郎, 有馬 寛 60

下垂体後葉の検査法————髙木博史, 有馬 寛 62

下垂体後葉疾患————岩間信太郎, 有馬 寛 63

　尿崩症············ 63

　　中枢性尿崩症············ 64

　　腎性尿崩症············ 66

　抗利尿ホルモン不適合分泌症候群············ 67

5 甲状腺の異常

甲状腺の構造と機能————————吉村 弘 69

　甲状腺ホルモンの合成············ 69

　甲状腺ホルモンの分泌調節············ 70

　甲状腺ホルモンの代謝············ 71

　甲状腺ホルモンの作用············ 71

甲状腺の検査法———————— 72

　一般検査············ 72

　甲状腺 in vitro 検査············ 73

　甲状腺 in vivo 機能検査············ 74

　甲状腺特異的自己抗体············ 75

　甲状腺遺伝子診断············ 76

　甲状腺画像検査············ 77

甲状腺中毒症と甲状腺機能亢進症

————松本俊一, 中島康代, 山田正信 77

　甲状腺機能異常症の定義・概念············ 77

　甲状腺中毒症············ 77

　　Basedow 病············ 79

　　機能性甲状腺結節············ 81

　　下垂体 TSH 産生腫瘍············ 82

甲状腺機能低下症············ 83

　　付 非甲状腺疾患············ 88

甲状腺炎············ 89

　慢性甲状腺炎（橋本病）············ 89

　亜急性甲状腺炎············ 91

　無痛性甲状腺炎············ 92

単純性甲状腺腫————————赤水尚史 93

甲状腺腫瘍———————— 94

　腺腫様甲状腺腫············ 97

　腺腫············ 97

　甲状腺悪性腫瘍············ 98

　　甲状腺乳頭癌············ 98

　　甲状腺濾胞癌············ 100

　　甲状腺髄様癌············ 101

　　甲状腺未分化癌············ 101

　　悪性リンパ腫············ 101

正常妊娠と甲状腺————————百渓尚子 102

　甲状腺機能の変化············ 102

　甲状腺機能検査値の変化············ 103

甲状腺疾患と妊娠———————— 103

　Basedow 病と妊娠············ 103

　橋本病, 甲状腺機能低下症と妊娠············ 105

6 副甲状腺の異常

副甲状腺の構造————————竹内靖博 106

　Ca 代謝における副甲状腺の役割············ 106

　副甲状腺の構造と発生············ 106

副甲状腺ホルモンの分泌と作用———————— 107

　副甲状腺ホルモンの合成と分泌調節············ 107

　副甲状腺ホルモンの構造············ 107

　生体内 Ca の恒常性············ 107

　細胞外液 Ca の制御機構············ 108

　副甲状腺ホルモンの作用············ 110

副甲状腺ホルモン分泌の亢進———————— 110

　副甲状腺ホルモン分泌亢進の機序············ 110

　原発性副甲状腺機能亢進症············ 110

　　付 正カルシウム血症性原発性副甲状腺
　　　機能亢進症············ 114

副甲状腺ホルモンの欠如・分泌低下———————— 115

　副甲状腺機能低下症············ 115

副甲状腺ホルモンに対する不応症———————— 118

　偽性副甲状腺機能低下症············ 118

　　付 偽性偽性副甲状腺機能低下症············ 121

副甲状腺ホルモン関連蛋白の分泌過剰———————— 122

　悪性腫瘍に伴う高カルシウム血症············ 122

　　付 ビスホスホネート関連顎骨壊死············ 124

FGF23 とリン代謝————————田中智洋 124

骨代謝異常（骨粗鬆症, 骨軟化症）——鈴木敦詞 130

7 副腎皮質の異常

副腎皮質の構造と機能———————— 136

　副腎皮質の構造————————向井邦晃 136

副腎皮質ステロイドホルモンの生合成と
酵素の局在————————— 136
副腎皮質ステロイドホルモンの分泌調節
——————————栗原　勲，伊藤　裕 137
副腎皮質ステロイドホルモンの生理作用—— 139
副腎皮質機能亢進症———————————— 139
原発性アルドステロン症———————— 139
続発性アルドステロン症———————— 143
デオキシコルチコステロン産生腫瘍，
コルチコステロン産生腫瘍———— 143
アルドステロン症類似疾患—————— 144
偽アルドステロン症および AME 症候群
————————————————— 144
Liddle 症候群————————— 144
Cushing 症候群——————————柳瀬敏彦 145
副腎性サブクリニカル Cushing 症候群—— 150
男性化副腎腫瘍，女性化副腎腫瘍—— 151
副腎皮質機能低下症———————柴田洋孝 153
Addison 病（慢性副腎皮質不全）———— 153
相対的（機能的）副腎皮質不全——— 156
続発性副腎皮質不全————————— 157
急性副腎皮質不全（副腎クリーゼ）—— 157
副腎卒中———————————————— 157
ACTH 不応症（家族性グルココルチ
コイド欠損症）———————— 157
選択的低アルドステロン症—————— 158
偽性低アルドステロン症———————— 159
副腎偶発腫瘍————————————————— 160
副腎皮質ステロイド合成障害———柳瀬敏彦 162
先天性副腎過形成症候群———————— 162
21-水酸化酵素欠損症————————— 162
17α-水酸化酵素欠損症———————— 165
11β-水酸化酵素欠損症———————— 167
3β-HSD 欠損症———————————— 169
リポイド副腎過形成————————— 169
付1 P-450 酸素還元酵素異常症———— 170
付2 ステロイド産生刺激因子 1 異常症—— 170
先天性副腎低形成症————————— 170
副腎髄質の構造と機能——————田辺晶代 171
副腎髄質の構造———————————— 171
カテコールアミン——————————— 172
カテコールアミンの生理作用———— 172
副腎髄質検査法———————————————— 173
血漿カテコールアミン濃度—————— 174
尿中カテコールアミンとその代謝産物——— 174

各種負荷試験————————————— 174
副腎髄質の画像診断法————————————— 175
副腎髄質とその周辺疾患——————————— 177
褐色細胞腫—————————————— 177
神経芽腫群腫瘍———————————— 179

8 性腺の異常

男性性腺の異常——————長屋直哉，堀江重郎 182
男性性腺の生理学——————————— 182
男性性腺の検査法——————————— 184
精巣機能亢進症———————————— 185
思春期早発症————————————— 185
性腺機能低下症———————————— 186
精巣腫瘍———————————————— 188
女性性腺の異常——————杉野法広，浅田裕美 190
卵巣の構造と機能——————————— 190
女性性腺の検査法——————————— 194
月経とその異常———————————— 196
原発性無月経————————————— 196
続発性無月経————————————— 198
早発思春期—————————————— 200
早発卵巣不全————————————— 200
多囊胞性卵巣症候群—————————— 201
性の分化異常———————————長谷川奉延 202
性と性分化—————————————— 202
性分化疾患—————————————— 204
Turner 症候群————————— 204
アンドロゲン不応症—————— 205
21-水酸化酵素欠損症—————— 206

9 消化管・膵の内分泌疾患

膵神経内分泌腫瘍———————————櫻井晃洋 207
インクレチン——————————山田祐一郎 210
インクレチンの膵作用———————— 211
インクレチンの膵外作用———————— 211
インクレチン薬———————————— 211
FGF21（肝臓からのホルモン）————稲垣　毅 212
分泌臓器と刺激———————————— 212
機能—————————————————— 213
臨床応用の可能性——————————— 214
腸内細菌と内分泌————————入江潤一郎 214
病態生理———————————————— 214
治療応用———————————————— 216

10 遺伝子異常と内分泌疾患

多発性内分泌腫瘍症————————櫻井晃洋 217
　遺伝医療 ……………………………………… 224
多腺性自己免疫症候群——————————沖 隆 225
遺伝子診断と遺伝カウンセリング——櫻井晃洋 226
　遺伝学的検査の特性 ………………………… 226
　変わりつつある遺伝医療 …………………… 227
　遺伝カウンセリングとは …………………… 227

11 心血管系とホルモン

心臓血管内分泌代謝学の誕生—————向山政志 228
心臓血管ホルモンとその循環ホメオスタシスに
　おける意義 ………………………………… 229
　レニン-アンジオテンシン-アルドステロン
　　系（RAA 系）……………………………… 229
　Na 利尿ペプチド（NP）系 ………………… 230
　エンドセリン（ET）………………………… 231
各種疾患と心臓血管ホルモン ………………… 232
　心不全 ………………………………………… 232
　高血圧症と動脈硬化症 ……………………… 233
　慢性腎臓病（CKD）と糖尿病性腎症 ……… 234
　その他の疾患 ………………………………… 234
プロレニン，プロレニン受容体————市原淳弘 235
　病態におけるプロレニンとプロレニン
　　受容体の意義 ……………………………… 236
　プロレニン受容体の生理学的意義 ………… 236
　疾患とプロレニン受容体 …………………… 237
レニン産生腫瘍————————————林 晃一 237

12 脂肪組織由来ホルモン

レプチン————————小川佳宏，坂本竜一 240
アディポネクチン————前田法一，下村伊一郎 241
腫瘍壊死因子α（TNF-α）—小川佳宏，坂本竜一 242
アンジオテンシノゲン ………………………… 242

レジスチン————————福原淳範，下村伊一郎 242
脂肪組織由来コルチゾール—小川佳宏，坂本竜一 243

13 メタボリックシンドロームの内分泌学

メタボリックシンドローム——————宮下和季 244
　メタボリックシンドロームの概念と心血管
　　病のハイリスク群 ………………………… 244
　メタボリックシンドロームの課題 ………… 245
メタボリックドミノ …………………………… 246
　メタボリックドミノの概念と先制医療 …… 246
　メタボリックドミノの成因 ………………… 246
サルコペニアとミトコンドリア機能不全 …… 247
　サルコペニアの概念 ………………………… 247
　サルコペニアの予防・治療法 ……………… 249
　サルコペニアの成因とミトコンドリア機能
　　不全 ………………………………………… 249

14 摂食の内分泌学

視床下部と摂食調節————————中里雅光 251
カンナビノイド系 ……………………………… 252
末梢臓器と摂食調節 …………………………… 252
末梢と中枢をつなぐネットワーク —————— 253
摂食障害と内分泌————————鈴木眞理 253
睡眠・覚醒制御とオレキシン—————櫻井 武 257
　オレキシン系の概要 ………………………… 257
　ナルコレプシーの病態におけるオレキシン
　　の役割 ……………………………………… 257
　オレキシン受容体 …………………………… 258
　オレキシン産生ニューロンの制御機構 …… 260
　オレキシン受容体に作用する薬物 ………… 260

15 内分泌疾患の救急対応

甲状腺クリーゼ————————横田健一，伊藤 裕 261
粘液水腫性昏睡 ————————————— 261
高カルシウム血症 ————————————— 265

代謝・栄養疾患

1 代謝異常総論

栄養代謝学総論————下村伊一郎，垂井清一郎 270
　糖質，脂質，蛋白質の三大栄養素 270
　栄養素と代謝連関 270
　食事や運動による代謝調節 271
代謝疾患学の輪郭 272
　代謝系と作用蛋白 272
　代謝疾患検出のいとぐち 273
　欠損部位の同定 275
　common disease としての代謝疾患 275

2 糖質代謝異常

糖代謝総論————矢部大介，稲垣暢也 278
　糖代謝経路 278
　糖代謝を制御するホルモン 279
　糖の流れ 280
糖尿病 281
　概念————門脇　孝 281
　　糖尿病の分類 281
　　糖尿病の診断 285
　1型糖尿病の病因————今川彰久，花房俊昭 289
　特発性1型糖尿病 290
　2型糖尿病の病因————葛谷　健 291
　病態生理と症状————山田研太郎 295
　　インスリン作用の異常 295
　　糖代謝異常 297
　　ケトン体代謝異常 298
　　脂質代謝異常 299
　　症状 300
　検査と診断————植木浩二郎 301
　　病型・病期・病態の検討のための検査 303
　　高齢者・小児・妊娠時における糖代謝異常 305
　急性合併症————卯木　智，前川　聡 305
　慢性合併症————中村二郎 307
　　糖尿病網膜症 307
　　糖尿病性腎症 309
　　糖尿病性神経障害 310
　　糖尿病性大血管症 312
　　その他の慢性合併症 312
　糖尿病の遺伝素因————春日雅人 313
　　単一遺伝子異常による糖尿病 314

　　2型糖尿病関連遺伝領域 315
　治療————下村伊一郎，岩橋博見，宮下和幸 315
　　治療の目標と原則 315
　　食事療法 317
　　運動療法 317
　　薬物療法 318
　　糖尿病の移植医療 321
低血糖症————難波光義，勝野朋幸，楠　宜樹 321
小児の低血糖症————依藤　亨 324
先天性糖質代謝異常症————大浦敏博 327
　糖原病（グリコーゲン蓄積症） 327
　　糖原病0型 327
　　糖原病I型 328
　　糖原病II型（Pompe病） 330
　　糖原病III型（Cori病，Forbes病） 331
　　糖原病IV型（Andersen病） 331
　　糖原病V型（McArdle病） 332
　　糖原病VI型（Hers病） 332
　　糖原病VII型（Tarui病） 332
　　糖原病IX型 333
　その他の糖質代謝異常症 333
　　Fanconi-Bickel症候群 333
　　ガラクトース血症 334
　　フルクトース代謝異常症 334
　　糖質吸収不全症 336
妊娠中にとり扱う糖代謝異常————和栗雅子 336

3 脂質代謝異常

脂質・リポ蛋白代謝総論————山下静也 342
　脂質とその役割 342
　血漿脂質とリポ蛋白 343
　脂質の消化，吸収と体内循環 344
　血漿リポ蛋白とアポリポ蛋白 346
　血漿リポ蛋白代謝に関与する酵素，受容体，
　　トランスポーター 348
　HDLを介するコレステロールの逆転送系 353
　リポ蛋白と粥状動脈硬化 354
脂質異常症（高脂血症）————齋藤　康 355
　病型分類と診断基準 355
　症状————荒井秀典，北　徹 360
　原発性高脂血症————木原進士，山下静也 362
　　原発性高カイロミクロン血症 362
　　家族性高コレステロール血症 364

付 家族性高コレステロール血症類縁疾患
——————————————————— 368
　家族性複合型高脂血症————————— 368
　家族性 III 型高脂血症———————— 369
　家族性 IV 型高脂血症———————— 371
二次性高脂血症————————中井継彦 371
脂質異常症（高脂血症）の治療———馬渕　宏 374
　高コレステロール血症の治療————— 374
　家族性高コレステロール血症（FH）の治
　　療———————————————— 376
　高トリグリセリド血症の治療————— 379
低脂血症——————小林和人，島野　仁 380
　無βリポ蛋白血症（Bassen-Kornzweig
　　症候群）———————————— 380
　Anderson 病，カイロミクロン停滞病— 381
　家族性低βリポ蛋白血症—————— 382
脂肪吸収不全症————————伊藤公訓 382
高比重リポ蛋白（HDL）代謝異常——山下静也 384
　HDL の性状と代謝————————— 384
　HDL 代謝異常をきたす疾患————— 384
　家族性レシチン-コレステロールアシル
　　トランスフェラーゼ（LCAT）欠損症— 385
　付 魚眼病—————————————— 386
　Tangier 病————————————— 387
　アポリポ蛋白 A-I 欠損症—————— 388
　コレステロールエステル転送蛋白
　　（CETP）欠損症————————— 389
　二次性の HDL 代謝異常症—————— 390
先天性脂質代謝異常————————鈴木義之 391

4　ムコ多糖代謝異常

ムコ多糖症————————————折居忠夫 396

5　蛋白質・アミノ酸代謝異常

蛋白質・アミノ酸代謝総論————林　秀行 401
　蛋白質の種類と機能———————— 401
　蛋白質の消化と吸収———————— 403
　蛋白質の生合成—————————— 403
　蛋白質の代謝回転————————— 405
　蛋白質の分解——————————— 406
　アミノ酸代謝——————————— 407
血漿蛋白の種類と機能———大谷英樹，狩野有作 409
　血清蛋白の種類と定量法—————— 409
　血清蛋白の分析法————————— 409
　主な蛋白成分とその機能—————— 410

血漿蛋白異常————————安部井誠人 412
　低蛋白血症———————————— 412
　高蛋白血症———————————— 412
　血漿蛋白分画の異常———————— 412
先天性アミノ酸および有機酸代謝異常症
——————————————————新宅治夫 413
　先天性アミノ酸代謝異常症————— 414
　付 母性フェニルケトン尿症————— 415
　先天性有機酸代謝異常症—————— 418
アミロイドーシス————————池田修一 419

6　プリン・ピリミジン代謝異常

痛風と高尿酸血症————————藤森　新 424
低尿酸血症—————————山本徹也 429
　尿酸産生低下型低尿酸血症————— 430
　尿酸排泄増加型低尿酸血症————— 431
先天性プリン・ピリミジン代謝異常
———————————谷口敦夫，鎌谷直之 432
　ヒポキサンチン-グアニンホスホリボシル
　　トランスフェラーゼ（HGPRT）欠損症— 432
　ホスホリボシルピロリン酸（PRPP）
　　合成酵素亢進症————————— 433
　アデニンホスホリボシルトランス
　　フェラーゼ（APRT）欠損症———— 433
　先天性免疫不全症を発症するプリン代謝酵
　　素欠損症（ADA 欠損症，PNP 欠損症）— 434
　筋アデニル酸デアミナーゼ欠損症—— 435
　キサンチン尿症*—————————— 435
　オロト酸尿症——————————— 435
　その他のピリミジン代謝異常症——— 435
　核酸代謝異常症—————————— 435

7　ポルフィリン代謝異常

ポルフィリン症総論————————近藤雅雄 436
骨髄性ポルフィリン症———————— 439
　先天性赤芽球性ポルフィリン症——— 439
　赤芽球性プロトポルフィリン症——— 439
　肝赤芽球性ポルフィリン症————— 440
肝性ポルフィリン症—————————— 440
　急性間欠性ポルフィリン症————— 440
　多様性（異型）ポルフィリン症——— 440
　遺伝性コプロポルフィリン症———— 440
　δ-アミノレブリン酸デヒドラターゼ（ALAD）
　　欠損性ポルフィリン症—————— 441
　晩発性皮膚ポルフィリン症————— 441

8 栄養異常

栄養と代謝調節 ————板倉弘重 442
- 栄養素の種類と機能 ———— 442
- 栄養摂取基準 ———— 444
- 栄養と疾病 ———— 445

肥満症 ————前田法一 448

メタボリックシンドローム ————西澤 均 454

脂肪萎縮症 ————海老原 健 459

ビタミン欠乏症・過剰症
———— 渭原 博, 木内幸子, 橋詰直孝 461
- ビタミン欠乏症 ———— 461
- ビタミン過剰症 ———— 465
- ビタミン依存症 ———— 465

骨粗鬆症 ————松本俊夫 465

静脈栄養 ————大柳治正 471
- 静脈栄養法の適応 ———— 472
- 栄養評価 ———— 472
- 静脈栄養法の実施手順 ———— 473
- 静脈栄養法の投与エネルギー量，組成および投与基準 ———— 473
- カテーテル挿入・管理と合併症 ———— 474
- 代謝上の合併症とその他の問題点 ———— 475
- リフィーディング症候群 ———— 475
- 今後の課題 ———— 476

索引 ———— 477

【本書の使い方】

■目次
タイトルに*がついている項目は，そのページには解説がなく，解説のある参照先を提示しています。

■ Learning More on the Web
本文中にある🅦のマークは，本書に連動したウェブ情報提供サイト "Learning More on the Web" として
　https://www.nakayamashoten.jp/nk9/lmw/
に，書籍の記述に関連した画像，動画などがアップロードされていることを示します。

　🅧 アップロードされているのは図版もしくは写真です。
　▶ アップロードされているのは動画です。

内分泌疾患

編集●伊藤　裕

1 内分泌疾患総論	▶ 2	9 消化管・膵の内分泌疾患	▶ 207
2 視床下部の異常	▶ 23	10 遺伝子異常と内分泌疾患	▶ 217
3 下垂体前葉の異常	▶ 34	11 心血管系とホルモン	▶ 228
4 下垂体後葉の異常	▶ 60	12 脂肪組織由来ホルモン	▶ 240
5 甲状腺の異常	▶ 69	13 メタボリックシンドロームの内分泌学	▶ 244
6 副甲状腺の異常	▶ 106	14 摂食の内分泌学	▶ 251
7 副腎皮質の異常	▶ 136	15 内分泌疾患の救急対応	▶ 261
8 性腺の異常	▶ 182		

1 内分泌疾患総論

内分泌の概念

内分泌の定義

"ホルモン（hormone）"という用語は，Starlingが1905年，"内分泌腺でつくられた物質が血流を介して運搬されて，標的臓器を刺激する化学物質"として命名した．すなわち，内分泌細胞から分泌されたホルモンは血液中に分泌され，遠隔の標的細胞に運搬されて，その特異的な受容体（レセプター）を介して微量でその作用を発揮する．この生体内情報伝達系が内分泌系（endocrine system）である（❶）．

ホルモンの役割

内分泌系は，生体が個体の維持，種の保存を行うための細胞間情報伝達システムであり，①生殖，②成長，発達，③内部環境の維持，④エネルギー産生，利用，貯蔵などに作用する．しかし，近年の内分泌学研究の進歩により，これらの古典的な内分泌系以外の新しいホルモンの考え方が明らかになってきている．すなわち，ある細胞で産生された情報伝達物質が，血流を介さずに分泌された細胞の近傍の細胞あるいは分泌細胞自身に作用する系の重要性が明らかにされ，おのおの，傍分泌系（paracrine system），自己分泌系（autocrine system）と呼ばれている（❶）．

現在認識されているホルモンの概念としては，①産生・分泌細胞と標的細胞が存在し，その相互作用を担う伝達物質であること，また，②その作用発現にはホルモンに特異的なレセプターを介するため，たとえホルモン濃度がごく微量であってもレセプターをもつ標的臓器とレセプターをもたない非標的臓器とでは，大きな生理作用の違いを生み出すことができること，の2つがあげられ，これらを満たすものは広くホルモンとしてとらえる傾向にある．したがって，近年では白血球やマクロファージなどの血球細胞，心筋や血管内皮などの心血管系細胞，脳，腎，消化管，骨，脂肪など，生体のほとんどの細胞が情報伝達物質を分泌するホルモン産生細胞ととらえられるようになった．特に，心血管系細胞から分泌されるNa利尿ペプチドファミリーやエンドセリンの発見，脂肪細胞から分泌されるレプチン，アディポネクチンなどのアディポサイトカイン，消化管から分泌されるグレリンなどの発見は，内分泌学のとらえ方をまったく新しいものに導いている．

ホルモンの合成，分泌

ホルモンの構造

ホルモンは，古典的および新しい概念のホルモンを含めて，化学構造から少なくとも4つに分類される．すなわち，①蛋白およびペプチドホルモン，②ステロイドホルモン，③アミンまたはアミノ酸ホルモン，④その他プロスタノイドや一酸化窒素（NO）などである（❷）．ペプチドホルモン，アミン，プロスタノイドなどは，細胞表面にある膜レセプターに結合し，主にキナーゼやホスファターゼの活性調節により細胞内蛋白のリン酸化を制御することで細胞機能を調節している．一方，ステロイドホルモン，甲状腺ホルモン，ビタミンD_3は，細胞膜はそのまま通過し，細胞質または核内に存在するレセプターに結合して，その結合により活性化された核内レセプターは核内の標的遺伝子上のホルモン応答配列に直接結合し，転写を活性化する．そして，その結果新たにさまざまな構造蛋白，酵素蛋白などが合成されて，それらが細胞機能を制御する．

ペプチドホルモンの血中での半減期は数分〜10分程度であり，血中濃度は10^{-12}〜10^{-9} mol/Lである．

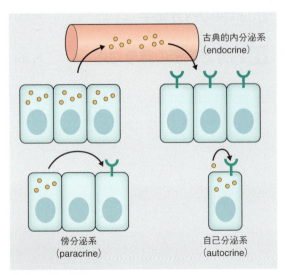

❶ ホルモンの分泌様式
（内分泌系，傍分泌系，自己分泌系）

❷ 化学構造から分類したホルモンの種類

1. **蛋白・ペプチドホルモン**
   CRH，成長ホルモンなどの視床下部，下垂体ホルモン，インスリン，グルカゴン，ソマトスタチン，副甲状腺ホルモン，カルシトニン，アンジオテンシン，Na利尿ペプチド，エンドセリンなど，IGF-Iなどの成長因子，インターロイキンなどのサイトカイン

2. **ステロイドホルモン**
   副腎皮質ホルモン，性ステロイド，活性型ビタミンD_3など

3. **アミン・アミノ酸ホルモン**
   甲状腺ホルモン，カテコールアミン

4. **その他**
   プロスタノイド，一酸化窒素（NO）

CRH：副腎皮質刺激ホルモン放出ホルモン，IGF-I：インスリン様成長因子-I．

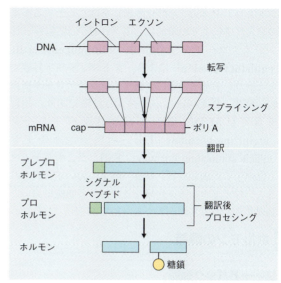

❸ ペプチドホルモンの合成とプロホルモンの構造

糖蛋白ホルモンは1～4時間の半減期である．カテコールアミン（catecholamine）の半減期は1分程度と短い．一方，ステロイドホルモンや甲状腺ホルモン（thyroid hormone）は，血中で大部分がホルモン結合蛋白（コルチコステロイド結合グロブリン〈corticosteroid-binding globulin：CBG〉，性ホルモン結合グロブリン〈sex hormone-binding globulin：SHBG〉，サイロキシン結合グロブリン〈thyroxine-binding globulin：TBG〉など）と結合しており，半減期は数時間である．また，血中濃度は10^{-9}～10^{-6} mol/Lである．血管内皮から分泌されるNOの半減期は数秒である．

ホルモンの合成と分泌

ペプチドホルモン

　ペプチドホルモン（peptide hormone）は，一般的な蛋白と同様にホルモンをコードする遺伝子が転写されメッセンジャーRNA（mRNA）前駆体が精製される．さらにイントロン（intron）部分がスプライシングを受けて，キャップ（cap）構造やポリA（poly A）が付加されて成熟mRNAとなる．mRNAは粗面小胞体上で翻訳を受けて，分泌シグナルとなるシグナルペプチドをN末端に有するプレプロホルモン（preprohormone）が生成される．さらに，プレプロホルモンはシグナルペプチダーゼによりシグナルペプチドが除かれプロホルモン（prohormone）またはホルモンとなる．プロホルモンはその後さらに蛋白分解酵素で切断および糖鎖付加などを経て成熟したホルモンとなる（❸）．ホルモン前駆体であるプロホルモンには副腎皮質刺激ホルモン（adrenocorticotropic hormone：ACTH）前駆体のプロオピオメラノコルチン（proopiomelanocortin：POMC）のような複数のホルモンを含むもの，バソプレシンとオキシトシン前駆体のように細胞内輸送に必要なニューロフィジンを含むもの，インスリン前駆体のようにα鎖とβ鎖の形態を保つのに必要なconnecting peptide（Cペプチド）を含むものなど，さまざまな構造をとる．褐色細胞腫から同定された降圧ホルモンのアドレノメジュリンもその前駆体にはPAMP（proadrenomedullin N-terminal 20 peptide）と呼ばれるもう一つの降圧ペプチドを含んでいる．

　粗面小胞体で合成されたペプチドホルモンは，Golgi装置を経て分泌顆粒となり細胞外に開口放出される．このホルモン分泌にはconstitutive secretionとregulated secretionの2種類がある．constitutive secretionは，すべての細胞が有しており，細胞外からの刺激に無関係に絶えず一定の速度で行われる分泌で，ホルモンは分泌顆粒内で濃縮されることはない．一方，regulated secretionは，細胞外からの刺激に応じて行われる分泌である．通常，ホルモンは分泌顆粒内に濃縮され，細胞内に貯蔵されており刺激により分泌される．心臓ホルモンである心房性利尿ペプチド（atrial natriuretic peptide：ANP），脳性利尿ペプチド（brain natriuretic peptide：BNP）は，心房から分泌されるときにはregulated secretionであり，心室から分泌されるときにはconstitutive secretionと考えられている．

ステロイドホルモン

　ステロイドホルモン（steroid hormone）は，コレステロールから合成される．ステロイドホルモンは，

シトクロム P-450（水酸化酵素）をはじめとする多くの酵素反応により段階的に合成されるが，律速段階は，コレステロールを StAR 蛋白（steroidogenic acute regulatory protein）により，ミトコンドリア外膜からミトコンドリア内膜に存在するコレステロール側鎖切断酵素（P-450scc）へ輸送する段階であり，副腎皮質では ACTH，性腺では黄体形成ホルモン（luteinizing hormone：LH），卵胞刺激ホルモン（follicle stimulating hormone：FSH）がこのステップを促進する．副腎皮質，精巣，卵巣において合成されるステロイドホルモンが異なるのは，各組織において発現する合成酵素群が異なるためである．

ホルモンの調節

フィードバック調節

内分泌系の調節で最も特徴的なのがフィードバック調節である．内分泌腺から分泌されたホルモンは標的臓器に作用するが，そのホルモン効果は標的臓器から内分泌腺にフィードバックされ，内分泌腺からのホルモン分泌を抑制（ネガティブフィードバック）したり，促進（ポジティブフィードバック）したりする．

最もよく明らかにされているのが，視床下部-下垂体-内分泌腺系である（❹）．たとえば，視床下部から副腎皮質刺激ホルモン放出ホルモン（corticotropin-releasing hormone：CRH）が分泌され，CRH が下垂体からの ACTH 分泌を刺激して，ACTH が副腎皮質からのコルチゾール（cortisol）分泌を刺激する．一方で，分泌されたコルチゾールは，視床下部，下垂体からの CRH，ACTH 分泌をネガティブフィードバック機構により抑制する．フィードバック機構は，下垂体を含まない内分泌系にも存在する．たとえば，血中 Ca 濃度が副甲状腺の Ca 感知レセプターを介して副甲状腺ホルモン（parathyroid hormone：PTH）分泌を抑制したり，グルコースが膵β細胞からのインスリン分泌を抑制したりする例である（❹）．

これらのフィードバック機構の例は，実際の生体における複雑なホルモン調節を単純化しているが，内分泌検査に広く用いられている．甲状腺機能低下症では，甲状腺ホルモンの低下に対する生体の適切な反応としての甲状腺刺激ホルモン（thyroid stimulating hormone：TSH）上昇が診断に用いられる．デキサメタゾン抑制試験による CRH-ACTH 系を抑制したときのコルチゾール高値は，正常のネガティブフィードバック機構の消失から Cushing 症候群の診断に用いられる．

バイオリズム

多くのホルモン分泌は，季節変化，明暗周期による日内変動，睡眠，食事，ストレスなどにより変動して環境変化に適応する．ホルモン分泌に一定の規則的なリズムが存在することは内分泌系の特徴であり，このリズムの異常や消失は内分泌系の機能障害をもたらす．ホルモン分泌のリズム周期はさまざまで，1〜2時間ごとに分泌される LH などの下垂体ホルモンのパルス状分泌，コルチゾールでは早朝高値，夕方から夜間にかけての低値を認める日内リズム，平均 28 日間周期を示す月経周期に応じたゴナドトロピン（gonadotropin：Gn）分泌などが知られている．視床下部から分泌される Gn 放出ホルモン（gonadotropin-releasing hormone：GnRH）の間欠的な分泌は，下垂体から 1〜2 時間ごとの LH のパルス状分泌を維持しており，GnRH の持続投与は LH 分泌を抑制する．中枢性思春期早発や前立腺癌の治療では，その性質を利用して，持続的な GnRH 投与により，LH 分泌および性ホルモンの低下を誘導する治療が行われている．

このように，バイオリズムにより血中ホルモンレベルは変動するため，内分泌疾患の診断では，ホルモンの総分泌量が重要であり，コルチゾール分泌量として 24 時間尿中コルチゾール，成長ホルモン（GH）分泌量としてインスリン様成長因子-I（insulin-like growth factor-I：IGF-I）などが用いられる．

ホルモンの活性化，不活性化

ホルモンの活性化

通常のホルモンは，生物活性をもった形で分泌されるが，なかには活性をもたない前駆体として分泌され，

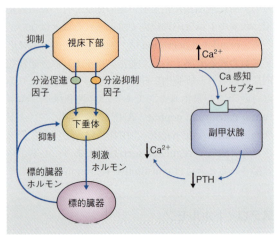

❹ ホルモン分泌のフィードバック制御機構
PTH：副甲状腺ホルモン．

作用する局所で活性化されるものもある．たとえば，視床下部の視索上核や室傍核で合成される抗利尿ホルモン（antidiuretic hormone：ADH）はニューロフィジン（neurophysin）という蛋白と結合し，生物活性のないまま神経軸索を通り下垂体後葉に達し，そこでニューロフィジンが解離して生物活性のある ADH となる．また，肝で合成されるアンジオテンシノゲン（angiotensinogen）はそれ自身に生物活性はないが，腎の傍糸球体細胞から分泌される酵素であるレニン（renin）により，アンジオテンシン（angiotensin）I となり，次いでアンジオテンシン変換酵素（angiotensin converting enzyme）によりアンジオテンシン II となり，初めて生物活性をもつ．前立腺においてテストステロン（testosterone）が 5α-リダクターゼによりジヒドロテストステロン（dihydrotestosterone）になって活性をもつ．一方，女性ホルモンのエストラジオール（estradiol：E_2）は，テストステロンからアロマターゼ（aromatase）により変換されてつくられる．

ホルモンの不活性化

ホルモンは肝または腎の代謝クリアランス，またはより特異的な酵素反応により不活性化される．したがって，肝機能障害や腎機能障害では，クリアランスが低下するためホルモン濃度が上昇することがある．ホルモン不活性化の後者の例としては，コルチゾールが腎内で 11β-hydroxysteroid dehydrogenase type 2（11β-HSD2）によりコルチゾンを不活性化してミネラルコルチコイドレセプターにコルチゾールが結合するのを防ぎ，アルドステロンが結合するように調節している．

ホルモン結合蛋白

ホルモン結合蛋白は，遊離ホルモン（free hormone）の分布やレベル，ホルモンのクリアランスを制御している．ほとんどのステロイドホルモンやペプチドホルモンは，結合蛋白と結合して血液中を循環している（❺）．

甲状腺ホルモンのサイロキシン（thyroxine：T_4），トリヨードサイロニン（triiodothyronine：T_3）は，サイロキシン結合グロブリン（TBG），アルブミン（albumin），サイロキシン結合プレアルブミン（thyroxine-binding prealbumin：TBPA）などと結合している．コルチゾールは 70〜80 ％がコルチコステロイド結合グロブリン（CBG）と結合，15 ％がアルブミンと結合，5〜15 ％が遊離型として存在する．アルドステロンは 50〜70 ％は低親和性でアルブミンと

❺ ホルモン結合蛋白

ホルモン	ホルモン結合蛋白
甲状腺ホルモン（T_4, T_3）	サイロキシン結合グロブリン（TBG），サイロキシン結合プレアルブミン（TBPA），アルブミン
コルチゾール	コルチコステロイド結合グロブリン（CBG），アルブミン
アルドステロン	アルブミン，CBG
アンドロゲン，エストロゲン	性ホルモン結合グロブリン（SHBG），アルブミン
IGF-I, IGF-II	IGF 結合蛋白（IGFBP）

T_4：サイロキシン，T_3：トリヨードサイロニン，IGF：インスリン様成長因子．

結合し，残りが CBG と結合する．アンドロゲン（テストステロン），エストロゲンは 60〜65 ％が高親和性で性ホルモン結合グロブリン（SHBG）と結合し，20 ％がアルブミン，20 ％が遊離型で存在する．

血中 SHBG 濃度は，思春期以前は男女で同程度であるが，思春期以降は男性で女性の約半分に減少する．テストステロン自身により SHBG 濃度は減少し，エストラジオールは SHBG 濃度を増加させる．また，IGF-I，IGF-II は IGF 結合蛋白（IGF-binding protein：IGFBP）と結合する．これらのホルモン結合蛋白の異常は総ホルモン濃度を変化することが知られており，エストロゲン作用により CBG や TBG 濃度が増加する．しかし，遊離ホルモン濃度は，フィードバックシステムによりほとんど変化しないので，これらの状況では遊離ホルモン測定が重要である．

ホルモンの半減期は，生理的なホルモン補充療法を行ううえで重要である．甲状腺ホルモンである T_4 の半減期は 7 日間であり，新たなホルモンの平衡状態まで約 1 か月かかるが，T_3 の半減期は約 1 日であり一定の血中濃度の維持には 1 日 3 回の投与を要する．ほとんどのペプチドホルモンは半減期が 20 分以内と短いために，随時採血では変動が大きい．しかし，PTH ではこの性質を利用して，副甲状腺腺腫の術中に PTH を迅速測定することにより，機能性副甲状腺腺腫の残存がないことの確認が行われる．

ホルモンの作用

ホルモン作用と生体機能

古典的なホルモンは内分泌腺から血液中に分泌され，標的臓器に運ばれて作用して生体機能を調節する．標的臓器がホルモンに反応するためには，①ホルモンが結合するレセプターがあること，②レセプターにホ

ルモンが結合したときに働くエフェクターがあること，そして③レセプターの下流のシグナル伝達系があることが不可欠である．

ホルモンの作用機序

ホルモンレセプターは，①ホルモンが結合できること，②ホルモン結合によるホルモン作用を発現できること，の2つの不可欠な機能がある．ホルモンレセプターは細胞膜にある膜レセプターと細胞質や核内にある核内レセプターに大きく分類される．ホルモンのなかで，細胞内に入らず作用するホルモンは，膜レセプターに結合して，セカンドメッセンジャーを介して作用発現が起こる．一方，脂溶性の高いホルモンは細胞内に入り，細胞質または核内にある核内レセプターに結合して標的遺伝子の発現を介して作用発現が起こる（❻）．

膜レセプター

ペプチドホルモンやカテコールアミンなどの膜レセプターには，以下の4種類が存在する（❼）．

G蛋白共役型レセプター

G蛋白共役型レセプター（G protein-coupled receptor：GPCR）は，酵母から哺乳類まで保存されている．すべてのGPCRは細胞膜を7回貫通する構造を有し，GTP結合蛋白（G蛋白）を介して，エフェクターにシグナルを伝達する．光刺激，アミン，ペプチド，糖蛋白ホルモン，神経伝達物質などの広範な細胞外刺激（TSH，PTHなどの大きなペプチド，TSH放出ホルモン〈thyrotropin-releasing hormone：TRH〉，ソマトスタチンなどの小さなペプチド，アドレナリン，ドパミンなどのカテコールアミン，Caなどのミネラルなど）を感知するレセプターがある．不活性型G蛋白はα，β，γが会合しており，αにはGDPが結合している．レセプターにホルモンが結合するとGDPとGTPの置換が起こり，α-GTPがβ，γと解離してエフェクターに作用する．αはGTPase活性をもち，GTPをGDPにすると再びα，β，γ型となる．Gs，Giはそれぞれアデニル酸シクラーゼ（adenylate cyclase）を活性化および抑制する．Gqはホスホリパーゼ C（phospholipase C：PLC）を活性化し，イノシトールリン脂質を分解してイノシトール 1,4,5-三リン酸（inositol 1,4,5-trisphosphate：IP_3）とジアシルグリセロール（diacylglycerol：DG）をつくり，細胞内 Ca^{2+} 濃度の上昇によるカルモジュリン依存性プロテインキナーゼの活性化，プロテインキナーゼCの活性化を起こす．

Gsαの体細胞変異による恒常的なGsα活性化は

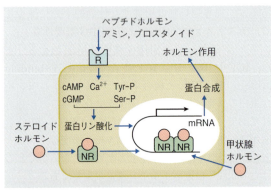

❻ 膜レセプターおよび核内レセプターによるホルモンの作用機構
R：膜レセプター，NR：核内レセプター．

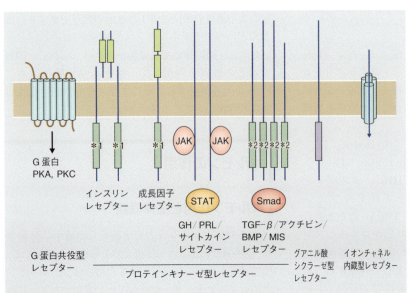

❼ 膜レセプターの種類と構造
[*1] チロシンキナーゼ部位，[*2] セリン・スレオニンキナーゼ部位．
PKA：プロテインキナーゼA，PKC：プロテインキナーゼC，JAK：Janusキナーゼ，STAT：signal transducer and activator of transcription，GH：成長ホルモン，PRL：プロラクチン，TGF-β：トランスフォーミング成長因子-β，BMP：骨形成蛋白，MIS：Müller管阻害因子．

McCune-Albright 症候群の病因となることが知られている．また，GPCR変異としては，TSHレセプターの体細胞変異による活性化変異の結果，機能性甲状腺腺腫があり，LHレセプターの体細胞変異では家族性思春期早発症が発症する．

プロテインキナーゼ型レセプター

インスリンや成長因子（IGF-I, EGF, PDGF, FGFなど）はレセプター型チロシンキナーゼであり，細胞の増殖，分化，代謝に関与する．リガンド結合部位を含む細胞外ドメイン，1回膜貫通ドメイン，チロシンキナーゼの触媒部位を含む細胞内ドメインから成る．ホルモンが結合すると，細胞内ドメインのチロシンキナーゼにより，レセプター自身を自己リン酸化して，細胞内アダプター蛋白（Shc, IRS1など）と相互作用していくつかのプロテインキナーゼ（Raf-Ras-MAPK, Akt-protein kinase Bなど）を活性化する．

成長ホルモン（growth hormone：GH），プロラクチン，レプチンなどのホルモンやインターロイキン，インターフェロンなどのサイトカインレセプターは，レセプター自身にチロシンキナーゼ活性を有さず，レセプター近傍に存在するJAK（Janusキナーゼ）を活性化して細胞内転写因子であるSTAT（signal transducer and activator of transcription）のチロシンリン酸化を起こしSTATの二量体化と核移行が起こる．STATはシグナル伝達と転写因子としての2つの機能を果たしている．

トランスフォーミング成長因子（transforming growth factor：TGF）-β，アクチビン，Müller管阻害因子（müllerian inhibiting substance：MIS），BMP（bone morphogenetic protein〈骨形成蛋白〉）などはレセプター型セリン・スレオニンキナーゼであり，リガンド結合部位を含む細胞外ドメイン，1回膜貫通ドメイン，セリンキナーゼの触媒部位を含む細胞内ドメインから成り，1型レセプター（RI）と2型レセプター（RII）がある．ホルモンがRIに結合すると，RIIと相互作用する結果，セリンキナーゼによりRIIをリン酸化する．すると引き続き，レセプター近傍に存在するSmadのセリンリン酸化を起こしSmadはさらにco-mediator（Co-Smad）とも相互作用して核移行が起こり，STATと同様にシグナル伝達と転写因子の2つの機能を果たす．アクチビンやTGF-βファミリーのサイトカインではSmad2, Smad3が主に用いられ，MIS, BMPファミリーではSmad1, Smad5, Smad8が用いられる．

グアニル酸シクラーゼ型レセプター

Na利尿ペプチドであるANP, BNP, CNP（C型Na利尿ペプチド）のレセプターは細胞内ドメインにグアニル酸シクラーゼを有し，ホルモンの結合により

GTPからcGMPが産生されcGMP依存性プロテインキナーゼが活性化される．

イオンチャネル内蔵型レセプター

神経伝達物質であるアセチルコリン，γ-アミノ酪酸（γ-aminobutyric acid：GABA），グリシン，グルタミン酸などのレセプターはイオンチャネル内蔵型である．このタイプのレセプターは，いくつかの膜貫通サブユニットが集まり中央部に親水性の穴（ポア〈pore〉）がある．ここをイオンや水が選択的に通過して細胞機能を変化させる．

これに対してトランスポーターとは，親水性の溶質がまず膜の外側に開口しているトランスポーターに結合した後，立体構造の変化によりトランスポーターが膜の内側に開口してここから溶質が細胞内へ輸送される．

核内レセプター

膜レセプターのポリペプチドなどのホルモンと異なり，核内レセプターのリガンドは直接，遺伝子でコードされているものはなく，分子量1,000より小さい脂溶性リガンドで，消化管から容易に吸収されることから，核内レセプターのリガンドは薬物療法に用いられる．

核内レセプターのリガンド

核内レセプターのリガンドは4つに分類される（**8**）．

古典的内分泌ホルモン：古典的内分泌ホルモンとしては，甲状腺ホルモンとステロイドホルモン（コルチゾール，アルドステロン，エストロゲン，プロゲステロン，テストステロン）がある．甲状腺ホルモンレセプター（TR）にはTRα，TRβの2種類があり，エストロゲンレセプターにもERα，ERβの2種類があり，同じホルモンに対して複数のレセプターサブタイプがあるものもある．また，1つのレセプターが複数のホルモンのシグナルのレセプターとして働く例もある．ミネラルコルチコイドレセプター（MR）は，アルドステロンとコルチゾールに対して同じ親和性を有し，組織によってはグルココルチコイドレセプター（GR）として機能する．また，アンドロゲンレセプター（AR）はテストステロンとジヒドロテストステロンの両方に親和性を有する．

ビタミン：ビタミンのなかでは，ビタミンAとビタミンDがリガンドとして知られている．ビタミンDの前駆体は皮膚で合成されて紫外線で活性化される．食事からも吸収される．ビタミンDは肝で25-ヒドロキシビタミンDに変換され，腎で1,25-ジヒドロキシビタミンD_3の活性体となり，ビタミンDレセプター（VDR）の天然のリガンドとなる．ビタミンAは肝で貯蔵され，all-*trans*-レチノイン酸に代謝され

❽ 核内レセプターのリガンドとレセプター

古典的内分泌ホルモン	甲状腺ホルモン	甲状腺ホルモンレセプター（TRα，TRβ）
	エストロゲン	エストロゲンレセプター（ERα，ERβ）
	テストステロン	アンドロゲンレセプター（AR）
	プロゲステロン	プロゲステロンレセプター（PR）
	アルドステロン	ミネラルコルチコイドレセプター（MR）
	コルチゾール	グルココルチコイドレセプター（GR）
ビタミン	1,25-ジヒドロキシビタミンD$_3$	ビタミンDレセプター（VDR）
	all-trans-レチノイン酸	レチノイン酸レセプター（RARα，RARβ，RARγ）
	9-cis-レチノイン酸	レチノイドXレセプター（RXRα，RXRβ，RXRγ）
中間代謝物	脂肪酸	ペルオキシソーム増殖剤応答性レセプター（PPARα，PPARδ，PPARγ）
	オキシステロール	liver X receptor（LXRα，LXRβ）
	胆汁酸	bile acid receptor（BAR）
xenobiotic		pregnane X receptor（PXR）
		constitutive androstane receptor（CAR）

てレチノイン酸レセプター（RAR）のリガンドとなる．レチノイン酸は9-cis-レチノイン酸に代謝されるとレチノイドXレセプター（RXR）のリガンドとなる．

中間代謝物：中間代謝物もリガンドとなり，ペルオキシソーム増殖剤応答性レセプター（peroxisome proliferator-activated receptor：PPAR），LXR（liver X receptor），BAR/FXR（bile acid receptor/farnesyl X receptor）などがある．

PPARαは主に肝に発現し，エイコサノイドの8(S)-hydroxyeicosatetraenoic acid などがリガンドとして知られており脂肪酸の酸化，肝のペルオキシソーム増殖などに関与している．一方，PPARδ，PPARγは構造的に類似しており，ペルオキシソーム増殖刺激により活性化されない．PPARδ（PPARβ）は全身臓器に発現し，脂肪や骨格筋における代謝の増加に関与している．PPARγは主に脂肪細胞に発現し，脂肪細胞の分化に重要であるが，そのほかにもマクロファージ，血管内皮細胞にも発現している．天然のリガンドは不明であるがプロスタグランジンJ誘導体は高親和性で結合する．また，インスリン抵抗性改善薬のチアゾリジン系経口糖尿病薬は，PPARγに結合してインスリン感受性を亢進させる．

コレステロール合成のオキシステロール中間代謝物は，LXRを活性化する．また，胆汁酸はBAR/FXRのリガンドとなることが知られている．

外因性の環境因子：外因性の環境因子（xenobiotic）も核内レセプターリガンドとなる．SXR（steroid and xenobiotic receptor）/PXR（pregnane X receptor），CAR（constitutive androstane receptor）は，これらのxenobioticをリガンドとしてシトクロムP-450酵素の発現を誘導して肝における毒性のある化合物の代謝を活性化する．これらは明らかに古典的なホルモンとは異なるが，そのほかの核内レセプターリガンドと

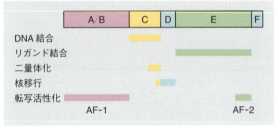

❾ 核内レセプターの構造と各領域の機能
AF-1：転写活性化ドメイン，AF-2：ホルモン依存性転写活性化ドメイン．

比べて，xenobioticはレセプターとの親和性が低く，環境の多くの毒性因子を代謝して生体を環境から守る目的であることが推察される．

核内レセプターによるホルモン作用発現

核内レセプターは，前述の多様なリガンドが結合するが，その構造は相同性が高い（❾）．

中央にDNA結合ドメイン（Cドメイン）があり，そのN末端にはA/Bドメインがあり，転写活性化ドメイン（AF-1）があり，C末端側にはヒンジ領域（Dドメイン）とリガンド結合ドメイン（E/Fドメイン）がある．E/FドメインのC末端にホルモン依存性転写活性化ドメイン（AF-2）がある．Dドメインには核移行シグナルがある．

リガンドは，リガンド結合ドメインを形成する12個のαヘリックス構造のうちヘリックス3，4，5の中の疎水性ポケットに結合する．その結果，立体構造の変化が起こり，ヘリックス12が内部へ折れ曲がり，リガンド結合ポケットを形成し，その部分にコアクチベーターと呼ばれる転写活性化蛋白が動員されて，ホルモン作用が発現する（❿）．

一方，コリプレッサーと呼ばれる転写抑制蛋白が動員されると，ヘリックス12の内部への折れ曲がりが

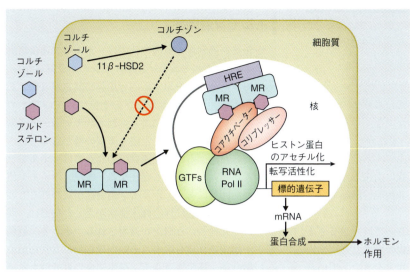

⓾ 核内レセプターの作用機構

HRE：ホルモン応答配列，MR：ミネラルコルチコイドレセプター，GTFs：基本転写因子群，RNA Pol Ⅱ：RNA ポリメラーゼⅡ，11β-HSD2：11β-hydroxysteroid dehydrogenase type 2.

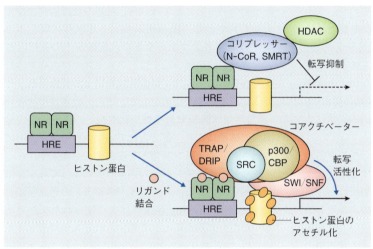

⓫ コアクチベーターおよびコリプレッサーによる核内レセプターの活性化機構

NR：核内レセプター，HRE：ホルモン応答配列，N-CoR：nuclear receptor corepressor，SMRT：silencing mediator for retinoid and thyroid hormone receptor，HDAC：ヒストン脱アセチル化酵素，TRAP/DRIP：ヒストンアセチル化（HAT）活性がないメディエーター複合体，SRC：steroid receptor coactivator，p300/CBP：HAT活性を有するもの，SWI/SNF：switch/sucrose nonfermentable（ATP依存性クロマチンリモデリング複合体）．

阻害されてホルモン作用が抑制される．レセプターは，リガンド結合により核内のホルモン応答配列に（ホモまたはヘテロ）二量体を形成して結合する．ホルモンによる転写活性化の際には，多様なコアクチベーター蛋白群が動員されるが，ヒストンアセチル化（histone acetylation：HAT）活性を有するもの（p160ファミリー，p300/CBP，pCAF〈p300/CBP-associated factor〉など），HAT活性がないメディエーター複合体（TRAP/DRIP：thyroid receptor associated protein/D-receptor interacting protein），ATP依存性クロマチンリモデリング複合体のSWI/SNF複合体などが知られている．一方，コリプレッサーには，N-CoR（nuclear receptor corepressor），SMRT（silencing mediator for retinoid and thyroid hormone receptor）などがある．コアクチベーターは，レセプターのNR boxと呼ばれるLXXLL（leucine-X-X-leucine-leucine，Xは任意のアミノ酸）モチーフに結合する．一方で，コリプレッサーはリガンドが結合していないレセプターなどのCoRNR boxと呼ばれる（IあるいはL）XX（IあるいはV）L（isoleucine/leucine-X-X-isoleucine/valine-leucine）モチーフに結合し，それ自身は酵素活性をもたないがヒストン脱アセチル化酵素（histone deacetylase：HDAC）を動員することにより転写抑制に働く．各組織におけるホルモン作用は，核内レセプターに動員されるコアクチベーター，コリプレッサー蛋白の種類や量により制御されており，特に酵素活性を有するものではヒストンやレセプター蛋白の蛋白修飾によりレセプター活性を制御している（⓫）．

内分泌疾患の成り立ち

内分泌疾患の考え方

内分泌疾患は，内分泌機能の異常により体内の恒常性が失われた病態と定義することができ，ホルモン過剰症あるいはホルモン欠乏症のいずれかに分類される．広義には，内分泌腺の異常に由来する疾患ととらえることができるため，内分泌細胞に由来した非機能性腫瘍も内分泌疾患に含まれる．非機能性腫瘍では，悪性・良性の鑑別が重要となる．

上述の通り，ホルモンの作用においては，さまざまな要素が含まれるため，内分泌疾患の成り立ちにおいても，内分泌機能がどのレベルで異常をきたしているかを見極める必要がある．①ホルモンの合成に異常があるのか，②ホルモンの分泌に異常があるのか，③ホルモンの供給に異常があるのか，④ホルモンの活性化・不活性化（代謝・排泄を含む）に異常があるのか，⑤ホルモンのレセプター作用に異常があるのか，などおのおののレベルで評価しなければならない．ホルモンの供給の異常には，血行動態における供給の異常（下垂体門脈系の遮断など）に加え，結合蛋白の異常による供給の異常も含めて考える．

一般に，①および②の場合は，血中のホルモン値が病態と相関するため，ホルモン値を測定することにより，病態の把握がしやすい．③や④は，局所におけるホルモン量が病態に影響するため，血中のホルモン値の測定だけでは，病態が十分に把握できないことも多い．結合蛋白量の測定やホルモンおよびその代謝物の尿中排泄量なども合わせて評価することにより，異常の存在に気づくことが可能となる．また，⑤の場合は，ホルモンのフィードバック制御機構の影響を受け，ホルモン作用とホルモン測定値は相反する．たとえば，レセプターの異常でホルモン作用が低下しているときは，むしろ血中ホルモン値は高値を示す．

内分泌疾患の評価では，このようなホルモン値の測定に加え，対象内分泌腺の画像検査も有用となる．一般に，甲状腺などの体表面に近い内分泌臓器には超音波検査が，副腎などの体深部に位置する内分泌臓器にはCT検査が選択される．脳下垂体のように骨に囲われた内分泌臓器は，MRI検査が有用である．これらの画像検査は，構造上の異常を検出する目的で行われるが，内分泌機能を直接的に評価することはできない．内分泌機能を合わせて評価する場合は，静脈サンプリングやシンチグラフィなどの検査が用いられる．

ホルモン過剰症

ホルモン過剰症の原因の代表は，ホルモン産生腫瘍である．上位ホルモンと下位ホルモンのバランスから，ホルモン過剰産生を呈する内分泌腺の同定が可能であり，過剰産生されるホルモンの上位ホルモンはネガティブフィードバックにより抑制されている．多くのホルモンの基準範囲は，上限と下限の幅が広く設定されているため，ホルモン過剰症のなかには，ホルモン値が基準範囲内の症例も存在する．また，ホルモン値は基準範囲外にあり，ホルモン過剰症が疑われるものの，ホルモン過剰に伴う臨床症状が乏しい病態は，潜在性機能亢進という概念が適用される．ホルモン過剰産生が想定されるものの，その内分泌腺に異常を認めない場合は，異所性ホルモン産生腫瘍の可能性も考慮する．

その他の原因としては，自己抗体や物理的刺激なども知られている．Basedow病は，甲状腺に対しホルモン分泌刺激活性を有する自己抗体がその原因となる．また，続発性（二次性）アルドステロン症をきたす腎血管性高血圧は，腎動脈狭窄による腎血流低下という物理的刺激が原因となる．また，破壊性甲状腺炎（亜急性甲状腺炎や無痛性甲状腺炎）のように，内分泌腺の破壊により，蓄えられていたホルモンが血中に放出され，ホルモン高値となる病態も存在する．

さらに，ホルモン製剤の過量服薬によってもホルモン過剰症が生じる．ステロイドホルモンの過量服薬による医原性Cushing症候群はよく知られた病態である．ただし，治療薬として用いられるステロイドホルモンは，コルチゾールとして測定されない（コルチゾール測定キットに対する交差性が低い）合成ステロイドも多く，その場合は，コルチゾールは高値を示さない．高齢者の高カルシウム血症におけるビタミンD中毒症も，日常診療においてしばしばみられる医原性の病態である．

ホルモン欠乏症

ホルモン欠乏症の原因には，ホルモン分泌の低下に加え，異常ホルモンの産生やホルモンレセプターの作用不全など，さまざまな原因がある．レセプターの作用不全では，ネガティブフィードバックからの脱抑制により，ホルモン値は高値を示す．甲状腺ホルモン不応症（甲状腺ホルモンレセプターの異常）のように，高値となったホルモンによって機能的な代償が生じ，ホルモン欠乏症状が緩和されている病態も存在する．

ホルモン分泌の低下は，自己免疫機序によるものや腫瘍，外傷，感染，放射線照射などによる内分泌腺の破壊が原因となっているものが多い．自己免疫機序に

よるものには，ホルモン阻害活性をもつ自己抗体が原因となっているものも含まれる．近年，悪性腫瘍の治療薬として使用される機会が急速に増えている免疫チェックポイント阻害薬によって，甲状腺や下垂体でホルモン欠乏症が比較的高頻度で生じることが注目されている．免疫チェックポイント阻害薬は，腫瘍免疫を高めることにより抗腫瘍効果を発揮する薬剤であり，薬効の面からこのホルモン欠乏症の病態においても免疫機序の関与が示唆されている．また，遺伝子異常が原因となり，ホルモン欠乏症を呈する疾患も多数存在する．内分泌腺の形成が阻害されるもの，内分泌腺におけるホルモン合成が阻害されるもの，レセプターの機能が阻害されるものなどさまざまな病態が知られている．レセプターの作用不全には，偽性副甲状腺機能低下症のように，レセプター以降のシグナルに異常をきたしている病態も存在する．遺伝子異常が原因となるものの多くは小児期に診断されるが，機能障害の程度が軽い場合は，成人期に診断されることもある．

ホルモン分泌が障害されている内分泌腺は，上位ホルモンと下位ホルモンのバランスを評価することで同定可能である．障害部位の上位のホルモンは高値を示す．上位ホルモン高値から，ホルモン欠乏症が疑われるものの，ホルモン値が基準範囲にあり，ホルモン欠乏症状も乏しい場合は，潜在性機能低下という概念が適用される．ホルモン過剰症の場合も含め，ホルモンの潜在性機能異常における治療の必要性については，議論の余地を残しているものが多く，今後のエビデンスの蓄積が待たれている．

（栗原　勲，伊藤　裕）

● 文献

1) Melmed S, et al (eds)：Hormones and hormone action. In：Williams Textbook of Endocrinology, 13th edition. Philadelphia：Saunders/Elsevier；2015.
2) Jameson JL, et al (eds)：Principles of endocrinology and hormone signaling. In：Endocrinology, 7th edition. Philadelphia：Elsevier Saunders；2015.

転写因子と内分泌疾患

転写因子

ヒトを含む真核細胞生物において転写は開始,伸長,終結の過程から成り，塩基配列情報を解読（decode）する最初のステップとして発生・分化・発達過程のみならず個体レベルの高次生体機能調節にとって重要である．広義の「転写因子」は，転写そのものにかかわる基本転写因子と，転写の調節を行う転写調節因子（転写制御因子）に分類される．本項では後者を転写因子

とする．なお，広義には転写開始後の伸長反応に機能する転写伸長因子やクロマチンの構造変換を行うヒストン修飾酵素やクロマチン再構成因子を含むこともある．

基本転写因子は RNA ポリメラーゼや TATA ボックス結合蛋白などが含まれる．RNA ポリメラーゼには3種類あり（Pol I，Pol II，Pol III），転写開始に必要な因子，プロモーター領域の配列，転写様式が異なっている．大部分の遺伝子は転写を Pol II に依存しているが，rRNA は Pol I に，tRNA は Pol III に依存している．転写因子は機能的に，①塩基配列特異的にDNA に結合し，②転写を制御しうる蛋白，と定義される．転写因子が結合する塩基配列はモチーフと称され，ゲノム上の存在箇所に関しては，TRANSFAC，JASPAR，HT-SELEX，UniPROBE，CisBP などのソフトウェアを用いて解析可能であるとともに，ChIP-seq（chromatin immunoprecipitation sequencing）などによって実際に結合している部位を同定しうる．

ヒトにおいては，ゲノムの約8％は転写因子をコードしているとされ，転写因子は数百以上，クロマチンを修飾する蛋白も400以上存在する．転写は「開いた状態の」クロマチン（ユークロマチン）において，転写因子以外にもきわめて多くの蛋白によって，しかも，時間的空間的特異性をもって複雑かつ精緻に制御されている．すなわち，転写因子はゲノム上の多くの箇所に結合し，しかも，標的遺伝子ごとに，周辺の塩基配列とそれに結合する転写因子，そして数多くの転写共役因子などと相互作用して遺伝子発現を制御する．

転写因子はドメイン構造を有し，その DNA 結合領域は約100種類あるとされ，構造上の類似性から，C2H2-zinc finger，ホメオドメイン，塩基性ヘリックスループヘリックス（bHLH），塩基性ロイシンジッパー（bZIP），Fork head，核内レセプターなどのファミリーに分類される．核内レセプターなどのように，転写因子によってはその機能が低分子化合物（リガンド）との結合によって制御され，その領域をリガンド結合領域と呼ぶ．ほかにも，核への局在を規定する核移行（核局在化）シグナル，さまざまな様式で転写を活性する転写活性化領域，などがあり，各領域が特定の機能を担当している．

内分泌疾患と転写因子

Pol II などの基本転写因子の変異はおそらく致命的であり，ヒト疾患での報告はない．細胞の増殖・分化や特異的機能にかかわる転写因子に関しては多くの疾患で変異が見出されている．現時点で，数百の転写因子が先天性疾患のみならず，癌，メタボリックシンドローム/代謝疾患など数多くの疾患と関係するとされ，転写因子の標的遺伝子とその発現制御機構の解明

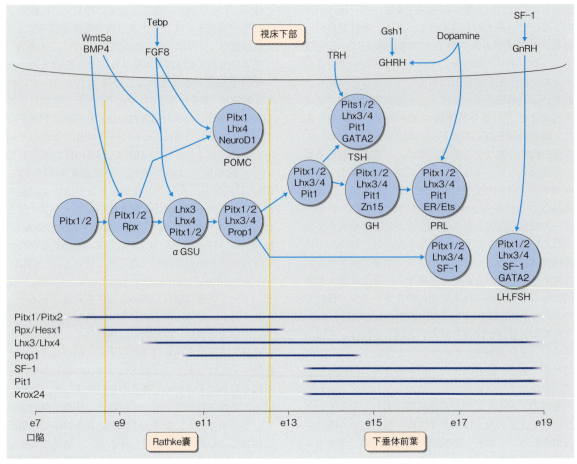

⑫ 下垂体発生と転写因子

（Melmed S, et al〈eds〉: Williams Textbook of Endocrinology, 13th edition. Philadelphia: Elsevier; 2016. p.972.）

は，疾患発症機構の解明のみならず治療法開発に資することは明らかである．

　内分泌領域では，Dax-1，SF-1/Ad4BPと性分化異常のごとく，転写因子の変異は多くの先天性異常症の原因となっている．たとえば，下垂体発生過程には多くの転写因子が時期，場所特異的に関与しており，その変異は各種の先天性下垂体機能異常や腫瘍と関連する（⑫⑬）．また，褐色細胞腫などの内分泌腫瘍においても転写因子の変異が見出されている（⑬）．核内レセプターの変異はホルモン不応症の原因となり，甲状腺ホルモンレセプター，ビタミンD_3レセプター，ミネラルコルチコイドレセプターの変異が，おのおの，甲状腺ホルモン不応症，ビタミンD抵抗性くる病Ⅱ型，偽性低アルドステロン症Ⅰ型，とかかわることなどが知られている（⑬）．

　その一方で，転写因子研究はホルモン作用のみならず生体の恒常性維持機構の理解を大きく進めている．エストロゲン，アンドロゲン，グルココルチコイドなどのステロイドホルモンは，核内レセプターと結合して遺伝子発現制御を介して多彩な作用を発揮することがわかっている．グルココルチコイドに関しては，ゲノムワイドな遺伝子発現解析，組織特異的なレセプター遺伝子破壊マウスの研究などから，約10％の遺伝子の発現に影響を与え，しかもその標的遺伝子のレパートリーは組織によって大きく異なること，そしてそれらの協調的な発現調節によって臓器間連携を介した生体機能調節が達成されること，が示唆されている．

　近年，スーパーコンピュータや次世代シークエンサーなどの革新的技術を基盤に，exomeあるいは全ゲノムのシークエンスや，トランスクリプトーム解析，三次元ゲノミクスが臨床にも応用され，稀少疾患などの病因病態の解明などに進展がみられている．転写因子に関連したものでは，主に神経系に発現している転写因子RAI-1が関与する疾患の全容が解明されつつある．

　転写因子は内分泌系組織の発生，分化過程，そしてホルモン作用の発現などに密接にかかわっており，内分泌系を理解するうえで本質的重要性を有している．

⓭ 転写因子異常が関与する内分泌疾患

内分泌組織ほか	転写因子	内分泌代謝異常症
多腺性	FOXP3	IPEX 症候群（1 型糖尿病，甲状腺機能低下などの多発性内分泌異常）
	AIRE	多腺性自己免疫症候群 1 型
視床下部下垂体	Pit1-1	先天性 GH・PRL・TSH 複合欠損症
	Prop-1	ACTH 以外の下垂体前葉ホルモンの欠損症
	Pitx2（Ptx2/RIEG）	Rieger 症候群
	LHX3	ACTH 以外の下垂体前葉ホルモン欠損症
	Tpit	ACTH 単独欠損症
	Hexs1（Rpx1, SOX2）	中隔視神経形成異常症（De Morsier 症候群）；GH，TSH，ACTH 分泌不全
	TR4	Cushing 病
	MYT1L	視床下部下垂体性肥満
甲状腺	Pax8	先天性甲状腺機能低下症
	TTF-2（FKHL15）	甲状腺無形成，口蓋裂，後鼻孔閉鎖症
	TRβ	甲状腺ホルモン不応症
副甲状腺	GCM2	家族性孤発性副甲状腺機能低下症，家族性副甲状腺機能亢進症
副腎・性腺	DAX-1	低ゴナドトロピン性性腺機能低下を伴う先天性副腎低形成
	Ad4BP（SF-1）	XY sex reversal, 原発性副腎不全
	SOX9	XY sex reversal, 骨格奇形
	FOXL2	早期卵巣不全，BPES
	GR	グルココルチコイド抵抗症
	AR	アンドロゲン不応症
	MR	偽性低アルドステロン症 I 型
	HIF2α	褐色細胞腫
	MAX	両側副腎過形成，褐色細胞腫
	ARMC5	原発性大結節性副腎過形成
脂肪組織・膵，糖尿病	PPARγ	Pro13Ala 変異：糖尿病抵抗性，Pro115Gln 変異：肥満症
	HNF-4α	MODY1
	HNF-1α	MODY3
	HNF-1β（TCF2）	MODY5
	NeuroD1	MODY6
	PDX-1（IPF-1, IDX-1）	ホモ：膵無形成，ヘテロ：MODY4
	SHP/NROB2	MODY，若年性肥満
	IB-1	2 型糖尿病
	PGC-1α	2 型糖尿病
骨組織ほか	Cbfa1（Runx2）	鎖骨頭蓋異形成症；低身長
	SHOX	特発性低身長，Leri-Weill 症候群
	ERα	骨量減少症
	VDR	ビタミン D 抵抗性くる病 II 型
共役因子の異常	CBP	Rubinstein-Taybi 症候群
	AR-AF-1 特異的 coactivator	アンドロゲン不応症
	GR, MR, AR 共通の共役因子？	GR, MR, AR 抵抗症
	TR の共役因子？	甲状腺ホルモン不応症
悪性腫瘍	p53, TP53	乳癌，卵巣癌，副腎腫瘍，Li-Fraumeri 症候群など
	BRCA1/2	乳癌など
	ERα	乳癌
	AR	前立腺癌

GH：成長ホルモン，PRL：プロラクチン，TSH：甲状腺刺激ホルモン，ACTH：副腎皮質刺激ホルモン，BPES：眼瞼裂狭小・眼瞼下垂・逆内眼角贅皮症候群，MODY：若年発症成人型糖尿病，GR：グルココルチコイドレセプター，MR：ミネラルコルチコイドレセプター，AR：アンドロゲンレセプター.

今後，転写因子とそれによる遺伝子発現制御機構の解明と情報科学の発展により，内分泌疾患の病因病態の解明や治療法開発にさらなる進歩がみられるであろう.
（田中廣壽）

● 文献

1) Samuel A, et al：The human transcription factors. *Cell* 2018；172：650.

2) Lazar MA：Maturing of the nuclear receptor family. *J Clin Invest* 2017；127：1123.

内分泌攪乱物質と環境問題

概念

　内分泌攪乱物質とは，文明や産業の発達に伴い，産業廃棄物による化学物質の地球規模の環境汚染が深刻化するなかで出てきた概念である．環境中の有機塩素系化合物や重金属汚染が，ヒトや野生動物の体内の正常ホルモン作用を攪乱して，生殖異常をはじめとするさまざまな健康障害が世代を超えてもたらされる可能性が懸念されている．ラット実験系において，胚形成期における内分泌攪乱物質への曝露が雄性ラットの生殖能力に悪影響を与え，その影響が世代を超えて引き継がれることや，癌などの発症リスクの増加も世代を超えて引き継がれていく事実が明らかにされている．1962 年，Carson が『沈黙の春』という著書で自然環境の破壊に関して初めて警鐘を鳴らし，その後，1996 年に Colborn らによる著書『奪われし未来』によって，この問題が世界的な注目を集めるに至った．

定義

　体内に入り，正常なホルモンの活動を阻害する（内分泌攪乱）作用をもつ外因性物質を内分泌攪乱物質と定義する．環境に存在してあたかもホルモンのような作用をもつという意味で，一般に"環境ホルモン"という言葉でも呼ばれている．具体的には，生殖機能に悪影響を及ぼす可能性やホルモン依存癌を引き起こすなどの可能性がある．内分泌攪乱物質の多くはエストロゲン様作用を示すもので，残りの大多数はアンドロゲン作用に拮抗する物質である．現在はもう少し広く解釈されて，必ずしも体内ホルモンへの影響は明確でなくても，また生殖系以外にも免疫機能，発癌，神経系など種々の身体異常をきたす可能性のある環境化学物質も含めて呼称されている場合が多い．

特徴

　一般に脂溶性であるため，体内に蓄積しやすく分解されにくいため半減期が長い．ちなみにダイオキシン類のなかで最も毒性の強いテトラクロロジベンゾジオキシン（tetrachlorodibenzodioxin：TCDD）と呼ばれる物質の半減期は 7～9 年である．また，食物連鎖により濃縮され，最高位に位置するヒトでは摂取濃度が高くなる特徴がある．

種類

　大きく以下の 3 種類に分類される．

自然界に存在する物質

　植物エストロゲンが代表であり，エストロゲン様作用と抗エストロゲン作用の二面性がいわれている．その代表がイソフラボンなどのフラボノイドであり，実際にエストロゲン受容体（estrogen receptor：ER）との結合能が示されている．1940 年代にオーストラリアにおいて多くの妊娠したヒツジや仔ウシの死産や異常分娩が認められたが，牧草のクローバーに含まれている食物エストロゲンが原因と推定されている．

医薬品

　過去，大きな問題となった合成エストロゲン製剤のジエチルスチルベストロール（diethylstilbestrol：DES）が代表である（後述）．

環境汚染物質

　狭義にはこのグループがいわゆる内分泌攪乱物質に相当すると解釈される．環境省はダイオキシン類に代表される 65 の化学物質を疑い物質としてその候補にあげている（⓮）．

作用様式

性ホルモン受容体との直接作用によるもの

　DES などの合成エストロゲン製剤やエストロゲン活性をし，ER に作用する DDT（殺虫剤），フタル酸エステル類（プラスチックの可塑剤）などがこの範疇に入る．一方，殺菌剤のビンクロゾリンはアンドロゲン受容体（androgen receptor：AR）拮抗薬として作用し，抗アンドロゲン作用を発揮する．

他の受容体を介する作用

　ダイオキシン類はアリール炭化水素受容体（arylhydrocarbon receptor）に結合して，結果としてホルモン様作用を発現する．PPARγ（peroxisome proliferator-activated receptor-γ）など，ほかの核内受容体に結合するものも報告されている．

ステロイド合成や代謝への影響を介した作用

　性ステロイド合成を刺激したり，その代謝を阻害したりすることにより，内分泌攪乱作用を発揮するものである．たとえば，除草剤のベノミルにはエストロゲン合成酵素（アロマターゼ）活性促進作用が報告されている．

リスク評価とスクリーニング系

　内分泌攪乱作用が必ずしも毒性を意味するわけではなく，生態系への実際の影響（疫学研究）や *in vitro* での作用，動物実験における毒性評価などを総合的に判断してリスクが評価される．化学物質の作用は，生体内分布，半減期，体内代謝などによって左右される．用量-反応関係において，ビスフェノール A（ポリカーボネート樹脂より溶出）は従来の毒性試験で影響がないと考えられていたきわめて低用量でも作用するとの報告がなされたが，その後の追試研究では必ずしも肯

⓮ 内分泌攪乱作用を有すると疑われる化学物質

1. ダイオキシン類	23. ディルドリン	44. 2,4-ジクロロフェノール
2. ポリ塩化ビフェニール類（PCB）	24. エンドスルファン（ベンゾエピン）	45. アジピン酸ジ-2-エチルヘキシル
3. ポリ臭化ビフェニール類（PBB）	25. ヘプタクロル	46. ベンゾフェノン
4. ヘキサクロロベンゼン（HCB）	26. ヘプタクロルエポキサイド	47. 4-ニトロトルエン
5. ペンタクロロフェノール（PCP）	27. マラチオン	48. オクタクロロスチレン
6. 2,4,5-トリクロロフェノキシ酢酸	28. メソミル	49. アルディカーブ
7. 2,4-ジクロロフェノキシ酢酸	29. メトキシクロル	50. ベノミル
8. アミトロール	30. マイレックス	51. キーポン（クロルデコン）
9. アトラジン	31. ニトロフェン	52. マンゼブ（マンコゼブ）
10. アラクロール	32. トキサフェン	53. マンネブ
11. CAT	33. トリブチルスズ	54. メチラム
12. ヘキサクロロシクロヘキサン, エチル	34. トリフェニルスズ	55. メトリブジン
パラチオン	35. トリフルラリン	56. シペルメトリン
13. NAC	36. アルキルフェノール（C5～C9）	57. エスフェンバレレート
14. クロルデン	ノニルフェノール	58. フェンバレレート
15. オキシクロルデン	4-オクチルフェノール	59. ペルメトリン
16. trans-ノナクロル	37. ビスフェノールA	60. ビンクロゾリン
17. 1,2-ジブロモ-3-クロロプロパン	38. フタル酸ジ-2-エチルヘキシル	61. ジネブ
18. DDT	39. フタル酸ブチルベンジル	62. ジラム
19. DDE and DDD	40. フタル酸ジ-n-ブチル	63. フタル酸ジペンチル
20. ケルセン	41. フタル酸ジシクロヘキシル	64. フタル酸ジヘキシル
21. アルドリン	42. フタル酸ジエチル	65. フタル酸ジプロピル
22. エンドリン	43. ベンゾ（a）ピレン	

定されていない．一方，内分泌攪乱物質の確立された
スクリーニング系やリスク検定法はないのが現状であ
るが，たとえばエストロゲン作用は乳癌細胞（MCF-7）
の増殖能，ERへの結合や転写活性への影響，アロマ
ターゼ活性の阻害，亢進の有無，メダカのメス化（ビ
テロゲニンの産生）などを指標に評価が行われている．
最終的に動物への投与により毒性，奇形，発癌，生殖
器への作用（子宮重量や精子数）によって評価される．

生態系での内分泌攪乱物質の事例

　船体塗料などに使用されているトリブチルスズなど
の有機スズ化合物はイボニシなどの海産巻貝のメスに
ペニスや輸精管を生じさせる（インポセックス）．ま
たフロリダのアポプカ湖ワニのペニスの異常は，殺虫
剤の p,p'-ジクロロジフェニルトリクロロエタン
（p,p'-dichlorodiphenyltrichloroethane：p,p'-DDT）の
分解物質であり男性ホルモンの働きを阻害する p,p'-
ジクロロジフェニルジクロロエチレン（p,p'-DDE）
の汚染によることが明らかになっている．DDTは難
分解性で疎水性が高いため環境中での残留性が高く，
汚染された河川や土壌を介して魚類や鳥類に蓄積し，
食物連鎖の末にヒトの口にも入ることになる．また，
除草剤として使用されているアトラジン，シマジンは，
アロマターゼ活性の刺激に伴うオス両生類のメス化が
野生カエルの減少に関連していると推定されている．

ヒトへの影響

　不明な点が多い現状であるが，唯一，ジエチルスチ
ルベストロール（DES）症候群はヒトへの影響を明確
に示した事例といえる．DESは17β-エストラジオー
ルよりも強力なエストロゲン作用をもつ合成エストロ
ゲン製剤であり，1940年から約30年の間，北米，南
米，欧州で約500万人の妊婦に対して切迫早流産治療
目的で使用されていたが，その子どもたちが性的に成
熟した時期に生殖器の発育異常や腟癌，男児の停留精
巣，精子数減少などの生殖器癌が数多く報告された．

　DESなどのエストロゲン活性をもった物質を新生
児期に一過性に投与すると，エストロゲンの標的遺伝
子プロモーターのメチル化状態が変化し，持続的な遺
伝子発現が誘導されるものと考えられている．また，
アメリカにおいて，ベトナム戦争最盛期，アメリカ軍
が上空から散布した枯葉剤中のダイオキシンが退役軍
人たちにおけるその後の癌の多発や生まれた子どもの
奇形などの多発との因果関係が示唆されている．その
ほか，内分泌攪乱物質の何らかのヒトへの影響が疑わ
れている事象に，精子数の減少（減少そのものに異論
がある），精巣癌，乳癌，子宮内膜症の罹患率増加な
どがあるが，考察の域を出ず，明確な証明はない．

　現時点ではDESのような特殊な事例を除き，ヒト
に対して生活環境中濃度で内分泌攪乱作用が明確に確
認された化学物質の事例はないのが現状といえる．

加齢とホルモン

概念

　閉経に伴うエストロゲンの急激な低下は更年期（メノポーズ）と呼ばれ，以降の女性の精神，身体症状の変化に重要な役割を果たす．一方，成長ホルモン（growth hormone：GH）-インスリン様成長ホルモン-I（insulin-like growth factor：IGF-I），DHEA-S（dehydroepiandrosterone-sulfate），テストステロン（testosterone：T）は加齢に伴い漸減低下を認め，それぞれソマトポーズ，アドレノポーズ，アンドロポーズと呼ばれている（⓯）．これらのホルモン変動は老化指標や長生き指標として有用である可能性がある．また加齢に伴うこれらのホルモンの減少は，老化に伴う内臓脂肪増加，糖尿病発症リスクの増大，心血管病の増加，骨密度の低下などに関与する可能性がある．一方，ホルモン補充療法に関しては，更年期症状に対するエストロゲン補充効果を除いては，いまだ明確には確立されていない．

デヒドロエピアンドロステロン
dehydroepiandrosterone（DHEA）

　副腎皮質ホルモンのDHEAとその硫酸抱合体のDHEA-sulfate（DHEA-S）は，それ自体，弱いアンドロゲンであるが，性ステロイドの前駆体ステロイドでもある．男女とも思春期から25歳頃まで上昇し，以後，加齢とともに直線的に減少する老化指標ともいうべき特徴的な加齢変動を示す（⓰）．アメリカボルチモアの住人を対象にした調査研究（⓱）やわが国の田主丸の住民研究では，血中DHEA-Sは男性の長生き群で有意に高いことが報告され，少なくとも男性の長生き指標として有用である可能性が示唆されている．
　DHEAには，肥満，糖尿病，発癌，動脈硬化，骨粗鬆症，自己免疫疾患などに対して，これらを改善する生体にとってさまざまな有益作用が主に動物実験レベルで報告されている．DHEAは経口投与が可能であるが，医薬品ではないためヒトにおける臨床効果の検証はいまだ十分ではない．外国では高齢者へのDHEA補充投与により健康感の改善や皮膚の効果（皮脂増加，表皮萎縮改善，色素沈着改善など）などが報告されている．そのほか，高齢女性へのDHEA補充が骨密度を増加させる可能性が報告されている．

成長ホルモン growth hormone（GH）

　下垂体前葉ホルモンのGHは肝のIGF-Iの産生，分泌を促す．GH，IGF-Iの分泌量は思春期に最高となり，その後は加齢とともに低下する．成人GH欠損

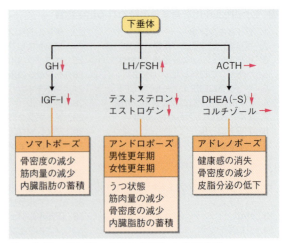

⓯ 更年期・老年期における主要な内分泌変動
GH：成長ホルモン，IGF-I：インスリン様成長因子-I，LH：黄体形成ホルモン，FSH：卵胞刺激ホルモン，ACTH：副腎皮質刺激ホルモン，DHEA：デヒドロエピアンドロステロン．

症患者では易疲労感，スタミナ低下，集中力低下，気力低下，認知力低下，うつ状態，性欲低下などを認めると同時に，骨密度の減少，筋肉量の減少，内臓脂肪の蓄積などを認める．これらの症状は加齢で認められる症状に類似することから，加齢に伴うGH-IGF-Iの生理的低下でも同様のことが起こると想定されている．GHには脂肪分解作用と同時に筋肉の蛋白合成を促進し，筋線維を肥厚させる作用があり，加齢に伴う内臓脂肪の増加や筋力低下の一部をGH分泌不全が説明する可能性がある．また，GH-IGF-I値の低下は老年期における骨量の減少にも関与している．事実，成人GH分泌不全症患者にGH補充療法を行うと体脂肪の減少，筋肉や骨量，体液量の増加がみられ，さらに脂質代謝改善効果を通じて心血管障害による死亡リスクも減じる．
　健常高齢者におけるGHの低下を若年者レベルまで回復させるGH補充療法の試みは，lean body mass（LBM）の増加，体脂肪の減少，椎体骨BMDの増加などの有益な効果が報告された．しかしながら明確な日常機能の向上を認めず，むしろGH補充により末梢性浮腫，関節痛などの副作用も比較的高頻度に出現した．健康寿命の達成を目的とするアンチエイジング医療としてのGH補充治療は現時点では推奨されていない．

テストステロン testosterone（T）

　男性の血中テストステロン値は加齢に伴い漸減するとされるが，わが国では総テストステロン値は低下せず，遊離テストステロン値の低下のみが確認されている．加齢男性性腺機能低下症候群（late-onset

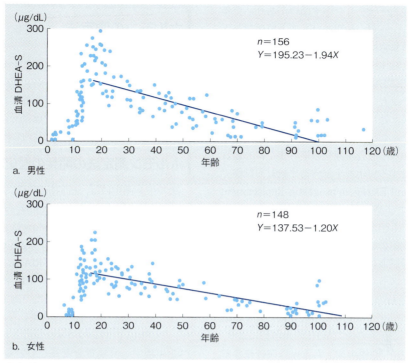

⓰ 加齢に伴う血清DHEA-S濃度の変化

（柳瀬敏彦ほか：アンチエイジングとしてのホルモン補充療法—GH，DHEA，テストステロン—．臨床と研究 2010；87：515．）

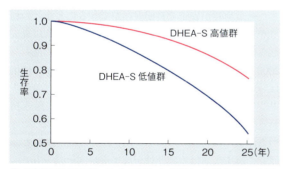

⓱ 相対的高DHEA-S血症はヒト男性における長生き指標マーカー

(Roth GS, et al：Biomarkers of caloric restriction may predict longevity in humans. *Science* 2002；297：811.)

hypogonadism：LOH）は血中テストステロンの低下によりもたらされる症候群である．その症状は，性欲・勃起能の低下，認知力・見当識の低下，疲労感，抑うつ，睡眠障害，内臓脂肪型肥満，骨量減少など多岐にわたる．最近，高齢男性の血中テストステロン濃度の低下は他の種々の危険因子とは独立してその後の20年間の死亡率の増加に関連するとの成績や，生理的濃度の範囲の血中テストステロンはむしろ高いほど動脈硬化や肥満，糖尿病といった生活習慣病の発症や進展には抑制的（防御的）であるとの成績が報告されてい

る．若年健康成人の内因性血中テストステロン値をゴナドトロピン放出ホルモン（GnRH）アナログの投与によって低下させた場合には，体脂肪率の増加と安静時エネルギー消費量の低下が認められることから，テストステロンの低下が体脂肪増加をもたらすと考えられる．事実，前立腺癌患者における抗アンドロゲン薬治療により体脂肪の増加，インスリン抵抗性，糖尿病を高率に認め，骨量に関しても60歳以上の男性では総テストステロン値の低下により骨粗鬆症の有病率が増加する．一方，男性における骨量維持における血中エストロゲン濃度の重要性は，アロマターゼ欠損症の男性患者の解析などからよく知られており，テストステロンは，骨への直接効果に加えて，末梢組織でのエストロゲンへの転換を介して骨量維持に作用する．なお，テストステロン補充は，効果的な経口剤の開発が進んでいない現状から，デポー製剤の筋注が行われている．

エストロゲン estrogen

卵巣のエストラジオール（estradiol：E2）の分泌は閉経を境に急激に低下する．閉経前後の約10年間を指す更年期には，このE2の変動がほてり，のぼせといった血管拡張症状，気分変動，うつ，不安，焦燥感，不眠といった精神症状，また腟萎縮による性交痛，腹

圧性尿失禁などの諸症状をもたらす場合があり，更年期障害と呼ばれる．一方，長期的なエストロゲン欠乏は骨粗鬆症，脂質異常症（特に高 LDL 血症），冠動脈疾患の増加をもたらす．

複数の観察研究においてエストロゲン補充療法単独またはプロゲスチンとの併用療法を行った閉経後女性は，無治療閉経後女性に比べて冠動脈疾患のリスクが低いとされてきた．しかしながら，冠動脈疾患を有する閉経後女性における冠動脈硬化の進行または心血管疾患のリスクに対する有用性を無作為比較対照試験で検討した Heart and Estrogen/progestin Replacement Study（HERS）および Women's Health Initiative（WHI）のいずれの試験でも予想に反してホルモン補充療法群の女性で急性冠疾患のリスクが早期に上昇し，しかも副作用としての静脈血栓症や乳癌などの増加が報告された．一方で，エストロゲン補充療法の好ましい効果として結腸癌や骨折の減少が確認された．上記 WHI の結果は，エストロゲン補充療法の有効性に対する懐疑的論争を呼んだが，その後の WHI の再解析により，ホルモン補充療法が 50 歳未満，あるいは閉経後年齢が 10 年未満であれば，心血管疾患を予防する傾向が示され，乳癌リスクに関しても 60 歳未満の施行であれば大きなリスクはないとする結果が報告された．現在，ホルモン補充療法に関して，更年期症状の緩和効果は確立されていることから，年齢を考慮した期間限定あるいは少量のエストロゲン製剤の投薬法や天然型プロゲスチン製剤の選択など，リスク・ベネフィットを考慮した施行方法が提案されている．

（柳瀬敏彦）

●文献

1) Cadbury D：メス化する自然—環境ホルモン汚染の恐怖．東京：集英社；1998.
2) Skinner MK：What is an epigenetic transgenerational phenotype? F3 or F2. *Reprod Toxicol* 2008；25：2.
3) 柳瀬敏彦：内分泌疾患の新展開—内分泌攪乱物質臨床．ドクターサロン 2006；50：693.
4) 環境省：Official Endocrine Disruption Website（https://www.env.go.jp/chemi/end/endocrine/1guide/index.html）
5) Fan W, et al：Atrazine-induced aromatase expression is SF-1 dependent：Implications for endocrine disruption in wildlife and reproductive cancers in humans. *Environ Health Perspect* 2007；115：720.

ホルモンの測定法

血中や尿中に微量に存在するホルモンの正確かつ迅速な測定は，内分泌学の進歩および内分泌診療の質の向上においてきわめて重要である．本項では，ホルモン測定法の開発の歴史および現在用いられている分析技術とその特性について，総論的な内容を紹介する．

ホルモン測定法の開発の歴史

ホルモン測定には，抗原抗体反応を利用した免疫測定法（イムノアッセイ：immunoassay）が主に用いられる．1959 年，Berson と Yalow は，インスリンの測定法として，放射性同位元素（radioisotope：RI）を抗原の標識物質として用いた RIA（radioimmunoassay）を開発した[1]．測定感度が高い RIA は，それまで困難であった微量なホルモンの濃度の測定を可能にし，このことが内分泌学に飛躍的発展をもたらした．Yalow は，この RIA の開発の功績を評価され，1977 年にノーベル生理学・医学賞を受賞している．1971 年には，Engvall と Perlman が，RI の代わりに酵素を標識物質として用いた酵素免疫測定法（enzyme immunoassay：EIA）を開発した[2]．EIA は RIA に比べ，測定に RI 管理のための特別な施設要件を必要としないこと，また標識物質が安定で長期保存ができることなどの利点があり，広く用いられるようになった．それ以来，さらに高感度なイムノアッセイの開発が急速に進み，2000 年以前は，ホルモン測定法における RIA の使用は 80〜90 ％を占めていたが，現在はほとんどのホルモン測定法が non-RIA のイムノアッセイに置き換わっており，RIA の使用は 10 ％を下回っている．

このように新しいホルモン測定法の開発が進むと，研究や臨床における利便性が高まるが，その一方で，さまざまなホルモン測定法の精度管理や標準化の問題も生じてくる．イムノアッセイは，抗体の特性によりその精度も異なるため，アッセイ間や施設間の測定値の誤差を是正するためには，キャリブレータを用いた精度管理が必要となる．成長ホルモン（growth hormone：GH）測定においては，2005 年以降，キャリブレータとしてリコンビナント GH の標準物質を用いることが指定されているが，キャリブレータとして標準物質が指定されていないホルモン測定もいまだ多数存在する．アルドステロンの測定では，従来の RIA に加え，近年 non-RIA の測定法の開発が複数のメーカーで進められており，その過程で国内における標準化に向けた試みも行われている[3]．

ホルモン測定法に用いられる分析技術

RIA

RIを標識として用いたイムノアッセイである．測定原理に，競合法と非競合法の2種類があり，前者を狭義のRIA，後者をIRMA（immunoradiometric assay）と，区別して呼称されることもある．狭義のRIAの原理（概要）を⓳に，IRMAの原理（概要）を⓳に示す．

競合法では，測定対象のホルモンである未知量の抗原（非標識）を含む血液（または尿）検体に，既知量のRI標識抗原（total：T）および一定量の抗体を加えて反応させる．抗原抗体反応が起こり，抗原量の比率と同じ比率でRI標識および非標識の抗原抗体複合体が形成される．反応が平衡に達した後，抗体が結合したRI標識抗原（bound：B）と抗体が結合していない遊離型（free：F）の抗原を分離する（B/F分離）．B（あるいはF）の中のRI標識抗原の量を測定し，RI標識抗原の総量（T）に対するBの割合（B/T）を求める．あらかじめ既知濃度のホルモンを測定して作成した標準曲線を用いて，B/T値から未知の抗原量を算出する（⓳）．

非競合法では，チューブやプレートの内壁などに抗

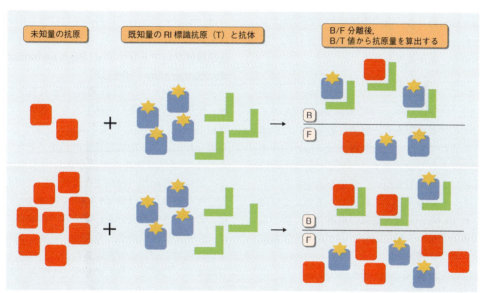

⓳ RIA（狭義）：競合法

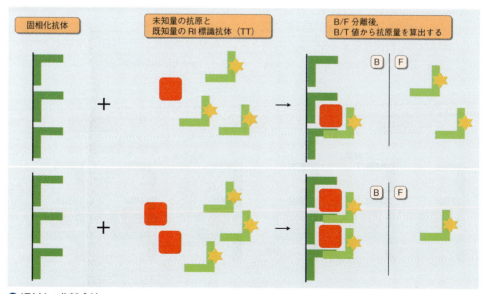

⓳ IRMA：非競合法

体を結合させて固相化抗体を作製し，過剰量の固定化抗体に測定対象のホルモンである未知量の抗原（非標識）を含む血液（または尿）検体を加えて，抗原を抗体に結合させる．そこへ既知量の過剰量RI標識抗体（T）を反応させ，測定対象のホルモンを抗体でサンドイッチする．その後，抗原に結合したRI標識抗体（B）と結合しなかった遊離型のRI標識抗体（F）を分離し（B/F分離），B（あるいはF）の中のRI標識抗体の量を測定する．過剰量を加えたRI標識抗体の総量（T）に対するBの割合（B/T）を求める．あらかじめ既知濃度のホルモンを測定して作成した検量線を用いて，B/T値から未知の抗原量を算出する（❶❾）．非競合法を用いるには，測定対象のホルモンは，複数の抗原決定基（エピトープ）をもつ抗原であることが必要である．抗原を2つの抗体で挟むことからサンドイッチ法とも呼ばれる．非競合法は，競合法に比べて反応時間が短く，測定感度も高い．

EIA

RIを標識として用いない，すなわちnon-RIAのイムノアッセイの代表格であり，酵素反応を用いた標識法がとり入れられている．標識酵素としては，ペルオキシダーゼやアルカリホスファターゼなどがよく用いられる．基質に発色物質を用い，発色を測定することによりホルモンを定量する．これまでさまざまな標識法が開発されているが，現在臨床の現場で多く用いられている代表的なものを❷❹に示す．いずれも化学発光物質を用いた測定法である．

CLIA（chemiluminescence immunoassay）は，抗体に発光物質が直接標識されており，結果を得るまでの時間が短いという利点がある．CLEIA（chemiluminescence enzyme immunoassay）は，酵素を標識物質として用い，化学発光物質を用いてその酵素活性を測定する方法で，酵素反応に時間を要するが，発光時間が長く，感度が高い．ECLIA（electrochemiluminescence immunoassay）は，ルテニウム錯体という電気化学発光物質を標識物質として用いており，高い精度で発光反応の制御が可能である．また，ルテニウム錯体は発光で消費されないため，連続発光が可能である．感度は高く，測定時間も短い．

このように，non-RIAのイムノアッセイでは，迅速化，高感度化が改良点として達成されているが，さらにこれらの測定原理に応じた全自動分析装置の開発も進んでおり，これらを通じた迅速性・簡便性の向上も，近年の内分泌診療の充実化に大きく貢献している．

その他の分析技術

日常臨床で扱うホルモンの多くは，上述する2種類のイムノアッセイで測定されているが，一部のホルモンは，イムノアッセイ以外の分析技術を用いて測定されている．ここではそのいくつかを紹介する．

高速液体クロマトグラフィ（high performance liquid chromatography：HPLC）

クロマトグラフィとは，混合物から特定の物質を分離・検出する分析法の総称である．多成分を含む生体試料の中から，特定の物質を同定・定量する場合には，分離分析法による前処理操作が必要であり，電気泳動法とならび多用される方法がクロマトグラフィである．試料を移動相（液体または気体）に加え，これを固定相（個体または液体）の中で展開させて，移動速度の差により試料成分を分離する．各成分の移動速度は，二相間での吸着性，分配能，イオン交換能，生物学的親和性などにより異なるため，その差を利用して分離する．分離後，個々の物質をUV検出器や蛍光検出器で定量する．クロマトグラフィの概要を❷❶に示す．検出器による測定で得られた結果をクロマトグラムと呼ぶ．既知濃度の標準液で作成したクロマトグラム上のピークと比較することで濃度を算出する．

移動相に気体が用いられるものをガスクロマトグラフィ（gas chromatography：GC），液体が用いられる

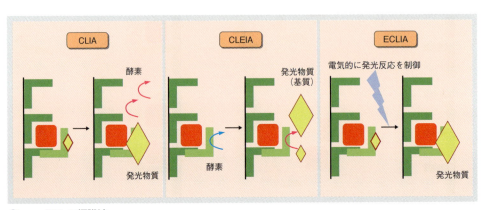

❷❹ non-RIAの標識法

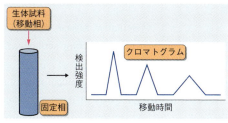

㉑ クロマトグラフィ

ものを液体クロマトグラフィ（liquid chromatography：LC）と呼ぶ．HPLCは，液体の移動相を加圧してその流速を高め，試料成分を短時間かつ高い分解能で分離・検出する方法である．HPLCに応用されている主な分離モードは，分配，吸着，イオン交換，サイズ排除の4種である．それらに対応した多種類のHPLCカラムが市販されている．

質量分析法（mass spectrometry：MS）

質量分析法は，物質を構成している原子や分子を各種の方法でイオン化し，その質量を測定することにより，物質の同定や濃度の測定を行う方法である．さまざまなイオン化法があり，なかでも穏和な条件でイオン化が可能なマトリックス支援レーザー脱離イオン化（matrix-assisted laser desorption/ionization：MALDI）法とエレクトロスプレイイオン化（electrospray ionization：ESI）法が主流となっている．MALDI法の開発者である田中とESI法の開発であるFennは，2002年にノーベル化学賞を受賞している．イオン化されにくい物質は，前処置として誘導体化が行われる．生じたイオンは質量分析部へと送られ，そこで質量/電荷比（m/z）に応じて分離される．イオン化と同様，質量分離法にも種々あり，四重極型（quadrupole：QP）や飛行時間型（time of flight：TOF）などがある．2台の質量分析計を，衝突活性化室を介して直列に接続したタンデム質量分析計（MS/MS）もあり，多成分を含む試料の分析に利用される．

一般に，質量分析では，分析効率を高めるために，試料導入時にクロマトグラフィが併用される．LCを質量分析装置の試料導入系として用いた分析法は，液体クロマトグラフィ-質量分析法（liquid chromatography-mass spectrometry：LC-MS）と呼ばれる．現在，ステロイドホルモン測定の大部分にはイムノアッセイが用いられているが，低濃度のコルチゾールやアルドステロンの測定では，その精度に課題が指摘されている．LC-MSは，きわめて定量精度が高く，感度も高い分析法であるため，イムノアッセイの精度検証にも用いられる．また，イムノアッセイと異なり，複数のホルモンを一斉分析できるという利点もあり，スクリーニング検査にも有用である．

㉒ ホルモン測定法

ホルモン	代表的な測定法
ACTH	ECLIA, IRMA
GH	IRMA, CLEIA
ソマトメジンC	RIA
PRL	CLIA, ECLIA
TSH	ECLIA, CLEIA
LH	CLIA
FSH	CLIA
AVP	RIA
FT$_3$	ECLIA, CLEIA
FT$_4$	ECLIA, CLEIA
intact PTH	ECLIA
コルチゾール	CLEIA, CLIA, LC-MS
DHEA-S	CLEIA
レニン	RIA, CLEIA
アルドステロン	RIA, CLEIA
カテコールアミン3分画	HPLC
メタネフリン2分画	HPLC, LC-MS/MS
テストステロン	ECLIA, CLIA
エストラジオール	ECLIA, RIA
hCG	CLEIA
インスリン	CLEIA, CLIA
Cペプチド	CLEIA, RIA
グルカゴン	RIA
ガストリン	RIA
ANP	IRMA, CLEIA
BNP	CLEIA

生物学的測定法（バイオアッセイ：bioassay）

バイオアッセイは，ホルモンの生物学的作用を指標とした測定法で，生きた細胞などを扱って生物活性を測定する分析法である．操作が煩雑な点，微量ホルモンの測定法としては検出感度や特異性に劣る点などから，現在ホルモンの測定法としてはほとんど用いられていないが，甲状腺刺激抗体（thyroid-stimulating antibody：TSAb）など一部の検査法として用いられている．

レセプターアッセイ（receptor assay）

レセプターアッセイは，細胞膜，細胞質内または核内に存在するホルモンレセプターに，標識ホルモンと非標識ホルモンとが特異的かつ競合的に結合する反応を用いた分析法である．標識物としてRIを用いたものは，ラジオレセプターアッセイ（radioreceptor assay：RRA）と呼ばれる．TSHレセプター抗体（TSH receptor antibody：TRAb）の第二世代までの測定法などで用いられていた分析法で，現在はTRAbの測定も第三世代の免疫測定法が主流であるため，用いられる機会は減ってきている．

ホルモン測定法の実際

　上述のとおり，ホルモン測定法の分析技術にはさまざまなものがあり，さらに日々新しい測定法の開発も進んでいる．現在，日常臨床で用いられている各種ホルモンの代表的な測定法を⓬にまとめた．これらの測定法のなかには，測定の精度や検査に要する時間などで依然として課題をもつものもあり，今後の技術開発に伴い，新しい測定法に置き換わっていくものもあるであろう．

　さらに下記の点も，今後の開発課題として，留意しておくべきである．水溶性ペプチドホルモンやカテコールアミンは血中に遊離の状態で存在する一方，脂溶性ホルモンである甲状腺ホルモンやステロイドホルモンは，そのほとんどが特異的結合蛋白に結合した状態で血中に存在している．しかし，実際に生物学的活性があるのは遊離型であるので，ホルモン作用を考えるうえでは，遊離ホルモンを測定することが望ましい．⓬にもあるとおり，FT_3 や FT_4 は，測定系がすでに確立されているが，コルチゾールの場合は，まだ尿中の遊離コルチゾールだけが測定可能で，血中の遊離コルチゾールを直接測定する方法は開発されていない．

（栗原　勲，伊藤　裕）

◉文献

1) Berson SA, et al：Quantitative aspects of the reaction between insulin and insulin-binding antibody. *J Clin Invest* 1959；38：1996.

2) Engvall E, et al：Enzyme-linked immunosorbent assay (ELISA). Quantitative assay of immunoglobulin G. *Immunochemistry* 1971；8：871.

3) Nishikawa T, et al：Calibration and evaluation of routine methods by serum certified reference material for aldosterone measurement in blood. *Endocr J* 2016；63：1065.

4) ホルモンの病態異常と臨床検査．臨床検査（増刊号）2008；52.

5) 最新臨床検査学講座．臨床化学検査学．東京：医歯薬出版；2016.

6) 日本臨床衛生検査技師会（監）：JAMT 技術教本シリーズ．臨床化学検査技術教本．東京：丸善出版；2017.

7) 日本臨床衛生検査技師会（監）：JAMT 技術教本シリーズ．臨床免疫検査技術教本．東京：丸善出版；2017.

2 視床下部の異常

視床下部の構造と機能

視床下部の位置

　間脳・視床下部は，脊椎動物における摂食・飲水・生殖などの本能行動の中枢である．脳幹のなかで第三脳室を囲む領域が間脳であり，発生学的に神経管の先端部から脳の発生が進むとともに前脳・中脳・後脳のうち前脳の一部として分化する．第三脳室の周囲に位置する間脳は，さらに視床上部・背側視床・腹側視床に分けられる．視床下部（hypothalamus）は上方の境界は視床下溝により視床と区切られ，前方は終板までを含み，後方は後交連と乳頭体後縁を結ぶ線で中脳に移行する（❶）．視床下部の下方は脳底の一部を形成し，前方は視交叉，後方は乳頭体，側方は視索，背側は視床間橋によって囲まれる（❶）．基底部（灰白隆起）の中央に位置する正中隆起（median eminence）の下方に連なる下垂体茎および下垂体後葉は，第三脳室底から下方に伸展して発生する．

視床下部の神経核

　視床下部には多数のニューロンが存在し，内外のニューロンとの間に複雑な神経網を形成する（❷）．これらのニューロンから伝達・分泌される生理活性物質が，下垂体前葉ホルモンの合成・分泌や自律神経機能，中枢神経機能などの調節に関与している．視床下部のホルモン産生神経核は，第三脳室周辺部・内側部・外側部の3群に分類されるが，これらのホルモン産生神経細胞から伸びている神経軸索には2種類あり（❸），視索上核（supraoptic nucleus：SON），室傍核（paraventricular nucleus：PVN）から伸びる大細胞性ニューロンの軸索は正中隆起部内側から下垂体茎を通って下垂体後葉に達する．視床下部で産生されたバソプレシン（AVP）とオキシトシン（OXT）は神経線維内部を輸送され，後葉の神経終末から分泌される．内側部の神経核（室周囲核〈periventricular hypothalamic nucleus：PeVN〉，室傍核，弓状核〈arcuate nucleus：ARC〉）から伸びる小細胞性ニューロンの軸索は正中隆起部外側から下垂体門脈にホルモンを神経内分泌し下垂体前葉に至る．脳室周辺部の視交叉上核（suprachiasmatic nucleus：SCN）は概日リズムの調節中枢であり，内側部の腹内側核（ventromedial nucleus：VMN）・背内側核（dorsomedial nucleus：DMN）は摂食調節としての役割をもつ．結節乳頭核（tuberomammillary nucleus：TMN）はヒスタミン神経系の起始核で，睡眠や覚醒に寄与している．視床下部外側野（lateral hypothalamic area：LHA）はオレキシン（ORX）産生ニューロンを含み，摂食調節や睡眠・覚醒の制御に関連する（❹）．

視床下部の血管系

　視床下部は内頸動脈，前大脳動脈，後交通動脈および視床穿通動脈に由来する動脈枝により栄養される．基底部の中央に位置する正中隆起は上および下垂体動脈に栄養されており，この動脈枝は微細な毛細血管網

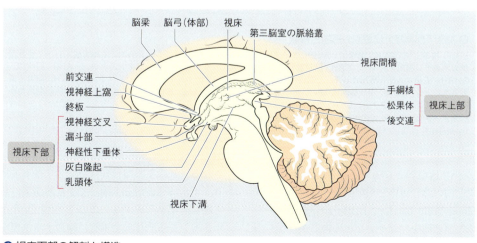

❶ 視床下部の解剖と構造

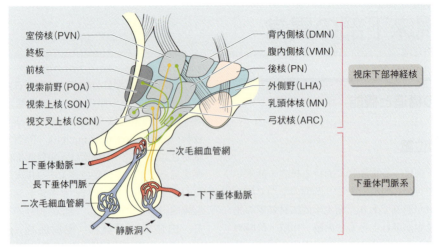

❷ 視床下部の神経核と血管系

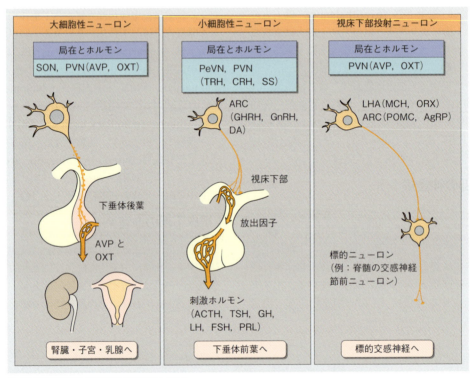

❸ 視床下部神経分泌細胞の形態と機能

SON：視索上核，PVN：室傍核，AVP：バソプレシン，OXT：オキシトシン，PeVN：室周囲核，TRH：甲状腺刺激ホルモン放出ホルモン，CRH：副腎皮質刺激ホルモン放出ホルモン，SS：ソマトスタチン，ARC：弓状核，GHRH：成長ホルモン放出ホルモン，GnRH：ゴナドトロピン放出ホルモン，DA：ドパミン，ACTH：副腎皮質刺激ホルモン，TSH：甲状腺刺激ホルモン，GH：成長ホルモン，LH：黄体形成ホルモン，FSH：卵胞刺激ホルモン，PRL：プロラクチン，LHA：外側野，MCH：メラニン凝集ホルモン，ORX：オレキシン，POMC：プロオピオメラノコルチン，AgRP：アグーチ関連ペプチド．

(Melmed S, et al〈eds〉：Williams Textbook of Endocrinology, 13th edition. Philadelphia：Elsevier；2016. p.112.)

をつくりループ状血管となって正中隆起外層に達する．正中隆起内の神経線維と毛細血管との間には血液脳関門（blood-brain barrier：BBB）が存在しないため神経終末と血液間をペプチドなどの物質が移行しやすく，視床下部ホルモンがこの一次毛細血管網に分泌される．一次毛細血管網は合流して長下垂体門脈となり，下垂体茎前面を下降して下垂体前葉において二次毛細血管網を形成する．この下垂体門脈系が視床下部ホルモンを下垂体前葉細胞に輸送する重要な役割を果たしている（❷）．

❹ 視床下部の機能と役割

視床下部の機能
1. 内分泌系の調節 　・下垂体前葉・後葉ホルモンの分泌調節 　・自律神経系を介して，膵ホルモンや消化管ホルモンの分泌調節 2. ホメオスタシスの維持・行動に関与 　・食物摂取・飲水・体温調節 　・学習行動・性行動 　・情動・記憶などの精神機能

視床下部核の役割
1. ホルモン分泌の調節 　下垂体前葉ホルモン放出因子の産生━━▶脳室周囲核（PeVN），室傍核（PVN），弓状核（ARC） 　下垂体後葉より分泌されるオキシトシン・バソプレシンの産生━━▶室傍核（PVN），視索上核（SON） 2. ホメオスタシスの維持と行動の調節

交感神経・体温調節	━━▶後核（PN）
概日リズム調節	━━▶視交叉上核（SCN）
睡眠・覚醒	━━▶結節乳頭核（TMN），視床下部外側野（LHA）
満腹中枢	━━▶腹内側核（VMN），背内側核（DMN）
摂食調節，飲水調節	━━▶視床下部外側野（LHA）
感情形成・記憶，嗅覚	━━▶乳頭体核（MN）
体温調節，性行動	━━▶視索前野（POA）

(右段縦書き) 内分泌疾患

2 視床下部の異常

視床下部の機能

　視床下部の主たる機能は2つであり，①内分泌系の調節と，②ホメオスタシスの維持や行動に関する機能調節である（❹）．これらの役割を担当する視床下部神経分泌細胞は，解剖学的に大細胞性および小細胞性ニューロン・視床下部投射ニューロンに分類される（❸）．

内分泌系の調節

大細胞性ニューロン

　室傍核・視索上核に存在し下垂体後葉ホルモンである AVP，OXT を分泌する．

バソプレシン（arginine vasopressin：AVP）：室傍核・視索上核から分泌される9アミノ酸から成る分子量1,084のホルモン．第三脳室の浸透圧受容器や頸動脈洞，大動脈弓に存在する圧受容体により制御され，腎集合尿細管に作用して水の再吸収を引き起こすほか，血管平滑筋に作用し血管収縮作用をもつ．

オキシトシン（oxytocin：OXT）：室傍核・視索上核から分泌される9アミノ酸から成る分子量1,007のホルモン．乳頭刺激や腟，子宮下部の伸展刺激により分泌刺激される．乳腺筋上皮細胞に働き乳汁放出にかかわるほか，分娩時に子宮平滑筋に働きかける陣痛促進因子としての作用をもつ．

小細胞性ニューロン

　脳室周囲核・室傍核・弓状核に存在し，下垂体前葉ホルモンの分泌を促進または抑制する向下垂体ホルモン（hypophysiotropic hormone）を産生する．脳室周囲核・室傍核から CRH・TRH・ソマトスタチン（SS），弓状核から GHRH・GnRH・ドパミン（DA）がそれぞれ産生される．

副腎皮質刺激ホルモン放出ホルモン（corticotropin-releasing hormone：CRH）：室傍核から分泌される44アミノ酸から成る分子量4,758のホルモン．ストレスや日内リズムにより分泌が刺激され副腎皮質刺激ホルモン（adrenocorticotropic hormone：ACTH）とその関連ペプチド（βリポトロピン，βエンドルフィン）の分泌を刺激し，コルチゾールにより負のフィードバック制御を受ける．

甲状腺刺激ホルモン放出ホルモン（thyrotropin-releasing hormone：TRH）：室傍核から分泌される3アミノ酸から成る分子量362のホルモン．ストレスや寒冷刺激により分泌が刺激され甲状腺刺激ホルモン（thyroid stimulating hormone：TSH）とプロラクチン（prolactin：PRL）の分泌を促す．甲状腺より分泌された T_3（triiodothyronine）により負の制御を受けるほか，SS や DA により分泌が抑制される．

成長ホルモン放出ホルモン（growth hormone-releasing hormone：GHRH）：弓状核から分泌される44アミノ酸から成る分子量5,040のホルモン．ストレス，睡眠，運動，空腹により分泌が刺激され，成長ホルモン（GH）分泌が促進する．SS により分泌は抑制される．

ゴナドトロピン放出ホルモン（gonadotropin-releasing hormone：GnRH）：視索前野（preoptic area：POA）から分泌される10アミノ酸から成る分子量1,182のホルモン．黄体形成ホルモン放出ホルモン

（luteinizing hormone releasing hormone：LHRH）とも呼ばれる．黄体形成ホルモン（LH）・卵胞刺激ホルモン（follicle stimulating hormone：FSH）の分泌を刺激し，性成熟や性周期の発現にかかわる．エストロゲン・アンドロゲンにより負の制御を受ける．

ソマトスタチン（somatostatin：SS）：脳室周囲核から分泌されるほかに膵の Langerhans 島 D 細胞，消化管内分泌細胞から分泌される．14 アミノ酸から成る分子量 1,638 のものと 28 アミノ酸から成る分子量 3,148 のものがある．GH・TSH・PRL の分泌を抑制し，末梢ではインスリン・グルカゴン・ガストリンなどのホルモン分泌や胃・膵の外分泌機能を抑制する．

視床下部投射ニューロン

室傍核・外側野・弓状核においてネットワークを形成し，大脳皮質・脳幹・脊髄の神経ネットワークに投射し，下垂体後葉ホルモン分泌や自律神経系や睡眠・覚醒や概日リズム調節，摂食行動に関与する．

ホメオスタシスの維持・行動への関与

視床下部にはノルアドレナリン・DA・セロトニン・ヒスタミン・アセチルコリンなどのモノアミンが高濃度に存在し，神経伝達物質として作用する．これらは摂食行動や情動行動，睡眠・覚醒などにかかわるのみならず，下垂体前葉ホルモンの分泌調節にもかかわり，なかでも DA は下垂体 PRL 放出抑制因子（PRL inhibiting facter：PIF）として重要である．神経ペプチドは大きくオピオイドファミリー，AVP/OXT ファミリー，コレシストキニン/ガストリンファミリー，SS ファミリーなどに分類される．そのほか，痛覚や情動にかかわるオピオイドペプチドとしてエンドルフィン・エンケファリン，概日リズム形成や摂食行動にかかわる ORX，性周期調節にかかわるゴナドトロピン放出抑制ホルモン（gonadotropin-inhibitory hormone：GnIH）などが存在する．

視床下部投射ニューロンと行動調節のトピックス

摂食行動

視床下部は食欲の調節中枢として機能し，腹内側核に満腹中枢，外側野に空腹中枢があると考えられてきたが，弓状核や室傍核にも摂食に関する神経ペプチドが存在し，神経ネットワークにより食欲調節が行われる．弓状核内側部には摂食行動を促進するニューロペプチド Y（neuropeptide Y：NPY），アグーチ関連ペプチド（agouti-related peptide：AgRP），外側部には摂食行動を抑制するプロオピオメラノコルチン（POMC）やコカイン・アンフェタミン調節転写産物（CART）を含む POMC/CART ニューロンが存在する．摂食を促進するガラニン様ペプチド（galanin-

like peptide：GALP）や GHRH，摂食を抑制するニューロメジン U（neuromedin U：NMU）も弓状核に存在する．室傍核では摂食抑制の CRH，TRH が産生され，外側野には摂食促進物質である ORX・メラニン凝集ホルモン（melanin-concentrating hormone：MCH）が存在する．

生殖行動

キスペプチン（kisspeptin：KP）は，その受容体である GPR54 の内因性リガンドとして同定された 54 アミノ酸から成るペプチドで，齧歯類の KP ニューロンは視床下部の前腹側室周囲核（anteroventral periventricular nucleus：AVPV）と弓状核に局在するが，ヒトではまだ明確ではない．視床下部由来の GnRH は下垂体 LH・FSH 分泌を刺激し FSH 刺激によりエストロゲンが産生されるが，このエストロゲンによる GnRH への正と負のフィードバックは，それぞれ前腹側室周囲核と弓状核に存在する KP ニューロンを介して行われることが示され，生殖神経内分泌分野のブレイクスルーとなった．また，ゴナドトロピン（gonadotropin：Gn）分泌と生殖行動を抑制する GnIH の存在，概日リズム調節因子である ORX や松果体ホルモンであるメラトニンの生殖内分泌調節への関与も明らかとなってきた．

（当真貴志雄，大塚文男）

視床下部の検査法

視床下部機能の評価のためには，内分泌系・自律神経系・中枢神経系の総合的な評価が必要となる．視床下部の内分泌疾患を評価するうえで重要な検査は，①内分泌機能の評価と，②画像や病理診断を含めた病因・病態に関する検査に大別できる（❺）．内分泌機能検査での結果の解釈には，採血時間，体位，食事，投与薬剤，ストレスや月経周期などの影響を考慮して適切な方法を選択する．

内分泌機能に関する検査

視床下部ホルモンの血漿濃度はきわめて低く，また律動的な分泌を呈するため視床下部での分泌を末梢血濃度で評価することは多くの場合困難である．このため下垂体ホルモンと標的内分泌腺ホルモン（❺）を同時に測定して視床下部機能を間接的に評価する．また，下垂体前葉ホルモンのうちプロラクチン（PRL）の産生・分泌は主に視床下部からのドパミン（DA）などの PRL 放出抑制因子（PIF）によって調節されている（❺）．このため視床下部障害を伴う場合には一般に血漿 PRL 濃度は上昇する．下垂体前葉ホルモンの基礎

値で他のホルモンが低値であるのにかかわらず高PRL血症を認める場合や中枢性尿崩症を伴う場合には視床下部障害を想定する必要がある．

視床下部障害を評価する際には各種ホルモン分泌刺激試験を行い，その結果の解釈が重要となる．ホルモン分泌刺激試験は視床下部を介する検査と下垂体を直接刺激する検査に分けられ，それらへの反応性によって視床下部機能・下垂体機能を間接的に評価する（**⑥**）．視床下部を介したホルモン分泌刺激試験としてはGHの評価ではインスリン低血糖試験・GHRP-2試験・アルギニン試験・L-ドパ試験が，PRLの評価ではメトクロプラミド試験やスルピリド試験が，ACTHの評価ではインスリン低血糖試験やメチラポン試験が，ゴナドトロピン（LH, FSH）の評価ではクロミフェン試験などがそれぞれ用いられる．直接下垂体を刺激するホルモン分泌刺激試験としてはGHの評価ではGHRH試験が，PRL・TSHの評価ではTRH試験が，ACTHの評価ではCRH試験が，LH・FSHの評価にはGnRH試験が用いられる（**⑥**）．さらに，視床下部障害と下垂体障害を鑑別する際には，一般に視床下部障害では，これらの下垂体前葉を直接刺激する検査によって下垂体前葉ホルモン分泌は増加するが，視床下部を介する試験では増加を呈さないことを利用して評価する．下垂体障害の場合には，いずれの下垂体前葉刺激試験でも反応が乏しい結果となる．罹病期間などにより例外も多いが，視床下部障害の場

❺ 視床下部・下垂体疾患の検査

機能評価	
	下垂体前葉・後葉ホルモン基礎値
	標的末梢内分泌ホルモン基礎値
	ホルモン分泌刺激試験
	ホルモン分泌抑制試験

病態評価	
	頭部CT・MRI検査，核医学検査
	生検および腫瘍組織のホルモン・転写因子の発現検索
	自己抗体の検出
	染色体検査，遺伝子解析

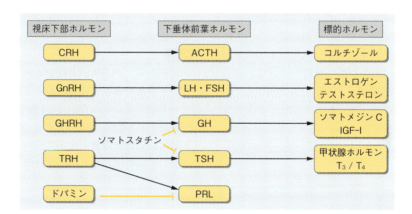

❻ 下垂体前葉刺激試験の作用部位と反応性

標的ホルモン	下垂体への直接刺激	視床下部を介する刺激
GH	GHRH試験，GHRP-2試験	インスリン低血糖試験，GHRP-2試験 アルギニン試験，L-ドパ試験
PRL	TRH試験	メトクロプラミド，スルピリド
TSH	TRH試験	
ACTH	CRH試験	インスリン低血糖試験，メチラポン試験
ゴナドトロピン	GnRH試験	クロミフェン試験

下垂体刺激試験	下垂体障害	視床下部障害
GHRH試験	無～低反応	正常に近い反応
TRH試験		過大・遅延反応
CRH試験		過大・遅延反応
GnRH試験		無～低反応
連続GnRH試験		正常に近い反応

合には，TRH・CRH 試験や GnRH 単回試験に対して遅延反応や過大反応を呈することで下垂体障害と鑑別される（**⑥**）．

ホルモン分泌刺激試験では検査に伴うリスクもある．特にインスリン低血糖試験は高齢者や虚血性心疾患・けいれん発作の既往のある患者には禁忌であり，また下垂体前葉ホルモン刺激試験では下垂体マクロ腺腫などの腫瘍性病変を伴う場合には検査が契機となる下垂体卒中が発生する可能性がある．検査に伴うリスクとベネフィットを十分考慮して行う．

病因・病態に関する検査

視床下部-下垂体疾患には多彩な腫瘍性病変・非腫瘍性病変が含まれており，問診や身体診察・一般血液検査などから視床下部疾患が疑われた際には CT や MRI での画像検査による形態の評価は必須となる．適切な撮影条件や造影剤の使用によって，視床下部-下垂体病変の鑑別に加えて病変の位置や周囲の組織との位置関係を総合的に評価することが重要となる．特に MRI は最も重要な画像検査の一つであり，近年では空間解像度の向上した3T（テスラ）-MRI 装置の普及に伴って，より鮮明な画像が得られるようになっている．また，視床下部や下垂体の生検組織については光顕・電顕による観察やホルモン・転写因子・細胞増殖マーカーなどの mRNA や蛋白発現について，分子生物学的・免疫組織化学的手法を用いて評価する．一部の疾患では，成因となる自己抗体や遺伝子検索も有用である．

（藤澤　諭，大塚文男）

視床下部疾患

視床下部には多数の神経核と神経路が存在し，生体リズムや内部環境の恒常性維持を行うほか，内分泌系・自律神経系・体性神経系などの多様な機能統合において重要な役割を果たす．視床下部疾患の原因は多岐にわたり（**⑦**），障害部位やその原因により多彩な症状を呈する．

視床下部症候群　hypothalamic syndrome

概念
- 視床下部の器質的病変により起こる症候を総称して視床下部症候群という．広義には中枢性摂食障害，心因性多飲症など器質的病変が明らかでない視床下部機能障害が疑われるものも含まれる．
- 症候は視床下部病変の大きさや進展速度などにより異なる．

病因

脳腫瘍によるものが最も多く，頭蓋咽頭腫，胚腫，奇形腫の順に頻度が高い．下垂体腫瘍の鞍上部進展によるもの，先天障害，肉芽腫疾患，頭蓋内感染症，外傷，放射線障害，手術，変性疾患などが原因となる．

症状

病態から，下垂体前葉機能障害，下垂体後葉機能障害，下垂体機能障害以外の視床下部機能異常に分類され，さまざまな組み合わせで視床下部病変の部位と広がりにより多彩な症状を呈する（**⑧**）．

下垂体前葉機能障害：視床下部病変により視床下部基底部の破綻や下垂体との連絡路障害をきたし，視床下

⑦ 視床下部障害の原因と疾患

原因	代表的疾患
1. 遺伝性	中枢性尿崩症（一部），家族性成長ホルモン単独欠損症（一部）
2. 先天性発育不全・奇形	全前脳胞症，Kallmann 症候群
3. 周産期異常	GH 分泌不全性低身長症
4. 外傷	尿崩症，ADH 不適合分泌症候群
5. 血管障害	脳血管障害（脳梗塞，脳出血）
6. 感染症	結核，脳炎，真菌症
7. 肉芽腫症	サルコイドーシス，ヒスチオサイトーシス
8. 腫瘍	
視床下部ホルモン産生腫瘍	先端巨大症，Cushing 症候群，性早熟症
視床下部非機能性腫瘍	尿崩症，下垂体前葉機能低下症
下垂体腫瘍の鞍上部進展	尿崩症，下垂体前葉機能低下症
造血器腫瘍の中枢浸潤	白血病，悪性リンパ腫
転移性腫瘍	
9. 自己免疫	リンパ球性漏斗下垂体前葉炎
10. 心因性	神経性やせ症
11. 医原性（手術，放射線治療，薬剤）	視床下部-下垂体障害，乳汁漏出性無月経症候群，ADH 不適合分泌症候群
12. 特発性	視床下部-下垂体障害

GH：成長ホルモン，ADH：抗利尿ホルモン．

部ホルモンによる下垂体前葉ホルモンの調節障害を起こす．複合型下垂体前葉ホルモン分泌不全が多い．プロラクチン（PRL）はドパミンによる抑制的な分泌調節が障害されるため分泌亢進をきたす．ヒト絨毛性ゴナドトロピン（hCG）や GnRH 産生，思春期発現の抑制機構障害により性早熟をきたす．神経節細胞腫による CRH・GHRH 産生により Cushing 症候群や先端巨大症もきたしうる．

下垂体後葉機能障害：視床下部病変によるバソプレシン（AVP）分泌低下により中枢性尿崩症をきたし，同時に渇中枢の浸透圧受容体が障害された症例では持続性（無飲性）の高ナトリウム血症をきたす．AVP の持続性分泌により抗利尿ホルモン不適合分泌症候群（syndrome of inappropriate secretion of antidiuretic hormone：SIADH）をきたす．

他の視床下部機能障害：体温調節異常，摂食行動異常，精神神経症状（意識障害，記銘力低下，指南力障害，情動行動異常，睡眠覚醒リズム障害，間脳自律神経性てんかん）を呈する．

その他，腫瘍による脳室圧排で水頭症をきたすほか，視力・視野障害をきたす．

診断

症状や診察所見，詳細な病歴聴取により視床下部症候群を疑い，視床下部・下垂体機能検査，画像検査，病因に関する検査を行い，障害されているホルモンの種類と程度を診断する．

❽ 視床下部障害の症状

1. 体温調節の異常	6. 視床下部に起因する 周期性疾患
1) 高体温	
2) 低体温	1) 間脳てんかん
3) 変動体温	2) Klein-Levin 症候群
2. 食物摂取の異常	3) ナルコレプシー
1) 食欲不振	7. 自律神経系の異常
2) 多食, 肥満	1) 肺性浮腫
3. 水摂取の異常	2) 不整脈
1) 強制的多飲	3) 括約筋障害
2) 口渇欠如	8. 内分泌系の異常
3) 本態性高ナトリウム血症	1) 下垂体ホルモンの欠乏
4. 睡眠および意識の障害	2) 性早熟症
1) 傾眠	3) 尿崩症
2) 睡眠リズムの障害	4) ADH 不適合分泌症候群
3) 無動無言	9. 情緒の異常
4) 昏睡	10. 視力・視野の異常
5. 精神機能の異常	
1) 激烈な行動	
2) 幻覚	

ADH：抗利尿ホルモン．

治療

治療は原疾患に対するものが基本となり，内分泌障害を伴う症例では適切なホルモン補充療法を行う．

視床下部性性腺機能異常症
hypothalamic hypogonadism

概念

- 思春期発来以前の小児に発症する性腺機能低下症では二次性徴の欠如をきたすが，成人発症の場合，女性では無月経や乳房退縮，男性では性欲低下や陰萎などが出現する．

- 後天性性腺機能低下症は視床下部の結節漏斗部および前部を含む第三脳室底の障害で高頻度に出現するが，通常では GH 分泌不全を含め，他の下垂体ホルモンの分泌異常を合併する．

- 先天性の単独ゴナドトロピン（Gn）欠損として最も頻度の高いものは嗅覚異常を伴う Kallmann 症候群である．視床下部性性腺機能低下症をきたす代表的な症候群としては，Prader-Willi 症候群，Bardet-Biedl 症候群，Fröhlich 症候群があり，前二者で精神発達遅滞を伴う．

中枢性思春期早発症 central precocious puberty

概念

- 思春期の発来には個人差・性差を認めるが，健常児と比し性ステロイドの分泌亢進により二次性徴が早期に発現した状態を思春期早発症（性早熟症）と定義し，通常男児で 10 歳以前，女児で 8 歳以前に二次性徴の徴候が認められた場合を指す．

病因

思春期発来による二次性徴は，中枢の成熟時計と呼ばれる体内時計により視床下部から GnRH 分泌が亢進し，下垂体 Gn（LH，FSH）の分泌増加を介して性腺ホルモン分泌が促進されることで発来する．思春期早発症では性ホルモンの分泌増加により二次性徴が早期に発現する．Gn の増加を伴う中枢性（Gn 依存性）と，性ホルモンのみが増加する末梢性（Gn 非依存性），部分的性早熟の 3 つに分類されるが，中枢性が多い（❾）．中枢性思春期早発症はその原因により特発性（体質性，機能性），器質性（脳腫瘍，腫瘍以外の頭蓋内病変），遺伝性の 3 つに分類される．男女比は 1：3 と女児に多く，女児の多くは特発性で，男児では約半数が脳腫瘍などによる器質的異常に起因する．

臨床症状

男児では早期から陰茎肥大・精巣増大，陰毛・体毛の発生，声変わりなどを認め，女児では乳房肥大・陰毛出現，月経発来をきたす．身長促進現象や骨年齢の促進を認めるが一時的で，骨端線が早期に閉鎖するた

め最終身長は平均より低くなる.

診断

診断には，器質的病変の検索と性腺ホルモン・甲状腺ホルモン・GH を含む内分泌機能を検査し，GnRH 負荷試験により FSH・LH 反応の評価を行い，Gn 依存性を確認する．Tanner Stage に基づいて思春期ステージの評価を行い，男児では精巣容積が 4 mL 以上，女児では乳房肥大がある場合に思春期発来と判断する．成長曲線の作成や両親の成長歴（母親の初経年齢，両親の成長曲線）も有用である．骨年齢は性・年齢に比して促進する.

治療

器質的病変であれば外科的治療を行い，早期治療により二次性徴の抑制と骨成熟抑制による最終身長の改善を図る．Gn 依存性の症例では GnRH アナログ投与により LH・FSH を抑制し，性ステロイド分泌を抑制する．Gn 非依存性の症例では原疾患の治療を行う．身長の予後改善を目処に治療の継続を考慮し，思春期に十分な骨量が得られるよう判断する．治療終了後の性腺機能回復は良好である.

Kallmann 症候群

概念

● 視床下部性性腺機能低下症に嗅覚異常を合併した症候群で，頻度は出生男児の 1 万人に 1 人，女児の 5 万人に 1 人とされる.

● 遺伝形式は常染色体優性，常染色体劣性，X 連鎖劣性など多様である.

病因

X 連鎖劣性遺伝型では Xp22.3 に存在する *KAL1* 遺伝子変異により anosmin-1 欠損が生じ，GnRH ニューロンの遊走・分布が障害され，GnRH 分泌低下による低 Gn 性性腺機能低下症をきたすとともに嗅球の機能障害により無嗅症や低嗅症を併発する．常染色体優性遺伝型では *KAL2*（*FGFR1*）遺伝子変異が報告されている.

臨床症状

嗅球・嗅索・嗅三角を欠くため嗅覚が低下または消失し，GnRH の欠損により視床下部性腺機能低下症を生じる．精巣では胚細胞の減少や精子形成の停止がみられ Leydig 細胞は消失する．腎形成異常，知能低下，色覚異常，感音性難聴，口唇口蓋裂，停留精巣，両眼隔離などを合併する．思春期には一時的に低身長傾向となるが，骨年齢遅延のため最終的には高身長となる.

検査・診断

内分泌検査では，男性では血清テストステロン，女性ではエストロゲン低値を認める．血中 LH・FSH 低値を示し，クロミフェンに無反応，GnRH 試験では低反応となる．嗅覚検査，MRI により無嗅覚症を評価する．*KAL1*・*FGFR1* 遺伝子解析も有用である.

治療

男児では hCG–FSH 療法・テストステロン補充，女児ではエストロゲン補充から開始し Kaufmann 療法を行う．ホルモン補充により二次性徴の促進と身長・

❾ 思春期早発症の分類

中枢性 （ゴナドトロピン依存性）	特発性		1. 体質性 2. 機能性 　先天性副腎皮質過形成 　甲状腺機能低下症などに伴うもの
	器質性		1. 脳腫瘍（視床下部過誤腫，視床下部星細胞腫，視神経膠腫など） 2. 腫瘍以外の頭蓋内病変（水頭症，頭部外傷，くも膜嚢胞，頭部放射線照射，髄膜脳炎）
	遺伝性		*GPR54* 変異，*KISS* 変異，*MKRN3* 変異
末梢性 （ゴナドトロピン非依存性）	女児	同性性	FSH 産生腫瘍，hCG 産生腫瘍，hCG 産生胚細胞腫瘍 エストロゲン産生卵巣腫瘍（顆粒膜細胞腫瘍，奇形腫，絨毛上皮腫など） McCune-Albright 症候群，自律性機能性卵巣嚢胞，副腎腫瘍 外因性（女性ホルモン含有食品・薬品・化粧品など）
		男性化	先天性副腎皮質過形成，副腎男性化腫，アンドロゲン産生卵巣腫瘍 外因性（アンドロゲン含有食品・薬品・化粧品）
	男児	同性性	hCG 産生腫瘍（胚細胞腫瘍，奇形腫，絨毛癌など） 副腎アンドロゲン過剰（副腎腫瘍，先天性副腎皮質過形成） アンドロゲン産生精巣腫瘍（Leydig 細胞腫瘍），家族性テストトキシコーシス McCune-Albright 症候群，外因性（アンドロゲン含有食品・薬品・化粧品など）
		女性化	副腎腫瘍，エストロゲン産生精巣腫瘍（Sertoli 細胞腫瘍） 外因性（女性ホルモン含有食品・薬品・化粧品など）
部分的性早熟			早発陰毛，早期月経，早発月経

FSH：卵胞刺激ホルモン，hCG：ヒト絨毛性ゴナドトロピン.

骨密度の増加を認める.

Bardet–Biedl 症候群

概念

- Bardet（1920 年）と Biedl（1922 年）が報告した疾患であり，①知能低下，②網膜色素変性，③性腺発育不全，④肥満，⑤多指趾症を特徴とする常染色体劣性遺伝疾患である.
- Laurence と Moon（1866 年）の報告した Laurence–Moon 症候群は肥満と多指症を欠くため区別される.

臨床症状

14 個の *BBS* 遺伝子が同定されており，本症候群の臨床症状が多彩であることを反映する．出生時には多指症のみを認めるが，幼児期（2〜3 歳頃）より肥満を認めるようになり，夜盲症や視力障害が出現する．二次性徴は認められることが多いが，男性では性器発育不全が認められる．知能は正常下限のことが多く，頭蓋・口腔・心・腎などの奇形，小人症，尿崩症，糖尿病などを合併する.

診断

遺伝歴と特徴的な所見から本症を疑うが，鑑別疾患として Alström 症候群（網膜色素変性，肥満，感音性難聴，糖尿病），Biemond 症候群（虹彩欠損，知能低下，性腺発育不良，肥満，多指趾症）がある.

Prader–Willi 症候群

概念

- 1956 年に Prader，Labhart と Willi らにより報告された.
- 肥満，糖尿病，低身長，視床下部性性腺機能不全などの内分泌異常と，発達遅滞，筋緊張低下，特異な性格障害，行動異常などの神経学的異常を伴う症候群で，出生児の約 15,000 人に 1 人とされる.

病因

約 70 ％が染色体 15 q11–12 インプリンティング領域の欠失，約 25 ％が母性片親性ダイソミー，そのほかは DNA メチル化によるエピゲノム変異である.

臨床症状

新生児期は筋緊張低下，色素低下，外性器低形成を特徴とし，筋緊張低下による哺乳障害のため生下時から経管栄養を要する．3 歳頃から過食，5 歳頃から肥満・低身長を呈し，学童期には成績低下・性格変化，思春期には二次性徴発来不全・肥満・低身長・パニック障害をきたす．思春期以降は肥満，糖尿病，性格障害，行動異常などが出現する．アーモンド様眼裂，魚様口唇，短頸，中手足骨短小などの小奇形を伴い，男児では停留精巣や小陰茎，女児では外陰部低形成を呈する.

診断

遺伝子検査では，15 q11.2-q12 の DNA 断片をプローブとした FISH 法によりその欠失や，DNA 多型の比較による母性片親性ダイソミーの有無を調べる．DNA メチル化試験で刷り込みアレルの存在を証明する.

治療

新生児期には経管栄養，年長児の肥満に対しては食事制限を行う．糖尿病や睡眠時無呼吸症候群の治療も行う．根本治療はなく，食事・運動療法，性腺ホルモン・GH の補充療法により二次性徴の発来，体組成や骨密度の改善，精神的効果を促す.

Fröhlich 症候群

概念

- 視床下部に器質的病変が存在し，肥満・性腺機能低下を主症状とし，尿崩症，視力障害，頭蓋内圧亢進症を示す症候群をいう.

病因

視床下部やその近傍の腫瘍・嚢腫・奇形，炎症性病変・血管病変，外傷に起因する．視床下部腹内側核の破壊による満腹中枢の障害は，摂食増加により肥満をきたすが，本症では摂食増加前から視床下部破壊による副交感神経刺激状態のため高インスリン血症を呈し，体脂肪蓄積が加速する．正中隆起部の破壊はGnRH 分泌障害による性腺機能低下をきたし，室傍核や視索上核の障害によって尿崩症を発症する.

診断・治療

肥満，性腺機能低下，尿崩症，視力障害，頭蓋内圧亢進を呈する場合に本症を疑い，GnRH 試験などの内分泌検査や頭部 CT・MRI により視床下部病変の検索を行う．原因病変に対して外科的治療を行い，術後下垂体機能障害を呈する場合はホルモン補充療法を行う.

神経性やせ症 anorexia nervosa

概念

- 心理的ストレスにより食行動異常をきたす疾患を中枢性摂食異常症というが，2013 年から神経性やせ症（anorexia nervosa：AN）・神経性過食症（bulimia nervosa：BN）と名称が改訂された.
- 両疾患とも若年女性に多く発症し，AN は著しいやせと無月経を呈するのに対し，BN は発作的に短時間に大量の食物を摂取し自己誘発嘔吐や下剤・利尿薬の乱用を特徴とする.
- AN の患者数は 1980 年代から増加傾向であり，多くは 10 歳代後半〜20 歳代前半に発症する.

病因・臨床症状

身体像の障害ややせ願望，肥満恐怖などにより，摂

食制限あるいは過食・嘔吐による著しいやせをきたし，内分泌代謝障害をきたす．家庭環境や母親への反感，対処不能なストレスなども発症の要因となる．若年性ではやせと無月経が必発であり，低代謝状態となり徐脈，低体温，低血圧などをきたす．腋毛，陰毛や乳腺は比較的保たれるが四肢や背部のうぶ毛の発育が目立つ．

検査

臨床検査では，貧血，白血球減少，肝障害，低蛋白血症，低血糖を認め，骨密度の低下を高率に認める．自己嘔吐や下剤乱用例では低ナトリウム血症，低カリウム血症，尿中 Cl 排泄の減少，代謝性アルカローシスなどがみられる．内分泌検査では，異化の亢進により血中 IGF-I 値が低下し，血中 GH は約半数で増加する．血中の ACTH，コルチゾール値は上昇する．T_4 は正常〜軽度低値を示し，低栄養に伴う脱ヨウ素反応の低下により T_3 が減少しリバース T_3 が上昇する low T_3 を呈する．LH・FSH は低下し性ステロイドは低値となる．

診断・治療

診断においては器質的疾患の除外のため，視床下部・下垂体腫瘍，糖尿病，急性膵炎，甲状腺機能亢進症，炎症性腸疾患，悪性腫瘍などの鑑別が必要である．診断基準では，①標準体重の−20％以上のやせ，②食行動の異常（不食，大食，隠れ食い），③体重や体形についてのゆがんだ認識（体重増加に対する極端な恐怖），④発症年齢が30歳以下，⑤無月経（女性），⑥やせの原因と考えられる器質性疾患がない，の6項目を満たす必要がある．

本症の死亡率は6％と比較的高いため，初診時の体重のみならず体重変化を総合的に判断し，精神科の協力下で加療を開始する．

視床下部腫瘍 hypothalamic tumor

● 視床下部から発生する腫瘍性疾患であり，①鞍上部に発生し第三脳室底に浸潤する腫瘍，②第三脳室内に発生する腫瘍，③松果体部に発生する腫瘍に分類される（⑩）．

● 鞍上部腫瘍で最も高頻度なものは鞍上部進展した下垂体腫瘍（60％）であるが，視床下部腫瘍のうち，内分泌症状をきたす腫瘍としては頭蓋咽頭腫と胚細胞腫瘍が臨床上重要である．

頭蓋咽頭腫 craniopharyngioma

概念

● 胎生期の頭蓋咽頭管（ductus craniopharyngeus）の遺残（Rathke 嚢）から発生する良性の先天性腫瘍である．

● 全原発脳腫瘍の2〜5％を占め，10歳前後と40〜60歳前後の二峰性に年齢分布のピークがあるが性差はない．

臨床症状

腫瘍の発育は緩やかであるが，多くの例は下垂体茎の隆起部付近に発生するため，腫瘍の増大に伴い視交叉・視床下部が上方に圧排される．頭蓋内圧亢進症状，視力・視野障害，下垂体機能低下症，視床下部症状などを認める．腫瘍の進展方向により小脳失調や認知機能障害，意識障害，脳神経麻痺をきたすほか，腫瘍により Monro 孔や第三脳室の閉塞による閉塞性水頭症をきたす症例もある．小児例では頭蓋内圧亢進症状や成長障害を呈することが多く，思春期例においては性腺発達不全，青年期から中年期では視野障害・下垂体機能低下症状，老年期には性格変化を生じる．成人例では診断時に下垂体前葉機能低下を認める場合が多く，尿崩症は2〜3割に認める．小児例では成長障害，成人例では性腺機能低下症をきたしやすい．

検査

頭部 X 線ではトルコ鞍の皿状変形（saucer-like sella）や鞍上部石灰化を認め，CT・MRI では嚢胞形成や腫瘍の性状により異なる像を呈する．病理学的には嚢胞性腫瘍の内部にコレステリン結晶の浮遊を認め，血管に乏しい腫瘍実質と点状石灰化を伴う．組織学的には小児に多いエナメル上皮腫型（adamantinomatous type）と成人に多い扁平上皮乳頭型（squamous-papillary type）の2型に分類される．

⑩ 視床下部腫瘍の分類

鞍上部	頭蓋咽頭腫（craniopharyngioma）
	Rathke 嚢腫（Rathke pouch cyst）
	胚腫（germinoma）
	奇形腫（teratoma）
	鞍結節部髄膜腫（tuberculum sellae meningioma）
	視神経膠腫（optic glioma）
	類皮腫（dermoid）
	類表皮腫（epidermoid）
	脊索腫（chordoma）
	軟骨腫（chondroma）
	線維肉腫（fibrosarcoma）
	リンパ腫（lymphoma）
	転移性腫瘍（metastatic tumor）
第三脳室	胚腫（germinoma）
	過誤腫（hamartoma）
	神経節細胞腫（gangliocytoma）
松果体部	胚腫（germinoma）
	奇形腫（teratoma）
	松果体細胞腫（pineocytoma）
	松果体芽腫（pineoblastoma）
	神経膠腫（glioma）

治療・予後

治療の基本は腫瘍摘出であるが，石灰化が強く視床下部に強く癒着している症例などでは全摘出が困難となり，残存腫瘍に対して定位手術的照射が施行される．下垂体機能低下症に対してはホルモン補充療法を行う．良性腫瘍であるが10年以上の経過を経ても再発しうるため慎重に経過観察する．

胚細胞腫瘍 germ cell tumor

概念

● 胚細胞腫瘍とは生殖細胞に由来する腫瘍であり，生殖器に発生するものと生殖器以外に発生するものがある．

● 頭蓋内発生の胚細胞腫瘍は発生段階において頭蓋内に迷入した生殖細胞が腫瘍化したものであり，さまざまな分化段階で腫瘍化しているため多様な病理組織像を呈する．

● 病理学的には胚腫(germinoma)，奇形腫(teratoma)，胎児性癌(embryonal carcinoma)，卵黄嚢腫瘍(yolk sac tumor)，絨毛癌(choriocarcinoma)，混合型細胞腫瘍(mixed germ cell tumor)の6型に分類される．

● 最も頻度の高い腫瘍は胚腫であり(50〜60％)，頭蓋内の好発部位は松果体部(53％)，トルコ鞍上部(20％)など正中線上に多い．胚腫はその他の腫瘍とは異なり松果体よりトルコ鞍部に多い．

疫学

わが国での発生頻度は欧米に比べ高く，小児での発症が多く小児脳腫瘍の約15％を占める．性差は腫瘍の発生部位や組織型により異なるが，松果体に発生する腫瘍は男性に多い．

病理

病理学的に腫瘍細胞は大型円形で大きな明るい核を有し核小体が明瞭である．間質結合組織は多数の小型なリンパ球から形成され，two-cell pattern を呈する．

臨床症状

松果体部腫瘍では中脳水道閉塞により水頭症をきたし，頭痛・嘔吐などの頭蓋内圧亢進症状をきたし，Parinaud 徴候（上方への共同性注視障害）・Argyll Robertson 瞳孔（対光反射消失）などがみられる．ト

ルコ鞍部腫瘍では尿崩症，視力・視野障害，下垂体前葉機能低下症を生じる．基底部腫瘍では片麻痺，不随意運動，けいれんを認める．卵黄嚢腫瘍では血中 α-fetoprotein（AFP）上昇，絨毛癌では hCG 上昇を認め，hCG 高値は男児の思春期早発症をきたす．

検査

腫瘍型により CT，MRI 画像の特徴が異なり，放射線療法・化学療法に対する感受性も異なる．治療方針決定のためには組織診断が必要であり，定位生検術，神経内視鏡下生検術，もしくは開頭摘出術を行う．

治療

手術療法のみでの根治は困難であり，術後に白金製剤を中心とした化学療法と放射線療法を併用する．胚腫は放射線感受性が高く，放射線照射により多くは治癒が可能である．奇形腫に対しては原則的に腫瘍摘出が第一選択であり，悪性の場合に放射線療法および化学療法を施行する．胚腫の予後は良好であり10年生存率は80％以上であるが，胎児性癌・卵黄嚢腫瘍・絨毛癌は予後不良である．

その他の視床下部腫瘍

鞍結節部髄膜腫（tuberculum sellae meningioma）

髄膜腫の約10％を占め，鞍結節の硬膜から発生する腫瘍であり，成人女性に多い．視神経，特に視交叉部が障害されやすいため視力障害，両耳側半盲が主症状となる．内分泌障害は比較的まれである．手術で全摘出すれば根治できる代表的な良性腫瘍である．

視床下部過誤腫（hamartoma）

視床下部とその近傍に発生し，灰白質に類似した成熟した神経細胞，グリア，神経線維で構成される非腫瘍性の異所性腫瘤である．主に灰白隆起と乳頭体の間に発生し，男児での発症が多い．思春期早発症を伴いやすく，笑い発作（gelastic seizure）を特徴とするてんかん発作，精神遅滞や行動異常を合併する．血中LH・FSH は高値であり GnRH 負荷により分泌亢進を認める．思春期早発症をきたす症例では GnRH アナログを用いた脱感作療法，無効例では外科的治療を行う．

（越智可奈子，大塚文男）

3 下垂体前葉の異常

下垂体前葉の構造と機能

構造

トルコ鞍内にある下垂体は400〜900 mgあり，下垂体茎によって視床下部と連結している．ヒト下垂体は，前葉と後葉とから成る．前葉はRathke囊由来の腺細胞で，後葉は間脳から発生した神経細胞から成る．視床下部で産生され下垂体前葉へ至るホルモンは，視床下部正中隆起部と漏斗部の毛細血管網に入り，下垂体茎に沿った下垂体門脈を通って，下垂体前葉に達する．後葉系は視床下部ニューロンから神経線維が伸びて，下垂体茎の神経茎を経て後葉に至り，そこで神経終末を形成する．

分類

下垂体は，第三脳室底面・側面に位置する視床下部の，さらに下方に存在する内分泌腺である．かつては内分泌系の中枢と目されたが，視床下部からの情報を受け，この情報を末梢に伝える中継的役割を有する器官であることがわかっている．下垂体前葉ホルモンには，成長ホルモン（GH），プロラクチン（PRL），性腺刺激ホルモン（LH，FSH），甲状腺刺激ホルモン（TSH），副腎皮質刺激ホルモン（ACTH）の6種がある．

分化

下垂体前葉細胞のもとは外胚葉細胞で，それがRathke囊を形成し，次いで前駆細胞となる．❶のように，はじめに転写因子Tpitなどの作用によりACTH細胞ができ，次いでα-糖蛋白サブユニットをつくる細胞が分化する．Prop 1などの作用で，LH/FSH細胞とTSH/GH/PRL細胞のもとができあがる．さらに，Dax-1/Sf-1などの作用でLH細胞とFSH細胞が分化し，Pit-1の作用をもとにして他の因子が加わりTSH細胞，GH細胞，PRL細胞へと分化する．

下垂体前葉ホルモンの類似性

下垂体前葉ホルモンのうち，TSH，LH，FSHは共通のα鎖と，それぞれ特異的なβ鎖の二重構造となっている（❷）．また，これらの下垂体ホルモンは，糖蛋白ホルモンである．

視床下部-下垂体-末梢ホルモンの調節系と機能

各視床下部ホルモンによる下垂体前葉ホルモンの調節，下垂体前葉ホルモンによる末梢ホルモンの調節，さらに末梢ホルモンによる上位ホルモンへのネガティブフィードバックについて❸に示す．

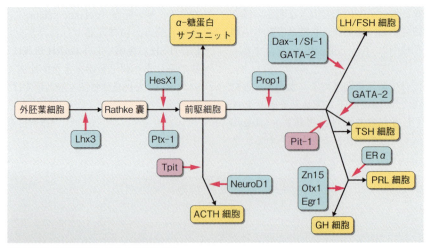

❶ 下垂体前葉細胞の分化と転写因子

（藤山和則ほか：視床下部-下垂体調節系．須田俊宏〈編〉．臨床内分泌・代謝学．第2版．青森：弘前大学出版会；2011．p.11．）

下垂体前葉の機能検査法

概念

視床下部ホルモンの一部は，下垂体前葉に至り，下垂体ホルモン分泌を調節する．下垂体ホルモンは，さらに末梢組織に作用する．各視床下部ホルモンによる下垂体前葉ホルモンの調節，下垂体前葉ホルモンによる末梢ホルモンの調節，さらに末梢ホルモンによる上位ホルモンへのネガティブフィードバックなどによって，下垂体ホルモンは調節されている．

下垂体機能の障害は，下垂体機能低下と過剰・自律分泌に大別される．下垂体前葉ホルモンには，成長ホルモン（GH），プロラクチン（PRL），性腺刺激ホルモン（LH，FSH），甲状腺刺激ホルモン（TSH），副腎皮質刺激ホルモン（ACTH）がある．これらのホルモンの基礎分泌量や分泌予備能力が低下もしくは消失した状態を，下垂体前葉機能低下症という．原因となる病変が下垂体自体に存在する場合には，原発性下垂体機能低下症と分類する．病変が視床下部にあり，二次性に機能障害をきたしている場合には，視床下部性下垂体機能低下症と分類する．

血液中のホルモン濃度は，日内リズム，運動，ストレス，睡眠，食事，性差，薬物などの影響を受けるため，決して一定のものではない．パルス分泌のため，短時間で値が変動することもある．また，検査の異常値は，必ずしも疾患の異常を示すものではないので，検査結果と臨床所見を考慮して，検査値の意味するところを考える必要がある．たとえば，食事や運動によって影響されるホルモンを検査する場合には，空腹で安静後（30分以上，ベッド上で仰臥位）に採血する必要がある．また，内服薬が測定ホルモン値に影響することがあるので，休薬の必要があるかを考慮しなければならない．休薬できない場合には，得られたデータ

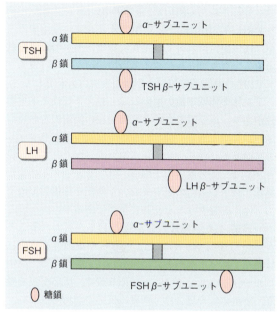

❷ 下垂体前葉ホルモンの化学的類似性
ホルモン作用の特異性は，β-サブユニットによって決定される．

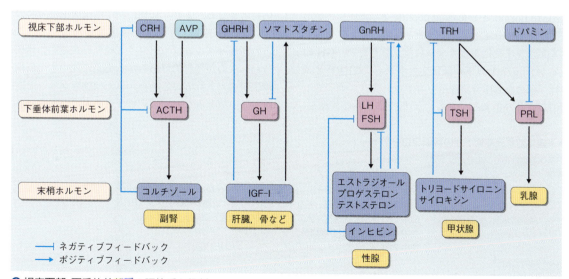

❸ 視床下部-下垂体前葉系の調節系と役割
CRH：corticotropin-releasing hormone, AVP：arginine vasopressin, GHRH：growth hormone-releasing hormone, GnRH：gonadotropin-releasing hormone, TRH：thyrotropin-releasing hormone, IGF-I：insulin-like growth factor-I．
（藤山和則ほか：視床下部-下垂体調節系．須田俊宏〈編〉．臨床内分泌・代謝学．第2版．青森：弘前大学出版会；2011. p.11をもとに作成．）

の解釈に注意する．機能検査を施行し，測定法，検体採取，試料の保存，基礎値の変動因子などを確認して機能検査の結果を判断することが重要である．

いずれの検査も薬による副作用出現の可能性がある．よって，重大な副作用の可能性を理解し，その対応を事前に考慮したうえで施行する必要がある．特に，インスリン負荷やTRH投与時には，十分な観察が必要である．検査においては，患者に説明と同意を得たうえで施行する必要がある．

分泌刺激試験

下垂体ホルモン低下の症状を疑った場合は，関連する血中や尿中のホルモン基礎値測定を行い，ホルモン基礎値の低下を確認し（実際は，正常下限の値も多い），それぞれのホルモンに対する分泌刺激試験を行う（❹）[2]．

GH系

成長ホルモン（GH）はパルス分泌のため，短時間で値が変動することがある．ストレスの影響を受けて分泌が促進されるので，基礎値の測定採血のためには，ベッド上で仰臥位にて30分以上の安静後に採血する．摂食の影響を受けてGH値が変動することがあるため，早朝空腹時の採血が望ましい．

低血糖状態はGH分泌を刺激することが知られているので，インスリン負荷試験（insulin tolerance test：ITT）はGH分泌不全症の診断におけるゴールドスタンダードである．一方で，虚血性心疾患やけいれん発作の既往患者などでは禁忌である．ほかにGH刺激試験として，アルギニン，グルカゴン，GHRP-2（growth hormone-releasing peptide-2）試験などがある．成人GH分泌不全症の診断として，インスリン，アルギニンまたはグルカゴン負荷試験を行い，GHの頂値が3 ng/mL以下が低反応とされる．GHRP-2試験は，強力なGH分泌作用を有する合成ペプチドで，頂値が9 ng/mL以下であるとき，低反応とみなされる．

ACTH系

Corticotropin-releasing hormone（CRH）は，ストレス下での視床下部-下垂体-副腎系の活性化において中心的な役割を果たしている．CRHは脳内では視床下部および扁桃核を中心に分布しており，ストレス反応の中心的役割をなしている．CRHの分泌と合成を調節する因子としてストレス，日内リズム，ネガティブフィードバックが重要である．視床下部室傍核で合成，分泌されたCRHは下垂体のACTH産生細胞にあるCRH受容体に結合してACTHを合成，分泌する．ACTHは副腎において，副腎皮質ホルモンの分泌を刺激する．グルココルチコイドの増加によって，視床下部CRHの遺伝子発現および蛋白合成は抑制される．

下垂体機能低下症の原因には，視床下部性と下垂体性があり，原発性を含めた原因局在の決定のため負荷試験が有用である．軽症のものでは血中コルチゾールの基礎値が，かろうじて正常範囲内に保たれている場合があり，副腎皮質の予備能の低下を証明する必要がある．ストレス時の副腎皮質の予備能を評価しておくことは，副腎クリーゼ予防に重要である．

一般的には，CRH負荷試験とITTが行われることが多い[3]．ITTは，けいれんの既往や虚血性心疾患には禁忌であり，高齢者には施行に注意を要する．血中コルチゾール反応が18 μg/dL未満で，反応不良を疑う．下垂体性の場合は，両者に反応が認められない．視床下部性ではITTには無反応で，CRH負荷試験には障害後1年以内ならACTHの前値が低いが，過大反応を示すことが多い．しかし，障害後長期になると低反応となる．また，長期にわたる視床下部障害の場合は，CRH連続刺激により反応性が回復する．これらの評価はグルココルチコイド補充療法の開始以前に行われるのが理想的であるが，実際には，すでに補充療法が導入されている場合，または副腎クリーゼ回復後や低血糖発作などでステロイドの中止が困難である

❹ 下垂体前葉機能低下症の診断フローチャート

下垂体前葉ホルモンの分泌低下の症候 ↓	
血中，尿中ホルモンの基礎値測定 ↓	血中ACTH，コルチゾール（尿中遊離コルチゾール，唾液コルチゾール） 血中TSH，遊離トリヨードサイロニン（FT$_3$），遊離サイロキシン（FT$_4$） 血中LH，FSH，（男性）テストステロン，（女性）エストラジオール 血中GH，インスリン様成長因子（IGF）-I 血中PRL
画像診断（MRI）↓	
ホルモン分泌刺激試験	ACTH：CRH負荷試験，インスリン低血糖試験 TSH，PRL：TRH負荷試験 LH，FSH：LHRH（GnRH）負荷試験 GH：GHRP-2試験，インスリン低血糖試験，（アルギニン負荷試験，クロニジン負荷試験，グルカゴン負荷試験，L-ドパ負荷試験）

ことが多い．このような場合には，補充としてデキサメタゾン 0.25 mg/日を用いるとよい．デキサメタゾンは，現在汎用されている大部分のコルチゾール測定キットに交叉性がほとんどないため，内因性コルチゾールの分泌機能を評価するためには都合がよい．また，0.25 mg/日の投与量は，ACTH の抑制作用は微弱であると考えられている[4]．

また，CRH 負荷試験は Cushing 病の確定診断に有用である．静注後の血中 ACTH 頂値が前値の 1.5 倍以上に増加することで判定すると，ミクロアデノーマでは 100 ％，マクロアデノーマでは 73 ％で反応する[4]．

PRL

PRL（プロラクチン）は，通常，視床下部から放出抑制因子であるドパミンによる調節を受けているため，視床下部障害で分泌亢進が認められる．

TRH 試験は，PRL 分泌を刺激する検査である．下垂体機能低下症では，PRL の頂値は前値の 2 倍未満となる．下垂体プロラクチン産生腺腫（プロラクチノーマ）では，PRL の基礎値が高く，頂値は前値の 2 倍未満となることが多い．一方で，機能性高プロラクチン血症では，頂値は前値の 2 倍以上と反応する．下垂体腫瘍患者に TRH 負荷試験を施行する場合，下垂体卒中を引き起こすことがあるので，その施行の可否に関して患者ごとに判断する必要がある．

ゴナドトロピン系

ゴナドトロピンの低下による性腺機能低下症は hypogonadotropic hypogonadism とされ，視床下部や下垂体が原因の続発性性腺機能低下症を示唆する．下垂体機能低下症，Kallmann 症候群，神経性食欲不振症などがあげられる．続発性性腺機能低下症は，ゴナドトロピン分泌刺激試験（LHRH，クロミフェンクエン酸塩またはエストロゲン負荷）に対して，血中ゴナドトロピンは低反応ないし無反応である．通常，LH 頂値が前値の 5 倍以下であるとき，FSH 頂値は前値の 1.5 倍以下であるとき，低反応とみなされる．視床下部障害による場合は，連続 LHRH 刺激によってゴナドトロピンの反応性が回復することがある．

甲状腺系

下垂体から分泌される TSH は，視床下部-下垂体-甲状腺系のネガティブフィードバック機構により，甲状腺ホルモンのわずかな過不足を反映して鋭敏に変化する．視床下部障害などで，長い期間 TRH の刺激を受けない下垂体では，糖鎖の異なる生物活性の低い TSH が分泌されることがある．

TRH 試験は，TSH 分泌を刺激する．正常であれば刺激後 30 分にピークがあり，TSH は 6 μU/mL 以上に増加する．T_3 は TRH 投与により，前値の 130 ％以上に増加する．下垂体機能低下症では，TSH は低反応または無反応である．視床下部性甲状腺機能低下症では，生物活性の低い TSH が分泌されることがあり，TRH 試験で TSH は増加する（遷延または遅延反応）が，T_3 の反応性は悪い．視床下部性の場合は，TRH の 1 回または連続投与で正常反応を示すことがある．TSH 産生腫瘍では，無〜低反応であり，甲状腺ホルモン不応症では正常反応を示す．腺腫が大きい場合，下垂体卒中の危険性があることを説明し，施行に注意（減量など）する必要がある．

分泌抑制試験

ホルモン過剰分泌が疑われる場合には，そのホルモン分泌が正常な制御機構のうえで分泌されているのか調べるための分泌抑制試験や，ホルモン産生腫瘍に特異的または奇異的な反応を調べるための機能検査を施行する．

GH 系

GH は早朝空腹時，ベッドにて 30 分以上安静後に採血する．

先端巨大症診断のため，GH 分泌過剰の証明として，75 g 経口ブドウ糖負荷試験で，血中 GH 値が正常域まで（底値 0.4 ng/mL 未満）抑制されないことを証明する．健常者では血糖上昇で GH 分泌は抑制される．血糖悪化が危惧される糖尿病合併症例では，施行しない．

先端巨大症では，血中 GH 値が TRH または LHRH 刺激に対して奇異性に上昇反応を示すことがある．また，ブロモクリプチンなどのドパミン作動薬で，健常者でみられる血中 GH の増加が，先端巨大症では増加しないことがある．治療を目的に，GH 抑制作用を有するオクトレオチド試験を行う．GH 値が前値の 1/2 以下に減少した場合，有効と判定する．

ACTH 系

ACTH およびコルチゾール基礎値は，早朝空腹時，ベッドにて 30 分以上安静後に採血する．

少量デキサメタゾン抑制試験（dexamethasone suppression test：DST）は，Cushing 病のスクリーニングには，不可欠とされる．診断基準では，前日深夜に少量（0.5 mg）のデキサメタゾンを内服した翌朝（8〜10 時）の血中コルチゾール値が 5 μg/dL 以上を示す（サブクリニカルでは，3 μg/dL 以上）とされる[4]．感度はよいが，異所性 ACTH 症候群との鑑別はできない．ACTH 依存性 Cushing 症候群のスクリーニン

グ検査としては，日本では，少量 DST としては 0.5 mg が 1 mg よりも優れているとして採用される．

　一方，大量 DST では，前日深夜に大量（8 mg）のデキサメタゾンを内服した翌朝（8〜10 時）の血中コルチゾール値が前値の半分以下に抑制されることを定義とする．われわれのデータでは，ミクロアデノーマでは 89 ％で抑制されたが，マクロアデノーマでは 45 ％でのみ抑制された[4]．

　DDAVP 試験は，健常人や偽性 Cushing 症候群から ACTH 依存性 Cushing 症候群の診断，鑑別に有用とされる．静注後の血中 ACTH 頂値が前値の 1.5 倍以上に増加することで判定する．自験例の検討では，Cushing 病では感度 86 ％で，特にミクロアデノーマでは 90 ％であった[4]．

PRL

　PRL は，通常，視床下部からプロラクチン放出抑制因子であるドパミンによる調節を受けているため，視床下部障害で分泌亢進が認められる．PRL 分泌過剰症は，プロラクチノーマや視床下部の調節機構の異常のいずれによっても起きる．原因として多いものは，ドパミン拮抗作用をもつ薬剤の影響で，次にプロラクチノーマである．プロラクチノーマの治療を前提として，ブロモクリプチンなどのドパミン作動薬の内服投与で血中 PRL 値が低下することを確認する．PRL 値が前値の 1/2 以下に減少した場合，有効と判定する．

甲状腺系

　下垂体 TSH 産生腫瘍では，TRH 試験により血中 TSH は無〜低反応を示す（頂値の TSH は前値の 2 倍以下となる）例が多い．

　TSH の不適切分泌が疑われる場合に，甲状腺ホルモンによるネガティブフィードバックで TSH が抑制されるか調べるために，T_3 負荷による抑制試験が施行される．

（蔭山和則，大門　眞）

●文献

1）蔭山和則ほか：視床下部-下垂体調節系．須田俊宏（編）．臨床内分泌・代謝学，第 2 版．青森：弘前大学出版会；2011．p.11.

2）蔭山和則：視床下部障害，下垂体前葉機能低下症．須田俊宏（編）．臨床内分泌・代謝学，第 2 版．青森：弘前大学出版会；2011．p.17.

3）蔭山和則ほか：Cushing 症候群．日本内科学会雑誌 2014；103：832.

4）Kageyama K, et al：Evaluation of the diagnostic criteria for Cushing's disease in Japan. *Endocr J* 2013；60：127.

下垂体前葉機能亢進症 hyperpituitarism

概念

● 下垂体前葉ホルモンである副腎皮質刺激ホルモン（ACTH），ゴナドトロピン（LH/FSH），甲状腺刺激ホルモン（TSH），プロラクチン（PRL），成長ホルモン（GH）のいずれかの単独ホルモンが病的な分泌亢進を呈する疾患であるが，まれに複数のホルモンが分泌亢進を呈することがある．

● 主な原因は下垂体腺腫からの自律性分泌であるが，ストレス，肥満，やせ，薬剤など，続発性ホルモン分泌亢進との鑑別が重要である．

● 下垂体腺腫からの分泌亢進の場合は，腫瘍の局所効果による頭痛，視野欠損，眼球運動障害，ほかの下垂体ホルモン分泌低下についても注意が必要である．

● 下垂体腺腫に高カルシウム血症，高 PTH 血症を認める場合，または膵神経内分泌腫瘍を併発している場合は，多発性内分泌腫瘍 1 型（MEN1）の合併を念頭におく必要がある．

高プロラクチン（PRL）血症
hyperprolactinemia

概念

● 血清 PRL 濃度は下垂体からの PRL 分泌，腎臓，肝臓でのクリアランスにより主に調節されている．

● 下垂体からの PRL 分泌は主に視床下部からのドパミンにより抑制性に調節されているが，促進系として甲状腺刺激ホルモン放出ホルモン（TRH），エストロゲン，血管作動性腸管ペプチド（VIP），オピオイドによる調節を受けている（**❺**）．

病因

　PRL の生理的な上昇の原因として，妊娠，授乳，睡眠，運動，ストレスを考慮する必要がある．病的上昇の原因を**❻**にまとめる．

①薬剤性：ドパミン受容体拮抗作用をもつ向精神薬，制吐薬が代表的である．そのほか，降圧薬，抗潰瘍薬（H_2 拮抗薬），オピオイド，エストロゲン製剤が PRL 上昇作用をもつ．

②原発性甲状腺機能低下症：甲状腺ホルモンによる視床下部へのネガティブフィードバック低下により TRH 分泌が亢進し，PRL 合成，分泌が促進される．

③視床下部/下垂体茎病変：下垂体に到達する視床下部からのドパミンの減少により引き起こされる．原因として同部位の腫瘍性疾患，炎症，肉芽腫性疾患，血管障害，外傷などがあげられる．

④下垂体病変：PRL 産生下垂体腺腫が主な原因であるが，先端巨大症の 20〜40 ％に PRL 同時分泌腫瘍

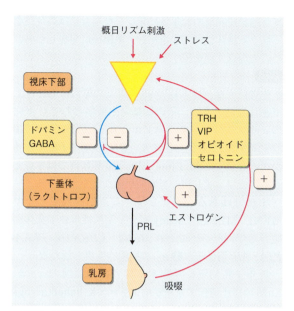

❺ PRL の調節機構
PRL：プロラクチン，TRH：甲状腺刺激ホルモン放出ホルモン，
VIP：血管作動性腸管ペプチド．

❻ 高 PRL 血症をきたす病態
1. 薬物服用（代表的な薬剤をあげる）
   1) 抗潰瘍薬・制吐薬（メトクロプラミド，ドンペリドン，スルピリドなど）
   2) 降圧薬（レセルピン，α-メチルドパなど）
   3) 向精神薬（フェノチアジン，ハロペリドール，イミプラミンなど）
   4) エストロゲン製剤（経口避妊薬など）
2. 原発性甲状腺機能低下症
3. 視床下部・下垂体茎病変
   1) 機能性
   2) 器質性
      (1) 腫瘍（頭蓋咽頭腫，胚細胞腫，非機能性腫瘍など）
      (2) 炎症肉芽腫（下垂体炎，サルコイドーシス，Langerhans 細胞組織球症など）
      (3) 血管障害（出血・梗塞）
      (4) 外傷
4. 下垂体病変
   1) PRL 産生腺腫
   2) その他のホルモン産生腺腫
5. 他の原因
   1) マクロプロラクチン血症
   2) 慢性腎不全
   3) 胸壁疾患（外傷，火傷，湿疹など）
   4) 異所性 PRL 産生腫瘍

（厚生労働科学研究費補助金難治性疾患克服研究事業　間脳下垂体機能障害に関する調査研究班：プロラクチン〈PRL〉分泌過剰症の診断と治療の手引き〈平成 22 年度改訂〉．2011.）

が合併する．遺伝性疾患などによる下垂体過形成もまれに認める．
⑤ PRL クリアランスの低下：慢性腎臓病では腎臓での PRL クリアランスが，肝障害では肝臓での PRL 代謝が低下し，高 PRL 血症を呈する．通常 100 ng/mL までの上昇にとどまるが，先にあげた薬剤との併用により 200 ng/mL を超えることがある．
⑥ その他：マクロプロラクチン血症，胸壁疾患，異所性 PRL 産生腫瘍，特発性高 PRL 血症がある．

病態生理
PRL の末梢標的組織は主に乳房で，乳腺発達，乳汁合成，乳汁分泌を授乳期に促進する．高 PRL 血症では，女性では乳汁分泌を，男性では女性化乳房を呈する．また，高 PRL 血症は視床下部キスペプチン-GnRH 分泌抑制を介してゴナドトロピン分泌を抑制し，中枢性性腺機能低下症を呈する．このことにより無月経，性欲低下，不妊などを呈し，臨床的には骨密度低下も問題となる．

疫学
欧州では男性で 0.2〜1.4 %，女性で 1.0〜1.2 % と報告されている．わが国では国内推定患者数が 12,400 人．好発年齢は 20〜40 歳で，男女比は 1：4（厚生省 1999 年度全国疫学調査）であった．

臨床症状
女性：無月経，乳汁分泌，不妊，骨密度低下．腫瘍の局所効果として頭痛，視力視野障害．
男性：性欲減退，勃起不全，女性化乳房，不妊，骨密度低下，頭痛，視力視野障害．男性は一般的にマクロアデノーマが多いため腫瘍の局所効果に伴う症状が多い．

検査
血液検査
早朝空腹時採血で複数回にわたり血清 PRL＞20 ng/mL（アッセイによっては 30 ng/mL）を確認する．薬剤性が考えられる場合は，可能であれば 3 日〜2 週間休薬して確認する．
肝機能，腎機能，甲状腺機能を確認する．
PRL＞250 ng/mL ではプロラクチノーマの可能性が高い．

画像検査
視床下部/下垂体茎/下垂体に腫瘍性，炎症性，肉芽腫性病変など器質的異常の有無を MRI で確認する．
女性ではミクロアデノーマ（≦1 cm），男性ではマクロアデノーマ（＞1 cm）が多い．

診断
臨床徴候の少なくとも 1 つ以上を呈し，血清 PRL 濃度の上昇が複数回上昇している場合に下垂体性 PRL 分泌過剰症と診断する（❼）．

治療
高 PRL 血症の原因に準ずる．
薬剤性：原疾患に支障がなく可能であれば原因薬剤

❼ プロラクチン分泌過剰症の診断の手引き

I. 主症候
1. 女性：月経不順・無月経，不妊，乳汁分泌，頭痛，視力視野障害
2. 男性：性欲低下，陰萎，頭痛，視力視野障害
II. 検査所見
   血中 PRL 基礎値の上昇
   複数回測定し，いずれも 20 ng/mL（測定法により 30 ng/mL）以上を確認する．
III. 鑑別診断（❻参照）
1. 薬剤服用
   ❻の 1 の薬剤服用の有無を確認する．
   該当薬があれば 2 週間休薬し，血中 PRL 基礎値を再検する．
2. 原発性甲状腺機能低下症
   血中甲状腺ホルモンの低下と TSH 値の上昇を認める．
3. 視床下部−下垂体病変
   1，2 を除外したうえでトルコ鞍部の画像検査（単純撮影，CT，MRI など）を行う．
   1）異常なし
      他の原因（❻の 5）を検討する．
      該当なければ視床下部の機能性異常と診断する．
   2）異常あり
      視床下部・下垂体茎病変
      ❻の 3 の 2）を主に画像診断から鑑別する．
      下垂体病変
      PRL 産生腺腫（腫瘍の実質容積と血中 PRL 値がおおむね相関する）
      他のホルモン産生腺腫

[診断の基準]
   確実例 I および II を満たすもの．
   なお，原因となる病態によって病型分類する．

（厚生労働科学研究費補助金難治性疾患克服研究事業　間脳下垂体機能障害に関する調査研究班：プロラクチン〈PRL〉分泌過剰症の診断と治療の手引き〈平成 22 年度改訂〉．2011.）

の中止を検討する．

原発性甲状腺機能低下症：レボチロキシン投与．

視床下部/下垂体茎病変：原疾患治療を基本とするが，高 PRL 血症が是正できず，臨床症状を呈する場合にはドパミン作動薬を用いてもよい．

プロラクチノーマ：PRL 抑制と腫瘍縮小効果を示すため，症候性プロラクチノーマに対してはドパミン作動薬が第一選択である．薬剤抵抗例は手術の適応である．

先端巨大症/下垂体性巨人症
acromegaly/pituitary gigantism

概念
● 下垂体からの GH 自律性，過剰分泌により IGF-I 過剰をきたし，特有の顔貌，末端肥大，糖・脂質代謝異常，高血圧，睡眠時無呼吸症候群，腫瘍性疾患などの合併症をきたす疾患．

● 骨端線閉鎖前の若年者に発症した場合には高身長を伴う下垂体性巨人症を呈し，閉鎖後に発症した場合に先端巨大症を呈する．

病因
先端巨大症，巨人症の 95 ％以上の原因は GH 産生下垂体腺腫である．その腫瘍発生機序として G 蛋白の α サブユニットをコードする *GNAS* 遺伝子の体細胞変異を 30〜50 ％に認める．*GNAS* 遺伝子のモザイシズムを呈する McCune-Albright 症候群では本症とともにカフェオレ斑，思春期早発などを合併する．

まれではあるが本症を呈する遺伝性疾患として MEN1，MEN4，Carney 複合，家族性単独下垂体腺腫症があり，それぞれ *MEN1*，*CDKN1B*，*PRKAR1A*，*AIP* 遺伝子（❽a）の胚細胞変異を認める．

近年，乳幼児に発症する巨人症の原因の一つに Xq26 の微小遺伝子重複が同定され，X-linked acrogigantism（X-LAG）として Trivellin らによって報告された（❽b，c）．

GH 産生下垂体腺腫以外の原因として，まれに異所性 GH 産生腫瘍や，膵内分泌腫瘍，気管支カルチノイドによる異所性 GHRH 産生腫瘍がある．

病態生理
GH/IGF-I 過剰は骨，結合組織，筋肉，心臓，膵臓，脂肪，腎臓，皮膚などさまざまな臓器肥大や代謝異常を引き起こす．

耐糖能異常，脂質異常症，高血圧，睡眠時無呼吸症候群を合併し，心血管合併症リスクが増大する．

巨舌，鼻の構造変化，気道周囲軟部組織の肥厚に伴い閉塞性の睡眠時無呼吸症候群を呈する．

疫学
欧米を中心とした研究では 38〜75 人/100 万人とされているが，より多い可能性が示唆されている．男女差はなく，40〜65 歳に多い．

臨床症状
高 GH/IGF-I 血症に関連する症状

顔貌変化（鼻翼の拡大，口唇の肥大，下顎の突出，眉弓部の膨隆，歯間開大など），巨大舌，四肢末端肥大，手根管症候群，関節障害，心肥大，弁膜症，耐糖能異常，脂質異常症，高血圧，多汗，皮脂分泌増加，甲状腺癌，大腸ポリープ，大腸癌，睡眠時無呼吸症候群．

下垂体腫瘍の局所効果に関連する症状

頭痛，視野欠損，下垂体機能低下症．

検査
血液検査

スクリーニングとしては血清 IGF-I 値が最も適している．IGF-I 値は年齢性別ごとの基準値と比べて SD スコアで評価する．

健常者は 75 g OGTT の GH 底値が 0.4 ng/mL 未満

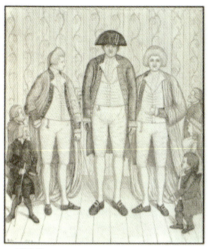 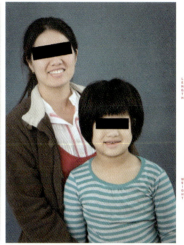 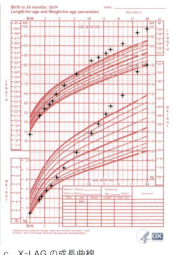

a. 家族性　　　　　　　　　　b. X-LAG の症例　　　　　　c. X-LAG の成長曲線

❽ 遺伝性下垂体性巨人症の症例

(a. Chahal HS, et al：AIP mutation in pituitary adenomas in the 18th century and today. *N Engl J Med* 2011；364：43. b,c. Trivellin G, et al：Gigantism and acromegaly due to Xq26 microduplications and GPR101 mutation. *N Engl J Med* 2014；371：2363.)

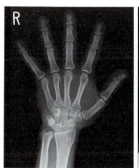  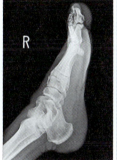 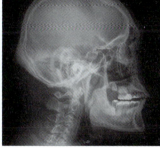 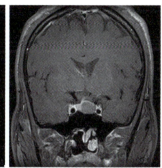

a. 単純 X 線手正面像　　　b. 単純 X 線足部側面像　　　c. 単純 X 線頭部側面像　　　d. MRI 像

❾ 先端巨大症の画像所見

に抑制される．

画像検査

単純 X 線：手正面像でグローブ様の軟部組織肥大像，末節骨の花キャベツ用変形を認める（❾a）．足部側面像で足底軟部組織厚（heel pad thickness）が 22 mm 以上で病的肥厚と診断する（❾b）．頭部側面像でトルコ鞍に風船状拡大（ballooning），二重鞍底（double floor），および破壊像を認める．また前頭洞の拡大，後頭隆起の突出などを認める（❾c）．

MRI：造影 T1 強調画像において正常下垂体組織と比較して造影されにくい領域として描出される（❾d）．

診断

顔貌変化，四肢末端肥大，巨大舌のいずれかを認め，生化学検査と MRI で異常を認めた場合に確定診断となる．

治療

治療の目的は，ホルモンを正常化し死亡率を一般人口の平均まで引き下げること，合併症と QOL を改善することである．

第一選択は手術療法であり，経蝶形骨洞的腫瘍摘出術が行われる．

術後コントロール不良の場合には，薬物療法が用いられ，ソマトスタチン受容体作動薬，ドパミン作動薬，GH 受容体拮抗薬がある．一部の症例では術前のソマトスタチン受容体作動薬による薬物療法が有効な可能性がある．

コントロール不良例では放射線療法として定位的放射線治療（γナイフ，サイバーナイフなど）が用いられる．

経過・予後

生化学的コントロールが不良の場合には，死亡率が 1.72 倍上昇し，QOL が低下する．

治療により GH を 1 ng/mL 以下，IGF-I を年齢性別と比較した正常範囲にコントロールすると多くの合併症の改善を認め，生命予後に一般人口との差がみられなくなることが示されている．

Cushing病

概念
- Cushing症候群のうち，ACTH産生下垂体腺腫によってコルチゾール分泌過剰を呈する疾患である（⑩）．

病因
ACTH産生下垂体腺腫により生じる．腫瘍においては本来のコルチゾールのネガティブフィードバックが抑制されて，ACTH自律性分泌の原因になっていると考えられている．

原因遺伝子として近年 USP8 遺伝子の体細胞変異が同定され，Cushing病の約40％を占める．まれではあるが本症を呈する家族性疾患としてMEN1，MEN4，家族性単独下垂体腺腫症があり，それぞれ MEN1，CDKN1B，AIP 遺伝子の胚細胞変異を認める．

病態生理
ACTH過剰は皮膚の色素沈着とともに，副腎からのコルチゾール，アンドロゲン分泌亢進による臨床徴候を呈する．

高コルチゾール血症は全身に作用するが，特に脂肪，筋肉，骨，免疫系，凝固系，内分泌系に対する影響が臨床徴候として現れることが多い．

副腎由来高アンドロゲン血症によって多毛などの男性化徴候を呈することがある．

疫学
1997～98年にかけた全国疫学調査では，1,250例のCushing症候群（下垂体性および副腎性）が報告された．

欧米ではCushing病がCushing症候群の65～70％を占めるが，わが国では副腎性の報告が多く，47％を占め，Cushing病は36％であったと報告されている．

Cushing病の男女比は1：4である．平均年齢は男性45.9歳，女性46.4歳であった．

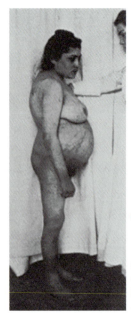

⑩ Cushingによって発表された症例

(Cushing H：The basophilic adenomas of the pituitary body and their clinical manifestations〈pituitary basophilism〉. *Bull Johns Hopkins Hosp* 1932：50；137.)

臨床症状
Cushing徴候
満月様顔貌，中心性肥満，皮膚の菲薄化，水牛様脂肪沈着（⑪a），鎖骨上の脂肪沈着，幅1cm以上の伸展性赤色皮膚線条（⑪b），顔面紅潮，皮下出血，近位筋萎縮，多毛，痤瘡，小児における肥満を伴った成長遅延．

非特異的徴候
高血圧，耐糖能異常，脂質異常症，骨粗鬆症，精神異常，月経異常，尿路結石，易感染性，深部静脈血栓症．

検査
一般検査
高値：白血球数，好中球数，血糖，HbA1c，LDLコレステロール，トリグリセリド，尿中Ca．

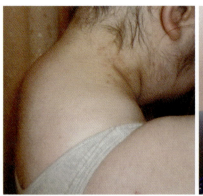
a．水牛様脂肪沈着

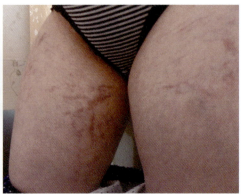
b．伸展性赤色皮膚線条

⑪ Cushing徴候

低値：好酸球数，リンパ球数，APTT，アルブミン，K（重症例）．

内分泌学的検査

早朝空腹採血：ACTH，コルチゾールは正常〜高値を示す．

深夜睡眠時採血：ACTH，コルチゾールともに高値を示す．

深夜唾液採取：唾液中コルチゾールの高値（わが国では保険未承認）．

24 時間蓄尿：尿中遊離コルチゾールは正常〜高値を示す．

少量デキサメタゾン抑制試験：早朝コルチゾール値が 5 μg/dL 未満に抑制されない．

大量デキサメタゾン抑制試験：本症では早朝コルチゾール値が負荷前の早朝コルチゾール値の 50 ％以下に抑制される．

DDAVP 試験：DDAVP 静脈投与により ACTH 値が前値の 1.5 倍以上に上昇する．

CRH 試験：CRH 静脈投与により ACTH 値が前値の 1.5 倍以上に上昇する．

選択的下錐体静脈洞サンプリング：本症では中枢（C：下錐体静脈洞）と末梢（P：下大静脈）の血中 ACTH 値比がヒト CRH 静注前で 2 以上，静注後に 3 以上を示す．中枢採血を海綿静脈洞で行うこともある．

画像検査

T1WI 造影 MRI で低信号域として下垂体腺腫を認める．80 ％はミクロアデノーマ（1 cm 以下）であり，腫瘍の同定が困難な症例もまれではない．

診断

わが国の Cushing 病の診断基準を示す（⑫）．

ACTH 依存性コルチゾール過剰を呈する疾患の鑑別診断として，異所性 ACTH 症候群，偽性 Cushing 症候群が重要である．

異所性 ACTH 症候群

下垂体以外に生じる ACTH 産生神経内分泌腫瘍，肺カルチノイド，肺小細胞癌が多い．

鑑別のための検査は，MRI，CRH 試験，DDAVP 試験，大量デキサメタゾン抑制試験を組み合わせて診断するが，最も特異度が高いのは選択的下錐体静脈洞サンプリングである．

偽性 Cushing 症候群

ACTH 産生腫瘍が存在しないにもかかわらず ACTH 依存性 Cushing 症候群と同様の検査異常を呈する状態．原因としてうつ病，アルコール多飲，コントロール不良の糖尿病，肥満などがある．

鑑別のための検査は，ホルモン日内変動，深夜コルチゾール値，DDAVP 試験，デキサメタゾン抑制下 CRH 試験が有用である．

治療

治療の第一選択は外科手術（経蝶形骨洞的腫瘍摘出術）である．

術前治療，手術困難例，術後残存，再発例に対し薬物療法が選択される．薬物療法には下垂体を標的としたドパミン作動薬（カベルゴリン，保険未承認），ソマトスタチン受容体作動薬（パシレオチド），副腎ステロイド合成抑制薬であるメチラポン，LCI699（治験中），グルココルチコイド受容体拮抗薬である mifepristone（未承認）がある．コントロール不良例では放射線療法として定位的放射線治療（γナイフ，サイバーナイフなど）が用いられる．上記の方法でコントロール不良例では両側副腎摘出術が施行される．

経過・予後

Cushing 病を適切に治療しないと，5 年生存率は 50 ％であるという報告があり予後不良である．主な死因は心血管疾患，感染症であった．

下垂体手術に熟練した脳外科医の成績では，術後寛解は 42.0〜96.6 ％であり，中央値は 77.9 ％であった．ミクロアデノーマはマクロアデノーマより寛解率が高い．再発は 40 か月以内に認めることが多いが，長期の経過観察により，5〜10 年で約 20 ％の再発率を認めると報告されている．術後ステロイド離脱症候群を認め，QOL の低下が遷延する症例が多い．また，寛解後も心血管合併症のリスクは高い．

TSH 産生下垂体腺腫（TSHoma）

概念

● 下垂体腺腫のなかでもまれな腫瘍である．
● 甲状腺機能亢進症があり TSH が抑制されていない（不適合 TSH 分泌症候群）場合に本症を考える必要がある．
● 原発性甲状腺機能低下症と誤診されていることがある．
● 甲状腺ホルモン不応症との鑑別が重要である．
● マクロアデノーマが多く（77 ％），ほかのホルモンを同時に産生することがある．

病因

TSHoma の腫瘍化機構として甲状腺ホルモンによるフィードバック機構の破綻が原因の一つとして考えられている．

病態生理

TSH 過剰分泌により甲状腺での甲状腺ホルモン合成亢進による症状，甲状腺腫大，下垂体腫瘍による局所効果による症状を呈する．GH 同時産生が 15 ％，PRL 同時産生が 12 ％，LH/FSH 同時産生が 6 ％に認められ，それぞれの過剰症状を呈することがある．また，13 ％に下垂体機能低下症の合併を認める．

44

疫学

機能性下垂体腺腫の 0.3〜3 ％，甲状腺機能亢進症の 1 ％未満と非常にまれな疾患である．

わが国では下垂体腫瘍手術例の 2.7 ％と報告されて

いる．スウェーデンの報告では 1991〜94 年で 100 万人に 0.05 人，2005〜09 年で 100 万人に 0.26 人の頻度で存在すると報告されている．

男女差はない．

⑫ Cushing 病の診断の手引き（2009 年度改訂）

1. 主症候
（1）特異的症候

　　満月様顔貌

　　中心性肥満または水牛様脂肪沈着

　　皮膚の伸展性赤紫色皮膚線条（幅 1 cm 以上）

　　皮膚の菲薄化および皮下溢血

　　近位筋萎縮による筋力低下

　　小児における肥満を伴った成長遅延

（2）非特異的症候

　　高血圧，月経異常，痤瘡（にきび），多毛，浮腫，耐糖能異常，骨粗鬆症，色素沈着，精神異常

上記の（1）特異的症候および（2）非特異的症候のなかから，それぞれ一つ以上を認める．

2. 検査所見
（1）血中 ACTH とコルチゾール（同時測定）が高値〜正常を示す（注 1）．

（2）尿中遊離コルチゾールが高値〜正常を示す（注 2）．

上記のうち（1）は必須である．

上記の 1，2 を満たす場合，ACTH の自律性分泌を証明する目的で，3 のスクリーニング検査を行う．

3. スクリーニング検査
（1）一晩少量デキサメタゾン抑制試験：前日深夜に少量（0.5 mg）のデキサメタゾンを内服した翌朝（8〜10 時）の血中コルチゾール値が 5 μg/dL 以上を示す（注 3）．

（2）血中コルチゾール日内変動：複数日において深夜睡眠時の血中コルチゾール値が 5 μg/dL 以上を示す（注 4）．

（3）DDAVP 試験：DDAVP（4 μg）静注後の血中 ACTH 値が前値の 1.5 倍以上を示す（注 5）．

（4）複数日において深夜唾液中コルチゾール値が，その施設における平均値の 1.5 倍以上を示す（注 6）．

（1）は必須で，さらに（2）〜（4）のいずれかを満たす場合，ACTH 依存性 Cushing 症候群を考え，異所性 ACTH 症候群との鑑別を目的に確定診断検査を行う．

4. 確定診断検査
（1）CRH 試験：ヒト（CRH100 μg）静注後の血中 ACTH 頂値が前値の 1.5 倍以上に増加する．

（2）一晩大量デキサメタゾン抑制試験：前日深夜に大量（8 mg）のデキサメタゾンを内服した翌朝（8〜10 時）の血中コルチゾール値が前値の半分以下に抑制される（注 7）．

（3）画像検査：MRI 検査により下垂体腫瘍の存在を証明する（注 8）．

（4）選択的静脈洞血サンプリング（海綿静脈洞または下錐体静脈洞）：本検査において血中 ACTH 値の中枢・末梢比（C/P 比）が 2 以上（CRH 刺激後は 3 以上）なら Cushing 病，2 未満（CRH 刺激後は 3 未満）なら異所性 ACTH 症候群の可能性が高い．

[診断基準]

　確実例：1，2，3 および 4 の（1）（2）（3）（4）を満たす

　ほぼ確実例：1，2，3 および 4 の（1）（2）（3）を満たす

　疑い例：1，2，3 を満たす

注 1：採血は早朝（8〜10 時）に，約 30 分間の安静の後に行う．ACTH が抑制されていないことが，副腎性 Cushing 症候群との鑑別において重要である．

　　　血中コルチゾール測定値に関しては，RIA による測定値に基づいている．

注 2：原則として 24 時間蓄尿した尿検体で測定する．ただし随時尿で行う場合は，早朝尿ないし朝のスポット尿で測定し，クレアチニン補正を行う．

注 3：一晩少量デキサメタゾン抑制試験では従来 1〜2 mg のデキサメタゾンが用いられていたが，一部の Cushing 病患者においてコルチゾールの抑制を認めることから，スクリーニング検査としての感度を上げる目的で，0.5 mg の少量が採用されている．

注 4：複数日に測定して高値を確認することが必要．

注 5：DDAVP（デスモプレシン）は，検査薬としては保険適応がなされていない．

注 6：複数日に測定して高値を確認することが必要．

注 7：標準デキサメタゾン抑制試験（8 mg/日，分 4，経口，2 日間）では，2 日目の尿中遊離コルチゾールが前値の半分以下に抑制される．

注 8：下垂体 MRI 検査での下垂体腫瘍陽性率は 1.5 テスラの MRI では 60〜80 ％程度である．1.5 テスラの MRI で病変が発見できない，または不明確な場合は，3 テスラの MRI で診断することを推奨する．ただしその場合，小さな偶発腫（非責任病巣）が描出される可能性を念頭におく必要がある．

（厚生労働科学研究費補助金難治性疾患克服研究事業　間脳下垂体機能障害に関する調査研究班：クッシング病の診断と治療の手引き〈平成 21 年度改訂〉．2011.）

臨床症状

甲状腺機能亢進に伴う症状として動悸，頻脈，発汗過多，体重減少，振戦，不整脈，倦怠感などを認める．甲状腺腫を80％以上の症例に認め，77％がマクロアデノーマであり，視野障害を30％，頭痛を23％，下垂体機能低下を13％の症例に認める．

検査

内分泌学的検査

FT_4高値，TSH正常〜高値，αサブユニット（α-SU）高値，α-SU/TSHモル比＞1，を示す．

内分泌負荷試験

一般にTRH試験においてTSH反応性が欠如もしくは低下する．T_3抑制試験においてTSH抑制が欠如する．

画像検査

造影下垂体MRI T1WIにおいて低信号域として描出される．浸潤性マクロアデノーマを呈することが多い．

診断

わが国におけるTSHomaの診断基準を⓭に示す．

治療

治療の第一選択は外科手術（経蝶形骨洞的腫瘍摘出術）である．

術前に甲状腺ホルモン正常化のためソマトスタチン受容体作動薬が用いられることがある（抗甲状腺薬は下垂体腫瘍の増殖を促進する可能性があり注意が必要）．甲状腺ホルモン亢進症状軽減のためにはβ遮断薬が用いられる．手術困難例，術後残存，再発例に対しては，ソマトスタチン受容体作動薬，β遮断薬などの薬物療法が選択される．

コントロール不良例では放射線療法として定位的放射線治療（γナイフ，サイバーナイフなど）が用いられる．

下垂体性ゴナドトロピン分泌亢進症（主にゴナドトロピン産生下垂体腺腫）

概念

- 非機能性下垂体腺腫と診断されていることが多い．
- ゴナドトロピン産生下垂体腺腫は通常ゴナドトロピン分泌亢進を伴わず非機能腺腫を呈するが，ごくまれに機能性腺腫となることがある．
- FSH分泌亢進を伴うがLH分泌は低下していることが多い．
- マクロアデノーマが多い．
- 小児においては中枢性思春期早発症のなかでも特発性が多いが，器質性として視床下部過誤腫，胚細胞腫，頭蓋咽頭腫，上衣腫，くも膜嚢胞，hCG産生腫瘍，頭蓋放射線療法後などとの鑑別が必要である

⓭ 下垂体性TSH分泌亢進症診断基準（2010年度改訂）

Definite, Probableを対象とする．

1. 主要項目
   （1）主要症候
   ①甲状腺中毒症状（動悸，頻脈，発汗増加，体重減少）を認める．
   ②びまん性甲状腺腫大を認める．
   ③下垂体腫瘍の腫大による症状（頭痛，視野障害）を認める．
   （2）検査所見
   ①血中甲状腺ホルモンが高値にもかかわらず，血中TSHは用いた検査キットにおける健常者の年齢・性別基準値と比して正常値〜高値を示す．
   ②画像診断（MRIまたはCT）で下垂体腫瘍を認める．
   ③摘出した下垂体腫瘍組織の免疫組織学的検索によりTSHβないしはTSH染色性を認める．
2. 参考事項
   （1）αサブユニット/TSHモル比＞1.0（注1）
   （2）TRH試験により血中TSHは無〜低反応を示す（頂値のTSHは前値の2倍以下となる）例が多い．
   （3）他の下垂体ホルモンの分泌異常を伴い，それぞれの過剰ホルモンによる症候を示すことがある．
   （注1）閉経後や妊娠中は除く（ゴナドトロピン高値のため）．
3. 鑑別診断
   下垂体腫瘍を認めないときは甲状腺ホルモン不応症との鑑別を必要とする．
4. 診断基準
   Definite：（1）の1項目以上を満たし，かつ（2）①から③すべての項目を満たすもの
   Probable：（1）の1項目以上を満たし，かつ（2）の①，②を満たすもの

（厚生労働科学研究費補助金難治性疾患克服研究事業　間脳下垂体機能障害に関する調査研究班：TSH産生下垂体腺腫の診断と治療の手引き（平成22年度改訂）．2011.）

（本項では詳細を⓮にのみ示す）．

病因

転写因子steroidogenic factor-1（SF-1）が核に多く染色されることが多い，ゴナドトロピン放出ホルモン（GnRH）受容体遺伝子発現の亢進，インヒビンAやエストロゲンによるネガティブフィードバックの破綻，などが病因として考えられているが詳細は不明である．

病態生理

FSH分泌亢進に比べ，LH分泌亢進はまれである．

閉経後女性ではもともとFSHの上昇を認めること，ゴナドトロピン高値による臨床症状があまり認められないことから，非機能性と診断されていることがある．

疫学

非常にまれであり，不明．

臨床症状

ホルモン過剰に伴う症状

閉経前女性：月経異常，不正性器出血，不妊，卵巣過剰刺激症候群．

⓮ 中枢性思春期早発症の診断基準（2003 年度版）

I 主症候
　a）男児の主症候
　　1）9 歳未満で精巣，陰茎，陰嚢等の明らかな発育が起こる．
　　2）10 歳未満で陰毛発生をみる．
　　3）11 歳未満で腋毛，ひげの発生や声変わりをみる．
　b）女児の主症候
　　1）7 歳 6 か月未満で乳房発育が起こる．
　　2）8 歳未満で陰毛発生，または小陰唇色素沈着等の外陰部早熟，あるいは腋毛発生が起こる．
　　3）10 歳 6 か月未満で初経をみる．
II 副症候　発育途上で次の所見をみる（注 1）．
　1）身長促進現象：身長が標準身長の 2.0 SD 以上．または年間成長速度が 2 年以上にわたって標準値の 1.5 SD 以上．
　2）骨年齢促進現象：骨年齢－暦年齢≧2 歳 6 か月を満たす場合．
　　または暦年齢 5 歳未満は骨年齢/暦年齢≧1.6 を満たす場合．
　3）骨年齢/身長年齢≧1.5 を満たす場合．
III 検査所見
　下垂体性ゴナドトロピン分泌亢進と性ステロイドホルモン分泌亢進の両者が明らかに認められる（注 2）．
IV 除外規定（注 3）
　副腎性アンドロゲン過剰分泌状態（未治療の先天性副腎皮質過形成（注 4），副腎腫瘍など），性ステロイドホルモン分泌性の性腺腫瘍，McCune-Albright 症候群，テストトキシコーシス，hCG 産生腫瘍，性ステロイドホルモン（蛋白同化ステロイドを含む）や性腺刺激ホルモン（LHRH，hCG，hMG を含む）の長期投与中（注射，内服，外用（注 5）），性ステロイドホルモン含有量の多い食品の大量長期摂取中などのすべてを否定する．

［診断基準］
確実例
　1．I の 2 項目以上と III と IV を満たすもの．
　2．I の 1 項目以上および II の 1 項目以上と III と IV を満たすもの．
疑い例
　I の年齢基準を 1 歳高くした条件で，その確実例の基準に該当するもの．なお，疑い例のうちで，主症状発現以前の身長が－1 SD 以下のものは，治療上は確実例と同等に扱うことができる．
［病型分類］
中枢性思春期早発症が診断されたら，脳の器質的疾患の有無を画像診断などで検査し，器質性，特発性の病型分類をする．

（注 1）発病初期には必ずしもこのような所見を認めるとは限らない．

（注 2）各施設における思春期の正常値を基準として判定する．なお，基準値のない施設においては，下記の別表 1 に示す血清ゴナドトロピン基準値を参考にする．
（注 3）除外規定に示すような状態や疾患が，現在は存在しないが過去に存在した場合には中枢性思春期早発症をきたしやすいので注意する．
（注 4）先天性副腎皮質過形成の未治療例でも，年齢によっては中枢性思春期早発症をすでに併発している場合もある．
（注 5）湿疹用軟膏や養毛剤等の化粧品にも性ステロイドホルモン含有のものがあるので注意する．

別表 1
男児

	前思春期		思春期	
	10 歳未満	10 歳以上	Tanner 2-3	Tanner 4-5
LH 前値 (mIU/mL)	0.02-0.15	0.04-0.25	0.44-1.63	1.61-3.53
LH 頂値 (mIU/mL)	1.70-3.77	2.03-11.8	10.9-20.6	21.7-39.5
FSH 前値 (mIU/mL)	0.38-1.11	0.01-0.25	1.73-4.27	1.21-8.22
FSH 頂値 (mIU/mL)	1.38-9.18	5.69-16.6	1.68-10.8	11.2-17.3
基礎値 LH/FSH	0.03-0.24	0.03-0.08	0.16-0.63	0.24-0.70
頂値 LH/FSH	0.28-0.55	0.26-0.99	1.40-3.40	1.30-3.30

女児

	前思春期		思春期
	10 歳未満	10 歳以上	Tanner 2-3
LH 前値 (mIU/mL)	0.01-0.09	0.02-0.11	0.05-2.44
LH 頂値 (mIU/mL)	1.93-4.73	2.14-7.82	5.70-18.5
FSH 前値 (mIU/mL)	0.54-2.47	1.16-3.64	0.92-3.29
FSH 頂値 (mIU/mL)	0.97-6.31	1.34-5.04	1.11-3.89
基礎値 LH/FSH	0.01-0.08	0.02-0.03	0.03-0.42
頂値 LH/FSH	0.09-0.25	0.15-0.41	0.74-1.40

（厚生労働科学研究費補助金難治性疾患克服研究事業　間脳下垂体機能障害に関する調査研究班：中枢性思春期早発症の診断と治療の手引き〈平成 15 年度版　別表 1 追加〉．2011.）

男性：精巣腫大．
小児：思春期早発．
腫瘍に伴う症状
　頭痛，視野欠損．
▶ **検査**
内分泌学的検査
　閉経前女性：FSH 正常～軽度高値，LH 低値～正常，

α-SU 正常～高値，エストラジオール高値，インヒビン正常～高値．
　男性：FSH 高値，LH は正常～軽度高値，α-SU 高値～著明高値，テストステロン低値～高値．
　小児：FSH 高値，LH 低値～高値，エストラジオール高値（女児），テストステロン高値（男児）．

⓫ 下垂体性ゴナドトロピン産生腫瘍の診断基準（2010年度改訂）

1. 主要項目
   (1) 主症候
       ① 小児：性ホルモン分泌亢進症候
       ② 成人男性：女性化乳房
       ③ 閉経期前の成人女性：過少月経
       ④ その他に腫瘍に伴う中枢神経症状を認める.
   (2) 検査所見
       ① 腫瘍によって産生されるゴナドトロピン（LH, FSH, hCG）または GnRH（LHRH）によって生じるゴナドトロピン分泌過剰を認める. FSH 産生腫瘍が多い.
       ② 画像診断で視床下部や下垂体に腫瘍性病変を認める.
       ③ 免疫組織化学的にゴナドトロピン産生を認める.
2. 診断基準
   Definite：(1) および (2) を満たす.
3. 鑑別診断
   原発性性腺機能低下に基づく反応性ゴナドトロピン分泌過剰. 性ホルモン分泌低下の症候に加えて, ゴナドトロピン値の高値を示す.
   下記の値が目安であるが, 他の臨床症状をあわせて診断する.
   1) 精巣機能低下症　FSH＞20 mIU/mL
   2) 卵巣機能低下症　FSH＞20 mIU/mL

（厚生労働科学研究費補助金難治性疾患克服研究事業間脳下垂体機能障害に関する調査研究班：下垂体性ゴナドトロピン産生腫瘍の診断と治療の手引き〈平成22年度改訂〉. 2011.）

内分泌負荷試験

TRH 試験で FSH, LH, α-SU の奇異性上昇を認めることがある.

画像検査

造影下垂体 MRI T1WI において低信号域を呈する浸潤性マクロアデノーマとして描出されることが多い. 超音波, MRI, CT により両側卵巣囊胞を呈し「石鹼泡状陰影」を認める.

診断

わが国における診断基準を⓫に示す.

治療

治療の第一選択は外科手術（経蝶形骨洞的腫瘍摘出術）だが, 無症候で視野障害がなければ経過観察が行われることが多い.

手術後も残存腫瘍を認め増大する場合には放射線療法として定位的放射線治療（γナイフ, サイバーナイフなど）が用いられる.

薬物療法は確立していないが, ドパミン作動薬, ソマトスタチン受容体作動薬でホルモン分泌改善と卵巣過剰刺激症候群の改善を認めた報告がある.

経過・予後

下垂体機能低下症を合併している場合は予後はそれに影響を受ける.

（福岡秀規, 髙橋　裕）

●文献

1) Melmed S, et al：Diagnosis and treatment of hyperprolactinemia：an Endocrine Society clinical practice guideline. *J Clin Endocrinol Metab* 2011；96：273.
2) Chanson P, et al：Prolactinoma. In：Melmed S (ed). The Pituitary, 4th edition. London：Academic Press；2017. p.467.
3) 厚生労働科学研究費補助金難治性疾患克服研究事業　間脳下垂体機能障害に関する調査研究班：プロラクチン（PRL）分泌過剰症の診断と治療の手引き（平成22年度改訂）. 2011.
4) 千原和夫ほか：改訂版 Acromegaly Handbook. 東京：メディカルレビュー社；2013.
5) Melmed S：Acromegaly. In：Melmed S (ed). The Pituitary, 4th edition. London：Academic Press；2017. p.423.
6) Katznelson L, et al：Acromegaly：an endocrine society clinical practice guideline. *J Clin Endocrinol Metab* 2014；99：3933.
7) Nieman LK, et al：The diagnosis of Cushing's syndrome：an Endocrine Society Clinical Practice Guideline. *J Clin Endocrinol Metab* 2008；93：1526.
8) Newell-Price J, et al：Cushing disease. In：Melmed S (ed). The Pituitary, 4th edition. London：Academic Press；2017. p.515.
9) 厚生労働科学研究費補助金難治性疾患克服研究事業　間脳下垂体機能障害に関する調査研究班：クッシング病の診断と治療の手引き（平成21年度改訂）. 2011.
10) Beck-Peccoz P, et al：Pituitary tumors；TSH-secreting adenomas. *Best Pract Res Clin Endocrinol Metab* 2009；23：597.
11) Greenman Y, et al：Thyrotrophin-secreting pituitary tumors. In：Melmed S (ed). The Pituitary, 4th edition. London：Academic Press；2017. p.573.
12) 厚生労働科学研究費補助金難治性疾患克服研究事業　間脳下垂体機能障害に関する調査研究班：TSH 産生下垂体腺腫の診断と治療の手引き（平成22年度改訂）. 2011.
13) 厚生労働科学研究費補助金難治性疾患克服研究事業　間脳下垂体機能障害に関する調査研究班：中枢性思春期早発症の診断と治療の手引き（平成15年度版　別表1追加）. 2011.
14) Ntali G, et al：Clinical review：Functioning gonadotroph adenomas. *J Clin Endocrinol Metab* 2014；99：4423.
15) 厚生労働科学研究費補助金難治性疾患克服研究事業　間脳下垂体機能障害に関する調査研究班：下垂体性ゴナドトロピン産生腫瘍の診断と治療の手引き（平成22年度改訂）. 2011.

下垂体前葉機能低下症 hypopituitarism

概念

●下垂体前葉から分泌される下垂体前葉ホルモンには, 副腎皮質刺激ホルモン（ACTH）, 甲状腺刺激

ホルモン（TSH），性腺刺激ホルモン（LH,FSH），成長ホルモン（GH），プロラクチン（PRL）がある．下垂体前葉機能低下症は，視床下部または下垂体の器質的あるいは機能的異常により下垂体前葉ホルモンの分泌低下をきたすことによって引き起こされる．

病因

下垂体機能低下症をきたす疾患を❻にまとめる．先天性の原因としては，それぞれの下垂体ホルモン産生細胞の分化に重要な遺伝子異常症や分娩異常に伴うものなどがある．後天性の原因としては，視床下部または下垂体およびその近傍の腫瘍性疾患，感染症，肉芽性疾患，炎症，自己免疫によるものなどがある．

病態生理

視床下部・下垂体は内分泌系の中枢として恒常性維持に重要な役割を担っている．視床下部または下垂体の器質的あるいは機能的異常により，下垂体前葉ホルモンとその標的ホルモンの欠乏症状が現れる．すべての前葉ホルモン分泌が障害されているものを汎下垂体機能低下症，複数のホルモンが種々の程度に障害されているものを部分型下垂体機能低下症，単一のホルモンのみの場合は，単独欠損症と呼ぶ．適切な診断・治療が行われないと，下記の種々の症状とともにQOLの低下，長期的な生命予後の悪化のみならず副腎不全を引き起こし，致死的になりうる．

疫学

男女比は1：1.3と報告されており，年齢分布では男女ともに60歳前後の頻度が高い．2016年度には指定難病として13,747人が登録されている．

臨床症状

下垂体前葉機能低下症の症状には，それぞれのホルモン低下に関連した下記のものとともに，原因によっては下垂体腫瘍の増大による頭痛や視力視野障害などがある．

①ACTH欠損症状：コルチゾールが低下するため，全身倦怠感，食欲不振，易疲労感，体重減少，低血糖，低血圧や低ナトリウム血症による意識障害などの症状を呈する．女性では恥毛・腋毛の脱落を認める．

②TSH欠損症状：甲状腺ホルモンが低下するため，耐寒性の低下，皮膚乾燥，徐脈，便秘，脱毛，発育障害，集中力・記憶力低下，うつ症状や進行すると粘液水腫や意識障害などを呈する．

③性腺刺激ホルモン欠損症状：成人女性では，無月経，不妊などを呈する．成人男性では，インポテンス，恥毛・腋毛の脱落，睾丸の萎縮，不妊などを呈する．

④GH欠損症状：小児期発症の場合は，低身長，低血糖などを呈する．成人期発症の場合は，内臓脂肪の増大，細胞外液量減少，筋肉量の減少，骨密度低下，脂質異常症，脂肪肝，QOLの低下を認める．

⑤PRL欠損症状：乳汁分泌の低下を認める．

検査

一般検査

コルチゾールの低下により低ナトリウム血症，低血糖，貧血，好酸球増多を認める．CRPが陽性となることもある．甲状腺ホルモンの低下により筋原性酵素（CKなど）の上昇や高コレステロール血症を認める．GH欠損がある場合は非アルコール性脂肪性肝疾患（NAFLD）/非アルコール性脂肪肝炎（NASH）をきたし肝機能障害を認めることがある．

内分泌検査

下垂体前葉の機能評価としてはまず下垂体ホルモンと末梢ホルモンの基礎値を同時に測定する（❼）．下垂体ホルモン値と対応する末梢ホルモン値が同時に低下したときに疑う必要があるが，基礎値のみで判断することが困難なことが多く，疑わしい場合には機能試験（負荷試験）を行い診断する．

画像検査

下垂体前葉機能低下症の画像診断で最も有用なのはMRIである．腫瘍性疾患で下垂体機能低下をきたす場合には腫瘍径が大きいことが多い．下垂体腺腫では

❻ 下垂体機能低下症をきたす疾患

下垂体疾患	腫瘍：下垂体腺腫，頭蓋咽頭腫，転移性腫瘍
	炎症，自己免疫：感染（結核，真菌など），サルコイドーシス，ヘモクロマトーシス，*Langerhans*細胞組織球症，リンパ球性下垂体炎，IgG4関連下垂体炎，抗PIT-1抗体症候群
	発生異常：遺伝子異常（*PIT-1*異常症など），下垂体低形成，異所性下垂体，Rathke囊胞，くも膜囊胞，類表皮囊胞，類皮囊胞
	外傷性：分娩異常，手術，放射線，頭部外傷
	血管性（虚血性）：Sheehan症候群，糖尿病，側頭動脈炎
	その他：特発性下垂体機能低下症，原発性empty sella，小児癌経験者
視床下部，下垂体茎の疾患	腫瘍：神経膠腫，胚細胞腫，頭蓋咽頭腫，転移性腫瘍，リンパ腫，白血病
	炎症：サルコイドーシス，*Langerhans*細胞組織球症
	外傷性：手術，腫瘍・動脈瘤などによる圧排
トルコ鞍近傍疾患	腫瘍：髄膜腫，視神経膠腫，脊索腫
	薬剤：グルココルチコイド，甲状腺ホルモン，性ホルモン

正常下垂体よりも造影効果が弱いことから区別できる．下垂体茎断裂症候群では，下垂体茎が同定されないか高度に菲薄化し，前葉が萎縮，異所性後葉を認める（⑱）．下垂体炎では対称性に腫大し正常下垂体と区別できない．下垂体卒中の出血性病変ではT2強調画像で高信号を認める．empty sella ではトルコ鞍内が髄液で満たされ前葉は萎縮している．

診断

下垂体機能低下症の診断の進め方（⑲）および診断基準の概略（⑳）を示す．全身倦怠感，食欲不振，意識障害，体重減少，耐寒性の低下，抑うつ，徐脈，性腺機能低下症状などの症状から下垂体機能低下症を疑ったら，一般検査とともに血中のホルモン基礎値を測定する．基礎値が正常であっても，合致する症状がある場合，画像上器質的病変が存在する場合，疑わしい一般検査所見がある場合などには下垂体前葉機能試験を行って確認する．同時に下垂体MRIを施行して病因を明らかにする．

治療

それぞれの下垂体ホルモン分泌能を評価したうえで，適切なホルモン補充療法を行う．グルココルチコ

⑰ 下垂体前葉機能評価のために測定するホルモン

下垂体ホルモン	標的臓器のホルモン
ACTH	血中・尿中コルチゾール
TSH	FT_3, FT_4
LH/FSH	（男性）テストステロン （女性）エストラジオール，プロゲステロン
GH	IGF-I
PRL	なし

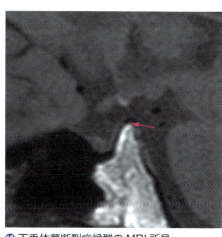

⑱ 下垂体茎断裂症候群のMRI所見
下垂体茎が断裂している（矢印）．

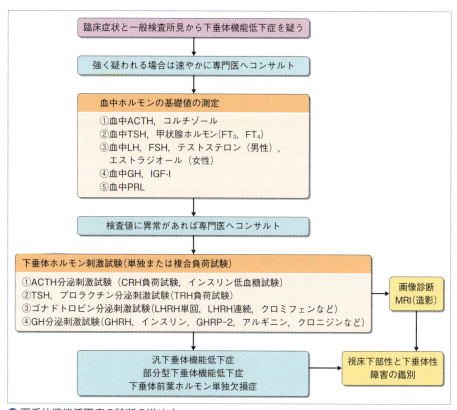

⑲ 下垂体機能低下症の診断の進め方

❷⓿ 下垂体機能低下症の診断基準

ACTH 分泌低下症

診断基準：以下の主症候の 1 項目以上と検査所見の①～③を満たし，④あるいは④および⑤を満たす
除外規定：ACTH 分泌を低下させる薬剤投与を除く

主症候	①全身倦怠感，②易疲労性，③食欲不振，④意識障害（低血糖や低ナトリウム血症による），⑤低血圧
検査所見	①血中コルチゾールの低値 ②尿中遊離コルチゾール排泄量の低下 ③血中 ACTH は高値ではない ④ACTH 分泌刺激試験（CRH，インスリン負荷など）に対して，血中 ACTH およびコルチゾールは低反応ないし無反応を示す ⑤迅速 ACTH（コートロシン®）負荷に対して血中コルチゾールは低反応を示す．ただし，ACTH-Z（コートロシン Z®）連続負荷に対しては増加反応がある

TSH 分泌低下症

診断基準：以下の主症候の 1 項目以上と検査所見の全項目を満たす
除外規定：TSH 分泌を低下させる薬剤投与を除く

主症候	①耐寒能の低下，②不活発，③皮膚乾燥，④徐脈，⑤脱毛，⑥発育障害
検査所見	①血中 TSH は高値ではない ②TSH 分泌刺激試験（TRH 負荷など）に対して，血中 TSH は低反応ないし無反応．ただし，視床下部性の場合は，TRH の 1 回または連続投与で正常反応を示すことがある ③血中甲状腺ホルモン（FT$_4$，FT$_3$ など）の低値

ゴナドトロピン分泌低下症

診断基準：以下の主症候の 1 項目以上と検査所見の全項目を満たす
除外規定：ゴナドトロピン分泌を低下させる薬剤投与や，高度肥満・神経性食欲不振症を除く

主症候	①二次性徴の欠如（男子 15 歳以上，女子 13 歳以上）または二次性徴の進行停止 ②月経異常（無月経，無排卵周期症，稀発月経など） ③性欲低下，インポテンス，不妊 ④陰毛・腋毛の脱落，性器萎縮，乳房萎縮 ⑤小陰茎，停留精巣，尿道下裂，無嗅症（Kallmann 症候群）を伴うことがある
検査所見	①血中ゴナドトロピン（LH，FSH）は高値ではない． ②ゴナドトロピン分泌刺激試験（LHRH，クロミフェン，エストロゲン負荷など）に対して，血中ゴナドトロピンは低反応ないし無反応．ただし，視床下部性ゴナドトロピン分泌低下症の場合は，GnRH（LHRH）の 1 回または連続投与で正常反応を示すことがある ③血中，尿中性ステロイドホルモン（エストロゲン，プロゲステロン，テストステロンなど）の低値 ④ゴナドトロピン負荷に対して性ホルモン分泌増加反応がある

成人 GH 分泌不全症

1. 以下の主症候/既往歴の①あるいは②と③を満たし，検査所見の①で 2 種類以上の GH 分泌刺激試験において基準を満たすもの
2. 主症候/既往歴の④と検査所見の②を満たし，検査所見の①で 1 種類の GH 分泌刺激試験において基準を満たすもの．GHRP-2 負荷試験の成績は，重症型の成人 GH 分泌不全症の判定に用いられる

主症候/既往歴の 1 項目以上を満たし，かつ IGF-I 値が年齢および性を考慮した基準値に比べ低値である場合，成人 GH 分泌不全症であることが疑われる

主症候/既往歴	①小児期発症では成長障害を伴う ②易疲労感，スタミナ低下，集中力低下，気力低下，うつ状態，性欲低下などの自覚症状を伴うことがある ③身体所見として皮膚の乾燥と菲薄化，体毛の柔軟化，体脂肪（内臓脂肪）の増加，ウエスト/ヒップ比の増加，除脂肪体重の低下，骨量の低下，筋力低下などがある ④頭蓋内器質性疾患の合併ないし既往歴，治療歴または周産期異常の既往がある
検査所見	①成長ホルモン（GH）分泌刺激試験として，インスリン負荷，アルギニン負荷，L-DOPA 負荷，グルカゴン負荷，または GHRP-2 負荷試験を行い，下記の値が得られること* インスリン負荷，アルギニン負荷，L-DOPA 負荷またはグルカゴン負荷試験において，負荷前および負荷後 120 分間（グルカゴン負荷では 180 分間）にわたり，30 分ごとに測定した血清（血漿）GH の頂値が 3 ng/mL（リコンビナント GH を標準品とする GH 測定法）以下である．GHRP-2 負荷試験で，負荷前および負荷後 60 分にわたり，15 分ごとに測定した血清（血漿）GH 頂値が 9 ng/mL（リコンビナント GH を標準品とする GH 測定法）以下であるとき，インスリン負荷における GH 頂値 1.8 ng/mL（リコンビナント GH を標準品とする GH 測定法）以下に相当する低 GH 分泌反応であるとみなす ②GH を含めて複数の下垂体ホルモンの分泌低下がある

*次のような状態においては，GH 分泌刺激試験において低反応を示すことがあるので注意を必要とする．
甲状腺機能低下症：甲状腺ホルモンによる適切な補充療法中に検査する．
中枢性尿崩症：DDAVP による治療中に検査する．
GH 分泌に影響を与える下記のような薬剤投与中：可能な限り投薬中止して検査する．
薬理量のグルココルチコイド，α遮断薬，β刺激薬，抗ドパミン作動薬，抗うつ薬，抗精神病薬，抗コリン作動薬，抗セロトニン作動薬，抗エストロゲン薬．
高齢者，肥満者，中枢神経疾患やうつ病に罹患した患者．
（厚生労働科学研究費補助金難治性疾患克服研究事業　間脳下垂体機能障害に関する調査研究班：ACTH 分泌低下症の診断と治療の手引き〈平成 22 年度改訂〉/TSH 分泌低下症の診断と治療の手引き〈平成 21 年度改訂〉/ゴナドトロピン分泌低下症の診断と治療の手引き〈平成 22 年度改訂〉/成人成長ホルモン分泌低下症の診断と治療の手引き〈平成 24 年度改訂〉.）

イド，甲状腺ホルモン，性腺ホルモン，GHの補充療法を行う．副腎機能低下と甲状腺機能低下が合併しているときには，まずグルココルチコイドの補充を行い，その後に甲状腺ホルモンを補充する．先に甲状腺ホルモンを補充すると副腎クリーゼを誘発することがある．性腺ホルモンの補充は，年齢・性別を考慮して行う．GHは，小児期から成人期を含めトランジション期にもシームレスに補充を検討する必要がある．

ACTH・コルチゾール系

中枢性副腎皮質機能低下症をきたしている場合は，ヒドロコルチゾンの補充を行う．0.2～0.25 mg/kg/日を1～2分割して維持量として内服投与する．ヒドロコルチゾンのみでは低ナトリウム血症が改善しない場合は，フルドロコルチゾン0.05～0.2 mg/日の内服を追加する．グルココルチコイドはストレス時に必要量が増加するので，発熱や下痢などのストレス時には維持量の2～3倍量に増量するように患者教育を行っておく（シックデイルール）．また，副腎不全カードを携行してもらう．

意識障害やショック症状など重症副腎不全症を呈している場合は，まずヒドロコルチゾン100 mgを静脈投与し，その後200～300 mg/日を点滴投与する．補液としては生理食塩水に50％ブドウ糖を加えて約5％濃度のブドウ糖液として，1日1,500～2,000 mLを食事摂取可能となるまで点滴投与する．低血糖に対しては適時50％ブドウ糖液の静脈投与をする．全身状態が改善したら，ヒドロコルチゾンを7～10日程度かけて減量して維持量に移行する．

TSH・甲状腺ホルモン系

レボチロキシンNa 12.5～25 μg/日を1日1回内服から開始し，漸増して維持量を決めていく．原発性甲状腺機能低下症と異なり，中枢性甲状腺機能低下症ではTSH値は維持量の参考とならないため，FT_4を正常範囲内のやや高めとなるように投与量の調節を行う．

性腺ホルモン系

年齢・性別によって治療方針は異なる．妊孕性が必要な場合，男性では泌尿器科の管理のもとでヒト絨毛性ゴナドトロピン（hCG）3,000～5,000単位とヒト閉経後ゴナドトロピン（hMG）または組み換えヒトFSH（rhFSH）75～150単位を週2～3回筋注する．

血中遊離テストステロン値や精子検査を定期的に行う．ホルモン補充療法のみの場合はテストステロンエナント酸エステル125～250 mgを2～4週ごとに筋注する．

女性では妊孕性が必要な場合，hCG/hMG療法を産婦人科管理のもとで卵胞過剰刺激症候群の発症に留意しながら施行する．妊孕性が不要な場合，Kaufmann療法を行う．乳癌・子宮癌・血栓症について定期的に検査が必要である．一般的に，閉経後女性では補充療法は不要である．

GH系

成人では重症GH欠損症を対象として，GH補充療法を行う．リコンビナントGH 0.021 mg/kg/週を週6～7日に分割して皮下に自己注射を行う．IGF-Iの値が年齢・性別の正常域となるようにGHの用量を調節する．副作用として浮腫や関節痛を認めることがある．女性ホルモン補充が経口投与の場合GH抵抗性のために必要量が増大する．GH治療を始めると，甲状腺ホルモンやグルココルチコイドの必要量が増えることがある．わが国では，妊婦，糖尿病，悪性腫瘍の合併例で禁忌となっている．

PRL系

一般に補充療法は行われていない．

経過・予後

ホルモン補充療法が適切になされていれば予後は比較的良好である．最も注意が必要なのは，ストレス時，特に急性胃腸炎の際に適切なステロイド投与が行われないための副腎クリーゼである．GH補充療法が行われない場合には心血管合併症により生命予後が悪化する．補充によって予後が改善する前向き試験はなされていないが，積極的な補充療法が推奨されている．

付 遺伝性下垂体機能低下症

遺伝性下垂体機能低下症は視床下部，下垂体分化，ホルモン制御に関連した遺伝子の異常によって引き起こされる．これらの遺伝子異常によって種々の下垂体形成異常とともに部分型下垂体機能低下症（combined pituitary hormone deficiency：CPHD）を呈する．多くは乳幼児期に発症するが，成人期に症状が顕在化する場合もあるので注意が必要である．内分泌検査所見

㉑ 遺伝性下垂体機能低下症の特徴

	GH	PRL	TSH	LH/FSH	ACTH	MRI画像
HESX1	↓	↓ or →	↓ or →	↓ or →	↓ or →	萎縮～正常
PROP1	↓	↓	↓	↓	↓ or →	萎縮～腫大
POU1F1/PIT1	↓	↓	↓	→	→	萎縮～正常
LHX3	↓	↓	↓	↓	→	萎縮～腫大
LHX4	↓	↓	↓	↓	↓ or →	萎縮

ではそれぞれの遺伝子異常により特異的なホルモン欠損パターンを示すことが多い（**㉑**）.

（井口元三，髙橋　裕）

●文献

1）厚生労働科学研究費補助金難治性疾患克服研究事業　間脳下垂体機能障害に関する調査研究班：ACTH 分泌低下症の診断と治療の手引き（平成 22 年度改訂）．2011.
2）厚生労働科学研究費補助金難治性疾患克服研究事業　間脳下垂体機能障害に関する調査研究班：TSH 分泌低下症の診断と治療の手引き（平成 21 年度改訂）．2010.
3）厚生労働科学研究費補助金難治性疾患克服研究事業　間脳下垂体機能障害に関する調査研究班：ゴナドトロピン分泌低下症の診断と治療の手引き（平成 22 年度改訂）．2011.
4）厚生労働科学研究費補助金難治性疾患克服研究事業　間脳下垂体機能障害に関する調査研究班：成人成長ホルモン分泌低下症の診断と治療の手引き（平成 24 年度改訂）．2013.

成人成長ホルモン分泌不全症
adult growth hormone deficiency

概念

●成人において成長ホルモン（GH）の分泌不全（GHD）により，内臓脂肪増加，筋肉，骨塩量減少などの体組成異常および脂質異常症，脂肪肝などの代謝障害，QOL の低下と心血管合併症などの増加により生命予後が悪化する疾患である.

病因

下垂体腺腫，頭蓋咽頭腫，胚細胞腫などの腫瘍性疾患や Rathke 嚢胞，下垂体炎，トルコ鞍空洞症，頭部外傷，くも膜下出血などの視床下部・下垂体の器質性疾患あるいはその既往，それらに対する手術療法，頭蓋放射線照射によって引き起こされることが多い．また，小児癌経験者の晩発性内分泌障害の一つである．一般に，下垂体ホルモンのなかで GH が最も障害されやすいため，器質的疾患により複数の下垂体ホルモン分泌低下がある場合にはほぼ必発である.

病態生理

GH の小児における主な作用は成長促進作用である．一方，GH の代謝作用として脂肪分解，インスリン抵抗性惹起，骨リモデリング促進，筋肉同化，塩分貯留促進作用などがある．それゆえ成人における GH 分泌低下によって，除脂肪体重の減少，内臓脂肪の増加，脂質異常，脂肪肝，筋肉・骨塩量低下，骨折リスクの増加，QOL の低下を引き起こす．成人 GHD における GH 補充療法によって，内臓脂肪減少などの体組成と脂質異常，脂肪肝の改善，骨塩量増加，QOL の改善を認める.

臨床症状

自覚症状として，易疲労感，スタミナ低下，集中力低下，気力低下，うつ状態，性欲低下などの自覚症状を伴い，QOL の低下を認める．小児期発症の場合には成長障害を伴う．身体所見として皮膚の乾燥と菲薄化，体毛の柔軟化，ウエスト/ヒップ比の増加などがある．体脂肪量，特に内臓脂肪が増加しており，LDL コレステロール，中性脂肪の増加，インスリン抵抗性，耐糖能異常を認める．また軽度の肝障害を呈することが多く，非アルコール性脂肪性肝疾患，なかでも非アルコール性脂肪肝炎（NASH）を合併しやすい．これらの代謝異常と関連し，内頸動脈中膜肥厚，心血管疾患および脳血管障害の増加を認める．骨塩量および骨密度の低下を認め，骨折（特に椎体）が増加する．また，活力の低下，情緒不安定，性的関係の困難，自尊心の低下，日常生活への適応性の低下，集中力，記憶力の低下，社会的孤立傾向が認められ QOL が低下している．GH 補充が行われていない汎下垂体機能低下症では標準化死亡率は約 2 倍で，生命予後が不良である．その原因は主に心血管疾患および脳血管障害の増加である．GH 補充療法によってこれらの合併症は改善し，予後の改善についても後ろ向き試験において示唆されている.

検査・診断

上記の症状，身体所見と合わせて，GH 分泌刺激試験によって GH 分泌不全を証明する．器質的疾患があり，複数の前葉ホルモンの分泌低下があるときには 1 つの GH 分泌刺激試験によって，器質的疾患が明らかではないときには 2 つの試験によって分泌低下を確認する.

GHD の診断には GH 分泌刺激試験が必須である．インスリンまたは GHRP-2 負荷試験をまず試みる．インスリン負荷試験は虚血性心疾患やけいれん発作をもつ患者では禁忌であるが，GHRP-2 負荷試験は安全に施行可能である．以下の場合に GHD と診断する．インスリン負荷，アルギニン負荷またはグルカゴン負荷試験において，負荷前および負荷後 120 分間（グルカゴン負荷では 180 分間）にわたり，30 分ごとに測定した血清 GH の頂値が 3 ng/mL 以下である（1.8 ng/mL 以下のときに重症 GHD と診断）．GHRP-2 負荷試験で，負荷前および負荷後 60 分にわたり，15 分ごとに測定した血清 GH 頂値が 9 ng/mL 以下である（重症 GHD）．一般に血清 IGF-I 値が低下する場合が多いが，正常範囲の症例も存在する．IGF-I 値は年齢，性別ごとの基準値と比較し SD スコアで評価する.

治療

成人 GHD のなかで重症成人 GHD が GH 補充療法の適応となる．治療の目的は，GH 分泌不全に起因する自覚症状および QOL を改善し，体組成異常および血中脂質高値などの代謝障害，骨粗鬆症を是正することである．GH だけでなく，まず必要に応じて副腎皮質ホルモンや甲状腺ホルモン，性線ホルモン，デスモプレシンなど他の欠乏しているホルモンの適切な補充療法が必要である．

自己注射にて毎日就寝前に遺伝子組換え GH を皮下注射する．GH 投与は少量（3 μg/kg 体重/日）から開始し，臨床症状，血中 IGF-I 値をみながら 4 週間単位で増量し，副作用がみられずかつ血中 IGF-I 値が年齢・性別基準範囲内に保たれるように適宜増減する．副作用として GH の体液貯留作用に関連する手足の浮腫，手根管症候群，関節痛，筋肉痛などが治療開始時にみられるときがあるが，多くは減量あるいは治療継続中に消失する．女性で経口エストロゲン製剤を補充している場合には GH 抵抗性を引き起こすため，より多くの GH 補充量が必要となる（経皮製剤では起こらない）．高齢者の場合には特に少量から開始する．治療効果について，血中 IGF-I 値，体組成（特に内臓脂肪），代謝障害，肝機能，QOL の改善などを評価する．下垂体機能低下症の疾患特異的 QOL の評価表として AHQ がある．

（髙橋　裕）

●文献

1) 成人成長ホルモン分泌不全症の診断と治療の手引き（平成24 年度改訂）．厚生労働科学研究費補助金難治性疾患克服研究事業　間脳下垂体機能障害に関する調査研究班　平成 24 年度 総括・分担研究報告書．2013．http://square.umin.ac.jp/kasuitai/doctor/guidance/GH-hormone.pdf

2) Molitch ME, et al：Evaluation and treatment of adult growth hormone deficiency：an Endocrine Society clinical practice guideline. *J Clin Endocrinol Metab* 2011；96：1587.

3) Takahashi Y：The role of growth hormone and insulin-like growth factor-I in the liver. *Int J Mol Sci* 2017；18：E1447.

4) Ishii H, et al：Development and validation of a new questionnaire assessing quality of life in adults with hypopituitarism：Adult Hypopituitarism Questionnaire（AHQ）. *PLoS One* 2012；7：e44304.

下垂体腫瘍　pituitary tumor

概念

● 頭蓋内腫瘍のなかで，下垂体腫瘍は小児，成人の場合いずれも 20％以上を占め，小児の場合には胚芽腫，頭蓋咽頭腫，成人の場合には下垂体腺腫の頻度が高い．

● ほとんどが良性腫瘍であるが，内分泌機能亢進あるいは低下による全身の徴候，QOL の低下，死亡率の上昇を招くことがあり，治療が必要である．

● 腫瘍による下垂体周囲への圧迫，浸潤により，視野欠損，眼球運動障害，頭痛を呈する．

鑑別診断・成因

下垂体腺腫

下垂体ホルモンの自律性あるいは過剰分泌を呈する機能性腺腫とホルモンを分泌しない非機能性腺腫に分類される．機能性腺腫は「下垂体前葉機能亢進症」（p.38）を参照．

胚細胞変異による家族性下垂体腺腫，体細胞変異による散発性腺腫の原因としていくつかの遺伝子異常が報告されている（㉒）．

頭蓋咽頭腫

鞍上部に発生する Rathke 嚢遺残物由来の良性上皮性腫瘍である．

エナメル上皮腫型と乳頭型頭蓋咽頭腫に分けられ，エナメル上皮腫型の 96％に *CTNNB1* 遺伝子の活性化変異を，乳頭型の 95％に *BRAF* 遺伝子の活性化異を認める．

胚細胞腫

原始生殖細胞遺残物由来の腫瘍で，小児頭蓋内腫瘍の 11％を占める．

KIT 遺伝子変異が 26％と最も多く，KIT 受容体の下流に位置する *KRAS* や *NRAS* の変異を 19％に，Caspase B-lineage lymphoma（*CBL*）遺伝子変異を 10％に認める．

転移性腫瘍

鞍上部腫瘍の 1～2％とまれである．女性では乳癌，男性では肺癌の転移が多く，まれに腎細胞癌の報告がある．

Rathke 嚢胞

胎生期の Rathke 嚢遺残組織から発生する．鞍内に留まるもの，鞍内嚢胞が上方進展するもの，鞍上部に主に存在するものに分けられる．

下垂体過形成

下垂体過形成は腫瘍と誤診する可能性があり，鑑別が重要である．

妊娠期は下垂体過形成を呈するが，出産後改善する．

㉒ 下垂体腺腫の原因

a. 胚細胞変異とその特徴

変異遺伝子	疾患	腺腫の種類	他の症候
PRKAR1A	Carney 複合	GH, PRL	皮膚色素沈着, 心粘液腫, ホルモン過剰産生
GPR101	X-LAG	GH	N/A
AIP	家族性下垂体腺腫	GH, PRL, NFA, ACTH	—
MEN1	MEN1	PRL, GH, NFA, ACTH	原発性副甲状腺機能亢進症, 膵神経内分泌腫瘍など
SDHx	家族性パラガングリオーマ症候群	GH	パラガングリオーマ
DICER1	DICER1 症候群	ACTH	胸膜肺芽腫, 腎囊胞, 卵巣性索間質腫瘍など

b. 体細胞変異

変異遺伝子	腺腫の種類
GNAS	GH
USP8	ACTH

X-LAG：X-linked acrogigantism, MEN1：多発性内分泌腫瘍症 1 型.

甲状腺機能低下症, 原発性性腺機能低下症で下垂体過形成を呈することがあるが, ホルモン補充療法で改善する. まれではあるが異所性 GHRH 産生腫瘍では下垂体過形成による先端巨大症を呈する.

その他

その他のまれな腫瘍および鑑別すべき病態として, 悪性リンパ腫, 脊索腫, Langerhans 細胞組織球症, くも膜囊胞, 下垂体炎, 下垂体膿瘍, 動脈瘤などがある.

病態

腫瘍の局所効果

視交叉圧排に伴う視力視野障害（両耳側半盲）, 海綿静脈洞への浸潤により, 動眼・外転・滑車神経の圧排による眼球運動障害（左右差を認めることが多い）を呈する.

下垂体前葉機能低下症

頭蓋咽頭腫, 胚細胞腫, 下垂体腺腫など腫瘍による物理的障害に伴い GH が最も障害されやすい. GH 分泌低下症によって, 小児では低身長, 成人では内臓脂肪増加, 糖・脂質代謝異常, 脂肪肝, 骨粗鬆症, 筋肉量減少, QOL の低下, 生命予後の悪化を呈する. ゴナドトロピンは GH の次に障害されやすく, LH, FSH 低値の中枢性性腺機能低下症を呈する. 下垂体茎の障害の場合にはドパミン分泌低下により PRL が上昇するが, 重度の下垂体障害の場合には PRL 低下を呈する. PRL 低下を認める場合は汎下垂体機能低下症を呈していることが多い.

中枢性尿崩症

頭蓋咽頭腫, 胚細胞腫に合併することが多い. Rathke 囊胞, 下垂体炎, 転移性腫瘍にも生じる. 下垂体腺腫では手術侵襲による尿崩症以外ではほとんど生じない.

視床下部障害

視床下部には本能行動とそれに付随する内臓機能調節と恒常性維持の中枢があり, その障害によって視床下部症候群を呈する.

満腹・摂食中枢障害, エネルギー消費調節異常に伴い視床下部性肥満, るいそうを呈する. また, 体温調節中枢障害に伴い, 発汗障害, 体温調節困難を呈する. 口渇中枢障害があると高ナトリウム血症を呈する. その他, 意識低下, 記銘力低下, 情動異常, てんかんを呈することがある.

疫学

わが国における 2009 年の脳腫瘍の全国集計では, 下垂体周辺腫瘍 10,381 例中, 下垂体腺腫 77 %, 頭蓋咽頭腫 17 %, 胚細胞腫 3 % であり, 下垂体周辺髄膜腫は 11 % であった. 下垂体腺腫のなかでは非機能性腺腫 46 %, PRL 産生腺腫 25 %, GH 産生腺腫 22 %, ACTH 産生腺腫 6 % であり, TSH 産生腺腫はまれであった.

臨床症状

下垂体前葉機能低下症, 中枢性尿崩症：全身倦怠感, 易疲労感, 浮腫, 冷え, 無月経, 不妊, 成長障害, 内臓肥満, 糖・脂質代謝異常, 脂肪肝, 骨粗鬆症, 筋力低下, 多尿, 口渇, 多飲.

腫瘍の局所効果：頭痛, 視力視野障害, 眼球運動障害.

視床下部障害：過食, 不動, 肥満, 不眠, 多尿, 体温調節異常.

ホルモン分泌過剰：「下垂体前葉機能亢進症」（p.38）を参照.

検査

画像検査

下垂体腺腫：頭部単純 X 線で鞍部の ballooning, double floor, 鞍部骨破壊像を呈する. MRI T1 強調ガドリニウム造影画像で, 正常下垂体と比べて造影不良域として描出され, 正常下垂体を圧排した像を呈する ㉓.

頭蓋咽頭腫：鞍上部に局在し, 上方進展する囊胞性腫瘍として描出されることが多い ㉔. CT で石灰化像を呈することがある.

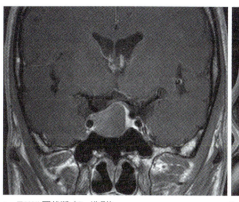 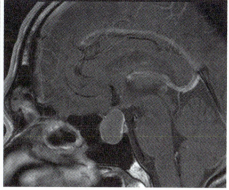

a. T1WI 冠状断（Ga 造影）　　　　　　　　b. T1WI 矢状断（Ga 造影）

㉓ 下垂体腺腫の MRI 像

腫瘍が正常下垂体を側上方へ圧排し，右内頸動脈周囲の海綿静脈洞に浸潤している（a）．正常下垂体を上後方へ圧排している（b）．

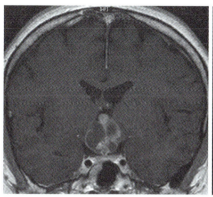 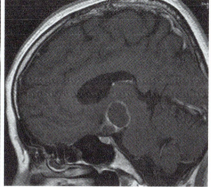

a. T1WI 冠状断（Ga 造影）　　　　　　　　b. T1WI 矢状断（Ga 造影）

㉔ 頭蓋咽頭腫の MRI 像

多房性囊胞を主体とした腫瘍が下垂体茎から上方進展し，視床下部を圧排した像を認める．

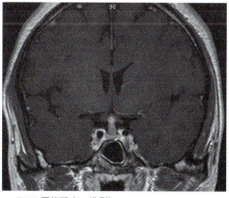

a. T1WI 冠状断（Ga 造影）　　　　　　　　b. T1WI 矢状断（Ga 造影）

㉕ 胚細胞腫の MRI 像

T1WI 冠状断では下垂体茎の腫大を認め，囊胞により不均一な像映像を呈している（a）．T1WI 矢状断では下垂体を上後方へ圧排する像を認める（b）．

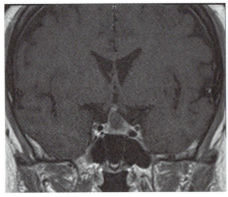

a. T1WI 冠状断（Ga 造影）　　b. T1WI 矢状断（Ga 造影）
㉖ Rathke 囊胞の MRI 像
囊胞は下垂体内から発生し，上方進展を認める（a）．単房性で均一な囊胞性腫瘍で，囊胞内結節（waxy nodule）を認める（b）．

髄膜腫：MRI では T1WI，T2WI ともに脳実質と等信号を呈する．造影効果は正常下垂体より弱く，神経組織より強く，軽度で均一な像を呈する．硬膜に連続する dural tail サインを呈することがある．CT で石灰化像を呈することがある．

胚細胞腫：T1WI で等～低信号，T2WI で高信号を呈する．造影効果は均一だが，囊胞を認める場合は不均一となる．松果体病変を伴うことがある（㉕）．

Rathke 囊胞：T1WI，T2WI ともにさまざまな信号を呈する．囊胞内に結節（waxy nodule）を認めることがある（㉖）．

下垂体炎：左右対称性の下垂体や茎の腫大を認め，均一な造影効果の増強と速やかな wash out を認める．正常下垂体と病変の区別がつかない．

内分泌学的検査

視床下部，下垂体茎の障害を認める場合は高 PRL 血症を伴うことが多い．下垂体前葉機能について，障害が高度の場合には下垂体ホルモンおよびその標的ホルモン基礎値の測定だけで診断可能だが，基礎値で判断が困難な場合には下垂体前葉機能試験（負荷試験）を行い，予備能を的確に診断する必要がある．中枢性尿崩症については，必要に応じて高張食塩水負荷試験を行う．

胚細胞腫では血中，髄液中の αFP，hCG，PLAP などの腫瘍マーカーが上昇する．

【治療】

現疾患に対しては下記の治療を行い，下垂体前葉機能低下症，中枢性尿崩症を合併している場合には適切なホルモン補充療法を行うことが，症状，QOL の改善，生命予後の改善のために非常に重要である．

下垂体腺腫：プロラクチノーマの治療第一選択はドパミン作動薬による薬物療法であるが，その他の機能性下垂体腺腫は基本的に経蝶形骨洞的腫瘍摘出術（TSS）を第一選択とし，必要に応じて薬物療法，放射線療法を行う．非機能性腺腫では視野欠損を呈さず増大傾向がなければ経過観察を行う．

頭蓋咽頭腫：TSS による外科的治療を行い，必要に応じて放射線療法を行う．

髄膜腫：無症状の場合は経過観察，増大傾向や症状を呈する場合は手術療法を行う．

胚細胞腫：生検にて診断確定後，化学療法，放射線療法を行う．

Rathke 囊胞：視野障害や頭痛などの症状が明らかな場合は手術適応となる．

（福岡秀規，髙橋　裕）

● 文献

1) Melmed S, et al：Pituitary masses and tumors. In：Melmed S（ed）. Williams Textbook of Endocrinology, 13th edition. Philadelphia：Elsevier；2016. p.233.
2) Syro LV, et al：Nonpituitary sellar masses. In：Melmed S（ed）. The Pituitary, 4th edition. London：Academic Press；2017. p.631.
3) Maya M, et al：Pituitary imaging. In：Melmed S（ed）. The Pituitary, 4th edition. London：Academic Press；2017. p.645.

empty sella 症候群（トルコ鞍空洞症候群）

【概念】

● empty sella とは，くも膜下腔がトルコ鞍内へ陥入したことにより下垂体が圧迫された状態で，形態学的・画像診断的な診断名である．

● 特に empty sella が原因で頭痛，視野障害，下垂体ホルモン異常などの臨床症状を呈するものを empty

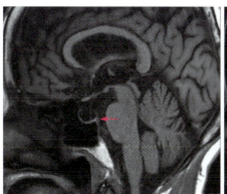
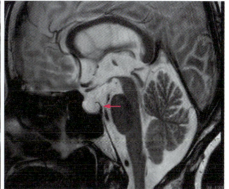

㉗ empty sella 症候群(トルコ鞍空洞症候群)の MRI 所見
MRI 矢状断(T1 強調,T2 強調).下垂体がトルコ鞍底部で菲薄化している(矢印).

sella 症候群という.

病因
原発性と続発性に分けられ,原発性はトルコ鞍の鞍隔膜が先天性に脆弱な場合や解剖学的に異常があった場合に生じる.

続発性としては,①下垂体腺腫が下垂体卒中や薬物治療による容積縮小が生じた場合,②内分泌機能低下症の治療による下垂体過形成の改善,③感染性あるいは自己免疫性下垂体炎後の萎縮,④トルコ鞍近傍の腫瘍に対する外科治療や放射線治療による下垂体容積の縮小などがある.

臨床症状
empty sella 症候群では無症状のこともあるが,頭蓋内圧上昇に伴った頭痛,めまい,けいれん,髄液鼻漏,視野欠損などの症状や各種下垂体ホルモン低下による症状を呈することがある.また,下垂体茎の圧迫による高 PRL 血症から無月経や乳汁分泌を認める場合もある.

検査
内分泌検査では,成長ホルモン分泌不全症(GH,IGF-I 低下),続発性の性腺機能低下症(LH,FSH 低下),甲状腺機能低下症(TSH,甲状腺ホルモン低下),副腎機能低下症(ACTH,コルチゾール低下)を認める.下垂体茎の圧迫による高 PRL 血症を 10 %程度に認め,中枢性尿崩症はまれである.

診断
本症は形態学的・画像診断的な診断名であり,MRI による画像診断が有用である.トルコ鞍内が脳脊髄液で満たされていることを,T1 強調画像で低信号,T2 強調画像で高信号として描出される.下垂体はトルコ鞍底部に圧迫され菲薄化した形態で認められる(㉗).

治療
頭痛やめまい,視力視野障害などの頭蓋内圧亢進症状の有無や下垂体機能低下症,中枢性尿崩症の有無を評価して治療方針を決める.詳細については「下垂体前葉機能低下症」(p.47)を参照.

内科的治療
ホルモン欠損に対する補充療法を行う.副腎,甲状腺,性腺系は標的臓器のホルモンを,GH 系(性腺系)は遺伝子組換え下垂体ホルモンの補充療法が行われる.

ACTH 分泌不全と TSH 分泌不全が合併する場合は,グルココルチコイドを先に補充する.甲状腺ホルモンを先に補充すると,副腎不全を誘発することがある.

ACTH 分泌低下症に対して,通常量としてヒドロコルチゾン 15〜20 mg/日で投与する.感染症,発熱,外傷などのストレス時は通常量の 2〜3 倍に増量する.TSH 分泌低下症に対して,通常はレボチロキシン Na を 25 μg/日の少量から開始して 2〜4 週間ごとに漸増する.FT_4 の基準範囲上限,FT_3 の基準範囲となる量を維持量として継続する.必要に応じて GH,性腺系についても適切に補充療法を行う(詳細は他項参照).

高 PRL 血症に対しては必要に応じてドパミン作動薬(カベルゴリン,ブロモクリプチン)を投与する.

外科的治療
重篤な視力視野障害を認める場合や頭痛など症状のコントロールが困難な場合は外科的治療を検討する.頭蓋内圧亢進症の減圧や視神経の圧迫軽減のためにAV シャントやトルコ鞍底形成術などが行われる.

自己免疫性下垂体炎
autoimmune hypophysitis

概念
● 自己免疫性下垂体炎はリンパ球性下垂体炎とも呼ばれ,自己免疫機序によりリンパ球主体の細胞浸潤をきたし,下垂体,下垂体茎あるいは漏斗の腫大,下

垂体前葉機能低下症，中枢性尿崩症を呈する疾患である．

病型

自己免疫性下垂体炎はリンパ球主体の細胞浸潤を認める病変部位によって以下の3型に分類される．

①リンパ球性下垂体前葉炎：前葉に炎症病変が限局し前葉ホルモンの分泌低下を認める．

②リンパ球性下垂体後葉炎（リンパ球性漏斗下垂体後葉炎）：漏斗部および後葉に炎症が限局し中枢性尿崩症を呈する．

③リンパ球性汎下垂体炎：①②両者の臨床的特徴を有する．

病態生理

病理学的な疾患概念であり，自己免疫機序によりリンパ球を主体とする慢性炎症が視床下部・下垂体に生じたものである．サルコイドーシス，多発血管炎性肉芽腫症（GPA），IgG4関連下垂体炎，Rathke囊胞などに伴う二次性下垂体炎とは区別する．最近，免疫チェックポイント阻害薬による自己免疫疾患関連副作用（irAE）として免疫チェックポイント阻害薬関連下垂体炎が注目されているが，自己免疫性下垂体炎との関連については不明である．

臨床症状

頭痛や視力視野障害などの中枢神経の局所症状と下垂体前葉機能低下症あるいは下垂体後葉機能低下症（中枢性尿崩症）をきたす．中枢性尿崩症は突然発症することが多い．

検査

下垂体前葉機能低下症や中枢性尿崩症を認めた場合には，病因として自己免疫性下垂体炎を念頭において以下の検査を進める．病型診断は主に画像所見と障害された機能によって行う．

一般検査・内分泌検査

下垂体前葉機能低下症の一般検査では，副腎機能低下症がある場合，低血糖や電解質異常（低ナトリウム血症，高カリウム血症）を呈する．下垂体前葉ホルモン検査では，ACTH＞TSH≒GH＞LH/FSH＞PRLの順に障害されやすく，約1/3の症例でPRLの上昇を認める．中枢性尿崩症は，一般に口渇中枢は障害されず，飲水摂取が低下しないため高ナトリウム血症はきたさない．抗下垂体抗体の存在は自己免疫機序の存在を示唆し，下垂体機能低下症発症のリスクと関連しているが特異性は低い[1]．鑑別診断のために，血沈，CRP，クオンティフェロン，ACE，抗ANCA抗体，βグルカンなどを確認する．

画像検査

診断・鑑別には造影MRIが有用である．形態は臨床病期によって変化し，初期には下垂体の腫大を後期

には萎縮をきたし，トルコ鞍空洞症（empty sella）を示すこともある．後葉炎では，後葉と下垂体茎の腫大を認め，均一に強く造影される．中枢性尿崩症の場合には単純T1強調画像で後葉の高輝度信号が消失する．画像上，一般に腫大は対称性で均一に造影され，正常下垂体が区別できないことが重要な特徴であるが，囊胞性などの例外も存在する．

診断

自己免疫性下垂体炎の診断は基本的に除外診断であり，下垂体腫大をきたす疾患（㉘）を鑑別して，症状，身体所見などから総合的に診断する．また，経過中も常に鑑別診断を念頭におく．下垂体生検は，一般に典型的症例では不要な場合が多いが，臨床経過や画像所見が典型的でない症例，ステロイド治療が禁忌な感染症が除外できない症例，ステロイド不応症例，増大が進行する症例などでは，積極的に下垂体生検を検討する．

治療

一般にステロイドに対する反応がよいことから，ステロイド治療が基本である．治療前にステロイド禁忌となる疾患（結核，真菌などの感染症）を十分除外しておくことが重要である．自己免疫性下垂体炎の診断確定例と強く疑われる症例で視力視野障害や頭痛の臨床症状が強い場合には，まず薬理量のステロイド（プレドニゾロン換算で1 mg/kg体重/日，高齢の場合や病態に応じて0.6～1.0 mg/kg体重/日で調節する）を投与し反応を観察し，症状の改善が認められれば漸減していく．効果が十分ではない場合や病態によって，ステロイドパルスあるいはミニパルス療法を検討する．無効例では組織生検と減圧を目的として下垂体手術を行う．下垂体の腫大による圧迫症状が認められない場合で，下垂体-副腎系の機能低下が認められる場合は，グルココルチコイドの補充療法を試みる．腫大は自然経過で改善することが多く，ステロイド治療に

㉘ 下垂体腫大をきたす疾患

局所疾患による 下垂体病変	①胚細胞腫
	② Rathke 囊胞
	③頭蓋咽頭腫
	④下垂体腺腫
	⑤副鼻腔炎，海綿静脈洞炎など下垂体周囲組織からの慢性炎症の波及（傍鞍部非特異的慢性炎症）
全身性疾患による 下垂体病変	①サルコイドーシス
	②多発血管炎性肉芽腫症
	③ Langerhans 細胞組織球症
	④梅毒
	⑤結核
	⑥真菌感染症
	⑦ IgG4 関連疾患

よって下垂体腫大は改善するが下垂体機能は回復しない場合が多いため，臨床症状を伴わない場合はホルモン補充療法とともに慎重に経過を観察する[2]．

付 IgG4関連下垂体炎
IgG4-related hypophysitis

IgG4関連疾患は，高IgG4血症と病変組織への顕著なIgG4陽性形質細胞浸潤を呈する全身性慢性炎症性疾患であり，病変の時間的・空間的多発性を特徴とする．最近そのなかでIgG4関連下垂体炎の報告が蓄積されてきている．IgG4関連下垂体炎では，血中IgG4（135 mg/dL以上），IgG，IgE濃度が上昇する．IgG4濃度はできる限り補充を含めステロイド投与前に測定する．他臓器のIgG4関連疾患の経過中に発症することも多く，自己免疫性膵炎，後腹膜線維症，Mikulicz病などの合併に注意する．IgG4関連下垂体炎の診断には，病理組織におけるIgG4陽性形質細胞の一定以上の浸潤，血中IgG4濃度の上昇，多臓器における病変の証明が必要であるが，通常の下垂体炎と画像的には鑑別が困難であることから，自己免疫性下垂体炎を疑ったときには，常に念頭において鑑別する必要がある．

（井口元三，髙橋　裕）

●文献

1) Falorni A, et al：Diagnosis and classification of autoimmune hypophysitis. *Autoimmun Rev* 2014；13：412.
2) 厚生労働科学研究費補助金難治性疾患克服研究事業　間脳下垂体機能障害に関する調査研究班：自己免疫性視床下部下垂体炎の診断と治療の手引き（平成21年度改訂）．2010．p.162.

4 下垂体後葉の異常

下垂体後葉の構造と機能

構造

　下垂体後葉は，神経下垂体とも呼ばれ，視床下部の視索上核（SON）と室傍核（PVN）に存在する神経内分泌細胞に由来する軸索が正中隆起から下垂体茎を経て終末に至る膨隆部であり，下垂体前葉に接してトルコ鞍内に位置する（❶）．下垂体後葉に軸索を投射する神経内分泌細胞はペプチドホルモンであるアルギニンバソプレシン（arginine vasopressin：AVP）またはオキシトシン（oxytocin：OT）を細胞体で産生する．視索上核や室傍核で産生されたペプチドを含む神経分泌顆粒は軸索を通じて輸送され，下垂体後葉に貯蔵される．種々の分泌刺激に反応してその顆粒は血流中に放出される．AVPを合成する神経内分泌細胞には，大細胞ニューロン（magnocellular neuron）と小細胞ニューロン（parvocellular neuron）があるが，下垂体後葉に軸索を投射するのは大細胞ニューロンである．室傍核の小細胞ニューロンは下垂体前葉をはじめ，脳内のさまざまな部位に投射する．また，AVPは視交叉上核（SCN）でも産生されている．下垂体後葉には，神経軸索の終末とともに，分泌機能をもたないグリア細胞様の下垂体細胞（pituicyte）も存在する．

　血管支配は下垂体前葉と後葉で異なる．下垂体前葉へは内頸動脈から分岐する上下垂体動脈が正中隆起部で毛細血管を形成したのちに下垂体門脈を経て灌流するのに対し，下垂体後葉へは内頸動脈から分岐する下下垂体動脈が直接灌流する．下垂体後葉ホルモンのAVPとOTはこの動脈由来の毛細血管に放出され，海綿静脈洞を経て体循環に流入する．

機能

バソプレシンの分泌調節と機能

　AVPは9個のアミノ酸から成るペプチドホルモンで，3つのエクソンから構成され，その遺伝子は20番染色体上に存在する（❷）．この遺伝子から合成されたAVP前駆体であるプレプロAVPは，小胞体におけるプロセシングでシグナルペプチド（SP）が外れ，糖鎖が付加されたプロAVPとなり，軸索輸送で運ばれる間にさらにプロセシングを受けてAVP，ニューロフィジンII，糖蛋白のコペプチンとなり，下垂体後葉で貯留された後に血中へ分泌される．

　AVP分泌は，血清ナトリウム濃度（血漿浸透圧）

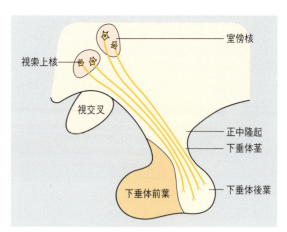

❶ 視床下部-下垂体後葉系の構造

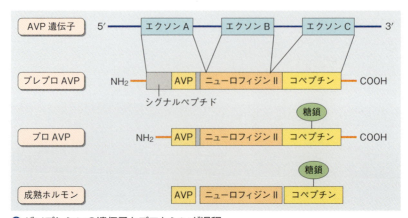

❷ バソプレシンの遺伝子とプロセシング過程

の変化による浸透圧受容器を介する刺激，または循環血液量（血圧）の変化による容量・圧受容体を介する刺激によって制御されており，体液量の恒常性維持にきわめて重要な役割を果たしている．

浸透圧性調節（osmoregulation）

血漿浸透圧は血漿に含まれる溶質，特にナトリウム濃度で規定される．血清ナトリウム濃度の上昇に伴う血漿浸透圧の上昇は，視床下部第三脳室前壁の血管終板器官（organum vasculosum of lamina terminalis：OVLT）近傍に局在する浸透圧受容器によって感知され，視索上核と室傍核の大細胞ニューロンに入力される．大細胞ニューロンの電気的興奮が軸索を通じて伝達され，下垂体後葉からAVP分泌顆粒が放出される．血清ナトリウム濃度の変化によるAVP分泌調節は非常に高感度であり，わずか1～2 mEq/Lの血清ナトリウム上昇でも血漿AVP値には有意な上昇がみられ，きわめて敏感な調節系として作動している．

血液量・血圧性調節（baroregulation）

循環血液量（血圧）の低下は，頸動脈洞・大動脈弓・心房などの容量・圧受容体で感知され，上行性迷走神経および延髄孤束核を経由して視床下部に伝達され，AVP分泌抑制性刺激の減少を介し，AVP分泌を促進させる．血圧低下に伴うAVPの分泌刺激は非常に強く，分泌されたAVPは血管に作動して昇圧効果を発揮する．

バソプレシンの作用

AVPの受容体にはV_{1a}，V_{1b}，V_2の3種類があり，いずれもG蛋白共役受容体である．下垂体後葉から放出されたAVPは生理的な血中濃度で腎集合尿細管のV_2受容体に結合し，血管側から作動して細胞内cAMPの産生を促進する．その結果，AVP感受性水チャネルであるアクアポリン2（AQP2）の産生促進とリン酸化による管腔側細胞膜への移動が起こり，集合尿細管細胞膜の水透過性が亢進する（❸）．その結果，腎髄質の高浸透圧部位と管腔内尿との間で形成される浸透圧勾配に従う水の再吸収量が増加する．

また，AVPは血管平滑筋のV_{1a}受容体に結合し，細胞内イノシトール三リン酸を上昇させ，小胞体からのカルシウム放出を促し，細胞内遊離カルシウム濃度を上昇させて血管平滑筋収縮作用を発揮する．生理的濃度での血管平滑筋収縮作用は弱いが，大量のAVPが放出される状態では血管平滑筋収縮を介して血圧が上昇する．

オキシトシンの分泌調節と機能

OTはAVPと同様に視床下部で合成され，下垂体後葉から分泌される．OTは，9個のアミノ酸から成る環状構造をもつペプチドホルモンで，AVPとは3番目と8番目のアミノ酸が異なるのみであるが，抗利尿作用はほとんどない．OTの分泌調節は，主にエストロゲンなどの性ホルモンにより制御される．生理的に重要な分泌促進刺激として乳頭の吸引刺激と子宮頸部の拡張があげられる．授乳の際の児による乳頭の吸引刺激は，脊髄の反射路を通って視床下部に投射され，下垂体後葉からのOT分泌を促進する．また，分娩の際に児頭により子宮頸部が拡張すると，その伸展刺激によってOT分泌が促進される．OTの基礎分泌は妊娠週数の進行とともに上昇する．

オキシトシンの作用

OTの受容体は，細胞内カルシウムおよびジアシルグリセロールをセカンドメッセンジャーとするG蛋白共役受容体であり，AVP受容体のようなサブタイ

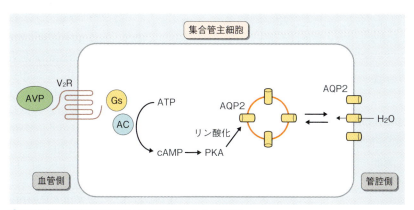

❸ 腎集合尿細管細胞におけるバソプレシンの作用

AVPはV_2受容体（V_2R）を介してcAMPを増加させる．cAMPはプロテインキナーゼA（PKA）を活性化する．AQP2はPKAによりリン酸化されて管腔側の膜へ移動する．その結果，管腔側よりAQP2を通じて水が再吸収される．

プはない．妊娠が進行すると子宮筋の OT 受容体発現が増加し，感受性が亢進する．OT は妊娠子宮に作用し，平滑筋の収縮を促して陣痛促進因子として分娩にかかわっている．また，OT は乳腺に作用して平滑筋収縮を促し，乳頭の吸引刺激に反応した射乳に重要な役割を果たしている．さらに，OT は中枢神経系において社会行動，摂食行動の調節に関与していると考えられているが，その作用はいまだ不明な点が多い．

（岩間信太郎，有馬　寛）

下垂体後葉の検査法

下垂体後葉は AVP，OT を分泌するが，OT に対する確立した検査法はない．AVP は体液バランスの恒常性維持を担っており，その分泌や作用の異常は，体液バランスの指標となる検査項目や AVP 分泌刺激試験，AVP 負荷試験を用いて評価する．中枢性尿崩症と心因性多飲症の鑑別における各種検査所見を❹に示す．

血清ナトリウム濃度

血漿浸透圧を規定する主要な因子である血清ナトリウム濃度は，AVP 分泌や作用の異常を反映する．血漿浸透圧による AVP 分泌閾値は，口渇閾値より低い．中枢性尿崩症患者においては，血漿浸透圧に応じた AVP 分泌が障害されるため，多尿による脱水の結果，口渇を生じる．渇感障害がなければ，口渇閾値まで血清ナトリウム濃度が上昇した場合に飲水行動に至るため，血清ナトリウム濃度は正常上限を示す場合が多い．視床下部の障害などによって渇感障害を伴う患者では，浸透圧に応じた飲水行動が生じないため血清ナトリウム濃度が正常上限を上回る場合がある．逆に，AVP 分泌が過剰となる場合，水が貯留して低ナトリウム血症を認める場合がある．尿崩症と鑑別を要する心因性多飲症では血清ナトリウム濃度は正常下限であることが多い．

血漿 AVP 濃度

AVP の分泌は飲水量や体位によって影響されることに留意する．血漿 AVP 濃度を測定する場合は，同時に採血した検体で血清ナトリウム濃度も評価する．採血後，検体を冷却保存し速やかに遠心分離して測定する必要がある．

尿量

AVP 分泌が障害される中枢性尿崩症では多尿を呈する．一般に 1 日尿量 3 L を超える場合を多尿と定義する．心因性多飲症との鑑別には夜間尿の有無が有用である．

尿浸透圧（尿比重）

AVP の分泌および作用が障害されると尿浸透圧や尿比重が低下する．逆に尿浸透圧が高値を呈する多尿の原因としては，糖尿病や利尿薬などが考えられる．

高張食塩水負荷試験

高張食塩水を経静脈的に投与し血清ナトリウム濃度を上昇させ血漿 AVP 濃度の変化を評価する検査である．5 ％食塩水を 0.05 mL/kg/分の速度で 2 時間点滴し，30 分ごとに 5 回の採血を行い，血清ナトリウム濃度，血漿 AVP 濃度を測定する．健常者では，血清ナトリウム濃度の上昇に伴って血漿 AVP 濃度も上昇する．中枢性尿崩症患者では，AVP 濃度上昇が乏しい（❺）．腎性尿崩症では血漿 AVP 濃度は高値を呈する．

水制限試験

早朝空腹時に体重を測定し，採血と採尿後に飲水を中止させる．30 分ごとの採尿と体重測定，60 分ごとの採血を行う．絶飲食を 6.5 時間，または体重が 3 ％減少するまで継続し，尿量，尿浸透圧の変化，血清ナトリウム濃度，血漿 AVP 濃度を測定する．健常者では尿量が減少し，尿浸透圧が経時的に上昇するが，尿崩症では尿量が減少せず，尿浸透圧は 300 mOsm/kg 以下と低値が持続する．心因性多飲症では，尿量の減少，尿浸透圧の上昇を認める．本試験を尿崩症患者に行うと，患者の苦痛が大きく，著明な脱水を引き起こす危険性があるため，適応は慎重に検討する．

AVP 負荷試験

AVP を投与し尿浸透圧上昇が認められるかを評価する検査である．水制限試験後，AVP を 5 単位皮下注し，30 分ごとに尿量と尿浸透圧を測定して，AVP に対する反応を評価する．高張食塩水負荷試験の直後

❹ 尿崩症と心因性多飲症の鑑別

	中枢性尿崩症	腎性尿崩症	心因性多飲症
血清ナトリウム濃度	高値	高値	低値
血漿 AVP 濃度	低値	高値	低値
高張食塩水負荷試験	AVP 上昇なし	AVP 上昇あり	AVP 上昇あり
水制限試験	尿濃縮なし	尿濃縮なし	尿濃縮あり
AVP 負荷試験	尿濃縮あり	尿濃縮なし	尿濃縮あり

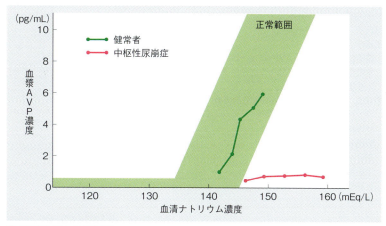

❺ 高張食塩水負荷試験
血清ナトリウム濃度の上昇とともに血漿 AVP 濃度は増加する（青線）が，中枢性尿崩症では AVP 濃度上昇を認めない（赤線）．

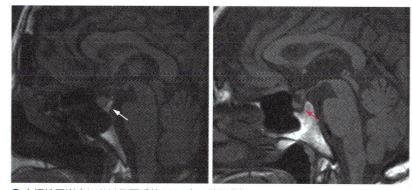

❻ 中枢性尿崩症における下垂体 MRI（T1 強調像）
健常者（左）では下垂体後葉（白矢印）に高信号を認めるが，中枢性尿崩症患者（右）では消失（赤矢印）する．

には過剰な水負荷をきたす危険性があるため行わない．AVP 投与後，中枢性尿崩症では尿量が低下し，尿浸透圧が 300 mOsm/kg 以上に上昇する．腎性尿崩症では尿浸透圧の上昇を認めない．

画像検査

健常者では，MRI T1 強調像において下垂体後葉は高信号に描出される．これは神経終末に貯留している AVP 分泌顆粒を反映しているとされている．中枢性尿崩症ではこの T1 高信号が消失する（❻）．続発性中枢性尿崩症においては，視床下部-下垂体領域に腫瘍，炎症の所見を合併する場合もある．

（髙木博史，有馬　寛）

下垂体後葉疾患

尿崩症　diabetes insipidus（DI）

概念
- 下垂体後葉から放出される AVP は腎集合尿細管に作用して水の再吸収を促進し，尿量を減少させる．
- 視床下部-下垂体後葉系の障害により AVP 分泌の低下が起こると，多尿と低張尿が生じる．尿崩症は AVP の合成・分泌・作用の障害により多尿，口渇，多飲を呈する疾患である．

分類
尿崩症は，AVP の合成・分泌の障害による中枢性尿崩症と作用の障害による腎性尿崩症に大きく分けられ，先天性または後天性の多数の病因が知られている（❼❽）．

❼ 中枢性尿崩症の病因

- 特発性
- 家族性
    - 常染色体優性遺伝（AVP-ニューロフィジン遺伝子変異）
    - 常染色体劣性遺伝（AVP-ニューロフィジン遺伝子変異，Wolfram〈WFS1〉遺伝子変異）
    - X連鎖劣性遺伝（Xq28）
- 続発性：視床下部-下垂体系の器質的障害
    - リンパ球性漏斗下垂体後葉炎
    - 胚細胞腫
    - 頭蓋咽頭腫
    - 奇形腫
    - 下垂体腺腫
    - 転移性腫瘍
    - 白血病
    - リンパ腫
    - サルコイドーシス
    - ランゲルハンス細胞組織球症
    - 結核
    - 脳炎
    - 脳出血
    - 外傷・手術

（厚生労働科学研究費補助金難治性疾患等政策研究事業〈難治性疾患政策研究事業〉間脳下垂体機能障害に関する調査研究班：平成22年度総括研究事業報告書．2010をもとに作成．）

❽ 腎性尿崩症の原因

遺伝性	X連鎖劣性遺伝（V_2受容体遺伝子変異） 常染色体劣性遺伝（AQP2遺伝子変異） 常染色体優性遺伝（AQP2遺伝子変異）
後天性	薬剤性（リチウム，アミノグリコシド系抗菌薬，シスプラチン，など） 代謝性（高カルシウム血症，低カリウム血症） 腎疾患（慢性腎不全，多発性嚢胞腎，逆流性腎症，異形成腎，髄質嚢胞性疾患，若年性ネフロン癆，Fanconi症候群，Batter症候群，間質性腎炎） アミロイドーシス Sjögren症候群 など

中枢性尿崩症 central diabetes insipidus

分類
中枢性尿崩症には特発性，家族性および続発性の3種がある（❼）．

病因
続発性中枢性尿崩症は視床下部-下垂体後葉系における器質的疾患に伴って発症する．原因として，胚細胞腫や頭蓋咽頭腫などの脳腫瘍，脳外科手術，炎症などがあげられる（❾）[1]．これらの疾患では，正中隆起から下垂体茎にかけて病変が認められ，AVPの下垂体後葉への輸送および分泌が低下する．AVP合成部位である視床下部に原発する脳腫瘍では，AVPニューロンが直接障害され，AVPの生合成に障害が生じる．

家族性中枢性尿崩症はバソプレシン遺伝子の変異により正常なAVPの合成・分泌が障害される遺伝性疾

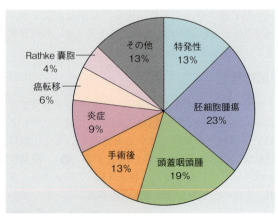

❾ 中枢性尿崩症の病因とその頻度
中枢性尿崩症165人の解析．リンパ球性漏斗下垂体後葉炎およびIgG4関連疾患は炎症に分類．

（Arima H, et al：Central diabetes insipidus. *Nagoya J Med Sci* 2016；78：349．）

患で，中枢性尿崩症の約1％を占める．多くは常染色体優性遺伝形式を示し，遺伝子変異の多くはAVPではなくAVPのキャリア蛋白であるニューロフィジンII領域に認められる[2]．変異したAVP前駆蛋白の折りたたみが障害され，蓄積した異常蛋白によりAVPニューロンに障害が生じ，AVPの合成・分泌の低下，さらにはAVPニューロンの細胞死が生じると考えられている．

特発性中枢性尿崩症の原因には視床下部-下垂体後葉系における自己免疫性の炎症の関与が示唆されている[3]．

病態生理

下垂体後葉からのAVP分泌低下により血中AVP濃度が低下し，腎集合尿細管における水再吸収が低下する．結果として，尿は低張となり，著しい多尿が出現する．水利尿の結果，血液は濃縮されてヘマトクリット値および血清ナトリウム濃度は上昇する．血漿浸透圧の上昇と体液量の減少のため，患者は口渇を感じて水を多量に摂取する．視床下部に器質的障害がある場合，浸透圧上昇に反応したAVP分泌の低下に加えて口渇感の障害が認められ，高ナトリウム血症をきたすことがある．下垂体術後などで下垂体茎が傷害された場合は続発性中枢性尿崩症を呈するが，下垂体茎の近位側断端からAVPが分泌されるようになり（異所性後葉），多尿が改善することもある．

病理

特発性中枢性尿崩症

病理組織学的な検討は少ないが，下垂体後葉におけるリンパ球を中心とした炎症細胞浸潤および線維化の所見が報告されている．このことから，病態への自己免疫機序の関与が示唆される[3]．

続発性中枢性尿崩症

腫瘍性疾患では，原疾患の病理学的変化が視床下部-下垂体後葉系に認められる．炎症性疾患では，リンパ球性漏斗下垂体後葉炎において下垂体または下垂体茎にリンパ球を中心とした炎症細胞浸潤が認められる．近年報告されたIgG4関連疾患に伴う中枢性尿崩症では，下垂体または下垂体茎にIgG4陽性形質細胞浸潤が認められる[4]．

臨床症状

特発性中枢性尿崩症

多尿と口渇が生じ，水分を多量に摂取する．多飲は比較的短期間に発症することが多い．排尿と飲水は昼夜を通して持続するため，日常生活が障害される．脱水が強まれば皮膚や口腔粘膜は乾燥を呈し，体重は減少する．

OTは尿崩症のAVP分泌低下状態においても正常の分泌能が維持されていることが多く，分娩時の子宮収縮や授乳時の乳汁分泌は通常低下しない．

続発性中枢性尿崩症

特発性と同様の症状に加え，原疾患によって生じる下垂体機能障害による症状が認められる．すなわち，視床下部の器質的障害から高プロラクチン血症が生じた場合には乳汁漏出が認められ，下垂体前葉機能低下症を合併した場合には続発性副腎皮質機能低下症または続発性甲状腺機能低下症などによる症状が認められる．中枢性尿崩症に続発性副腎皮質機能低下症を合併すると，グルココルチコイドによるAVP分泌抑制が低下して多尿が不顕在化する．この病態は仮面尿崩症（masked diabetes insipidus）と呼ばれ，このような症例にヒドロコルチゾンの補充治療を開始すると，多尿が顕在化する．また，第三脳室近傍に器質的病変があれば，上方注視障害（Parinaud 徴候）を認めることがある．

検査所見

尿検査

多尿（3 L/日）を呈し，尿量が10 L/日を超えることもある．また，尿浸透圧の低下（300 mOsm/kg 以下）が認められる．

血液検査

血清ナトリウム濃度および血漿浸透圧は正常上限～軽度高値を示す．内分泌学的検査所見として，特発性中枢性尿崩症では下垂体前葉機能は正常に維持されていることが多いが，続発性中枢性尿崩症では原疾患が視床下部や下垂体前葉に認められる例において副腎皮質刺激ホルモン（ACTH）や成長ホルモンなどの分泌低下およびプロラクチン（PRL）の上昇が認められる．血漿AVP値は血清ナトリウム濃度および血漿浸透圧に対して相対的低値を示す．

診断

口渇，多飲，多尿を認め，血液検査および尿検査から尿崩症が疑われる際，各種負荷試験および画像検査を実施する（☞「下垂体後葉の検査法」p.62）．診断の際は，多尿を呈する疾患を鑑別することが重要である．多尿をきたす疾患として，浸透圧利尿をきたす糖尿病，腎のAVP感受性低下をきたす高カルシウム血症，低カリウム血症などがあるが，一般検査結果から鑑別することが可能である．腎性尿崩症および心因性多飲との鑑別は，詳細な病歴の聴取，高張食塩水負荷試験，水制限試験およびAVP負荷試験で鑑別される（**④**）．

治療

AVPのアナログで作用持続の長いデスモプレシン経鼻製剤（点鼻液，スプレー）または経口製剤（口腔内崩壊錠）を使用して尿量を減少させる．治療開始後は習慣的飲水による水中毒の発生を防ぐため，飲水量

に注意を要する．水中毒を避けるため，デスモプレシンは少量（経鼻；2.5 μg/回，経口；60 μg/回）から開始し，尿量および血清ナトリウム濃度をみながら投与量を調整する．続発性中枢性尿崩症では原疾患の治療を並行して進める．

経過・予後

特発性中枢性尿崩症が回復することは一般にまれであるが，渇感が保たれ，飲水が可能であれば，デスモプレシン治療により尿量を調節して多尿を改善させることができるため，日常生活は大きくは障害されず，生命予後も良好である．一方，渇感が障害されている中枢性尿崩症では，飲水が制限される場合に著明な脱水を呈し，重篤な転帰をたどる場合がある[1]．頭部外傷や脳外科手術による下垂体茎切断の後で近位断端からのAVP分泌が回復した場合，またはサルコイドーシスのステロイド治療後や胚細胞腫の放射線治療後に腫瘍の縮小が得られた場合，続発性中枢性尿崩症による多尿が軽快することがある．

腎性尿崩症 nephrogenic diabetes insipidus

病因

腎性尿崩症はAVPの分泌能は正常であるにもかかわらず，腎集合尿細管のAVP感受性が低下し，尿濃縮が障害されて多尿が生じる状態である．腎性尿崩症は，原因により遺伝性尿崩症と後天性尿崩症の2つに分類される（**8**）．先天性腎性尿崩症は，AVPによる腎の尿濃縮機構にかかわる情報伝達系の遺伝子変異により発症する．V_2受容体またはAQP2の遺伝子変異により家族性に多尿が認められる．後天性腎性尿崩症は，腎炎，高カルシウム血症あるいは低カリウム血症などの電解質異常，炭酸リチウムなどの薬剤により，いずれも腎におけるAVP作用が低下して発症する（**8**）．

先天性（遺伝性）腎性尿崩症はV_2受容体の遺伝子変異が約90％を占め，残りの約10％がAQP2の遺伝子変異に起因する．また，*AQP2*遺伝子の変異では，約90％が常染色体劣性遺伝，約10％が常染色体優性遺伝を呈する[2]．V_2受容体遺伝子はX染色体のq28に存在することから，その変異はX連鎖劣性遺伝を示し，男性で多尿が発症する．女性は通常は多尿のない素因保有者となるが，まれに多尿を呈する症例もある．これは対となる正常X染色体の不活性化が原因と考えられている．*AQP2*遺伝子は12番染色体q12-13の部位にあり，変異の部位により常染色体優性または劣性の遺伝形式を示す．*AQP2*遺伝子の変異はAQP2蛋白の産生障害あるいは細胞内移送の障害によるものと考えられている．

後天性尿崩症をきたす高カルシウム血症や低カリウ

ム血症では腎集合尿細管におけるAQP2の管腔側細胞膜への移動（**3**）が障害されるため，AVPによる腎集合尿細管での水再吸収が低下し，多尿をきたす．

臨床症状

先天性腎性尿崩症の症状は患者の年齢により異なる．胎児期では，母体の羊水過多が認められる．新生児期では，生後数日頃から原因不明の発熱およびけいれんが認められ，血中ナトリウム濃度は高値を示す．給水が十分でない場合，患児は繰り返し脱水に陥り，知能障害を生じることもある．幼児期〜成人期においても症状は持続し，昼夜を問わず飲水と多尿が認められ，飲水が十分でない状態では脱水に陥りやすい．

検査

血漿浸透圧と血清ナトリウム濃度は高値を示すことが多い．水制限試験や高張食塩水負荷試験において，尿量減少や尿浸透圧上昇は認められない（**4**）．AVP負荷試験では，中枢性尿崩症で尿濃縮が認められるのに対し，腎性尿崩症では尿濃縮は認められない（**4**）．血漿AVP濃度は高値で，水制限試験や高張食塩水負荷試験でさらに上昇する．

診断

先天性腎性尿崩症は小児期からの多尿が特徴的で，家系内に発症者があれば本症を疑い，家族性中枢性尿崩症との鑑別を行う．多尿をきたす原疾患や薬物の投与歴がある場合は後天性腎性尿崩症を考える．

治療

先天性腎性尿崩症の根治治療は困難で，治療の基本は適切な水分摂取により脱水を予防することである．新生児や乳児は口渇を訴えられないこともあるため，定期的に飲水させる必要がある．手術時など飲水が制限される際は脱水に陥りやすいため注意を要する．

薬物療法としては，サイアザイド系利尿薬が用いられる．サイアザイド系利尿薬投与によるナトリウム利尿で体液量が減少し，近位尿細管における水とナトリウムの再吸収が亢進することで尿量が減少すると考えられている．さらに尿量減少が必要な場合はインドメタシンなどの非ステロイド性抗炎症薬を併用する．

後天性腎性尿崩症では原疾患の治療や原因薬物の中止が行われる．

予後

新生児期・乳児期の高度な高ナトリウム血症と脱水により知能障害が生じることがある．多尿に伴い，水腎症や巨大膀胱など尿路系の拡張が発生し，その結果，逆流性腎症さらに腎不全に至ることもある．

抗利尿ホルモン不適合分泌症候群
syndrome of inappropriate secretion of ADH(SIADH)

概念
● SIADH は，血清ナトリウム濃度が低下しているにもかかわらず，AVP の抑制が不十分なために抗利尿作用が持続している状態である．

分類
下垂体後葉からの内因性 AVP の分泌亢進によるものと，悪性腫瘍による AVP の異所性産生によるものに大別される．

病因
SIADH の原因として，中枢神経系疾患，肺疾患，異所性 AVP 産生腫瘍，薬剤などがあげられる（⑩）．髄膜炎，脳炎，頭部外傷などの中枢神経系疾患では，AVP ニューロンが直接的または間接的に刺激されることで AVP 分泌亢進が生じる．肺炎，肺結核，気管支肺アスペルギルス症，気管支喘息などの肺疾患では，胸腔内圧の上昇や血行動態の異常により，左房などの容量受容体からの AVP 分泌抑制シグナルが低下し，下垂体後葉からの AVP 分泌亢進が持続する．悪性腫瘍の胸腔内迷走神経への浸潤でも同様の機序で SIADH が発症する．異所性 AVP 産生腫瘍のほとんどは肺小細胞癌である．薬剤性では，選択的セロトニン再取り込み阻害薬（SSRI），抗悪性腫瘍薬ビンクリスチン，三環系抗うつ薬などが原因となる．

病態生理
血漿浸透圧が低下すると，健常者では AVP 分泌が抑制され，水利尿が促進される．SIADH では血清ナトリウム濃度が低いにもかかわらず AVP 分泌が十分に抑制されず，抗利尿作用が持続する．その結果，尿への自由水排泄が低下し，低浸透圧血症と低ナトリウム血症が持続する．循環血液量ははじめに軽度増加するが，過剰な AVP により腎集合尿細管における V_2 受容体のダウンレギュレーションが起こり，水利尿は軽度回復する．さらに，レニン-アルドステロン系の抑制，心房性ナトリウム利尿ペプチドの分泌亢進によりナトリウム利尿が生じる結果，循環血液量は正常範囲となる．SIADH では低ナトリウム血症の存在下でも 20 mEq/L を超える尿中ナトリウム排泄が持続する．

臨床症状
口腔粘膜や皮膚の乾燥といった脱水を示す所見はなく，浮腫も認められない．低ナトリウム血症による症状は，血清ナトリウム濃度の絶対値が低いほど，また低下する速度が速いほど顕著となる．血清ナトリウム濃度が 120 mEq/L 程度であれば全身倦怠感，食欲不振を訴える程度のことが多いが，より高度の低ナトリウム血症（110 mEq/L 以下）では意識レベルの低下

⑩ 抗利尿ホルモン不適合分泌症候群 (SIADH) の原因

1. 中枢神経系疾患	髄膜炎
	外傷
	くも膜下出血
	脳腫瘍
	脳梗塞・脳出血
	Guillain-Barré 症候群
	脳炎
2. 肺疾患	肺炎
	肺腫瘍（異所性バゾプレシン産生腫瘍を除く）
	肺結核
	肺アスペルギルス症
	気管支喘息
	陽圧呼吸
3. 異所性バゾプレシン産生腫瘍	肺小細胞癌
	膵癌
4. 薬剤	ビンクリスチン
	クロフィブラート
	カルバマゼピン
	アミトリプチン
	イミプラミン
	SSRI（選択的セロトニン再取り込み阻害薬）

（厚生労働科学研究費補助金難治性疾患等政策研究事業　間脳下垂体機能障害に関する調査研究班：バゾプレシン分泌過剰症〈SIADH〉の診断と治療の手引き〈平成 22 年度改訂〉．2010 をもとに作成．）

や全身けいれんを呈し，脳浮腫による脳ヘルニアが生じうる．

検査
血清ナトリウム濃度と血漿浸透圧は低値を示す．低ナトリウム血症にもかかわらず尿中へのナトリウム排泄は持続し，尿浸透圧は血漿浸透圧を上回る．腎機能は正常で，脱水がないため血清クレアチニン，尿素窒素は上昇しない．

内分泌学的所見では，血漿浸透圧の低下に比較して血漿 AVP 濃度は血清ナトリウム濃度に対して相対的に高値となる．血漿レニン活性の低下，血中尿酸値の低下が認められる．

診断
中枢神経系疾患，胸腔内疾患，原因となりうる薬剤の使用があり低ナトリウム血症が認められた際に SIADH を疑う．SIADH の診断には低ナトリウム血症を呈する病態の鑑別が重要である．SIADH における体液量は正常範囲内であるが，低ナトリウム血症を呈する病態として体液量の低下した脱水や体液量の増加した浮腫性疾患がある．鑑別の際は，脱水や浮腫の有無の評価および尿中ナトリウム濃度の評価が重要となる．SIADH の診断基準を⑪に示す．

体液量の低下した低ナトリウム血症は嘔吐，下痢，原発性副腎不全，利尿薬の使用などで生じ，症状とし

⓫ 抗利尿ホルモン不適合分泌症候群（SIADH）の診断基準

Ⅰ. 主症候
1. 脱水の所見を認めない.

Ⅱ. 検査所見
1. 低ナトリウム血症：血清ナトリウム濃度は 135 mEq/L を下回る.
2. 低浸透圧血症：血漿浸透圧は 280 mOsm/kg を下回る.
3. 血漿バソプレシン値：低ナトリウム血症，低浸透圧血症にもかかわらず，血漿バソプレシン濃度が抑制されていない.
4. 高張尿：尿浸透圧は 100 mOsm/kg を上回る.
5. ナトリウム利尿の持続：尿中ナトリウム濃度は 20 mEq/L 以上である.
6. 腎機能正常
7. 副腎皮質機能正常

[診断基準]
確実例：Ⅰの 1 およびⅡの 1〜7 を満たすもの.

（厚生労働科学研究費補助金難治性疾患等政策研究事業　間脳下垂体機能障害に関する調査研究班：バソプレシン分泌過剰症〈SIADH〉の診断と治療の手引き〈平成 22 年度改訂〉．2010 をもとに作成.）

て口腔粘膜の乾燥，皮膚ツルゴールの低下などを認める．嘔吐，下痢による低ナトリウム血症では代償機構により尿中ナトリウム濃度は 20 mEq/L 未満となる．一方，原発性副腎不全，利尿薬の使用などでは腎からのナトリウム喪失が生じ，尿中ナトリウム濃度は増加する．体液量の増加した低ナトリウム血症は心不全，ネフローゼ症候群，非代償性肝硬変，甲状腺機能低下症などで生じ，浮腫，胸水，腹水などが認められる．この場合，体液量が増加していても有効循環血液量は低下しているため，腎におけるナトリウム再吸収は亢進して尿中ナトリウム濃度は低下する．一方，腎不全では尿中ナトリウム濃度は増加する.

SIADH 以外に体液量がほぼ正常の低ナトリウム血症の原因として続発性副腎不全がある．続発性副腎不全は循環血液量が正常範囲を示す低ナトリウム血症であり，鑑別のためには ACTH およびコルチゾールの測定が必要である.

治療

治療の基本は水制限で，1 日の水摂取量を 800 mL に制限する．食事に含まれる水分量は不感蒸泄量とほぼ同程度と考え，制限する水分量に含めない.

著明な低ナトリウム血症や意識障害を伴う場合は，低ナトリウム血症を速やかに改善させるために 3 ％高張食塩水を点滴で投与する．低ナトリウム血症の治療において血清ナトリウム濃度を急速に上昇させると，意識レベルの低下，四肢麻痺，仮性球麻痺，けいれんなどが生じることがある．これは浸透圧性脱髄症候群（橋中心髄鞘崩壊など）と呼ばれ，急激な浸透圧変化に伴う中枢神経の脱髄が原因と考えられている．そのため，血清ナトリウム濃度の補正は 24 時間で 10 mEq/L 以下にする.

また，SIADH による低ナトリウム血症の治療として V_2 受容体拮抗薬も有効であり，現在わが国では，異所性 AVP 産生腫瘍に対してのみ保険適用となっている.

経過・予後

SIADH の予後は基本的には原疾患の予後に依存する．低ナトリウム血症による脳浮腫から脳ヘルニアが生じると呼吸停止となって致死的となる．また，低ナトリウム血症の急速補正による浸透圧性脱髄症候群では重篤な神経学的後遺症が生じ，死に至ることもある.

（岩間信太郎，有馬　寛）

●文献

1) Arima H, et al：Central diabetes insipidus. *Nagoya J Med Sci* 2016 ; 78 : 349.

2) Babey M, et al：Familial forms of diabetes insipidus: clinical and molecular characteristics. *Nat Rev Endocrinol* 2011 ; 7 : 701.

3) Imura H, et al：Lymphocytic infundibuloneurohypophysitis as a cause of central diabetes insipidus. *N Engl J Med* 1993 ; 329 : 683.

4) Leporati P, et al：IgG4-related hypophysitis：a new addition to the hypophysitis spectrum. *J Clin Endocrinol Metab* 2011 ; 96 : 1971.

5 甲状腺の異常

甲状腺の構造と機能

正常構造と機能

甲状腺（thyroid gland）は前頸部に位置し，左右両葉とそれをつなぐ狭部と狭部から上方に伸びる錘体葉から成り立っている．両葉は気管の側面に接し，狭部は第2～4気管軟骨の前面に位置する（❶）．重量は約6～20gくらいであるが，正常では触知されない．

甲状腺は1層の濾胞上皮細胞（follicular epithelial cell）で囲まれたゴムまり様の濾胞構造物（❷）が20～40個集まる小葉（lobule）の集合体である．小葉は血管，リンパ管，神経および結合組織に包まれている．ゴムまりの中空に相当する部分（濾胞上皮に囲まれた腔）は濾胞腔と呼ばれサイログロブリン（thyroglobulin：Tg）から成るコロイドが充満する．濾胞間は結合組織から成り立っており，結合組織の中には豊富な毛細血管が分布している．濾胞間には傍濾胞細胞（C細胞）が存在しカルシトニンを産生する．濾胞上皮細胞は立方ないし円柱状であり，結合組織側が基底面，濾胞腔側が頂上面となる極性を有している．濾胞上皮細胞はTgを濾胞腔へ分泌する点では外分泌細胞，Tgを吸収する点では吸収上皮細胞，甲状腺ホルモンを結合組織腔へ分泌する点では内分泌細胞の3種類の特徴を有している．

甲状腺ホルモンの合成（❸）

Tgの合成と無機ヨウ素（I^-）の甲状腺濾胞細胞内への取り込みとTgのチロシン残基の有機化が主な経路である．

甲状腺刺激ホルモン（thyroid stimulating hormone：TSH）がTSH受容体（レセプター）に結合しTgが合成される．合成されたTgは濾胞腔内に移動する．Tgは，分子量33万の2つの同一のサブユニットから成る．そのサブユニットは2,748個のアミノ酸から成り，123個のチロシン残基を含有するが，そのなかでN末端の1か所およびC末端の3か所がホルモン合成にかかわっている．

甲状腺内には血中の約20～40倍のI^-が蓄積している．濾胞細胞は濃度勾配に逆らって12回膜貫通型の構造のNa^+/I^-シンポーターによりヨウ素を濃縮する．取り込まれたヨウ素はTgのチロシン残基に取り込まれる（有機化）．濾胞細胞から濾胞腔へのヨウ素輸送はペンドリン（pendorin）が担っている．

Tg分子中のチロシン残基のヨウ素化は，甲状腺ペ

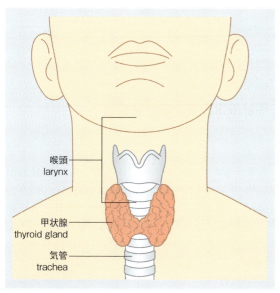

❶ 甲状腺の構造

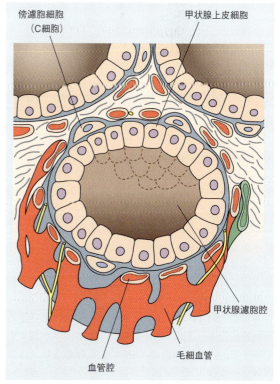

❷ 甲状腺の濾胞構造

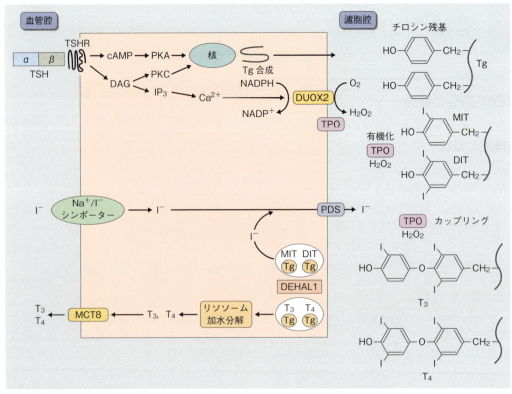

❸ 甲状腺ホルモンの合成
TSH：甲状腺刺激ホルモン，TSHR：TSH 受容体，Tg：サイログロブリン，PDS：ペンドリン，TPO：甲状腺ペルオキシダーゼ，MCT8：monocarboxylate transporter 8, DEHAL1：iodotyrosine dehalogenase 1, cAMP：サイクリック AMP, DAG：ジアシルグリセロール，PKA：プロテインキナーゼ A, IP$_3$：イノシトール三リン酸，PKC：プロテインキナーゼ C, MIT：モノヨードチロシン，DIT：ジヨードチロシン，DUOX2：daul oxidase maturation factor 2.

ルオキシダーゼ（thyroperoxidase：TPO）によって行われる．TPO は H_2O_2 の存在下に過酸化反応を行う酵素で，I^- 酸化され Tg のチロシン残基にヨウ素を導入し，モノヨードチロシン（monoiodthyrosine：MIT），ジヨードチロシン（diiodothyrosine：DIT）を合成する．

H_2O_2 の供給は，濾胞腔に面した濾胞細胞膜に存在する dual oxidase maturation factor 2（DUOX2）と呼ばれる酵素による．この酵素により，濾胞細胞質側で NADPH → NADP$^+$ の変化が濾胞腔側で O_2 → H_2O_2 の反応が起こると考えられている．

2個の DIT，あるいは DIT と MIT の縮合（カップリング）によりサイロキシン（thyroxine：T$_4$），トリヨードサイロニン（triiodothyronine：T$_3$）が合成される．したがって，T$_4$, T$_3$ は Tg に結合した形で大量に貯蔵される．

濾胞腔内の Tg は，エンドサイトーシスにより濾胞細胞膜に包み込まれ，再吸収顆粒（コロイド小滴）を形成する．この再吸収は TSH により刺激され，再吸収顆粒の数は TSH 活性の指標となる．

顆粒中の Tg は，リソソームの蛋白分解酵素により分解され，T$_4$, T$_3$ のほか，MIT, DIT などのヨードチロシンが濾胞細胞質中に遊離される．

Tg の水解により生成した MIT, DIT などのヨードチロシンは iodotyrosine dehalogenase 1（DEHAL1）により脱ヨウ素され，遊離した I^- は再利用される．

濾胞細胞質内の T$_3$, T$_4$ は monocarboxylate transporter 8（MCT8）によって細胞質外に運ばれ，毛細血管内に移動する．甲状腺から分泌されるホルモンは T$_4$ が約 80 % で T$_3$ が約 20 % である．

甲状腺ホルモンの分泌調節

血中甲状腺ホルモン（特に T$_4$）が増加した場合，甲状腺ホルモンの増加は視床下部に抑制的に作用する（ネガティブフィードバック）．このために TSH 放出ホルモン（TSH releasing hormone：TRH）が減少し TSH の分泌が低下する．この機構は下垂体にも直接的に抑制的に作用し，TSH の分泌が低下する．下垂体と視床下部両方に対する抑制作用から TSH の分泌が減少し，甲状腺からのホルモン分泌は低下して正常に戻る（❹の①）．逆に血中甲状腺ホルモンが減少した場合は，甲状腺ホルモンの視床下部への抑制作用が

減少する．そのためにTRHが増加し，下垂体からTSHの分泌を増加させる．また，血中甲状腺ホルモンの減少は下垂体への抑制作用も減少するためにTSHの分泌が増加する．TSHの増加が甲状腺を刺激し，甲状腺ホルモンは増加して正常化する（❹の②）．

甲状腺などに発現し，D3は胎盤，皮膚，中枢神経系などに発現している．心筋梗塞，重症糖尿病，癌の末期，神経性食欲不振症などでは，D3によるT_4からリバースT_3への変換が増加するためにT_3は減少する（❺）．

甲状腺ホルモンの代謝

血中T_3は，20％は甲状腺から直接分泌され，残り80％は末梢組織細胞でT_4からT_3の変換によって産生される．循環血液中のT_3は主として末梢組織細胞での脱ヨウ素酵素のtype 2 iodothyronine deiodinase（D2）によってT_4から産生される．T_3はtype 3 iodothyronine deiodinase（D3）によりT_2に変換されて不活化される．各臓器によってD1，D2，D3の発現量は異なり，各細胞内でのT_3の産生量が異なる．D1は肝，腎，甲状腺などに，D2は下垂体，脳，骨格筋，

甲状腺ホルモンの作用

血液中ではT_3とT_4はほとんどがT_4結合グロブリン（thyroxine binding globulin：TBG），アルブミン，トランスサイレチンと結合して存在する．甲状腺ホルモン活性をもつ遊離型のT_3（FT_3），T_4（FT_4）は0.3〜0.03％である．FT_3，FT_4は全身各臓器の細胞の細胞膜に存在する甲状腺ホルモン輸送体（MCT8）によって細胞内に取り込まれる．細胞質内ではT_4は脱ヨウ素酵素によってヨウ素が1つ除去されT_3に変換され細胞質結合蛋白（μクリスタリン蛋白）に結合して貯蔵される．T_3は必要時に核膜を通り，核内受容体である甲状腺ホルモン受容体（thyroid hormone receptor：TR）に結合し標的遺伝子の転写制御を行い，ホルモン作用を発揮する．TRには2種類のアイソフォーム（α，β）があり，さらに各アイソフォームがそれぞれ$α_1$，$α_2$，$β_1$，$β_2$，$β_3$に分かれる．TR$α_1$とTR$β_1$は全身臓器に広く発現しているが，発現量は臓器によって異なり，TR$α_1$は心臓，筋肉，小腸，骨，脳に，TR$β_1$は肝に多く発現している．甲状腺ホルモンのほとんどの作用はこの遺伝子調節作用を介する作用（genomic作用）であるが，遺伝子調節作用を介さないnon-genomic作用として心筋細胞へのCa^{2+}の流入促進作用，骨芽細胞の生存や機能の促進作用，神経機能制御作用も存在する．

①熱産生作用：酸素消費を増加させることにより基礎

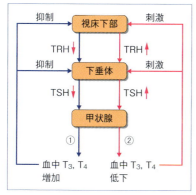

❹ 甲状腺ホルモンの分泌調整
TSH：甲状腺刺激ホルモン，TRH：TSH放出ホルモン．

❺ 脱ヨウ素酵素（iodothyronine deiodinase：DIO）による甲状腺ホルモン活性化・不活性化

代謝率が上昇し体温の維持に働く.

②成長促進作用：胎児期から成長を促進する．特に脳神経系の成長には非常に重要であり，母体の甲状腺機能低下症と中毒症はいずれも知能や運動神経系の発達に悪影響を及ぼす.

③コレステロール代謝に対する作用：肝細胞のLDLコレステロールの受容体を増やすことにより血液中LDLを低下させる．コレステロールの合成は増加するが，胆汁酸への排泄も増加するので結果として血液中LDLコレステロールは低下する.

④糖代謝に関連した作用：消化管からのグルコースの吸収を促進し肝における糖新生のインスリンによる抑制を障害する．甲状腺中毒症では空腹時血糖がやや増加し，食後高血糖も引き起こし尿糖陽性になることがある.

⑤蛋白質代謝：肝，筋肉組織に特に作用し蛋白質の合成を行う．過剰になると蛋白質の異化作用が強くなり，特に大きな筋肉が萎縮するために筋力低下を引き起こす.

⑥心臓に対する作用：心筋収縮力が増加する．non-genomic作用として心筋細胞へのCa^{2+}の流入促進と細胞膜上のK^+チャネルなどを活性させ，心筋細胞の興奮性を増加させる.

甲状腺の検査法

甲状腺疾患はBasedow病などの自己免疫疾患，腺腫様甲状腺腫や甲状腺癌などの過形成，腫瘍性疾患，甲状腺ホルモン不応症などの遺伝子疾患に分類される．甲状腺関係の検査はこれらの疾患の鑑別のために甲状腺関係ホルモン検査，抗甲状腺抗体，サイログロブリン（Tg）などの血液検査と画像検査，遺伝子検査に分けられる.

一般検査

尿検査

甲状腺中毒症では食後高血糖になるために尿糖が陽性になることがある.

血液一般検査

Basedow病では約20％に貧血を認める．白血球数は正常だが，相対的な顆粒球減少とリンパ球増多を認める．甲状腺機能低下症では赤血球新生が低下するために軽い貧血がみられる.

生化学検査

甲状腺中毒症では，過剰の甲状腺ホルモン作用により肝細胞の代謝が亢進する．その結果，肝細胞の虚血などにより肝逸脱酵素の上昇が起こる（❻）．AST，ALT，γ-GTP，コリンエステラーゼ（ChE）では高値になる症例が25～60％に及ぶが，甲状腺中毒症が正常化すると短期間で基準値内に戻る．骨代謝は高回転性になるために骨性アルカリホスファターゼ（ALP）が上昇するが，この上昇は長い場合は1年以上続く．クレアチニン（CRE）は約70％で基準値以下になる.

甲状腺機能低下症では，主として代謝が低下するために胆汁うっ滞が生じ，肝機能異常が起こる（❼）．また，ガンマグロブリン，TTT，ZTTが増加し，CREはやや高めになる.

脂質

甲状腺ホルモンは，HMG-CoA還元酵素の発現，活性を増加させる．このために甲状腺中毒症ではコレステロールの合成が増加し，甲状腺機能低下症では減少する．甲状腺ホルモンはLDL受容体の発現を亢進させるために血中から肝へのLDLコレステロールの取り込みを促進させる．また7αヒドロキシラーゼの発現を亢進させることにより胆汁へのLDLコレステロールの排泄を増加させる．この2つの作用がコレス

❻ 甲状腺中毒症における生化学検査の異常（未治療 Basedow 病 74 例）

	TP	TBil	AST	ALT	LDH	γ-GTP	ALP	ChE	CPK	CRE
陽性率（基準値以上の割合）（%）		1.9	32.4	61.1	2.8	25.2	34.6	35.1	1.0	68.5*
中央値	6.8	0.7	26.5	31	158.5	26	303	393	50	0.38
範囲	5.0～0	0.4～1.0	15～102	11～182	65～232	10～121	85～856	221～722	22～107	0.24～0.45
基準値	6.6～8.1	0.4～1.5	13～30	7～23	124～222	9～32	106～322	201～421	41～153	0.46～0.79
単位	g/dL	mg/dL	U/L	U/L	U/L	U/L	U/L	U/L	U/L	mg/dL

*陽性率（基準値以下の割合）

❼ 甲状腺機能低下症における生化学検査の異常（未治療橋本病〈10.0＜TSH＜452〉125例）

	TBil	AST	ALT	LDH	γ-GTP	ALP	ChE	CPK	CRE
陽性率（基準値以上の割合）(%)	1.6	11.3	14.5	13.0	20.3	13.8	10.9	22.5	8.9
中央値	0.6	20	15	175	17	199	304	101	0.65
範囲	0.2～2.1	13～284	8～448	113～420	5～300	92～1,078	150～660	37～1,067	0.45～1.05
基準値	0.4～1.5	13～30	7～23	124～222	9～32	106～322	201～421	41～153	0.46～0.79
単位	mg/dL	U/L	U/L	U/L	U/L	U/L	U/L	U/L	mg/dL

テロール合成作用よりも大きいために，甲状腺中毒症ではLDLコレステロールは低下し，甲状腺機能低下症では増加する．血液検査において甲状腺中毒症では，総コレステロール，LDLコレステロール，リン脂質は低下し，甲状腺機能低下症ではIIa，IIb型脂質異常症を示す．

赤沈，CRP

赤沈は橋本病（慢性甲状腺炎）では軽度から中等度，亜急性甲状腺炎では中等度から高度に亢進し，CRPは亜急性甲状腺炎で陽性となる．未分化癌でも赤沈亢進，CRP陽性を認めることがある．

グルコース負荷試験

甲状腺中毒症では腸管からの吸収が亢進するので血糖が30分で急峻な増加を示す（oxyhyperglycemia）．甲状腺機能低下症では吸収の遅延により，なだらかな曲線になる．

甲状腺 in vitro 検査

甲状腺ホルモンとTSHの測定

血中 T_3，FT_3，T_4，FT_4，TSHの測定方法には一抗体法と二抗体法がある．二抗体法は患者血中にまれに存在する測定に影響を及ぼす物質の影響を受けにくいが，一抗体法に比べて測定時間が少し長い．

基準値

FT_3，FT_4，TSHの基準値は年齢，妊娠によって変わる．小児では FT_3，TSHの基準値は基準値上限，下限ともに成人に比較して少し高くなる．成人の基準値を小児にそのまま使用するとTSH，FT_3ともに高値と診断されることがある．また，高齢者ではTSHの基準値は少し高くなる．妊娠初期は，ヒト絨毛性ゴナドトロピン（human chorionic gonadotropin：hCG）が胎盤から分泌される．hCGは甲状腺刺激作用があるので FT_3，FT_4 が増加しTSHは低くなる．妊娠中期以降は FT_3，FT_4 は妊娠前よりも低くなる（❽）．また，妊娠中はエストロゲンが増加するが，エストロゲンは T_4 結合グロブリン（TBG）の肝での合成を促進するためにTBGが増加する．このために，T_3，T_4 は高くなる．

日内変動

TSHは，早朝2時頃にピークとなり10時から16時頃までが最も低くなる．FT_3 は，TSHより少し遅れて4～6時頃がピークとなり17時頃に最も低くなる．FT_4 は，日内変動は明らかでない．

FT_3，FT_4

FT_3，FT_4 の基準値は測定試薬によって微妙に異なるが，おおよそ FT_4 0.8～1.6 ng/dL，FT_3 2.2～4.3 pg/mLである．Basedow病では FT_3 が FT_4 に比べて高くなる．また，甲状腺機能低下症でも同じ傾向がある．TBG，アルブミンなどの蛋白と結合している total T_3，T_4 は，これらの蛋白の増減する妊娠，ネフローゼ症候群などでは影響を受けるので解釈に注意が必要であるが，FT_3，FT_4 は影響を受けにくい．

TSH

TSHは甲状腺中毒症では低値から測定感度以下，橋本病などの原発性甲状腺機能低下症では高値となる．中枢性甲状腺機能低下症（下垂体性，視床下部性）では低値から $10\,\mu IU/mL$ くらいになる．基準値以上になるのは不活性のTSHを測定しているためであり，

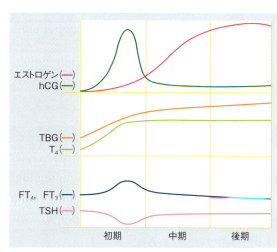

❽ 妊娠中の母体の甲状腺機能検査値の変動
hCG：ヒト絨毛性ゴナドトロピン，TBG：T_4 結合グロブリン，TSH：甲状腺刺激ホルモン．

活性型のTSHは低下している．また，TSHはステロイドなどの薬剤でも減少する．

潜在性甲状腺機能低下症と亢進症

FT$_4$が基準値内でTSHが基準値以上の場合は潜在性甲状腺機能低下症，TSHが基準値以下の場合が潜在性甲状腺機能亢進症である．TSHはFT$_4$の微妙な変化を増大して変動する．FT$_4$は，健常者では狭い範囲で変動しており，個人ごとにその範囲は異なる．基準値を作成する場合には多数の健常者のデータを使用するために，どうしても基準範囲は個人の変動に比べて広くなる．この微妙なFT$_4$の変化をTSHが示している．

low T$_3$症候群（euthyroid sick syndrome, non-thyroidal illness）

飢餓，栄養不良，神経性食欲不振症，心筋梗塞や癌の末期など重症消耗性疾患ではFT$_4$，TSHは基準値内でFT$_3$のみ低値となる．全身状態がさらに悪化した場合はFT$_4$も低下する．これはD3がFT$_4$からリバースFT$_3$への変換を促進することによりFT$_3$を減少させているためである．このFT$_3$の減少は代謝を下げるための生体の適応現象と考えられている．

サイログロブリン（Tg）

Tgは甲状腺濾胞細胞で合成される660 kDaの巨大な糖蛋白である．甲状腺濾胞内に貯蔵されるコロイドの主成分であり，Tgのチロシン残基に無機ヨウ素が結合して甲状腺ホルモンが合成される．Tgは健常者でも血液中に少量存在するが，腫瘍などの甲状腺組織の増加，亜急性甲状腺炎などの炎症による甲状腺組織の破壊，細胞診・手術などの傷害，TSHなどのTSH受容体への刺激でも上昇する（❾）．現在使用されている測定試薬では抗Tg抗体（TgAb）が存在すると低値になるので注意が必要である．

Tgの測定だけでは鑑別診断は困難であるが，Tg測定の臨床的有用性を次にあげる．

- 分化型甲状腺癌（乳頭癌，濾胞癌など）で，全摘術または準全摘術後の再発の有無や転移巣の検索．
- 分化型甲状腺癌のリンパ節転移では，細胞診を行った際に針中の液中にTgが検出される可能性が高い．
- 外因性（漢方薬に甲状腺ホルモンが含まれている場合など）の甲状腺中毒症では，Tgが低値となる．

腫瘍マーカー

甲状腺髄様癌では血中カルシトニン，癌胎児性抗原（carcinoembryonic antigen：CEA）が上昇する．血中可溶性IL-2受容体（soluble IL-2 receptor）が，甲状腺原発悪性リンパ腫のときに上昇することがあり，治療後の再発の指標にもなる．

甲状腺 in vivo 機能検査

甲状腺 ^{123}I 摂取率とシンチグラフィ

甲状腺シンチグラフィでは，甲状腺腫の位置，形状，大きさ，^{123}Iの分布，ホルモン合成機能の強さを知ることができる．診断的価値が高いのは異所性甲状腺腫の位置の確認，甲状腺中毒症の鑑別診断（❶～❹），

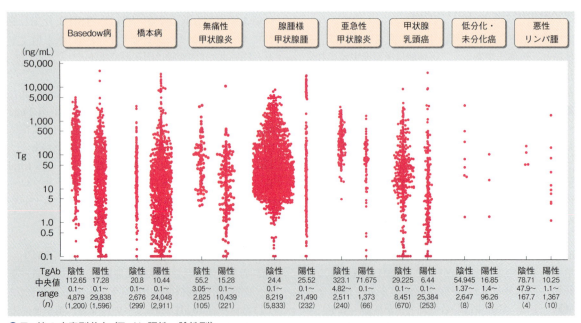

❾ Tg値の疾患別分布（TgAb 陽性，陰性別）

甲状腺悪性腫瘍での転移巣の診断，甲状腺ホルモン産生能を有する胞状奇胎である．甲状腺中毒症の診断に用いる場合は，TSH が抑制されていることが条件である．検査前に 1 週間程度のヨウ素制限を行う．甲状腺ヨウ素摂取率（radioactive iodine uptake：RAIU）の正常範囲は 24 時間で 10〜35 ％程度である．Basedow 病ではびまん性に取り込まれ RAIU が 35 ％以上である．そのほか RAIU が上昇するのは下垂体 TSH 産生腫瘍，甲状腺ホルモン不応症，TSH 受容体活性型胚細胞変異による非自己免疫性甲状腺機能亢進症，甲状腺機能低下症ではあるが甲状腺組織が保たれ TSH 刺激に反応している橋本病がある．無痛性甲状腺炎，亜急性甲状腺炎では hot spot を認めず RAIU が 5 ％以下となる．中毒性甲状腺結節では甲状腺ホルモンを産生する部位に一致して hot spot を認める．この場合 RAIU は 5 ％以下のこともある．

甲状腺テクネチウム摂取率とシンチグラフィ

パーテクネテート（TcO$_4$）も Na$^+$/I$^-$ シンポーター（NIS）によって甲状腺濾胞細胞に速やかに取り込まれる．テクネシウム（^{99m}Tc）は有機化されず速やかに甲状腺から消失する．そのために静脈内注射後 20〜30 分後に甲状腺摂取率を測定する．^{123}I と比較してヨウ素制限が必要なく，甲状腺中毒症の診断を急ぐ場合に当日に結果を確認できること，放射線被曝量が少ないことがメリットである．

パークロレート放出試験 perchlorate discharge test

甲状腺のヨウ素の有機化障害の有無を検査する目的で行われる．過塩素酸カリ（KClO$_4$：パークロレート）はヨウ素よりも甲状腺への親和性が大きく，ClO$_4^-$ はヨウ素の甲状腺への取り込みを NIS で競合的に抑制する．有機化障害で増加した濾胞細胞内のヨウ素は細胞外へ放出される．方法は，1 週間のヨウ素制限食の前処置を行い検査当日に ^{123}I を経口投与し，3 時間後に摂取率測定とシンチグラムを行う．パークロレート（成人 1 g，小児では 20 mg/kg を目安に 6 歳前後で 0.5 g）を内服させ，その 1 時間後に摂取率を測定する．パークロレート服用後の摂取率の低下が 10 ％以下は正常，10〜20 ％は判定保留（軽度放出あり），20 ％以上の場合に放出試験陽性と判定する．

T$_3$ 抑制試験

Basedow 病が寛解に入っているかを調べるために行われていた．T$_3$ を投与して TSH を抑制状態において TSH 以外の甲状腺刺激物質が存在するかを知るための検査である．ヨウ素禁食にして T$_3$ 75 μg/日を 1 週間投与して前後の RAIU を測定する．RAIU 後値が前値の 50 ％以下であれば甲状腺刺激物質が消失と診断する．T$_3$ 内服で動悸などの症状が出現することがあり，抗 TSH 受容体抗体（TRAb）が測定できるようになってからは使用されていない．ほかに甲状腺ホルモン不応症の診断にも用いられることがある．

TRH 刺激試験

TRH 投与で下垂体から TSH，プロラクチンが分泌される．末端肥大症では GH も分泌される．甲状腺では下垂体からの TSH 分泌反応をみることにより中枢性（下垂体，視床下部）甲状腺機能低下症の診断などに使用される．中枢性甲状腺機能低下症では生物学的活性の低い TSH が分泌されるので同時に FT$_3$ の測定を行うことにより内因性 TSH の生物学的活性をみることができる．絶食状態で 500 μg の TRH を静脈内注射前と後 30，60，120 分に TSH を測定する．健常者ではピークは 15〜30 分以内で 60 分以降になるのは遅延反応である．また，120 分値はピーク値の 60 ％以下になる．120 分後の FT$_3$ は注射前と比較して平均 30 ％上昇する．TRH 試験が有用なのは，①二次性と三次性甲状腺機能低下症の鑑別：二次性では低反応で三次性では反応するが，FT$_3$，FT$_4$ の分泌反応は低下する．②下垂体 TSH 産生腫瘍と甲状腺ホルモン不応症の鑑別：前者では TRH 試験後の TSH 上昇が弱く後者では保たれている．中枢性甲状腺機能低下症では，TRH 試験の TSH は無反応〜低反応あるいは遅延反応，遷延反応を示すことが多い．

甲状腺特異的自己抗体

抗サイログロブリン抗体（TgAb）と抗甲状腺ペルオキシダーゼ抗体（TPOAb）

抗サイログロブリン抗体（TgAb）は Tg に対する自己抗体であり，臨床的有用性は橋本病の診断である．Basedow 病でも陽性になることがある．

抗甲状腺ペルオキシダーゼ抗体（TPOAb）は甲状腺ペルオキシダーゼに対する自己抗体である．甲状腺ペルオキシダーゼは，甲状腺細胞の頂端膜（apical membrane）に存在するので隔絶抗原である．TPOAb 陽性は甲状腺濾胞が傷害されていることを示しており，臨床的有用性は橋本病の診断である．Basedow 病でも陽性になることがある．

TgAb，TPOAb は，橋本病の診断に用いられているが，両抗体陰性である橋本病も存在する．TgAb，TPOAb のいずれかが陽性であれば橋本病と診断できるが，陰性の場合は橋本病でないとは診断できない．

抗 TSH 受容体抗体（TRAb）

TSH 受容体に対する自己抗体である．測定方法により TSH binding inhibitory immunoglobulin（TBII）と thyroid stimulating antibody（TSAb）の 2 種類がある．臨床的有用性は Basedow 病の診断である．

TBII

TSH と TSH 受容体の結合を，患者血中の TRAb が阻害する活性をみている．一般的に TRAb と呼ばれるのはこの測定方法によるものである．未治療 Basedow 病の診断における感度特異度は 99％ くらいで非常に良好であるが，無痛性甲状腺炎，亜急性甲状腺炎などでも陽性になることがある[1]（⑩）．

TSAb

患者 TRAb が TSH 受容体を刺激して産生されるセカンドメッセンジャーである cyclic AMP を測定している．測定に細胞を使用する．未治療 Basedow 病の診断の正診率は TBII とほぼ同等である．

これ以外に甲状腺刺激阻害抗体（thyroid stimulation blocking antibody：TSBAb）がある．これは TSH で刺激した TSH 受容体を患者血中の TRAb がどの程度抑制するかをみる測定法である．TRAb 陽性の甲状腺機能低下症の診断に使用される．

甲状腺遺伝子診断

甲状腺機能異常関連遺伝子診断

先天性甲状腺機能低下症は 3,000～4,000 人に 1 人でその多くは甲状腺の発生異常，シグナル伝達異常，ホルモン合成異常である．
①中枢性甲状腺機能低下症：TRH 受容体遺伝子異常，TSHβ 遺伝子異常，TSH 欠損症．
②甲状腺発生異常：甲状腺特異的転写因子遺伝子異常（thyroid transcription factor 1, 2：TITF 1, 2），Paired box 8 遺伝子異常．
③ホルモン合成異常：NIS，ペンドリン，Tg，TPO，甲状腺オキシダーゼ（dual oxidase 2）の遺伝子異常．

甲状腺機能亢進症を起こすものとしては TSH 受容体遺伝子異常，Gsα をコードする遺伝子（*GNAS* 遺伝子）異常による McCune-Albright 症候群がある．これ以外に甲状腺ホルモンに対する標的臓器の反応性が減弱している家族性症候群である甲状腺ホルモン不応症がある．これは甲状腺ホルモンの甲状腺ホルモン受容体（TR）を介した作用の低下であり，TRα と TRβ 異常症がある．

甲状腺癌関連遺伝子異常

甲状腺髄様癌における *RET* 遺伝子がある．

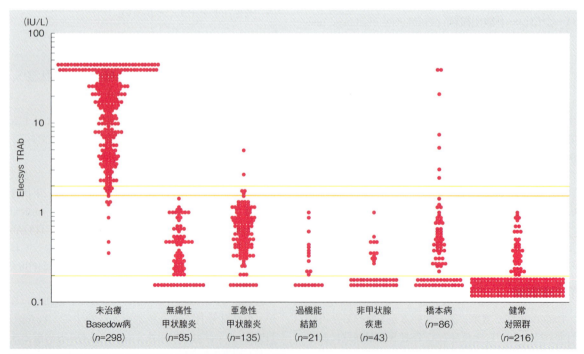

⑩ 各種甲状腺疾患における抗 TSH 受容体抗体（TRAb）値

（Yoshimura Noh J, et al：Evaluation of a new rapid and fully automated electrochemiluminescence immunoassay for thyrotropin receptor autoantibodies. *Thyroid* 2008；18：1157 より一部改変．）

甲状腺画像検査

超音波検査

超音波検査は甲状腺疾患の存在診断と質的診断に非常に有効である。

検査の目的は，①びまん性甲状腺腫の甲状腺容積の評価，②結節性病変の診断と気管，前頸部筋群など周囲臓器との位置関係，③亜急性甲状腺炎などの炎症疾患の経過観察などである（図❺〜❾）。

カラードプラ超音波像ではリアルタイムに甲状腺内の血管の分布と流速がわかる．Basedow 病では血流が豊富で無痛性甲状腺炎では血流が少なく，ある程度の鑑別が可能である．

甲状腺 CT および MRI

甲状腺結節の質的診断は超音波検査のほうが優れているが，局所進行癌や未分化癌の周囲組織への進展度の評価には有用である．

18F-フルオロデキシグルコース（FDG）-PET/CT

乳頭癌，濾胞癌の進行癌，未分化癌，悪性リンパ腫の転移の検索，病期診断には有用である．橋本病でもびまん性集積を認めることがある．

（吉村　弘）

● 文献

1) Yoshimura Noh J, et al：Evaluation of a new rapid and fully automated electrochemiluminescence immunoassay for thyrotropin receptor autoantibodies．*Thyroid* 2008；18：1157.

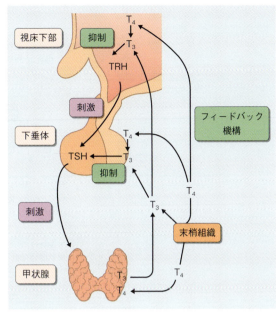

❶ 甲状腺ホルモンの作用

甲状腺中毒症と甲状腺機能亢進症
thyrotoxicosis and hyperthyroidism

甲状腺機能異常症の定義・概念

血中の甲状腺ホルモン（FT_3，FT_4）は，主に視床下部-下垂体-甲状腺系により制御されている（❶）．視床下部から分泌された TRH は，下垂体門脈系を介して下垂体前葉の TSH 産生細胞を刺激し TSH が分泌される．TSH は，甲状腺を刺激し甲状腺ホルモンを分泌させる．甲状腺ホルモンは末梢組織で作用する一方，視床下部 TRH や下垂体 TSH の合成分泌を抑制的に制御しフィードバック系を確立している．

❷に血中 TSH 値，遊離サイロキシン（FT_4）値と甲状腺機能異常をきたす疾患の分布を示す．血中 FT_4 値が基準値を外れ高値の場合を顕性の甲状腺中毒症，低値の場合を甲状腺機能低下症と定義される．甲状腺を原因とする原発性の甲状腺中毒症であればフィードバック機構により血中 TSH 値は低下し，甲状腺機能低下症であれば血中 TSH 値は上昇する．血中 TSH 値は甲状腺ホルモン不足，過剰を最も鋭敏に反映するため，血中 TSH 値のみが異常値を示す軽度の甲状腺機能異常である"潜在性"甲状腺機能異常症が存在する．潜在性甲状腺機能異常症は，血中 FT_4 値は基準値内であるが，血中 TSH 値が基準値を外れ高値あるいは低値を示す病態であると定義される（❷）．注意が必要なのは，この病態は，正常に視床下部-下垂体-甲状腺系が機能していることを前提とした「潜在性原発性甲状腺機能異常症」を示している．顕性の甲状腺機能異常症は人口の 1% 前後程度であるが，潜在性甲状腺中毒症は 0.8〜2%，潜在性甲状腺機能低下症は 4〜20% ときわめて高頻度となる．潜在性甲状腺機能異常症は無症候であることが多いが，潜在性甲状腺機能低下症は動脈硬化や心血管障害，そして潜在性甲状腺中毒症は心房細動や骨粗鬆症などの危険因子とされ，その原因として医原性や一過性症例が多く，その管理や診断が重要視されている．

甲状腺中毒症

概念

- 甲状腺中毒症は日常臨床で頻繁に遭遇する内分泌疾患の一つである．
- 甲状腺中毒症とは，血中甲状腺ホルモン（FT_4 値および/または FT_3 値）の上昇により，甲状腺ホルモ

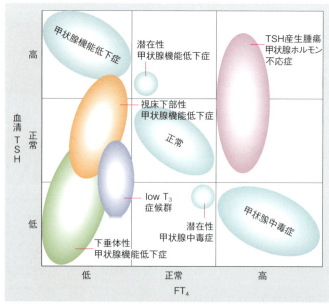

⓬ 血中 TSH 値，FT₄ 値と甲状腺機能異常

ンの生理作用が過剰に発現した病態の総称である．
- 甲状腺中毒症の原因としては，Basedow 病や機能性甲状腺結節（AFTN）に代表される持続性に甲状腺から甲状腺ホルモンの産生分泌が亢進した甲状腺機能亢進症と，甲状腺機能亢進症がみられない甲状腺ホルモン製剤過剰投与による甲状腺中毒症や，破壊性甲状腺炎などによる甲状腺からの甲状腺ホルモンの漏出などに分類される．甲状腺中毒症の主な原因を⓭に示す．
- 甲状腺中毒症で最も多いのが Basedow 病で，女性に多く全体の 60〜90 ％を占める．

[臨床症状]

甲状腺中毒症の臨床所見は，それぞれの原因疾患やその重症度，年齢や併存疾患の存在などにより大きく影響を受ける．一般的には Basedow 病は他の甲状腺中毒をきたす疾患よりも甲状腺中毒症の症状はより重症になることが多い．

代表的な甲状腺中毒症の臨床所見は，頻脈，体重減少，手指振戦，発汗増加であり，そのほか倦怠感や不安感，下痢などの消化器症状や空腹感なども認められることがあるが，高齢者や潜在性甲状腺中毒症のような軽度の異常ではこれらの所見がみられないことも多い．

[検査]

甲状腺中毒症を疑う場合，まず血中 FT₄ 値と血中 TSH 値の測定を行う．⓬に示したように，血中 FT₄ 値が高値で血中 TSH 値が低値であれば原発性甲状腺中毒症が最も疑われる．血中 FT₄ 値が基準値内で，血中 TSH 値のみが低値のときは，潜在性（原発性）

⓭ 甲状腺中毒症の主な原因

甲状腺機能亢進を伴う甲状腺中毒症
1. Basedow 病（Graves 病）
2. 機能性甲状腺結節（autonomously functioning thyroid nodules：AFTN）
3. 高 hCG 血症をきたす病態，状態（妊娠初期，絨毛癌，trophoblastic tumor）
4. TSH 産生腫瘍
5. 甲状腺ホルモン不応症
6. TSH 受容体異常症
7. アミオダロン誘発性甲状腺中毒症 I 型

甲状腺機能亢進を認めない甲状腺中毒症
1. 破壊性甲状腺中毒症
1）無痛性甲状腺炎，産後無痛性甲状腺炎
2）亜急性甲状腺炎
3）急性甲状腺炎
4）慢性甲状腺炎（橋本病）の急性増悪
5）薬剤性：リチウム製剤，IFNα，アミオダロン（II 型）
6）放射性甲状腺炎
7）物理的刺激
2. 薬剤性
抗ウイルス薬（リバビリンなど），分子標的薬（スニチニブなど），ゴナドトロピン放出ホルモン誘導体，甲状腺ホルモン製剤，免疫チェックポイント阻害薬など
3. その他
甲状腺癌の転移，卵巣甲状腺腫など

hCG：ヒト絨毛性ゴナドトロピン，TSH：甲状腺刺激ホルモン．

甲状腺中毒症となる．血中 FT₄ 値が高値で血中 TSH 値が正常あるいは高値であれば，TSH 不適切分泌症候群（syndrome of inappropriate secretion of TSH：SITSH）である TSH 産生腫瘍や甲状腺ホルモン不応症などが疑われるが，潜在性や SITSH を疑う検査値は軽度の異常値であることが多いため，真の異常値か

どうか再検査など行い評価する.

合併症

甲状腺中毒症の合併症としては，甲状腺中毒症性周期性四肢麻痺や甲状腺中毒性ミオパチー，心房細動や心不全，骨粗鬆症そして甲状腺クリーゼなどがある．甲状腺中毒症性周期性四肢麻痺は，典型例は低カリウム血症を伴い，四肢近位筋優位の四肢麻痺をきたす．多くは Basedow 病で合併するが，その他の原因の甲状腺中毒症でも発症することもある．東洋人の男性に多く，過食や飲酒が誘因となる夜間や早朝に悪化することが多い．心房細動は，甲状腺機能亢進症に合併する心血管合併症として最も多い．特に高齢者でのリスクが高く，心不全や心血管関連死亡の原因ともなる．心房細動は甲状腺機能の改善にもかかわらず持続する症例も少なくない．甲状腺中毒症では，骨吸収の促進，尿中 Ca 排泄の増加や腸管からの Ca 吸収低下，血中活性型ビタミン D の低下などにより骨塩量が低下し，骨粗鬆症の危険因子となる．骨粗鬆症は顕性の甲状腺中毒症や閉経後女性でのリスクが高い．

甲状腺中毒症は潜在性であっても心房細動や骨粗鬆症などの危険因子である可能性があるため，血中 TSH 値が抑制されている症例や，高齢者，心疾患合併例では甲状腺機能の正常化を目指すことが望ましい．また，安静時頻脈を認める症例，心疾患合併例や高齢者では β 遮断薬の併用を検討する．

甲状腺中毒症は妊娠可能年齢の女性に多く認められるが，適切な治療が行われず，母体が甲状腺中毒状態を持続すると，妊娠高血圧症候群，低出生体重児，流産，早産，死産のリスクが高くなる．しかし，適切な治療によりこれらのリスクの軽減や回避が期待できるため，妊娠前からの適切な管理が必要である．

甲状腺クリーゼは，抗甲状腺薬の中止や不規則な内服など，コントロールが不良な甲状腺中毒症が存在し，感染や，糖尿病性ケトアシドーシス，精神的なストレスなどを誘因に発症する予後不良の多臓器不全である．急速な進行を認めることもあり，疑われた場合は迅速な対応が必要である．⓮に甲状腺クリーゼの診断基準を示す．甲状腺クリーゼの原疾患の大多数は Basedow 病であるが，まれにその他の甲状腺中毒症でも発症しうる．

Basedow 病

病因

Basedow 病は臓器特異的自己免疫疾患の一つである．Basedow 病では，血液中に存在する TSH 受容体に対する自己抗体により，甲状腺濾胞細胞膜の TSH 受容体が持続的に刺激される結果，甲状腺濾胞細胞の増殖促進による甲状腺の腫大と甲状腺ホルモン分泌促進（機能亢進）をきたす．さらに，過剰に分泌された甲状腺ホルモンが，全身に発現する甲状腺ホルモン受容体を介して甲状腺中毒症状を引き起こす．

甲状腺特異的抗原には，サイログロブリン（Tg），

⓮ 甲状腺クリーゼの診断基準（第 2 版）

［必須項目］
甲状腺中毒症の存在（遊離 T_3 および遊離 T_4 の少なくともいずれか一方が高値）

［症状］[*1]
1. 中枢神経症状（不穏，せん妄，精神異常，傾眠，けいれん，昏睡，Japan Coma Scale（JCS）1 以上または Glasgow Coma Scale（GCS）14 以下）
2. 発熱（38 ℃ 以上）
3. 頻脈（130 回 / 分以上）（心房細動では心拍数で評価する）
4. 心不全症状（肺水腫，肺野の 50 ％以上の湿性ラ音，心原性ショックなど重度な症状，NYHA 分類 4 度または Killip クラス III 以上）
5. 消化器症状（嘔気・嘔吐，下痢，黄疸［血中総ビリルビン値＞ 3 mg/dL］）

［確実例］
必須項目および以下を満たす[*2]．
a. 中枢神経症状＋他の症状項目 1 つ以上，または，
b. 中枢神経症状以外の症状項目 3 つ以上

［疑い例］
a. 必須項目＋中枢神経症状以外の症状項目 2 つ，または
b. 必須項目を確認できないが，甲状腺疾患の既往・眼球突出・甲状腺腫の存在があって確実例条件の a または b を満たす場合[*2]

[*1] 明らかに他の原因があって発熱（肺炎，悪性高熱症など），意識障害（精神疾患や脳血管障害など），心不全（急性心筋梗塞など）や肝障害（ウイルス性肝炎や急性肝不全など）を呈する場合は除く．しかし，このような疾患のなかにはクリーゼの誘因となるため，クリーゼによる症状か単なる併発症か鑑別が困難な場合は誘因により発症したクリーゼ症状とする．このようにクリーゼでは誘因を伴うことが多い．甲状腺疾患に直接関連した誘因として，抗甲状腺薬の服用不規則や中断，甲状腺手術，甲状腺アイソトープ治療，過度の甲状腺触診や細胞診，甲状腺ホルモン製剤の大量服用などがある．また，甲状腺に直接関連しない誘因として，感染症，甲状腺以外の臓器手術，外傷，妊娠・分娩，副腎皮質機能不全，糖尿病ケトアシドーシス，ヨード造影剤投与，脳血管障害，肺血栓塞栓症，虚血性心疾患，抜歯，強い情動ストレスや激しい運動などがある．
[*2] 高齢者は，高熱，多動などの典型的クリーゼ症状を呈さない場合があり（apathetic thyroid storm），診断の際は注意する．

（日本甲状腺学会：甲状腺クリーゼの診断基準，第 2 版．）

甲状腺ペルオキシダーゼ（TPO），TSH 受容体があり，これらの抗原に対する自己寛容が破綻すると自己免疫が生じる．Basedow 病では，このなかの TSH 受容体に対する自己寛容の破綻により発症する．Basedow 病でも抗 Tg 抗体や抗 TPO 抗体が陽性となることが多いが，これは病因でなく付随反応と考えられている．

病理

Basedow 病の甲状腺病理組織所見は，甲状腺濾胞は大小不同で，コロイドは減少ないしは消失している．濾胞上皮細胞の丈が高く，ミトコンドリアが増殖している．間質は血管に富み，リンパ球浸潤，リンパ濾胞を認める．

臨床症状

上述の甲状腺中毒症にみられる臨床症状に加え，Basedow 病の特徴的臨床所見としては，甲状腺腫，心悸亢進，眼球突出からなる Merseburg の三徴がある．しかし，特に高齢者では臨床所見に乏しいうえに，甲状腺腫がみられないことも多いため注意が必要である．Basedow 病の甲状腺以外の特異的な症状として上述の甲状腺眼症があり，Basedow 病の約 25 ％に認められる．

甲状腺眼症は TSH 受容体などを自己抗原とする自己免疫機序により，外眼筋や球後組織に炎症をきたし，重症例では複視や角膜潰瘍，視力障害などを引き起こす．活動性の評価は国内外で使用されている Clinical Activity Score が用いられ，後眼窩の自発痛や違和感，上方視・下方視時の痛み，眼瞼の発赤，眼瞼の腫脹，眼瞼の充血，眼瞼の浮腫，涙丘の発赤・腫脹のなかで

3 項目以上認めた場合に活動性眼症と診断する．喫煙が甲状腺眼症の増悪因子であるため，禁煙と甲状腺機能の正常化で眼症への対応を行うが，重症の活動性眼症の場合は，専門医でのステロイド治療や放射線治療も考慮される．

まれではあるが，前頸骨部に限局性粘液水腫（Graves dermopathy）の合併を認め，さらに Graves dermopathy の症例の一部に手指骨骨膜部などの肥厚（Graves acropachy）の合併を認める．Graves dermopathy は局所のコルチコステロイド治療が行われることもあるが，非常にまれな Graves acropachy には特別な治療法はない．

診断（診断基準・鑑別診断）

Basedow 病の診断は，⓯に示すガイドラインを参考に適切な診断をする．

Basedow 病の診断には，甲状腺中毒症所見，びまん性甲状腺腫大，眼症状の 1 つ以上の所見に加えて，血中 FT$_4$，FT$_3$ 値のいずれかまたは両方高値，血中 TSH 値低値，抗 TSH 受容体抗体（TRAb，TBII）陽性，または刺激抗体（TSAb）陽性所見を認めた場合に確からしい Basedow 病と診断される．確定診断には放射性ヨウ素（またはテクネシウム）での甲状腺摂取率高値，シンチグラフィでびまん性の所見が必要であり，甲状腺中毒症の持続も重要な所見である．眼症状があり TRAb または TSAb 陽性であるが，FT$_4$ および TSH が正常の例は euthyroid Graves disease または euthyroid ophthalmopathy といわれる．

甲状腺中毒症の大多数が Basedow 病であるが，そ

⓯ Basedow 病の診断ガイドライン

a）臨床所見
　1．頻脈，体重減少，手指振戦，発汗増加などの甲状腺中毒症所見
　2．びまん性甲状腺腫大
　3．眼球突出または特有の眼症状
b）検査所見
　1．遊離 T$_4$，遊離 T$_3$ のいずれか一方または両方高値
　2．TSH 低値（0.1 μU/mL 以下）
　3．抗 TSH 受容体抗体（TRAb，TBII）陽性，または刺激抗体（TSAb）陽性
　4．放射性ヨウ素（またはテクネシウム）甲状腺摂取率高値，シンチグラフィでびまん性

1）Basedow 病　　a）の 1 つ以上に加えて，b）の 4 つを有するもの
2）確からしい Basedow 病　　a）の 1 つ以上に加えて，b）の 1，2，3 を有するもの
3）Basedow 病の疑い　　a）の 1 つ以上に加えて，b）の 1 と 2 を有し，遊離 T$_4$，遊離 T$_3$ 高値が 3 か月以上続くもの

[付記]
　1．コレステロール低値，アルカリホスファターゼ高値を示すことが多い．
　2．遊離 T$_4$ 正常で遊離 T$_3$ のみが高値の場合がまれにある．
　3．眼症状があり TRAb または TSAb 陽性であるが，遊離 T$_4$ および TSH が正常の例は euthyroid Graves disease または euthyroid ophthalmopathy といわれる．
　4．高齢者の場合，臨床症状が乏しく，甲状腺腫が明らかでないことが多いので注意をする．
　5．小児では学力低下，身長促進，落ち着きのなさなどを認める．
　6．遊離 T$_3$（pg/mL）/遊離 T$_4$（ng/dL）比は無痛性甲状腺炎の除外に参考となる．
　7．甲状腺血流測定・尿中ヨウ素の測定が無痛性甲状腺炎との鑑別に有用である．

（日本甲状腺学会：バセドウ病の診断ガイドライン．2013．）

の管理，治療がまったく異なることから無痛性甲状腺炎や亜急性甲状腺炎との鑑別はきわめて重要である．頻度は少ないが，AFTN も鑑別の対象となる．

治療

Basedow 病の治療法として，抗甲状腺薬による薬物療法，^{131}I 内用療法，手術による外科治療がある．

わが国では未治療患者の大多数が薬物療法から開始されるが，欧米では ^{131}I 内用療法施行例が主体である．抗甲状腺薬による薬物療法は外来での治療が可能であるが，ほかの治療法と比較し寛解率が低くかつ寛解に至るまでの期間が長いこと，服薬中止の明確な基準がないこと，副作用の頻度が比較的高く，重篤な副作用も生じうることなどの問題点がある．抗甲状腺薬にはチアマゾール（MMI）とプロピルチオウラシル（PTU）がある．副作用出現頻度などの問題から初期治療は MMI の使用を考慮するが，妊娠初期，授乳中では MMI でなく PTU を使用する．抗甲状腺薬の副作用として，肝機能障害や薬疹は比較的出現頻度が高い．特に重篤な副作用として無顆粒球症がある．初期治療開始後数か月以内での発症が多く，抗甲状腺薬使用中の高熱や咽頭痛では速やかに白血球数の確認を行い無顆粒球症の確認を行う．ANCA 関連血管炎は特に長期 PTU 投与例に多い副作用で，血尿，関節痛，紫斑，呼吸不全などの出現に注意する．

妊娠初期の MMI 使用による奇形症候群の問題から，妊娠初期や妊娠計画中では PTU の使用が推奨されている．

^{131}I 内用療法は多くの症例が外来での一度の服用で治療可能であり，Basedow 病再発や，薬物療法の副作用例，心疾患などの併発例ではよい適応である．治療後は永続的な甲状腺機能低下症になる例が多いので，甲状腺ホルモン製剤を生涯服用する必要性が高い．妊婦や授乳婦には禁忌で，治療後 6 か月間は避妊が必要である．18 歳以下も原則 ^{131}I 内用療法は行わない．

手術療法も確実な治療方法であり，早急の妊娠希望や大きな甲状腺腫，薬物療法の副作用例などが適応となる．問題点としては入院が必要なこと，頻度は少ないが，手術合併症として反回神経麻痺や副甲状腺機能低下症がある．

経過・予後

抗甲状腺薬による Basedow 病の寛解率は 20～30 ％と低く，再発も 30～60 ％と高率に認めるが，軽症例での寛解率は高い．抗甲状腺薬と比較し，^{131}I 内用療法や手術療法は治癒率が高率である．Basedow 病は，心血管関連死亡の危険因子であり，特に高齢者では厳格な管理が必要である．

機能性甲状腺結節 autonomously functioning thyroid nodule（AFTN）

概念

●機能性甲状腺結節（AFTN）は，TSH 非依存性に自律的に甲状腺ホルモンを分泌する甲状腺結節である．AFTN には，単発性の中毒性単結節性甲状腺腫（toxic adenoma：TA），多発性の中毒性多結節性甲状腺腫（toxic multinodular goitor：TMNG）や，甲状腺中毒症状を示さない潜在性の結節などがある．ヨウ素欠乏地域では甲状腺中毒症の原因として中毒性甲状腺腫は 60 ％に至るともいわれ，特に TMNG が多く認められる．一方でわが国のようなヨウ素充足地域では AFTN の頻度は 3～10 ％程度と低下する．Basedow 病は若年者で多く認められるのに対して，TMNG は高齢になるにつれて増加し女性に多い．

病因

AFTN の原因としては，TSH 受容体の体細胞変異や，まれではあるが，Gsα 蛋白をコードする *GNAS* 遺伝子の体細胞変異が報告されている．これら変異は恒常的活性型（constitutive active）変異であり，TSH 受容体や GNAS が持続的に活性化することで，自律的な甲状腺ホルモン分泌や腫瘍形成が促進される．わが国の Nishihara らの報告では，TSH 受容体変異が約 50 ％，GNAS 変異が約 15 ％であった．

病理

TA は，濾胞腺腫や腺腫様結節が多く，TMNG では腺腫様甲状腺腫であることが多い．

臨床症状

甲状腺中毒症状に加え，頸部腫瘤による頸部違和感や嚥下違和感を認める症例もあるが，無症状である症例も多い．中毒症状を認める TMNG は一般的に高齢者に多い．

診断（診断基準・鑑別診断）

機能性結節からの甲状腺ホルモン産生による甲状腺機能亢進所見を認める．甲状腺放射性ヨウ素やテクネシウムによるシンチグラフィにて，甲状腺結節への集積（hot nodule）を確認する．甲状腺機能は甲状腺ホルモン値（FT$_3$，FT$_4$ 値）が高値とならず，血中 TSH 値のみ低値となる潜在性甲状腺中毒所見を示すこともある．甲状腺超音波検査では，甲状腺結節への血流増加を認めることが多い．AFTN は自己免疫異常が病因ではないが，甲状腺機能性結節と Basedow 病が合併する Marine-Lenhart 症候群では，Basedow 病の自己抗体（TRAb，TBII，または TSAb）が陽性となり，甲状腺シンチグラフィでは甲状腺へのびまん性集積に加え，甲状腺結節への集積も確認できる．

治療

薬物療法，手術療法，放射性ヨウ素内用療法などがある．顕性の甲状腺中毒症では，抗甲状腺薬やβ遮断薬により，まず甲状腺機能や頻脈の改善を図るが，寛解や完治が少ないうえに抗甲状腺薬では副作用も多い．手術療法は根治が期待できる治療法で，速やかな甲状腺中毒症と，腫瘍の圧迫症状の改善が可能である．手術療法の合併症としては，頻度は少ないが，一過性反回神経麻痺や副甲状腺機能低下症などがある．放射性ヨウ素内用療法も寛解や完治が期待できる治療法ではあるが，手術療法と比較し治療効果が得られるまでの経過が長く，大きな結節では治療効果が乏しい．

経過・予後

手術療法は経過が良好で，完全切除例では機能性結節の再発はまれである．亜全摘や全摘症例では術後に甲状腺機能低下症となり甲状腺ホルモン補充が必要となることがある．放射性ヨウ素内用療法症例でも，内服量や放射性ヨウ素の取り込み範囲などにより治療後に甲状腺機能低下症となることがある．

下垂体 TSH 産生腫瘍
pituitary TSH producing tumor

概念

● 下垂体 TSH 産生腫瘍では，下垂体腺腫から TSH が過剰分泌され，過剰な TSH が甲状腺を刺激し甲状腺ホルモン分泌を刺激する．

● 下垂体 TSH 産生腫瘍は約 100 万人に 1 人とされ全下垂体腫瘍の 0.5〜1.0 ％とまれであるとされてきたが，近年報告例は約 3 倍に増加している．

● 発症年齢は 8 歳から 80 歳代まで報告があり，50〜60 歳代に診断される例が多いが，明らかな性差はない．

● これまでに多発性内分泌腫瘍症 1 型（MEN1）の家族内発生例が報告され，下垂体外の異所性 TSH 産生腫瘍が 2 例，さらに 1 例の悪性例が報告されている．

病因

下垂体 TSH 産生腫瘍の原因の多くは不明であるが，一部は MEN1 の一症状として認められることがある．また，これまでに甲状腺ホルモン受容体β遺伝子の体細胞変異（H435Y）が下垂体 TSH 産生腫瘍で認められ，甲状腺ホルモンに対する抵抗性や腫瘍発生の原因となっている可能性も報告されている．そのほか，TRH 受容体や G 蛋白，Pit-1，p53，MEN1 などの遺伝子変異の検索が行われているが，原因となる遺伝子変異は現在のところ発見されていない．

病理

病理所見については，摘出した下垂体腺腫の免疫組織学的検討で TSH あるいは TSHβ 鎖が同定される．しかし，時に TSH の免疫染色陽性細胞がわずかであったり，まれに陰性と判断される症例もある．そのような症例の判定には，プロテアーゼ処理による抗原賦活化の前処理などが有用である．

臨床症状

動悸や発汗増加，体重減少などの甲状腺中毒症状を認めることがある．しかし，これらの症状は，ごく軽微なものから中等症のものが多く，時に自覚的症状はもちろん，他覚的所見もない症例も存在する．また，約 90 ％の症例で慢性の TSH の刺激による症状としてびまん性甲状腺腫大を認める．

下垂体腫瘍による症状としては，マクロアデノーマとして見つかることが多く，約 40 ％の症例で腫瘍の視神経の圧迫による視野障害を認め，約 20 ％で頭痛を認め，約 25 ％で下垂体前葉機能低下による全身倦怠感や性腺機能低下症状も認められる[1]．また，成長ホルモン（GH）やプロラクチンを同時に産生する腫瘍では先端巨大症の症状や乳汁分泌，性欲の低下といったプロラクチン産生下垂体腫瘍の症状がみられる．同時に発症した先端巨大症の症状で甲状腺中毒症状が隠れてしまう症例もあり注意が必要である．

診断（診断基準・鑑別診断）

下垂体 TSH 産生腫瘍の検査所見で最も重要な項目は，SITSH の所見である．SITSH とは，甲状腺ホルモン，特に FT_4 値が高値であるにもかかわらず，血清 TSH 値が測定でき抑制されていない状態である（⑫）．下垂体 TSH 産生腫瘍では TSH が基準値内から軽度高値を示す．SITSH の診断に際しては，いくつか注意点がある．まず，真の SITSH かどうか繰り返し同様の所見が認められることを確認する．また，アミオダロンなどヨウ素を含有する薬剤で治療中の症例では時に血清甲状腺ホルモン値が高値でも TSH が測定されることがあるので留意が必要である．下垂体 TSH はαとβの 2 つのサブユニットからなり，αサブユニットは LH，FSH，hCG と共通の構造であるが，βサブユニットは TSH に特異的な構造である．下垂体 TSH 産生腫瘍では，血中αサブユニットが高値を示す症例が多く，また，血中αサブユニット/TSH モル比は 1 以上となる症例が多い．また TRH 負荷試験では，多くの症例で血中 TSH 値は無〜低反応を示す．TSH の頂値が前値の 2 倍以下となる場合，低反応としている．しかし，少数例では TSH の反応を認める例もあり注意が必要である．

下垂体 TSH 産生腫瘍の鑑別疾患としては，同じく SITSH を示す甲状腺ホルモン受容体β（あるいはまれではあるがα変異）による甲状腺ホルモン不応症がある．鑑別診断が難しい場合は，甲状腺ホルモン受容体

β の変異遺伝子診断が有用である.

治療

TSH 産生腺腫は,手術療法が第一選択になる.比較的大きな腫瘍が多いが主に経蝶形骨洞下垂体腫瘍摘出術が行われる.保険適用はないが,ソマトスタチンアナログ製剤により甲状腺機能中毒症状は短期間で正常化できる例が多く,一部に腫瘍の縮小効果を認める.ソマトスタチンアナログ製剤が第一選択の治療となるかは今後の検討が待たれる.ドパミンアナログ製剤も使用されているが効果は弱い.残存腫瘍や再発例に再手術やこれらの薬剤が使用される.

経過・予後

下垂体 TSH 産生腫瘍は比較的大きな腫瘍が多く,術後の残存腫瘍や再発に注意が必要である.National Institutes of Health の 25 症例の追跡調査では,予後予測因子は腫瘍の大きさ,浸潤性,ならびに甲状腺中毒症状の有症状期間であることが報告されている.

慢性甲状腺炎,破壊性甲状腺炎は「甲状腺炎」(p.89) の項目を確認いただきたい.

甲状腺機能低下症 hypothyroidism

概念

● 甲状腺機能低下症は,「組織において甲状腺ホルモンの作用が低下した状態」と定義される病態であり,甲状腺の異常としては最も多く認められる.

● 血中甲状腺ホルモンは,⓫のように主に視床下部−下垂体−甲状腺系により制御されている.この系のいずれの障害によっても甲状腺機能低下症は起こりうる.

● 最も多い原因は,甲状腺が原因となる原発性甲状腺機能低下症であり,血中甲状腺ホルモン値(FT$_3$,FT$_4$ 値)の低下と下垂体からの TSH の上昇が観察される.まれではあるが,TSH あるいは視床下部TRH の分泌低下などによる中枢性甲状腺機能低下症や非甲状腺疾患(NTI)による甲状腺機能低下症もみられる.

● 甲状腺機能低下症のガイドラインも近年,国内外から多数公開されている.

疫学

甲状腺機能低下症の頻度は,人種,年齢や性別,ヨウ素摂取率などにより大きく影響を受ける.近年,高感度測定法の進歩により TSH のみ高値を呈する潜在性甲状腺機能低下症も知られており,甲状腺ホルモン値の低下をきたす顕性甲状腺機能低下症とともにその頻度は米国での NHANES III では潜在性 4.3 %,顕性 0.3 %,Colorado Study では潜在性 8.5 %,顕性 0.4 %

と報告されている.わが国でもほぼ同様の頻度であり,全人口の約 10 % と日常臨床においても比較的多く遭遇する疾患といえる.

病因

さまざまな疾患や状態により甲状腺機能低下症が引き起こされる.このため,甲状腺機能低下症をきたす原因,発症時期,持続期間,重症度について概説する.

原因による分類 ⓰

甲状腺機能低下症は,①甲状腺での甲状腺ホルモンの合成や分泌が低下し標的臓器への甲状腺ホルモンの供給が低下した状態,②標的臓器への甲状腺ホルモン作用機構の異常のためホルモン作用が低下した病態,さらに③甲状腺ホルモンの代謝が亢進した病態に分類される.

①では,甲状腺を原因とする原発性甲状腺機能低下症がある.世界的にはヨウ素摂取不足が最も多いが,ヨウ素摂取が十分である地域においては慢性甲状腺炎(橋本病)によるものが最も多い(☞「甲状腺炎」p.89).頻度は低いが下垂体を病因とする二次性(下垂体性)や視床下部に原因のある三次性(視床下部性)甲状腺機能低下症がある.二次性ならびに三次性甲状腺機能低下症は,血中の TRH の測定系が確立されていないなど病態生理学的にも判別が困難であることから中枢性甲状腺機能低下症と一括されている.中枢性甲状腺機能低下症は,約 60 % は間脳下垂体部の腫瘍が原因であり,そのほか,頭部外傷やくも膜下出血後,GH製剤や種々の薬剤など⓰に示した病態が原因となる.ヨウ素製品や薬剤が原因となることも多い.薬剤では,近年,分子標的治療薬の一部(スニチニブなど)で甲状腺機能低下をきたすことも明らかとなっている.さらに腫瘍免疫学の進歩により開発された免疫チェックポイント阻害薬は,T 細胞性免疫を抑制する 2 つのシグナル(免疫チェックポイント)である細胞障害性 Tリンパ球抗原(cytotoxic T-lymphocyte-associated antigen:CTLA)-4 経路と programmed cell death(PD)-1 経路に対する阻害薬(immune-checkpoint inhibitor:ICI)であるが,免疫関連有害事象(immune-related adverse events:irAE)としての下垂体機能低下症や甲状腺炎による甲状腺機能異常も注目されている.

②の甲状腺ホルモン作用機構の異常となる病態としては,甲状腺ホルモン受容体 β あるいは α 変異による甲状腺ホルモン不応症(RTH)がある.その多くは甲状腺ホルモン受容体 β 変異による RTHβ で,主に常染色体優性遺伝形式を示す.RTHβ では SITSH(血中甲状腺ホルモン値が高値にもかかわらず血中 TSH値は正常値〜軽度高値)を示し,多くが無症状であるが,甲状腺ホルモン受容体 α が存在することも一因

⓰ 甲状腺機能低下症の分類

I. 甲状腺での甲状腺ホルモンの合成や分泌が低下し標的臓器への甲状腺ホルモンの供給が低下した状態
　1. 原発性甲状腺機能低下症
　　a. 後天性
　　　1）自己免疫性（慢性甲状腺炎〈橋本病〉，阻害型抗 TSH 受容体抗体，インターフェロン療法後，IgG4 関連疾患など）
　　　2）ヨウ素過剰（日本ではまれだがヨウ素不足）
　　　3）甲状腺の手術，照射，アイソトープ治療後
　　　4）破壊性甲状腺中毒症の回復期（無痛性甲状腺炎，亜急性甲状腺炎，産後甲状腺炎，慢性甲状腺炎の急性憎悪）
　　　5）浸潤性病変（悪性リンパ腫，アミロイドーシス，強皮症など）
　　　6）薬剤の服用（抗甲状腺薬，インターフェロン，アミオダロン，リチウム製剤，分子標的治療薬，免疫チェック
　　　　ポイント阻害薬など）
　　b. 先天性
　　　1）ホルモン合成障害（有機化障害，Na/I シンポーターの異常など）
　　　2）先天性の甲状腺無形成や低形成，異所性甲状腺腫
　　　3）胎盤からの移行（阻害型抗 TSH 受容体抗体〈TSBAb〉，抗甲状腺薬など）
　2. 中枢性甲状腺機能低下症
　　A. 下垂体性甲状腺機能低下症
　　　a. 後天性
　　　　1）腫瘍性（下垂体腫瘍，頭蓋咽頭腫，転移性腫瘍など）
　　　　2）Rathke 嚢胞
　　　　3）Sheehan 症候群，出血性下垂体壊死
　　　　4）下垂体の手術，照射後
　　　　5）後天性 TSH 単独欠損症
　　　　6）リンパ球性下垂体前葉炎（IgG4 関連疾患も含む）
　　　　7）薬剤性（GH 製剤，副腎皮質ホルモン製剤，ドパミン製剤，レチノイド受容体リガンド，免疫チェックポイン
　　　　　ト阻害薬など）
　　　　8）肉芽腫（サルコイドーシス，ヒスティオサイトーシスなど）
　　　　9）コントロール不良の Basedow 病母の児
　　　　10）特発性
　　　b. 先天性
　　　　1）複合型下垂体前葉機能不全（*Pit-1* 遺伝子異常，*LHX3*，*HESX1* 遺伝子異常など）
　　　　2）TSH 単独欠損症
　　　　3）TRH 受容体異常症
　　B. 視床下部性甲状腺機能低下症
　　　a. 後天性
　　　　1）視床下部腫瘍（下垂体腫瘍の視床下部浸潤，頭蓋咽頭腫など）
　　　　2）脳の手術，照射後
　　　　3）頭部外傷後
　　　　4）特発性
II. 甲状腺ホルモンの作用が不足する場合
　　甲状腺ホルモン不応症（甲状腺ホルモン受容体 β の異常など）
　　MCT8 異常症，SBP2 異常症
III. 甲状腺ホルモンが過剰に代謝消費される場合
　　肝血管腫による 3 型脱ヨウ素酵素の過剰発現

（泉　孝英〈編〉：ガイドライン外来診療 2018. 東京：日経メディカル開発；2018 より一部追加.）

し，甲状腺中毒症と低下症が混在した症状となる．最近発見された甲状腺ホルモン受容体 α の異常（RTHα）では，甲状腺機能低下症の臨床所見（精神運動発達障害など）を認めるが，SITSH は示さず，中枢性甲状腺機能低下症を示す．RTH と同様に甲状腺ホルモン作用が不足する病態として，細胞内甲状腺ホルモン輸送蛋白（MCT8）の遺伝子異常や，脱ヨウ素酵素の合成にかかわる蛋白である SBP2 の遺伝子異常があり，これらも SITSH 様の臨床所見を示す．

　③の甲状腺ホルモンの代謝が亢進した病態では，肝での巨大血管腫による 3 型脱ヨウ素酵素の産生によ

るものがある．

発症する時期による分類

　発症する時期により，先天性と後天性に分類される．先天性甲状腺機能低下症でも，甲状腺の障害が原因である原発性甲状腺機能低下症が最も多く，そのほか，中枢性甲状腺機能低下症，甲状腺ホルモン作用不全による甲状腺機能低下症に分類され，さらに一過性のものと永続性のものに分類される．

　先天性原発性甲状腺機能低下症の原因としては，甲状腺形成異常（異所性，低形成，欠損，無形成など），甲状腺ホルモン合成障害（*NIS* 遺伝子異常症，サイロ

グロブリン遺伝子異常症，*DUOX2* 遺伝子異常症，*TPO* 遺伝子異常症，Pendred 症候群など），機能喪失型 TSH 受容体遺伝子異常症があげられる．甲状腺形成異常が原因として最多であり，特に異所性甲状腺の頻度が高く，約 3,000 人に 1 人とされる．

中枢性甲状腺機能低下症の原因では，下垂体 TSH 分泌低下症（*TSHβ* 遺伝子異常），複合型下垂体前葉機能不全症（*POU1F1*，*PROP1*，*HESX1*，*LHX3*，*LHX4*，*LEPR*，*IGSF1* などの遺伝子異常），視床下部 TRH 単独欠損症などがある．

持続する期間による分類

持続する期間により一時的に発症する一過性と永続性に分類される．一過性のものは，甲状腺炎などによる破壊性甲状腺中毒症の回復後に引き続き起こるものが多いが，そのまま永続性となる場合もある．薬剤や，特にわが国ではヨウ素過剰による一過性の場合も多く，必要のないホルモン補充は続けないよう永続性のものと鑑別が必要である．先天性甲状腺機能低下症の原因である dual oxidase 2（DUOX2），dual oxidase maturation factor 2（DUOXA2）異常症の一部でも一過性の甲状腺機能低下を示す症例がある．

重症度による分類—顕性と潜在性甲状腺機能低下症

顕性の甲状腺機能低下症では，血中甲状腺ホルモン値の低下を示すが，近年の測定技術の進歩により，血中甲状腺ホルモン値（FT_3，FT_4 値）は正常範囲内で，血中 TSH 値のみ高値を示す潜在性甲状腺機能低下症の存在が注目されるようになった．潜在性甲状腺機能低下症は TSH の値により軽症（TSH 基準値上限〜$9 \mu U/mL$）および重症（$10 \mu U/mL$ 以上）に分類されることもある．そして海外の報告では少なくとも 75 ％は軽症に分類される．

しかし TSH 値の上限値に関しては議論が多い．国際臨床生化学アカデミー（NACB）のガイドラインでは，甲状腺疾患をより厳しく除外した集団では基準値上限は $2.5 \mu U/mL$ となるとの報告や，米国全国健康栄養調査（NHANESIII）では，甲状腺疾患や甲状腺自己抗体陽性者などを除外した集団での基準値上限は $4.12 \mu U/mL$ となる報告がある．また，血中 TSH 値は年齢とともに高くなるとされる．甲状腺疾患を除外した集団の血中 TSH 値の分布は，高齢に従い高いほうにシフトする．よって TSH の正常範囲を年齢に対応させ，80 歳以上の年齢の正常上限は $7.49 \mu U/mL$ にすべきとの報告もある．

潜在性甲状腺機能低下症と同様の検査値を示す疾患や病態として，副腎皮質機能低下症，甲状腺ホルモンの補充療法を開始して TSH が改善中の一時期などがある．

臨床症状

新生児，乳幼児期

甲状腺ホルモンは，胎児期，新生児期の中枢神経系，成長などに不可欠なホルモンである．そのため先天性の甲状腺機能低下症は，無治療で経過した場合は精神神経発達障害と成長障害など重大な障害をきたしクレチン症と呼ばれる．乳幼児期の臨床症状としては，成長不良，徐脈，筋緊張低下，遷延性黄疸，臍ヘルニア，小泉門の開大などが認められる．わが国では 1979 年以降にすべての新生児を対象とし，血中 TSH 値のスクリーニング検査が実施されており，近年では治療を行った先天性原発性甲状腺機能低下症の予後は健常対象と比較し大差はない．しかし，一部の地域を除き血清 TSH 値のみがスクリーニングされているため，TSH 値が上昇せず，甲状腺ホルモン値（FT_3，FT_4）が低下する中枢性甲状腺機能低下症は，見落とされている可能性があり，注意が必要である．また，軽症例では低身長のみが認められることもある．

成人期

成人期における臨床症状を❼に示す．これらの症状は甲状腺機能低下症に特異的なものではなく，特に高齢者では，認知症状，うつ傾向などが指摘された場合，一度は甲状腺機能低下症を疑い精査する必要がある．他覚所見としては，典型例では口唇や舌が厚く浮腫状の顔貌（粘液水腫様顔貌），嗄声，脱毛，眉毛外側 1/3 が薄い，皮膚は乾燥し粗糙，手掌のカロチンの沈着による黄染，手足には浮腫状で圧痕を残さない non-pitting edema（粘液水腫），徐脈，アキレス腱反射の弛緩相の延長などが認められる．女性では月経過多や不妊の原因となることもある．また女性において，重度の甲状腺機能低下で視床下部 TRH 上昇によってプロラクチンの分泌が亢進し，乳汁漏出を認めることがある．慢性甲状腺炎（橋本病）によるものであれば硬い甲状腺腫が触知されることもある．

粘液水腫性昏睡

重度の甲状腺機能低下症から，❽で示すような寒冷や感染症などの誘因により，循環不全，呼吸不全，低体温を介し，意識障害や昏迷などの中枢神経障害を起こすことがあり，粘液水腫性昏睡と呼ばれる．死亡率が 25 ％と非常に高いため，疑われたら迅速に集学的な治療を行う．

診断・検査

確定診断は，❼に示す診断ガイドラインを参照し遂行する．小児は日本小児内分泌ガイドラインなどを参照し，確定診断や治療は専門医療施設で適切に行うことが望ましい．

問診，身体所見

使用薬剤や健康食品の有無，ヨウ素の過剰摂取，中

❶ 甲状腺機能低下症の診断ガイドライン

【原発性甲状腺機能低下症】

a) 臨床所見
  無気力, 易疲労感, 眼瞼浮腫, 寒がり, 体重増加, 動作緩慢, 嗜眠, 記憶力低下, 便秘, 嗄声などいずれかの症状
b) 検査所見
  遊離 T_4 低値および TSH 高値

原発性甲状腺機能低下症　a) および b) を有するもの

[付記]
  1. 慢性甲状腺炎 (橋本病) が原因の場合, 抗マイクロゾーム (または TPO) 抗体または抗サイログロブリン抗体陽性となる.
  2. 阻害型抗 TSH 受容体抗体により本症が発生することがある.
  3. コレステロール高値, クレアチンホスホキナーゼ高値を示すことが多い.
  4. 出産後やヨウ素摂取過多などの場合は一過性甲状腺機能低下症の可能性が高い.

【中枢性甲状腺機能低下症】

a) 臨床所見
  無気力, 易疲労感, 眼瞼浮腫, 寒がり, 体重増加, 動作緩慢, 嗜眠, 記憶力低下, 便秘, 嗄声などいずれかの症状
b) 検査所見
  遊離 T_4 低値で TSH が低値～正常

中枢性甲状腺機能低下症　a) および b) を有するもの

[除外規定]
  甲状腺中毒症の回復期, 重症疾患合併例, TSH を低下させる薬剤の服用例を除く.
[付記]
  1. 視床下部性甲状腺機能低下症の一部では TSH 値が 10μU/mL くらいまで逆に高値を示すことがある.
  2. 中枢性甲状腺機能低下症の診断では下垂体ホルモン分泌刺激試験が必要なので, 専門医への紹介が望ましい.

(日本甲状腺学会:甲状腺機能低下症の診断ガイドライン. 2013.)

❶ 粘液水腫性昏睡の誘因, 増悪因子

低体温	外傷
感染	消化管出血
脳血管障害	昏睡を増悪させる代謝異常
うっ血性心不全	低血糖
薬剤	低ナトリウム血症
麻酔薬	低酸素血症
鎮静薬	高 CO_2 血症
抗不安薬	アシドーシス
抗精神病薬	高カルシウム血症
麻薬	
アミオダロン	

(Braverman LE, et al 〈eds〉: Werner & Ingbar's The Thyroid, 10th edition. Philadelphia : Lippincott Williams and Wilkins ; 2013.)

枢性の甲状腺機能低下症の原因とし意識障害を伴う頭部外傷の既往 (10 年以上前でも), 妊娠出産時の様子 (頭痛, 発熱, 乳汁分泌の異常など) に注意し問診する. 症状は上記に示したが, 甲状腺機能低下症に特異的なものでないため十分に注意する. また, 中枢性甲状腺機能低下症の原因は下垂体部の腫瘍が多く, 視野や視力障害, そしてその他の下垂体前葉ホルモン系の異常に伴う症状, 月経の異常や性腺系の異常, ホルモンの過剰による先端巨大症や乳汁分泌の症状の問診も必要である. そして甲状腺は入念に触診し, 慢性甲状腺炎の有無などに注意する.

血液学的検査の進め方

　甲状腺機能低下症の診断は, 甲状腺ホルモン不足,

過剰を鋭敏に反映する血中 TSH 値と, FT_4 の測定で行う. ❶に示したように, FT_4 値が低値で TSH が高値であれば原発性甲状腺機能低下症が最も疑われる. FT_4 値が基準値内で, TSH のみが高値のときは, 潜在性甲状腺機能低下症が疑われる. FT_4 値が低値で TSH が正常あるいは低値であれば, 中枢性甲状腺機能低下症もしくは重症の NTI が考えられる. 下垂体腫瘍などによる中枢性甲状腺機能低下症は, 多くが血清 TSH 値が正常を示す. また, 視床下部性の甲状腺機能低下症の一部では, 血清 TSH 値が 5～10 mIU/L 程度に上昇している場合があるので原発性甲状腺機能低下症との鑑別が必要である. さらに, 慢性甲状腺炎が疑われる場合は, 甲状腺自己抗体などの検査が必要である. 中枢性甲状腺機能低下症の原因として, リンパ球性下垂体炎が疑われる場合は, ACTH-コルチゾール系の評価と抗下垂体抗体が一助となることもある. さらに最近では IgG4 による下垂体炎も注目されている.

　また, 甲状腺機能低下症により, 血清 LDL コレステロールや CK, AST の変化も評価が必要である. 後述するが, 血清 LDL コレステロールの際はスタチンによる加療の前に甲状腺機能の評価が必要である. また, CK 上昇は 30～80 % にみられるとされ, その多くは MM 分画の上昇を認める.

画像診断, 心電図と TRH 負荷試験など

　甲状腺機能低下症による循環器系への影響が少しで

も疑われる場合は，胸部X線写真や心電図，できれば心臓超音波検査により心囊液の貯留を確認することが望ましい．治療の開始にあたり，特に高齢者には冠動脈疾患の有無や動脈硬化症の評価も必要である．

原発性甲状腺機能低下症と考えられた場合，甲状腺の超音波検査が有用である．慢性甲状腺炎や萎縮性甲状腺炎，破壊性甲状腺炎後などの所見を得られることがある．

また，中枢性甲状腺機能低下症と考えられる場合は，さらに分類であげたような疾患を考え間脳下垂体部のMRIをはじめとする画像診断のほか，TRH試験により下垂体からのTSHの分泌能とそれに対応する甲状腺ホルモンの上昇（T_3）を検討する．中枢性では，TSHの分泌反応の低下あるいは遷延反応などが認められる．視床下部性の場合には，TSHの生物学的活性が低下しT_3が前値と比較して120分後でも20％以上上昇しない所見が一助となる場合がある．

近年のMRIや病理解剖の報告から，健常成人の10〜15％に下垂体腫瘍があることを考えると中枢性甲状腺機能低下症の頻度は，実際に診断されているよりも高いことが予想される．さらに中枢性甲状腺機能低下症は，機能性の下垂体腺腫による他のホルモン過剰産生の症状と他の前葉ホルモン系の障害が種々の程度で関与し複雑化する．したがって，種々の下垂体前葉機能検査が必要になる場合もある．

治療

治療前の注意点

薬物治療を検討する前に持続性の甲状腺機能低下症かどうか評価を行う．特にヨウ素過剰摂取が疑われる場合は摂取制限を指示する．一過性の確認は1〜3か月ごとに血中TSH値を測定し，3〜6か月を目安に判定する．

薬剤性甲状腺機能低下症の場合，中止できない場合は甲状腺ホルモン補充療法の対象となる．

妊婦および超高齢者以外の成人では，持続性の顕性甲状腺機能低下症や血中TSH値10 μU/mL以上の潜在性甲状腺機能低下症に対しては，臨床症状の改善が期待され，さらに動脈硬化や心血管障害リスク予防の観点から甲状腺ホルモン補充療法が勧められる．血中TSH値が10 μU/mL未満の軽症の場合での治療効果に関しては議論が多いところであるが，自覚症状を認める場合や，抗TPO抗体陽性例，アテローム性動脈硬化性疾患や心不全の既往，あるいはこれらの危険因子をもつ症例では治療を考慮すべきとされている．しかし，高齢者の潜在性甲状腺機能低下症については，甲状腺ホルモン補充療法でのリスク軽減効果は示されていない．甲状腺ホルモン補充療法では，過剰な甲状腺ホルモン製剤投与による医原性の潜在性甲状腺中毒症を招くことが多く，潜在性甲状腺中毒症は心血管イベント死亡の危険因子であることから，特に高齢者での甲状腺ホルモン補充療法は注意が必要である．また，血中TSH値は年齢とともに高くなるとされ，高齢者におけるTSH正常上限に関する議論も多い．さらに最近では高齢者での軽度の潜在性甲状腺機能低下症では，ADLがむしろよいとの報告もある．高齢者では代謝への影響も考慮し，甲状腺ホルモン補充療法の是非は慎重な評価が必要である．

また脂質に関して，これまでの多くの疫学調査で潜在性甲状腺機能低下症では，総コレステロールやLDLコレステロールが対照群と比較し有意に高く，甲状腺ホルモン補充療法によりこれらは低下するとされている．甲状腺機能低下症はスタチン（HMG-CoA還元酵素阻害薬）の慎重投与の対象となっており，わが国における「潜在性甲状腺機能低下症の診断と治療の手引き」では，LDLコレステロールの高値を示す例では，スタチン系などの薬剤を使用する前に潜在性甲状腺機能低下症の治療を行うように示されている．

甲状腺ホルモン補充療法の際の注意点としていくつかあげられる．動脈硬化を疑う症例や，心機能の低下した症例では基礎に心疾患が存在する場合が多く，甲状腺ホルモンは心仕事量と心筋酸素消費量を増加させ，急性心筋梗塞を引き起こす可能性がある．そのため補充療法により生じる危険性も大きく，利点があるとしてもその評価は困難とされる．ことに急性心筋梗塞や重症心不全では慎重であるべきで入院を要するような心疾患は治療対象から除外される．

妊娠に関連して，顕性の甲状腺機能低下症では不妊，流産や早産の増加，妊娠中毒症の増加および児の精神神経発達の障害などが知られているが，潜在性甲状腺機能低下症においてもこれらの病態が認められる可能性がある．無症候であっても抗TPO抗体陽性である妊娠はハイリスクとされる報告もある．米国甲状腺学会での2017年のガイドラインでは，顕性例や慢性甲状腺炎症例妊婦や不妊治療中の抗TPO抗体陽性者などで甲状腺ホルモン製剤による治療が推奨され，抗TPO抗体陽性者では妊娠中の血中TSH値の測定が推奨されている．なお，抗TPO抗体，抗Tg抗体陽性の例では抗体が胎盤を通過するものの胎児甲状腺への影響はないとされるが，阻害型抗TSH受容体抗体（TSBAb）陽性の場合，児の甲状腺機能はさまざまに変化し，一過性に新生児甲状腺機能低下症となる可能性もあるので，あらかじめ産科医，小児科医との連携も必要となる．

治療方法

慢性甲状腺炎などによる持続性の原発性甲状腺機能低下症では，レボチロキシン投与を行う．通常は

$25\,\mu g/$日，高齢者や心疾患合併例ではさらに少量（$12.5\,\mu g/$日〜）で投薬を行う．血中 TSH 値をモニターし，$2〜4$ 週ごとに漸増し投与量を調節する．高齢者や動脈硬化が強い症例，長期甲状腺機能低下症が持続した症例では血中 TSH 値の緩やかな是正が望ましく，逆に妊婦では速やかな甲状腺機能の正常化を図る．同時に服用する際に注意すべき薬剤として，鉄剤，アルミニウム含有制酸薬，炭酸 Ca，コレスチラミンなどがあげられる．これらの薬剤がレボチロキシンと吸着してしまうため，服用のタイミングを $2〜3$ 時間ずらすことが必要となる．また，まれであるがレボチロキシンによる副作用を認めることがある．内服を中止して所見の改善を確認することも考慮する．また，保険適用外となるが，レボチロキシン錠剤と比較し添加物の少ない散剤への変更なども検討される．

妊娠に関連しては，特に上述のハイリスク症例では妊娠前および妊娠前期においては TSH の基準値上限を $2.5\,\mu U/mL$ 未満に速やかに調節し維持することが推奨されている．産後は甲状腺ホルモンの必要量が減るため，妊娠前の維持量に戻す，もしくは出産前内服していなかった症例では中止とする．産後 $2〜3$ か月後，甲状腺機能異常を呈することも多いため注意深く経過観察することも必要である．

ACTH 分泌不全による副腎皮質機能低下症を合併する場合は，代謝亢進による副腎不全を避けるため，最初にヒドロコルチゾンを 1 週間程度十分に投与した後から甲状腺ホルモンの補充を少量から開始する．中枢性甲状腺機能低下症では血中 TSH 値は治療の効果判定の指標にはならないので，個々の症例に応じて血中 FT_4 値を基準範囲中央値〜上限内に入るように調節する．

付 非甲状腺疾患 non-thyroidal illness（NTI）

概念

- 非甲状腺疾患（NTI）は甲状腺自体に異常は認めないが，飢餓状態や低栄養，消耗性疾患で血清甲状腺ホルモンが低下した病態をいう．
- 典型例では，血清 T_3 のみ低下し，血清 TSH と FT_4 値は基準値内に保たれるため low T_3 症候群（低 T_3 症候群）や euthyroid sick syndrome とも呼ばれる．
- 重症化すると血清 T_4（FT_4）や TSH も低下するため，甲状腺疾患を合併しているような場合などは，原発性ならびに中枢性の甲状腺機能低下症との鑑別に苦慮することがある．

病因

NTI の正確な病態は，いまだ不明な点が多い．その原因として，NTI にはその原因により種々の病態があり，神経内分泌系やサイトカインの種々の反応や他の

ホルモンや投与薬剤の影響があること，脱ヨウ素酵素や甲状腺ホルモンの代謝などがヒトとラットやマウスでは異なりモデル動物がいないことなどがあげられる．

ヒトにおける病態としては，血中の T_3 値は，絶食などにより速やかに低下し，一方で血清リバース T_3（rT_3）が増加することは判明している．そして，これらの変化は摂食を開始すると直ちに回復する．これらの変化と現疾患の重症度は相関するとされる．

一方，血清 T_4 値については，通常の絶食（〜78 時間）では変化しない．しかし，長期に及ぶ飢餓状態（摂食障害など）などでは，血清 FT_4 値も低値を示し，その低下の程度と重症度は相関する．

NTI のこれらの血清ホルモンの変化には，甲状腺ホルモン脱ヨウ素酵素が関与していることが報告されているが不明な点が多い．脱ヨウ素酵素には 1 型（D1），2 型（D2），3 型（D3）が存在する．従来，NTI では，肝や腎の D1 活性や骨格筋の D2 活性の低下による T_4 から T_3 への変換抑制が血中 T_3 濃度の低下をもたらすと考えられていた．しかし，近年ヒトとマウスの違いはあるが，D1/D2 ノックアウトマウスでは血中 T_3 濃度に変化は認めないという報告や，ヒトで，NTI では骨格筋の D2 発現が低下しないとの報告もある．一方，肝や骨格筋における D3 活性増加が血中 T_3 低下に関与している可能性が報告されている．

また，中枢性甲状腺機能低下症の関与も考えられる．低栄養や絶食では血清レプチン値は低下するが，レプチンの低下による視床下部 TRH の合成分泌低下が想定される．また，感染症や外傷時の視床下部 tanycyte における D2 活性の増加が T_4 から T_3 への変換を亢進することによる TRH 分泌の抑制などもマウスやラットでは報告されている．また IL-6 や TNF-α などのサイトカイン，さらに副腎皮質ホルモンやドパミン系薬剤は TSH 分泌を抑制する．

血中甲状腺ホルモンの結合物質であるサイログロブリン結合蛋白（TBG）は主要な甲状腺ホルモン結合蛋白であるが，NTI では減少し，T_3 と T_4 濃度の低下に関与し，さらに甲状腺ホルモンと TBG の結合を阻害する物質や薬剤の使用なども血中 T_3 と T_4 濃度の低下をもたらすことが報告されている．

治療

このように NTI の病態のメカニズムは不明な点が多いが，NTI への甲状腺ホルモン製剤の投与による治療についてはその有用性については確立されておらず，現疾患が回復すれば改善する．このため病歴，理学的所見，時には甲状腺自己抗体を確認しつつ，慎重な経過観察を行っていくことが肝要と考えられる．

甲状腺炎 thyroiditis

　甲状腺炎の原因や病態は多彩である．甲状腺炎のなかで最も多いのが，慢性甲状腺炎（橋本病）である．慢性甲状腺炎は甲状腺腫大や甲状腺機能低下症を認めるが，多くは痛みを伴わない．一方で亜急性甲状腺炎は，数週の経過で甲状腺の疼痛や発熱を伴う甲状腺中毒症を呈する．主な甲状腺炎の原因は⓳に示すように，自己免疫性，感染性，原因不明などに分類される．

　この分類とは別に，破壊性甲状腺炎と有痛性の甲状腺炎にも分類することができる．たとえば，無痛性甲状腺炎は破壊性であり，急性甲状腺炎は有痛性であるが，亜急性甲状腺炎は破壊性，有痛性両方の特徴を示す．無痛性甲状腺炎，亜急性甲状腺炎，産後甲状腺炎は破壊性甲状腺炎として分類される．

　破壊性甲状腺炎は通常一過性であり，数か月の経過で甲状腺機能は自然回復する．発症は急性の甲状腺中毒症であり，障害された甲状腺からの甲状腺ホルモン漏出による甲状腺中毒症の検査所見（TSH低下，FT$_4$上昇，放射性ヨウ素取り込み低下）を認める．その後，甲状腺障害の改善に伴い甲状腺機能正常期を経て，甲状腺機能低下期（TSH上昇，FT$_4$低下）となる場合がある．この甲状腺機能低下の原因は中毒期の甲状腺ホルモン漏出による甲状腺ホルモンの枯渇や，TSH抑制が原因と考えられている．多くがこの低下期の後，甲状腺機能は回復する．

　有痛性の甲状腺炎で最も多く認められるのが亜急性甲状腺炎であり，前頸部痛は対側に移動することもある．まれではあるが，急性甲状腺炎は重症化により致死的となることもある．そのほか甲状腺の結節や嚢胞の出血でも突然の前頸部痛を呈することがあり，通常，腫瘍や嚢胞の増大を伴う．慢性甲状腺炎（橋本病）の急性増悪でも前頸部痛を伴うことがある．慢性甲状腺炎の急性増悪では，甲状腺の破壊による甲状腺中毒症を認めることもあり，抗サイログロブリン（Tg）抗体（TgAb）や抗甲状腺ペルオキシダーゼ（TPO）抗体（TPOAb）は通常高値となる．放射性甲状腺炎も有痛性のことがあり，Basedow病や甲状腺癌やリンパ腫に施行される放射性ヨウ素治療後などにみられる．

慢性甲状腺炎（橋本病）chronic thyroiditis

概念

●慢性甲状腺炎は，わが国の橋本策博士が発見した疾患概念であり，甲状腺特異的自己抗体による自己免疫疾患である．

●慢性甲状腺炎は，最も頻度が高い内分泌疾患の一つであり，甲状腺腫大から発見されることが多いが，甲状腺機能低下症の原因としても最多である．

●病初期には，甲状腺自己抗体のみ陽性で，甲状腺腫大や甲状腺機能低下を認めない．中期になると，リンパ球浸潤による慢性炎症によって甲状腺ホルモン産生が低下し始め，TSHが上昇して甲状腺の代償性腫大をきたす．さらに代償不全に陥ると，顕性甲状腺機能低下症に陥る．終末期には，線維化が進行して甲状腺炎は逆に萎縮し，甲状腺腫を認めなくなる[3]．

●病初期の慢性甲状腺炎は成人女性の10人に1人，軽症例は30人に1人に存在するとされる．

●経過中に，一過性に組織破壊が強くなり血中に甲状腺ホルモンが漏出することにより甲状腺中毒症を呈することがある．無痛性甲状腺炎と呼ばれ，出産後に本症をきたすことが多く，産後自己免疫性甲状腺炎とも呼ばれる．

●まれに，亜急性甲状腺炎様の前頸部痛と炎症反応高値を伴うことがあり，慢性甲状腺炎急性増悪と呼ばれる．

●慢性甲状腺炎と診断された患者の約半数は甲状腺機能正常だが，約40％に甲状腺機能低下症を認め，約5％に無痛性甲状腺炎をはじめとした一過性破壊性甲状腺中毒症を認めるとされる．

病因

　慢性甲状腺炎の病因となる危険因子としては，遺伝学的要因や環境学的要因が報告されている．遺伝学的要因ではHLAとの関連が示唆され，HLA DR3，DR5ハプロタイプとの慢性甲状腺炎との関連が示唆されている．HLA以外の遺伝子では，T細胞の制御蛋白をコードする *CTLA4*（Cytotoxic T cell antigen-4）遺伝子の多型が慢性甲状腺炎の発症との関連性が示唆されている．環境学的要因としては，妊娠やヨウ素過剰摂取，放射線曝露も慢性甲状腺炎の危険因子として考えられている．

病理

　慢性甲状腺炎の診断ガイドラインでは，診断項目の

⓳ 甲状腺炎の主な原因

1. 自己免疫性
   慢性甲状腺炎（橋本病）
   無痛性甲状腺炎
   産後甲状腺炎
2. 感染性
   急性甲状腺炎（細菌，真菌，寄生虫，ウイルス）
3. 原因不明
   亜急性甲状腺炎
   Riedel甲状腺炎
4. その他
   アミロイド
   サルコイド

一つとして，甲状腺の細胞診にてリンパ球浸潤を示している．慢性甲状腺炎の特徴的な病理所見には，びまん性の慢性細胞性細胞浸潤や，胚中心をもつリンパ濾胞の形成や線維化，コロイドの消失を伴う濾胞上皮の萎縮や消失や好酸性変性などがある．

臨床症状

慢性甲状腺炎は，典型例ではびまん性の甲状腺腫大や甲状腺機能低下による臨床症状を認めるが，多くの症例では，甲状腺機能異常はなく，自覚症状が認められないものが多い．甲状腺機能低下症の臨床症状として ⑰ に示すように，無気力，易疲労感，眼瞼浮腫，寒がり，体重増加，動作緩慢，嗜眠，記憶力低下，便秘，嗄声などがあげられる．また女性において，重度の甲状腺機能低下においては，視床下部 TRH 上昇によってプロラクチンの分泌が亢進し，乳汁漏出を認めることがある．

一方，無痛性甲状腺炎による甲状腺中毒期では，甲状腺中毒症状（手指振戦，動悸，暑がり，発汗過多，倦怠感，体重減少，軟便など）を認める．慢性甲状腺炎急性増悪では，このような甲状腺中毒症状に加えて，発熱と前頸部痛を認める．

診断・検査

日本甲状腺学会による慢性甲状腺炎の診断ガイドラインを⑳に示す[11]．

原則として確定診断には組織学的診断が必須であるが，触診によるびまん性甲状腺腫大および甲状腺自己抗体陽性所見，細胞診ならびに他のびまん性甲状腺腫大をきたす Basedow 病などの除外診断によって診断される．

TgAb は甲状腺特異的蛋白である Tg に対する自己抗体であり，慢性甲状腺炎では 97.3 ％の症例で陽性となる．サイロイドテスト（TGHA）は Tg 抗原を吸着・結合させた粒子に凝集反応を起こすことによりその凝集価（抗体価）を求める半定量検査法であり，慢性甲状腺炎では 44.0 ％が陽性となる．TPOAb は甲状腺ホルモン合成に関与する TPO に対する抗体で，慢性甲状腺炎では 74.7 ％が陽性となる．マイクロゾームテスト（MCPA）は TGHA 同様，凝集法により抗体価を求める検査であり，症例の約 62.7 ％が陽性となる．このように，凝集法に比べ，高感度測定法は感度・特異度において優れている[5]．甲状腺機能の評価には，生体の甲状腺機能を最も正確に反映する TSH，ならびに血中 FT$_4$ の同時測定が必要である．

慢性甲状腺炎診断のための補助的画像検査としては，甲状腺超音波検査が有用である．典型的な所見としては，峡部を含めた甲状腺のびまん性腫大，表面の凹凸不整像，内部エコーレベルの低下ならびに不均一，粗雑化があげられる．内部エコーの低下は病状の進行，リンパ球浸潤，間質の線維化などを反映しており，エコーの深部減衰が強くなると前頸筋との境界が不明瞭となることもある．カラードプラ所見として，甲状腺機能正常時には血流は多くないが，血中 TSH の上昇に伴う内部血流のびまん性増加を認めることもあり，病状が進行し萎縮性甲状腺炎となると血流増加は消失する．きわめてまれであるが，悪性リンパ腫を合併することがあり，甲状腺の急速な増大を認め，後方エコー増強を伴う甲状腺実質の限局性，あるいはびまん性の強い低エコーの出現を認めた際には鑑別が必要である．

そのほか，甲状腺機能低下症における血算・生化学検査異常として，正球性貧血，筋原性酵素 GOT，LDH，CK 高値，低ナトリウム血症，ガンマグロブリン上昇に伴う ZTT 高値，異化低下による総コレステロールと LDL コレステロール高値を認めうる．

---

⑳ 慢性甲状腺炎（橋本病）の診断ガイドライン

a）臨床所見
　1．びまん性甲状腺腫大
　ただし Basedow 病など他の原因が認められないもの
b）検査所見
　1．抗甲状腺マイクロゾーム（または TPO）抗体陽性
　2．抗サイログロブリン抗体陽性
　3．細胞診でリンパ球浸潤を認める
1）慢性甲状腺炎（橋本病）
　a）および b）の 1 つ以上を有するもの

［付記］
　1．他の原因が認められない原発性甲状腺機能低下症は慢性甲状腺炎（橋本病）の疑いとする．
　2．甲状腺機能異常も甲状腺腫大も認めないが抗マイクロゾーム抗体およびまたは抗サイログロブリン抗体陽性の場合は慢性甲状腺炎（橋本病）の疑いとする．
　3．自己抗体陽性の甲状腺腫瘤は慢性甲状腺炎（橋本病）の疑いと腫瘤の合併と考える．
　4．甲状腺超音波検査で内部エコー低下や不均一を認めるものは慢性甲状腺炎（橋本病）の可能性が強い．

（日本甲状腺学会：慢性甲状腺炎〈橋本病〉の診断ガイドライン．2013.）

治療

甲状腺機能が正常の慢性甲状腺炎であれば，年1回程度定期的に甲状腺機能を確認する．FT₄低値かつTSH高値を示す顕性甲状腺機能低下症では，臨床症状の改善や，動脈硬化や心血管障害のリスク予防の観点から甲状腺ホルモンの補充療法を検討する．甲状腺ホルモン製剤には，合成T₄（レボチロキシン）およびT₃製剤（リオチロニン）があるが，通常は作用時間が長く，安定した効果が得られるT₄製剤を用いる．

治療の原則として，少量から開始し，漸次増量して維持量へ到達させる．たとえば，レボチロキシン25μg/日から開始し，2〜4週ごとにTSH値を指標に漸増する．

心疾患を合併している患者や，冠動脈硬化の進行が懸念される高齢者では，甲状腺ホルモンの急激な上昇による酸素消費量の増加のため，狭心症や心筋梗塞，心不全を発症する危険性があり，甲状腺ホルモン投与前に心電図などのスクリーニング検査が推奨される．こうした患者では，レボチロキシン開始量もさらに少量である12.5μg/日から開始し，胸痛の有無など確認しながら慎重に増量する．また，副腎皮質機能低下症を合併する場合には，副腎不全の予防のため，ヒドロコルチゾンの補充を十分に行ったのちに甲状腺ホルモン補充を開始する．血中TSH値のみが高値となる潜在性甲状腺機能低下症は，軽度の甲状腺機能低下症であるが甲状腺ホルモン補充療法の適応となる場合があり，複数回の検査でTSH≧10μU/mLを呈する患者は治療を検討する．しかし，高齢者の潜在性甲状腺機能低下症では，甲状腺ホルモン補充療法でのリスク軽減効果は示されていないうえに，過剰な甲状腺ホルモン補充による潜在性甲状腺中毒症は心血管イベントリスクとなるため注意が必要である．

慢性甲状腺炎は女性に多い疾患であり，顕性甲状腺機能異常のみならず，潜在性甲状腺機能低下症の妊娠への影響が注目されている．近年，潜在性甲状腺機能低下症と流産（特にTSH＞4 mIU/L），児の精神機能発達に対する有害な影響，また不妊との関連が報告されている．潜在性甲状腺機能低下症に対する治療により妊娠合併症の有意な減少を認めたとされ，甲状腺ホルモン値だけでなく，抗TPO抗体陽性が流産ならびに不妊と関連していることも報告されている．2017年の米国甲状腺学会のガイドラインでは，顕性例や慢性甲状腺炎症例妊婦や不妊治療中の抗TPO抗体陽性者などで甲状腺ホルモン製剤による治療が推奨され，抗TPO抗体陽性者では妊娠中の血中TSH値の測定が推奨されている．

経過・予後

顕性甲状腺機能低下症は前述の通り，高コレステロール血症を伴い，動脈硬化や心血管イベントのリスクとなる．甲状腺ホルモン製剤投与によりLDLコレステロールやnon-HDLコレステロールの低下，うっ血性心不全の改善などが報告されている．

潜在性甲状腺機能低下症においても冠動脈疾患や動脈硬化症との関連が指摘されている．血中TSH値が10μU/mL以上で冠動脈疾患，心不全のリスクが上昇することが示唆されており，甲状腺ホルモン製剤による治療が検討される．一方，超高齢者では，これらのリスクは軽減されない可能性がある．

慢性甲状腺炎は自己免疫疾患であり，全身性エリテマトーデス（SLE）や関節リウマチ，Sjögren症候群など他の膠原病との合併，多腺性自己免疫疾患として特発性Addison病との合併や1型糖尿病との合併も報告されており，これらの自己免疫疾患の合併に注意が必要である．

亜急性甲状腺炎 subacute thyroiditis

概念

- ●亜急性甲状腺炎は，有痛性の甲状腺炎で最も頻繁にみられる疾患であり，甲状腺疾患の5％ともいわれる．
- ●感染などを契機に甲状腺に炎症をきたし，典型例では甲状腺の疼痛を伴った甲状腺中毒症を示す．
- ●他の多くの甲状腺疾患と同様に女性に多くみられ，特に40歳代，50歳代に多いが，妊婦や小児での発症はまれといわれ，再発もまれである．

病因

亜急性甲状腺炎の病因は十分には解明されていない．上気道感染後に発症することが多いことから，ウイルス感染が関与していると考えられている．ムンプスや麻疹ウイルス，EBウイルス，エコーウイルス，アデノウイルス，インフルエンザウイルスなどとの関連性が報告されている．また，亜急性甲状腺炎は夏に発症することが多いことから，エンテロウイルスと関連する疑いも報告されている．しかし，発症時の甲状腺へのウイルスの感染を示す所見は明らかでなく，ウイルス抗体価の上昇もエビデンスは十分でない．甲状腺自己免疫や遺伝学的要因の関与もこれまで報告はあるが，十分解明されていない．

病理

濾胞構造の破壊と組織球，巨細胞の浸潤がみられる．組織破壊が強い．細胞診で多核巨核球を認めるが，腫瘍細胞や慢性甲状腺炎（橋本病）に特異的な所見を認めない（㉑）．

臨床症状

亜急性甲状腺では上気道感染症状の前駆症状をしばしば伴い，高熱をみることもまれでない．また，甲状

㉑ 亜急性甲状腺炎（急性期）の診断ガイドライン

a) 臨床所見
　　有痛性甲状腺腫
b) 検査所見
　　1. CRP または赤沈高値
　　2. 遊離 T$_4$ 高値，TSH 低値（0.1 μU/mL 以下）
　　3. 甲状腺超音波検査で疼痛部に一致した低エコー域
1) 亜急性甲状腺炎
　　a) および b) のすべてを有するもの
2) 亜急性甲状腺炎の疑い
　　a) と b) の 1 および 2

[除外規定]
　　慢性甲状腺炎（橋本病）の急性増悪，嚢胞への出血，急性化膿性甲状腺炎，未分化癌
[付記]
　　1. 上気道感染症状の前駆症状をしばしば伴い，高熱をみることもまれでない．
　　2. 甲状腺の疼痛はしばしば反対側にも移動する．
　　3. 抗甲状腺自己抗体は高感度法で測定すると未治療時から陽性になることもある．
　　4. 細胞診で多核巨細胞を認めるが，腫瘍細胞や慢性甲状腺炎に特異的な所見を認めない．
　　5. 急性期は放射性ヨウ素（またはテクネシウム）甲状腺摂取率の低下を認める．

（日本甲状腺学会：亜急性甲状腺炎（急性期）の診断ガイドライン．2013.）

腺の疼痛はしばしば反対側にも移動し，甲状腺の疼痛部は固く，圧痛を認める．

診断・検査

　亜急性甲状腺炎の診断ガイドラインを㉑に示す．亜急性甲状腺炎では，有痛性甲状腺腫に加え，血中 TSH 値低下，FT$_4$ 値の上昇を認め，CRP や赤沈高値，甲状腺超音波検査で疼痛部に一致した低エコー域が特徴的な所見である．抗甲状腺自己抗体は高感度法で測定すると未治療時から陽性になることもあるが，通常は陰性となる．急性期は放射性ヨウ素（またはテクネシウム）甲状腺摂取率の低下を認める．甲状腺中毒所見や炎症所見の上昇は通常数週間の一過性であり，機能低下期を経て数か月で甲状腺機能は回復する．

　鑑別診断としては，同じく有痛性の甲状腺炎をきたす，慢性甲状腺炎の急性増悪，甲状腺の腫瘍や嚢胞の出血，急性化膿性甲状腺炎，未分化癌などがある．

治療

　症状が軽度の場合は炎症に対しては NSAIDs，頻脈などに対しては β 遮断薬による治療を検討する．NSAIDs による反応が悪い症例や中等度〜重症例では NSAIDs に代わり副腎皮質ホルモンの使用を検討する．

無痛性甲状腺炎 painless thyroiditis

概念

● 無痛性甲状腺炎は，破壊性甲状腺炎の一つであり，

㉒ 無痛性甲状腺炎の診断ガイドライン

a) 臨床所見
　　1. 甲状腺痛を伴わない甲状腺中毒症
　　2. 甲状腺中毒症の自然改善（通常 3 か月以内）
b) 検査所見
　　1. 遊離 T$_4$ 高値
　　2. TSH 低値（0.1 μU/mL 以下）
　　3. 抗 TSH 受容体抗体陰性
　　4. 放射性ヨウ素（またはテクネシウム）甲状腺摂取率低値
1) 無痛性甲状腺炎
　　a) および b) のすべてを有するもの
2) 無痛性甲状腺炎の疑い
　　a) のすべてと b) の 1〜3 を有するもの

[除外規定]
　　甲状腺ホルモンの過剰摂取例を除く．
[付記]
　　1. 慢性甲状腺炎（橋本病）や寛解 Basedow 病の経過中発症するものである．
　　2. 出産後数か月でしばしば発症する．
　　3. 甲状腺中毒症状は軽度の場合が多い．
　　4. 病初期の甲状腺中毒症が見逃され，その後一過性の甲状腺機能低下症で気づかれることがある．
　　5. 抗 TSH 受容体抗体陽性例がまれにある．

（日本甲状腺学会：無痛性甲状腺炎の診断ガイドライン．2013.）

甲状腺の痛みを伴わない一過性の甲状腺中毒症である．

● 数か月の経過で甲状腺機能は回復するが，20〜50％は永続性の甲状腺機能低下症となる．
● 無痛性甲状腺炎は，出産に関連する産後甲状腺炎と，出産に関係しない散発性の無痛性甲状腺炎に分類される．
● 無痛性甲状腺炎は散発性でも女性に多く，30〜60歳代に多くみられるが，小児ではみられない．
● 自己免疫が原因となることが多いが，近年は薬剤性の無痛性甲状腺炎が注目されている．

病因

　無痛性甲状腺炎は，甲状腺自己抗体陽性例に多く，慢性甲状腺炎の病理所見像を示すことが多い．また，出産後にも発症することから，自己免疫の異常が原因と考えられている．近年では薬剤性の無痛性甲状腺炎が知られるようになり，アミオダロン，リチウム，インターロイキン-2，インターフェロン，チロシンキナーゼ阻害薬，免疫チェックポイント阻害薬などの投与後に発症することもある．

臨床症状

　無痛性甲状腺炎では甲状腺中毒症状は軽度ないしは無症状であることが多い．放射性ヨウ素（またはテクネシウム）シンチグラフィ検査で甲状腺摂取率が低値となる．甲状腺機能低下期の後，甲状腺機能は回復するが，そのまま永続性甲状腺機能低下症となる症例も多い．

診断・検査

無痛性甲状腺炎の診断ガイドラインを㉒に示す．無痛性甲状腺炎は多くは甲状腺腫大や甲状腺中毒症の自覚症状を認めないことから，TSH 測定で偶発的に発見される症例も多い．無痛性甲状腺炎は抗 TSH 受容体抗体陰性であり，臨床上は抗 TSH 受容体抗体陰性の Basedow 病との鑑別が重要となる．薬剤性が少なからず認められるため，薬剤使用の聴取は重要である．

治療

無痛性甲状腺炎では，甲状腺中毒症は 2 週間～2 か月ほど続くことがあるが，通常は自然に軽快するため，動悸が強い場合のみ β 遮断薬で対症的に治療する．抗甲状腺薬は無効であるばかりでなく，不要な副作用発現リスクもあり，注意が必要である．機能低下が遷延する場合は甲状腺ホルモン製剤の投与を検討する．

経過・予後

永続性の甲状腺機能低下症になる症例が 20～50 ％と報告されている．再発もまれでなく，特に産後甲状腺炎では，出産のたびに再発する可能性がある．

（松本俊一，中島康代，山田正信）

●文献

1) Braverman LE, et al (eds)：Werner & Ingbar's the Thyroid, 10th edition. Philadelphia：Lippincott Williams and Wilkins；2013.
2) 中島康代ほか：潜在性甲状腺機能異常症の病態と治療（特集　甲状腺疾患：診断・治療の最新動向）．日本臨牀 2012；70：1865.
3) 日本甲状腺学会（編）：甲状腺専門医ガイドブック．東京：診断と治療社；2016.
4) 泉　孝英（編）：ガイドライン外来診療 2018．東京：日経メディカル開発；2018.
5) Beck-Peccoz P, et al：Thyrotropin-Secreting pituitary adenomas. Thyroid Disease Manager® updated 11. 2010 Jul
   http://www.thyroidmanager.org/
6) 日本甲状腺学会：バセドウ病の診断ガイドライン．2013.
7) 日本甲状腺学会：甲状腺クリーゼの診断基準，第 2 版.
8) Alexander EK, et al：2017 Guidelines of the American Thyroid Association for the Diagnosis and Management of Thyroid Disease During Pregnancy and the Postpartum. Thyroid 2017；27：315.
9) 中島康代ほか：甲状腺機能低下症の病態と診断．カレントテラピー 2013；31：8.
10) 日本甲状腺学会：甲状腺機能低下症の診断ガイドライン．2013.
11) 日本甲状腺学会：慢性甲状腺炎（橋本病）の診断ガイドライン．2013.
12) 日本甲状腺学会：亜急性甲状腺炎（急性期）の診断ガイドライン．2013.
13) 日本甲状腺学会：無痛性甲状腺炎の診断ガイドライン．2013.

単純性甲状腺腫　simple goiter

概念

- びまん性甲状腺腫を呈し，甲状腺機能に異常がなく，明らかな原因を見出せないものの総称である．
- 自己免疫，炎症，腫瘍，ホルモン合成異常など既知の病因の除外が必要である．Basedow 病や慢性甲状腺炎のごく初期のものや軽症のものが含まれている可能性がある．

病因

病因は不明であるが，ヨウ素摂取不足，甲状腺ホルモン合成に影響を与えるような食物や薬物・化学物質の摂取に関連して起こる場合，甲状腺ホルモン需要増大（思春期，妊娠など）の場合もあると考えられている．ゴイトロゲン（goitrogen）には，甲状腺増殖刺激抗体の可能性もある．また，経過観察中に Basedow 病や慢性甲状腺炎に移行する例もあるので，一部の症例ではそれらの疾患の前段階である可能性もある．欧米ではヨウ素不足による地方病性のもの（endemic）と散発性（sporadic）に分け，単純性非中毒性甲状腺腫（simple nontoxic goiter：SNTG）とも呼ぶ．前者の地方病性の場合，組織学的には大型濾胞を形成してコロイドに富むのでコロイド甲状腺腫（colloid goiter）とも呼ばれる．

疫学

前駆症状である可能性がある．

臨床症状

甲状腺腫は軟らかく，表面平滑である．他の甲状腺の病気と同じく女性に多く，男性の 5～10 倍である．特に，思春期くらいからの若い女性に多い．

検査・診断

診断は，軟らかいびまん性甲状腺腫があって，甲状腺機能と抗甲状腺自己抗体に異常がないことを確認することで行う．甲状腺機能は，血中 TSH，FT_4，FT_3 濃度を測定する．抗甲状腺自己抗体は，抗甲状腺ペルオキシダーゼ抗体，抗サイログロブリン抗体を測定する．Basedow 病との鑑別が必要な場合，抗 TSH 受容体抗体も測定する．結節が疑われるときは，超音波検査を行う．

治療

治療対象にならない．年 1 回程度の診察で経過観察する．原因として疑われるような素因（ヨウ素摂取異常や薬物などの摂取）があれば除去する．甲状腺腫が非常に大きかったり，TSH が上昇するようであれば，甲状腺ホルモンを投与することがある．

甲状腺腫瘍 thyroid tumor

概念

- 甲状腺の一部が腫脹している状態を結節性甲状腺腫（nodular goiter）または甲状腺結節（thyroid nodular）と呼ぶ．結節性甲状腺腫には，単発性（solitary nodule）と多発性（multi-nodular goiter）があり，内容物によって充実性（solid）と囊腫（cyst）に分類される．
- 結節性甲状腺腫には，甲状腺腫瘍，単純性甲状腺腫（simple goiter），腺腫様甲状腺腫（adenomatous goiter），局所的炎症（亜急性甲状腺炎，化膿性甲状腺炎）などがある（㉓）．
- 甲状腺腫瘍には良性と悪性があり，この鑑別が臨床上重要である．良性腫瘍は，腺腫（adenoma）と囊腫があり，腺腫に関しては甲状腺ホルモン産生の点から機能性と非機能性に分けられる．悪性腫瘍は上皮性である癌（cancer）と悪性リンパ腫（malignant lymphoma）がある．癌には，乳頭癌，濾胞癌，髄様癌，未分化癌がある（㉓）．

疫学

結節性甲状腺腫の発見率は，検出方法および性別で大きく異なる．集団検診や人間ドックを対象とした検討において，女性の発見率は触診で 1.7 ％程度であるのに対し，超音波検査ではその約 16 倍に当たる 27.1 ％に達するという報告がある（㉔）．男性における発見率は，女性の場合の半数以下（触診 0.64 ％，超音波検査 12.77 ％）であった．また，甲状腺癌の発見率は，触診で 0.16 ％（女性 0.18 ％，男性 0.08 ％）であるが，超音波検査ではその約 3 倍の 0.49 ％（女性 0.72 ％，男性 0.25 ％）であった．

人間ドックにおける結節性甲状腺腫の分類別頻度を㉕に示す．囊胞性病変（≧ 3 mm）は 27.6 ％（女性 33.5 ％，男性 23.2 ％），充実性結節（≧ 3 mm）は 22.8 ％（女性 29.1 ％，男性 18.1 ％）であった．充実性結節では，単発が結節全体の 62.5 ％を占め，2 個が 21.2 ％，3 個以上が 16.2 ％であった．また，結節径別に分類すると，10 mm 以下が充実性結節全体の

㉓ 結節性甲状腺腫の分類

腺腫様甲状腺腫		
局所的炎症		
亜急性甲状腺炎		
化膿性甲状腺炎		
腫瘍性病変		
良性腫瘍	腺腫	
	非機能性	
	機能性	
	Plummer 病（中毒性単結節性甲状腺腫）	
	中毒性多結節性甲状腺腫	
	囊腫	
悪性腫瘍	上皮性	
	乳頭癌	
	濾胞癌	
	髄様癌	
	未分化癌	
	転移癌	
	非上皮性	
	悪性リンパ腫	
その他の腫瘍		
分類不能腫瘍		

㉔ 結節性甲状腺腫の発見率のメタ解析

検査方法	性別	腫瘍		癌	
		受診者数	発見率	受診者数	発見率
触診	総計	388,613	1.46%	608,697	0.16%
	男性	89,715	0.64%	129,521	0.08%
	女性	298,898	1.69%	479,172	0.18%
超音波	総計	25,866	18.55%	58,321	0.49%
	男性	4,622	12.77%	25,701	0.25%
	女性	13,120	27.10%	30,063	0.72%

（志村浩己：日本における甲状腺腫瘍の頻度と経過．日本甲状腺学会雑誌 2010；1：109．）

㉕ 結節性甲状腺腫発見時の超音波所見

		総数	%	男性数	%	女性数	%
総受診者数		21,856		12,547		9,309	
総有所見者数		10,125	46.3%	4,783	38.1%	5,342	57.4%
充実性結節	総数	4,978	22.8%	2,268	18.1%	2,710	29.1%
	10 mm 以下	3,535	16.2%	1,681	13.4%	1,854	19.9%
	11～20 mm	1,159	5.3%	491	3.9%	668	7.2%
	21 mm 以上	284	1.3%	96	0.8%	188	2.0%
囊胞	有所見者	6,024	27.6%	2,908	23.2%	3,116	33.5%
びまん性病変	総数	2,450	11.2%	954	7.6%	1,496	16.1%

（志村浩己：甲状腺疾患の疫学．日本臨牀 2012；70：1851．）

71.0％であり，11～20 mmが23.3％，21 mm以上が5.7％であった．なお，甲状腺癌の発生率などに関する疫学は，「甲状腺悪性腫瘍」（p.98）で詳述する．

症状

自覚症状として前頸部の腫脹・圧迫感が多く，炎症（慢性を除く）では疼痛や発熱を伴うことが多い．他人から前頸部腫脹を指摘されることも多い．機能性異常を伴う場合は，甲状腺機能亢進症または機能低下症の症状を呈する．頸部の超音波，CT，MRI，PET検査で偶発的に発見されることもしばしばあり，偶発腫と呼ばれる．

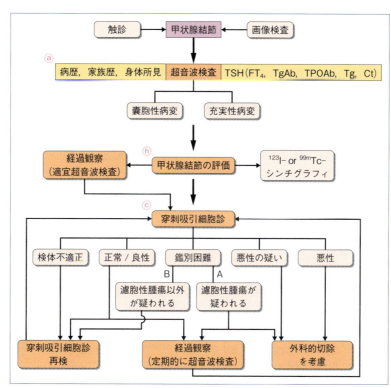

㉖ 結節性甲状腺腫（甲状腺結節）の診断と治療のフローチャート

ⓐすべての甲状腺結節患者に対して，甲状腺超音波検査を施行するべきである．
病歴，家族歴の聴取と丁寧な診察で身体所見を把握し，血清TSHを測定する．
必要に応じて，FT₄，TgAb，TPOAb，Tg，カルシトニン（Ct）の測定を行う．

ⓑ甲状腺超音波検査所見，病歴，家族歴，身体所見および血中甲状腺マーカーにより，甲状腺結節を評価する．穿刺吸引細胞診が必要か否かを判断する．施行しない場合は適宜超音波検査を行い経過観察していく．機能性結節が疑われる場合は，放射性ヨウ素ないし⁹⁹ᵐTcシンチグラフィを施行する．

ⓒ穿刺吸引細胞診の分類結果をもとに以下のように対処する．甲状腺超音波検査所見も参考にする．
 ・「検体不適正」の場合：
  穿刺吸引細胞診を再施行する．
 ・「正常あるいは良性」の場合：
  少なくとも数年間は12～18か月ごとに超音波検査を施行し，経過観察する．超音波画像で明らかな結節の増大や形状の変化がみられた場合は，穿刺吸引細胞診を再施行する．
  診断の精度を高める目的で，穿刺吸引細胞診の再検を考慮してもよい．
 ・「鑑別困難A群：濾胞性腫瘍が疑われる」の場合：
  細胞病理専門医により悪性の可能性が高いと判断されたら，外科的切除を行い組織診断する．
  良性の可能性が高いと判断されれば，超音波検査所見も参考にしたうえで，6～12か月ごとに超音波検査を行いつつ経過をみてもよい．
 ・「鑑別困難B群：濾胞性腫瘍以外が疑われる」の場合：
  穿刺吸引細胞診を再検する．
 ・「悪性の疑い」，「悪性」の場合：
  外科的切除を考慮する．

（日本甲状腺学会〈編〉．甲状腺結節取扱い診療ガイドライン2013．東京：南江堂；2013．）

㉗ 結節性甲状腺腫の診断基準

	形状	境界の明瞭性・症状	内部エコー エコーレベル	内部エコー 均質性	微細高エコー	境界部低エコー帯
	(主)	(主)	(主)	(主)	(副)	(副)
良性所見	整	明瞭平滑	高～低	均質	(−)	整
悪性所見	不整	不明瞭粗雑	低	不均質	多発	不整/なし

[付記]
① 超音波所見として客観的評価のなかから有用性が高い（明らかなもの）を［主］とした．また，悪性腫瘍の90％を占める乳頭癌において特徴的であるが，主所見に比べ有所見率の統計学的差異が低い所見を［副］とした．
② 内部エコーレベルが高～等は良性所見として有用である．
③ 粗大な高エコーは良性悪性いずれにもみられる．
④ 所属リンパ節腫大は悪性所見として有用である．
⑤ 良性所見を呈する結節の多くは，腺腫様甲状腺腫，濾胞腺腫である．
⑥ 悪性所見を呈する結節の多くは，乳頭癌，濾胞癌，髄様癌，悪性リンパ腫，未分化癌である．
⑦ 良性所見を呈しうる悪性疾患は，微少浸潤型濾胞癌および10 mm以下の微小乳頭癌・髄様癌・悪性リンパ腫である．
　（1）微少浸潤型濾胞癌は，良性所見を示すことが多い．
　（2）10 mm以下の微小乳頭癌は，境界平滑で高エコーを伴わないことがある．
　（3）髄様癌は，甲状腺上極1/3に多く，良性所見を呈することがある．
　（4）悪性リンパ腫は，橋本病を基礎疾患とすることが多く，境界明瞭，内部エコー低，後方エコー増強が特徴的である．
⑧ 悪性所見を呈しうる良性疾患は，亜急性甲状腺炎，腺腫様甲状腺腫である．
　（1）亜急性甲状腺炎は，炎症部位である低エコー域が悪性所見を呈することがある．
　（2）腺腫様甲状腺腫では，境界部低エコー帯を認めない場合や境界不明瞭なことがある．

(日本超音波医学会用語・診断基準委員会/平成20・21年度結節性甲状腺腫診断基準検討小委員会：甲状腺結節〈腫瘤〉超音波診断基準．超音波医学 2011；38：27．)

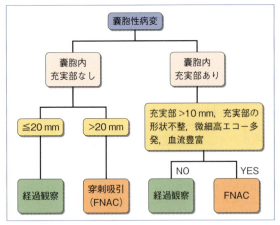

㉘ 囊胞性病変の診断の進め方

(貴田岡正史：甲状腺超音波診断の有用性と問題点．日本甲状腺学会雑誌 2016；7：41．)

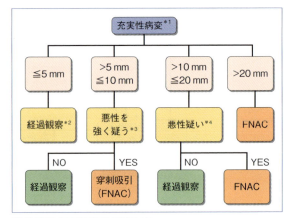

㉙ 充実性病変の診断の進め方

*1：多発性結節に関しては，個々の結節に対し，囊胞，充実性結節の基準に従う．しかし，spongiform patternやhoneycomb patternを呈するいわゆる過形成結節（腺腫様結節，腺腫様甲状腺腫）は，超音波のみで経過観察する．
*2：頸部リンパ節転移や遠隔転移が疑われた場合やCEA，カルシトニンが高値であった場合には穿刺する．
*3：『甲状腺結節超音波診断基準』に照らし合わせて，悪性を強く疑う場合．
*4：『甲状腺結節超音波診断基準』に照らし合わせて，いずれかの所見が悪性であった場合や，ドプラモードで結節内への血流（貫通血管）を認めた場合．

(貴田岡正史：甲状腺超音波診断の有用性と問題点．日本甲状腺学会雑誌 2016；7：42．)

検査・診断

上記のような症状によって発見され，以下のような診察，検査を経て診断される．診断のフローチャートを㉖に示す．

触診

びまん性甲状腺腫か結節性甲状腺腫かの鑑別がまず重要である．次いで，大きさ，硬さ，表面の性状を把握する．結節性甲状腺腫の場合，境界の鮮明さ，可動性，リンパ節腫脹の有無などの所見も重要である．炎症性（慢性を除く）の場合，圧痛が著明であることが多い．触診によって鑑別を要する疾患をかなり絞り込むことが可能である．

超音波検査

触知できない腫瘤，内部構造（充実性か囊胞性か，均一性，エコー輝度など），石灰化像，被膜の有無や状況，

㉚ 甲状腺癌取扱い規約とベセスダ分類

甲状腺癌取扱い規約第6版（2005年）	甲状腺細胞診ベセスダシステム（2009年）	甲状腺癌取扱い規約第7版（2015年10月）
検体不適正	不適正	検体不適正
正常あるいは良性		囊胞液
	良性	良性
鑑別困難	意義不明な異型 意義不明な濾胞性病変	意義不明
	濾胞性腫瘍あるいは濾胞性腫瘍の疑い	濾胞性腫瘍
悪性の疑い	悪性の疑い	悪性の疑い
悪性	悪性	悪性

（廣川満良ほか：細胞診報告様式：ベセスダシステム．日本甲状腺学会雑誌 2015；6：119.）

辺縁との関連など非常に多くの情報を得ることができる．良悪性の推察も可能な場合がある．たとえば，砂粒状の石灰化像を伴う辺縁不整な腫瘤は乳頭癌である可能性が高い．日本超音波医学会の「結節性甲状腺腫の診断基準」を㉗に示す．

囊胞性病変と充実性病変の取り扱いについてのフローチャートをそれぞれ㉘と㉙に示す．大きさや性状によって対応が異なる．特に，超音波検査は後述する穿刺吸引細胞診の適応を決定するのに際して貴重な情報を与えてくれる．ただし，濾胞性腫瘍については良悪性の鑑別困難な症例が少なからず存在し，その場合には血流評価や組織弾性特性が有用である．悪性リンパ腫ではエコー輝度が非常に低くなる．

その他の画像診断

放射性ヨウ素またはテクネシウムシンチグラフィは機能性，非機能性の鑑別に有用であるが，良悪性の鑑別にはそれほど有用ではない．CT，MRI は甲状腺腫瘍と周囲組織との関係をみることに適している程度である．positron emission tomography（PET）は，甲状腺結節性病変の良悪性にかかわらず取り込み陽性となることがあるので，超音波検査による精査を行う必要がある．

穿刺吸引細胞診

結節性甲状腺腫の場合，良悪性の診断が最も重要である．甲状腺腫は触知可能な場合が多いので，穿刺吸引生検が容易である．採血に使用するような細い針を 10～20 mL の注射器に連結して外来のベッドサイドで施行できるので，手軽にかつ簡便に行える．癌の場合，濾胞癌を除くと高い正診率を誇る．濾胞癌の場合，腺腫との鑑別がしばしば困難である．現在，甲状腺細胞診の報告様式としては，「甲状腺癌取扱い規約第7版」（2015年）に記載された報告様式が用いられている．国際的には，2009年に発表された「ベセスダシステム（The Bethesda System for Reporting Thyroid Cytopathology：BSRTC）」が用いられているが，「甲状腺癌取扱い規約第7版」は「ベセスダシステム」を

参考にして従来の同第6版（2005年）を改訂したものである．これらの報告様式の比較を㉚に示す．従来「鑑別困難」とされていたカテゴリーを，再検により良悪性の判断ができる可能性のある「意義不明」と本来細胞診では良悪性の判断ができないため，再検の意義がない「濾胞性腫瘍」に分けた点が特徴である．

悪性リンパ腫の場合，採取された細胞の表面マーカー（CD45 ゲーティングと免疫グロブリン軽鎖染色の併用など）を検討して単クローン性であることを確認する．CD45 ゲーティングは，成熟リンパ球や単球が CD45 強陽性，正常な幼若細胞を含む病的芽球が CD45 弱陽性であることを利用している．

腫瘍マーカー

甲状腺上皮性細胞由来の腫瘍の場合，サイログロブリンは良悪性の鑑別には役立たないが，手術後の再発マーカーとして利用できる．髄様癌の場合，カルシトニン，CEA が有用である．

腺腫様甲状腺腫 adenomatous goiter

甲状腺に大小さまざまな結節が多発し，全体的に腫大する．中年女性に多い．本態は不明であるが，腫瘍というより過形成と考えられている．出血，壊死，囊胞形成，石灰沈着などの二次性変化がみられる．組織学的には，個々の結節は明瞭な被膜を有さず，周辺の組織との境界は不明瞭である．甲状腺機能は通常正常であるが，時に軽度の甲状腺機能亢進症を呈することがある．この場合，少量の抗甲状腺薬で甲状腺機能をコントロールすることがある．良性疾患であるが，癌を合併することがある．

治療は，経過観察または少量の甲状腺ホルモンで TSH 抑制による増大阻止を図ることが多い．癌の合併や気管・食道を圧排するような場合，手術適応となる．

腺腫 adenoma

ほぼすべて濾胞上皮由来の濾胞腺腫と考えてよい．

単発性で，全周にわたる均一な被膜があり，出血，壊死，嚢胞形成，石灰沈着などの二次性変化を伴うことがある．可動性良好，表面平滑，弾力性のある腫瘍であることが多い．小さい場合は経過観察するが，直径3〜4 cm 以上で充実性の場合，濾胞癌との鑑別が困難なため手術が勧められる．

また，腺腫が自律性に機能亢進をきたす場合があり，Plummer 病（中毒性単結節性甲状腺腫）と呼ばれ，手術，抗甲状腺薬，放射性ヨウ素治療の適応となる．Plummer 病の原因として，抗 TSH 受容体抗体や Gs 蛋白の活性化型変異が知られている．甲状腺ホルモン高値，TSH 抑制，放射性ヨウ素またはテクネシウムシンチグラフィでホットスポットを認めることで診断される．また，日本人ではまれであるが，多結節性の機能性腺腫を認めることがあり，中毒性多結節性甲状腺腫と呼ばれる．欧米では比較的多く，ヨウ素摂取量との関連が提唱されている．

甲状腺悪性腫瘍 thyroid malignant tumor

組織分類・疫学

甲状腺悪性腫瘍には，甲状腺癌と悪性リンパ腫がある（㉓）．甲状腺癌は，濾胞細胞由来の乳頭癌（papillary carcinoma），濾胞癌（follicular carcinoma），未分化癌（anaplastic carcinoma），傍濾胞細胞由来の髄様癌（medullary carcinoma）に分類される．わが国では乳頭癌が最も多く，全甲状腺癌の約85〜93 % を占める．濾胞癌は約5 %，未分化癌と髄様癌はそれぞれ1〜2 %，悪性リンパ腫は1 % 程度である．濾胞細胞由来の分化癌は女性に圧倒的に多く，男女比が1：5〜1：10 との報告がある．

甲状腺癌の罹患数は年々増加している（㉛）．たとえば，2000年から10年で1.7倍に増加し，女性では最も増加率の高い癌といわれている．罹患数増加の要因は，高齢化，画像診断技術向上，検診時発見の増加によると考えられる．また，死亡数も増加しており（㉜），2012年では1,694例（男性550例，女性1,144例）となっている．上皮性癌の継時的相対的生存率を㉝に示す．

各腫瘍の予後を決定する因子は，組織型，年齢，性別，原発巣の大きさ，肉眼的転移の有無である．

発生機序

甲状腺癌は，甲状腺濾胞細胞という1種類の細胞から，乳頭癌，濾胞癌，未分化癌とさまざまなタイプの組織型をもつ癌が発生してくるという特徴をもつ．甲状腺濾胞細胞を起源とする癌でみられる遺伝子異常のパターンと頻度を㉞と㉟にまとめて示す．それぞれの組織型で特徴的なパターンがみられる．

甲状腺乳頭癌では，*RET/PTC*，*BRAF*，*RAS* の3つの遺伝子変異（癌遺伝子）がみられ，いずれも MAPK シグナル伝達経路を活性化する分子である．重要な点は，これら3つの遺伝子変異（癌遺伝子）に重複がみられないということである．*RET/PTC* や *RAS* は他の下流シグナルを活性化するにもかかわらず，1つの腫瘍にはほとんど遺伝子変異の重複がみられない．これは，MAPK の恒常的な活性化が，乳頭癌の発生に重要な役割を果たしているということを示唆している．

濾胞癌でよくみられる遺伝子異常は *RAS*，*PAX8/PPARγ* などである．*PAX8/PPARγ* は染色体転座 t（2：3）（q13：p25）によって生じるキメラ蛋白であるが，細胞の癌化機序はまだよくわかっていない．ただし，これらの変異は良性の濾胞腺腫でもみられ，腫瘍発生の初期段階に起こるとされる．

未分化癌では，*TP53*，β-カテニン（*CTNNB1*）の変異が高頻度でみられ，これらが関係するシグナル伝達の異常が甲状腺癌細胞の脱分化，高度悪性化に重要な役割を果たしていると考えられる．

甲状腺髄様癌は，傍濾胞細胞（C 細胞）から発生し，*RET* 遺伝子変異の関与が重要である．悪性リンパ腫では，多くの場合慢性甲状腺炎（橋本病）を合併しており，浸潤リンパ球が腫瘍化することによって発生すると考えられている．

甲状腺乳頭癌

全甲状腺悪性腫瘍中最多で約85〜93 % を占め，女性に多い．*RET/PTC*，*BRAF*，*RAS* の3つの遺伝子変異がみられ，放射線被曝とも関連がある．術前診断が比較的容易で，主に超音波検査（低エコー，微細石灰化，境界不明瞭，不整形，粗雑）と穿刺吸引細胞診（すりガラス状の核や細胞質の核内への切れ込み）によって診断される．穿刺吸引細胞診の正診率は95 % 以上である．リンパ行性転移が多く，しばしば腺内に多発する．予後はきわめて良好で，10年生存率は約95 % である（㉝）．甲状腺乳頭癌のリスク分類を㊱に示す．年齢，腫瘍径，甲状腺被膜外浸潤，リンパ節転移，遠隔転移が危険因子としてあげられている．

治療は外科手術が原則であり，リスクに応じて術式（葉切除または全摘）が選択される（㊲参照）．葉切除または全摘のどちらを選択するかは術者によって異なる gray zone が存在する．[131]I を用いた放射性ヨウ素内用療法による甲状腺全摘術後の残存甲状腺組織の除去をアブレーションと呼ぶ．特にハイリスクと評価され，甲状腺全摘術となった症例に対してはアブレーションを行うことにより，局所制御率や無病生存率を向上させることが期待されている．

径1 cm 以下の小さい甲状腺癌を微小癌と呼ぶが，

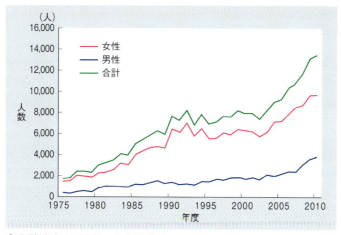

㉛ 甲状腺癌の罹患数の年次推移

2010 年の罹患者数は 13,374 人．男女比は 1：3 で女性が多い．
（独立行政法人国立がん研究センターがん対策情報センターの資料より）

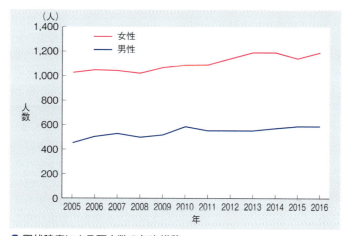

㉜ 甲状腺癌による死亡数の年次推移

（日本内分泌外科学会，日本甲状腺外科学会〈編〉：甲状腺腫瘍診療ガイドライン 2018．日本内分泌・甲状腺外科学会雑誌 2018；35（S3）：14 ）

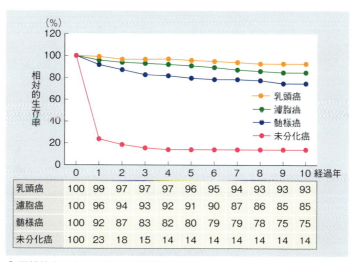

㉝ 甲状腺癌の病理組織別の相対的生存率

(Hundahl SA, et al：A National Cancer Data Base Report on 53,856 Cases of Thyroid Carcinoma Treated in the U.S., 1985-1995. *Cancer* 1998；83：2638.)

微小乳頭癌の取り扱いについて近年大きな変化がみられる．低リスク微小乳頭癌の多くは数年の観察中増大せず，経過観察でよいという意見が主流を占めつつある．ただし，微小癌であっても，リンパ節転移や遠隔転移があるもの，周囲の組織に浸潤するもの，細胞診で悪性度が高いもの，それまでの経過で増大したもの，などは手術などの治療が必要であり，高リスク微小癌と呼ばれる．

甲状腺分化癌の術後局所再発や遠隔転移に対しては，外科的切除や放射性ヨウ素内用療法がまず行われる．画像で認められる大きさの局所再発・リンパ節転移は，外科的切除が通常行われる．遠隔転移に対しては，放射性ヨウ素内用療法に依存することが多い．その有効性は転移部位により異なる．

肺転移は，微小肺結節で^{131}I集積が認められる場合は放射性ヨウ素内用療法の効果が最も期待できる状況であり，積極的に加療するのが望ましい．治癒が30〜80％の確率で期待でき，若年の肺転移に対する治療効果は一般に良好である．逆に，40歳を超える例や，粗大結節型転移ではその効果は低下する．^{131}I集積がある場合は，総じて肺転移患者の生命予後改善に寄与し，集積があり治療後に病巣消失が得られた場合は15年生存率89％と著しく良好である．

骨転移は，単発であれば外科的対処が最善である．残念ながら骨転移に対する治療反応性は良好とはいいがたいものの，^{131}I集積があれば治療により予後改善につながる．骨破壊により病的骨折リスクの高い状態や，神経症状を誘発している場合や懸念される場合では，放射性ヨウ素内用療法に先立ち外照射でそれらの状況を回避することが重要である．

脳転移は，外科的対処，外照射など他の手段で対応される．脳転移に対する放射性ヨウ素内用療法のまとまった報告は乏しいが，^{131}I集積は不良である．しかしながら，脳転移の多くの症例では肺転移・骨転移も合併しており，脳転移に対して他の治療手段で対応したうえで，残りの肺・骨転移に対する効果を期待し，放射性脳浮腫などに留意しながら慎重に放射性ヨウ素内用療法を行うことは可能である．

従来は甲状腺癌に有効な化学療法が存在しなかったが，近年分子標的薬が「放射性ヨウ素治療抵抗性の局所進行または転移を有する分化型甲状腺癌」に対する治療薬として開発された．現在，ソラフェニブとレンバチニブの2剤が使用可能である．両者ともにマルチキナーゼ阻害薬であり，癌の血管新生や細胞増殖にかかわるVEGFR（血管内皮増殖因子受容体），PDGFR（血小板由来増殖因子受容体），*RET*（rearranged during transfection）癌原遺伝子などの働きを抑制する．いずれの薬剤も無増悪生存期間（PFS）をプラセボよりも有意に延長した．しかしながら，特徴的な有害事象もあり，分子標的薬使用による患者のベネフィットとリスクを十分に考慮してこれらの薬剤を適正に使用することが重要である．全体の予後はきわめて良好である（10年生存率：95〜96％）．

甲状腺濾胞癌

濾胞性腫瘍のうち，被膜浸潤，脈管侵襲，甲状腺外転移を認めるものを濾胞癌と定義されている．超音波（エコー）検査/穿刺吸引細胞診で診断が難しく，手術後の治療的診断が主である．甲状腺悪性腫瘍の約5％を占める．遺伝子変異としては，多彩な*RAS*の変異と*PPARγ/PAX8*再構成が高頻度に認められる．

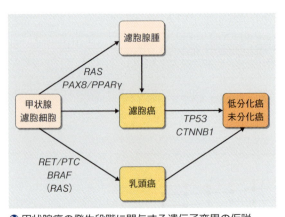

㉞甲状腺癌の発生段階に関与する遺伝子変異の仮説

（光武範吏：甲状腺癌の発生機序—最近の基礎研究からの知見．日本甲状腺学会雑誌 2010；1：105．）

㉟甲状腺濾胞細胞から発生する癌における遺伝子変異の頻度（％）

	乳頭癌	濾胞癌	低分化癌	未分化癌
RET/PTC	13〜43	0	0〜13	0
BRAF mutation	29〜69	0	0〜13	10〜35
RAS mutation	0〜21	10〜53	18〜55	20〜60
PAX8/PPARγ	0	25〜63	0	0
CTNNB1 mutation	0	0	0〜25	66
TP53 mutation	0〜5	0〜9	17〜38	67〜88

（光武範吏：甲状腺癌の発生機序—最近の基礎研究からの知見．日本甲状腺学会雑誌 2010；1：105．）

❸ 甲状腺乳頭癌のリスク分類

超低リスク	T1a N0 M0
低リスク	T1b N0 M0
中リスク	超低，低，高リスクのいずれにも該当しない症例
高リスク	1) T＞4 cm 2) Ex2 または sN-Ex 3) 径が 3 cm を超える N1 4) M1 上記のうち 1 項目以上を満たす症例

(日本内分泌外科学会，日本甲状腺外科学会〈編〉：甲状腺腫瘍診療ガイドライン 2018．日本内分泌・甲状腺外科学会雑誌 2018；35（S3）：24．)

周囲への浸潤の程度により，微少浸潤型濾胞癌（浸潤部位が組織学的に少数存在するもので，遠隔転移が少なく比較的予後良好）と広汎浸潤型濾胞癌（肉眼的に周囲甲状腺組織に広い範囲に浸潤を示すもので，遠隔転移や再発が多く，予後不良）に分類される．乳頭癌と同様に，女性かつ若年者の予後がよい．

外科治療のアルゴリズムを❸に示す．甲状腺濾胞癌が疑われたら，片葉（腫瘍があるほうの甲状腺半分）切除し，病理検査で濾胞癌かどうかを確認する．さらに，広汎浸潤型であった場合は甲状腺補完全摘（残りの甲状腺もすべて切除）を行い，放射性ヨウ素を用いたアブレーションを行う．遠隔転移がある場合は，最初から全摘し，前述の乳頭癌と同様に放射性ヨウ素治療に依存することになり，その検査や反応性も乳頭癌の場合とほぼ同様である．転移巣が放射性ヨウ素治療抵抗性の場合，前述の分子標的薬の投与や放射線外照射療法が考慮される．全体としての予後は良好で，10 年生存率は 90〜95％である．

甲状腺髄様癌

甲状腺傍濾胞細胞（C 細胞）由来の悪性腫瘍であり，甲状腺悪性腫瘍の 1〜2％を占める．カルシトニンを産生する．散発性（約 70％）と家族性（約 30％）がある．家族性の場合，*RET* 遺伝子の突然変異で発症する常染色体優性遺伝であり，多発性内分泌腫瘍（MEN2 型）の一部分症であることが多い．MEN2 型の場合，褐色細胞腫（約 50％）や副甲状腺機能亢進症（副甲状腺腺腫または過形成）（約 5％）を合併する．MEN2B 型では副腎の褐色細胞腫（約 50％）のほかに粘膜下神経腫，腸管神経節腫，Marfan 様体型を合併する．散発性でも約 10〜15％に *RET* 遺伝子変異が認められる．診断は，カルシトニンと CEA の測定，ペンタガストリンや Ca 負荷によるカルシトニン過剰反応が参考になる．^{131}I–MIBG（metaiodobenzyl guanidine）シンチグラフィで取り込みがみられることが多い．

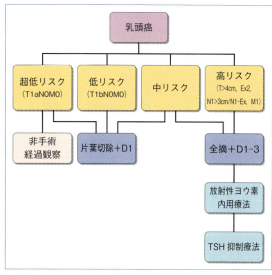

❸ 甲状腺乳頭癌の管理方針のフローチャート

(日本内分泌外科学会，日本甲状腺外科学会〈編〉：甲状腺腫瘍診療ガイドライン 2018．日本内分泌・甲状腺外科学会雑誌 2018；35（S3）：10．)

治療は手術が原則であり，家族性の場合は両葉に発生してくるので甲状腺全摘術を施行する．MEN2 保因者では予防的手術も行われる．予後は比較的良好である（10 年生存率は，家族性の場合 75％，散発性 40〜65％）．近年，分子標的薬（レンバチニブ，バンデタニブ）の使用が認可されている．

甲状腺未分化癌

甲状腺悪性腫瘍の 1〜2％を占める．一般的には分化癌から移行するものと考えられ，50 歳以上の高齢者に多い．診断は細胞診で行われる．増殖はきわめて速く，診断時にはすでに根治的手術不能であることが多い．早期に周囲の気管・食道・反回神経・筋肉などに浸潤し，呼吸障害や嗄声を引き起こす．集学的治療（放射線，手術，化学）にもかかわらず，予後不良である．ほとんどの例が気道狭窄や肺転移のため 1 年以内（平均生存期間 6 か月）に死亡し，緩和医療の介入が必要になる場合が多い（❸）．近年，分子標的薬（レンバチニブ）の使用が認可されている．

悪性リンパ腫 malignant lymphoma

40 歳以降の高齢者に多く，甲状腺悪性腫瘍の 1％程度の頻度である．甲状腺原発の非 Hodgkin リンパ腫で B 細胞由来が多い．比較的短期間に顕著な増大傾向を示すことが多い．慢性甲状腺炎に合併することが多く，甲状腺に浸潤したリンパ球を母体に発生するのではないかと考えられている．診断には超音波像の低エコー部を狙って穿刺吸引細胞診を行うことで大部

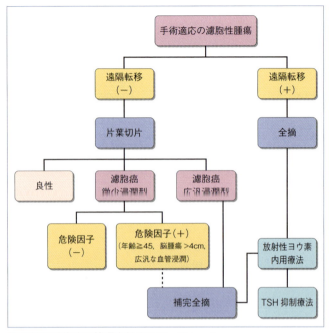

❸⓼ 甲状腺濾胞癌の管理方針のフローチャート
（日本内分泌外科学会，日本甲状腺外科学会〈編〉：甲状腺腫瘍診療ガイドライン 2018．日本内分泌・甲状腺外科学会雑誌 2018；35（S3）：10．）

分の症例では容易である．前述したように，採取された細胞の表面マーカー（CD45 ゲーティングと免疫グロブリン軽鎖染色の併用など）を検討して単クローン性であることを確認する．診断困難な例には遺伝子診断による単クローン性の証明が有用である．最終的には，試験切除で診断される．治療は放射線照射とCHOP 6 コースの化学療法の併用で良好な成績が得られ，予後は比較的良好である（10 年生存率は 60～70％）．

（赤水尚史）

●文献

1) Studer H, et al：Simple goiter and its variants. *Endocr Rev* 1982；3：40.
2) 日本甲状腺学会（編）．甲状腺結節取扱い診療ガイドライン 2013．東京：南江堂；2013．
3) 日本内分泌外科学会，日本甲状腺外科学会（編）．甲状腺腫瘍診療ガイドライン 2018．日本内分泌・甲状腺外科学会雑誌 2018；35（S3）．
4) 日本超音波医学会用語・診断基準委員会／平成 20・21 年度結節性甲状腺腫診断基準検討小委員会：甲状腺結節（腫瘤）超音波診断基準．超音波医学 2011；38：27．

正常妊娠と甲状腺

甲状腺機能の変化

　甲状腺ホルモンは，妊娠すると 4～6 週には需要が増す．ヒト絨毛性ゴナドトロピン（hCG）は甲状腺刺激ホルモン（TSH）と構造上相同性があって，弱い甲状腺刺激作用を有するので，正常妊娠では，これによって需要の増加に応えていると考えられる．妊娠中はヨウ素のクリアランスが増し，血中のヨウ素濃度は低下するが，ヨウ素の摂取が不足することのない日本ではホルモンの産生が不十分にはならない．

　hCG 濃度は，妊娠 8～10 週にピークとなる．この濃度が著しく高値になる妊婦で，甲状腺機能亢進症がみられることがある．これは一過性のもので，gestational transient hyperthyroidism（GTH），pregnancy-induced hyperthyroidism，gestational thyrotoxicosis などと呼ばれる．妊娠悪阻の著しい妊婦に多い．注意してみると，妊婦の 1.5～3.0％で遊離サイロキシン（FT_4）濃度が基準値を超える．また，潜在性甲状腺機能亢進症すなわち FT_4 が基準値で TSH が低値であるごく軽い甲状腺機能亢進症も入れると 15％前後の頻度でみられ，この状態は出産まで続くこともある．GTH は亢進症の症状が明らかでないことが多く，治

療を要する場合はごく少ない.

甲状腺機能検査値の変化

T_4とトリヨードサイロニン（T_3）は，それぞれその99.97％および99.7％が蛋白と結合して存在している．主な結合蛋白であるT_4結合グロブリン（TBG）は，エストロゲンの影響で妊娠16～17週には非妊時の2倍の濃度となる．これと関連して，総T_4，T_3濃度は次第に上昇し，妊娠中期には妊婦の約半数でこれらが非妊時基準値の上限を超える．この蛋白結合型にはホルモン活性がないので，濃度が高くても甲状腺機能の亢進を意味しない．

FT_4は末梢組織の主に肝でFT_3に変換されてホルモン作用を発揮する．FT_4，FT_3濃度は，妊娠16週前後になると，非妊時よりやや低くなる．これは生理的な下降が原因と考えられているが，測定法の影響も受けている．したがって，測定法によって下降の程度に違いがある．一方，甲状腺ホルモンの分泌を調節している下垂体-甲状腺系のネガティブフィードバック機構は妊娠中も働いており，TSHの妊娠による変化はわずかなので，実際に甲状腺ホルモンが過剰か不足かはTSHの値で判断できる．

甲状腺疾患と妊娠

Basedow病と妊娠

妊婦とその児に生じる問題

Basedow病と関連した母児の問題の大半は，甲状腺機能を是正することで軽減，回避できる．しかし，母体に最善である対応が，胎児にとっては必ずしも最適でない，あるいは好ましくない場合もある．

妊娠経過および母体

甲状腺ホルモンの過剰は，流早産や妊娠高血圧症候群の発症に関与することがある．また，ごくまれではあるが，放置されたりコントロールが不良であると甲状腺クリーゼを起こすことがある．

胎児，新生児

妊娠初期：母体の甲状腺ホルモンの過剰が奇形（形態異常）に関与するとの見解は，現在は肯定されていない．抗甲状腺薬も，通常の形態異常の発生には関与しない．しかし，妊娠5～15週にチアマゾール（メルカプトメチルイミダゾール：MMI）を服用すると，頭皮欠損，臍腸管瘻，後鼻孔閉鎖症，気管食道瘻，食道閉鎖症などのまれな形態異常を1つあるいはいくつか伴った児が出生する場合がある．これは服用量とは関係がなく，また90％以上の妊婦にはみられない．

したがって，ほかの因子の関与がなければ起こらないと考えられる．なお，もう一方の抗甲状腺薬であるプロピルチオウラシル（PTU）は，形態異常に関与しないとされているが，これを否定する報告も存在する．ただし主に尿路系の形態異常であり，MMIでみられるような重大なものはほとんどない．

放射性ヨウ素（^{131}I）治療を受けたあとの妊娠に関しては，Basedow病の治療量よりはるかに大量を投与した甲状腺癌の治療例で，形態異常が増えたとの報告はない．

妊娠中期以降：この時期の胎児の問題は，甲状腺機能異常である．母体血中の抗TSH受容体抗体（thyrotropin〈TSH〉receptor antibody：TRAb）は，妊娠の進行とともに胎盤通過性が増し，また胎児の甲状腺も妊娠20週頃には甲状腺ホルモン分泌ができるようになり，TRAbの刺激作用に応じるようになるので，甲状腺機能亢進症に罹患する可能性が出てくる．都合のよいことに，抗甲状腺薬も胎盤を通るので，母親が服用していれば胎内で自然に治療されるが，外科的治療や^{131}I治療で寛解していて高い濃度のTRAbを保有している妊婦ではこれが望めない．

TRAbの濃度は，妊娠の影響で下降することが多いが，出産まで高い場合は，新生児が一過性の甲状腺機能亢進症を発症することがある．

児の甲状腺機能異常としては，このほかに中枢性の甲状腺機能低下症がある．妊娠中期になって母体の機能亢進がコントロールされていないと発症する．母体のFT_4濃度が高いと児に移行してTSHの分泌を抑制することが原因とされる．

診断

妊娠初期は，Basedow病とGTHを鑑別することが重要である．TRAbの測定には2種類あり，TSH結合阻害免疫グロブリン（TSH binding inhibitor immunoglobulin：TBII）として測定する方法（TBIIはTRAbと通称するようになっている）で陽性であればBasedow病と診断できる．もう一方，すなわち甲状腺刺激抗体（TSH stimulating antibody：TSAb）でみる測定では，GTHで弱陽性を示す可能性がある．

治療

妊娠・出産を考慮した妊娠前から出産までの治療を**39**に示す．

妊娠まで

通常はMMIが第一選択である．しかし，妊娠5週から形態異常に関与する可能性があるので，近い将来妊娠を予定する患者にはPTUが勧められる．また，大量の抗甲状腺薬の服用が必要な場合は，外科的治療への変更を考慮する．その場合には全摘出術を行い，術後の甲状腺機能低下症に対してレボチロキシンナト

㊴ 妊娠を考慮した Basedow 病の治療

	妊娠まで	4〜15 週	16〜20 週	21 週〜
薬剤の種類	近い将来妊娠の可能性があれば PTU が原則	PTU が原則	MMI	MMI
母体の機能のコントロール	正常機能	正常機能	正常機能	FT$_4$ 値を正常上限かやや上*

PTU：プロピルチオウラシル，MMI：チアマゾール．
*高血圧や糖代謝異常など合併症があれば妊婦の正常値にする．

リウム（L-T$_4$-Na）の補充を行う．TRAb は術後 6 か月もするとかなり下降する．

^{131}I 治療は 6 か月あければ妊娠は安全である．しかし，外科的治療と比べて甲状腺機能が安定するまでの期間が長いことが多く，また治療後に TRAb が上昇して下降しにくく，そのため胎児に甲状腺機能亢進症のリスクを生じることもあるので，妊娠を急ぐ場合にはむいていない．

妊娠前半

妊娠 5〜15 週，ことに 9 週までは MMI の投与を避ける．MMI 関連の形態異常のうち重大なものが出るのは 9 週までだからである．この期間に MMI を服用してしまった妊婦への対応は，個々の症例で異なる．少量の MMI で安定し，TRAb も弱陽性であれば，中止するかヨウ素に変えてみる．また，副作用で PTU が使えないか，大量の MMI で正常になっている場合は，機能亢進による弊害についても説明し，MMI を継続することもある．妊娠 15 週を過ぎるまで MMI を服用して受診した患者も含め，そうした妊婦には，妊娠中期に胎児の超音波検査を行って，明らかな形態異常があるか否かを確認することが勧められる．なお形態異常を恐れて挙児を断念したいという患者には，一般妊婦の児にも形態異常は一定の頻度でみられること，次に妊娠して生まれる子どもに形態異常がないとはいえないこと，また今後必ず妊娠するとは限らないことなども話す必要があろう．

妊娠 15 週を過ぎていれば MMI が選択される．20 週までは抗甲状腺薬による胎児の甲状腺機能低下の可能性はないので，妊婦を正常機能に保つように治療する．機能亢進が著しく，正常化が急がれる場合は，ヨウ素を併用する．軽い機能亢進であればヨウ素を単独で使用することも可能である．Basedow 病患者の胎児の甲状腺機能を抑制する効果は，ヨウ素のほうが抗甲状腺薬より弱い．アメリカのガイドラインでは，ヨウ素による胎児の甲状腺機能低下症を懸念して妊婦への投与を禁じているが，Basedow 病以外に用いて新生児の甲状腺機能が抑制された事例に基づくものであり，Basedow 病妊婦に投与した例の報告を根拠としているものではない．

妊娠後半

母児の FT$_4$ 濃度の相関は良好で，胎児の甲状腺機能は母体の FT$_4$ 値が指標になる．抗甲状腺薬服用中は胎児の機能のほうがやや低くなり，妊婦の FT$_4$ を非妊時の基準値上限ないしやや上にすると，胎児の大半は正常機能に維持される．この場合，母体の FT$_3$ は妊婦の基準値を超えるので，機能亢進状態になる．そのため血圧や糖代謝に影響が出る可能性がある．そうした場合，あるいは流早産のリスクがある場合には，TSH が基準値上限以下に収まる程度に投与量を調節する．こうすることにより，母体の FT$_4$ は妊婦の基準値に保たれる．TSH を基準値内にすると，胎児の機能をかなり抑制する場合があるからである．ただし，胎児の甲状腺機能低下は生後の回復が早く，発達への影響はない．したがって早産や高血圧症候群などのリスクが生じた場合は，母体の FT$_4$ を正常域に，TSH をやや低い程度に保つようにする．なお胎児の甲状腺への影響は，MMI と PTU で差はないが，PTU の服用量が大量であると，胎児の甲状腺機能が著しく抑制されることがあるので注意がいる．

抗甲状腺薬治療中の妊婦の新生児に起こる甲状腺機能亢進症も，外科的治療や ^{131}I 治療後の妊婦の胎児にみられる甲状腺機能亢進症も，妊娠後半の TRAb の値で予測可能なことが多い．後者のような場合の胎児の甲状腺機能亢進症は，母体に抗甲状腺薬を投与して治療する．その際の妊婦の甲状腺機能低下症は L-T$_4$-Na を併用して防ぐ．

授乳期，産後

MMI は 1 日 10 mg まで，PTU は 1 日 300 mg までなら乳児の甲状腺機能検査の必要はない．それ以上の量でも安全との報告があり，MMI 1 日 20 mg での授乳も行われるようになった．母乳中の濃度は，抗甲状腺薬服用後 6 時間もすればかなり低くなるので，大量服用の場合は，それまでを人工栄養ですませばまず安心である．

ヨウ素は母乳中に濃縮される．しかし，1 錠中にヨウ素を約 38 mg 含むヨウ素薬（ヨウ化カリウム丸®）で Basedow 病を治療しながら母乳栄養を行って問題なかったとの報告がある．ヨウ素の効果には個人差がある可能性があるので，乳児の甲状腺機能を調べる必要がある．なお，Basedow 病は，機能亢進が軽い場合は 1 日 10 mg 程度のヨウ素で効果のあることがある．この程度で乳児の甲状腺機能が低下する可能性はかなり低い．

橋本病，甲状腺機能低下症と妊娠

妊婦とその児に生じる問題

　顕性甲状腺機能低下症は妊娠高血圧症候群にかかわることがあると報告されている．また，潜在性甲状腺機能低下状態は，流産にかかわることがある．

　橋本病患者の多くは甲状腺機能が正常であり，抗甲状腺抗体が陽性であるというだけでは妊娠の転帰に問題を生じることはない．ただし産後は，60％ほどで無痛性甲状腺炎に相当する一過性の変化を起こす．すなわち産後2～4か月に甲状腺中毒症を生じ，その後しばしば甲状腺機能低下症となるが，産後1年頃には正常機能を取り戻す．しかし，なかには甲状腺機能低下症が続く例がある．

　母体の甲状腺機能低下症と関連して胎児も甲状腺機能低下症になるのは，特殊な場合のみである．それは，妊婦が橋本病の一種である特発性粘液水腫に罹患していて，甲状腺機能を抑制する抗体，すなわち甲状腺刺激阻害抗体（thyroid stimulation blocking antibody：TSBAb）を高濃度に保有している場合である．胎児が甲状腺機能低下症に罹患しているか否かは，妊娠後期のTRAbでほぼ診断でき，新生児は甲状腺機能低下症で出生する．

　甲状腺ホルモンは，脳の発達に重要で，胎児の甲状腺がホルモン産生を開始するのは，妊娠20週前後からである．そこで，欧米には妊娠前半の妊婦に甲状腺ホルモンの不足があると，子どもの知能に遅れを残すとの見解がある．しかし，日本のようにヨウ素が常に充足しているところでは，このようなことは起こらないことが確認されている．

甲状腺機能低下症の治療

　TSHの値を指標にして $_L$-T_4-Na を投与する．甲状腺ホルモンの需要は，妊娠のごく初期から増すので，妊娠前からTSHを基準値低値にしておく．$_L$-T_4-Naの補充でTSHが正常を維持している場合は，妊娠するとTSHが多少上昇し，1日 50 μg 程度増やす必要が出てくることが少なくないが，日本では，妊娠初期を過ぎて必要量が増すことはほとんどない．

　妊娠中に $_L$-T_4-Na を開始する場合には，初回から1日 100 μg，低下が著しければ 150 μg で開始し，初めは FT_4 を，その後 TSH を指標にする．潜在性甲状腺機能低下症の場合は，大抵は1日 50 μg 程度でTSHが正常化する．前述した母体から移行するTSBAbによる胎児の甲状腺機能低下症も，母体に十分量の $_L$-T_4-Na を投与し，生後にTRAbが消失して機能を回復するまで $_L$-T_4-Na を継続すれば，甲状腺機能低下症で出生した児であっても発達への影響はない．

　$_L$-T_4-Na 服用中の授乳は，まったく問題ない．

（百渓尚子）

● 文献

1) Erik K, et al：2017 Guidelines of the American Thyroid Association for the Diagnosis and Management of Thyroid Disease during Pregnancy and the Postpartum. *Thyroid* 2017；27：315.

2) 百渓尚子ほか：妊娠合併甲状腺疾患．百渓尚子ほか（編）．甲状腺疾患診療実践マニュアル，第4版．東京：文光堂：2016.

6 副甲状腺の異常

副甲状腺の構造

Ca代謝における副甲状腺の役割

進化の過程を振り返ると，海中には豊富にカルシウム（Ca）が存在しており，そこで誕生した生命は，長い年月をかけてCa^{2+}を利用してさまざまな生理的システムを構築してきた．生物が海中から陸上へとその生存領域を広げるにあたって，重大な障壁の一つは，体内環境におけるCa恒常性の維持であったと推測される．Caは，陸上生活において摂取できるミネラルとしては比較的乏しく，海中から陸上に進出した生物にとってCaの確保は大きな問題であった．骨組織にCa・リン酸塩 $[Ca_{10}(PO_4)_6(OH)_2,$ ハイドロキシアパタイト] を蓄積することは，Ca不足問題と重力に抗した身体支持組織の獲得という課題を一挙に解決する方策であったと考えられる．これにより，大量のCaの貯蔵（成人で約1 kg）が可能となった．さらに，骨髄を構成する細胞群のなかに骨を溶解する細胞（破骨細胞）と骨を形成する細胞（骨芽細胞）の前駆細胞が存在することにより，ダイナミックな骨組織の改変が可能となった．Ca代謝の視点からみると，このように細胞レベルで能動的に骨代謝を制御するシステムが発達することによって，骨に貯蔵されているCaを必要に応じて体液中に動員する仕組みが確立されたと考えられる．骨組織の代謝とCa代謝の密接な関連は以上のような進化論的な背景を考慮すると理解しやすい．

ダイナミックにCa代謝を制御するためには，繊細な調節機構が必要となる．進化の過程では，生命が陸上に進出する時期に副甲状腺ホルモン（parathyroid hormone：PTH）が出現しており，そのCa代謝における本質的な重要性が容易に理解できる．

副甲状腺の構造と発生

副甲状腺は第3・第4咽頭嚢に由来し，第3咽頭嚢からは胸腺も形成される（❶）．第3咽頭嚢から下の副甲状腺が，第4咽頭嚢からは上の副甲状腺が形成され，発生に伴って下降して甲状腺の背側に上下左右4腺が位置する．その主細胞の表面にはG蛋白共役型受容体（GPCR）ファミリーに属するCa感知受容体が発現し，細胞外液中のCa^{2+}濃度の上昇により活性化され，PTHの合成と分泌が抑制される．PTHは細胞外液Ca^{2+}濃度を上昇させる作用があり，副甲状腺はPTHの分泌制御を行うことでCa恒常性の維持に中心的な役割を果たしている．

先天性の副甲状腺疾患や遺伝子改変動物の研究から，副甲状腺の発生に重要な役割を果たす分子群が同定されている．

TBX1

DiGeorge症候群（22q11.2欠失症候群）は先天性副甲状腺低形成もしくは欠失を伴う症候群である．本症は，第3，4咽頭嚢の発生障害により，副甲状腺のみならず胸腺の低形成もしくは消失とさまざまな奇形を合併する．DiGeorge症候群の少なくとも一部の患者では，*TBX1*の遺伝子変異を原因とする．*TBX1*の遺伝子産物はT-boxファミリーに属するDNA結合型転写因子であり，*Tbx1*欠損マウスでは副甲状腺の低形成をはじめとするDiGeorge症候群の表現型が認められる．

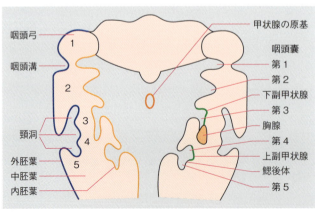

❶ 副甲状腺の発生

GCM2

副甲状腺単独に障害を認める先天性副甲状腺機能低下症において，さまざまな機能喪失性の *GCM2* 遺伝子変異が見出されている．マウスの研究では，*Gcm2* は将来副甲状腺となる咽頭囊領域に発現しており，*Gcm2* 欠損マウスでは副甲状腺が形成されない．*GCM2* 遺伝子産物は Ca 感知受容体の発現にも関与しているとされている．

GATA3

常染色体優性遺伝で副甲状腺機能低下症に加えて難聴と腎形成異常を合併する症候群（hypoparathyroidism, sensorineural deafness, and renal syndrome：HDR syndrome）の原因として，*GATA3* 遺伝子変異が知られている．*GATA3* 遺伝子産物は Zinc フィンガーを有する転写因子であり，ハプロ不全により副甲状腺の形成障害が生じる．

副甲状腺ホルモンの分泌と作用

PTH は両生類以上の脊椎動物に認められ，細胞外液中の Ca^{2+} 濃度の恒常性を維持するうえで最も重要なホルモンである．副甲状腺の抽出物に血中 Ca 上昇作用をもつ物質が存在することは 1920 年代から知られており，1959 年に精製単離された（❷）．高感度のイムノアッセイ法が確立されるまでは，ヒトの血中 PTH 活性の指標として腎原性サイクリック AMP が活用された．

ヒト *PTH* は 11 番染色体短腕に存在し，3 個のエクソンから構成され，エクソン 2 は prepro 配列であるアミノ酸部分を，エクソン 3 は分泌型成熟ペプチドをコードしている（❸）．

副甲状腺ホルモンの合成と分泌調節

PTH 遺伝子の発現は血中 Ca^{2+} 濃度と 1,25 水酸化ビタミン D $[1\alpha,25(OH)_2D]$ により制御されている．1,25 水酸化ビタミン D はその受容体と結合することにより *PTH* 遺伝子の転写を抑制する．また，血中 Ca^{2+} 上昇により PTH mRNA レベルが抑制される．*PTH* 遺伝子の上流には，負の Ca 応答領域が同定されており，細胞外液 Ca^{2+} は転写レベルで *PTH* 遺伝子の転写を抑制する．

一方，細胞外液 Ca^{2+} が PTH 分泌を抑制する機序の研究から，副甲状腺細胞に発現する Ca 感知受容体の同定に至った．

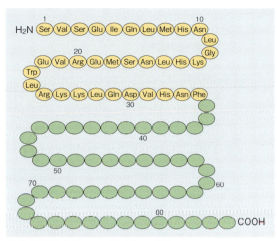

❷ 副甲状腺ホルモン（PTH）の構造
- PTH は副甲状腺から分泌される．
- PTH は血中 Ca 濃度の重要な調節因子である．PTH の合成と分泌は血中 Ca 濃度の低下によって促進される．
- PTH には以下の 3 つの作用がある．
  ① 骨からの Ca の放出を増加させる．
  ② Ca の腎クリアランスを低下させる．
  ③ 1,25 水酸化ビタミン D の産生を促進する．
- ヒト PTH は 84 のアミノ酸を有する一本鎖ポリペプチドであり，分子量は 9,425 である．
- 黄色で示した N 末端領域（1-34）は生物学的に活性であり，細胞外液 Ca^{2+} の恒常性を十分に調節することができる．

(Niall HD, et al：The amino-acid sequence of the amino-terminal 37 residues of human parathyroid hormone. *Proc Acad Sci USA* 1974；71：384.)

副甲状腺ホルモンの構造

PTH は糖鎖をもたない 84 個のアミノ酸から成るペプチドホルモンであり（❷），PTH 受容体 1 型（PTHR1）に結合して細胞内シグナルを活性化する．N 末端フラグメント PTH1-34 は全長 PTH1-84 と同程度の活性を示す．合成 PTH フラグメントを用いることにより，N 末端の 2 個のアミノ酸が受容体結合に必須であること，PTH1-27 が活性を示す最小フラグメントであることなどが判明した．

生体内 Ca の恒常性

血液を含む細胞外液の Ca^{2+} 濃度は厳密に制御されている．ヒトでは Ca は食物に含まれる栄養素として経口摂取される．摂取された Ca は，主に十二指腸と空腸近位部でビタミン D 作用に依存して能動的に吸収される（❹）．血液中の Ca は腎で濾過され，主に遠位尿細管で再吸収される．尿細管で再吸収されなかった Ca は尿中に排泄される（❺）．成人では腸管からの正味の Ca 吸収は 1 日あたり約 150 mg であり，ほぼ同量が尿中に排泄されることにより，Ca の出納

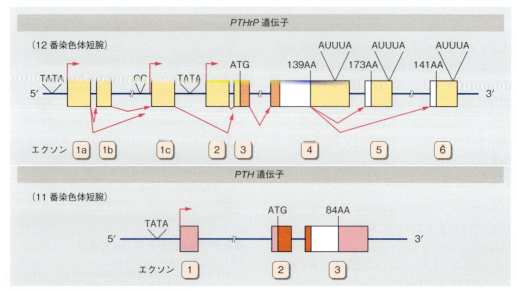

❸ *PTHrP* 遺伝子と *PTH* 遺伝子の構造

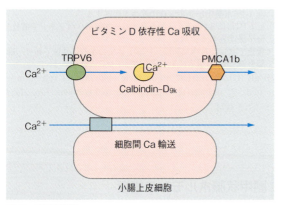

❹ Ca 吸収機構
PMCA1b：plasma membrane Ca^{2+} ATPase 1b, TRPV6：transient receptor potential cation channel subfamily V member 6.

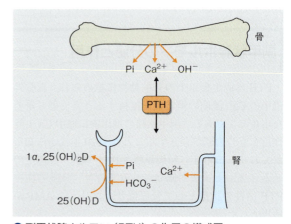

❺ 副甲状腺ホルモン（PTH）の作用の模式図
$1α,25(OH)_2D$：1,25 水酸化ビタミン D，$25(OH)D$：25 水酸化ビタミン D．
（日本内分泌学会〈編〉：内分泌代謝科専門医研修ガイドブック．東京：診断と治療社；2018．）

はバランスが維持されている．Ca 出納のバランスを保つためには，少なくとも 1 日 500～600 mg の Ca 摂取が必要とされており，これが成人における Ca 所要量の目安となっている．

　身体の内外での Ca バランスに加えて，体内での Ca バランスも重要である．体内 Ca バランスは骨からの Ca の溶出と骨への Ca の沈着で成り立っている．骨からの Ca 溶出は主に PTH 作用に依存した破骨細胞による骨吸収により生じるものであり（❺），骨への Ca 沈着は骨芽細胞による骨形成に伴う骨基質石灰化により生じるものである．成人ではこのような機序で 1 日あたり 400～500 mg もの Ca が骨と細胞外液との間を出入りしている．そのため，骨と細胞外液との間の Ca 移動の調節機構が破綻すると，骨組織にとって大きな負荷となる．

細胞外液 Ca の制御機構

　細胞外液中の Ca のおよそ半分はアルブミンなどの蛋白と結合して存在している．細胞外液中での Ca の生理学的役割は，蛋白と結合していない 2 荷陽イオン状態である Ca^{2+} が担っている．したがって，Ca 恒常性の本質は，主に細胞外液，特に血液中の Ca^{2+} 濃度を一定に維持することにある．陸棲生物であるヒトは常に Ca 不足の危険にさらされているため，血中 Ca 濃度の低下を代償する機構が発達している．そのシステムは，①血中 Ca 濃度感知機構，②血中 Ca 濃度上昇機構，③ Ca 吸収機構，④ Ca 排泄機構および⑤骨組織からの Ca 溶出機構に分けて考えることができる．

血中 Ca 濃度感知機構

血中 Ca 濃度は副甲状腺主細胞の細胞膜上に発現する Ca 感知受容体に Ca^{2+} が結合することにより感知されている．Ca 感知受容体は GPCR の一種であり，その細胞外領域に Ca^{2+} が結合すると細胞内領域に結合する Gq 蛋白の活性化を介して細胞内シグナルを伝達する．Ca^{2+} の結合により活性化されるシグナルにより，*PTH* 遺伝子の転写が抑制されるとともに PTH 分泌が抑制される．逆に血中 Ca^{2+} 濃度が低下すると，PTH の合成と分泌が促進される．

血中 Ca 濃度上昇機構

副甲状腺主細胞から分泌される PTH は，腎尿細管と骨に作用して血中 Ca 濃度を上昇させる（❺）．PTH は腎近位尿細管においてビタミン D の 1α 水酸化酵素の発現を増加させ，25 水酸化ビタミン D の 1,25 水酸化ビタミン D への代謝を促進する．また，近位尿細管における P の再吸収を抑制するとともに重炭酸イオンの排泄を促進する．PTH は遠位尿細管における Ca 再吸収を促進する．

骨に対する PTH の主要な作用は，破骨細胞による骨吸収を促進することで血液中へ Ca を動員することである．しかしながら，PTH に対する受容体は破骨細胞ではなく骨芽細胞に存在することから，その作用は骨芽細胞を介して破骨細胞の形成を促進し骨吸収機能を高めることで発揮される．骨吸収の亢進に対する代償機構として，PTH は骨芽細胞による骨形成を促進する作用も併せもっている．

食物から供給される，もしくは紫外線照射により皮膚で合成されたビタミン D は，肝で 25 位の水酸化を受け 25 水酸化ビタミン D となる（❻）．ホルモンとしてのビタミン D 作用をもつ 1,25 水酸化ビタミン D は，PTH 依存性に 25 水酸化ビタミン D を基質として腎近位尿細管で産生され，腸管と腎および骨に作用する．その主要な作用は腸管からの Ca と P の吸収を促進することである．

PTH はその作用の総和として，血中 Ca 濃度を上昇させ，P 濃度を低下させる．これは，PTH による骨からの Ca と P の動員とビタミン D 活性化による腸管からの Ca と P の吸収促進に，腎での P 再吸収抑制および Ca 再吸収促進の総和として理解できる．このことからも，PTH 作用の主体は血中 Ca 濃度の低下に拮抗することであるといえる．また，このような PTH 作用は，その 7〜8 割が活性型ビタミン D により媒介されていることが，副甲状腺機能低下症の治療を通じて明らかにされている．

Ca 吸収機構

Ca の腸管からの吸収は，日常的な摂取量（400〜1,500 mg/日）では，ビタミン D 作用に依存した能動的機序によって行われる（❹）．1 日摂取量が 2,000 mg を超えると，腸管の広い範囲で上皮細胞間隙を通過する受動的な Ca 吸収が生じる．そのため，大量の Ca 摂取は血中 Ca 濃度上昇の原因となる場合がある．

Ca の能動的吸収に関与する部位は，十二指腸遠位部から空腸近位部のおよそ 20 cm の範囲である．この部位の腸管上皮細胞にはビタミン D 受容体と Ca チャネルが発現しており，ビタミン D 作用に依存して Ca の吸収が行われる．

❻ 生体内でのビタミン D の活性化過程

Ca排泄機構

腎におけるCaの調節は，主に遠位尿細管で行われている．同部位にはPTHの受容体やCa感知受容体とともにCaチャネル (transient receptor potential cation channel subfamily V member 5：TRPV5) が発現している．PTHはCaの再吸収を促進し，細胞外液中のCa濃度の上昇はCa感知受容体を活性化することによりCa再吸収を抑制する．ビタミンD作用は尿細管におけるCa再吸収を促進する．

骨組織からのCa溶出機構

骨組織はCaの貯蔵庫であり，必要に応じてCaは骨から細胞外液中に動員される．骨からのCa動員には2つの仕組みがある．主要な仕組みは破骨細胞による骨吸収を介するものであり，PTHの刺激により形成され活性化された破骨細胞から酸が分泌され，Caリン酸塩であるハイドロキシアパタイトが溶解し，Caとリン酸が細胞外液中に汲み出される．ほかに骨組織内の細胞外液中に存在するCaが動員される仕組みが存在する．

副甲状腺ホルモンの作用

PTHは標的細胞に発現する特異的な7回膜貫通型のGPCRに結合することによりその作用を発揮する (❼)．この受容体は副甲状腺ホルモン関連蛋白 (parathyroid hormone-related protein：PTHrP) の受容体でもあり，PTHR1と呼ばれる．PTHR1はアデニル酸シクラーゼを活性化することによりサイクリックAMP産生を促進するGs蛋白共役受容体である．この受容体はまたGq蛋白とも共役しており，細胞内Ca^{2+}上昇によるシグナル伝達機構をも備えている．

PTHの主要な標的細胞は骨芽細胞およびその分化系列の細胞と腎尿細管細胞である．PTHの骨芽細胞に対する作用は多岐にわたるが，Ca代謝に最も深く関与するのはRANKL (receptor activator NF-κB ligand) の分泌を促進し，RANKLにより誘導される破骨細胞形成とその活性化をもたらす働きである．破骨細胞は酸を分泌することで骨基質中のハイドロキシアパタイトを溶解し，Ca^{2+}，P，水酸イオンを血中に動員する．

PTHは近位尿細管においてPと重炭酸の再吸収を抑制し，ビタミンD活性化の最終段階である1α水酸化反応を担うCYP27B1 (25水酸化ビタミンD-1α水酸化酵素) の発現を促進する．PTHはまた遠位尿細管においてTRPV5の発現を高めることでCa再吸収を促進する．TRPV5はTRPV6とともに腎遠位尿細管におけるCaチャネルとして働き，TRPV5の発現はPTHで制御されている．

副甲状腺ホルモン分泌の亢進

副甲状腺ホルモン分泌亢進の機序

PTH分泌亢進の病態としては，原発性副甲状腺機能亢進症，続発性副甲状腺機能亢進症，Ca感知受容体機能不全および薬剤性があげられる．

原発性副甲状腺機能亢進症の原因には，副甲状腺の腺腫，癌および過形成がある．続発性副甲状腺機能亢進症の原因には，腎不全およびビタミンD作用不全 (ビタミンD欠乏など) がある．Ca感知受容体機能不全としては，Ca感知受容体遺伝子変異による家族性低カルシウム尿性高カルシウム血症 (familial hypocalciuric hypocalcemia：FHH) とCa感知受容体に対する自己抗体による後天性低カルシウム尿性高カルシウム血症 (acquired hypocalciuric hypercalcemia：AHH) が知られている．また，炭酸リチウムの長期内服によりまれにPTH分泌亢進が生じる．

原発性副甲状腺機能亢進症
primary hyperparathyroidism

概念

- PTHの自律的かつ過剰な分泌により，その標的臓器である腎と骨におけるPTH作用の亢進が生じる病態である．その結果，高カルシウム血症となり，それに関連する症状を呈する．
- 腎では尿路結石症および腎機能低下を，骨では骨密度低下を生じる．まれに (嚢胞性) 線維性骨炎 (osteitis fibrosa cystica) あるいはbrown tumorという本疾患に特有の骨病変を認める．
- 最近では低骨密度や尿路結石の鑑別診断を目的に血清CaとPTHの測定が行われる機会が増えたことにより，正カルシウム血症性原発性副甲状腺機能亢進症という病態の存在が明らかにされている (❽)．

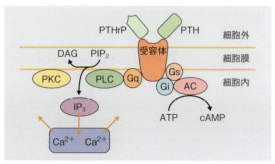

❼ PTHR1受容体を介する細胞内情報伝達系

疫学

わが国における本疾患の疫学に関する調査研究は不十分であるが，海外での報告から類推すると1,000～5,000人あたり1人の有病率であり，内分泌疾患としては頻度の高いものである．これは，血清Ca値の測定が日常的になり，軽症の患者が診断されるようになったためとされる．とりわけ，無症候性原発性副甲状腺機能亢進症においては，手術治療の妥当性についての検討が進められている．

男女比は1：2～2：3である．閉経後女性に好発する．良性腺腫が85％以上を占め，多腺性の過形成が約10％である．癌は1～3％とされている．良性腫瘍が複数腺に生じることもある．

病因

PTHの自律的分泌は，多くの場合，副甲状腺主細胞の良性腺腫により生じる．まれに，2腺に同時に腺腫を認めることがある．

多発性内分泌腫瘍症1型の部分症である場合には，すべての副甲状腺の過形成により同様の病態がもたらされる．多発性内分泌腫瘍症2型における副甲状腺病変も過形成であることが多い．

ほとんどの副甲状腺癌ではPTHの自律的な過剰分泌を認めるため，その内分泌学的病態は原発性副甲状腺機能亢進症となる．

病態生理

① PTHの骨作用：骨組織ではPTHの受容体は骨芽細胞に発現している．PTHは骨芽細胞におけるRANKLの発現を促進し，それによるRANKの活性化を介して破骨細胞の形成をもたらすと同時に，破骨細胞による骨吸収活性を刺激する．破骨細胞は石灰化骨組織の表面に接着し，その細胞膜で密閉された骨吸収窩に塩酸を分泌することでCa・リン酸塩であるハイドロキシアパタイト［$Ca_{10}(PO_4)_6(OH)_2$］を溶解する（❺）．酸で溶かされたCa，Pおよび水酸イオンは破骨細胞により貪食され，血流中に汲み出される．

② PTHの腎作用：PTHは腎近位尿細管において，Pと重炭酸イオンの排泄を促進する．また，同部位で1α水酸化酵素を活性化し，25水酸化ビタミンDを活性型である1,25水酸化ビタミンDに代謝する．活性化されたビタミンDは十二指腸と小腸に作用し，CaとPの吸収を促進する．PTHは腎遠位尿細管にも作用し，Caの再吸収を促進する（❺）．

以上の作用の総和として，PTH作用の過剰は，高カルシウム血症と尿中Ca排泄量の増加，血中P濃度の低下および代謝性アシドーシスをもたらす．また，皮質骨を主体とした骨密度の低下と腎結石症が生じる．

血中Ca^{2+}濃度はCa感知受容体で感知されており，

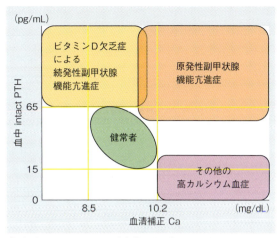

❽ 血清CaとPTHの測定値に基づいた病態の分類（腎機能が正常な場合）

その機能不全によっても高カルシウム血症が惹起される．その原因としては，Ca感知受容体の不活性型変異遺伝子をヘテロ接合体で有するFHHやCa感知受容体に対する自己抗体によるAHHがある．本症では，副甲状腺におけるCa感知受容体の機能不全により血中CaによるPTH分泌抑制が不十分となり，高カルシウム血症かつ高PTH血症となる．また，腎尿細管におけるCa感知受容体の機能不全によりCa再吸収率が上昇し，相対的なCa排泄率の低下をもたらす．

臨床症状

高カルシウム血症

血清Ca濃度は8.5～10.2 mg/dLの範囲で厳密に制御されている．血清Ca値が基準値上限を超えると高カルシウム血症とみなされる．その原因疾患は多岐にわたり，高カルシウム血症を契機に潜在する疾患が明らかになることもまれではない（❾）．

高カルシウム血症そのものの人体への影響としては，中枢神経作用や自律神経への作用および腎への作用が重要である．具体的には，食欲低下，被刺激性の亢進（いらいら感），不眠あるいは便秘などが神経作用として認められる．腎では，抗利尿ホルモン作用が高カルシウム血症により阻害されるため，尿濃縮力障害が生じて多尿となる．また，高カルシウム血症はガストリン分泌を促進するため，消化性潰瘍が起こりやすいとされている．高カルシウム血症では急性膵炎を誘発する頻度が高いとされている．高カルシウム血症に直接起因するこれらの症状は血清Ca濃度に依存しており，血清Ca値が高いほど出現しやすく，また重症になりやすい．しかしながら，多くの症状は非特異的であるため，高カルシウム血症との因果関係の判断は必ずしも容易ではない．

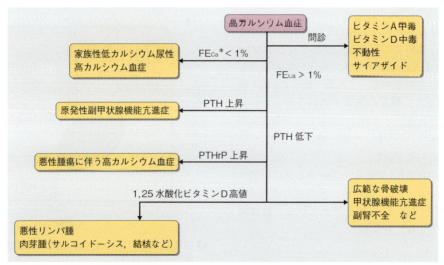

❾ 高カルシウム（Ca）血症の鑑別診断のフローチャート

FE$_{Ca}$：fractional excretion of Ca, PTH：副甲状腺ホルモン, PTHrP：副甲状腺ホルモン関連蛋白.
*FE$_{Ca}$(%) = uCa/uCr×sCr/sCa×100
（日本内分泌学会〈編〉：内分泌代謝科専門医研修ガイドブック．東京：診断と治療社；2018.）

尿路結石症

　原発性副甲状腺機能亢進症患者の20％程度に腎・尿路結石症を認める．一方，尿路結石症患者の5％に原発性副甲状腺機能亢進症が認められる．結石の成分はほとんどがシュウ酸Ca塩である．高カルシウム尿症は尿路結石形成を促進するが，それ以外にも高尿酸尿症や低クエン酸尿症および塩分摂取過剰などが尿路結石の危険因子となる．そのため，尿中Ca排泄量のみで尿路結石症のリスクを判別することは困難である．

　無症候性原発性副甲状腺機能亢進症であっても，画像検査で評価すると対照群より高頻度に腎結石症を認めることから，画像検査に基づく腎結石の存在は手術を勧める根拠とされている（❿）．

腎障害

　高カルシウム血症と高カルシウム尿症は腎機能低下をもたらす．そのため，クレアチニンクリアランスが60 mL/分未満や尿中Ca排泄量が400 mg/日を超える場合には，無症候性原発性副甲状腺機能亢進症でも手術が勧められる（❿）．

骨病変

　（囊胞性）線維性骨炎あるいはbrown tumorという本疾患に特有の骨病変は今日ではまれであるが，病勢が強く長期に及ぶと推定される患者に認めることがある．そのほか単純X線所見では，頭蓋骨の"salt and pepper"所見，橈側中節骨の骨膜下吸収像および椎体のラガージャージ所見が典型的とされるが，現在ではこれらの所見を認めることは非常にまれである．これらの変化の多くは，破骨細胞の著しい活性化による骨外膜側あるいは骨内膜側の骨吸収亢進に基づくものと

❿ 無症候性原発性副甲状腺機能亢進症における手術適応

血清Ca値	基準値上限＋1.0 mg/dL を超える
骨	1. DXA法による骨密度： 　腰椎，大腿骨近位部，大腿骨頸部，橈骨遠位1/3 　いずれかのT値＜－2.5 2. 椎体骨折の画像所見あり
腎	1. クレアチニンクリアランス＜60 mL/分 2. 尿中Ca排泄量＞400 mg/日 3. 画像検査による腎結石の所見
年齢	50歳未満

（Bilezikian JP, et al：Guidelines for the management of asymptomatic primary hyperparathyroidism：summary statement from the Fourth International Workshop. *J Clin Endocrinol Metab* 2014；99：3561.）

される．

低骨密度と骨折

　PTH作用の過剰は，骨芽細胞に対する作用を介して破骨細胞による骨吸収を亢進する．PTHは同時に骨形成を活性化するため，海綿骨に富む領域では明らかな骨密度の低下は生じない．一方で，皮質骨ではとりわけ骨内膜側骨吸収が活発になり，皮質骨の菲薄化と多孔化が進行するため，骨密度の低下を認める．

　しかしながら，対照群と比べた原発性副甲状腺機能亢進症における骨折リスクは，皮質骨に富む長管骨のみではなく，海綿骨主体の椎体でも有意に上昇する．また，責任病巣となる副甲状腺腺腫を外科的に切除すると，速やかに腰椎骨密度の上昇を認め，数年後から緩徐に皮質骨主体の橈骨の骨密度が上昇する．

その他

　原発性副甲状腺機能亢進症では高血圧症や2型糖

尿病の合併率が高い可能性が指摘されている．しかしながら，手術による副甲状腺機能の正常化によっても高血圧や耐糖能の明らかな改善は認められないことなどから，それらの関連性については確立されたものではない．

以前から，本症と心血管障害による死亡との関連性が示唆されてきた．しかしながら，両者の関係は，調査時期が古く血清 Ca 値が高い場合にのみ相関を認める，あるいは，同じ対象における研究でも手法の相違によって異なる結果が得られるなど一貫性に欠ける．

診断

尿路結石症や骨密度低下の原因精査の過程で，あるいはまったくの偶然に，高カルシウム血症を指摘され原発性副甲状腺機能亢進症の存在が疑われることが多い．高カルシウム血症の存在下で血中 PTH が高値であれば，ごくまれな病態を除外したうえで，原発性副甲状腺機能亢進症と診断される（❾）．

高カルシウム血症と血中 PTH の同時上昇

高カルシウム血症と血中 PTH の上昇が同時に認められれば，第一に原発性副甲状腺機能亢進症が疑われる．ただし，高度の腎障害の存在下ではこの限りではない．低リン血症，腎 P 排泄閾値の低下，正アニオンギャップ性代謝性アシドーシスを伴うことが多い．また，血清 ALP 高値を呈することが多く，これは PTH が骨芽細胞由来の骨型 ALP の血中濃度を上昇させることに起因する．

血清 Ca 値の評価

血清 Ca 値の評価に際して留意すべき最大のポイントは，血清 Ca 値のアルブミン濃度による補正である．測定が簡便な総 Ca 濃度に基づいて生理的に重要な血中 Ca^{2+} 濃度を評価するためには，蛋白に結合した Ca の比率を推定する必要がある．血中 Ca の多くはアルブミンと結合しているため，血清アルブミン値を用いて補正することで，総 Ca 濃度からイオン化 Ca を推計することができる．以下の Payne の式が最も簡便で実用的である．

補正 Ca(mg/dL) = 実測 Ca(mg/dL) + [4 − 血清 アルブミン(g/dL)]

ただし，血清アルブミンが 4 g/dL を超える場合は補正しない．また，アルブミンの値が極端に低い場合は誤差が大きくなるため，イオン化 Ca を評価するべきである．

鑑別疾患

高カルシウム血症と血中 PTH 濃度の上昇が存在する場合に，鑑別すべき疾患は，FHH および AHH である．これらの疾患と診断される患者は骨代謝や腎機能に障害を認めず，高カルシウム血症も軽度であるため治療を必要としないことが多い．また，高カルシウ

ム血症に対する治療が必要となる場合にも，手術ではなく内科的治療が選択されるため，本症の可能性については慎重に鑑別するべきである．しかしながら，本症を原発性副甲状腺機能亢進症から鑑別できる唯一の生化学的な指標は，相対的な尿中 Ca 排泄低下のみであり，注意深い対応が必要である．具体的には，1 日蓄尿のデータを用いて以下の式により fractional excretion of Ca（FE_{Ca}）を求め，これが 1 ％を下回る場合に FHH もしくは AHH の可能性を考慮する（❾）．

FE_{Ca}(%) = 尿 Ca(mg/dL)/血清補正 Ca(mg/dL) × 血清 Cr(mg/dL)/尿 Cr(mg/dL) × 100

なお，この指標はクレアチニンクリアランスが 50 mL/分未満の場合には判定が困難となる．その場合は，その他の臨床データを総合して診断を下す必要がある．

責任病巣の局在診断

原発性副甲状腺機能亢進症の診断が確定したら，その責任病巣の局在診断を行う．第一選択は，超音波検査であり，これにより腫大副甲状腺の局在を確認する．カラードプラにより病変部に血流が確認されれば責任病巣としての確からしさが高まる．さらに，核医学検査である ^{99m}Tc-MIBI（methoxyisobutylisonitrile）シンチグラフィにより病変副甲状腺への核種の集積を確認する（⓫）．^{99m}Tc-MIBI シンチグラフィは，前縦隔などに存在する異所性副甲状腺腫の検出にも有用である．

治療

原発性副甲状腺機能亢進症の根治的治療は責任病巣の外科的切除であるため，治療においては手術適応の検討が不可欠である．高カルシウム血症に起因する症候や尿路結石症あるいはその既往がある場合，あるいは本症に特徴的な骨病変を有する場合は手術適応である．これらを認めない無症候性の場合は，専門家集団の合議に基づいて策定された提言を指標にして個別に手術適応を判断する（❿）．

手術

治療の第一選択は手術による副甲状腺病変の切除である．経験を積んだ外科医による手術成績は，治癒率 98.5 ％とされている．副甲状腺全腺を肉眼的に確認して切除病変を決定する古典的な方法が最も確実ではあるが，手術侵襲をできる限り小さくする方向で術式の改良が進んでいる．多発性内分泌腫瘍症 1 型などにみられる副甲状腺の過形成では，全腺を摘除し，そのうちの最小腺の一部分を前腕に移植する手術が行われる．手術後には，一過性の低カルシウム血症や数か月にわたり低カルシウム血症が遷延する hungry bone 症候群を認めることがある．手術に伴う合併症としては，反回神経麻痺による嗄声や全腺切除後に自家移植

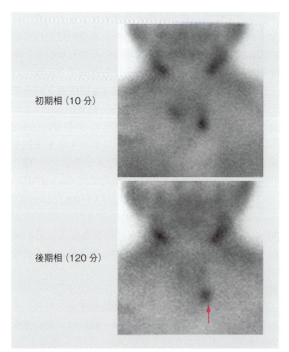

⓫ ⁹⁹ᵐTc-MIBI シンチグラフィによる副甲状腺腺腫の描出
左下の副甲状腺部位に核種の取り込みと後期相での残存が認められる。
(岡崎 亮：副甲状腺ホルモン〈PTH〉/ビタミン D. *Hospitalist* 2016；4：137.)

腺が生着しなかった場合の永続的な副甲状腺機能低下症がある．

内科的治療

手術適応であるが手術ができない，あるいは手術を希望しない患者に対しては，高カルシウム血症と骨粗鬆症の2つの側面に配慮して対症療法が行われる．

高カルシウム血症：急激に高カルシウム血症が進行する場合は，何らかの手段で血清 Ca 濃度を下げる必要がある．急性期には点滴用のビスホスホネート薬（ゾレドロン酸）やカルシトニンが治療に用いられる．高カルシウム血症時には脱水が存在するのみならず，脱水が高カルシウム血症の増悪因子となることから，生理食塩水の点滴などにより十分な対策を行う．

骨粗鬆症：骨密度が骨粗鬆症の診断基準を満たすほど低下している場合には，骨粗鬆症に準じた治療が選択される．臨床研究の結果に基づいてビスホスホネート薬が選択されることが多い．骨粗鬆症治療薬である抗RANKL 抗体のデノスマブも選択肢となる．なお，PTH 製剤であるテリパラチドは原発性副甲状腺機能亢進症には禁忌であり，活性型ビタミン D 製剤の投与も避けるべきである．

予後

北欧での長期にわたる観察研究では，無治療の場合，原発性副甲状腺機能亢進症の患者において心血管疾患による死亡率が高まる可能性が指摘されている．一方，近年増加傾向にある高カルシウム血症が軽度の患者においては一般住民と死亡率に差はないとする報告もある．

骨病変に関しては，無治療で経過すると主に皮質骨の骨密度低下が進行するのみならず，ほぼすべての領域において骨折頻度が高まるとされている．腎病変に関しては，無治療では尿路結石症およびそのための疝痛発作の発症頻度が高まる．国内の本症患者における死亡率，心血管疾患あるいは骨折頻度などに関する詳細は不明である．

付 正カルシウム血症性原発性副甲状腺機能亢進症
normocalcemic primary hyperparathyroidism

概念

●原発性副甲状腺機能亢進症は，PTH 作用過剰による最も特徴的な徴候が血清 Ca 値の上昇であることから，高カルシウム血症を手がかりとして診断が進められる．一方，低骨密度や尿路結石症の原因疾患として本症が鑑別にあがるため，血清 Ca と PTH が同時に測定される機会が増えている．その結果として，高カルシウム血症を認めないが高 PTH 血症を示す患者がまれでないことが判明した．このような患者のなかで，自律的な PTH 分泌が認められるものは正カルシウム血症性原発性副甲状腺機能亢進症と診断される．

病因・病態

血清 Ca 値が基準値内で高 PTH 血症を呈するものは，正カルシウム血症性原発性副甲状腺機能亢進症と続発性副甲状腺機能亢進症に大別される（❽）．前者の病因・病態は高カルシウム血症を呈する原発性副甲状腺機能亢進症と同じと考えられている．腎機能障害を認める場合を除くと，続発性副甲状腺機能亢進症の原因として最も頻度の高い病態はビタミン D 欠乏症である．

診断

本症と鑑別すべき病態はビタミン D 欠乏症である．ビタミン D 欠乏では，代償性に PTH 作用が過剰になることと Ca のみならず腸管からの P 吸収が不十分となるため，原発性副甲状腺機能亢進症の場合と同様に低リン血症を認めることが多い．そのため，正カルシウム血症性原発性副甲状腺機能亢進症とビタミン D 欠乏症の鑑別には，ビタミン D 充足度の評価が必要となる．

ビタミン D の充足度は血清 25 水酸化ビタミン D 濃度の測定値で判定されるが，原発性副甲状腺機能亢進症でもビタミン D の充足度は低いことが多いため，

両者の鑑別は必ずしも容易ではない．臨床的には，十分量のビタミン D 補充によりビタミン D 欠乏を解消したうえで，PTH の血中濃度が正常化しなければ，正カルシウム血症性原発性副甲状腺機能亢進症であると診断される．

治療・予後

正カルシウム血症性原発性副甲状腺機能亢進症では，診断の契機となった尿路結石症や低骨密度が進行する可能性が高いのみならず，経過中に高カルシウム血症に移行していくこともまれでないので，腫大副甲状腺の外科的摘除を含めた積極的な治療を考慮しつつ慎重に経過観察することが望ましい．

副甲状腺ホルモンの欠如・分泌低下

副甲状腺機能低下症 hypoparathyroidism

概念

- PTH の分泌不全により，PTH の作用不全を生じる疾患が広義の副甲状腺機能低下症である．その原因は多岐にわたる．
- PTH 分泌が保たれているもののその不応性を認める病態は偽性副甲状腺機能低下症と称され，副甲状腺機能低下症と類似の病態を呈する．

疫学

術後の続発性副甲状腺機能低下症を除くと本症はきわめてまれであり，日本における患者数はおよそ 900 人と推定されている．ただし，副甲状腺機能低下症の原因となる 22q11.2 欠失症候群の発症頻度は 5,000 人に 1 人とされており，潜在的な患者は多数存在する可能性がある．一方，術後性副甲状腺機能低下症の患者数は，全国でおよそ 30,000 人と推定されている．有病率では，報告のあるアメリカとデンマークとほぼ同程度である．続発性を除くと有病率に性差は認められない．

病因

特定の遺伝子異常
先天性で特有の身体所見や臓器障害を伴う副甲状腺機能低下症：

① DiGeorge 症候群（22q11.2 欠失症候群）：心奇形と顔貌異常（*TBX1* 遺伝子変異）
② hypoparathyroidism, sensorineural deafness, and renal disease（HDR）症候群：感音性難聴と腎異形成（*GATA3* 遺伝子変異）
③ hypoparathyroidism-retardation-dysmorphism（HRD）症候群：成長障害，知能発育障害および顔貌異常（*TBCE* 遺伝子変異）

④ ミトコンドリア遺伝子異常：神経・筋機能障害（ミトコンドリア遺伝子異常）

特有の合併症のない低マグネシウム血症を呈する先天性副甲状腺機能低下症：

① 家族性孤発性副甲状腺機能低下症：重度の Ca 感知受容体機能障害（*CASR* 遺伝子異常）
② 原発性低マグネシウム血症：腎尿細管での Mg 再吸収障害（*PCLN1* 遺伝子異常）
③ 二次性低カルシウム血症を伴う低マグネシウム血症：Mg チャネル機能障害（*TRPM6* 遺伝子異常）

特有の合併症も低マグネシウム血症もない副甲状腺機能低下症：

① 家族性孤発性副甲状腺機能低下症：*CASR* 遺伝子異常，*PTH* 遺伝子異常，*GCM2* 遺伝子異常
② X 染色体連鎖副甲状腺機能低下症：原因遺伝子不明

自己免疫性

① Addison 病と皮膚カンジダ症を伴う：自己免疫性多腺性内分泌不全症 1 型（*AIRE* 遺伝子異常）
② Ca 感知受容体に対する活性化自己抗体

特発性

従来は，上記の特有の合併症のない低マグネシウム血症を呈する先天性副甲状腺機能低下症，特有の合併症も低マグネシウム血症もない副甲状腺機能低下症，Ca 感知受容体に対する活性化自己抗体も特発性と診断されていた．将来的には，原因不明の特発性副甲状腺機能低下症と診断される患者はさらに減少する可能性がある．

続発性

頸部手術，頸部放射線照射，癌の浸潤，肉芽腫性疾患，ヘモクロマトーシスなどが続発性副甲状腺機能低下症の原因となりうる．

病態生理

PTH 分泌不全が本症の中心的病態である．PTH 分泌不全の原因として，副甲状腺組織自体の形成不全，*PTH* 遺伝子の異常，Ca 感知受容体の機能不全あるいは低マグネシウム血症があげられる．PTH 作用が不十分となることによって，低カルシウム血症と高リン血症が惹起される．

低マグネシウム血症が PTH 分泌不全の原因となる場合は，同時に PTH に対する標的組織の反応性低下も認められる．そのため，PTH の血中濃度は相対的な低下にとどまる場合がある．低マグネシウム血症では，その他の副甲状腺機能低下症とは異なり，低カリウム血症を併発することが多い．

症状・所見

主な症状は低カルシウム血症に基づくものであり，神経・筋の興奮性亢進によるテタニー（助産師の手位）

や指趾・口唇の感覚異常，精神不穏や抑うつなどを認める．小児期には脳血管関門の発達が未成熟なことにより，低カルシウム血症により中枢神経の過興奮によるけいれんを生じやすいため，てんかんとの鑑別が重要になる．低カルシウム血症に伴う身体所見としては，Chvostek 徴候や Trousseau 徴候が知られている．ただし，これらは過換気症候群で高率に認められるのみならず健常者でも認められることがあり，疾患特異性の低い徴候である．心電図では QTc 延長を認める．

低カルシウム血症と高リン血症が長期間続くことにより異所性石灰化が生じる．典型的には大脳基底核に著しい石灰化を認める（⑫）．また，皮下骨腫を認めることもある．

診断

症状と身体所見から，あるいは非症候性に低カルシウム血症を認めた場合は，次のような手順で診断を進める（⑬）．

腎機能

血清クレアチニンや eGFR から腎機能を評価する．慢性腎臓病のステージ 3b になると低カルシウム血症と続発性副甲状腺機能亢進症を認めるため，その副甲状腺機能は慎重に評価する必要がある．

尿中 Ca 排泄量

副甲状腺機能低下症では尿中への Ca 排泄量は少ない．尿中 Ca 排泄量が多い場合は，腎尿細管障害やグルココルチコイド過剰症などの原因による腎での Ca 再吸収障害に基づく低カルシウム血症の可能性を検討する．

血清 Mg 濃度

低カルシウム血症を認めた場合は血清 Mg 値を測定する．なお，低カルシウム血症に低カリウム血症を合併する場合は，Mg 欠乏の可能性が高い．血清 Mg 低値の場合は，低マグネシウム血症による低カルシウム血症を想定して診断を進める．

低マグネシウム血症が副甲状腺機能低下症の原因で

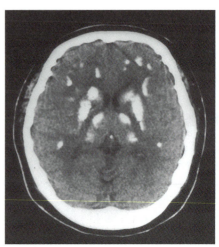

⑫ 副甲状腺機能低下症の CT 像

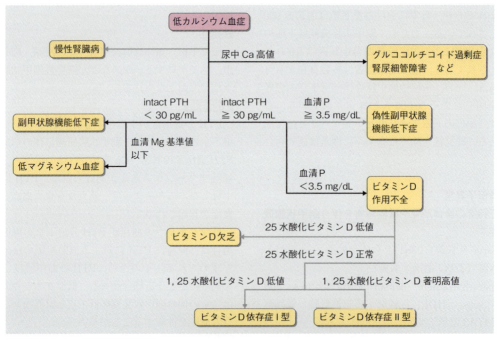

⑬ 低カルシウム血症の鑑別診断

(Fukumoto S, et al：Causes and differential diagnosis of hypocalcemia-recommendation proposed by expert panel supported by ministry of health, labour and welfare, Japan. *Endocr J* 2008；55：787 を参考に作成.)

あるか否かの判断が難しい場合には、経静脈的に緩徐にMgを投与し、投与前後で血中PTH濃度を測定する。Mg投与により血中PTH濃度の上昇を認めれば、Mg欠乏によるPTH分泌不全であると診断される。

血中PTH濃度

血中PTH濃度を測定する。intact PTHが30 pg/mL未満であれば副甲状腺機能低下症と診断される（⓭）。それ以上であれば偽性副甲状腺機能低下症の可能性を検討する。なお、高リン血症を認めることが多い。

血中1,25水酸化ビタミンD濃度

副甲状腺機能低下症では血中1,25水酸化ビタミンD濃度は低値もしくは低値傾向となる。ビタミンD充足度は血中25水酸化ビタミンD濃度で評価されるが、副甲状腺機能低下症の診断には必要とされない。

原因疾患の診断

合併症や家族歴に基づいて原因疾患の診断を進める。必要に応じて遺伝子診断を考慮する。

治療開始後に尿中Ca排泄量の著しい増加や血清Mgの相対的低値およびMg排泄率の高値を認める場合は、Ca感知受容体遺伝子（*CASR*）の活性型変異が疑われる。

治療

低カルシウム血症の改善が主な治療目標となる。血清Ca値上昇に伴う腎機能低下のリスクを考慮すると、血清Ca濃度は必ずしも正常化させる必要はなく、運動時などに軽度の過換気になってもテタニーなどの症状が出現しないことを目標に血清Ca濃度を維持する。症状が出現する血清Ca値は患者ごとに異なるので、きめ細かい配慮が必要である。なお、低マグネシウム血症に起因する場合は、Mg補充が必須である。

活性型ビタミンD製剤

PTHそのものの投与は日本では未承認であり、活性型ビタミンD製剤により低カルシウム血症を改善する。薬剤としては、カルシトリオール（1,25水酸化ビタミンD）とアルファカルシドール（1α水酸化ビタミンD）などが用いられる。PTH作用がないためビタミンDの活性化が障害されており、天然型ビタミンDを投与しても治療効果は期待できない。また、PTH作用がないため、生理的な補充量よりも大量の活性型ビタミンD製剤が必要となる。

PTHによる遠位尿細管でのCa再吸収作用がないため、血清Ca値に比して尿中Ca排泄量が多くなることから、尿中Ca（mg/dL）とクレアチニン（mg/dL）の比が朝空腹時の採尿で0.3を超えないように、活性型ビタミンD製剤の投与量を調節する。尿中Ca排泄量が増加することにより、腎結石、腎石灰化および腎機能低下のリスクが高まる。血清Ca濃度が目標値まで上昇すると尿中Ca/クレアチニン比が0.3を超える場合は、サイアザイド系利尿薬を併用することにより尿中Ca排泄量の低減を図る。

Ca製剤

成人では急性期を除いて活性型ビタミンD製剤のみで治療可能であり、Ca製剤の併用を必要とする患者はまれである。ただし、小児では血清Ca濃度の変動が大きく、テタニーなどの症状を防ぐためにCa製剤（乳酸Caなど）を併用することが多い。著しい低カルシウム血症により症状を認める場合には、急性期に限ってグルコン酸Caを緩徐に点滴静注する

Mg製剤

低マグネシウム血症を原因とする場合は、Mgの補充が不可欠である。さらに、腎からのMg排泄を抑制するために活性型ビタミンD製剤の併用が必要となる。急性期には緩徐に硫酸Mgを点滴静注する。Mgの急速静注は非常に危険であり、行ってはならない。

PTH

欧米では遺伝子組換えヒトPTH 1-84（rhPTH 1-84）の皮下注射が、慢性期の副甲状腺機能低下症に対して承認されている。臨床試験ではrhPTH 1-84の1日1回皮下投与により、約半数の患者では活性型ビタミンD製剤とCa製剤の内服が不要となることが示されている。また、rhPTH 1-84投与により、活性型ビタミンD製剤とCa製剤の併用治療に比べてQOL指標が改善することが報告されている。

予後

生命予後に関する詳細は不明である。活性型ビタミンD製剤を用いた適切な治療によりけいれん発作やテタニー症状は予防される。治療中の臨床的な問題としては尿路結石や腎機能低下と靭帯骨化症があげられる。本症患者の骨密度は健常者と比べて高値であるが、その骨強度については十分な知見が得られていない。なお、著しく治療が不十分であると喉頭けいれんや全身性けいれんを生じるため、生命に危険が生じる可能性がある。

尿路結石

PTH作用を欠いたまま活性型ビタミンD製剤により血清Ca値を正常に維持しようとすると、尿中Ca排泄量が増加し腎結石を生じやすい。特に、*CASR*遺伝子変異を原因とする症例では、尿中Ca排泄量が増加しやすいため、きめ細かい配慮が必要となる。

腎機能低下

活性型ビタミンD製剤治療による尿中Ca排泄増加や血清Ca値の必要以上の上昇は、腎機能低下（GFRの低下）をもたらす。短期的な腎機能低下は可逆的であるが、長期にわたると進行性の慢性腎臓病から腎不全に至ることがある。治療中は定期的に腎機能や血

中・尿中 Ca をモニターする必要がある.

靭帯骨化症

　副甲状腺機能低下症は後縦靭帯骨化症に代表される脊椎靭帯骨化症の合併率が高い　経過中に四肢の神経症状が出現したら，速やかに整形外科的な精査・加療を行う.

骨折

　副甲状腺機能低下症では，DXA 法による通常の骨密度測定では健常対照者と比べて高骨密度を示すことが多い.しかしながら，骨代謝の低下により骨微細構造の劣化を生じる可能性があるとされている.続発性以外の副甲状腺機能低下症では，小児期や若年期の骨成熟前の段階から長期にわたり PTH 作用不全に曝露されており，実際に骨折頻度が高い可能性が指摘されている.

副甲状腺ホルモンに対する不応症

偽性副甲状腺機能低下症
pseudohypoparathyroidism

概念

● 偽性副甲状腺機能低下症は，PTH の標的組織におけるその不応性に基づく疾患である.
● 本症はホルモン不応症という概念がヒトにおいて確立された最初の疾患である.

疫学

　諸外国における本症の有病率や発症率に関する信頼できる調査報告は乏しい.日本では全国に 430 例の本症患者が存在すると推計されている.国内調査では有病率に性差は認められていない.

病因

　本症に続いて発見されたホルモン不応症はすべてホ

ルモン受容体の異常が原因であることが解明されたが，本症のみは PTH の受容体である PTHR1 には異常が認められない.偽性副甲状腺機能低下症は臨床的に Ia 型，Ib 型および II 型に分類される（❹）.PTH により活性化される主な細胞内シグナルはサイクリック AMP であり，偽性副甲状腺機能低下症 I 型では，その産生を媒介する Gs 蛋白の活性に組織特異的な障害を認める.Ia 型では，母由来の Gs 蛋白 α サブユニットの遺伝子（*GNAS*）の coding 領域に変異をもつ患者が 70 ％程度認められる.その他の Ia 型および Ib 型では，*GNAS* 遺伝子上流のメチル化可変領域のメチル化異常が認められる.II 型はサイクリック AMP 産生までは正常に行われ，その後の細胞内シグナル伝達に障害を認める病態とされている.サイクリック AMP 後の細胞内シグナルに関与する *PRKAR1A*（protein kinase, cyclic AMP-dependent regulatory subunit type1α）遺伝子の異常は，先端異骨症において見出されるが，本症の患者では偽性副甲状腺機能低下症 Ia 型と類似の病態を呈することがあるとされている.

病態生理

　偽性副甲状腺機能低下症 I 型は遺伝性疾患であり，母親からその遺伝子異常を受け継ぐ.父親から遺伝子異常を受け継いだ場合には，身体的特徴は認めるものの Ca 代謝は正常である偽性偽性副甲状腺機能低下症となる.これは組織特異的ゲノム刷り込み（インプリンティング）現象によるものであると考えられている（❹❺）.

　Gs 蛋白は細胞機能や生命維持にとって普遍的に重要な役割を果たす分子であり，その欠失は致死的である.偽性副甲状腺機能低下症 I 型においては，腎近位尿細管はほぼ完全に PTH に対する不応性を示すものの，その他の組織には重大な異常を認めない.腎近位尿細管における組織特異的ゲノム刷り込み現象によって対立遺伝子の片方のみが発現することで，このよう

❹ 偽性副甲状腺機能低下症とその類縁疾患の特徴

	低カルシウム血症，高リン血症	E-H 試験 cAMP 反応	E-H 試験 リン反応	Albright 遺伝性 骨異栄養症	病因
偽性副甲状腺機能低下症 Ia 型	+	−	−	+	*GNAS* 不活性型変異（母親由来）+ゲノム刷り込み
偽性副甲状腺機能低下症 Ib 型	+	−	−	−	*GNAS* メチル化異常による刷り込み異常
偽性副甲状腺機能低下症 II 型	+	+	−	−	cAMP 産生以降の障害（*PRKAR1A* 異常？）
偽性偽性副甲状腺機能低下症	−	+	+	+	*GNAS* 不活性型変異（父親由来）+ゲノム刷り込み

E-H 試験：Ellsworth-Howard 試験.

（渡部玲子ほか：低カルシウム血症の診断と治療. *Hospitalist* 2016；4：156.）

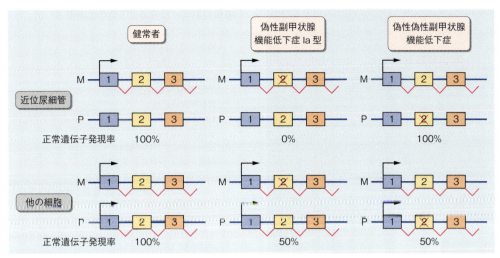

⑮ 組織特異的ゲノム刷り込み現象
M：母親由来対立遺伝子，P：父親由来対立遺伝子，×：異常 *Gsα* 遺伝子．

な現象が生じると説明されている．すなわち，本症においては，父由来 *GNAS* 遺伝子のゲノム刷り込みが生じ，母由来の変異 *GNAS* 遺伝子のみが発現することで，PTH 不応性が生じる．腎における PTH 依存性の Ca 再吸収は，偽性副甲状腺機能低下症 I 型では障害されておらず，このゲノム刷り込みは腎遠位尿細管では生じていない可能性がある．

Gs 蛋白は PTH 以外にも TSH，LH/FSH，ACTH，GHRH やバソプレシンなど多くのホルモンの受容体に共役しており，偽性副甲状腺機能低下症ではそれらのホルモンに対しても軽度から中等度の不応性を認める場合がある．臨床的には，甲状腺機能低下症，性腺機能低下症，副腎皮質不全症，成長ホルモン分泌不全症などを生じることが知られており，一部の患者ではそれぞれのホルモン補充療法が必要となる．

偽性副甲状腺機能低下症 I 型は，臨床的に丸顔，低身長および中手骨の短縮などの身体的特徴（Albright 遺伝性骨異栄養症）をもつ Ia 型と，これらの所見を欠く Ib 型に分けられる（⑭）．ただし，Ib 型に分類される患者でも軽度の Albright 遺伝性骨異栄養症の徴候を呈する例が認められることや，Ia 型において *GNAS* 遺伝子のメチル化異常を認めることがあるため，厳密に Ia 型と Ib 型に分類することは難しくなっている．

症状と所見

本症は先天性疾患であるが，新生児期よりも乳幼児期に診断されることが多い．主な症状は副甲状腺機能低下症と同様に低カルシウム血症に基づくものであり，神経・筋の興奮性亢進によるテタニー（助産師の手位）や指趾・口唇の感覚異常，精神不穏や抑うつなどを認める．小児期には脳血管関門の発達が未成熟なことにより，低カルシウム血症により中枢神経の過興奮によるけいれんを生じやすいため，てんかんとの鑑別が重要になる．低カルシウム血症に伴う身体所見としては，Chvostek 徴候や Trousseau 徴候が知られている．ただし，これらは過換気症候群で高率に認められるのみならず健常者でも認められることがあり，疾患特異性の低い徴候である．心電図では QTc 延長を認める．

低カルシウム血症と高リン血症が長期間続くことにより異所性石灰化が生じる．典型的には大脳基底核に著しい石灰化を認める（⑫）．また，皮下骨腫を認めることもある．

偽性副甲状腺機能低下症 Ia 型では，Albright 遺伝性骨異栄養症の徴候を認める．典型的には，低身長，円形顔貌で第 4/第 5 中手骨・中足骨の短縮を認める（⑯）．中手骨の短縮は手を握ると陥凹を認めることから "knuckle dimple sign" と呼ばれる．

診断

本症は多くの場合，乳幼児期から学童期に低カルシウム血症およびそれに伴う症状をきっかけに診断される（⑰）．小児では低カルシウム血症によりけいれんを生じることが多いので，てんかんとの鑑別が重要である．本症の Ia 型では，その特徴的な顔貌や体型あるいは中手骨の短縮（knuckle dimple sign）を契機に診断されることもある．ただし，中手骨の短縮は Turner 症候群にも認められる徴候である．

血中 PTH

現在では PTH の血中濃度は高感度かつ精密に測定可能であり，特に intact PTH の血中濃度に基づいて副甲状腺機能低下症が鑑別できるようになった．腎機能低下のない高リン血症（または正常高め）を伴う低

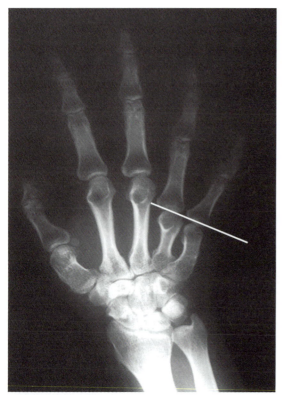

⓰ 偽性副甲状腺機能低下症 Ia 型に認められる中手骨の短縮

特に第4中手骨に認められることが多く，図のように第4・第5中手骨の遠位端を直線で結ぶと，第4中手骨の短縮が明瞭になる．本症例では第5中手骨の短縮も認められる．拳を握ると短縮した中手骨部分が陥凹するので，これをディンプル徴候と呼ぶ．
（岡崎 亮：副甲状腺ホルモン〈PTH〉/ビタミン D．*Hospitalist* 2016；4：137．）

カルシウム血症で，intact PTH の血中濃度が 30 pg/mL 以上であれば偽性副甲状腺機能低下症であると診断される（⓭）．

血中 25 水酸化ビタミン D

　低カルシウム血症で血中 PTH 高値を示す病態には，ビタミン D 欠乏症などのビタミン D 作用不全があげられる．これらの患者では一般的に血清 P 濃度が低いため，典型例では鑑別に困難はない．しかしながら，血清 P 濃度はさまざまな条件によって変動するため，ビタミン D 欠乏症においても血清 P 濃度が正常高めの値となることがあり，その評価には注意が必要である．偽性副甲状腺機能低下症の診断にはビタミン D 欠乏の除外が条件になっており，血中 25 水酸化ビタミン D 濃度を測定し，ビタミン D 充足度を正確に評価する必要がある．一方，偽性副甲状腺機能低下症にビタミン D 欠乏が併存する場合もまれではないため，判断が難しい場合は，十分量の天然型ビタミン D 補充を行ったうえで，再度評価を行う．

⓱ 偽性副甲状腺機能低下症の診断基準

1) 低カルシウム血症
　補正血清 Ca＜8.5 mg/dL
2) 高リンまたは正リン血症
　成人血清リン≧3.5 mg/dL
　小児血清リン≧4.5 mg/dL
3) 腎機能ほぼ正常
　血清 BUN≦30 mg/dL または
　血清 Cr≦2 mg/dL
4) 血中 intact PTH の増加
　血清 intact PTH≧30 pg/mL

注）午前空腹時の測定値を使用する．
1) 血清アルブミン値が 4 g/dL 未満の場合は，下記の式を用いて補正値を算出する．
　補正 Ca 値＝実測 Ca 値＋（4－アルブミン値）
イオン化 Ca 値を直接測定した場合は，当該施設の正常下限値を用いる．
2) 思春期の小児では，この基準を下回る場合もある．
3) 基準値以下の軽度腎機能障害では，PTH 値のみならず Ellsworth-Howard 試験で診断を確立するのが望ましい．基準値を超える腎機能異常を示す例のなかにも副甲状腺機能低下症の患者が存在する可能性がある．
4) Nussbaum SR, et al：*Clin Chem* 33：1364, 1987 の方法による immunoradiometric assay 値を用いる．

偽性副甲状腺機能低下 I 型の診断基準
1) 偽性副甲状腺機能低下症の診断基準を満たす．
2) Ellsworth-Howard 試験における尿サイクリック AMP 増加反応陰性．

偽性副甲状腺機能低下 II 型の診断基準
1) 偽性副甲状腺機能低下症の診断基準を満たす．
2) Ellsworth-Howard 試験における尿サイクリック AMP 増加反応陽性．
［付記］1．尿サイクリック AMP 基礎値の増加が期待される．
　　　　2．このなかに偽性特発性副甲状腺機能低下症の症例が含まれる場合がある．

（日本内分泌学会〈編〉：内分泌代謝科専門医研修ガイドブック．東京：診断と治療社；2018．）

血清 Mg

　低カルシウム血症を認めた場合は，必ず血清 Mg 値を測定し，低マグネシウム血症の有無を明らかにする．低マグネシウム血症では PTH 分泌障害のみならず，標的組織の PTH に対する不応性が生じるため，血中 intact PTH 濃度は 30 pg/mL 未満を示すとは限らず，基準値上限を上回る高値を認めることさえある．臨床的には，低カルシウム血症で血中 PTH 濃度の上昇と低マグネシウム血症を認める場合には，Mg 補充により低カルシウム血症・高 PTH 血症の改善の有無を確認する．

Ellsworth-Howard 試験

　Ellsworth-Howard（E-H）試験は外因性の PTH に対する腎尿細管の反応性を評価する検査である（⓲）．本検査の元来の目的は，偽性副甲状腺機能低下症と PTH 分泌不全による副甲状腺機能低下症の鑑別診断

であった．現在では，PTH 血中濃度が感度よく測定できるようになり，もっぱら偽性副甲状腺機能低下症の病型分類に利用されている．

E-H 試験によりサイクリック AMP 産生反応と P 利尿反応のいずれも認められない場合は，偽性副甲状腺機能低下症 I 型と判定さる．サイクリック AMP 産生反応を認めるものの P 利尿反応を認めない場合は II 型と判定される．

ビタミン D 欠乏症において E-H 試験を行うと，偽性副甲状腺機能低下症 II 型と同様の反応を示す．したがって，低カルシウム血症と高 PTH 血症を認める患者においては，慎重にビタミン D 欠乏症を除外することが重要である．

治療

ほかの副甲状腺機能低下症と同様に低カルシウム血症の改善が主な治療目標となる．治療に伴う腎機能低下のリスクを考慮すると，血清 Ca 濃度は必ずしも正常化させる必要はなく，軽度の過換気になってもテタニーなどの症状が出現しない程度を維持する．

活性型ビタミン D 製剤

活性型ビタミン D 製剤により血清 Ca 値を改善させる．偽性副甲状腺機能低下症では PTH 分泌不全による疾患に比べて，必要とされる活性型ビタミン D 製剤の投与量が少ないことが多い．これは，偽性副甲状腺機能低下症では，腎遠位尿細管においては PTH 作用が発揮されるため，Ca 再吸収促進作用が維持されているためと考えられている．そのため，治療に伴う尿中 Ca 排泄量の増加も軽度であることが多く，腎結石形成や腎障害進行のリスクは副甲状腺機能低下症に比べて低いと考えられる．

Ca 製剤

通常，成人では活性型ビタミン D 製剤のみで治療可能であり，Ca 製剤の併用を必要とする症例はまれである．ただし，小児では血清 Ca 濃度の変動が大きく，テタニーなどの症状を防ぐために Ca 製剤を併用することがある．

各種ホルモン補充療法

甲状腺機能低下症，副腎皮質機能低下症，性腺機能低下症，成長ホルモン分泌不全症などを認める場合は，必要なホルモンの補充を行う．

予後

生命予後に関する詳細は不明である．活性型ビタミン D 製剤を用いた適切な治療によりけいれん発作やテタニー症状は予防される．治療中の臨床的な問題としては尿路結石や腎機能低下と靱帯骨化症および皮下骨腫があげられる．本症患者の骨病変に関する問題と，その骨強度および骨折リスクについては十分な知見が得られていない．なお，著しく治療が不十分であると

⑱ Ellsworth-Howard 試験の判定基準（陽性判定）

1. リン酸反応
   前後 2 時間の差：(U4＋U5)－(U2＋U3)＝35 mg/2 時間以上
2. サイクリック AMP 反応
   前後 1 時間の差：U4－U3＝1 μmol/ 時間以上，および
   前後 1 時間の比：U4/U3＝10 倍以上

体表面積 1 m² 未満の小児においては，体表面積 1 m² あたりに換算した測定値をこの基準にあてはめて判定する．

判定基準（リン酸反応）の適用条件

1. 検査時低カルシウム・高リン酸血症の状態にある（偽性副甲状腺機能低下症の診断基準 1，2）．
2. リン酸欠乏状態にない．PTH 投与前の尿中リン酸排泄量が 10 mg/2 時間以上ある．
3. 採尿が正確に行われている．PTH 投与前 2 時間と PTH 投与後 2 時間の尿中クレアチニン排泄の比が 0.8～1.2 の間にある．
4. リン酸排泄の日内変動が大きくない．PTH 投与前 2 回の尿中リン酸排泄の差が 17.5 mg/ 時間未満である．

（日本内分泌学会〈編〉：内分泌代謝科専門医研修ガイドブック．東京：診断と治療社；2018.）

喉頭けいれんや全身性けいれんを生じるため，生命に危険が生じる可能性がある．

尿路結石と腎機能低下

PTH 分泌不全による副甲状腺機能低下症に比べると，活性型ビタミン D 製剤による治療中の尿路結石症発症や腎機能低下のリスクは低いと考えられる．

靱帯骨化症

後縦靱帯骨化症に代表される脊椎靱帯骨化症の合併率は高いと考えられる．経過中に四肢の神経症状が出現したら，速やかに整形外科的な精査・加療を行う．

骨折

本症における骨代謝異常や骨強度の異常についての知見は乏しい．

付 偽性偽性副甲状腺機能低下症
pseudo-pseudohypoparathyroidism

概念

● 偽性副甲状腺機能低下症 Ia 型に特有の Albright 遺伝性骨異栄養症の身体徴候を認めるものの，Ca 代謝には異常を認めない疾患である．
● 多くの場合，偽性副甲状腺機能低下症の家族歴を有する．

病因

変異 *GNAS* 遺伝子を父親から受け継ぐことにより発症する．変異 *GNAS* 遺伝子を母親から受け継ぐと偽性副甲状腺機能低下症 Ia 型を発症する（⑭）．

病態

腎近位尿細管における父由来 *GNAS* 遺伝子のゲノム刷り込みにより，本症では Ca や P の代謝異常およ

びビタミンDの活性化障害は生じない．一方で，骨格系においては偽性副甲状腺機能低下症 Ia 型と同様の異常が生じるものと考えられている．

診断

特徴的な体型と身体所見を認め，血清 Ca 値に異常を認めない場合には本症と診断される．家族歴として偽性副甲状腺機能低下症 Ia 型が認められれば，その遺伝形式を確認することで診断はより確実となる．なお，低身長と中手骨短縮を認める疾患としては Turner 症候群の頻度が高いため，偽性副甲状腺機能低下症の家族歴を認めない女児・女性では Turner 症候群の可能性についても考慮する．

治療

特段の治療は必要とされない．

副甲状腺ホルモン関連蛋白の分泌過剰

悪性腫瘍に伴う高カルシウム血症
malignancy-associated hypercalcemia

概念

● 悪性腫瘍に伴う高カルシウム血症は，腫瘍随伴症候群の代表的なものである．歴史的には，1940 年代に Albright が，悪性腫瘍患者に高カルシウム血症が生じることを認め，その病態が PTH 過剰によるものと類似していることを記載している．今日ではそれが腫瘍から分泌される副甲状腺ホルモン関連蛋白（parathyroid hormone-related proteins：PTHrP）によるものであることが明らかになっている．一方で，PTHrP 以外の機序が高カルシウム血症の原因となることも明らかにされている．

● 一般住民や外来患者における高カルシウム血症の原因としては原発性副甲状腺機能亢進症が最も頻度が高いが，入院患者で認められる高カルシウム血症の原因としては，まず悪性腫瘍の可能性を検討する．

病因

PTHrP

Albright が見出したように，悪性腫瘍による高カルシウム血症の最も主要な原因は，腫瘍細胞に由来し PTH 様作用をもつ PTHrP が全身的に作用することである（❾）．PTHrP 遺伝子は 12 番染色体短腕に存在し，6 個のエクソンから構成される（❸）．遺伝子転写時にはさまざまな選択的スプライシングが起こり，複数の遺伝子産物が翻訳・合成される．高カルシウム血症をもたらす PTHrP の活性領域は N 末端に存在する．その N 末端側 34 番目までのアミノ酸配列は PTH と高い相同性があり，10 個のアミノ酸が同一であるの

みならず，両者の立体構造も類似している．PTH 遺伝子は進化の過程で PTHrP 遺伝子からコピーされて出現したものと考えられている．

PTHrP は発生過程における骨格形成や胎生期の Ca 代謝に重要な役割を果たしており，歯牙の萌出，乳腺の機能や平滑筋の収縮・弛緩の制御にも密接に関与する（⓳）．

1,25 水酸化ビタミン D

ある種の悪性腫瘍では，腫瘍細胞によるビタミン D の活性化が亢進しており，血中の 1,25 水酸化ビタミン D 濃度が上昇する．そのために，このような腫瘍をもつ患者では高カルシウム血症が惹起される．これまで報告されている例の多くは悪性リンパ腫である．

サイトカイン

多発性骨髄腫では，ケモカインの一員である macrophage inflammatory protein-1（MIP-1）の腫瘍細胞による分泌が局所での破骨細胞の形成誘導を介し，骨吸収を亢進させる．成人 T 細胞白血病でも同様の機序が報告されている．また，腫瘍細胞は炎症性サイトカインで骨吸収を促進する IL-1，IL-6，腫瘍壊死因子（TNF）-α をしばしば分泌し，これらのサイトカインの過剰も高カルシウム血症の発症に関与している．

広範な骨転移病巣による骨破壊

悪性腫瘍に伴う高カルシウム血症は，広範な骨転移病巣による骨破壊が直接の原因となることもある．しかしながら，腎機能が著しく低下しなければ，骨破壊による Ca 動員のみで高カルシウム血症が惹起されることはまれであり，実際には PTHrP の過剰分泌が同時に存在する場合が多い．

病態

PTHrP と PTH は同一の受容体である PTHR1 に特異的に結合してその作用を発揮する．しかしながら，PTH の過剰症である原発性副甲状腺機能亢進症と腫瘍随伴症候群としての高カルシウム血症とでは，その病態に特徴的な相違が認められる．その一つは腎の近位尿細管でのビタミン D の活性化が，原発性副甲状腺機能亢進症では亢進するのに対して，悪性腫瘍に伴う高カルシウム血症では多くの場合に抑制されることである．さらに，原発性副甲状腺機能亢進症では骨吸収と同時に骨形成が亢進するが，悪性腫瘍による高カルシウム血症患者では骨吸収の亢進のみが顕著に認められ，骨形成はむしろ抑制されており，急激な骨密度の低下を認める．両者の相違は，PTHrP と同時に腫瘍から産生される IL-6 などのサイトカインによると考えられている．

PTHrP は癌患者のカヘキシア（悪液質〈cachexia〉）にも関与する．癌患者では，IL-6 や TNF-α などのサイトカインの増加がカヘキシアをもたらすと考えられ

⑲ PTHrP の生理的作用

組織	作用
歯	歯牙萌出の促進
骨	骨形成と骨吸収の促進
軟骨	軟骨細胞成熟の制御
皮膚・毛	ケラチノサイトの分化制御
血管	血管平滑筋の制御
膵臓	β 細胞増殖とインスリン産生の制御
乳腺	乳腺発育の制御
胎盤	Ca 輸送の促進

ているが，さらに脂肪細胞に対する PTHrP の直接作用によりカヘキシアが進行する．PTHrP は白色脂肪細胞に発現する PTHR1 を活性化することで，褐色脂肪細胞化をもたらすと同時に筋萎縮をも惹起する．

症状・症候

高カルシウム血症による症状と症候は「原発性副甲状腺機能亢進症」（p.110）を参照のこと．血清 Ca 値が 12 mg/dL を超える場合でも緩徐に上昇した場合には自覚症状を認めないことも多い．悪性腫瘍に伴う高カルシウム血症では血清 Ca 上昇が比較的急速に生じることがあり，高カルシウム血症に基づく症状が生じやすい．

高カルシウム血症はそれ自体が，腎尿細管・集合管における aquaporin-2 機能の抑制などの機序を介して尿濃縮力を障害し，多尿をもたらす（腎性尿崩症）．そのため，全身状態不良の担癌患者では急速に脱水に陥り，急性腎障害を発症しやすい．

精神症状として，不安やうつ症状を認めることが多い．時には認知障害をきたすこともある．幻覚，傾眠，昏迷などの重篤な精神症状は，16 mg/dL を超えると生じる可能性がある．これらの症状の出現は血清 Ca 値の上昇速度に依存するため，急速な高カルシウム血症の悪化は重篤な症状をもたらす．

診断

本症は悪性腫瘍の診断がついている患者で認められることが多い．担癌患者で高カルシウム血症を認める場合は，PTHrP などの原因となる分子を測定して原因を確定する．一方で，原発性副甲状腺機能亢進症は頻度の高い疾患であり，悪性腫瘍の診療中にその合併を認めることもまれではない．そのため，血中 PTH 濃度の評価を必ず行い，原発性副甲状腺機能亢進症の合併の有無を確認する．

治療

高カルシウム血症をコントロールすることにより，意識レベル，食欲および腸管運動の改善が認められ，患者の QOL の向上が期待できる．また，血清 Ca 値を下げることにより，高カルシウム血症による急速な腎障害の進行が抑制され，わずかではあるが生命予後は改善される．

治療の原則は原疾患の病勢を抑えることであるが，これは一般的には困難なことが多い．以下のような対症療法が検討される．

補液

高カルシウム血症を呈する患者では尿濃縮力が障害されており脱水状態にある．また，過剰な Ca の腎負荷により腎機能の低下が認められる．腎機能低下は Ca 排泄を障害するため，さらに高カルシウム血症が増悪する．したがって，治療にあたってはまず十分に補液を行う．Ca と P を含まない生理食塩水を中心とした輸液を 2～4 L/日で行う．この際，心不全に十分注意し，Ca 排泄作用も期待できるループ利尿薬を必要に応じて投与する．

ビスホスホネート薬

高カルシウム血症に対する積極的治療の基本はビスホスホネート薬（ゾレドロン酸など）の点滴静注である．本薬剤は 2 個のリン酸が炭素分子を介して結合された分子構造をもっており，骨のハイドロキシアパタイトと高い親和性を有する．そのため，経静脈投与で効率よく骨に取り込まれ，破骨細胞に直接作用することにより骨吸収を抑制する．その結果，骨からの Ca 動員が減少することで血清 Ca 値が低下する．いったん骨に取り込まれた薬剤は，その部位に接着した破骨細胞に貪食されることにより，破骨細胞に対する毒性を発揮する．

点滴投与の翌日には血清 Ca 低下効果が認められ，投与後 7～14 日目頃に血清 Ca 値は最低となることが多い．その後次第に上昇が認められることが多く，ビスホスホネート薬の再投与が必要となる．血清 Ca 低下効果の程度と持続時間は症例ごとにさまざまであり，個々の患者の病状と，並行して行われる原疾患に対する治療の効果に依存している．原疾患の病勢が安定している場合には，繰り返し投与することで，そのつどビスホスホネート薬の効果が期待できる．経口ビスホスホネート薬は高カルシウム血症に対する効果は期待できない．

ビスホスホネート薬の急性の副作用としては，発熱と頭痛や全身倦怠感などの急性期反応（インフルエンザ様症状）の頻度が高く，特に発熱は 40 ％程度の患者で認められる．眼球結膜の充血を認めることもある．これらの症状は，初回点滴時に最も強く認められ，2 回目以降は軽度になることが多い．また，薬剤の作用機序から低カルシウム血症を生じる可能性がある．また，骨吸収が強力に抑制されることから，低リン血症を認めることがある．しかしながら，血清 P 値が 1 mg/dL を切るような著しい低リン血症の場合を除

いて，高カルシウム血症の症例に経静脈的にPを補充することは危険を伴うので慎重に対応する．

ビスホスホネートは腎から排泄される．経静脈的に投与されたビスホスホネートの15～30％が代謝されずに尿中に排泄される．本薬剤は腎毒性が強く急性尿細管壊死を起こすことが報告されているため，薬剤添付文書に従い緩徐に投与する必要がある．

その他の治療手段

カルシトニンの点滴静注は速やかに血清Ca値を低下させる．カルシトニンの効果は3時間程度で出現し，連日の投与で1週間程度は効果が期待できる．しかしながら，カルシトニンには「エスケープ」現象が知られており，長期にわたる効果は期待できない．これは，破骨細胞におけるカルシトニン受容体の発現が低下するためである．高カルシウム血症の治療におけるビスホスホネート薬とカルシトニンの作用は相加的であり，治療開始時には併用することも可能である．

予後

固形癌患者における高カルシウム血症は病状が進行してから出現する場合が大半であり，その生命予後は不良である．高カルシウム血症に対する積極的な治療は生命予後を若干延長するとされているが，その治療の意義は意識状態や食欲の改善などQOLの向上が主体である．

成人T細胞白血病や多発性骨髄腫などの血液悪性疾患では高カルシウム血症が診断のきっかけとなることもまれではなく，原疾患に対する積極的な治療により生命予後の改善が期待される．

付 ビスホスホネート関連顎骨壊死

bisphosphonate-related osteonecrosis of the jaw

ビスホスホネート薬などの強力な骨吸収抑制作用をもつ薬剤や血管新生抑制薬の投与に伴う副作用として，歯科治療を契機に発症する顎骨壊死がある．本症は治療に難渋することがあり，重大な副作用として注意が必要である．ビスホスホネート薬の点滴静注での投与，悪性腫瘍の罹患，ステロイド治療および糖尿病合併などが危険因子とされている．

（竹内靖博）

●文献

1) 日本内分泌学会（編）：内分泌代謝科専門医研修ガイドブック．東京：診断と治療社：2018.
2) 岡崎 亮：副甲状腺ホルモン（PTH）/ビタミンD. *Hospitalist* 2016；4：137.
3) 竹内靖博：高カルシウム血症の診断と治療. *Hospitalist* 2016；4：147.
4) 渡部玲子ほか：低カルシウム血症の診断と治療. *Hospi-*

talist 2016；4：156.
5) McCauley LK, et al：Twenty-five years of PTHrP progress：From cancer hormone to multifunctional cytokine. *J Bone Miner Res* 2012；27：1231.
6) Ogata E：Parathyroid hormone-related protein as a potential target of therapy for cancer-associated morbidity. *Cancer* 2000；88（12 Suppl）：2909.
7) Kir S, et al：Tumour-derived PTH-related protein triggers adipose tissue browning and cancer cachexia. *Nature* 2014；513：100.
8) Kir S, et al：PTH/PTHrP receptor mediates cachexia in models of kidney failure and cancer. *Cell Metab* 2016；23：315.

FGF23とリン代謝 FGF23 and the regulation of phosphate metabolism

急性の血中リン（P）濃度の異常は，重症熱傷や腫瘍崩壊症候群，糖尿病性ケトアシドーシスなどの急性の重症代謝障害や電解質異常，副甲状腺機能異常などの内分泌疾患により生じる．一方，慢性の血中P濃度の異常は慢性腎臓病やP代謝にかかわる遺伝子の異常，ホルモン産生腫瘍などにより生じ，くる病/骨軟化症や異所性の石灰化として顕在化する場合が多い．

最近，P代謝制御を担う新しい骨由来ホルモンFGF23が同定され，FGF23やその生合成にかかわる分子，FGF23の受容体であるαKlothoの機能障害によるP代謝異常や骨代謝疾患が明らかとなってきた．

リン代謝制御の生理学

体内のPの85％はリン酸Caやリン酸Mgとして骨や歯などの硬組織の構成成分をなす．残り15％はリン酸化蛋白質，リン脂質，糖リン酸などとして細胞内外に存在し，生体膜や核酸など重要な生体構成成分やシグナル分子，栄養分子の中間代謝産物などとして存在している．

PはCaとともに血液中にも高い濃度で存在する．血中P濃度の調節は，①消化管からの吸収，②腎尿細管での再吸収，③骨形成・骨吸収バランスの3つの制御システムにより実現されている．これらを統一的に調整しているのは主に，P利尿を促す副甲状腺ホルモン（parathyroid hormone：PTH）と，消化管からのP吸収を促すビタミンD［$1\alpha,25(OH)_2D$］の2つのホルモンと考えられてきた．PTHやビタミンDは骨に対する作用も有するが，血中P濃度の維持に対しては，急性期にはPTHによるP利尿が，慢性期にはビタミンDによる消化管からのP吸収が，特に強い効果をもつと考えられている．PTHやビタミンD

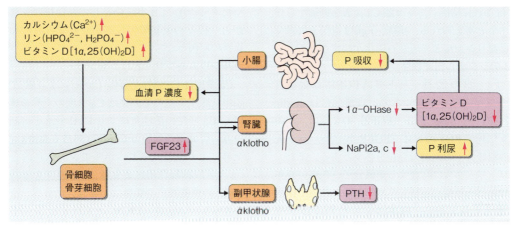

⓴ FGF23による血清リン濃度の制御
FGF23は血中のCa濃度，P濃度，ビタミンD濃度の上昇により，骨細胞および骨芽細胞から分泌が増加する．FGF23（蛋白分解前のintact FGF23）は，①腎臓においてNa/P共輸送体であるNaPi2a，NaPi2cの発現を抑制することで尿細管におけるPの再吸収を阻害しP利尿を促す．②一方，同じく腎臓の近位尿細管に発現する1α-水酸化酵素（1α-OHase）の発現を抑制することにより，25(OH)Dから1α,25(OH)$_2$Dへの変換を阻害することで血清中の活性型ビタミンD [1α,25(OH)$_2$D] 濃度を低下させる．ビタミンDは消化管でのPの吸収を促進するホルモンであることから，活性型ビタミンD濃度の低下はPの吸収阻害をもたらす．これらの2つのメカニズムによりFGF23は血清P濃度を低下させPの恒常性を維持すると考えられている．一方，FGF23は副甲状腺に直接作用しPTH分泌を抑制する作用を有する．これらのFGF23の作用には腎臓や副甲状腺に発現するαKlothoが必須である．

はP濃度だけでなく，むしろCaの制御にとって重要なホルモンであることから，Pの制御を主な役割とするホルモンの存在が以前から想定されてきた．最近，骨から分泌され，腎尿細管でのP再吸収の抑制と，ビタミンDの活性化抑制による消化管でのPの吸収の抑制の両方を担う新しいP代謝制御ホルモン，線維芽細胞増殖因子23（fibroblast growth factor 23：FGF23）が同定された．

FGF23の分泌制御と作用

FGF23の分泌

FGF23は主として骨芽細胞と骨細胞から分泌される．FGF23の分泌調節因子としては，ビタミンD，P，Caなどの作用が明らかとなっている（⓴）．ビタミンDは核内受容体であるビタミンD受容体（VDR）を介してFGF23の遺伝子発現を増加させる．また血中P濃度の上昇やCa濃度の増加も未解明の機序によりFGF23の分泌を促進すると考えられている．

1型FGF受容体（FGFR1）の活性型変異による骨異形成症では血中FGF23濃度の上昇を認めること，X連鎖優性低リン血症性くる病モデルマウス（*PHEX*遺伝子変異マウス）にみられる高FGF23血症は骨特異的*FGFR1*遺伝子欠損により部分的に改善することから，FGFR1シグナル伝達がFGF23分泌に促進的に作用すると考えられている．FGFRはFGF23そのものの受容体構成分子でもあることから，何らかのポジティブフィードバック機構の存在が示唆される．しかしFGF23産生制御機構の詳細は不明である．

FGF23の作用

FGF23の作用として，①腎臓におけるP再吸収抑制，②腎臓におけるビタミンDの活性化抑制，③副甲状腺におけるPTH分泌抑制の3つが知られている（⓴）．FGF23は，腎近位尿細管でNa/P共輸送体（NaPi2a，2c）の発現を抑制することにより，原尿からのPの再吸収を抑制し，血中P濃度を低下させる．一方，FGF23は腎近位尿細管に発現する1α-水酸化酵素（25(OH)D-1α-水酸化酵素，CYP27B1）の遺伝子発現を抑制する．1α-水酸化酵素は，不活性型の前駆体である25(OH)Dを活性型のビタミンDである1α,25(OH)$_2$Dに変換する酵素であることから，FGF23はこの酵素の遺伝子発現の抑制により活性型ビタミンDの合成を抑制する．その結果，活性型ビタミンDによる消化管からのPの吸収が抑制され，血中P濃度は低下する（⓴）．

FGF23は尿細管P輸送とビタミンD合成抑制の2つの機序により血中P濃度を低下させるP調節ホルモン（phosphotropic hormone）と考えることができる．また，FGF23は高リン血症や高カルシウム血症，高ビタミンD血症で産生が誘導され，P利尿の促進とビタミンDの活性化抑制を担うことから，PやビタミンDの恒常性を担うネガティブフィードバック制御分子と考えることもできる．特に高カルシウム血症下ではP利尿ホルモンであるPTHの分泌が低下するために血中P濃度が上昇しやすくなることから，

FGF23 はこれに拮抗し，リン酸 Ca 沈着を抑制する作用を有すると考えられる．実際，*Fgf23* 遺伝子欠損マウスでは高リン血症と異所性石灰化が観察される．

FGF23 のシグナル伝達機序

FGF は 1～23 の 22 種（ヒトでは FGF15 は欠番）から成るファミリー分子であり，古典的には acidic FGF（FGF1）や basic FGF（FGF2）のように，そのシグナル伝達に FGF 受容体（FGFRs）とヘパラン硫酸などの糖鎖分子の両者の存在を必要とする．また，細胞外マトリックスに存在する糖鎖分子への高い親和性から分泌局所近傍に集積し，パラクリン様式で作用すると考えられている．FGF23 を含む FGF19 サブファミリーの FGF（FGF19，21，23）は，ヘパラン硫酸への結合活性を欠くことにより，体循環を介して遠隔臓器に到達することから内分泌型 FGF（endocrine FGF）とも呼ばれる．FGFRs（FGFR1～4 のアイソフォームが知られ，それぞれに多数のスプライシングアイソフォームが存在する）は一般に多くの臓器に幅広く発現していることから，FGF23 などの FGF19 サブファミリー分子が特異的な標的臓器に作用し，特異的な生理機能を発揮するためには，遠隔標的臓器を規定する共受容体が必要と考えられる．これが Klotho ファミリー（αKlotho および βKlotho）として知られる 1 型膜蛋白質である．FGF23 は αKlotho 分子上に存在する特徴的な糖鎖構造を特異的に認識することにより，標的臓器である腎尿細管細胞や副甲状腺主細胞に結合し，αKlotho 分子を仲立ちとすることで FGFR1 に結合して FRS（FGFR substrate）のリン酸化を増加させ，MAPK シグナルなどの細胞内シグナルを活性化すると考えられている．αKlotho の遺伝子欠損マウスが *Fgf23* 遺伝子欠損マウスと酷似した高リン血症，高ビタミン D 血症，異所性石灰化などの表現型を示すことは，FGF23 – αKlotho システムが骨と腎臓を結ぶ生体 P 恒常性維持システムとして生理的にも重要であることの証左といえよう．

病態生理

カルシウムとリンを制御する 3 つのホルモン

Ca と P は相互溶解度の限界に近い高濃度で体液中に共存することから，骨形成・骨吸収のバランスの保持や，異所性石灰化の防止のためには，厳密な生理濃度の維持が要求される．Ca と P の血中濃度を狭い至適範囲内に保つ役割を果たすのが，PTH，ビタミン D，FGF23 の 3 つのホルモンである．そのため，これらホルモンの異常（副甲状腺機能低下症・亢進症やビタミン D 活性化障害，FGF23 産生腫瘍，ホルモン遺伝子異常症など）やホルモン標的臓器の障害（腎不全や骨疾患など）は，P 代謝異常の原因となる．一方，P

やビタミン D は食事成分として経口摂取されることから，種々の栄養障害（不足や過量摂取）も P 代謝異常の原因となる．

カルシウムセンサーとリンセンサー

Ca 濃度は Ca 感知受容体（CaSR）により感知される．副甲状腺主細胞の CaSR は Ca 濃度の上昇を感知し，PLC-Ca 経路の活性化により PTH 分泌を抑制する．一方，腎尿細管細胞の CaSR は同じく血清 Ca 濃度の上昇により活性化され，ホルモン非依存的な尿細管 Ca 再吸収抑制作用により体液 Ca 濃度を維持する．CaSR の機能喪失型変異は，家族性低カルシウム尿性高カルシウム血症（FHH）の原因となる一方，CaSR の活性化変異は，常染色体優性低カルシウム血症（ADH）の原因となる．これに対し，リン酸を感知するセンサーは現在まで同定されておらず，P そのものが FGF23 を誘導するメカニズムの解明が待たれる．

リン代謝異常を生じる臨床病態

臨床的に頻度が高い病態として，慢性腎臓病（CKD）に伴う P 排泄障害による高リン血症（㉑）や，糖尿病に伴う低リン血症（高インスリン血症に伴うインスリン依存的 P 細胞内取り込みの亢進によると考えられている），P 利尿ホルモンである PTH の分泌過剰を生じる原発性副甲状腺機能亢進症による低リン血症などがある．

比較的まれな病態としては，長期飢餓状態の後に再摂食することにより，血液中の P がインスリン作用によって急激に細胞内に取り込まれることにより発症すると考えられているリフィーディング症候群に伴う低リン血症，FGF23 の産生過剰や作用亢進による低リン血症性くる病/骨軟化症などがある．FGF23 の産生過剰の原因としては，FGF23 の分解が障害され血中安定性が増す遺伝子変異など，FGF23 に関連する遺伝子の変異に起因するものと，FGF23 産生腫瘍によるものなどがある（㉒）．一方，作用の亢進をもたらす病態としては αKlotho 産生が増加する遺伝子変異などが知られている（㉒）．

FGF23 の異常による疾患

FGF23 の同定

FGF23 は，① FGF ファミリー分子の遺伝子配列とのホモロジーに基づく遺伝子クローニングにより同定されたが，同時期に，②常染色体優性低リン血症性くる病/骨軟化症（autosomal dominant hypophosphatemic rickets/osteomalacia：ADHR）の原因遺伝子としてポジショナルクローニングによって同定され，また，③腫瘍随伴症候群として発症する腫瘍性くる病/骨軟化症（tumor-induced rickets/osteomalacia：TIO）の原因因子としても同定された．

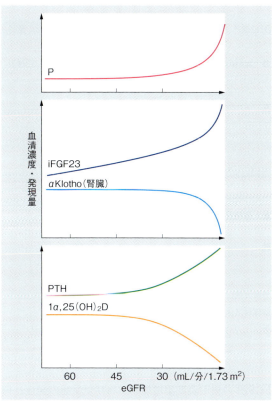

㉑ 慢性腎臓病（CKD）における血清リン濃度，血清 intact FGF23 濃度，腎組織でのαKlotho 発現，血清副甲状腺ホルモン（PTH）・活性型ビタミンD（1α,25(OH)$_2$D）濃度の変化（概念図）

intact FGF23（iFGF23）の血清中濃度は腎機能が保たれているCKDの早期からeGFRの低下とともに増加を示す．iFGF23の増加によってP利尿が促進され，血清P濃度は正常に保たれる．一方，eGFRの低下がさらに進行して 30 mL/分/1.73 m^2 以下などになるとFGF23の受容体であるαKlothoの腎尿細管における蛋白発現量が減少しiFGF23のP利尿作用が障害され，高リン血症を発症する．中等度以上の腎機能障害においては，血清活性型ビタミンD [1α,25(OH)$_2$D] 濃度が低下し，これに伴って副甲状腺ホルモン（PTH）の分泌が増加する．PTHのP利尿作用も高リン血症の発症に抑制的に作用する．高度のビタミンD欠乏症以外においては，FGF23の分泌増加のほうがPTHの分泌増加よりもeGFRの保たれている早期から生じるとされている．

FGF23 関連分子の遺伝子異常による低リン血症・くる病/骨軟化症

FGF23 関連分子の遺伝子異常による低リン血症・くる病/骨軟化症には，*FGF23* 遺伝子そのものの異常以外に *PHEX* 遺伝子，*DMP1* 遺伝子，*ENPP1* 遺伝子などの遺伝子異常に起因するFGF23の過剰産生や血液中濃度の上昇によるもの，染色体転座によるαKlothoの過剰産生によるものなどが知られている（㉒）．しかし，これら疾患でFGF23過剰症が生じる分子機序や作用亢進のメカニズムは多くが未解明である．

FGF23 関連分子の遺伝子異常による高リン血症・腫瘍状石灰沈着症

FGF23やαKlothoの遺伝子欠損マウスは，FGF23の作用障害により高リン血症と広範な異所性の石灰化を呈する．ヒトで同様の高リン血症，高1α,25(OH)$_2$D血症を認め，腫瘍状石灰化症を示す家族性高リン血症性腫瘍状石灰沈着症の原因遺伝子として，*FGF23*, *KL*（αKlotho），*GALNT3* の3つが知られている（㉒）．

高リン血症・低リン血症の臨床症状

一般的にP代謝異常は，急性期に激しい臨床症状を引き起こすことは少なく，重度の場合にもその症状は非特異的なことが多い．

高リン血症は腎不全や副甲状腺機能低下症，腫瘍崩壊症候群や糖尿病性ケトアシドーシスなどに伴って起こり，多くの場合無症状であるが，低カルシウム血症を合併するとテタニー症状の原因となる．

低リン血症は重症熱傷や副甲状腺機能亢進症，低栄養状態やリフィーディング症候群，アルコール中毒，下痢・嘔吐，低マグネシウム血症や低カリウム血症などの電解質異常，アルミニウム製剤やテオフィリンの過量摂取などを原因として生じるが，ほとんどの場合，急性期には無症状である．

慢性的な高リン血症は血管石灰化を含む異所性の石灰化，心肥大などの臓器障害を含む広義のMBD（mineral and bone disorder）の原因となる．

慢性的な低リン血症はくる病や骨軟化症の原因となる．さらに重度の慢性欠乏では食欲不振，筋力低下が生じ，まれに重篤な神経筋障害（進行性脳症，けいれん，昏睡，横紋筋融解症など）の原因となる．

慢性腎臓病，腎不全におけるFGF23の意義

CKDでは腎機能の低下に伴い，早期からFGF23濃度が上昇し，P利尿を増加させることで血中P濃度の過度の上昇に対し予防的に作用していると考えられている（㉑）．しかし，CKDがさらに進行し腎不全期となると腎組織におけるαKlothoの発現が低下してFGF23の作用が不十分となることにより高リン血症をきたすと考えられる．また腎不全においては増加したPTHのP利尿作用も限界に達し，高リン血症や二次性副甲状腺機能亢進症を発症する．糖尿病性腎症の病態では，ほかの腎疾患よりも早期からαKlothoの発現が低下することが知られており，糖尿病におけるCa・P代謝障害への影響が示唆されている．

検査

血液検査

血清リン（無機リン）濃度：基準値は2.5〜4.5 mg/dL

㉒ FGF23 関連分子の異常によるリン代謝異常症

疾患名	発症機序	原因遺伝子	血中 iFGF23 濃度
FGF23 の産生・作用の亢進による疾患			
常染色体優性低リン血症性くる病 / 骨軟化症 (autosomal dominant hypophosphatemic rickets/osteomalacia：ADHR)	FGF23 産生亢進・分解障害	FGF23	正常〜高値（変動）
常染色体劣性低リン血症性くる病 / 骨軟化症 (autosomal recessive hypophosphatemic rickets/osteomalacia：ARHR)	FGF23 産生亢進	DMP1 ENPP1	高値
X 連鎖優性低リン血症性くる病 / 骨軟化症（X-linked hypophosphatemic rickets/osteomalacia：XLH)		PHEX	高値
McCune-Albright 症候群（MAS）/ 線維性骨異形成症 (fibrous dysplasia：FD)		GNAS1	高値
体細胞の染色体転座による αKlotho 産生亢進に伴う低リン血症性くる病 / 骨軟化症・副甲状腺機能亢進症	FGF23 産生亢進・作用亢進	KL（αKlotho）	高値
腫瘍性くる病 / 骨軟化症 (tumor-induced rickets/osteomalacia：TIO)	FGF23 産生亢進		高値
FGF23 の産生・作用の低下による疾患			
家族性高リン血症性腫瘍状石灰沈着症 (hyperphosphatemic familial tumoral calcinosis：HFTC)	FGF23 細胞内分解亢進による分泌低下	FGF23	低値〜正常
	FGF23 糖鎖修飾異常による分泌低下	GALNT3	低値〜正常
	FGF23 作用低下	KL（αKlotho）	高値

（0.81〜1.46 mmol/L）.

高リン血症や低リン血症の診断のために測定する. 特にくる病や骨軟化症, 異所性石灰化や腫瘍状石灰沈着を示す病態, 低栄養やリフィーディング症候群, CKD などにおいては, 診断や病態把握, 治療方針決定のために測定が推奨される.

血清 FGF23 濃度：基準値は測定法により異なる.

①低リン血症の鑑別診断における意義

いくつかの測定法が開発されており, 蛋白切断部位の N 末端側と C 末端側に対するモノクローナル抗体を用いて分解前の intact FGF23（iFGF23）を測定する方法が使用可能となっている. ビタミン D 欠乏症や Fanconi 症候群などに伴う低リン血症の場合, FGF23 は低値を示すことが多いため, 慢性の低リン血症で FGF23 が 30 pg/mL 以上であれば, 遺伝性, 腫瘍性を問わず FGF23 の過剰に起因する低リン血症の可能性が高いと考えられている（㉒）. また, FGF23 産生腫瘍に伴う TIO においては, 選択的な静脈サンプリングと FGF23 の測定により腫瘍の局在診断が可能な場合がある. さらには腫瘍摘出術後の経過観察にも有用と考えられる.

② CKD における測定意義

二次性副甲状腺機能亢進症を含む, 慢性腎臓病に伴う骨ミネラル代謝異常（CKD-MBD）の診断や病態把握, 心血管合併症のリスク評価などのために FGF23 の測定が試みられている. また, CKD では高リン血症の発症や PTH 濃度の増加よりも早期から

FGF23 の血中濃度が増加し, 高リン血症の発症に抑制的に作用していることが知られていることから, CKD そのものの進行の指標となる可能性がある（㉑）. また, 透析療法開始時の血中 FGF23 濃度が高い症例では生命予後が不良との報告もあり, 予後因子としての意義も注目される.

画像検査

慢性的な P 代謝異常は, くる病や骨軟化症など骨のミネラル化異常や, 異所性石灰化, 腫瘍状石灰沈着症のような軟部組織の異常な石灰化を伴うことが多い. これらの検出のために X 線撮影が有用である. また TIO の局在診断や病変の進展の評価のためには全身の CT や MRI などの画像診断が必要となる.

血管の石灰化は CKD 患者における心血管イベントや生命予後の予測因子であることがよく知られている. 腎不全患者や透析患者における血管石灰化の把握は, これら疾患の予後因子として重要であると同時に P や Ca の管理上の意義もある.

診断

血清 P 濃度の異常や骨・軟部組織の石灰化異常が認められた場合, まずは, 栄養状態や併存疾患, 薬剤服用歴, 家族歴などに関する病歴聴取を行い, 急性・慢性の別, P や Ca, ビタミン D の摂取過剰・摂取不足の可能性, 腎不全の有無や薬剤関与の可能性について確認する. 続いて血液検査で Ca, P, Mg, K などの電解質の血中濃度を測定するとともに, iPTH, 25

$(OH)D$, $1\alpha,25(OH)_2D$ の測定を行い, (以下は保険未収載ではあるが) 必要に応じて FGF23 や iFGF23 の測定を行う. FGF23 の測定は特に低リン血症性疾患の鑑別に有用であるが, 高リン血症においても診断の手掛かりとなることがある.

まれな遺伝子異常に伴う低リン血症性くる病/骨軟化症や多発性かつ高度の石灰沈着症が認められる場合は, 研究レベルでは原因候補遺伝子の変異を同定することにより診断が確定する. また FGF23 産生腫瘍による TIO が疑われる場合には, 全身検索や静脈サンプリングにより局在を同定する.

治療

高リン血症

腎不全患者における高リン血症治療の中心は P の摂取制限である. 加えてセベラマー塩酸塩やスクロオキシ水酸化鉄などの P 吸着薬の投与を行うことで, 消化管での P 吸収を抑制する. P 吸着薬であるクエン酸第二鉄には明らかな FGF23 低下作用があり, 透析導入されていない CKD 患者における高リン血症の改善に対する適応が認められている. 今後は NaPi2b 阻害薬など新たな高リン血症治療薬の開発が待たれる.

血清 Ca 値と P 値の積は血管石灰化のリスクとなるため, 末期腎不全患者および維持透析患者では Ca 製剤の投与にも注意が必要である.

家族性高リン血症性腫瘍状石灰沈着症など腎不全以外の原因による高リン血症についても治療の基本は P 摂取制限と P 吸着薬の投与である.

低リン血症

①経口治療

血中濃度が低くとも全身状態が良好で無症状の場合は, 基礎疾患の治療と経口 P 製剤による補充で通常は十分である. 原因となる経口摂取不良や低マグネシウム血症などの電解質異常を認める場合はこれらの是正のみで改善することもある. P 製剤としてはリン酸二水素ナトリウムとリン酸水素二ナトリウムの混合剤がよく用いられている. P 製剤は下痢を生じることが多いため注意を要する.

慢性的な低リン血症の場合は活性型ビタミン製剤を P 製剤に併用することで血中 P 濃度の安定的な管理が可能となることが多い.

XLH (X 連鎖優性低リン血症性くる病/骨軟化症) の治療薬として抗 FGF23 ヒト化モノクローナル抗体が開発されており, 効果が期待される.

②非経口治療

血清 P 値が 0.5 mEq/L (0.16 mmol/L) 未満の場合や, 横紋筋融解症, 溶血, 中枢神経系の症状を認める場合, 経口摂取が困難な場合には, リン酸塩を経静脈的に投与する. 腎機能が十分に保たれている場合は比較的安全であるが, 腎機能障害のある患者には KPO_4 製剤よりも $NaPO_4$ 製剤の使用が望ましく, また P 過剰には十分な注意が必要である.

KPO_4 として, 2.5 mg (0.08 mmol)/kg を 6 時間かけて持続点滴する. 腎機能障害を有する患者では治療中に血清 Ca 濃度および血清 P 濃度のモニタリングは必須である. P の過量投与による低カルシウム血症, 高リン血症, 異所性石灰化を防ぐため, 急速な投与は避ける必要がある.

③FGF23 産生腫瘍

FGF23 産生腫瘍による腫瘍随伴症候群としての TIO では, 腫瘍の外科的切除による FGF23 過剰の是正が, 低リン血症やくる病/骨軟化症の病態に対しても有効である.

(田中智洋)

文献

1) Melmed S, et al (eds): Williams Textbook of Endocrinology 13th edition. Philadelphia, PA: Saunders/Elsevier; 2016. p.1273.

2) Erben RG: Update on FGF23 and Klotho Signaling. *Mol Cell Endocrinol* 2016; 432: 56.

3) 濱野高行: リン代謝異常. 日本内科学会雑誌 2015; 104: 953.

4) 福本誠二: リン調節ホルモン, 線維芽細胞増殖因子 23 (FGF23) の作用と作用異常. 日本内科学会雑誌 2011; 100: 3649.

5) 北村正樹: 高リン血症治療薬. 耳鼻咽喉科展望 2015; 58: 312.

6) Hu MC, et al: Role of αKlotho and FGF23 in regulation of typeII Na-dependent phosphate co-transporters. *Pflugers Arch* 2019; 471: 99.

7) Saito T, et al: Fibroblast growth factor 23 (FGF23) and disorders of phosphate metabolism. *Int J Pediatr Endocrinol* 2009; 496514.

8) Farrow EG, et al: Miscellaneous non-inflammatory musculoskeletal conditions. Hyperphsphatemic familial tumoral calcinosis (FGF23, GALNT3, αKlotho). *Best Pract Res Clin Rheumatol* 2011; 25: 735.

骨代謝異常（骨粗鬆症，骨軟化症）

概念
- 骨は成長期における骨格形成により最大骨量を獲得し，青年期においては骨形成と骨吸収とが釣り合うことにより，一定の骨量を保つ．退行期，特に閉経後においては，骨吸収が骨形成を凌駕することにより，骨量が減少する．このような量的な石灰化組織の低下ならびに質的な劣化による骨強度の低下を骨粗鬆症と呼ぶ．
- 骨軟化症は，石灰化障害による骨形成異常症を総称する．
- 両疾患ともに軽微な外力による骨折（脆弱性骨折）の原因となるとともに，骨格の変形ならびに疼痛により著しく生活の質（quality of life：QOL）と生活活動度（activity of daily life：ADL）を損なう．

病因
骨粗鬆症
　骨粗鬆症の原因となる大きな要素として，加齢，閉経，遺伝的背景がある．骨粗鬆症には原発性骨粗鬆症と続発性骨粗鬆症とがあり，基本的に骨量の低下と骨質の劣化が骨強度低下の要因となる（㉓）．

骨軟化症
　骨軟化症は石灰化障害である．石灰化障害の原因は，ビタミンD作用不全もしくはP・Caの異常が主たるものである（㉔）．これらには，先天的な遺伝子異常に起因するものもあれば，後天的な代謝障害・栄養障害によるものもある．

病態生理
　骨は，成長期には骨格形成とともに，その硬組織としてのリン酸Ca量を増加させていき，おおよそ20歳代前半に最大骨量（peak bone mass）を獲得する．その後は，骨の成長そのものは止まるが，日常的なCa代謝の一翼を担う役割と，重力に対応して骨格を維持する役割とがある．骨は，荷重負荷や筋肉からのメカニカルストレスなどに応じて，骨吸収と骨形成を繰り返しながら，その形態を変化させていく．

骨粗鬆症
　骨粗鬆症の基本は，骨吸収と骨形成のアンバランスによる骨量の低下である．健全な骨代謝を維持するためには，骨吸収と骨形成のバランス（カップリング）が保たれている必要があるが，特に閉経後女性でしばしば認められるのは，過剰な骨吸収に骨形成が追随できないことによる高代謝回転型骨粗鬆症である（㉕）．その一方，退行期での生体エネルギーの低下による，骨形成・骨吸収両者の低下が，低代謝回転型骨粗鬆症である．糖尿病などの生活習慣病では，酸化ストレス，糖化ストレスなどにより，骨量が高いまま骨脆弱性が増す状態，いわゆる骨質劣化型骨粗鬆症がみられることがある．

骨軟化症
　骨軟化症は基本的に石灰化障害であるため，材料としてのリン酸Caが純粋に不足する場合と，生体にリン酸Caを保つために必要な活性型ビタミンDの作用不全とがその原因となる（㉔）．ビタミンDの活性化には，材料としてのビタミンDを経口摂取もしくは皮膚で合成することが必要である（㉖）．ビタミンDは肝臓で25位が水酸化されて25水酸化ビタミンDとなり，さらに腎近位尿細管で1α位が水酸化されて，1α,25水酸化ビタミンD（活性型ビタミンD）となる．活性型ビタミンDは，骨芽細胞で特異的ビタミンD受容体に結合してその作用を発揮する．以上の過程の

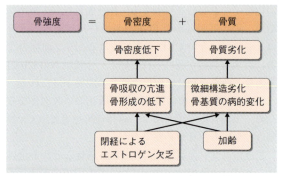

㉓ 骨強度を規定する要素と骨粗鬆症発症に至る機序

㉔ 骨軟化症の原因と病態生理

ビタミンD作用不全	ビタミンDの欠乏	日光曝露不足 吸収不良症候群 神経性食欲不振症など
	ビタミンD活性化障害	ビタミンD依存症1型 薬剤性（ジフェニルヒダントイン，リファンピシンなど） 慢性腎不全 肝性くる病
	ビタミンD受容体機構異常	ビタミンD依存症2型
電解質異常	CaもしくはP欠乏	長期経静脈栄養患者など
	P再吸収障害	遺伝性低リン血症性くる病・骨軟化症 腫瘍性骨軟化症 Fanconi症候群 腎尿細管性アシドーシス 含糖酸化鉄投与　など
その他		低アルカリホスファターゼ血症 薬剤性（アルミニウム，エチドロネートなど）　など

どこが障害されても，石灰化障害を起こすため，成長期においてはくる病，成長後には骨軟化症を発症する．さらに，生理的状態では，血中Ca濃度を維持するために，副甲状腺ホルモンが，骨・腸管・腎臓の三者から，Caを動員する機構があるが，その際に，血中P濃度が上がりすぎないように，P排泄を促進する機構が存在する（㉗）．このP排泄が過剰になると，最終的に石灰化に必要なPが不足して骨軟化症に至る．骨から分泌される有名なP利尿因子として線維芽細胞増殖因子23（fibroblast growth factor 23：FGF23）がある．これは腫瘍性骨軟化症の主たる原因物質である．

臨床症状
骨粗鬆症
骨粗鬆症の臨床的イベントは，脆弱性骨折である．これは軽微な外力によって骨折を起こす状態をいう．明らかな自覚症状を伴うものを臨床的骨折と呼び，これらは，はっきりとした骨折の発症を確認できる．その一方，椎体骨折のうち約6割は痛みを伴わない形態学的骨折であるため，骨折の発症時期が同定できないことも多い．このような椎体骨折が，身長の低下などで気づかれることもある．

骨軟化症
骨軟化症の大きな特徴は，荷重部位における骨痛，関節痛，骨折である．骨痛とともに筋力低下を訴えることもある．小児期に発症したくる病の場合には，骨格の変形を認める．

検査
骨粗鬆症
骨粗鬆症の検査としては，単純X線像による椎体の形態学的骨折の確認（㉘）とともに，骨密度値が測定される．現在，最も汎用されているのは，DXA（dual energy X-ray absorptiometry：二重エネルギーX線吸収測定）法で，腰椎正面，大腿骨頸部，橈骨遠位端などでの測定が多い（㉙㉚）．中手骨の単純X線を用いたmicrodensitometry（MD）法や，踵骨での定量的超音波骨評価（QUS）法なども用いられているが，感度・特異度ともにDXA法に比べて低い．末梢骨での定量的CT（pQCT）法も一部の専門施設で測定可能であるが，一般的ではない．

骨軟化症
血清学的検査としてアルカリホスファターゼ（ALP）

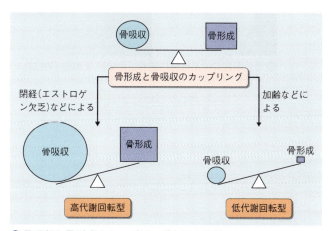

㉕ 骨吸収と骨形成のカップリングとその破綻

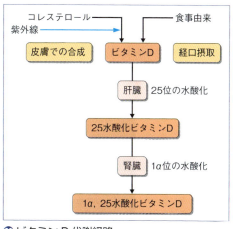

㉖ ビタミンD代謝経路

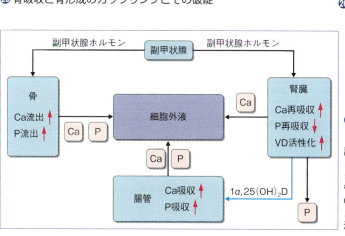

㉗ 副甲状腺ホルモンによるCa代謝とP代謝との調節

副甲状腺ホルモンの分泌により骨では骨吸収が亢進し，カルシウム（Ca）とリン（P）の血中への流出が促進される．同時に，腎臓でのビタミンD活性化を通じて腸管からのCaとPの吸収も増加する．一方，腎臓ではCaの再吸収は増加するが，Pの再吸収は低下する．また，活性型ビタミンDは，骨におけるP利尿因子の分泌を促進することでさらにP利尿を促進する．

値の上昇を特徴とし，病態によっては，血清P値やビタミンD関連検査値の異常を認めることがある．また，単純X線像や骨シンチグラフィが偽骨折の存在を確認するために有用である（㉛）．

診断

骨粗鬆症

骨粗鬆症の診断は，脆弱性骨折の有無により，二段階に分けられる．㉜に原発性骨粗鬆症の診断基準を示すが，椎体や大腿骨近位部の脆弱性骨折が存在する場合には，それだけで骨粗鬆症と診断する．これは，脆弱性骨折後の再骨折の確率が高いことによる．その他の部位での脆弱性骨折や骨折のないものに関しては，骨密度値を参考にする．ポイントは，若年成人平均値（young adult mean：YAM）に対して何%減少しているかをみるところである．

骨軟化症

特徴的な症状とともに，血清ALP値の上昇，低リン血症，ビタミンD代謝異常の有無をもとに診断をしていく．㉝に日本内分泌学会の作成したフローチャートを示す．

治療

骨粗鬆症

骨粗鬆症は，骨代謝のバランスの崩れによる骨強度の低下をきたすため，骨代謝のバランスを整えることを主眼とする．治療の基本は，栄養，運動，薬物療法であるが，閉経や加齢のような不可避の現象の影響を大きく受けるため，栄養と運動だけでは骨折を大きく減らすことは難しい．

栄養療法：骨粗鬆症に限らず退行期の代謝疾患で重要なのは，十分なエネルギー摂取量の確保である．さらに，骨粗鬆症では，筋減少（サルコペニア）防止や骨内コラーゲンの合成維持のために，十分な蛋白質の摂取が推奨される．特にCa摂取量は，厚生労働省の定める摂取基準にも到達しておらず，骨粗鬆症患者で摂取が推奨される量からは著しくかけ離れている．ビタミンDは，Caの吸収・再吸収に必須の栄養素であるが，食事からの摂取量は世界的にみても不足しがちである．また，ビタミンD不足は，Ca出納の障害のみ

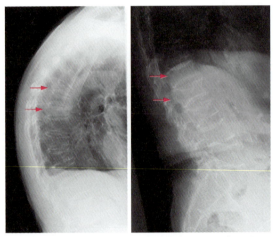

㉘ 骨粗鬆症による椎体圧迫骨折の単純X線像（78歳，女性）

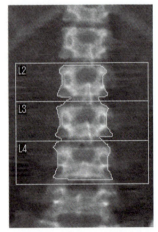
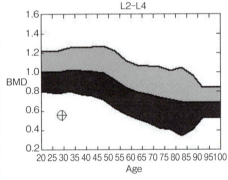

Region	Area [cm²]	BMC [(g)]	BMD [g/cm²]	T-score	PR (Peak Reference)	Z-score	AM (Age Matched)
L2	11.46	6.43	0.561	−4.3	55	−4.2	56
L3	14.11	7.66	0.543	−4.6	52	−4.5	52
L4	15.39	8.68	0.564	−4.3	54	−4.3	54
Total	40.96	22.77	0.556	−4.1	55	−4.1	55

㉙ DXA（二重エネルギーX線吸収測定）法による骨密度測定（1）腰椎正面

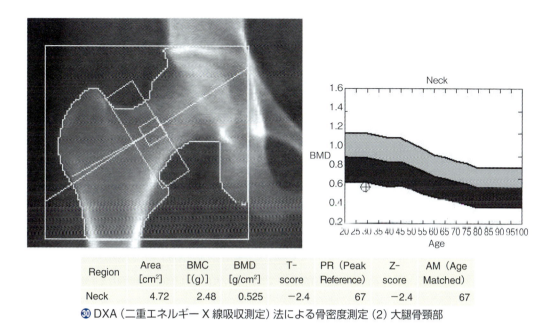

㉚ DXA（二重エネルギーX線吸収測定）法による骨密度測定（2）大腿骨頸部

㉛ 骨軟化症患者（40歳，男性）の骨シンチグラフィ（^{99m}Tc-HMDP）像
肋骨，側頭部，両大腿骨に多発集積を認める．

ならず，転倒リスクの増加にもつながることが知られている．ビタミンB群は，メチオニン代謝に必須の補酵素で，その不足により蓄積するホモシステインが骨粗鬆症や動脈硬化の原因となる．
運動療法：骨粗鬆症の好発年齢は70歳以上の高齢者・超高齢者であるため，運動療法の目的は，筋骨格系の機能維持である．すなわち，筋力の維持・向上とともにバランス感覚の保持が重要である．運動療法を安全に行うために，下肢帯を中心に柔軟性・筋力・バランス感覚を養うことを主眼とする．骨折予防のためには，特に転倒リスクを軽減することが重要である．
薬物療法：各薬剤のもつ骨折予防効果のエビデンス

㉜ 原発性骨粗鬆症の診断基準（2012年度改訂版）

原発性骨粗鬆症の診断は，低骨量をきたす骨粗鬆症以外の疾患，または続発性骨粗鬆症の原因を認めないことを前提とし下記の診断基準を適用して行う．

I. 脆弱性骨折[#1] あり
  1. 椎体骨折[#2] または大腿骨近位部骨折あり
  2. その他の脆弱性骨折[#3] あり，骨密度[#4] が YAM の 80 % 未満
II. 脆弱性骨折[#1] なし
    骨密度[#4] が YAM の 70 % 以下または -2.5 SD 以下

YAM：若年成人平均値（腰椎では 20～44 歳，大腿骨近位部では 20～29 歳）．
[#1]：軽微な外力によって発生した非外傷性骨折．軽微な外力とは，立った姿勢からの転倒か，それ以下の外力を指す．
[#2]：形態椎体骨折のうち，3 分の 2 は無症候性であることに留意するとともに，鑑別診断の観点からも脊椎 X 線像を確認することが望ましい．
[#3]：その他の脆弱性骨折：軽微な外力によって発生した非外傷性骨折で，骨折部位は肋骨，骨盤（恥骨，坐骨，仙骨を含む），上腕骨近位部，橈骨遠位端，下腿骨．
[#4]：骨密度は原則として腰椎または大腿骨近位部骨密度とする．また，複数部位で測定した場合にはより低い % または SD 値を採用することとする．腰椎においては L1～L4 または L2～L4 を基準値とする．ただし，高齢者において，脊椎変形などのために腰椎骨密度の測定が困難な場合には大腿骨近位部骨密度とする．大腿骨近位部骨密度には頸部または total hip (total proximal femur) を用いる．これらの測定が困難な場合は橈骨，第二中手骨の骨密度とするが，この場合は % のみ使用する（付表の日本人における骨密度のカットオフ値）．
付記：骨量減少（骨減少）［low bone mass (osteopenia)］：骨密度が -2.5 SD より大きく -1.0 SD 未満の場合を骨量減少とする．
（宗圓　聰ほか：原発性骨粗鬆症の診断基準〈2012年改訂版〉．*Osteoporosis Jpn* 2013；21：9.）

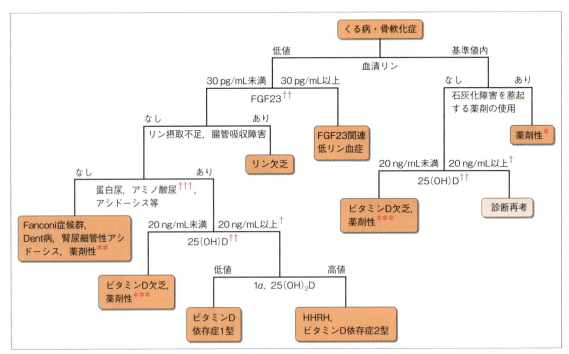

㉝ くる病・骨軟化症診断のフローチャート

2016 年 8 月にくる病・骨軟化症の診断のために 25(OH)D 値の測定が保険収載された．
FGF：線維芽細胞増殖因子，25(OH)D：25 水酸化ビタミン D，1α,25(OH)$_2$D：1α,25 水酸化ビタミン D，HHRH：高カルシウム尿症を伴う遺伝性低リン血症性くる病．
＊：アルミニウム，エチドロネートなど
＊＊：イホスファミド，アデホビルピボキシル，バルプロ酸など
＊＊＊：ジフェニルヒダントイン，リファンピシンなど
†小児では，より高値であってもくる病の原因となることがある．
††保険適用外検査
†††ビタミン D 代謝物作用障害でも認められる場合がある．
（日本内分泌学会・日本骨代謝学会：くる病・骨軟化症の診断マニュアル．）

は，『骨粗鬆症の予防と治療ガイドライン 2015 年版』にまとめられている．3 つのカテゴリーの薬剤が存在するが，治療ターゲットとなる骨の部位と，骨代謝回転の状態に応じて薬剤が選択される（㉞）．
①骨吸収抑制薬：閉経後骨粗鬆症で多くみられるエストロゲンの低下に伴う骨代謝回転の亢進は高代謝回転型骨粗鬆症の主たる原因となる．そのため，骨吸収を担う破骨細胞機能を抑制する骨吸収抑制薬が用いられる．ビスホスホネート薬，選択的エストロゲン受容体修飾薬（selective estrogen receptor modu-

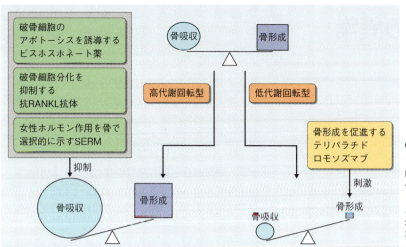

❸④ 骨代謝異常と各薬剤の作用点
ビスホスホネート薬，SERM，抗RANKL抗体は，骨吸収抑制作用により骨代謝バランスを改善する．テリパラチドは骨形成を直接刺激することで骨代謝バランスを改善する．
SERM：選択的エストロゲン受容体修飾薬，RANKL：receptor activator of NF-κB ligand.

lator：SERM），抗 RANKL（receptor activator of NF-κB ligand）抗体が用いられ，高い骨折抑制効果を示す．

②骨形成促進薬：退行期には骨代謝回転が低下し，新生骨がつくられにくい低代謝回転型骨粗鬆症も存在する．骨形成促進薬は骨形成を担う骨芽細胞を刺激することで造骨能を回復する．副甲状腺ホルモン合成ペプチドのテリパラチドが，特に椎体骨折予防効果にすぐれた効果を示す．2019 年に抗スクレロスチン抗体ロモソズマブが新規骨形成促進薬として上市された．

③ビタミン D などの代謝調節薬：活性型ビタミン D_3 製剤およびそのアナログ，ならびにビタミン K 製剤が使用されている．上記の薬剤との併用療法で用いられることも多い．

骨軟化症

病態によって治療法は異なる．

低リン血症性骨軟化症の場合，先天性のものと後天性のものとにより，対応が異なる．先天性のものは，原因自体にアプローチすることは難しいため，低リン血症を是正するために，中性リン酸の経口投与を行う．多くの病態が，尿中への P 排泄亢進を伴っているため，中性リン酸を投与すると尿への P 排泄はさらに増加する．食事中からの吸収効率を高めるために，活性型ビタミン D_3 製剤が併用されることも多いが，尿中 P 排泄量が増加している状態で，リン酸 Ca の吸収効率を上昇させると，最終的に尿中の Ca×P 積が上昇し，尿路結石の危険性が高くなることに注意すべきである．後天的なものでは，原因をとり除くことにより低リン血症を改善することができる．

（鈴木敦詞）

●文献

1) 骨粗鬆症の予防と治療ガイドライン作成委員会（折茂肇委員長）（編）：骨粗鬆症の予防と治療ガイドライン 2015 年版．東京：日本骨粗鬆症学会・日本骨代謝学会・骨粗鬆症財団；2015.
2) 宗圓 聰ほか：原発性骨粗鬆症の診断基準（2012 年改訂版）．*Osteoporosis Jpn* 2013；21：9．
3) 日本内分泌学会・日本骨代謝学会：くる病・骨軟化症の診断マニュアル．
http://jsbmr.umin.jp/guide/pdf/diagnosticmanual2015.pdf

7 副腎皮質の異常

副腎皮質の構造と機能

副腎皮質の構造

　副腎（adrenal gland）は両側の腎上極に位置し，皮質と髄質から成る．成人では両側とも4g程度である．副腎皮質（adrenal cortex）は生体の恒常性維持に必須な役割を果たすステロイドホルモンを合成・分泌する．皮質は被膜に包まれ，外側から内側の順に形態学的に区別される球状層（zona glomerulosa），束状層（zona fasciculata），網状層（zona reticularis）から構成される．3層の厚さは外側からそれぞれ皮質のおよそ5～10%，70%程度，20%程度である．球状層は強力なミネラルコルチコイド（鉱質コルチコイド：mineralocorticoid）であるアルドステロン（aldosterone）を産生する．束状層は主要なグルココルチコイド（糖質コルチコイド：glucocorticoid）であるコルチゾール（cortisol）を産生する．網状層は副腎性アンドロゲン（adrenal androgen）であるデヒドロエピアンドロステロン（dehydroepiandrosterone：DHEA）および硫酸DHEA（DHEA sulfate：DHEA-S）を産生する．

　発生過程において副腎は胎生6～8週で認められ，その後増大し腎をしのぐほどになる．胎児と新生児の副腎皮質は，外側の永久皮質と内部で大部分を占める胎児皮質から構成される．生後数週間で胎児皮質は著明に退縮し，永久皮質は増生して球状層と束状層へ分化する．網状層は1歳以後に明確になる．副腎皮質の発生・分化にはSF-1/Ad4BP，DAX-1などの転写因子が不可欠である．副腎への血液供給は，下横隔膜動脈，大動脈，腎動脈から分枝した動脈による．これらは被膜下に動脈叢を形成し，そこから毛細血管が皮質を中心方向へ髄質まで走っている．副腎静脈は左側では左腎静脈に注ぐが，右側では下大静脈に直接流入する．

副腎皮質ステロイドホルモンの生合成と酵素の局在

　ステロイドホルモンは，コレステロールを前駆物質として複数の酵素反応により合成される．❶は，主要なステロイドホルモンの合成経路を示す．副腎皮質では，低密度リボ蛋白（low density lipoprotein：LDL）の脂肪酸コレステロールエステルが細胞内へ搬入された後，遊離コレステロールへ変換される．LDLに含まれる遊離のコレステロール，高密度リボ蛋白（high

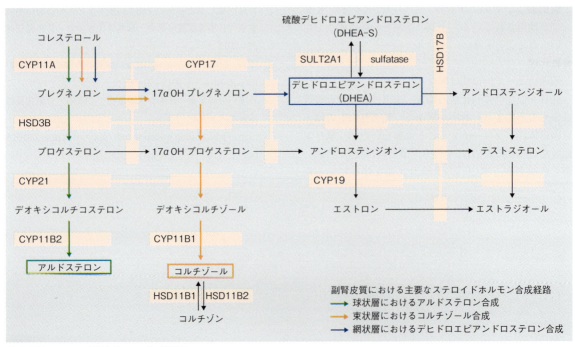

❶ 主要なステロイドホルモン合成経路

density lipoprotein：HDL）由来のコレステロール，さらに副腎皮質細胞で新生（*de novo*）合成されるコレステロールも利用される．ステロイド産生急性調節蛋白質（steroidogenic acute regulatory protein：StAR）は，副腎皮質刺激ホルモン（adrenocorticotropic hormone：ACTH）への急性の分泌応答に関与して，コレステロール側鎖切断酵素（CYP11A）が局在するミトコンドリア内膜へのコレステロール供給を促進する．❶に色つき矢印で示した経路により，主な副腎皮質ステロイドホルモンであるアルドステロン，コルチゾール，DHEA が合成される．❷は，副腎皮質ステロイドホルモンの合成と代謝を触媒する酵素，および，その遺伝子を示す．

❸a〜c は，正常副腎における CYP11B2，CYP11B1，HSD3B，CYP17 の局在を示す．これらの酵素の層特異的な局在が，球状層・束状層・網状層において産生されるステロイドホルモンの分子種を決める．❸d は，アルドステロン産生腺腫症例の副腎において，腫瘍の大部分に CYP11B2 が検出され，付随する正常皮質に CYP11B1 が検出されることを示す．❸e に示すように，ステロイドホルモン産生異常を示さない副腎の被膜下には，大きさ 0.2〜1.3 mm 程度で CYP11B2 強陽性の細胞集塊（aldosterone-producing cell cluster：APCC）が生じることがある．APCC は自律的にアルドステロンを産生することが推定され，APCC が原発性アルドステロン症をきたす病変へ進展することが示唆されている．

（向井邦晃）

◉文献

1) Stewart PM, et al：The Adrenal Cortex in Williams Textbook of Endocrinology, 13rd edition. Amsterdam：Elsevier；2015.
2) Miller WL, et al：The molecular biology, biochemistry, and physiology of human steroidogenesis and its disorders. *Endocr Rev* 2011；32：81.
3) 向井邦晃ほか：CYP11B2 免疫染色がひらく原発性アルドステロン症発症機構の解明．最新医学 2016；71：33.

副腎皮質ステロイドホルモンの分泌調節

グルココルチコイドの分泌調節

ACTH は，副腎皮質ステロイドホルモン合成の主要な刺激因子であり，前駆体プロオピオメラノコルチン（proopiomelanocortin：POMC）の一部として産生される．

ACTH は日内リズムをもつ．ACTH の分泌は起床時に最も高く，その後は低下する．そのためグルココルチコイドも同様の日内リズムを示し，早朝は高値，深夜は低値となる．

ACTH およびその上位の分泌刺激因子である副腎皮質刺激ホルモン放出ホルモン（corticotropin releasing hormone：CRH），アルギニンバソプレシン（arginine vasopressin：AVP）は，グルココルチコイドによりネガティブフィードバックを受ける．グルココルチコイドは，その受容体作用を介して，下垂体前葉における POMC，視床下部における CRH の遺伝子発現

❷ 副腎皮質ステロイドホルモンの合成酵素と関連代謝酵素

酵素			遺伝子	
名　称	略称[*1]	略称[*2]	名称	染色体位置
cholesterol side-chain cleavage enzyme コレステロール側鎖切断酵素	P-450$_{scc}$	CYP11A	*CYP11A1*	15q24.1
steroid 11β-hydroxylase ステロイド 11β水酸化酵素	P-450$_{11β}$	CYP11B1	*CYP11B1*	8q24.3
aldosterone synthase アルドステロン合成酵素	P-450$_{aldo}$	CYP11B2	*CYP11B2*	8q24.3
steroid 17α-hydroxylase/17,20-lyase ステロイド 17α水酸化酵素 /C17,20-リアーゼ	P-450$_{c17}$	CYP17	*CYP17A1*	10q24.32
steroid 21-hydroxylase ステロイド 21 水酸化酵素	P-450$_{c21}$	CYP21	*CYP21A2*	6p21.33
3β-hydroxysteroid dehydrogenase type 1 3β-ヒドロキシステロイドデヒドロゲナーゼ 1 型	3β-HSD1	HSD3B1	*HSD3B1*	1p12
3β-hydroxysteroid dehydrogenase type 2 3β-ヒドロキシステロイドデヒドロゲナーゼ 2 型	3β-HSD2	HSD3B2	*HSD3B2*	1p12
11β-hydroxysteroid dehydrogenase type 1 11β-ヒドロキシステロイドデヒドロゲナーゼ 1 型	11β-HSD1	HSD11B1	*HSD11B1*	1q32.2
11β-hydroxysteroid dehydrogenase type 2 11β-ヒドロキシステロイドデヒドロゲナーゼ 2 型	11β-HSD2	HSD11B2	*HSD11B2*	16q22.1

[*1] 慣用名に基づく略称
[*2] 遺伝子名に基づく略称

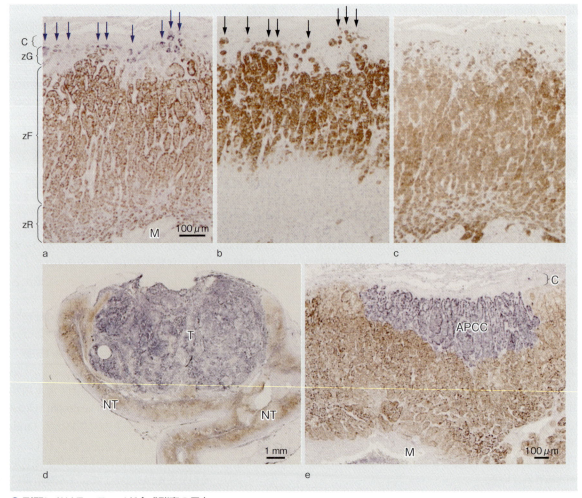

❸ 副腎におけるステロイド合成酵素の局在

a〜c. 免疫組織化学染色法を用いた正常副腎標本（腎細胞癌患者）におけるステロイド合成酵素の局在.
a. 二重染色による CYP11B2（青）と CYP11B1（茶）の局在. 球状層（zG）内に青矢印で指すように CYP11B2 が点在状に検出され，束状層（zF）と網状層（zR）に CYP11B1 が検出された. C は被膜（capsule）を，M は副腎髄質（adrenal medulla）を示す.
b. HSD3B（茶）の局在. HSD3B は，球状層の CYP11B2 局在に対応する部位（黒矢印）と束状層に検出された.
c. CYP17（茶）の局在. CYP17 は束状層と網状層に検出された.
d. アルドステロン産生腺腫と付随副腎における CYP11B2（青）と CYP11B1（茶）の局在. 原発性アルドステロン症患者からの副腎標本を用いた二重免疫染色法により, 腫瘍（T）の大部分に CYP11B2 が検出され, 非腫瘍部（NT）に CYP11B1 が検出された.
e. アルドステロン産生細胞クラスター（aldosterone-producing cell cluster：APCC）の形成. ステロイドホルモン産生異常を示していない正常副腎標本（腎細胞癌患者）を用いた二重免疫染色法により, 被膜（C）下に CYP11B2（青）陽性の細胞集塊が検出された. CYP11B1（茶）はその外側の皮質実質部に検出された. M は副腎髄質を示す.

(Nishimoto K, et al：Adrenocortical zonation in humans under normal and pathological conditions. *J Clin Endocrinol Metab* 2010；95：2296 をもとに作成.)

を抑制し，ACTH の遺伝子発現および分泌を抑制し，結果としてグルココルチコイド分泌も低下する. グルココルチコイドを投与した際のネガティブフィードバックの効果は，その投与量, 半減期, 投与期間により異なる. 外因性に高用量のグルココルチコイドを長期間投与した場合, 中止した後でも何か月間は視床下部-下垂体-副腎系（HPA 軸）の抑制が続く可能性がある.

アルドステロンの分泌調節

副腎の球状層にて産生されるアルドステロンの分泌は，コルチゾールの 1/100〜1/1,000 程度であり，アンジオテンシン II，K そして ACTH などが主たる調節因子である. アンジオテンシン II と K は，CYP11B2 の遺伝子発現を増加させる.

アンジオテンシン II は，その上位の調節ホルモンであるレニンとともに，塩分過剰により抑制されるため，アルドステロンも塩分過剰摂取下では低値を示す.

レニンやアンジオテンシンⅡは，アルドステロンによってもネガティブフィードバックを受ける．

ACTH のアルドステロン分泌に対する効果は緩やかなものであり，急性作用と慢性作用が異なる．ACTH の急性投与は，ステロイド合成の初期段階を刺激することによりアルドステロン分泌を増加させる．ACTH は CYP11B2 には作用しないため，慢性の持続的な ACTH 投与はアルドステロン産生に影響しない．

副腎アンドロゲンの分泌調節

副腎アンドロゲンであるデヒドロエピアンドロステロン（dehydroepiandrosterone：DHEA），硫酸DHEA（dehydrocpiandrosterone sulfate：DHEA-S）やアンドロステンジオンは，副腎の網状層から分泌される．グルココルチコイドと同様，ACTH の調節を受け，慢性的な ACTH 分泌状態を反映する指標となる．副腎皮質ステロイドホルモン合成がアンドロゲン合成の経路へ向かうためには 3β-HSD の低下と 17,20-リアーゼ活性の増加が重要となる．胎児副腎は多量のDHEA や DHEA-S を分泌しているが，出生後，副腎の退縮とともに急速に分泌は減少する．その後は思春期発来のおよそ 2 年前から DHEA，DHEA-S やアンドロステンジオンが増加を始め（adrenarche），若年成人期に頂値となり徐々に減少する．これら副腎アンドロゲンの分泌を調節する因子はいまだ明確ではない．adrenarche の時期には，循環血中に DHEA やDHEA-S が著増するが，ACTH やコルチゾールは変化していない．

副腎皮質ステロイドホルモンの生理作用

グルココルチコイドの生理作用

代謝への作用として，グリコーゲン合成促進や筋肉・脂肪におけるグルコース利用抑制により，血糖を上昇させる．コレステロールおよびトリグリセリドは増加し，HDL は低下する．蛋白に対しては異化作用を促す．血糖上昇に伴うインスリン分泌の増加により脂肪の沈着が促される．グルココルチコイド過剰になると首，顔，胴など体幹部の脂肪は増加するが，四肢末梢の脂肪は減少する．

グルココルチコイドは，皮膚および結合組織では表皮細胞の分裂，DNA 合成を抑制し，コラーゲンの合成を減少させる．その結果，易出血性や創傷治癒力の低下が生じる．腸管からの Ca 吸収の低下と腎からのCa 再吸収の低下により血中 Ca を減少させる．加えて，骨芽細胞のアポトーシスを誘導する作用もあり，グルココルチコイド過剰が長期間続くと骨粗鬆症を呈する．

循環系への作用として，血管平滑筋におけるカテコールアミンやアンジオテンシンⅡに対する感受性を増加させる．グルココルチコイド欠乏すなわち副腎不全の病態では，この作用が低下するため，心拍出量が低下しショックに陥りやすい．

プロスタグランジン前駆体の合成抑制や炎症性サイトカインの分泌抑制などにより，免疫抑制効果も有する．末梢血中では，リンパ球，好酸球は減少し，好中球は増加する．また，免疫グロブリンの産生を阻害し，リンパ球のアポトーシスを促進する．本作用は，易感染性にも影響する．

グルココルチコイドは血液脳関門を通過し，中枢神経系にも作用する．脳浮腫を軽減し，頭蓋内圧を低下させる．多幸感，食欲増進，不眠，抑うつ，記憶障害など，さまざまな作用を起こしうる．

アルドステロンの生理作用

アルドステロンは，尿，汗，唾液，大腸内容物などの Na 再吸収を増大させる．Na は上皮細胞に入り，能動輸送により細胞外液に運ばれる．アルドステロンは細胞外液に Na を貯留させ，細胞外液を膨張させる．腎では集合管の主細胞に直接作用し，Na の再吸収を促進する．K および H^+ の排泄は，Na 再吸収に連動する形で増加する．また，アルドステロンの作用として，血管などにおける組織炎症や心筋の線維化など，心血管リスクに関連する負の面も注目されている．

アンドロゲンの生理作用

副腎アンドロゲンは，思春期における陰毛，腋毛の発生に関与する．ほかにも，インスリン感受性，骨塩量，筋肉量，心血管疾患および癌のリスク，肥満，自己免疫，中枢神経系に対する作用など，さまざまな生理作用が注目されている．

副腎皮質機能亢進症 hyperadrenocorticism

副腎皮質機能亢進症は，副腎皮質の何らかの原因（腫瘍など）により，あるいは副腎外の何らかの異常（ACTH の過剰分泌やレニン-アンジオテンシン〈RA〉系の活性亢進など）によって副腎皮質が刺激されて，副腎皮質ホルモンが過剰産生されて生じた病態の総称である．

原発性アルドステロン症
primary aldosteronism

概念
● 原発性アルドステロン症は，副腎皮質球状層の腺腫

や過形成などが原因となって過剰分泌されたアルドステロンにより，高血圧をきたす病態である．

●アルドステロンは自律性に過剰分泌されるため，ネガティブフィードバックによりレニンは抑制される．過剰分泌されたアルドステロンは，主に腎尿細管に働き，Naの再吸収促進，KおよびH⁺の排泄促進を生じ，主として循環血液量の増量により高血圧をきたすとともに，低カリウム血性アルカローシスを呈する．最初にこのような症例を報告したConnの名をとって，Conn症候群とも呼ばれる．

●Connにより発表された最初の症例は腺腫であったが，その後，過形成によるものが発見され，過形成のなかにいまだ原因不明の特発性アルドステロン症（idiopathic hyperaldosteronism：IHA）と，家族性に発生する副腎過形成（familial hyperaldosteronism：FH）があり，IHAがその大部分を占める．

●FHには，FH I 型として，グルココルチコイドの投与で症状の改善がみられるグルココルチコイド奏効性アルドステロン症（glucocorticoid remediable aldosteronism：GRA）が古くから知られている．FH I 型（GRA）は，11β-ヒドロキシラーゼ（シトクロム P-450$_{11\beta}$：CYP11B1）とアルドステロンシンターゼ（シトクロム P-450$_{aldo}$：CYP11B2）遺伝子の乗換え現象（クロスオーバー）に基づくキメラ遺伝子形成が原因で，ACTH誘導性にアルドステロン過剰が生じる病態である．FH II 型は家族性に発生するIHA類似のタイプで，染色体7p22の近傍に原因遺伝子があることが推測されている．近年，FH II 型におけるCl チャネル遺伝子の異常も報告された．FH III 型は，Kチャネル（KCNJ5）の遺伝子変異で生じるタイプで，著しい副腎過形成と著明な高血圧と低カリウム血症を呈する．そのほかにも，近年の網羅的遺伝子解析の進歩により，Caチャネル遺伝子の異常など既報にない遺伝子異常に基づく新しい家族性アルドステロン症が報告されており，FH分類の見直しも検討されている．

疫学

2008年にアメリカで，それに続いて2009年にわが国で原発性アルドステロン症の診療ガイドラインが発行され，高血圧診療に携わる一般医家に本疾患の認知度が高まったことにより，本症が発見される頻度は，近年急速に増加してきている．欧米では高血圧患者のなかで本症が占める割合は5～10％と報告されており，そのなかで過形成例が半数以上を占めている．わが国における本症の頻度は，一般の診療施設と高血圧を専門とする施設とで異なり，前者では2～3％，後者では5～6％と推定されている．本症における悪性腫瘍の頻度はきわめて少ない．

病因

上述のとおり，原発性アルドステロン症はアルドステロン産生腺腫（aldosterone producing adenoma：APA）とIHAの2大病型に分けられる．近年，APAの約4割に，Kチャネル KCNJ5 遺伝子の体細胞変異を認めることが報告され，成因としての関与が注目されている．その後，その他にもCACNA1Dなど他のチャネル遺伝子の体細胞変異も同定されており，病因の解析が進められている．興味深いことに，アジア人におけるAPAでは KCNJ5 遺伝子変異が同定される率が高く，6～7割と報告されている．IHAの病因については，FHと同様に何らかの遺伝子異常が背景にあることが予想されるが，いまだ解明されていない．疫学的には，IHAと肥満・メタボリックシンドロームの関連の強さが注目されており，病因解明への手がかりとなる可能性が示唆されている．

臨床症状

過剰分泌されたアルドステロンが，腎の遠位尿細管および接合尿細管に作用してNaを再吸収し，それと交換にKとH⁺を排泄し，低カリウム血性アルカローシスをきたす．Naおよび水の再吸収亢進により循環血液量が増加し，高血圧をきたすとともに，Na逸脱現象（Na escape phenomenon）を生じて多尿傾向となる．また，低カリウム血症が長期間続くと腎障害が生じ，尿濃縮力が障害され，多尿をきたすようになる．低カリウム血症が著明となると筋力低下，脱力や四肢麻痺を生じることがある．心電図や心エコー検査では，左室肥大のほか，低カリウム血症が著明な症例では，心電図上でU波や不整脈がみられやすい．本症では，同程度の高血圧を呈する本態性高血圧症に比し，脳・心・腎および血管障害をきたす頻度が高い．その原因として，高血圧のほか，アルドステロンの諸臓器への直接作用（非ゲノム作用を含む）の関与が想定されている．上記の諸症状および検査値異常は，アルドステロンの分泌量が多いAPA症例のほうが，IHA症例よりも顕著である．

検査・診断

スクリーニング検査として，まず血漿レニン（plasma renin：PR）と血漿アルドステロン濃度（plasma aldosterone concentration：PAC）を測定する．アルドステロンは血清でも測定可能である．レニン測定には，血漿レニン活性（plasma renin activity：PRA）または活性レニン濃度（active renin concentration：ARC）が用いられる．レニン低値，アルドステロン高値であれば，本症が疑われる．診断には，アルドステロン/レニン比（aldosterone/renin ratio：ARR）が有用であり，PAC/PRAが200以上，PAC/ARCが40以上の場合，本症を疑う（PACの単位はpg/mL，PRA

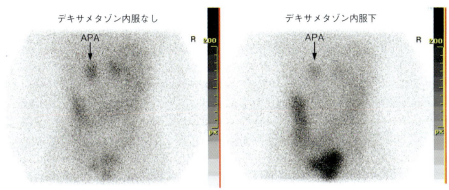

④ 原発性アルドステロン症における ¹³¹I-アドステロールシンチグラフィ
デキサメタゾン内服下で施行したほうが，左右のコントラストがはっきりする．

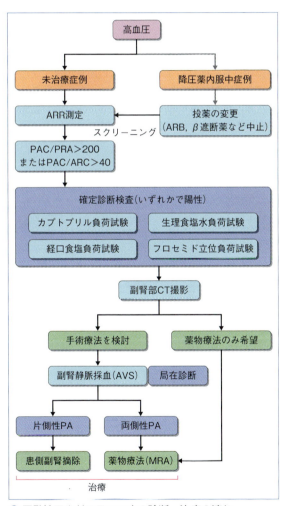

⑤ 原発性アルドステロン症の診断・治療の流れ
手術による根治治療を行わない場合は，AVS はスキップして薬物治療が開始される．
ARR：アルドステロン/レニン比，ARC：活性レニン濃度，PAC：血漿アルドステロン濃度，PRA：血漿レニン活性，ARB：アンジオテンシンⅡ受容体拮抗薬，AVS：副腎静脈サンプリング，PA：原発性アルドステロン症，MRA：ミネラルコルチコイド受容体拮抗薬．

の単位は ng/mL/時，ARC の単位は pg/mL）．アルドステロン値やレニン値は，多くの降圧薬によって影響を受ける．たとえば，アンジオテンシンⅡ受容体拮抗薬内服下では，レニンは高値，アルドステロンは低値傾向となるため，ARR 値は過小評価されうる．また，β遮断薬内服下では，レニンが低値となるため，ARR 値は過大評価されうる．ARR 値によるスクリーニングを行う場合には，レニンおよびアルドステロン値に与える影響が少ない Ca 拮抗薬や α 遮断薬に切り替えるのが望ましい．

スクリーニング検査で陽性の場合，確定診断検査として，アルドステロンの自律性過剰分泌を確認するための負荷試験を行う．確定診断検査には，カプトプリル負荷試験，生理食塩水負荷試験，経口食塩負荷試験，フロセミド立位負荷試験などがある．生理食塩水負荷試験および経口食塩負荷試験は，レニン分泌抑制を介してアルドステロン分泌を抑制する負荷試験であり，原発性アルドステロン症では，レニン分泌が抑制されてもアルドステロン分泌の抑制はみられない．フロセミド立位負荷試験は，レニン分泌を誘発する負荷試験であり，アルドステロン自律的分泌によってレニンが抑制されている原発性アルドステロン症では，レニン分泌の上昇はみられない．カプトプリル負荷試験は，レニン分泌誘発とアルドステロン分泌抑制を同時に行うことができる負荷試験である．また，これらの負荷試験は，確定診断の目的に加えて，APA か IHA かの病型予測の目的も兼ねて行われる．IHA は APA と比較して，アルドステロンの自律的分泌が弱く，アルドステロンの総分泌量も少ないものが多い．これらの負荷試験で，アルドステロンの抑制がまったくみられず，高分泌を維持する場合は，APA を強く疑う．さらに，APA は ACTH に対するアルドステロン分泌の反応性が高いことが知られており，病型予測のための ACTH 負荷試験の有用性も注目されている．

副腎腫瘍の有無を評価する画像検査としては，CT検査が最も適している．腫瘍の存在が確認されても，その腫瘍からのアルドステロン過剰分泌が確認されないとAPAの診断とはならない．APAの診断には，副腎静脈サンプリング（adrenal vein sampling：AVS）が行われる．AVSは，大腿静脈から下大静脈を経由して両側副腎静脈にカテーテルを留置し，左右副腎それぞれに近い位置で採血を行う検査である．コルチゾール値を指標にして，選択的に副腎静脈にカテーテルが留置できていることを確認したうえで，左右のアルドステロン値を比較し，片側性のアルドステロン過剰分泌なのか，両側性のアルドステロン過剰分泌なのかを判定する．このように，左右副腎の機能性を評価しAPAかIHAかの病型を確定させる検査は，局在診断検査あるいは病型診断検査と呼ばれる．アルドステロン過剰分泌が片側性であり，腫瘍側に一致すれば，APAと診断する（❷❶〜❸）．AVSの結果が，両側性のアルドステロン過剰分泌を示したときは通常IHAの診断になるが，厳密に述べると，このなかに両側APAも含まれており，IHAと両側APAの区別はできない．IHAと両側APAを鑑別するためには，左右副腎静脈の分枝からの採血（segmental AVS）が必要となる（❷❶〜❸）．原発性アルドステロン症の局在診断検査として，AVSのほかに，^{131}I-アドステロールシンチグラフィも行われることがあるが，1.5 cm以上の腫瘍サイズがないと検出が難しい．APAは1 cm以下の小さな腫瘍であることも多く，本検査は検出感度が低いため，本症の局在診断検査として施行される機会は非常に少ない．^{131}I-アドステロールシンチグラフィの集積は，コルチゾールとアルドステロン両方の分泌を反映し，分泌量の多いコルチゾールの分泌動態をより強く反映する．原発性アルドステロン症の診断においても，AVS困難例で^{131}I-アドステロールシンチグラフィが行われることはあるが，その場合は，コルチゾール分泌を反映した集積を減らす必要があり，デキサメタゾン内服下でACTHおよびコルチゾール分泌を抑制した状態で施行することが勧められる（❹）．

IHAとFHの鑑別はAVSではできない．詳細な家族歴の聴取が有用となるが，FHの確定には遺伝子検査が必要であり，診断されないままIHAとして治療されているFHも多いと予測される．FH I型（GRA）では，デキサメタゾン投与によりACTH分泌を抑制すると，アルドステロンは著明に低下するため，デキサメタゾン負荷試験によるスクリーニングが診断に有用である．

治療

APAであることが判明すれば，手術により摘出する．手術治療は，根治治療であり，治療後にレニンおよびアルドステロン値は正常化する．IHAの診断となった場合は，ミネラルコルチコイド受容体拮抗薬（mineralocorticoid receptor antagonist：MRA）による薬物治療を行う．APAが強く疑われる症例でも，高齢であることや諸種合併症のために手術が不可能な場合，あるいは手術を希望しない場合には，MRAによる薬物治療を行う．これまでの診断・治療の流れを❺に示す．

MRAとして現在臨床で用いられている薬剤は，スピロノラクトンとエプレレノンの2剤である．スピロノラクトンは，ミネラルコルチコイド受容体のほか，非特異的作用としてアンドロゲン受容体に対しても拮抗作用を示し，男性患者では女性化乳房の副作用をもたらすことがある．エプレレノンは，ミネラルコルチコイド受容体への選択性を高めた次世代のMRAであり，女性化乳房の副作用が軽減されているが，作用半減期はスピロノラクトンに比して短い．エプレレノンのほかにも，同様の選択的MRAの開発が現在進められている．MRAによる薬物治療は，根治治療ではないため，アルドステロン高値は続き，永続的な投薬が必要である．まれな病型のFH I型（GRA）では，グルココルチコイドの投与により，アルドステロン値を低下させる治療を行う．

予後

近年，本疾患は同程度の血圧値を呈する本態性高血圧症よりも諸臓器障害を発症しやすいことが明らかとなったことから，治療の有効性の評価としては，高血圧や低カリウム血症の改善に加えて，諸臓器障害の改善あるいは進行阻止が重要な指標となる．治療により，低カリウム血症は，ほぼ全例で改善する．APAに対して手術治療を行った際，原発性アルドステロン症は治癒するものの，高血圧の治癒は約50％である．その理由として，他の成因の合併（本態性高血圧など）や長期間のアルドステロン過剰への曝露による不可逆的な動脈硬化性病変の形成（血管壁の肥厚，石灰化など）が指摘されている．発見が早く罹病期間が比較的短い症例や本態性高血圧を合併しにくい症例（非肥満，女性など）では，高血圧が治癒しやすいことが知られている．諸臓器障害については，治療による心不全など心血管予後の改善やアルブミン尿など腎障害マーカーの改善が示されている．腎機能の指標である糸球体濾過量（glomerular filtration rate：GFR）は治療後一過性に急な低下を認めることがあるが，その後はGFR低下も緩徐となり，腎障害においても長期予後は改善すると考えられている．

続発性アルドステロン症
secondary hyperaldosteronism

概念
- 続発性アルドステロン症は，副腎外の何らかの原因でアルドステロンの過剰分泌が生じ，低カリウム血症や浮腫など，水・電解質異常をきたしている病態である．
- 高血圧の有無は，その成因により異なる．

病因
アルドステロンの主要刺激因子である RA 系が刺激される諸疾患で本症が生じやすい．このほか，K 代謝異常や ACTH の過剰状態でも本症が生じることがある．❻は，本症をきたす主要疾患をまとめたものである．RA 系が刺激されて生じるものが大部分であり，うっ血性心不全，非代償性肝硬変症，ネフローゼ症候群のような浮腫性疾患，Bartter 症候群や Gitelman 症候群のような尿細管の異常で Na・水排泄が促進されて循環血液量が減少し，RA 系が刺激されて生じてくるもの，悪性高血圧症，レニン産生腫瘍，腎血管性高血圧症など，RA 系の活性亢進を伴った高血圧性疾患などが主な疾患である．長期透析患者では，高カリウム血症が関係してアルドステロンの分泌過剰状態が生じている．

臨床症状・検査
臨床所見は基礎疾患により異なる．Bartter 症候群や利尿薬使用のように，循環血液量低下が RA 系亢進の原因となっている場合は，血圧はむしろ低値を示すが，腎動脈狭窄や腫瘍性疾患で RA 系が亢進している場合は，高血圧を呈する．RA 系亢進による病態では，レニンおよびアルドステロンは高値を示し，血清 K は低値を示す．

治療
基礎疾患の治療が第一であるが，Bartter 症候群や Gitelman 症候群のように遺伝子異常による疾患もあり，低カリウム血症の是正が治療の主体となる場合もある．高血圧性病態では，RA 系阻害薬による薬物療法が有効である．このほか Bartter 症候群では，プロスタグランジン産生阻害薬のインドメタシンが有用である．

デオキシコルチコステロン産生腫瘍
deoxycorticosterone-producing tumor, **コルチコステロン産生腫瘍** corticosterone-producing tumor

概念
- アルドステロン合成における中間代謝物であり，ミネラルコルチコイド作用をもつデオキシコルチコステロンあるいはコルチコステロンを産生する腫瘍である．
- 原発性アルドステロン症に類似した病態を示す．
- 非常にまれな疾患である．

病因
副腎皮質に発生する腫瘍であり，なぜデオキシコルチコステロンあるいはコルチコステロンから先のホルモンが産生されないのか，詳細は不明である．これらの腫瘍は，良性腺腫のこともあるが，原発性アルドステロン症と比べ，悪性である可能性が高い．分化度が低いこととホルモン合成の未熟性の関連が示唆されて

---

❻ 続発性アルドステロン症の原因

アンジオテンシンの過剰に基づくもの
1. 腎灌流圧の低下による傍糸球体装置への刺激 　1) 循環血液量の減少 　　下痢や嘔吐，出血，腹水を伴った肝硬変症，ネフローゼ症候群，うっ血性心不全，Bartter 症候群，Gitelman 症候群，脱水症，サイアザイドなどの利尿薬の連用 　2) 腎動脈の器質的な変化によるもの 　　悪性高血圧症，腎血管性高血圧症 2. 緻密斑への Na⁺ や Cl⁻ の負荷量の変化 　ループ利尿薬の連用 3. 交感神経系の活性亢進に基づくもの 　甲状腺機能亢進症，褐色細胞腫 4. その他 　レニン産生腫瘍（傍糸球体細胞腫），妊娠，エストロゲン含有経口避妊薬やエストロゲン製剤の使用

K⁺ の過剰に基づくもの
1. K 製剤の投与 2. K 保持性利尿薬の連用 3. 長期人工透析患者

ACTH の過剰に基づくもの
1. ACTH の注射：一過性の変化

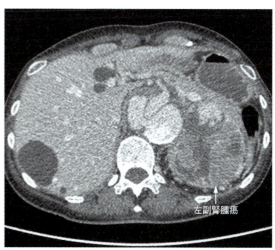

❼ デオキシコルチコステロン産生副腎皮質癌の 1 例
内部に不均一な造影効果を認め，悪性を示唆する所見．尿中テトラヒドロキシデオキシコルチコステロンが異常高値であった．

いる.

臨床症状

低カリウム血性アルカローシスを伴った高血圧がみられる.レニンは抑制され,アルドステロンは正常〜低値のことが多い.

診断

腹部超音波やCT検査で,比較的大きな副腎腫瘍として発見される（**❼**）.血中デオキシコルチコステロンあるいはコルチコステロンを測定し,高値が確認できれば診断に至る.尿中代謝物を測定し,テトラヒドロキシデオキシコルチコステロンやテトラヒドロキシコルチコステロンなど,これらのホルモンの代謝物高値を確認することでも診断可能である.

治療

デオキシコルチコステロン産生腫瘍あるいはコルチコステロン産生腫瘍であることが判明すれば,悪性の可能性もあるため,できるだけ早期に手術摘出する.高血圧や低カリウム血症のコントロールには,MRAによる薬物治療が有効である.

アルドステロン症類似疾患

偽アルドステロン症および AME 症候群

概念

● グリチルリチン酸含有の漢方薬（甘草を含む漢方薬）の使用時に,低カリウム血性高血圧を認めることがある.グリチルリチン酸により,コルチゾールからコルチゾンへの不活化に関与する11β-ヒドロキシステロイドデヒドロゲナーゼ2型（11β-HSD2）の酵素活性が障害され,そのため局所でコルチゾール過剰となりミネラルコルチコイド受容体に作用し,ミネラルコルチコイド過剰の症状を呈する.アルドステロンは高値を示さないため,偽アルドステロン症と呼ばれる.

● AME（apparent mineralocorticoid excess）症候群は,先天的な要因,すなわち遺伝的異常が原因で11β-HSD2の活性が低下し,同様のミネラルコルチコイド過剰の症状を呈する病態である.

病因

11β-HSDには1型と2型があり,前者は主に肝に発現し,コルチゾンからコルチゾールへの活性化を媒介する.ミネラルコルチコイドの作用過剰が生じるのは,腎,大腸,胎盤などに存在する11β-HSD2が障害された場合である.コルチゾールは,アルドステロンと同じくミネラルコルチコイド受容体に作用するため,血中濃度の高いコルチゾールの影響を抑え,アルドステロン作用の特異性を維持する機構として,腎などの局所で11β-HSD2によるコルチゾールの不活化

が行われている.グリチルリチン酸の過剰摂取では,このコルチゾールの不活化が阻害され,局所のコルチゾールによるミネラルコルチコイド作用が過剰となる.グリチルリチン酸は,漢方薬のほかにも,一部の肝疾患・アレルギー疾患治療薬にも含まれている.

臨床症状・検査

低カリウム血性アルカローシスを伴う高血圧を呈する.ストレスによるACTHおよびコルチゾールの上昇や外因性グルココルチコイドの投与により,病態の悪化がみられるのも特徴の一つである.レニンおよびアルドステロンは低値を示す.

診断

グリチルリチン酸およびそれを含有する薬剤（甘草を含む漢方薬など）の過剰摂取の有無を確認する.尿中ステロイド代謝物の分析が診断に有用であり,尿中コルチゾール（F）/コルチゾン（E）代謝物の比（テトラヒドロコルチゾール〈THF〉＋alloTHF/テトラヒドロコルチゾン〈THE〉）が高値を示す.AME症候群では,小さい頃から低カリウム血性アルカローシスを伴う高血圧を呈し,遺伝子検査で診断が下される.

治療

偽アルドステロン症では,グリチルリチン酸を含む薬剤の過剰摂取を中止する.MRAも症状のコントロールに有効である.AME症候群でも,MRAの投与が有効である.

Liddle 症候群

概念

● Liddleらによって最初に報告された家族性にみられる遠位尿細管におけるNa輸送障害であり,Na・水の貯留による高血圧と低カリウム血性アルカローシスを呈する.

病因

本症患者の遺伝子解析により,遠位尿細管のアミロライド感受性Naチャネル（ENaC）の異常が明らかにされた.ENaCはα,β,γの3つのサブユニットから成り,βおよびγサブユニットの変異が報告されている.

臨床症状・検査

低カリウム血性アルカローシスを伴った高血圧を呈する.レニンおよびアルドステロンは低値を示す.

診断

家族歴の聴取から,家族性発症がみられれば本症の疑いが強くなる.amilorideと同じくENaC作用を阻害するトリアムテレンが著効するため,診断的治療としてトリアムテレンが用いられる（amilorideは本邦未承認薬）.確定診断は遺伝子検査による.

治療

食塩制限とともに，トリアムテレンの投与が有効である．ENaC はアルドステロン作用の下流にあり，ENaC が恒常的に活性化されている本病態では，MRA の症状コントロールへの効果は乏しい．

（栗原　勲，伊藤　裕）

●文献

1) Conn JW：Primary aldosteronism：A new clinical syndrome. *J Clin Lab Med* 1955；45：6.
2) Lenzini L, et al：Saga of familial hyperaldosteronism：Yet a new channel. *Hypertension* 2018；71：1010.
3) Funder JW, et al：Case detection, diagnosis, and treatment of patients with primary aldosteronism：an endocrine society clinical practice guideline. *J Clin Endocrinol Metab* 2008；93：3266.
4) Nishikawa T, et al：Guidelines for the diagnosis and treatment of primary aldosteronism--the Japan Endocrine Society 2009. *Endocr J* 2011；58：711.
5) Choi M, et al：K+ channel mutations in adrenal aldosterone-producing adenomas and hereditary hypertension. *Science* 2011；331：768.
6) Schiffrin EL：Effects of aldosterone on the vasculature. *Hypertension* 2006；47：312.
7) Satani N, et al：Intra-adrenal aldosterone secretion：Segmental adrenal venous sampling for localization. *Radiology* 2016；278：26.
8) Williams TA, et al：Outcomes after adrenalectomy for unilateral primary aldosteronism：an international consensus on outcome measures and analysis of remission rates in an international cohort. *Lancet Diabetes Endocrinol* 2017；5：689.
9) Kondo K, et al：Benign desoxycorticosterone-producing adrenal tumor. *JAMA* 1976；236：1042.
10) White PC, et al：11β-hydroxysteroid dehydrogenase and the syndrome of apparent mineralocorticoid excess. *Endocr Rev* 1997；18：135.
11) Liddle GW, et al：A familiar renal disorder simulating primary aldosteronism but with negligible aldosterone secretion. *Trans Assoc Am Physicians* 1963；76：199.

▌Cushing 症候群

概念

- Cushing 症候群（CS）は自律的な慢性コルチゾール過剰症である．
- 定型的には中心性肥満，満月様顔貌，赤色皮膚線条，皮膚や筋の萎縮などの身体的特徴を示し，高血圧症，耐糖能異常，骨粗鬆症などの病態を呈する．
- 成因的には，①ACTH の過剰分泌による ACTH 依存性 CS，②ACTH とは無関係にコルチゾール過剰分泌をきたす ACTH 非依存性 CS に大別される（❽❾）．①のうち下垂体原発の ACTH 過剰分泌によるものを Cushing 病，下垂体以外の組織の腫瘍からの ACTH 過剰分泌によるものを異所性 ACTH 症候群と称する．また，②はコルチゾール産生副腎腺腫がほとんどであるが，他に副腎癌や両側性大結節性過形成，小結節性過形成でも起こる．

疫学

厚生省特定疾患調査研究班（1997 年度）の報告では CS の年間発生数は約 1,300 例であり，人口 10 万人に 1 人と推定される．内訳は下垂体性 CS が 36 ％，異所性 ACTH 産生腫瘍が 4 ％，コルチゾール産生副腎腺腫が 47 ％，副腎結節性過形成が 6 ％を占める．副腎性 CS 患者の男女比は 1：3.9，平均年齢は男女とも 45〜46 歳である．なお，わが国の副腎偶発腫瘍 3,678 例の集計では，非機能性副腎腺腫が 50.8 ％と最も多いが，コルチゾール産生腺腫が 10.5 ％とそれに次ぐ．

病態生理

CS ではコルチゾールの慢性的過剰分泌により体幹部を中心に脂肪沈着をきたし，筋萎縮をきたす．コルチゾール自身の脂肪分化促進作用に加え，コルチゾール過剰によるインスリン抵抗性に伴う高インスリン血症も脂肪蓄積に促進的に作用する．すなわち，インスリンは，リポ蛋白リパーゼ活性を上昇させ，血漿中の中性脂肪の分解を促進し，遊離脂肪酸を脂肪細胞内に取り込ませる．一方，脂肪細胞において，インスリンは，ホルモン感受性リパーゼの活性を低下させ，脂肪細胞内の中性脂肪分解を抑制する．これらの作用によって脂肪沈着が促進され肥満となる．

コルチゾールの自律性過剰分泌はしばしば耐糖能異常を惹起する．機序としてコルチゾールは肝における糖新生と糖放出も促進する．また，脂肪や筋肉での異化亢進により産生されたグリセオールやアミノ酸（アラニンなど）が糖新生基質として肝に送り込まれる．さらに，グルカゴン分泌を促進し肝糖放出を促進する．コルチゾールはインスリンシグナルの抑制や糖輸送担体（GLUT4）の細胞膜へのトランスロケーションを抑制しインスリン抵抗性を惹起するのみならず，最終的には膵 β 細胞からのインスリン分泌をも低下させる．ステロイドにはインスリン拮抗ホルモンのグルカゴンやカテコールアミンなどの作用を増強する受容効果が知られており，この効果も耐糖能異常へ向かわせる．また，グルココルチコイドには食欲亢進作用を認める．グルココルチコイドは骨芽細胞機能を抑制し，骨形成因子として知られるオステオカルシンの分泌を抑制する．そのほかに，小腸での活性型ビタミン D の作用に拮抗するため，Ca の吸収が低下する．これらの作用は，骨粗鬆症を引き起こす原因ともなる．なお，骨芽細胞からのオステオカルシンの産生低下は耐糖能障害を引き起こすことも知られている．

❽ Cushing症候群の分類
1. ACTH依存性Cushing症候群（副腎は両側の過形成）
   1) Cushing病
   2) 異所性ACTH症候群
   3) 異所性CRH産生腫瘍
2. ACTH非依存性Cushing症候群（副腎性）
   1) 副腎腺腫
   2) 両側副腎過形成
      a) 大結節性（両側性大結節性副腎皮質過形成〈BMAH〉など）
      b) 小結節性（原発性色素性結節性副腎病変〈PPNAD〉など）
   3) 副腎癌

　高血圧の発症機序は，コルチゾールによるカテコールアミンなどの昇圧系ホルモンに対する感受性増強，血管内皮細胞からのNOの産生低下，肝のアンジオテンシノーゲンの合成亢進など複数の因子の関与に加えて，長期的にはインスリン抵抗性を介した動脈硬化症の発症も関連すると想定されている．

分類

ACTH依存性CS
　下垂体由来もしくは異所性に産生されるACTHの慢性刺激により高コルチゾール血症と両側副腎過形成をきたす病態である．Cushing病（下垂体腺腫，過形成）や異所性ACTH産生腫瘍からのACTHの自律性過剰分泌による．

Cushing病：90％以上は下垂体ACTH産生微小腺腫によるが，まれに下垂体過形成による症例がある．近年はまれであるが，本症の治療としての両側副腎摘出後に下垂体腫瘍の増大をみることがある（Nelson症候群）．まれに，ACTHの分泌に周期性を認める特殊症例があり，周期性CSと呼ばれる．

異所性ACTH症候群：肺癌（特に小細胞癌に多い）や胸腺腫，カルチノイド（気管支，消化器など）などからの異所性ACTH分泌によって引き起こされる病態である．

異所性CRH産生腫瘍：ACTHを同時産生しない異所性CRH産生腫瘍は肺小細胞癌，甲状腺髄様癌などで報告されているが，ACTHとの同時産生例もみられる．

ACTH非依存性CS
　副腎原発性の原因としては副腎腺腫によるものが最も多く，そのほか副腎癌やACTH非依存性大結節性過形成，小結節性過形成でも起こる．腫瘍や過形成病巣からのコルチゾールの自律性過剰分泌による．小結節性過形成のうち遺伝性のものは原発性色素性結節性副腎病変（primary pigmented nodular adrenocortical disease：PPNAD）と呼ばれ，家族性疾患のCarney症候群の一部分症と考えられている．MaCune-Albright症候群で副腎腺腫や両側性大結節性過形成を認めることがある．

副腎腺腫，副腎癌：副腎腺腫は通常，一側性であるが，まれに両側性の症例がある．副腎癌では副腎アンドロゲンのDHEA，DHEA-Sの血中高値を呈する場合がある．腫瘍径の大きさ，重量が現段階でも良悪性の重要な指標となり，腫瘍径の大きな腫瘍（5cm以上）では25〜50％以上の確率で癌である可能性が高い．

両側性大結節性過形成：以前は，ACTH-independent macronodular adrenal hyperplasia（AIMAH）の名称で呼ばれていたが，腫瘍内ACTHによるautocrineあるいはparacrine調節機構が存在する症例群の存在が判明し，ACTH非依存性の概念が合わなくなり，

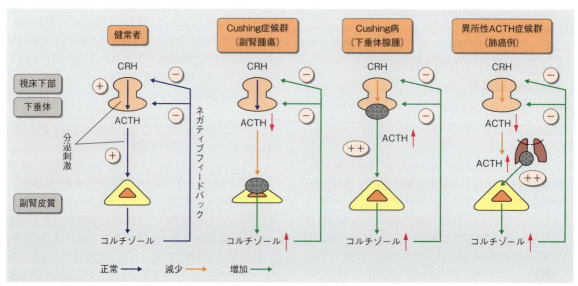

❾ Cushing症候群の分類，病態

bilateral macronodular adrenal hyperplasia（BMAH）という呼称に変更された．BMAH ではコルチゾールの産生能が低く，次項のサブクリニカル Cushing 症候群に属するものもある．画像診断ではエコー，CT，MRI で結節を伴う両側副腎の著しい腫大を認め（⑩），副腎シンチグラフィで両側への取り込み陽性を認める．BMAH 結節部に異所性 G 蛋白共役型受容体（G protein-coupled receptor：GPCR）を発現する症例のなかに GIP（gastric inhibitory peptide）受容体を介して GIP にコルチゾール産生が促進される症例がある．これらの例は，食後の血中 GIP の増加に伴ってコルチゾールの分泌が認められ，食事依存性 CS と呼ばれている．BMAH の治療は両側副腎摘出手術を原則とするが，一期的あるいは二期的な手術がなされる．

PRNAD：PPNAD は黒褐色の色素沈着を有する結節であり，常染色体優性遺伝性疾患である Carney 症候群の一部分症として認められる．Carney 症候群では心粘液腫，皮下粘液腫，多発性睾丸腫瘍などを認めるが，約 1/3 の症例で PPNAD の合併を認める．

病因

BMAH では，GIP 受容体，β-アドレナリン受容体など種々の GPCRs の異所性発現が示され，これらの受容体を介して ACTH 非依存性にコルチゾール分泌を制御する機序が想定されていた．これらの GPCR の報告は BMAH 症例のなかでは散発的であったが，2013 年に BMAH 症例のなかに *ARMC5* 遺伝子の胚細胞変異ならびに体細胞変異が約 60 ％に見出された．*ARMC5* は病的に癌抑制遺伝子と想定されており，その機能喪失型変異により病態に関与する．一方で，cAMP/PKA シグナル経路の恒常的活性化につながる *GNAS*（a subunit of the stimulatory G protein），cAMP の分解に関与する *PDE11A/8B*（phosphodiesterase 11A，11B）の変異や protein kinase A（PKA）の触媒サブユニットの PRKACA の異常などの報告を認める．CS の特殊病態である PPNAD では PKA の制御サブユニット R1α（*PRKAR1A*）の機能喪失型変異が同定されている．一方，CS の成因として最も多い副腎腺腫においては PRKACA の Leu206Arg の体細胞変異が 50 ％以上に同定され，主たる成因と考えられている（⑪）．

臨床的所見

定型的には顔は頬部を中心に赤みを帯びて緊満し，満月様顔貌を呈する．また，体幹部の脂肪沈着に比べ，手足は細く中心性肥満を呈する．項から肩にかけての脂肪沈着により水牛様肩（buffalo hump）を呈する．皮膚は萎縮し菲薄化する．下腹部や大腿に赤紫色の伸展皮膚線条や皮下出血斑，多毛，痤瘡などの特徴的身

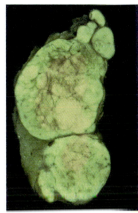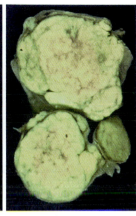

左側副腎腫瘍　　　　　　　右側副腎腫瘍

⑩ ACTH 非依存性大結節性過形成
両側副腎に大小不同の結節性病変を認める．

体所見を認める（⑫）．易感染性を反映して，爪白癬をしばしば認める．また，非特異的所見としてコルチゾール過剰に伴う高血圧，糖代謝異常，骨粗鬆症などの臨床像を呈する．骨粗鬆症の著しい例では腰椎の圧迫骨折のため腰痛を訴える．

検査所見

ACTH あるいはコルチゾールの慢性過剰分泌ならびに，デキサメタゾン抑制試験により腫瘍からの自律性分泌を証明することが肝要である．また，腫瘍の局在診断は CT，MRI，副腎アドステロールシンチグラフィなどを駆使する．これらの検査で確診に至らなければ，下垂体性の場合には海綿静脈洞サンプリングや下錐体静脈洞サンプリングによる ACTH 濃度，副腎性の場合には副腎静脈サンプリングによるコルチゾール濃度の各左右差の比較により腫瘍の局在を決定する．

一般検査成績

末梢血液では白血球増加を認め，分画では好中球増加，好酸球減少，相対的リンパ球減少を認める．血液生化学所見では低カリウム血症を認め，しばしば肝機能障害や LDH や ALP の増加も認める．また，耐糖能異常（糖尿病），高インスリン血症，高脂血症（特に高コレステロール血症）を高率に認める．骨代謝マーカーでは骨形成の低下を反映して血中オステオカルシンの低下を認める．骨 X 線では椎体の変形や圧迫骨折，骨密度の低下を認める．

内分泌学的検査成績

顕性 CS の多くは，早朝安静時の血中コルチゾールや ACTH の基礎値の測定，ならびに尿中遊離コルチゾールの測定によりスクリーニング可能である．本症候群の診断目安として，早朝空腹時血中コルチゾール値 20 μg/dL 以上，尿中遊離コルチゾール値 100 mg/日以上のときは CS を疑う．また，通常，健常者の血

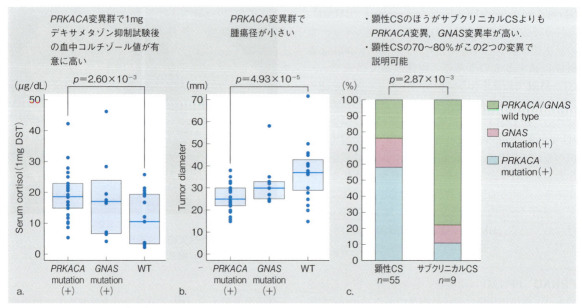

⓫ 顕性 Cushing 症候群（CS）副腎腺腫における体細胞変異

(Sato Y, et al：Recurrent somatic mutations underlie corticotropin-independent Cushing's syndrome. *Science* 2014；344：917.)

中コルチゾールは，早朝高く，夜間低くなる日内リズムを示すが，本症候群では，比較的一日中高値を示し，日内リズムが消失する．しかしながら，日内リズムの消失は，ACTH 非依存性（副腎性）CS や異所性 ACTH 産生腫瘍において顕著であり，Cushing 病の場合には，日内リズムを認める症例も存在する．血中 DHEA-S 値基礎値の測定も本症候群の局在診断の参考となり，一般に Cushing 病では正常から高値となり，副腎腺腫によるものでは低値となる．副腎癌では高値となる場合がある．

本症候群の内分泌学的確定診断のためには，腫瘍からのホルモン分泌の自律性分泌の有無を確認するためのデキサメタゾン（dexamethasone）抑制試験が不可欠である．overnight 法によるデキサメタゾン抑制試験では午後11時にデキサメタゾン1mgを経口投与し，翌朝8〜9時に血中 ACTH，コルチゾールを測定し，負荷前の前値と比較する．デキサメタゾン1mg（少量）投与の場合，血中コルチゾール値3μg/dL以下を抑制ありと判断する．1mgで抑制されない場合，8mgの大量投与を行う．一般に Cushing 病では overnight 法では1mgの少量デキサメタゾン投与では抑制を認めないが，大量投与では，不十分ながら抑制を認める（前値の1/2程度）．8mgの大量投与でも抑制が認められなければ，副腎性もしくは異所性の可能性が高い．また，ACTH 分泌予備能の確認検査としての CRH 負荷試験，DDAVP（1-deamino-8-D-arginine vasopressin）負荷試験も有用である．ACTH 非依存性（副腎性）CS では CRH 負荷に対して ACTH

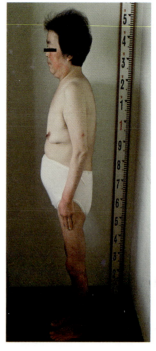

⓬ Cushing 症候群患者の臨床的所見

満月様顔貌，赤ら顔，水牛様肩，中心性肥満，筋萎縮などを認める．

分泌の無反応もしくは遅延反応を認める．Cushing 病の場合，CRH 負荷に対して ACTH とコルチゾールはほとんど増加反応を示すが，約10％で無反応である．異所性の場合は CRH に対して無反応のことがほとんどである．なお，Cushing 病の診断では DDAVP（4μg，静注）試験で血中 ACTH 値が前値の1.5倍以上の反応を示す場合は，参考となる．各病型の内分泌

学的鑑別点を⑬にまとめた.

画像診断

エコー，CT，MRI：下垂体腺腫の診断は頭部 MRI にて行う．Cushing 病の場合，1 cm 以下の微小腺腫が多い．造影後 T1 強調画像では，微小腺腫も造影を受けるが，正常前葉ほど造影されないため，相対的な低信号域として描出される．また，副腎腫瘍の検索は腹部エコー，CT，MRI などで行うが，CS の副腎腺腫のほとんどは 2.5 cm 以上と大きく，CT 上，明瞭に描出され，健側副腎は萎縮を認める（⑭）．まれに癌との鑑別を要するが，癌では腫瘍の大きさが一般に大きいこと，辺縁が不整なこと，造影 CT にて不均一に描出されることなどがあげられる．大結節性過形成の場合は両側性に複数の特徴的大結節を認め，小結節性過形成では，副腎サイズは正常のことが多い．

シンチグラフィ：副腎皮質のシンチグラフィではコレステロール類似体の ^{131}I-アドステロールを用いる．CS 副腎腺腫では，腺腫側が強く描出され，対側の副腎は ACTH 抑制を介した萎縮により集積が抑制されるため，左右差が明瞭である（⑭）．なお，小結節性過形成では取り込みの左右差が明瞭でない場合があり，注意が必要である．Cushing 病の場合には，両側副腎が大きく濃く描出される．なお，異所性 ACTH 産生腫瘍の部位診断は CT，MRI を駆使しても困難なことがあり，ソマトスタチン受容体シンチグラフィが，近年，保険診療として可能となり，ソマトスタチン受容体を発現している神経内分泌腫瘍では，腫瘍の局在診断に威力を発揮する場合がある．

選択的静脈サンプリング

下錐体静脈洞または海綿静脈洞サンプリング：Cushing 病が強く疑われるが，下垂体 MRI で腺腫が同定されない場合に，選択的静脈血サンプリングを行う．方法は両側の海綿静脈洞にカテーテルを置き CRH 試験をしてサンプリングを行うか，下錐体静脈洞後部からサンプリングを行う．前者の ACTH 頂値または後者の ACTH 基礎値が末梢血の 2 倍以上あれば，Cush-

ing 病が考えられる．

副腎静脈サンプリング：両側左右副腎静脈にカテーテルを挿入し，血中コルチゾール/アルドステロン比の左右差により診断する．ACTH 負荷を組み合わせる場合もある．しかしながら，副腎性 CS の局在診断として本試験を必要とすることはまれである．まれにコルチゾール，アルドステロン同時産生腫瘍が存在し，結果の解釈に注意を必要とする．

鑑別診断

　過度のストレス状態，感染症罹患時，神経性食欲不振症，抑うつ症などでは，ACTH やコルチゾールの高値を認めることがある．多くの場合，1 mg デキサメタゾンによって抑制されるが，一時的なフィードバック機構の障害のために，デキサメタゾンで抑制されない場合もある．アルコールの長期多飲者では，理学所見，検査所見とも Cushing 病類似の病態を呈することがあり，アルコール性偽性 CS と呼ばれるが，禁酒により改善する．医原性は膠原病などの加療のために長期に比較的大量のグルココルチコイドの服用を行う場合や，皮膚疾患などで，ステロイド外用剤の長期連用を行う場合に起こる．診断には病歴聴取が重要であるが，内分泌学的には外因性ステロイドの投与により，内因性の血中 ACTH ならびにコルチゾールの低下を認める．きわめてまれな病態である原発性コルチゾール不応症ではコルチゾールに対する不応のため，ネガティブフィードバック機構の感受性低下により，ACTH の分泌亢進を介して高コルチゾール血症を呈する．

治療

　治療は副腎性，下垂体性，異所性のいずれの原因においても手術可能であれば根治療法としての腫瘍摘出が原則である．下垂体腺腫の経蝶形骨洞的摘出術は Hardy 手術の名前で呼ばれる．手術不能症例，不完全摘出例，再発例，副腎癌の転移例などでは副腎酵素ブロッカーのメチラポンやミトタンを中心に薬物療法を選択する．なお，血中コルチゾールが 50〜100 μg/dL

---

⑬ Cushing 症候群の鑑別診断

	Cushing 病	異所性 ACTH 症候群	副腎腺腫	副腎癌
血中コルチゾール基礎値	増加	増加	増加	著明に増加
コルチゾールの日内変動	消失〜正常（20 %）	消失	消失	消失
血中 ACTH 基礎値	正常〜高値	高値〜著明高値	低値	低値
血中 DHEA-S 基礎値	高値	高値	低値	高値
低用量デキサメタゾン抑制試験	抑制なし	抑制なし	抑制なし	抑制なし
高用量デキサメタゾン抑制試験	抑制	抑制なし	抑制なし	抑制なし
CRH 負荷試験	過剰反応	無反応	無反応	無反応
DDAVP 負荷試験	増加	無反応	無反応	無反応

ACTH：副腎皮質刺激ホルモン，CRH：副腎皮質刺激ホルモン放出ホルモン，DDAVP：1-deamino-8-D-arginine vasopressin.

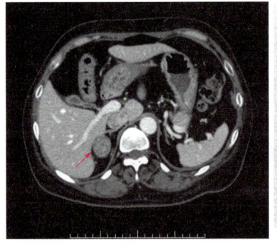
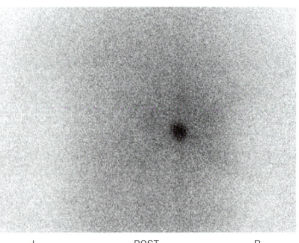

a. 腹部CT像. 矢印は右副腎腺腫.

b. ¹³¹I-アドステロールシンチグラフィ. 右副腎腺腫の取り込み亢進と健常側（左）の取り込み抑制を認める.

⓮ Cushing症候群副腎腺腫患者における腹部CT像と¹³¹I-アドステロールシンチグラフィ

以上ときわめて高値で日和見感染症のリスクが考慮される場合には，根治的治療の前にメチラポンによる速やかな血中コルチゾールの低下を図る．

外科的治療

下垂体腺腫によるCushing病の場合にはHardy手術（経蝶形骨洞的手術）による腺腫摘出術が通常，第一選択治療であり，約80％の治癒率である．副腎腫瘍によるものでは原則的に病側の副腎摘出術を行う．現在は腹腔的内視鏡手術の普及により，通常の良性腺腫では内視鏡手術が選択されることが多くなりつつある．CSでは対側副腎は長期のACTH分泌抑制による萎縮のため，コルチゾール分泌は抑制されており，術後は副腎不全の予防のためにグルココルチコイドの補充が必要となる．

照射療法

副腎腫瘍の場合にはほとんど施行されないが，下垂体腫瘍によるものでは現在，⁶⁰Coによるガンマナイフ療法の有効性が確立されてきており，下垂体手術が施行できない症例や取り残し症例，術後再発症例などで，積極的に行われてきている．

薬物療法

下垂体性Cushing病（下垂体腺腫）では中枢神経作動薬として下記①〜③のいずれかを用いる場合があるが，有効性は高くない．①シプロヘプタジン（4 mg）：3〜6T，分3，②ブロモクリプチン（2.5 mg）：1〜3T，分1〜3（食直後），③バルプロ酸ナトリウム（200 mg）：3〜6T，分3などである．また，中枢神経作動薬と下記の副腎ステロイド合成阻害薬との併用も可である．副腎性CS（副腎腺腫，癌）の場合には副腎ステロイド合成阻害薬のメチラポン（250 mg）：

4〜12C，分4またはミトタン（500 mg）：3〜12C，分3〜4を使用する．メチラポンのほうが速効性がある．ただし，メチラポンは副腎不全症を起こす場合があり，同時にヒドロコルチゾンの補充を考慮する．なお，副腎癌では，術後アジュバント療法としてのミトタン投与が推奨される．異所性ACTH産生腫瘍の場合には通常，上記副腎ステロイド合成阻害薬を用いるが，ソマトスタチンアナログ製剤の投与も有効な場合がある．他の選択肢として膵神経内分泌腫瘍によるものでは，症例によってはmTOR阻害薬が使用可能である．

副腎性サブクリニカルCushing症候群

概念

- 副腎性サブクリニカルCushing症候群（subclinical Cushing syndrome：SCS）は血中コルチゾール基礎値は正常でCushing症候群（CS）に定型的な臨床徴候を欠くものの軽微ながらコルチゾールの自律性分泌を認める病態を指す．
- その疾患スペクトラムは非機能性に近いものからCSに近いものまで広い．
- 無症候であることから副腎偶発腫を契機に精査される機会が多く，副腎腫瘍の存在を前提とする．
- SCSからCSに移行する症例はまれであることから，独立した疾患単位と考えられている．
- 本症は肥満，糖尿病，高血圧，骨粗鬆症などの生活習慣病や心血管病の発症リスクとなっている．
- なお，同様にCS徴候を欠く下垂体腺腫によるサブクリニカルCushing病もきわめて少数ながら報告されているが，診断基準が改訂中であり，本項では

ふれずに，副腎性SCSのみを対象とした．

疫学

2003〜2007年の全国疫学調査によれば，5年間で1,829例の副腎性SCSが報告されている．

病因・病態

副腎腫瘍の副腎腺腫によるものが多いが，両側性大結節性過形成（bilateral macronodular adrenal hyperplasia：BMAH）という両側副腎の大きな結節を伴う病変でもみられることがある．近年，CSにおける自律性コルチゾール過剰産生の成因として，CS副腎腺腫においてprotein kinase Aのcatalytic subunitであるPRKACAのLeu206Argの体細胞変異が50％以上に同定されることが明らかとなっている．この変異はSCSよりも顕性CSでの変異陽性率が高いが，CSとSCSにおけるコルチゾール分泌の自律性の違いを説明しうると考えられる．

臨床症状・検査（診断基準）

本症は1996年に厚生省副腎研究班から診断基準が提唱されたが，2017年に改変されて新診断基準❶が提示された．1mgデキサメタゾン抑制試験（DST）後の血中コルチゾール値がそれぞれ1.8，3，5μg/dL以上で診断される，3つの階層化した基準が提示され，5μg/dL以上では，無条件にSCSと診断，1.8μg/dL以上あるいは3μg/dL以上では，それぞれそのほかの複数の条件を満たしたときに診断される基準となっている．

治療（取り扱いめやす）

診断された症例の取り扱いめやすを❶に示す．自律的コルチゾール産生能が高いと考えられる1mg DSTの血中コルチゾール値5μg/dL以上の場合，治療抵抗性の臨床的問題（高血圧，全身性肥満，耐糖能異常，骨密度低下，脂質異常症など）を合併している場合には，積極的に手術を考慮するめやすとして提示されている．そのほかの場合には，診断に際しての陽性所見項目の多さや合併症の数を考慮したうえで，経過観察もしくは手術の選択めやすとされている．また，副腎腫瘍が副腎癌である可能性に配慮した手術選択の重要性に関して，従来どおり，付帯事項として記載された．腫瘍径3cm以上で画像所見上，副腎癌の可能性を否定できない場合には手術を考慮する旨，記載された．

男性化副腎腫瘍，女性化副腎腫瘍

概念

● 副腎皮質から発生する腫瘍からアンドロゲンまたはエストロゲンが過剰に分泌され，男性化ないし女性化を呈する疾患である．
● まれな疾患であるが，悪性腫瘍であることが多い．
● 他のステロイドホルモン（グルココルチコイドなど）

を同時に産生する場合もある．
● 治療の第一選択は手術である．

疫学

正確な頻度は不明であるが，まれな疾患である．わが国においては男性化副腎腫瘍のうち10歳以上の症例が3/4を占め，Cushing症候群を併発したものが1/4を占める．腺腫と癌の比は1：3または1：4と報告され癌に合併するものが多い．女性化副腎腫瘍については，わが国の副腎皮質癌の2％程度との報告がある．海外報告50例の内訳は女性化副腎腫瘍は成人33例中31例が男性と，男性に圧倒的に多く，小児17例では男児10例，女児7例であった．また，悪性腫瘍が多数を占めていた．

病態

副腎皮質から発生する腫瘍のうち，腫瘍から分泌されるアンドロゲンにより男性化徴候を呈するものを男性化副腎腫瘍，腫瘍から分泌されるエストロゲンにより女性化徴候を呈するものを女性化副腎腫瘍と称する．これらはグルココルチコイド産生腫瘍すなわちCushing症候群と併発，あるいは移行型も存在し，またエストロゲン産生腫瘍においても同時にデヒドロエピアンドロステロン（DHEA）やアンドロステンジオンなどのアンドロゲンが産生されることがある．女性化副腎腫瘍では腫瘍化に伴い正常副腎皮質ではほとんど存在しないアロマターゼが異所性に発現する．

症状

男性化副腎腫瘍の症候はアンドロゲン作用による男性化であり，女児において陰核肥大，陰毛の発育として気づかれることが多い．そのほかの男性化徴候として腋毛の発生，身長発育促進，骨成熟促進，筋肉組織の増大，多毛，痤瘡，低音声などがある．成人女性においてはエストロゲン作用の障害から体型の男性化，大陰唇の肥大・色素沈着，乳房や子宮の萎縮，過少月経・無月経などを呈する．男児においては性早熟がみられ，陰毛，陰茎の発育で気づかれることが多い．中枢性の思春期早発症と異なり，精巣の増大は認めないか軽度である．

女性化副腎腫瘍ではエストロゲン作用により，男児においては女性化乳房が多くみられる．身長発育促進，骨成熟促進，時に陰毛発育を認める．成人男性においては女性化乳房と性腺機能低下に伴う性欲低下，ED（erectile dysfunction），精巣や前立腺の萎縮を呈する．女児においては乳房の発育，成人女性様の皮下脂肪沈着，性器出血，身長発育の促進，骨成熟促進，陰毛発育など，性早熟がみられる．成人女性においてはゴナドトロピン分泌抑制に伴う月経異常，排卵障害を呈する．

また，男性化副腎腫瘍，女性化副腎腫瘍の両者とも

⓯ 副腎性サブクリニカル Cushing 症候群新診断基準

1. 副腎腫瘍の存在（副腎偶発腫）
2. 臨床症状：Cushing 症候群の特徴的な身体徴候の欠如（注 1）
3. 検査所見
   1) 血中コルチゾールの基礎値（早朝時）が正常範囲内（注 2）
   2) コルチゾール分泌の自律性（注 3，注 4，注 5）
   3) ACTH 分泌の抑制（注 6）
   4) 日内リズムの消失（注 7）
   5) 副腎シンチグラフィでの健側の抑制と患側の集積（注 8）
   6) 血中 DHEA-S 値の低値（注 9）
   7) 副腎腫瘍摘出後，一過性の副腎不全症状があった場合，あるいは付着皮質組織の萎縮を認めた場合（注 10）

[診断]
   1，2，および 3-1）は必須で，さらに下記（1）（2）（3）のいずれかの基準を満たす場合を確定診断とする．
   （1）3-2）の 1 mg DST 後の血中コルチゾール値が 5 μg/dL 以上の場合
   （2）3-2）の 1 mg DST 後の血中コルチゾール値が 3 μg/dL 以上で，かつ 3 の 3)〜6）の 1 つ以上を認めた場合，もしくは 7）を認めた場合
   （3）3-2）の 1 mg DST 後の血中コルチゾール値が 1.8 μg/dL 以上で，かつ 3 の 3) 4）を認めた場合，もしくは 7）を認めた場合

注 1：身体徴候としての高血圧，全身性肥満や病態としての耐糖能異常，骨密度低下，脂質異常症は Cushing 症候群に特徴的所見とはみなさない．
注 2：安静，絶食の条件下で早朝に 2 回以上の測定が望ましく，常に高値の例は本症とみなさない．正常値については，各測定キットの設定に従う．
注 3：overnight 1 mg デキサメタゾン抑制試験（DST）を施行する．スクリーニング検査を含め，1 mg DST 後の血中コルチゾール値 1.8 μg/dL 以上の場合，非健常と考えられ，何らかの臨床的意義を有する機能性副腎腫瘍あるいは非機能性副腎腫瘍の可能性を考慮する．
注 4：確定診断のための高用量（4〜8 mg）DST は必ずしも必要としないが，病型診断のために必要な場合には行う．
注 5：低濃度域の血中コルチゾール値は 10 % 前後の測定のばらつき（3 μg/dL 前後の血中コルチゾール値は，0.3 μg/dL 程度のばらつき）が生じうることを考慮し，陽性所見の項目数も勘案して，総合的に診断を行う．
注 6：早朝の血中 ACTH 基礎値が 10 pg/mL 未満（2 回以上の測定が望ましい）あるいは ACTH 分泌刺激試験の低反応（基礎値の 1.5 倍未満）．なお，ACTH 分泌不全症でも生物活性の低い大分子型 ACTH が分泌されている場合には，測定キットによって必ずしも血中 ACTH が低値とならない場合があり，注意を要する．
注 7：21〜24 時の血中コルチゾール 5 μg/dL 以上．
注 8：健側の集積抑制がコルチゾール産生能と相関するため，定量的評価が望ましい．
注 9：年齢および性別を考慮した基準値以下の場合，低値と判断する．
注 10：手術施行に際しては，非機能性腫瘍である可能性を含めて十分な説明と同意を必要とする．

（柳瀬敏彦ほか：「副腎性サブクリニカルクッシング症候群　新診断基準」の作成と解説．日本内分泌学会雑誌 2017；93〈suppl〉：1.）

⓰ 副腎性サブクリニカル Cushing 症候群（SCS）新取り扱いめやす

本症と診断され，診断（1）の場合（1 mg DST 後の血中コルチゾール値が 5 μg/dL 以上），治療抵抗性の合併症（高血圧，全身性肥満，耐糖能異常，骨密度低下，脂質異常症など）を有する例は副腎腫瘍の摘出を考慮する．その他の場合も，陽性項目数や合併症の有無を参考に手術もしくは慎重なる経過観察を行う．

[付帯事項]
1) 腫瘍径が 3 cm 以上の場合や 3 cm 未満でも増大傾向のあるものは，画像所見も参考に副腎癌の可能性が否定できない場合には副腎摘出術を行う．
2) SCS の副腎腫瘍摘出後，グルココルチコイド補充を必要とする例があるので注意を要する．

（柳瀬敏彦ほか：「副腎性サブクリニカルクッシング症候群　新診断基準」の作成と解説．日本内分泌学会雑誌 2017；93〈suppl〉：1.）

グルココルチコイドを同時に産生する場合は Cushing 徴候を呈することがある．

検査

男性化ないし女性化徴候より本疾患を疑ったら，アンドロゲンないしエストロゲンの分泌過剰を証明し，腹部の超音波，CT，MRI などの画像検査で副腎の腫瘍を検索する．悪性腫瘍であることが多いため，必要に応じ胸部 CT，頭部 MRI，骨シンチ，PET などで転移の検索を行う．

診断

男性化副腎腫瘍の鑑別診断として，性ステロイドが増加する病型の先天性副腎過形成，中枢性思春期早発症，副腎外のアンドロゲン産生腫瘍がある．先天性副腎過形成については血中 ACTH，血中の各種ステロイドおよび尿中ステロイド代謝産物の測定や，迅速 ACTH 負荷試験における血中ステロイドの反応，遺伝子検査などにより診断する．また，先天性副腎過形成においてはデキサメタゾンなどのグルココルチコイド投与によりアンドロゲン過剰は抑制されるが男性化副腎腫瘍では抑制されない．男性化副腎腫瘍では GnRH 負荷試験においてゴナドトロピンは年齢相応ないし抑制された反応を呈するのに対し，中枢性思春期早発症は成人レベルまたは過剰反応を呈する．

女性化副腎腫瘍では血中，尿中のエストロゲン増加，ゴナドトロピンの低下，テストステロンの低下がみられる．男性の女性化副腎腫瘍の鑑別診断として思春期男子にしばしばみられる生理的な女性化乳房があり，

その場合はそれらのホルモンの異常はみられない．女児においては本症で血中尿中エストロゲンの増加とゴナドトロピンの低下を認め，ヒト絨毛性ゴナドトロピン（hCG）産生腫瘍や卵巣腫瘍との鑑別も必要となる．

治療

男性化副腎腫瘍，女性化副腎腫瘍ともに治療は手術を第一選択とする．副腎腺腫によるものであれば手術による根治が期待できるが，副腎皮質癌によるものであれば手術を基本に，必要に応じて薬物療法，放射線療法が組み合わされる．本疾患は悪性腫瘍の頻度が高いことから副腎摘除術の術式は開腹，腹腔鏡下のいずれを選択するかが問題となり，腫瘍径，周囲への浸潤，術者の習熟度などから判断される．これまでの報告では開腹術が選択されていることが多い．

副腎皮質癌については術後のアジュバント療法としてのミトタン（o,p'-DDD）の有効性が確立している．副腎皮質癌の治療に関する詳細は別項に譲る．

（柳瀬敏彦）

●文献

1) 柳瀬敏彦ほか：「副腎性サブクリニカルクッシング症候群新診断基準」の作成と解説．日本内分泌学会雑誌 2017；93（suppl）：1.

副腎皮質機能低下症
adrenocortical insufficiency

Addison病
（慢性副腎皮質不全 chronic adrenal insufficiency）

概念

- Addison病は，副腎原発の病変による慢性副腎皮質機能低下症であり，アルドステロン，コルチゾールおよび副腎アンドロゲンすべてが欠乏した状態である．
- 本症は，多様な原因疾患による両側副腎の90％以上の緩徐な破壊により発症する．
- 全身倦怠感，食欲不振，体重減少，皮膚色素沈着，低血糖，低血圧などの症状が出現する．
- 臨床症状から本症を疑い，血中コルチゾール，アルドステロン，副腎アンドロゲン濃度の低値，ACTH濃度の高値，およびACTH負荷試験による血中コルチゾール低反応を証明することで診断する（⑰）．
- 治療にはグルココルチコイドの補充が必須である．

疫学

日本の調査では特発性が42％，結核性が37％であり，男女比は1：1で50〜60歳代に多い．

病因

原発性副腎皮質機能低下症には，多様な原因疾患がある（⑱⑲）．

特発性Addison病

自己免疫による副腎萎縮で，欧米ではAddison病の70〜90％を占める．液性免疫，細胞性免疫両者を介して自己免疫的に副腎皮質の破壊が生じ，およそ半数ではほかの内分泌臓器の破壊も伴う．ステロイド合成酵素（CYP21A2，CYP11Aなど）や副腎皮質に対する自己抗体を認める例があるが，病態での意義は不明である．初期には球状層が障害されるため血漿レニン活性が増加し，血清アルドステロンは正常から低値を呈するが，数か月から数年を経て束状層にも破壊が及ぶと血清ACTHの上昇と血清コルチゾールの低値が顕著化し，臨床症状も明らかとなる．約40％は孤発性である一方，約60％ではほかの内分泌臓器の自己免疫性機能異常症と合併し，その場合は，多腺性自己免疫症候群（autoimmune polyendocrine syndrome：APS）と診断され，主な病型として1型と2型が存在し，APS 1型の病因として抗インターフェロン抗体が注目されている（⑳）．

感染症

結核性が代表的で，そのほか，ヒストプラスマ症，クリプトコッカス症，サイトメガロウイルス壊死性副腎炎が原因となる．AIDSにおける合併が多い．

癌の副腎転移

肺癌，乳癌，悪性黒色腫，胃癌，大腸癌，悪性リンパ腫などの両側副腎転移による．

出血

副腎出血や副腎静脈血栓による両側副腎梗塞を生じれば急性の副腎機能低下症をきたす．髄膜炎菌によるWaterhouse-Friderichsen症候群，敗血症による副腎出血では緑膿菌によるものがいちばん多い．抗凝固療法や凝固亢進状態（敗血症，抗リン脂質抗体症候群など）がリスクとなる．

薬剤性

ステロイド合成酵素阻害薬（メチラポン，ミトタン）や，ステロイドの肝代謝亢進をきたすリファンピシンがある．最近，免疫チェックポイント阻害薬（癌細胞の表面に発現するPD-L1がT細胞の表面に発現するPD-1受容体に結合するのを阻止して癌細胞への攻撃力を復活させる薬剤）である抗PD-1抗体薬（ニボルマブ，ペムブロリズマブ），抗PD-L1抗体薬（アテゾリズマブ，アベルマブ，デュルバルマブ）の副作用として副腎炎や下垂体炎を起こすことによる副腎不全が報告されている．

臨床症状

副腎機能の低下の程度や期間により，易疲労感，運

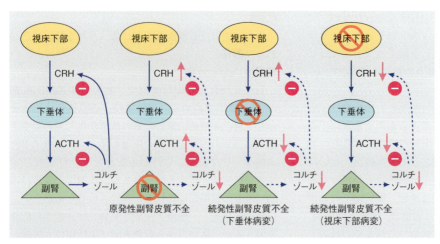

⓱ 視床下部-下垂体-副腎系と原発性および続発性副腎皮質不全

原発性副腎皮質不全では，副腎からのコルチゾール分泌が低下して，負のフィードバック機構により視床下部からのCRHと下垂体からのACTH分泌が増加する．続発性副腎皮質不全では，下垂体病変ではACTHおよびコルチゾール分泌が低下し，CRHは増加するが，視床下部病変ではCRH，ACTHおよびコルチゾールはすべて低下する．

⓲ 原発性副腎皮質不全の原因疾患

1. 自己免疫性副腎炎
1）孤発例
2）多腺性自己免疫症候群（APS） APS 1型（APECED）：副甲状腺機能低下症，慢性皮膚粘膜カンジダ症，Addison病 APS 2型：自己免疫性甲状腺疾患かつ・または1型糖尿病とAddison病 APS 4型：自己免疫性甲状腺疾患＋その他の自己免疫疾患とAddison病
2. 感染性副腎炎
結核，真菌，サイトメガロウイルス，HIV
3. 転移性腫瘍
乳癌，肺癌
4. 浸潤性疾患
アミロイドーシス，ヘモクロマトーシス，サルコイドーシス
5. 両側副腎出血
髄膜炎菌敗血症後（Waterhouse-Friderichsen症候群），抗リン脂質抗体症候群
6. 遺伝性疾患
1）副腎白質ジストロフィ，副腎ミエロニューロパチー 2）先天性副腎過形成：21-水酸化酵素欠損症，11β-水酸化酵素欠損症，3β-HSD欠損症，17α-水酸化酵素欠損症 3）先天性リポイド副腎過形成：StAR変異 4）先天性副腎低形成：DAX-1変異，SF-1変異 5）家族性グルココルチコイド欠損症：ACTH受容体変異 6）triple A症候群（Allgrove症候群） 7）Smith-Lemli-Opitz症候群：精神遅滞，頭蓋顔面形成不全，成長障害 8）IMAGe症候群：子宮内発達障害，骨端異形成，副腎不全，性器異常
7. 薬剤
免疫チェックポイント阻害薬，ステロイド合成阻害薬（ミトタン，メチラポン，トリロスタン），抗真菌薬（ケトコナゾール），麻酔薬（エトミデート）
8. 両側副腎摘出術後

⓳ 続発性副腎皮質不全の原因疾患

1. 視床下部-下垂体-副腎系の抑制
1）外因性：グルココルチコイド，免疫チェックポイント阻害薬 2）内因性：Cushing症候群
2. 視床下部または下垂体病変
1）腫瘍：下垂体腫瘍，転移性腫瘍 2）頭蓋咽頭腫 3）感染症：結核，アクチノマイコーシス，ノカルジア
3. サルコイドーシス
4. 頭部外傷
5. ACTH単独欠損症

動などのストレスにより増悪する全身倦怠感，脱力，食欲不振，体重減少など多彩な症状を呈する．そのほか，悪心，嘔吐，腹痛，便秘，下痢などの消化器症状，低血圧（時に起立性低血圧），精神症状（無気力，無関心，抑うつなど），低血糖などを生じうる．

ACTH上昇に伴う色素沈着は最も特徴的な身体所見であり，特に露出部（顔面や首，手背など）や擦過部（肘，膝，脊椎，指関節，ウエスト〈ベルト部〉など）に顕著で，手掌の皮溝，乳輪や腋窩，会陰部，臍部，手術痕，歯肉，口腔粘膜，舌下，口唇などにも認められる（㉑）．色素沈着は適切なグルココルチコイドの補充により数日以内に消退し始め，数か月後にはおおむね消失する．一方で，自己免疫性が原因のときには，皮膚のメラノサイトが傷害され，不規則でしばしば左右対称性の白斑を認めることがある．女性ではアンドロゲン産生の多くを副腎に依存しているため，腋毛や恥毛の脱落，性欲低下，無月経などを認めることがある．

検査

一般検査

　副腎機能低下の初期は，特に異常所見を認めないが，進行すると，低ナトリウム血症，高カリウム血症，水利尿低下，代謝性アシドーシス，時に高カルシウム血

⑳ 多腺性自己免疫症候群（APS）1 型と 2 型の特徴

特徴	APS 1 型	APS 2 型
遺伝形式	常染色体劣性遺伝	多因子遺伝子病
原因遺伝子	AIRE 遺伝子変異	HLA-DR3, HLA-DR4 と関連
性別	男女差なし	女性に多い
初発年齢	幼児期	20～60 歳
臨床的特徴	皮膚粘膜カンジダ症 副甲状腺機能低下症 Addison 病	1 型糖尿病 自己免疫性甲状腺疾患 Addison 病
診断的抗体	抗インターフェロン抗体	特になし

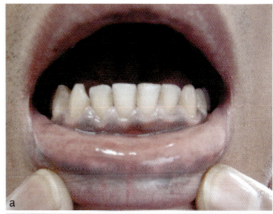

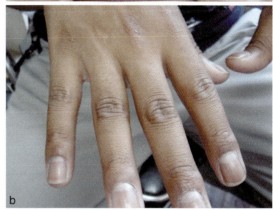

㉑ Addison 病患者の色素沈着
a. 口唇と歯肉の色素沈着，b. 手指関節の色素沈着．

症を認める．また，低血糖，正球性貧血，好酸球増加と相対的リンパ球の増加を認める．自己免疫性が疑われる症例では抗副腎抗体の検出が有用である．コルチゾール分泌低下による CRH 分泌上昇（ネガティブフィードバック）が下垂体後葉のバソプレシン分泌を刺激して水利尿不全から希釈性低ナトリウム血症をきたす．また，アルドステロン分泌低下により高カリウム血症をきたすのが続発性副腎不全との鑑別に有用である．

内分泌学的検査
基礎値：早朝血清コルチゾールが 3 μg/dL 未満のときは本症が疑われ，11 μg/dL 以上では否定的であるが，コルチゾールの基礎値のみでの診断は難しい．血清アルドステロンは低値から正常下限を示すために，血漿レニン活性は高値となる．血清 DHEA-S 値は低値である．

負荷試験：迅速 ACTH 負荷試験は本疾患の診断に最も重要である．ACTH 負荷試験は，テトラコサクチド 250 μg を静注し，30～60 分後のピークの血清コルチゾール濃度が 18 μg/dL 未満のときに本症と診断する（㉒）．軽度の副腎皮質機能低下症の診断に，低用量 ACTH 負荷試験（1 μg 静注）の有用性が示されているが，日本では本法は確立されていない．

画像検査
単純 X 線，超音波検査，CT，MRI などを用いる．結核性が疑われる症例では副腎は早期では腫大し，その後，萎縮傾向となり，50 ％で石灰化を認める．結核性や悪性腫瘍の転移が疑われる症例では，原発巣の検索を行う．自己免疫性副腎炎では両側副腎が萎縮する．両側副腎出血の場合，副腎は腫大する．視床下部や下垂体性が鑑別される症例では，頭部 MRI や CT が有用である．

診断
上記の臨床症状と一般検査から Addison 病を疑うが，疾患の進行が緩徐で症状も非特異的なものが多いため，早期診断はしばしば困難である．内分泌検査によって ACTH 高値と副腎ステロイドの分泌低下を証明した後に，ACTH 負荷試験におけるコルチゾールの低反応を証明する（㉒）．

治療
Addison 病の治療にはグルココルチコイドの補充が必須である（㉓）．グルココルチコイドの補充法として，ヒドロコルチゾン 20～30 mg/日を 2～3 回/日に分割して経口的に投与する方法が一般的である．正常の日内変動を考慮して，朝に 2/3 を内服し，午後や夕方に 1/3 を内服することが多い．しかし，投与後速やかに血中でピークを迎えた後，速やかに代謝されていくため，実際には正常な日内変動を模倣できない．そのため，最近では長時間型のデキサメタゾン 0.25～0.75 mg/日やプレドニゾロン 2.5～7.5 mg/日を 1 日 1 回就寝前に経口投与する方法も行われる．投与量は臨床症状により調節し，Cushing 徴候の出現や骨粗鬆症はグルココルチコイド投与量の過剰を示唆する．一方，手術，感染，外傷などのストレス時には急性副腎不全を防ぐためにグルココルチコイドの投与量を増量する（㉓）．わが国では食塩摂取量が多いことから通常ミネラルコルチコイドの補充は必要ないが，高カリウム血

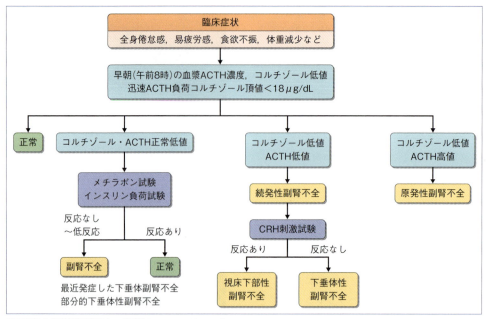

㉒ 副腎皮質機能低下症の診断のフローチャート

㉓ Addison 病の治療

維持療法
1. グルココルチコイド補充
   1) デキサメタゾン 0.5（0.25〜0.75）mg，またはプレドニゾロン 5（2.5〜7.5）mg を就寝時に内服する．必要ならば，午後にヒドロコルチゾンを 5〜10 mg 内服する
   2) または，ヒドロコルチゾン 15〜20 mg を早朝に，5〜10 mg を午後に内服する
   3) モニターのポイント：副腎不全症状の改善，色素沈着の改善，早朝 ACTH 濃度 ≦80 pg/mL を目標とする
2. ミネラルコルチコイド補充
   1) フルドロコルチゾン 0.1（0.05〜0.2）mg を内服する
   2) 食塩摂取は自由
   3) モニターのポイント：起立性低血圧，浮腫，血清 K 濃度，血漿レニン活性を目安にする

発熱，ストレス時の対応
1. グルココルチコイド投与量を，3日間，3倍に増量する（ミネラルコルチコイドは同量）
2. 症状が持続するときは，主治医に連絡する

重症疾患および手術時の対応
1. 中等度の疾患のときは，ヒドロコルチゾン 50 mg を 1 日 2 回投与（経口または静注）し，回復に伴い急速に減量
2. 重症疾患のときは，ヒドロコルチゾン 100 mg を 8 時間ごとに静注し，その後は毎日半量に減量していく
3. 局所麻酔や放射線検査では，ステロイド補充の増量は不要
4. 注腸，内視鏡，動脈造影などのストレスがかかる検査では，検査前にヒドロコルチゾン 100 mg を静注する
5. 大手術では，麻酔導入直前にヒドロコルチゾン 100 mg を静注し，以後 8 時間ごとに最初の 24 時間投与を続け，その後，もとの維持量まで毎日半量ずつ急速に減量していく

症や低血圧が持続する場合にはフルドロコルチゾン 0.05〜0.2 mg/日を併用する．副腎アンドロゲンの補充は日本では保険適用ではないが，欧米では QOL と骨密度の改善を目的に（特に女性に対して）DHEA が投与されることがある．

上気道感染などの軽症疾患のときには，グルココルチコイドの補充量を 3 日間，通常量の 3 倍にして内服する（3×3 ルール）．しかし，3 日間内服しても合併症が軽快しないときは主治医に必ず相談するように指導する．

甲状腺機能亢進症を合併するときは，ステロイド代謝が亢進するために，補充量を 2〜3 倍に増量する．また，甲状腺機能低下症を合併するときは，副腎機能低下症がコントロールされた後に，甲状腺ホルモン補充を行う必要がある．

相対的（機能的）副腎皮質不全
relative (functional) adrenal insufficiency

概念
- 視床下部-下垂体-副腎系が正常の場合でも敗血症性ショックなどの重症疾患に伴い，副腎皮質不全に陥ることがあり，これを相対的（機能的）副腎皮質不全と呼ぶ．
- 敗血症や集中治療室管理中の患者では，副腎皮質の構造的破壊を伴わないがストレスに対して十分なコルチゾール産生ができないためと考えられる．
- 随時血清コルチゾール<10 μg/dL，迅速 ACTH 負荷試験において血清コルチゾールの増加が 9 μg/dL 未満のときは本病態に該当すると考えられる．しかし，どのような症例でグルココルチコイド投与が有用かのエビデンスはない．

続発性副腎皮質不全
secondary adrenal insufficiency

概念
- 続発性副腎皮質不全とは，視床下部もしくは下垂体の障害により ACTH 分泌が低下する結果，副腎皮質機能が低下する病態である．

病因
① グルココルチコイド療法（ヒドロコルチゾン 30 mg/日以上〈プレドニゾロン 7.5 mg/日以上，デキサメタゾン 0.75 mg/日以上〉の内服を 3 週間以上行っている場合）により視床下部-下垂体-副腎系が抑制され，経過中に発熱，脱水などのストレスにより発症する場合が多い．
② 視床下部・下垂体疾患により下垂体前葉からの ACTH 分泌が低下する場合がある．
③ 薬剤（免疫チェックポイント阻害薬など）．
④ 副腎性 Cushing 症候群，下垂体性 Cushing 病で，術後に残存する正常副腎や正常下垂体の抑制が長期に遷延する場合などがある（⑲㉒）．

検査
続発性では，①通常，臨床症状が軽症，②アルドステロン分泌は正常に保たれ，ACTH 試験で反応を認め，高カリウム血症を認めない，③ LH，FSH，TSH，GH などの下垂体前葉ホルモン分泌不全を合併することがある，④ ACTH が低値であり，色素沈着を認めない，などの特徴がある．CRH 試験で ACTH 反応性があれば視床下部性，なければ下垂体性が考えられる．また，最近発症した場合（術後）や部分的下垂体機能低下症では，メチラポン試験やインスリン負荷試験により反応が低下していれば続発性副腎皮質不全と診断できる．

急性副腎皮質不全（副腎クリーゼ）
acute adrenal insufficiency（adrenal crisis）

概念
- Addison 病などの慢性副腎皮質不全や長期ステロイド療法後に，感冒，上気道炎などの感染が誘因となり急速に生じる副腎皮質ホルモンの相対的または絶対的不足による急性循環不全である．
- 本症は，副腎出血，梗塞による急性副腎壊死で，グルココルチコイド減少によるショックが主体である．

臨床症状
低血圧，急性循環不全をきたす緊急症である．食欲不振，悪心，嘔吐，下痢，腹痛，発熱，低血糖などを示す．副腎出血による副腎クリーゼでは，低血圧，腹痛，側胸部痛，食欲不振，嘔吐などをきたす．

診断
急激なヘモグロビンの低下，進行性の高カリウム血症を伴うショック症状で本症を疑う．緊急症であるため，治療の開始を優先する．副腎クリーゼの診断が不明なときは，デキサメタゾン静注後に迅速 ACTH 負荷試験を行うことがある．

治療
治療が遅れると生命予後が不良となるため，本症を疑ったときは検査結果を待たずに，グルココルチコイドの投与と十分量の輸液を行う必要がある．生理食塩水 1 回 500 mL＋50 ％グルコース液 1 回 50 mL（初日の輸液量 2〜3 L 程度）の点滴静注と，ヒドロコルチゾン 100 mg 静注後に 6 時間ごとに 1 回 100 mg 静注を行う．

副腎卒中 adrenal apoplexy

概念
- 副腎卒中は，副腎の循環不全などにより急激な壊死を生じて急性副腎皮質不全（副腎クリーゼ）をきたす．
- 副腎クリーゼをきたす疾患のなかでも，髄膜炎菌の菌血症をきたす Waterhouse-Friderichsen 症候群では，播種性血管内凝固症候群による副腎の微小塞栓，出血，組織障害を起こし，両側副腎の広範な出血をきたす．

臨床症状
急激に発症し，高熱，悪心・嘔吐，頭痛とともに全身に皮下出血を生じ，進行するとショック症状をきたし，数時間から数日で死亡する．

診断
出血傾向を伴う敗血症や重症感染症で，急にショックとなり全身性に点状皮下出血を認めるときには副腎出血による副腎クリーゼを疑う．確定診断は，体液（血液，髄液など）から髄膜炎菌の抗原または DNA の証明による．

治療
抗菌薬（第三世代セファロスポリン系など）および水・電解質補給に加えて，副腎クリーゼに準じてコルチゾール投与を行う．

ACTH 不応症（家族性グルココルチコイド欠損症）
adrenocorticotropic hormone unresponsiveness（familial glucocorticoid deficiency〈FGD〉）

概念
- 家族性グルココルチコイド欠損症（FGD）と triple A 症候群（ACTH 不応性副腎不全〈ACTH-resistant adrenal failure〉＋涙液減少〈alacrima〉＋食道アカラシア〈achalasia〉）はいずれも常染色体劣性遺伝

内分泌疾患

7 副腎皮質の異常

のACTH不応性副腎不全である.

病因

ACTHは副腎皮質のACTH受容体（MC2R）を介してステロイド産生を刺激するが，MC2R自身の遺伝子変異（FGD1型）とMC2Rに結合する蛋白（MRAP）の遺伝子変異（FGD2型）があり，いずれも常染色体劣性遺伝である．triple A症候群は，核膜孔複合体の一部のALADINの遺伝子変異による．

臨床症状

両者ともACTH不応症によるコルチゾール産生低下により，新生児または幼児期の著明な色素沈着，哺乳力不良，低血糖による嘔吐，けいれんが特徴であるが，塩類喪失症状は認めない．

診断

血清コルチゾール，尿中遊離コルチゾール排泄量の低下，血漿ACTH濃度の高値，ACTHに対するコルチゾール反応性低下を認める．副腎アンドロゲンやアルドステロン産生は正常であり，Addison病，先天性副腎過形成,先天性副腎低形成との鑑別が必要である．

治療

コルチゾールの補充療法を行う（☞「Addison病」p.153）.

選択的低アルドステロン症
selective hypoaldosteronism

コルチゾール産生の変化を伴わずに，選択的にアルドステロン産生の低下を認める．先天的なアルドステロン生合成障害および薬剤性がある（㉔）．

高レニン性（原発性）選択的低アルドステロン症
hyperreninemic (primary) selective hypoaldosteronism

先天性低アルドステロン症

概念

- 以前は，コルチコステロンメチルオキシダーゼ1型（CMO I）欠損症およびコルチコステロンメチルオキシダーゼ2型（CMO II）欠損症と命名されていたが，現在は1型および2型アルドステロン合成酵素欠損症と呼ぶ.
- アルドステロン合成酵素（CYP11B2）は，デオキシコルチコステロンからコルチコステロン（11β-水酸化反応），18-ヒドロキシコルチコステロン（18-水酸化反応），アルドステロン（18-酸化反応）までの3段階を触媒する．1型アルドステロン合成酵素欠損症は，18-水酸化反応の低下により18-ヒドロキシコルチコステロン低値から正常，アルドステロン検出限界以下であり，2型アルドステロン合成酵素欠損症は，18-酸化反応の低下により，18-ヒドロキシコルチコステロン高値，アルドステロン正常低

値から正常である.
- *CYP11B2*遺伝子の同一変異でも1型または2型の異なる表現型を示すことから，11β-水酸化酵素（CYP11B1遺伝子産物）の遺伝子多型による違いである可能性がある.
- 常染色体劣性遺伝で，2型は特にイラン在住ユダヤ人に多い.

臨床症状

低ナトリウム血症,高カリウム血症，代謝性アシドーシスを示す．2型は生後1週～3か月の間に重症の脱水症状，嘔吐，成長不全で発症する．血漿レニン活性の高値，血漿アルドステロン濃度の低値，血漿18-ヒドロキシコルチコステロン濃度の著明な高値，血漿18-ヒドロキシコルチコステロン/アルドステロン比の高値（>5），青少年，成人では，前述のステロイド異常は同様に示すが，臨床症状を生涯示さないことが多い．1型は中年発症も報告されている．

治療

1型では，ミネラルコルチコイド（9α-フルドロコルチゾン）を幼児期から小児期に投与するが，成人の大部分では中止可能である．

薬剤性低アルドステロン症

概念

- 免疫抑制薬のシクロスポリン，ヘパリンナトリウム，Ca拮抗薬は，副腎球状層細胞におけるアルドステロン産生を抑制する.
- シクロスポリンやタクロリムス（FK506）は，ミネラルコルチコイド受容体(MR)転写活性も阻害する.
- ヘパリンナトリウムは，球状層細胞に直接作用して，球状層細胞の萎縮により低アルドステロン，高レニ

㉔ 低アルドステロン症の原因疾患

1. **高レニン性（原発性）選択的低アルドステロン症**
   先天性低アルドステロン症（1型，2型アルドステロン合成酵素欠損症）
   薬剤（シクロスポリン，タクロリムス，ヘパリンナトリウム，Ca拮抗薬，アンジオテンシン変換酵素阻害薬，スピロノラクトン，トリアムテレン，メチラポン，トリロスタン，ミトタン）

2. **低レニン性（続発性）選択的低アルドステロン症**
   代謝疾患（糖尿病，高尿酸血症）
   間質性腎炎（慢性間質性腎炎，慢性糸球体腎炎，腎結石）
   ヘモグロビン異常症（鎌状赤血球貧血）
   M蛋白血症（良性単クローン性ガンマグロブリン血症）
   AIDS
   薬剤（非ステロイド性抗炎症薬，β遮断薬）
   片側副腎摘出術後低アルドステロン症

3. **偽性低アルドステロン症（PHA）**（PHA1型〈腎型PHA，全身型PHA〉，PHA2型）

4. **Addison病**

ン血症をきたす.

- アンジオテンシン変換酵素阻害薬は医原性に低アルドステロン血症を起こす.
- スピロノラクトンは，MR 拮抗作用とアルドステロン産生抑制作用により，アルドステロン濃度は症例によりさまざまであるが，アルドステロン作用抑制により，血清 K 濃度の上昇を示す.
- トリアムテレンは，MR 拮抗作用はないが，腎尿細管の上皮性 Na チャネルを阻害して，K 保持作用がある.
- ステロイド合成阻害薬であるメチラポン（11β-水酸化酵素阻害薬），トリロスタン（3β-水酸化ステロイド脱水素酵素阻害薬），ミトタン（副腎融解薬）も，低アルドステロン血症を示す.

低レニン性（続発性）選択的低アルドステロン症
hyporeninemic (secondary) selective hypoaldosteronism

疫学

中高年の男性に多い．頻度は，糖尿病の 50 ％，慢性腎不全の 80 ％に認め，特に尿細管間質障害をきたすほとんどの腎疾患が原因となる.

病因

先天性膀胱尿管逆流，慢性間質性腎炎，慢性糸球体腎炎，腎結石，糖尿病，高尿酸血症などの代謝疾患，鎌状赤血球貧血，M 蛋白血症，AIDS などはいずれも間質性腎炎をきたし，非ステロイド性抗炎症薬常用やβ遮断薬などの薬剤もレニン分泌の抑制を介して低アルドステロン血症を示す（㉔）.

片側性アルドステロン産生腺腫（Conn 症候群）症例では，対側副腎皮質の球状層はしばしば抑制されている．したがって，術前に慢性用量負荷を減少せずに，片側副腎摘出術を行うと，術後数日から数週間後に重症の高カリウム血症と低血圧を惹起することがある．特に，スピロノラクトンの術前使用により増強される．スピロノラクトンは半減期が長いので，術前 2～3 日前には中止することでリスクを減らすことができる.

傍糸球体細胞障害によるレニン分泌の低下，腎内プロスタグランジン産生の低下，交感神経活性の低下，プロレニンからレニンへの変換の低下などによる，低レニン血症が病因と考えられている.

臨床症状・診断

高カリウム血症，低レニン血症，低アルドステロン血症，高塩素性代謝性アシドーシスと軽度から中等度の腎機能障害を認める．低レニン血症，低アルドステロン血症は，減塩，立位，利尿薬投与にも反応しない．Addison 病と異なり，血圧は正常血圧ないし高血圧を示す．原因不明の高カリウム血症の 50～70 ％の原因となり，比較的に糸球体濾過率（GFR）が保たれた腎

疾患患者にみられることが多い.

治療

重症の高カリウム血症を認めるときのみ治療が必要となる．食事性 K 摂取量の制限と，フルドロコルチゾン投与（0.2 mg/日を約 2 週間）が初期治療である．フルドロコルチゾン治療により Na 貯留と高血圧をきたす場合は，利尿薬（フロセミド）を併用する．糖尿病の長期のコントロールを行うことは有効である.

偽性低アルドステロン症
pseudohypoaldosteronism（PHA）

概念

- PHA は，1958 年に Cheek と Perry により報告され，腎尿細管におけるミネラルコルチコイド不応性を示す遺伝性の Na 喪失疾患である.

病態生理

腎尿細管などにおける先天的なアルドステロン抵抗症であり，Na 再吸収と K 排泄能の低下のため，アルドステロン高値にもかかわらず塩分喪失，高カリウム血症，代謝性アシドーシスを呈する．新生児期に脱水，低ナトリウム血症，低カリウム血症，代謝性アシドーシス，成長障害をきたす.

病因

PHA 1 型は，常染色体優性遺伝の腎型 PHA（adPHA1）と，常染色体劣性遺伝の全身型 PHA（arPHA1）に分けられる．腎型 PHA は，MR 遺伝子の不活性化変異（ヘテロ接合型の loss-of-function 変異）である．全身型 PHA は，上皮性 Na チャネル（ENaC）α サブユニットの不活性化変異が病因である（同一遺伝子の活性化変異による Liddle 症候群の正反対）．PHA 2 型は，Gordon 症候群とも呼ばれ，セリン・スレオニンキナーゼ WNK1，WNK4 遺伝子の変異により，腎皮質・髄質集合管のサイアザイド感受性 Na⁺，Cl⁻共輸送体の活性化が病因である（Gitelman 症候群の正反対）.

臨床症状・診断

腎型 PHA では，腎尿細管の先天的なアルドステロン抵抗症のために，新生児期には塩分喪失，高カリウム血症，代謝性アシドーシスをきたす．しかし，新生児期，乳児期以降は症状が自然軽快する．一方，全身型 PHA では，腎，汗腺，唾液腺，腸管でもアルドステロン抵抗症を示すために，症状の自然軽快はなく，より重症の塩分喪失症状，呼吸器感染症などを呈する．PHA 2 型は，高カリウム血症，代謝性アシドーシス，高血圧，低レニンを示し，塩分喪失ではなく塩分貯留を示すことから，厳密には PHA ではない.

治療

腎型 PHA では，新生児期と乳児期（2，3 歳まで）

に塩分補充（2～8 g/日）やK排泄レジン治療を要するが，その後は軽快して無治療でも電解質バランスを保てるようになる．カルベノキソロン（甘草中のグリチルリチン酸の誘導体）は，腎の11β-水酸化ステロイド脱水素酵素2型（11β-hydroxysteroid dehydrogenase type 2）活性を阻害して，代謝されずに蓄積したコルチゾールによるMR活性化をきたすために有効例もある．高カルシウム尿症を認めるときは，インドメタシンが有効である．一方，全身型PHAでは，大量の塩分補充（45 g/日程度）やK排泄レジン投与を行うが無効例もある．

予後

腎型PHAは年齢とともに症状が軽快する．腎型PHAの家系内調査では，非発症者と比べて発症者は血中アルドステロン濃度が約15倍高値を示すが，血清Na・K濃度，血圧値は差を認めていない．このことから，アルドステロンの非ゲノム作用は心血管疾患の長期的な発症に有意な役割はしていないと考えられる．

一方，全身型PHAでは，年齢とともに症状の軽快は認められず，腎からの塩分喪失に加えて，反復する呼吸器感染症，新生児呼吸窮迫症候群，コレステロール胆石症，羊水過多症を合併する．

副腎偶発腫瘍 adrenal incidentaloma, clinically inapparent adrenal mass

概念

● 副腎疾患以外の検査目的で行った画像検査で偶然発見された腫瘍径1 cm以上の副腎腫瘍を副腎偶発腫瘍（副腎インシデンタローマ）という．

病因

腹部CTスキャン，MRI，超音波検査などの画像診断技術の進歩と，それらの検査を含む人間ドックなどの健康診断の普及に伴い，発見の頻度が増えている．

疫学

厚生労働省科学研究費補助金特定疾患対策事業「副腎ホルモン産生異常に関する研究班」による全国調査（宮地幸隆班長）によると，1999～2001（平成11～13）年度にかけて全国調査を行い，2,864症例の集計結果から，副腎偶発腫瘍の病因別頻度は，ホルモン非産生腺腫（51.2％），コルチゾール産生腺腫（8.9％），褐色細胞腫（8.6％），アルドステロン産生腺腫（4.2％），悪性腫瘍転移（3.9％），骨髄脂肪腫（3.9％），副腎過形成（4.1％），副腎嚢胞（2.4％），神経節神経腫（1.7％），副腎癌（1.4％）などであった．

ESE（欧州内分泌学会）とENSAT（欧州副腎腫瘍研究会）によるガイドライン（2016）によると副腎偶発腫瘍のなかで副腎腺腫が80％，腺腫のうち非機能性副腎腺腫が75％で，コルチゾール自律分泌（12％），褐色細胞腫（7％），副腎皮質癌（8％），転移（5％），アルドステロン産生腺腫（2.5％）であった．

病理

副腎皮質腺腫，褐色細胞腫が全体の約70％を占め，その他，副腎皮質癌（原発性および転移性），副腎皮質過形成，骨髄脂肪腫，副腎嚢胞，神経節腫瘍など多彩な病理像を呈する．

臨床症状

自覚症状

良性腫瘍であれば，ホルモン産生の種類により，コルチゾールではCushing徴候，高血圧，糖尿病などがあり，アルドステロンでは高血圧，低カリウム血症など，また褐色細胞腫では無症状ないし高血圧，頭痛，頻脈，発汗過多などを呈する．特に，褐色細胞腫では典型例よりもホルモン産生能が軽度の場合に副腎偶発腫瘍として発見される例が増えている．

他覚症状

コルチゾール，アルドステロン，カテコールアミンなどを過剰産生すると，高血圧，糖尿病，脂質異常症（高脂血症）などを認め，メタボリックシンドロームに潜んでいる場合がある．

診断

副腎偶発腫瘍なので，何らかの画像検査により副腎腫瘍を認めるのが前提であり，その他の検査により効率的に鑑別診断を行う．治療の観点からは，ホルモン産生能と良悪性の鑑別の2点がポイントである（㉕）．

内分泌検査

顕性Cushing症候群，褐色細胞腫，原発性アルドステロン症のスクリーニングを行い，該当すれば副腎摘出術を検討する．Cushing徴候を認め，24時間尿中遊離コルチゾール高値，夜間血清コルチゾール＞5.0 μg/dL，1 mgデキサメタゾン抑制試験（dexamethasone suppression test：DST）で血清コルチゾール＞5.0 μg/dLのときは顕性Cushing症候群が疑われる．24時間尿中メタネフリン，ノルメタネフリン排泄が基準値上限の3倍以上高値ならば褐色細胞腫が疑われる．血漿アルドステロン濃度（pg/mL）/血漿レニン活性（ng/mL/時）比＞200のときは原発性アルドステロン症が疑われる．副腎腫瘍を画像で認め，血清コルチゾールが正常範囲でCushing徴候を認めないときは，1 mg DST（一晩法）を行い，翌朝の血清コルチゾール＞1.8 μg/dLのときに，副腎性サブクリニカルCushing症候群（subclinical Cushing syndrome：SCS）の可能性がある．DST後の血清コルチゾールが1.8 μg/dL以上3.0 μg/dL未満ではACTH抑制（＜10 pg/mL）かつ夜間血清コルチゾール＞5.0 μg/dLのときに，また3.0 μg/dL以上5.0 μg/dL未満では

ACTH抑制，夜間血清コルチゾール>5.0 μg/dL，^{131}I-アドステロールシンチグラフィにて健側の集積抑制，血清DHEA-S低値のうち1つ以上陽性のときにSCSと診断される．

画像検査

CTスキャンやMRIによる腫瘍の大きさや性状は良性・悪性の鑑別に有用である．非造影CTで腫瘍径が4 cm以下，腫瘍内部が均一，脂質含量が多いために，腫瘍内CT値≦10 HU（Hounsfield units）の低吸収像を認めれば良性（副腎皮質腺腫）の可能性が高い．もし，これらの条件の一部のみ満たすときは良性腫瘍とは確定できないため，MRIを行って化学シフトMRI（out-of-phase）における腫瘍内シグナルの低下（脾と比較して）および，T2強調画像で肝と同程度のシグナルを認めれば良性が疑われる．褐色細胞腫ではMRI T2強調画像にて高シグナルを認める例が多い．また，これらの特徴がなければ悪性腫瘍が疑われる．^{131}I-アドステロール副腎皮質シンチグラムは副腎皮質由来であるという情報以外は非特異的である．FDG-PETは，悪性での集積が特徴であるが皮質腺腫へも集積する．^{11}C-metomidate-PETは，副腎皮質（11β-水酸化酵素）へ集積する．

経皮的針生検

CTガイド下針生検は，すでに癌（肺癌，乳癌，腎癌など）の既往がある例で，ほかに転移がなくて，副腎に不均一な高シグナル>20 HUを認めるときには施行を検討する．しかし，褐色細胞腫では高血圧クリーゼの誘発から禁忌であり，本症を除外した後に行う．副腎生検で良悪性の鑑別は不可能である．

鑑別診断

副腎偶発腫瘍を発見した場合には，手術適応の可能性から，ホルモン産生腫瘍（コルチゾール産生腫瘍，褐色細胞腫，アルドステロン産生腫瘍，副腎アンドロゲン産生腫瘍）および悪性腫瘍を鑑別する必要がある．

経過・予後

ホルモンの自律的分泌がなく，CTにて腫瘍径≦4 cmで，内部均一で腫瘍内CT値≦10 HUの場合は，非機能性副腎皮質腺腫の可能性が高く，その後の内分泌検査や画像検査は不要である．一方，悪性が疑われるときは副腎摘出術を検討する．良性の画像所見の一部のみの不確定例では，他の画像検査（MRIなど）を行うか，6〜12か月後に画像再検査か，あるいは副腎摘出術を検討する．手術せずに経過観察する場合は，腫瘍径とホルモン過剰産生に留意する必要がある．

副腎性SCSでは，1年ごとにコルチゾール過剰の再評価を行い，高血圧や耐糖能異常が増悪するときは副腎摘出術を検討する．

治療

顕性Cushing症候群，褐色細胞腫，原発性アルドステロン症では副腎摘出術を検討する．褐色細胞腫は

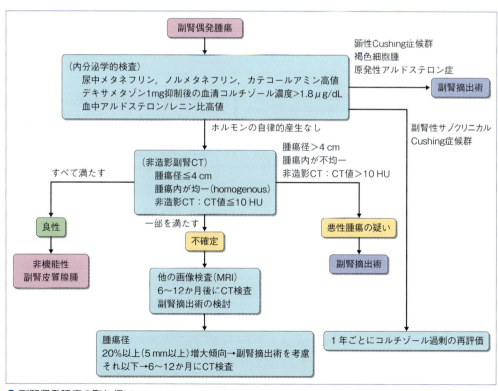

㉕ 副腎偶発腫瘍の取り扱い

無症候性でも将来の高血圧クリーゼのリスクから手術を検討する．副腎性SCSでは，インスリン抵抗性，高血圧などの代謝異常が手術により改善するとの報告があり，コルチゾール過剰を1年ごとに再評価して検討する．非機能性副腎皮質腺腫の可能性が高いときは，内分泌および画像検査の再評価の必要性は少ない．ただし，初回のCTにて良性に合致しない所見がある場合は注意深く経過観察を行うべきである．手術適応がある場合には，開腹下あるいは腹腔鏡下副腎摘出術が行われる．術後の疼痛，腸管運動回復の短縮，入院日数の短縮などから腹腔鏡下副腎摘出術が主に行われるが，局所浸潤や悪性の疑いが強い例では開腹下副腎摘出術を検討する．

（柴田洋孝）

●文献

1) 柳瀬敏彦ほか：副腎クリーゼを含む副腎皮質機能低下症の診断と治療に関する指針．日本内分泌学会雑誌 2015；91（Suppl）：1.

2) Bornstein SR, et al：Diagnosis and treatment of primary adrenal insufficiency：An Endocrine Society Clinical Practice Guideline. *J Clin Endocrinol Metab* 2016；101：364.

3) Husebye ES, et al：Consensus statement on the diagnosis, treatment and follow-up of patients with primary adrenal insufficiency. *J Intern Med* 2014；275：104.

4) Fassnacht M, et al：Management of adrenal incidentalomas：European Society of Endocrinology Clinical Practice Guideline in collaboration with the European Network for the Study of Adrenal Tumors. *Eur J Endocrinol* 2016；175：G1.

5) Zeiger MA, et al：The American Association of Clinical Endocrinologist and American Association of Endocrine Surgeon medical guidelines for the management of adrenal incidentaloma. *Endocr Pract* 2009；15（Suppl 1）：1.

6) Garrett RW, et al：Adrenal incidentalomas：clinical controversies and modified recommendations. *Am J Roentogenol* 2016；206：1170.

副腎皮質ステロイド合成障害
disorders of adrenal steroidogenesis

ステロイド合成は，ミトコンドリア内膜におけるシトクロム $P-450_{scc}$ によるコレステロール側鎖切断反応に始まるが，ミトコンドリア外膜から内膜へのコレステロール移送にはStAR蛋白（steroidogenic acute regulatory protein）が関与する．さらに4つのP-450（$P-450_{C21}$，$P-450_{C11}$，$P-450_{ald (C18)}$，$P-450_{C17}$）と3β-水酸化ステロイド脱水素酵素（3β-HSD）の計6つの酵素によって触媒され，最終的に副腎ではコルチゾール，アルドステロン，副腎アンドロゲン（デヒドロエピアンドロステロン〈DHEA〉，DHEA-サルフェート〈DHEA-S〉）が合成され，性腺系では，$P-450_{C11}$，$P-450_{C18}$，$P-450_{C21}$ の発現を欠き，$P-450_{scc}$，$P-450_{C17}$，3β-HSDの発現は共通に認めるため，性ステロイド（精巣ではテストステロン，卵巣ではさらにP-450アロマターゼの発現によりエストロゲン）が産生される（㉖）．先天性副腎過形成（congenital adrenal hyperplasia：CAH）は，上記6酵素のうち，副腎コルチゾール合成に関与する $P-450_{C18}$（$P-450_{ald}$）を除く5つの酵素の障害，もしくはStARの先天的な異常により，ステロイド産生異常をきたし，種々の症状を呈する症候群である（㉗）．本症候群は常染色体劣性遺伝形式をとり，病理学的にはコルチゾール分泌低下に伴うACTHの過剰分泌による両側副腎過形成を特徴とする[1]．各原因酵素や蛋白のcDNAならびにゲノム構造が解明され，CAHの原因もすべて遺伝子レベルで解明されている（㉗）．CAHには属さないが，ほかの副腎ステロイド合成異常症としてコルチコステロンメチルオキシダーゼ（corticosterone methyl oxidase：CMO）I，II産生異常症がある．なお，ミクロソーム型ステロイド合成P-450の酵素活性の発揮に必須であるP-450オキシドレダクターゼの異常症が明らかにされている．一方，先天性副腎低形成症は，先天性の種々の要因により副腎低形成を呈し，すべての副腎ステロイドの合成，分泌が慢性的に低下した状態で，副腎不全症を呈する．

先天性副腎過形成症候群
congenital adrenal hyperplasia（CAH）syndrome

21-水酸化酵素欠損症
21-hydroxylase deficiency（21-OHD）

概念

● $P-450_{C21}$ の遺伝子である *CYP21B* は6番染色体短腕のヒトHLAクラスIII領域において補体遺伝子 *C4* をはさんで *CYP21A* とともに存在するが，*21A* は *21B* とのわずかな塩基配列の差異のため3つの停止コドンを有し機能をもたない偽遺伝子と化し，*21B* のみが機能遺伝子となっている（㉘a，b）．

● 本症患者では *21A*，*21B* 間での不等交叉による *21B* 遺伝子の欠失もしくは，*B* 遺伝子が欠失していない患者では多くの場合 *A* 遺伝子に由来する大規模あるいは点突然変異などの小規模な遺伝子変換が認められ（㉘c），すなわちこの領域における

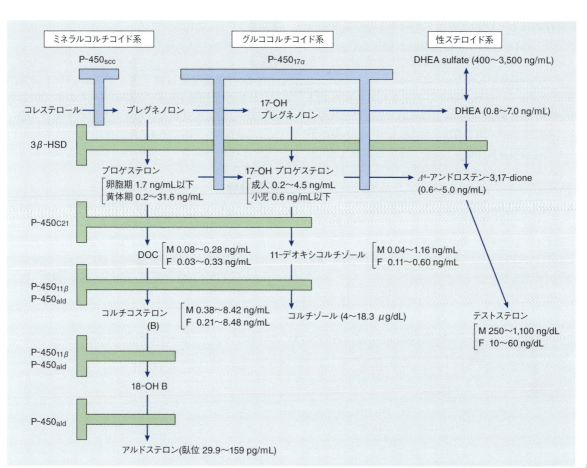

㉖ ヒト副腎皮質ステロイド生合成系

17-OH プロゲステロン，Δ⁴-アンドロステン-3,17-dione，DHEA，DHEA sulfate，プロゲステロン，DOC，11-デオキシコルチゾール，コルチゾール，アルドステロンの値はいずれも血中値で，SRL による正常値を参考に記した．
DHEA (dehydroepiandrosterone：デヒドロエピアンドロステロン)，-OH：hydroxy-，DOC (deoxycorticosterone)：デオキシコルチコステロン．

㉗ 副腎酵素欠損症（先天性副腎過形成）の病型と臨床像の要約

障害酵素 （蛋白）	病型	障害遺伝子 （染色体 No）	臨床症状	コルチゾール	アルドステロン	副腎アンドロゲン	その他
P-450_C21	21-OHD	CYP21B (6)	塩喪失，男性化（SW 型） 単純男性化型（SV 型）	↓ ↓〜	↓ ↑	↑ ↑	
P-450_C17	17-OHD 17,20-lyase def	CYP17 (10) CYP17 (10)	性腺機能不全症，高血圧 性腺機能不全症	↓ 〜	↓ 〜	↓ ↓	DOC ↑
P-450_C11	11-OHD	CYP11B1 (8)	男性化，高血圧	↓	↓	↑	DOC ↑
3β-HSD	3β-HSD def	3β-HSD, タイプ II 遺伝子（1）	弱い男性化（46XX） 弱い性腺機能低下症（46XY）	↓	↓	↑ DHEA ↓	
StAR	リポイド CAH	StAR 遺伝子（8）	副腎皮質機能不全症 性腺機能不全症	↓	↓	↓	
P-450_scc	リポイド CAH	CYP11A (15)	副腎皮質機能不全症 性腺機能不全症	↓	↓	↓	

21-OHD：21-水酸化酵素欠損症，17-OHD：17α-水酸化酵素欠損症，11-OHD：11β-水酸化酵素欠損症，3β-HSD（3β-hydroxy-steroid dehydrogenase）：水酸化ステロイド脱水素酵素，DOC：デオキシコルチコステロン，DHEA：デヒドロエピアンドロステロン，上記疾患はすべて先天性副腎過形成（CAH）に属するが，リポイド CAH のみが副腎酵素欠損症に属さない．
21-OHD の臨床型としては塩喪失（SW）型と単純男性化（SV）型のいわゆる古典型のほかに軽症の非古典型（non-classical form：NC 型）として思春期女性に多毛，痤瘡，月経異常をきたす遅発型（late-onset form）と無症状の無症候型（cryptic form）が報告されている．
リポイド CAH の成因としては，StAR 異常がほとんどであり，P-450_scc 異常によるものはきわめてまれで例外的である．3β-HSD 欠損症の非古典型では，遺伝子異常がほとんど同定されておらず，その存在そのものが疑問視されている．

CYP21AとCYP21B遺伝子配列のきわめて高い相同性のために両遺伝子間の遺伝子変換や遺伝子組換えによる遺伝子情報の変換が起こりやすいことが本症の高い発症率につながっている.

- 変異遺伝子の発現実験から推定される各変異21B遺伝子の各変異の重症度と臨床的重症度は比較的よく相関するが，同じ遺伝子変異を有しながら臨床型が異なる場合も存在し，また，常染色体劣性遺伝形式に従わない de novo 突然変異の症例も報告されている.
- 本症は，CYP21Bの先天的な機能障害により，定型型ではコルチゾール，アルドステロンの合成障害をきたし，副腎不全，塩喪失症状をきたすと同時に，副腎アンドロゲンの過剰産生により男性化徴候（男児では性早熟）を主病態とする.

[病理]
両側副腎過形成を特徴とする.

[疫学]
本症の発症頻度は欧米人で1例/5,000〜10,000出生，日本人で1例/10,000〜20,000といわれる．2011（平成23）年度厚生労働省副腎斑の全国疫学調査（㉙）によれば，わが国でもCAHの成因として本症が約90％と圧倒的に多く，遺伝病のなかでも最も高頻度の疾患の一つである.

[臨床症状]
本症ではコルチゾールおよびアルドステロンの分泌不全に伴うNa喪失による電解質異常（低ナトリウム血症，高カリウム血症，代謝性アシドーシス）とアンドロゲン過剰による男性化症状を認めるが，臨床的には両者を合併する塩喪失型（salt wasting〈SW〉型）

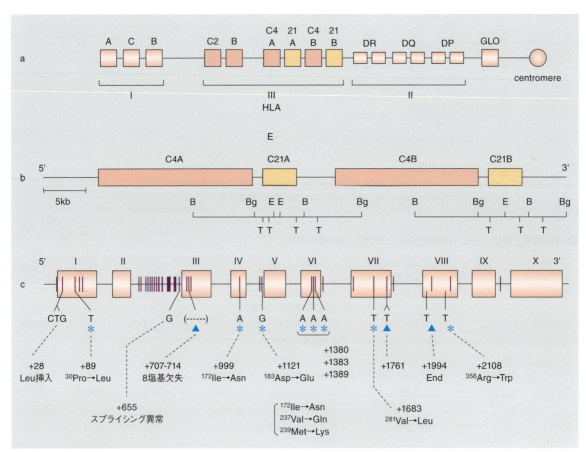

㉘ CYP21の遺伝構造
a：6番染色体短腕上のHLA複合体遺伝子.
b：CYP21の制限酵素地図.
　T：TaqⅠ，Bg：BglⅡ，B：BamHⅠ，E：EcoRⅠ.
c：CYP21A（偽遺伝子）の塩基配列.
　CYP21B（機能遺伝子）と異なる塩基配列部位を示す．これらはB→A遺伝子変換により，B遺伝子の変異部位となりうる.
　▲はストップコドンを生じる塩基配列を示す.

(c/Higashi Y, et al：Effects of individual mutations in the P-450〈C21〉pseudogene on the P-450〈C21〉activity and their distribution in the patient genomes of congenital steroid 21-hydroxylase deficiency. J Biochem 1991；109：638を参考に作成.)

㉙ 先天性副腎酵素欠損症の病型ごとの割合

	5年間の患者数（2003〜2007年）			
	男性	女性	合計	割合
先天性副腎酵素欠損症	294	368	700	100%
21-水酸化酵素欠損症	283	312	633	90.4%
リポイド過形成症	0	29	29	4.1%
3β-水酸化脱水素酵素欠損症	3	6	9	1.3%
17α-水酸化酵素欠損症	1	5	6	0.9%
11β-水酸化酵素欠損症	1	0	1	0.1%
18-水酸化酵素欠損症	0	0	0	0%
P-450 オキシドレダクターゼ欠損症	4	13	17	2.4%
病型不明	2	3	5	0.7%

（藤枝憲二ほか：副腎ホルモン産生異常症の全国疫学調査 2011.）

と男性化症状のみを認める単純男性化型（simple virilizing〈SV〉型）に大別され，2：1の割合で前者が多い．また，ACTHの上昇に伴い，色素沈着を認める．塩喪失は低血圧をもたらし，生下時にショック状態である場合には，適切な電解質輸液とステロイド補充がなされなければ，致死的である．SV型女児では生下時より陰核肥大をはじめとする外性器の男性化をきたし，思春期に多毛，男性型体型，無月経などの症状が顕在化する．SV型男児では性早熟を呈する．男女ともアンドロゲン過剰による早期骨端線閉鎖のため低身長を呈する．この2型に加えて軽症の非定型型（nonclassical〈NC〉型）として思春期女性に多毛，月経異常を呈し発症する遅発型と無症状の無症候型が存在する．一方，本症成人男性では10％前後に精巣内異所性副腎遺残腫瘍の合併が報告され，乏精子症やLeydig細胞機能障害の合併が報告されている．

検査

血中電解質異常（低ナトリウム血症，高カリウム血症，代謝性アシドーシス）を確認する．血中ACTH正常ないし高値の確認と同時に各種ステロイドホルモン基礎値の測定を行う．ステロイドホルモンの測定は，場合によっては（非定型型が疑われる場合）迅速ACTH負荷試験時のステロイドホルモンの測定を行う（㉚）．また，尿中・血中ステロイドホルモン代謝物の測定を行う．エコー，CTにて両側副腎過形成の有無を確認し，骨年齢を推定するための手単純X線，婦人科受診による外性器異常の確認を行う．

診断

血中17α-ヒドロキシプロゲステロン（17-OHP4）/11-デオキシコルチゾール（S）もしくはプロゲステロン/デオキシコルチコステロン（B）比の増加を証明する．定型型の場合，これのみで診断可能であるが，非定型型の場合，ACTH負荷によりはじめて上記比の増加を認め，診断に至る（㉚）．また，プロゲステロン（P4），17-OHP4のそれぞれの尿中代謝物であるプレグナンジオールとプレグナントリオールの増加も診断に有用である（㉛）．

1989年1月から本症の新生児マススクリーニング事業が全国実施されている．マススクリーニングは5〜6日齢の濾紙血17-OHP4を測定することにより行われ，要精密と判定された児は，専門医療機関で精査，加療を受ける．遺伝子診断は最も確実な診断法であるが，一部の医療機関しか施行できない．

鑑別診断としては，塩喪失症状からは先天性副腎低形成，ACTH不応症，リポイド副腎過形成，選択的低アルドステロン症などがあげられ，男性化徴候に関しては，男性ホルモン産生腫瘍，11β-水酸化酵素欠損症，3β-水酸化ステロイド脱水素酵素（3β-HSD）欠損症，Cushing症候群，多嚢胞性卵巣症候群，特発性多毛症などが鑑別にあげられるが，病歴（先天性か後天性か），ステロイド産生プロフィールや画像診断などから鑑別は比較的容易である．

治療

治療の主眼はACTHの抑制によるアンドロゲン過剰の是正とコルチゾール，アルドステロンの補充である．通常，コルチゾール20〜25 mg/m²体表面積を1日2分割して投与されるが，よりACTH抑制効果の強いデキサメタゾンの投与も行われる．また，塩喪失症状の強い症例では，フルドロコルチゾン（0.1〜0.2 mg/日）が投与される．また，女児の外陰部の男性化に対しては腟形成術も含めて形成外科的処置が行われる．本症患者新生児の外陰部の男性化を予防する目的で，妊娠母体へのデキサメタゾン投与による出生前治療が行われ，症例によっては良好な成績が報告されているが，一部の施設でしか施行できない．

17α-水酸化酵素欠損症

17α-hydroxylase deficiency（17-OHD）

概念

● 本症はP-450$_{C17}$の遺伝子（*CYP17*）の先天的な異常によるが，P-450$_{C17}$は17α-水酸化酵素活性と17,20-リアーゼ活性の2つの酵素活性を有するため，

内分泌疾患

7

副腎皮質の異常

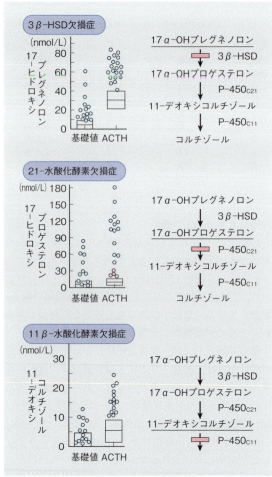

⑳ 非定型型(不全型)先天性副腎過形成における血中ステロイド基礎値とACTH負荷後のその反応性

HSD:水酸化ステロイド脱水素酵素.
(柳瀬敏彦:副腎皮質酵素欠損症の系統的機能検査.腎と透析 1997;43〈増刊号〉:467.)

- 厳密には①17α-水酸化酵素単独欠損症もしくは、②17α-水酸化酵素および17,20-リアーゼ複合欠損症のいずれかの病態で理解されるべきであるが,内分泌学的に両者を鑑別することは困難である.
- 第三の欠損症として③17,20-リアーゼ単独欠損症も遺伝子変異も含め少数例,報告されている(本症はコルチゾール分泌低下を伴わないため,厳密にはCAHに属さない).
- 定型例の本症ではミネラルコルチコイド産生過剰による高血圧と性ステロイド産生低下による性腺機能低下症を主病態とする.
- 本症の遺伝子変異はほとんど点突然変異であり,いわゆるhot spotを認めないが,月経を有する日本人患者では,アミノ酸53または54のフェニルアラニン欠損例が多い.
- CYP17遺伝子解析の結果すべて17α-水酸化酵素お

よび17,20-リアーゼの完全あるいは不完全複合欠損症であり,それぞれの変異cDNAの発現実験の結果から推定される患者個人としてのP-450$_{C17}$活性は臨床症状,特に外陰部の変化を含めた性腺機能低下症の程度と比較的よく相関する.

病理
両側副腎過形成を特徴とする.

疫学
1966年Biglieriによって初めて報告されて以来,内外合わせて120例あまりの症例報告を数える.うち約1/3はわが国からの報告であり,CAHの成因としてはわが国では,CAHの約1%とわずかながら11β-水酸化酵素欠損症より多い(㉙).性腺機能低下症状の明瞭でない症例も報告されており,低レニン性高血圧の範疇で見逃されている可能性もある.

臨床症状
典型例では46XY男性において,出生前のテストステロン(testosterone)欠乏のため外陰部の女性化を,46XX女性患者においてエストロゲン(estrogen)欠乏のため原発性無月経,乳房発育不全など二次性徴の欠落症状をきたす.また,骨端線の閉鎖が遅れるため患者は比較的,高身長である.一方,本症では,ACTH分泌亢進をきたし,コルチコステロン(B),18-ヒドロキシデオキシコルチコステロン(18-OHDOC)といったミネラルコルチコイドの過剰分泌のため低レニン性高血圧,低カリウム血症および代謝性アルカローシスをきたす.

本症は二次性徴の障害が明らかとなる思春期から20歳代にかけて,高血圧とともに気づかれて診断されることが多いが,少数例ながら幼児期にすでに高血圧を指摘されている症例や中高年で高血圧も含めて初めて診断される症例も少なからず存在する.内分泌学的には明らかに本症であるにもかかわらず,ほとんど二次性徴異常を認めない46XX患者や,見かけ上,正常な外陰部や不完全男性型外陰部を有する46XY患者症例が存在する.これらの患者はいわゆる本症不全型と考えられる.

検査
血中電解質異常(低カリウム血症,アルカローシス),低レニン血症を確認する.アルドステロンは必ずしも低値でなく,正常,高値の場合がある.血中ステロイドの測定により,デオキシコルチコステロン(DOC),コルチコステロン(B)の高値,その尿中代謝産物のTHA,THBの高値,プロゲステロン(P4),17-OHP4,DHEA(-S)の低値,性ステロイド(男性であればテストステロン,女性であればエストラジオール)の低値を確認する(㉛).

診断

低レニン性高血圧と原発性性腺機能低下症（男性仮性半陰陽，女性では原発性無月経）をキーワードとして鑑別診断を行う．低レニン性高血圧の観点からは，11β-水酸化酵素欠損症との鑑別が問題となるが，男性化がないことから鑑別は容易である．原発性アルドステロン症との鑑別もステロイドプロフィール，性腺機能障害の有無から鑑別は容易である．性腺機能低下症の観点からは，リポイド副腎過形成との鑑別が問題になるが，高血圧の有無から鑑別は容易である．

治療

グルココルチコイド投与により，ACTH の抑制を介してミネラルコルチコイドの分泌を抑制し，高血圧および低カリウム血症の改善をはかる．男性仮性半陰陽患者の外陰部変化については社会的，解剖学的性を尊重して必要に応じ形成外科的手術を行う．女性性腺機能低下症状については，程度に応じて思春期年齢以降，エストロゲン製剤の補充により，乳房発育などの二次性徴の発現を促す．また，男性半陰陽のために社会的には女性として成育される男性患者では，将来の癌化予防のために停留精巣の早期摘出を行う．

11β-水酸化酵素欠損症

11β-hydroxylase deficiency （11-OHD）

概念

- P-450$_{C11B1}$ の遺伝子（*CYP11B1*）の先天的な異常により発症する．
- 本症では 11β-水酸化酵素欠損のため 11-デオキシコルチゾールおよび DOC 以下の代謝が進まず，コルチゾールおよびアルドステロン産生は減少し，副腎アンドロゲンの産生が増加する．高血圧を呈すると同時に，男性化をきたす．本症患者 P-450$_{C11}$ の遺伝子 *CYP11B1* に Arg374 → Glu，Arg448 → His をはじめ，多くの単一遺伝子変異が同定されている．
- 興味深い成因として，不等交叉による *CYP11B2/ CYP11B1* キメラ遺伝子によるものが報告されている．キメラ遺伝子の生成の結果，CYP11B1 のスプライシング異常や点突然変異が生じるが，*in vitro* での 11β-水酸化活性や 18-水酸化活性は保持されている．しかしながら，プロモーター領域が CYP11B2 であるため球状層のみで発現し，本来，束状層や網状層での発現が認められないため，コルチゾールを生成することができず，本症を発症すると推定されている．

病理

両側副腎過形成を特徴とする．

疫学

1951 年 Wilkins らにより男性化を伴う高血圧型

CAH の症例が初めて報告され，その後本症の成因が，副腎皮質の 11β-水酸化酵素欠損症であることが証明された．本症は欧米での報告は比較的多いとされ，特にイスラエルでは CAH の 5 ％を占めるが，わが国ではその頻度は CAH 全体の 0.1 ％程度である ㉙．

臨床症状

典型例では DOC 過剰分泌により高血圧を呈すると同時に，男性ホルモン過剰に基づき 46XY 男性患者では性早熟を，46XX 女性患者では外陰部の男性化を伴う．本症では，血中 DOC 高値にもかかわらず高血圧を呈さない症例群や，ACTH 刺激によってのみその酵素欠損が明らかとなる軽症例，晩年発症例が存在することなど，臨床内分泌学的多様性を認める．本症の高血圧の成因に関して，一部には 18-OHDOC の関与を示唆する報告も認める．また，本症では血中 DOC 上昇にもかかわらず，一般的に低カリウム血症を認めることは少なく，その原因は不明である．

検査

血中ステロイド，尿中ステロイドの測定により DOC，11-デオキシコルチゾールの産生亢進を確認する．非定型例では ACTH 負荷後の 11-デオキシコルチゾールの増加反応の有無を参考にする ㉛．本症における血中アルドステロン値の低下は 11β-水酸化酵素活性低下のためと考えられるが，副腎束状層からの DOC 過剰分泌に伴う RA 系の抑制により球状層からのアルドステロン分泌が低下している機序も関与していると考えられている．

診断

本症では，男性化を伴う点では 21-水酸化酵素欠損症や 3β-HSD 欠損症との鑑別が問題になるが，本症では低コルチゾール血症であっても 11-デオキシコルチゾールの増加のため，尿中にテトラヒドロ S（THS）が増加し尿中 17 ヒドロキシコルチコステロイド（17-OHCS）は高値となるので鑑別は容易である．最近，妊婦羊水または尿中の THS の測定を利用して，本症の出生前診断が試みられている．一方，低カリウム血症を伴う低レニン性高血圧の点からは 17α-水酸化酵素欠損症との鑑別が問題となるが，男性化の有無において鑑別は容易である．

治療

グルココルチコイドの投与であり，その効果は血圧の正常化，男性化の停止などの臨床所見の改善に加えて，DOC, DHEA（-S）およびテストステロンなどの値の改善を指標とする．また，外性器異常（男性化）に関しては，社会的性を考慮して必要ならば形成外科的処置を行う．

③ 副腎ステロイドホルモン酵素異常症の診断手順

(1) 21-水酸化酵素欠損のうち単純男性化型	①臨床症状：進行性男性化（男性の場合陰茎肥大，早発恥毛，女性の場合半陰陽，陰核肥大，陰裂癒合），多毛，痤瘡の増加，骨年齢促進 ②血中 17α-ヒドロキシプロゲステロン上昇およびグルココルチコイドによる抑制
参考	①尿中プレグナントリオールまたはプレグナントリオロン高値 ②血漿レニン活性高値 ③血中 ACTH 上昇 ④血中 Δ⁴ アンドロステンジオン高値
(2) 21-水酸化酵素欠損のうち塩喪失型	①臨床症状：生後 1〜2 週で始まる食塩喪失と高カリウム血症，哺乳力微弱，体重増加不良，嘔吐，脱水，皮膚の色素沈着，女児の場合半陰陽 ②（1）と同じ ③治療中のもので②を行わない場合，ACTH 投与による血中 17α-ヒドロキシプロゲステロンの上昇
参考	（1）と同じ
(3) 11β-水酸化酵素欠損	①臨床症状：(1) の①と同じ，および高血圧 ②尿中 17-KS 高値，尿中 17-OHCS 高値およびグルココルチコイドによる抑制 ③尿中 THS または血中 11-デオキシコルチゾール（S）の高値とグルココルチコイドによる抑制
参考	①血中 DOC の上昇 ②尿中 17-KS 高値のうち大部分が 11-デオキシ-17-KS または尿中 17-KGS のうち大部分が 11-デオキシ-17-KGS ③血中 ACTH の上昇，血中アルドステロン低値 ④まれに高血圧を伴わない症例がある
(4) 17α-水酸化酵素欠損	①臨床症状：高血圧，低カリウム血症，女性では二次性徴の欠如，男性では男性仮性半陰陽 ②血中 DOC，コルチコステロンの上昇 ③グルココルチコイド投与による高血圧，低カリウム血症，DOC，コルチコステロンの正常化
参考	①血中 ACTH の上昇，または副腎過形成 ②血中テストステロン，エストロゲンの低下，男性の hCG 負荷テスト無反応 ③コルチコステロン/コルチゾール比の上昇 ④尿中プレグナンジオール/プレグナントリオール比（または血中プロゲステロン/17α-ヒドロキシプロゲステロン比）の上昇
(5) 17, 20-リアーゼ欠損	①臨床症状：女性では二次性徴の欠如，男性では男性仮性半陰陽，高血圧なし ②副腎アンドロゲンの低下（タイプ I では DHEA，Δ⁴-A とも低下，タイプ II では DHEA 正常，Δ⁴-A のみ低下）
参考	①尿中プレグナントリオロン高値 ②血中テストステロン，エストロゲンの低下 ③血中コルチゾール，DOC 正常
(6) コレステロールデスモラーゼ欠損	①臨床症状：Na 喪失，高カリウム血症による症状，副腎不全，男女ともに外陰部は女性型（染色体検査が必要） ②治療中の症例に ACTH を投与しても，17-OHCS，17-KS，その他のステロイドホルモンは低値のままで上昇しない ③死亡例では副腎のリポイド過形成 ④剖検で確認された症例の同胞で①の症状を伴うものあり
参考	①治療中 LHRH テストに過剰反応，男性の hCG 負荷テストに無反応 ②女児では肛門，腟間隔が短縮
(7) 3β-HSD 欠損	①臨床症状：生後 1〜2 週から始まる Na 喪失と高カリウム血症，外陰部の異常（男性では尿道下裂ないし男性半陰陽，女性では軽度陰核肥大） ②血中，尿中 3β-Δ⁵-ステロイド（DHEA など）の高値 ③治療中のものでは ACTH の投与による②のステロイドの上昇（Δ⁵ ステロイド/Δ⁴ ステロイド比上昇）
参考	① 17-KS 特に DHEA，17-ヒドロキシプレグネノロン分画の高値

17-KS：17-ケトステロイド，17-OHCS：17-ヒドロキシコルチコステロイド，THS：テトラヒドロデオキシコルチゾール，17-KGS：17-ケトン体産生ステロイド，DOC：デオキシコルチコステロン，hCG：ヒト絨毛性ゴナドトロピン，DHEA：デヒドロエピアンドロステロン，LHRH：黄体形成ホルモン放出ホルモン，HSD：水酸化ステロイド脱水素酵素.

3β-HSD 欠損症
3β-hydroxysteroid dehydrogenase deficiency

概念
- 3β-HSD をコードする遺伝子は，皮膚と胎盤で主に発現しているタイプ I と副腎および性腺で主に発現しているタイプ II が存在するが，本症定型型ではタイプ II 遺伝子の異常により発症する．
- 本症の定型型では，コルチゾールおよびアルドステロンの合成障害による副腎皮質機能不全をきたすが，同時に男性では性ステロイドの合成障害による種々の程度の仮性半陰陽をきたし，女性では逆に DHEA のアンドロゲン作用により軽度から中等度の外陰部の男性化をきたす．
- 古典型ではタイプ II 遺伝子変異を認めるが，非古典型ではまれな報告を除き，ほとんどすべての症例において遺伝子変異を認められていないため，現在では，非古典型は古典型の亜型という考え方は疑問視されている．

病理
両側副腎過形成を特徴とする．

疫学
古典型（定型型）の頻度はわが国では CAH の 1.3 % である（㉙）．近年, ACTH 負荷の結果をもとに（㉚），思春期早発症や多毛症などのアンドロゲン過剰症を示す女性において非古典型 3β-HSD 欠損症と診断される症例は，10〜30 % と比較的多数を占めることが報告されているが，タイプ II 遺伝子の変異が同定されないため，その大多数は本症ではない可能性が高い．

臨床症状
定型型ではコルチゾール，アルドステロンの分泌不全のため，乳児は早期に副腎不全を呈する．また，副腎アンドロゲンの DHEA の増加とそれに伴うテストステロンの増加で女児では男性化（陰核肥大，陰唇癒合など）がみられる．男児では，むしろ性ステロイドの合成障害のため，比較的，軽度の仮性半陰陽や尿道下裂をきたすが，正常外陰部の場合もある．

検査
基礎値もしくは ACTH 負荷状態で血中 17-ヒドロキシプレグネノロン（17-OHP5)/17-OHP4 比または DHEA/Δ⁴-アンドロステンジオールの比の増加を確認する．また，尿中 17-ケトステロイド（17-KS）の増加を確認する．

診断
血中ステロイドの基礎値のみで診断できる古典型の診断はほぼ確実であるが，ACTH 負荷後に診断される非古典型はあくまで疑診例といえる．また，多嚢胞性卵巣症候群（polycystic ovary syndrome：PCOS）の多くの患者で非古典型ステロイド産生パターンを呈することも報告されており，鑑別上，注意を要する．PCOS の合併例ではインスリン抵抗性改善薬の投与下に再度 ACTH 負荷を行い，ステロイドプロフィールが正常化すれば，非古典型の本症である可能性は否定される．非古典型に関しての確定診断は遺伝子診断しかない現況であるが，一部の施設でしか施行できない．

治療
定型型では，生成されないグルココルチコイド，ミネラルコルチコイドおよび性ステロイドの補充を行う．適当量のコルチゾールの補充による ACTH の過剰分泌を抑制し，副腎アンドロゲン産生異常の是正をする．必要に応じてミネラルコルチコイドの補充を行う．思春期以降，性ステロイドのプロゲステロン補充を考慮し，女児では外陰部の形成外科的処置を行う．

リポイド副腎過形成 lipoid adrenal hyperplasia

概念
- 本症は，酵素学的にはステロイド合成の最初のステップであるコレステロール側鎖切断活性の障害を認め，すべてのステロイド合成が障害されるために生後早期から重篤な副腎皮質機能不全症ならびに性腺機能不全を呈する．
- 多くは，副腎ミトコンドリアの外膜から内膜へのコレステロールの移送に関与する StAR の異常によることが明らかにされている．
- 多くは，古典型の重症例であるが，ごく最近，46XY 男性例で，生下時，副腎不全を認めず，正常外陰部で仮性男性半陰陽も認めない軽症型で StAR 遺伝子異常が証明されており，非古典型の本症軽症例が存在することが明らかとなった．
- きわめて例外的ながら P-450scc の遺伝子（CYP11A）の変異による症例が 3 例ほど報告されている．

疫学
CAH のなかでも本症は比較的まれとされてきたが，わが国では 4.1 % と 21-水酸化酵素欠損症に次ぐ高頻度である（㉙）．最近，非古典型が発見されたことから Addison 病と診断されている患者群のなかに，本症がかなりの例数，潜在的に存在している可能性がある．

臨床症状
定型例では，新生児期の著しい副腎不全のために嘔吐，低ナトリウム血症，高カリウム血症などを伴うショック症状を呈する．また，ACTH の強い上昇のため色素沈着を認める．本症の 46XY 個体では，通常，男性仮性半陰陽を呈し二次性徴はまったく認められないが，46XX 患者のなかには，エストラジオールの上昇を認め，月経などの二次性徴を認める症例が存在し，

卵巣のステロイド合成には StAR 非依存性の経路の存在が示唆されている。発症年齢も遅く，正常外陰部を呈する非古典型の男性症例では通常の Addison 病の所見とほとんど同様である。

検査

血中ステロイド，尿中ステロイド代謝物を測定し，前駆体ステロイドを含め，コルチゾール，アルドステロン，DHEA（-S），性ステロイドのすべてのステロイドの産生が低下していることを確認する。

診断

生後早期に重篤な副腎不全と性腺機能低下症を認めた場合，本症の古典型を疑う。また，外陰部異常を認めない軽症型の非古典型男性症例が発見されたことから，成因が結核でも自己免疫性でもない Addison 病を認めた場合には，本症非古典型の可能性を念頭におくことが重要である。

治療

生後早期の副腎不全症に対して，直ちに十分な補液とグルココルチコイドおよびミネラルコルチコイドの補充を行う。思春期に二次性徴の不十分な症例では性ステロイドの補充を考慮する。

付1 P-450 酸素還元酵素異常症
P-450 oxidoreductase aberration

概念

● 以前から 21-水酸化酵素欠損症と 17α-水酸化酵素/17,20-リアーゼ欠損症の複合欠損症と考えられる症例群が報告されていたが，それぞれの原因遺伝子 *CYP21A2* と *CYP17* には遺伝子変異が同定されず，その原因は長い間，不明であった。上記患者群はミクロソームの電子伝達系酵素である P-450 酸素還元酵素（POR）の異常による複合型ステロイド合成異常症であることが判明した。

● POR はミクロソームのステロイド合成酵素では P-450$_{C17}$，P-450$_{C21}$，P-450$_{arom}$ の酵素活性の発揮に必須であることから，この酵素の傷害により P-450$_{C17}$，P-450$_{C21}$ 酵素活性が間接的に傷害されることになる。

● アロマターゼ合成酵素である P-450$_{arom}$ も POR 依存性酵素であることから，思春期年齢では P-450$_{arom}$ の機能低下が出現する。

臨床症状

患者では副腎不全，外陰部異常，性腺機能低下，先天性骨系統疾患（頭蓋骨早期癒合，上腕骨橈骨癒合など）がみられる。一方，妊娠中では胎盤 P-450$_{arom}$ 活性低下により過剰アンドロゲンによる胎児，母体の男性化が引き起こされる。

付2 ステロイド産生刺激因子 1 異常症
steroidogenic factor 1（SF-1）aberration

概念

● 核内受容体である SF-1（Ad4 binding protein〈Ad4BP〉ともいう）は，各種ステロイド合成酵素の普遍的な転写調節因子であると同時にそのノックアウトマウスの解析から，視床下部-下垂体-副腎，性腺の発生，分化に必須の因子であることが知られている。

● SF-1 の完全欠失マウスでは，副腎，性腺が完全に欠如すると同時に下垂体ゴナドトロフの LH，FSH の発現欠如，視床下部の満腹中枢である視床下部腹内側核（ventromedial hypothalamic nucleus：VMH）における神経核の構築異常が報告されている。このため，通常飼育では生後，しばらくして死亡するため，ステロイド補充が必要である。

● SF-1 ノックアウトマウスのヘテロ接合性個体では，軽度に副腎，性腺サイズが小さいことが報告されているが，通常飼育で臨床症状を認めない。

疫学

ヒトにおける SF-1 異常症は Ackerman らによる副腎不全と男性仮性半陰陽を呈した 46XY 男性例の報告を皮切りに 6 例ほど報告されている。SF-1 ノックアウトマウスの表現型とは異なり，すべてヘテロ接合型変異として報告されている。副腎不全を呈さず，性腺機能低下症のみを呈する症例も報告されており，遺伝子変異の臓器効果も一定でない。

また，SF-1 ノックアウトマウスの VMH 異常との関連において，成人例では肥満の表現型が報告されている。

先天性副腎低形成症

概念

● 先天性副腎低形成症は，先天性の種々の要因により副腎低形成を呈し，すべての副腎ステロイドの分泌が生体の必要量以下に慢性的に低下するため副腎不全症をきたす。

● 副腎原発のものと続発性のものがあり，続発性としては下垂体の発生に関与する遺伝子異常や ACTH 合成障害などによるものがある。

● 先天性副腎低形成症とは狭義には副腎原発のものを指し，本項では，副腎原発の副腎低形成症についてふれる。

病因・病態

副腎の発生・分化にかかわる転写因子（DAX-1 あるいは SF-1）の異常，*DAX-1* 遺伝子を含む大きな遺伝子欠失のために近傍の Duchenne 型筋ジストロ

フィ遺伝子やグリセロールキナーゼの欠損を伴う隣接遺伝子症候群によるものがある．また，ACTH 不応症における遺伝子異常としては，ACTH 受容体の MC2R 異常，ACTH 受容体と相互作用蛋白 MRAP 異常などがある．さらには *ALADIN* 遺伝子欠損による triple A 症候群（Allgrove 症候群；ACTH 不応症，無涙症とアカラシアを合併する）による副腎皮質低形成もみられる．そのほか，cyclin-dependent kinase inhibitor 1C（CDKN1C）の機能獲得型変異による IMAge 症候群（子宮内発育不全，骨幹端異形成，停留精巣・小陰茎などの外陰部異常，副腎低形成）や *SAMD9* 変異による MIRAGE 症候群（造血異常，易感染性，成長障害，副腎低形成症，性腺症状，消化器症状）がある．

病理

先天性の副腎低形成を特徴とする．

疫学

先天性副腎低形成症は，約 12,500 出生に 1 人とされている．

症状

① DAX-1 異常症：嘔吐，哺乳不良，色素沈着，低血圧，ショック症状などで発症する．発症時期は主に新生児期～乳幼児期であるが，成人になってから発症する例がある．思春期年齢になっても二次性徴がみられない（低ゴナドトロピン性性腺機能低下症を合併する）．また，精巣での精子形成は障害される．

② SF-1 異常症：副腎不全を呈する例はまれで，主に性腺形成不全による症状，XY 女性と二次性徴発達不全を呈する．

③ ACTH 不応症：グルココルチコイド，副腎アンドロゲンの分泌不全による症状がみられる．多くは新生児期に発症する．嘔吐，哺乳不良，皮膚色素沈着がみられる．また，新生児黄疸が重症・遷延化することもある．低血糖がみられる．なかに高身長を呈する患者もいる．

④ triple A 症候群では ACTH 不応症に無涙症（alacrima）とアカラシア（achalasia）を伴う．

⑤ IMAge 症候群，MIRAGE 症候群は前述のとおり．

診断

各病型の臨床症状に加えて，程度の差はあるが，すべて副腎皮質ステロイドの低下をきたしていることを確認する．また，血中 ACTH の高値を認める．最終確定診断は遺伝子検査による．

治療

急性副腎不全の発症時には，グルココルチコイドとミネラルコルチコイドの速やかな補充と，水分・塩分・糖分の補給が必要であり，治療が遅れれば生命にかかわる．副腎機能の回復は期待できないので，生涯にわたりグルココルチコイドとミネラルコルチコイド

の補充が必要である．新生児期・乳児期には食塩の補充も必要となる．治療が軌道に乗った後も，発熱などのストレスにさらされた際には副腎不全を起こして重篤な状態に陥ることがあるため，ストレス時にはグルココルチコイドの内服量を通常の 2～3 倍服用する．適切な治療が行われれば予後は比較的良好である．低ゴナドトロピン性性腺機能低下症に対しては，hCG-hFSH 療法あるいはテストステロン療法が必要となる．これらの治療により二次性徴は順調に進行するものの，精子形成能の獲得は必ずしも保証されない．

（柳瀬敏彦）

●文献

1) 柳瀬敏彦：副腎ホルモン産生異常における難病の現況とその対策—副腎酵素欠損症．ホルモンと臨床 2008；56：77．

2) 柳瀬敏彦：副腎皮質酵素欠損症の系統的機能検査．腎と透析 1997；43（増刊号）：467．

3) 名和田新：厚生省特定疾患内分泌系疾患調査研究班「副腎ホルモン産生異常症」調査分科会，平成10年度研究報告書．1999，p.5．

4) Yanase T, et al：17alpa-hydroxylase/17,20-lyase deficiency：From clinical investigation to molecular definition. *Endocr Rev* 1991；12：91．

5) 柳瀬敏彦：先天性副腎低形成．副腎ホルモン産生異常に関する調査研究：平成 27 年度総括・分担研究報告書．2016．p.56．

副腎髄質の構造と機能

副腎髄質（adrenal medulla）は副腎の中心部に位置する生体内で最大の傍神経節である．カテコールアミン（アドレナリン，ノルアドレナリン，ドパミン）を合成しており，ストレス下で交感神経節前線維から放出されるアセチルコリン刺激によりカテコールアミンを血中に放出する．

副腎髄質の構造

副腎は副腎皮質，副腎髄質の 2 層からなる．副腎髄質は副腎中心部に位置する神経内分泌組織で，成人では副腎髄質が最大の傍神経節である．副腎は大動脈および腎動脈から分枝する下横隔膜動脈の枝から血流供給を受けている．副腎動脈分枝は動脈叢を形成し，動脈叢が副腎皮質を貫通して髄質を栄養する．右副腎静脈は下大静脈に還流し，左副腎静脈は下横隔膜静脈と合流して左腎静脈に還流する．

副腎髄質細胞はクロム酸染色で暗褐色に染色されることからクロム親和性（クロマフィン）細胞と呼ばれる．クロム親和性細胞の細胞塊が傍神経節である．

カテコールアミン

副腎髄質はアドレナリン（エピネフリン），ノルアドレナリン（ノルエピネフリン），ドパミンに代表されるカテコールアミンを産生する㉜．カテコールアミンの基質はチロシンである．チロシンは血中から副腎および交感神経節に取り込まれ，チロシン水酸化酵素によりジヒドロキシフェニルアラニン（DOPA）に変換される．DOPAは芳香族アミノ酸脱炭酸酵素によりドパミンへ変換される．さらにドパミンはドパミンβ水酸化酵素によってノルアドレナリンに変換される．合成されたノルアドレナリンは副腎髄質および交感神経終末に貯蔵され，必要に応じて放出される．ノルアドレナリンはフェニルエタノールアミン-N-メチル基転移酵素（PNMT）によってアドレナリンに変換されるが，PNMTはほぼ副腎髄質のみに限局して存在するためアドレナリンは副腎髄質のみで合成され貯蔵される．血中に放出されたカテコールアミンは主に肝でカテコール-O-メチル基転移酵素（COMT）およびモノアミン酸化酵素（MAO）により代謝される．アドレナリン，ノルアドレナリンはCOMTにより代謝されてそれぞれメタネフリン，ノルメタネフリンとなり，さらにMAOにより代謝されてバニリルマンデル酸（VMA）となる．ドパミンはCOMTとMAOにより代謝されてホモバニリル酸（HVA）となる㉝．これらの代謝産物は血中から尿中へ排泄される．また，一部のカテコールアミンは代謝を受けずに尿中に排泄される．

カテコールアミンの生理作用

カテコールアミンは中枢神経系および末梢神経系の神経伝達物質であるとともに，循環・呼吸・代謝調節ホルモンとしての作用も有する．

心血管作用

カテコールアミンは代表的な心血管系作動ホルモンであり，近年，血管壁の増殖，リモデリングなどの直接作用を有することが報告されている[1-3]．カテコールアミンの作用はα受容体，β受容体，ドパミン受容体の3種の特異的な交感神経受容体を介して発現する．これらの受容体はさらに数種のサブタイプを有し㉞，αとβ受容体，さらにそれぞれの受容体サブタイプが一部で相反する作用を呈するなどその作用は複雑で，カテコールアミンの総効果は血中濃度や生体内の環境によって変化しうる．

α_1受容体は主に血管および平滑筋のシナプス後神経終末に存在し，α_1受容体刺激は血管収縮を生じて血圧を上昇させる．α_2受容体はシナプス前神経終末に存在し，α_2受容体刺激はノルアドレナリン分泌を抑制し血圧を低下させ，腸管運動を抑制する．このようにα_1受容体とα_2受容体は拮抗的に作用する．β_1受容体は主に心臓組織に存在し，β_1受容体刺激は心筋収縮力を増強し心拍数を増加させる．さらに，腎傍糸球体細胞におけるレニン分泌を促進する．β_2受容体は主に気管支平滑筋，血管平滑筋，子宮平滑筋に存在し，β_2受容体刺激は平滑筋を弛緩，つまり気管支拡張，骨格筋血管拡張を示し，さらに神経終末におけるノルアドレナリン放出を促進する．β_3受容体は脂肪組織，消化管，骨格筋などに存在し，基礎代謝調節を行っていると考えられている．ドパミンD_1受容体は脳，腎，腸間膜，心臓などに存在し，ドパミンD_1受容体刺激はこれらの組織の血管床において血管拡張を生じる．ドパミンD_2受容体は交感神経終末，交感神経節，脳でのノルアドレナリン分泌抑制，神経伝達抑制，プロ

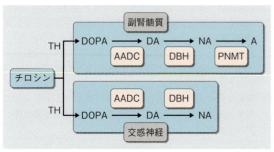

㉜ カテコールアミン合成経路
A：アドレナリン，NA：ノルアドレナリン，DOPA：ジヒドロキシフェニルアラニン，DA：ドパミン，TH：チロシン水酸化酵素，AADC：芳香族アミノ酸脱炭酸酵素，DBH：ドパミンβ水酸化酵素，PNMT：フェニルエタノールアミン-N-メチル基転移酵素．

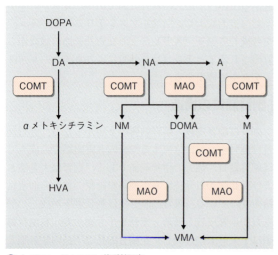

㉝ カテコールアミン代謝経路
A：アドレナリン，NA：ノルアドレナリン，M：メタネフリン，NM：ノルメタネフリン，DOMA：3,4ジヒドロキシマンデル酸，VMA：バニリルマンデル酸，HVA：ホモバニリル酸，COMT：カテコール-O-メチル基転移酵素，MAO：モノアミン酸化酵素．

㉞ 交感神経受容体サブタイプ

受容体	局在	心血管作用（その他）	代謝作用
α_1 受容体	血管平滑筋	血管収縮，血圧上昇	グリコーゲン分解促進，糖新生促進
α_2 受容体	シナプス前神経終末	ノルアドレナリン分泌抑制，血圧低下（腸管蠕動抑制）	脂肪分解，インスリン分泌抑制，グルカゴン分泌促進
β_1 受容体	心臓	心収縮力増強，心拍数増加，心拍出量増加，レニン分泌促進	脂肪分解
β_2 受容体	気管支平滑筋，血管平滑筋，子宮平滑筋	気管支拡張，血管拡張，子宮収縮抑制	グリコーゲン分解促進，糖新生促進，インスリン分泌促進，グルカゴン分泌抑制
β_3 受容体	脂肪組織，消化管，骨格筋		脂肪分解，熱産生
ドパミンD_1受容体	脳，交感神経終末，交感神経節，腎，腸間膜血管平滑筋	血管拡張，腎でのNa再吸収抑制，Na利尿作用	
ドパミンD_2受容体	脳，交感神経終末，交感神経節	ノルアドレナリン分泌抑制（神経伝達抑制，プロラクチン分泌抑制）	

ラクチン分泌抑制を生じる．

アドレナリンはαおよびβ受容体のすべてのサブタイプの刺激作用を有し，心収縮力増大，心拍数増加により血圧上昇作用を示す．ノルアドレナリンはαおよび若干のβ_1受容体刺激作用を有し，血管収縮，心収縮力増大による血圧上昇作用を示す．生体内でのカテコールアミンの作用はアドレナリン濃度とノルアドレナリン濃度のバランス，α作用とβ作用のバランスにより調節される（㉟）．

平滑筋への作用

気管支では平滑筋のβ_2受容体を介して，消化管では平滑筋のαおよびβ_2受容体を介して平滑筋を弛緩させる．また，消化管平滑筋のα_2受容体を介して蠕動を抑制するため，過剰なα_2受容体刺激下では麻痺性イレウスを発症する．

糖脂質代謝作用

カテコールアミンは交感神経受容体サブタイプを介して，多彩な代謝作用を呈する（㉞）．α_2受容体刺激およびβ_1受容体刺激は脂肪分解，β_2受容体刺激は肝におけるグリコーゲン分解，糖新生促進，β_3受容体刺激はエネルギー消費と脂肪分解を促進的に調節し，特に褐色脂肪細胞における熱産生を亢進させる．

糖代謝作用

カテコールアミンによる血糖上昇作用機序は複雑である[4]．生理的状態では血糖が低下すると副腎髄質からのアドレナリン分泌が亢進し，膵β細胞からのグルカゴン分泌を刺激する．これらのホルモンは肝での糖産生を促進し，末梢での糖利用を制限する．さらにアドレナリンはインスリン分泌を抑制，一連の神経ペプチドを動員する．このような作用の総和により血糖は上昇する．さらにアドレナリンはグルカゴンと同様に乳酸，アラニンなどの糖新生の前駆体を動員すること

㉟ アドレナリン，ノルアドレナリンの作用

	アドレナリン	ノルアドレナリン
心拍数	↑	↓
心拍出量	↑↑	↑↑
収縮期血圧	↑↑↑	↑↑↑
拡張期血圧	↓〜↑	↑↑
総末梢血管抵抗	↓	↑↑
骨格筋血流量	↑↑	↓〜↑
血糖	↑↑↑	→〜↑
脂肪分解	↑↑	↑↑

ですばやく糖産生を行う．カテコールアミンのインスリン抑制作用はα_2受容体を介するが，一方で，β_2受容体刺激によりインスリン分泌は促進される．このためβ受容体刺激が優位である一部の症例では高インスリン血症も報告されている．

さらに，カテコールアミンはインスリン抵抗性を引き起こすことが報告されている．骨格筋ではβ_2受容体刺激によりインスリンによるグルコースの取り込みが抑制される．カテコールアミンによる糖利用抑制はインスリン受容体，チロシンキナーゼ，グルコース輸送担体，解糖系などの各レベルの障害により生じる．

脂質代謝作用

カテコールアミンは脂肪分解を促進，基礎代謝を亢進させる．一方，カテコールアミンの糖代謝作用に加え，肝での中性脂肪，超低密度リポ蛋白（very low-density lipoprotein：VLDL）の合成を促進し血中脂質を上昇させる可能性がある．

副腎髄質検査法

副腎髄質はカテコールアミンを合成・分泌する．副腎髄質機能の評価が必要なのはカテコールアミン過剰

症である褐色細胞腫/傍神経節細胞腫が疑われる場合である．本症に特徴的な発作型高血圧，治療抵抗性高血圧，径3cm以上の副腎偶発腫瘍などで，本症が疑われる場合は血中，尿中カテコールアミンおよびその代謝産物測定によるスクリーニング検査および機能確認検査を行う．

血漿カテコールアミン濃度

褐色細胞腫/傍神経節細胞腫の約90％はカテコールアミンを産生し，血漿カテコールアミン濃度が高値を示す．一方，ドパミンのみを産生する腫瘍もある．副腎原発腫瘍である褐色細胞腫はアドレナリン，ノルアドレナリンの両方を産生し，副腎外（交感神経節）原発腫瘍である傍神経節細胞腫はノルアドレナリンのみを産生する場合が多い．副交感神経節原発腫瘍の多くはカテコールアミン非産生腫瘍である．

褐色細胞腫におけるカテコールアミン増加の程度は単発腫瘍では基準値上限の数倍から十数倍，多発腫瘍や転移を伴う悪性例では数十倍である[5]．血中アドレナリン，ノルアドレナリンは変動が大きく，健常者でも正常上限値の2〜3倍の上昇がみられることがある．特にノルアドレナリンは長時間の立位，運動，精神的ストレスで容易に上昇する．採血時にはストレスを避けるため空腹時に採血針をあらかじめ留置し，約30分の安静臥床後に採血する．採血後の検体は氷中保存し速やかに血漿分離する．

また，これらのホルモンはα，β，αβ遮断薬，レボドパ，MAO阻害薬，三環系抗うつ薬，メトクロプラミド，アドレナリン受容体アゴニストなどの薬剤や食品の影響で上昇する可能性がある(㊱)．また，バナナ，チョコレート，バニラ含有の菓子類，チラミン含有のチーズ，赤ワインは測定系に干渉する可能性があるため，測定前は摂取を避ける．

尿中カテコールアミンとその代謝産物

前述のごとく，血漿カテコールアミン，特にノルアドレナリンは非褐色細胞腫でも変動が大きいため，カテコールアミン過剰の有無を評価する際には24時間蓄尿の尿中カテコールアミンも測定して総合的に判定する．カテコールアミンの24時間蓄尿は酸性蓄尿が必要である．

カテコールアミンが変動しやすいのに対してカテコールアミン代謝産物であるメタネフリン，ノルメタネフリンは安定しており変動が少ない．また，カテコールアミンは半減期が短いため発作症状のみで持続型高血圧のない症例では非発作時の血漿カテコールアミンが正常範囲を示す可能性がある．褐色細胞腫/傍神経節細胞腫の診断において血中遊離メタネフリン分画の感度，特異度が高いことが報告されており，米国内分泌学会のガイドライン[6]ではスクリーニングに血中遊離メタネフリン分画，尿中遊離メタネフリン分画測定が推奨されている．しかし，わが国では血中・尿中ともに遊離型メタネフリン分画測定には保険適用がなかったことから，保険適用のある，硫酸抱合型と遊離型の総和の尿中メタネフリン分画が用いられてきた．「褐色細胞腫・パラガングリオーマ診療ガイドライン2018」[7]では尿中メタネフリン分画をスクリーニング検査として推奨している．臨床の現場では蓄尿が不要で簡便な随時尿中メタネフリン分画（尿中クレアチニン補正値）(㊲)[8]が使われることが多い．2019年に血中遊離メタネフリン分画測定が保険適用となったため，今後は活用されると考えられる．

尿中カテコールアミンおよび尿中メタネフリン分画測定値も血漿カテコールアミンと同様の薬剤，食品の影響を受けるため，注意を要する．

各種負荷試験

カテコールアミン測定や画像検査の精度が低かった時代には診断のためにカテコールアミン分泌抑制試験であるフェントラミン（レギチーン®）試験，カテコールアミン分泌刺激試験であるグルカゴン試験とメトクロプラミド試験が施行されていた．しかし，近年は負

㊱ カテコールアミンおよび代謝物の測定値を上昇させる食品・薬剤

食品	バニラアイスクリーム
	バニラを含む菓子
	チラミン含有のチーズ
	赤ワイン
	その他
薬剤	三環系抗うつ薬
	レボドパ
	アドレナリン受容体アゴニスト
	αメチルドパ
	アセトアミノフェン
	エタノール
	メトクロプラミド
	MAO阻害薬
	その他

㊲ 随時尿中メタネフリン（M），ノルメタネフリン（NM）の算出法

随時尿中MあるいはNM(μg/dL)/随時尿中クレアチニン(mg/dL)
[基準値]*
　尿中M<0.20μg/mgCr
　尿中NM<0.29μg/mgCr

*地曳和子ほか：褐色細胞腫の診断におけるノルメタネフリンおよびメタネフリン測定の意義．日本内分泌学会雑誌 1988；64：707.

㊳ クロニジン負荷試験の方法と判定基準

クロニジン負荷試験
1. クロニジン 0.3 mg を 250 mL の水とともに内服する．
2. 30 分～1 時間ごとに血圧を測定して血圧低下に注意する．
3. 3 時間後に採血して血漿ノルアドレナリンを測定する．

[判定]
クロニジンは中枢神経の α_2 受容体を刺激して交感神経を抑制する薬物である．健常者や本態性高血圧ではカテコールアミン分泌が抑制され降圧効果がみられるのに対して，褐色細胞腫ではカテコールアミンが自律的に分泌されているため降圧効果がみられない．血漿ノルアドレナリンが 50 % 以上抑制される場合または血漿ノルアドレナリンが 500 pg/mL 以下の場合を正常反応とする．偽陰性もみられる．

荷試験以外の検査で確定診断が可能であることから負荷試験は必須ではない．特にフェントラミン試験は急激な血圧低下，グルカゴン試験とメトクロプラミド試験は高血圧クリーゼを誘発し危険を伴うため，施行すべきでない．

カテコールアミン抑制試験であるクロニジン負荷試験（㊳）は比較的安全に施行できることから現在でもノルアドレナリンが高値を示す本態性高血圧と褐色細胞腫の鑑別に用いられているが，あくまでも補助的検査である．クロニジンは中枢神経の α_2 受容体を刺激して交感神経を抑制する薬物である．健常者や本態性高血圧ではカテコールアミン分泌が抑制され降圧効果がみられるのに対して，褐色細胞腫ではカテコールアミンが自律的に分泌されているため降圧効果がみられない．血漿ノルアドレナリンが 50 % 以上抑制される場合または血漿ノルアドレナリンが 500 pg/mL 以下の場合を正常反応とする．偽陰性もみられる．

副腎髄質の画像診断法

副腎髄質をターゲットに画像診断を行うのは褐色細胞腫を疑う場合である．一方，全身の傍神経節に発生しうる傍神経節細胞腫は褐色細胞腫と同じ臨床像を呈することから，褐色細胞腫を疑い副腎に腫瘍がない場合は全身を検索する必要がある．副腎部に発生した大きな腫瘍の場合は，画像診断では副腎原発か交感神経節原発かの鑑別が困難である．

超音波検査

カテコールアミン産生褐色細胞腫/傍神経節細胞腫では腫瘍容積とカテコールアミン分泌量がおおむね相関し，高血圧や褐色細胞腫に特徴的な発作症状を生じる腫瘍は径 3 cm 以上であることが多い．このため副腎を含む腹部領域（後腹膜）に原発する腫瘍は超音波検査でも描出可能である．超音波検査はあくまでもスクリーニング検査であり，副腎あるいは後腹膜腫瘍が疑われる場合は CT，MRI で腫瘍の性状を確認する必要がある．

CT

単純 CT では腫瘍は等～高吸収域として描出される．多くは腫瘍内の出血，壊死，囊胞変性のため低吸収域が混在した内部不均一の特徴的な所見を呈する（㊴ a）．充実性成分は血管に富み造影剤で早期に造影され，壊死部は造影不良である（㊴ b）．腫瘍径 3 cm 以下の場合は内部の壊死領域を伴わず，均一な充実性腫瘍の場合もある．褐色細胞腫の患者およびその疑いのある患者では造影剤の使用により血圧上昇，頻脈，不整脈などの発作（高血圧クリーゼ）が誘発される恐れがあるため使用は原則禁忌である．しかし，腫瘍の鑑別診断および術前評価として支配血管や周囲臓器との境界の描出には造影所見が有用であり，やむをえず造影検査を実施する場合には静脈確保，フェントラミンなどの α 遮断薬およびプロプラノロールなどの β 遮断薬の十分な量を用意し，これらの発作に対処できるよう十分な準備のうえ，慎重に投与する．

副腎に腫瘍が認められない場合は傍神経節細胞腫を疑い，全身の交感神経節（頭蓋内，脊椎に沿った交感神経節，縦隔，心臓周囲，膀胱など）を検索する．また，悪性の可能性を念頭におき，転移巣（主に肝，肺，

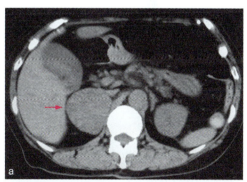
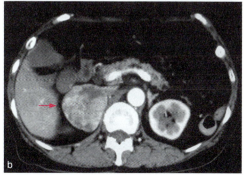

㊴ 右副腎褐色細胞腫の単純 CT（a），造影 CT（b）所見

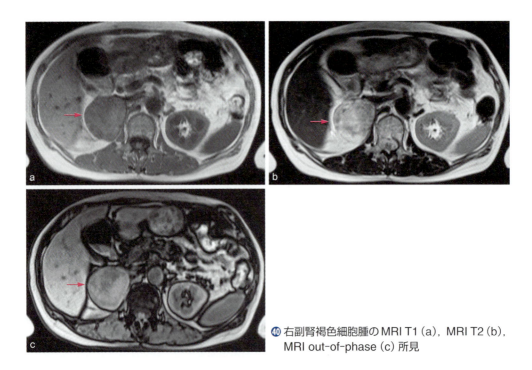

⓵ 右副腎褐色細胞腫の MRI T1 (a), MRI T2 (b), MRI out-of-phase (c) 所見

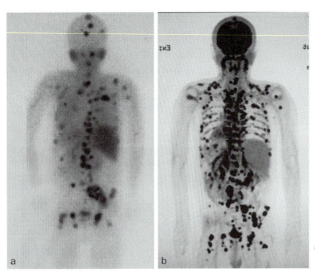

㊶ 多発骨転移を呈する悪性褐色細胞腫の ^{123}I-MIBG シンチグラフィ (a), ^{18}F-FDG-PET (b) 所見

骨転移）の有無を検索する．

MRI

　MRI 画像では T1 強調像で低信号（⓵ a），T2 強調像で不均一な高信号（⓵ b）が特徴的な所見である．脂肪含有の少ない腫瘍であるため，chemical shift imaging の out-of-phase で信号低下がみられない（⓵ c）．

^{123}I-MIBG シンチグラフィ/SPECT

　MIBG（meta-iodobenzylguanidine）は分子構造がノルアドレナリンと類似しているため，交感神経終末のカテコールアミン貯蔵顆粒や副腎髄質のクロマフィン貯蔵顆粒に受動的拡散により選択的に取り込まれ，集積する．^{123}I-MIBG シンチグラフィは約 80％の症例で陽性であるが約 20％の症例では陰性である．正常副腎髄質にも生理的に取り込まれることがあるため，副腎に集積がみられても明らかな腫瘍が存在しない場合は判定に注意が必要である．

　副腎外腫瘍や転移巣の検索には ^{123}I-MIBG 全身スキャンを要する（㊶ a）．^{123}I-MIBG は甲状腺にも集積する．ガンマ線のみを放出するため被曝の観点からは甲状腺ブロックが必須ではないが，甲状腺への集積に

より頸部交感神経病変や褐色細胞腫に合併する甲状腺髄様癌の描出感度が低下するためヨウ素剤による甲状腺ブロックを行うことが望ましい．三環系抗うつ薬，Ca拮抗薬，レセルピン，ラベタロールなどの薬剤はMIBG取り込みを阻害するため注意が必要である．

^{18}F-FDG-PET

^{18}F-FDG-PETは悪性褐色細胞腫/傍神経節細胞腫に対する保険適用がある．本症では悪性でも良性でも陽性に描出される可能性があること，standardized uptake value（SUV）は良性でも悪性でも2〜5程度であること，悪性でも陰性の例があることから，良悪性の鑑別は困難である．しかし，^{123}I-MIBGシンチグラフィの全身スキャンとともに，全身転移巣の検索手段として有用である（**㊶** b）．

副腎髄質とその周辺疾患

褐色細胞腫 pheochromocytoma

概念

● 褐色細胞腫/傍神経節細胞腫（パラガングリオーマ）は副腎髄質および交感・副交感神経節のクロム親和性細胞に発生する腫瘍である．

● 約90％の症例では腫瘍がカテコールアミンを産生し，発作型の高血圧，頭痛，動悸などの症状を呈する．

● 高カテコールアミン血症を放置すると致死性不整脈や冠動脈攣縮による心筋虚血を発症し突然死や高血圧クリーゼの危険があるが，早期診断，早期治療により大半の症例は治癒する．一方，単発の原発腫瘍を完全摘出した症例を含め，約10〜30％の症例は数年から数十年後に遠隔転移を呈する．

● 生化学的あるいは病理学的に良悪性の鑑別診断がきわめて困難であり，2017年に改訂されたWHO腫瘍分類[9]ではすべての褐色細胞腫/傍神経節細胞腫は悪性腫瘍に分類され病理所見には悪性度を記すことになった．

疫学

高血圧の約0.5％とされる．男女差はなく，多くは30〜80歳に分布する．10％は小児例であり，6〜14歳で頻度が高い．わが国における2009年の調査[7]では1年間の医療機関受診者数は約3,000例，そのうち約300例が局所浸潤や遠隔転移を呈する悪性例である．

約90％は副腎に発生し褐色細胞腫，約10％は交感神経節（頭蓋内，脊椎に沿った交感神経節，縦隔，心臓壁，膀胱壁など）に発生し傍神経節細胞腫あるいは副腎外褐色細胞腫と称される．副腎原発の約10％，傍神経節細胞腫の約10〜30％が局所浸潤や遠隔転移を伴う悪性例である．90％の症例は腫瘍がカテコールアミンを産生するが，約10％はカテコールアミンを産生しない．

病因

従来から約10％が遺伝性であると考えられてきたが，近年では褐色細胞腫/傍神経節細胞腫の約60％に褐色細胞腫関連遺伝子の胚細胞変異（germline mutation）や体細胞変異（somatic mutation）を認め，これらの遺伝子変異は孤発例でもみられることが報告されている．

約10〜30％は多発性内分泌腫瘍症（multiple endocrine neoplasia：MEN）2A型（Sipple症候群），2B型，von Hippel Lindau（VHL）病，神経線維腫症（neurofibromatosis：NF）1型の一症候として発症し，家族性を呈する（**㊷**）．また，5〜10％の褐色細胞腫/傍神経節細胞腫ではコハク酸脱水素酵素（SDH）のサブユニットをコードする遺伝子（*SDHB*，*SDHC*，*SDHD*，*SDHAF2*など）変異が認められ，遺伝性褐色細胞腫/傍神経節細胞腫症候群（hereditary pheochromocytoma/paraganglioma syndrome：HPPS）と呼ばれる．一方，これらの遺伝子変異を有していても発症しない例もあり，浸透率は不明である．

病態生理

カテコールアミンは中枢神経系および末梢神経系の神経伝達物質であるとともに，循環・呼吸・代謝調節ホルモンとしての作用も有する．本症では過剰なカテコールアミンが心臓，血管系に分布する交感神経 α，β 受容体に作用し，血圧上昇，血管抵抗増大，循環血漿量減少，心拍数増加，不整脈などの循環動態の変化，高血糖，脂質異常症などの代謝異常，腸管蠕動低下のため重症便秘を引き起こす（☞「副腎髄質構造と機能」p.171）．

臨床症状

自覚症状

褐色細胞腫/傍神経節細胞腫に特徴的な症状は，発作性の血圧上昇，頭痛，動悸，発汗，顔面紅潮と蒼白の反復である．随伴症状として嘔気・嘔吐，手指振戦，精神不安定もみられる．また，カテコールアミン過剰による慢性の便秘，脂肪分解の促進，基礎代謝亢進のため体重減少がみられる症例が多い．高血圧，高血糖，代謝亢進をHowardの三徴，高血圧（hypertension），高血糖（hyperglycemia），代謝亢進（hypermetabolism），頭痛（headache），発汗過多（hyperhidrosis）の5症状を5Hと呼ぶ．

発作症状は各種刺激（運動，ストレス，過食，排便，腹部触診，腹部圧迫，転倒による腫瘍圧迫）で誘発される．膀胱原発腫瘍では膀胱緊満時，排尿時，排便時

㊷ 褐色細胞腫/傍神経節細胞腫における遺伝子変異

	標的遺伝子
多発性内分泌腺腫症（MEN）2A型，2B型	RET遺伝子
von Hippel Lindau（VHL）病	VHL遺伝子
神経線維腫症（NF）1型	NF1遺伝子
傍神経節細胞腫症候群（PGL）	
1型（PGL1）	SDHD遺伝子
2型（PGL2）	SDHAF2遺伝子
3型（PGL3）	SDHC遺伝子
4型（PGL4）	SDHB遺伝子
5型（PGL5）	SDHA遺伝子
MAX関連HPPS	MAX遺伝子
TMEM 127関連HPPS	TMEM 127

HPPS：遺伝性褐色細胞腫/傍神経節細胞腫症候群．

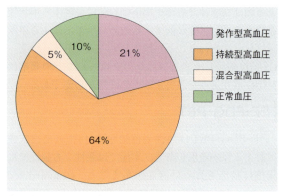

㊸ 褐色細胞腫/傍神経節細胞腫の血圧病型

に発作症状が生じる．メトクロプラミド静注はクリーゼが誘発されるので投与禁忌である．

　一方で，カテコールアミンが過剰でもこれらの特徴的症状を欠く症例，本人が症状を自覚していない症例もある．発作症状が非特異的であるため，本症発見の契機は必ずしも自覚症状ではない．褐色細胞腫/傍神経細胞腫の約50％は偶発腫瘍として発見され，副腎偶発腫瘍の約8％が褐色細胞腫である．

他覚症状

　約60〜90％の症例で高血圧を認める．高血圧のタイプには発作型，持続型，混合型（㊸）がある．本疾患に特徴的な症状として発作型高血圧が知られているが，実際には発作の自覚症状がない持続型高血圧が多い．発作型，混合型では血圧上昇時に発作性頻脈（動悸）・不整脈・発汗・頭痛・胸部不快感・胸痛・情緒不安定を伴う症例，血圧の上下動が激しく血圧上昇とともに起立性低血圧を示す症例がある．持続型では高血圧以外の自他覚症状に乏しく，本態性高血圧症として治療されていることも多い．

検査・診断

一般検査所見

　一般検査で本症に特異的な異常所見はないが，耐糖能異常，脂質異常症，高血圧性眼底変化，心電図異常（発作性心房細動，心室性期外収縮などの不整脈，心筋虚血の所見，心肥大）を認めることがある．腫瘍からの一過性のカテコールアミン放出によりたこつぼ心筋症を発症することがあり，心電図所見や心エコー所見で狭心症や心筋梗塞と誤認されやすい．腫瘍がインターロイキン6などのサイトカインを産生している場合は，白血球増多，血小板増多，CRP高値を呈する．循環血漿量減少により続発性アルドステロン症の病態を呈するため，まれに軽度の低カリウム血症を認める．

内分泌検査所見（☞「副腎髄質検査法」p.173）

　カテコールアミン増加の程度は，単発腫瘍では基準値上限の数倍から十数倍，多発腫瘍や転移を伴う悪性例では数十倍にもなる．アドレナリン，ノルアドレナリンの血中値は健常者でもストレスに反応して基準値上限の2〜3倍に上昇することがある．これに対してカテコールアミン代謝産物であるメタネフリン，ノルメタネフリンは急性の変動が少なく，褐色細胞腫の診断にはメタネフリン分画の測定が推奨される．欧米では血中遊離メタネフリン分画測定が推奨されており，わが国でも2019年に保険適用となった．わが国では従来から尿中総メタネフリン分画測定の保険適用があり，本症では随時尿でも高値となるため簡便なスクリーニングとして随時尿中メタネフリン，ノルメタネフリン（尿中クレアチニン補正値）が有用である．発作型では非発作時の血中カテコールアミンは正常であるが，尿中メタネフリン分画が高値を示すことが多い．確定診断には血中・蓄尿カテコールアミン分画，蓄尿メタネフリン分画を測定する．アドレナリンおよびノルアドレナリンがともに増加している腫瘍の多くは副腎原発，ノルアドレナリンのみが増加している腫瘍は副腎外原発が多い．褐色細胞腫/傍神経節細胞腫の約10％はカテコールアミン非産生腫瘍であり，血中・尿中カテコールアミン，代謝産物ともに正常値を示す．

内分泌負荷試験（☞「副腎髄質検査法」p.173）

　負荷試験は必須ではない．フェントラミン試験，グルカゴン試験，メトクロプラミド試験は急激な血圧低下や高血圧クリーゼを誘発し危険を伴うため施行すべきでない．カテコールアミン分泌抑制試験であるクロニジン試験は比較的安全に施行できることから，ノルアドレナリンが高値を示す本態性高血圧と褐色細胞腫の鑑別に用いられる．

画像検査（☞「副腎髄質の画像診断法」p.175）

　腫瘍の検索のためCTスキャン，MRI，[123]I-MIBGシンチグラフィを行う．高血圧や特徴的な発作症状を呈する症例の腫瘍径は3cm以上であることが多いため，腹部に存在する腫瘍の場合はエコーでのスクリーニングも可能である．副腎に腫瘍が認められない場合

は傍神経節細胞腫を疑い，全身の交感神経節（頭蓋内，脊椎に沿った交感神経節，縦隔，心臓周囲，膀胱など）を検索する．また，転移病変が存在する可能性を念頭におき，転移巣（主に肝，肺，骨転移）の有無を検索する．

動脈造影，腫瘍生検

カテーテルによる動脈造影や腫瘍生検は高血圧クリーゼを誘発する可能性があるため禁忌である．

診断

褐色細胞腫・パラガングリオーマの診断基準および推奨される診断アルゴリズムが「褐色細胞腫・パラガングリオーマ診療ガイドライン2018」[7]に示されている．

高血圧（コントロール不良，発作型，糖尿病を合併），動悸・頭痛・発汗などの多彩な症状を伴う高血圧症例，副腎・後腹膜偶発腫瘍において，スクリーニング検査として随時尿中メタネフリン分画（尿中クレアチニン補正値）を測定する．基準値上限の3倍以上の上昇がみられる場合には反復して測定し，常に高値であることを確認する．スクリーニング陽性例では血中・尿中カテコールアミンを測定する．基準値上限の3倍以上であれば，腹部エコーあるいはCT・MRIで副腎の有無を確認し，褐色細胞腫/傍神経節細胞腫に特徴的な性状の腫瘍が確認されれば^{123}I-MIBGシンチグラフィを施行する．副腎腫瘍が確認されないがノルアドレナリンが基準値上限の3倍以上を呈する場合は異所性腫瘍を疑い，^{123}I-MIBGシンチグラフィやCT，MRIで全身を検索する．^{123}I-MIBGシンチグラフィは約20％の症例では陰性である．^{18}F-FDG-PETは悪性褐色細胞腫/傍神経節細胞腫に対する保険適用があるが，悪性でも良性でも同程度の強度で陽性に描出されることから良悪性の鑑別には適していない．

カテコールアミン非産生かつ^{123}I-MIBGシンチグラフィ陰性の腫瘍は褐色細胞腫/傍神経節細胞腫の術前診断が不可能であり，術後の病理組織検査で確定診断される．

病理所見

腫瘍は腫瘍細胞である神経内分泌細胞と支持細胞から成る．腫瘍細胞はHE染色で好塩基性，好酸性の両染性顆粒状の明るい細胞質とクロマチンに富む大型の細胞で，これらの細胞が洞様血管を含む細い結合組織により索状，胞巣状に配列する構造（zellballen pattern）をとる．免疫組織染色では腫瘍細胞でchromogranin A，synaptophysinが陽性，支持細胞でS-100蛋白が陽性となる．

原発腫瘍の病理所見による良性悪性の鑑別はきわめて困難であるが，組織学的特徴をスコア化する方法（PASS：Pheochromocytoma of the Adrenal gland Scaled Score）と臨床所見や生化学所見を組み合わせてスコア化する方法（GAPP〈Histological Grading of Adrenal Pheochromocytoma and Extra-adrenal Paragangioma〉分類）による悪性度の推測が試みられている．

*SDHB*遺伝子の生殖細胞変異を有する場合は悪性の頻度が高い．SDHB免疫染色陰性がSDHB生殖細胞変異を示唆することから，マーカーとして注目されている．

鑑別診断

褐色細胞腫/傍神経節細胞腫はきわめて頻度の低い疾患である．一方，カテコールアミン，特にノルアドレナリンはストレスで容易に上昇するため，本症に特徴的な発作性血圧上昇・動悸を呈し，血中カテコールアミン値が基準値より高値を示す症例のほとんどは心因性血圧上昇・パニック障害，睡眠時無呼吸症候群，薬剤（三環系抗うつ薬，MAO阻害薬など）などが原因であり，偽性褐色細胞腫（❹）と称される．

治療

交感神経α遮断薬およびβ遮断薬による高血圧，頻脈治療を行う．本症に対するβ遮断薬単独投与は禁忌であり，初期治療薬としてα遮断薬を投与する．αβ遮断薬はβ作用の比率が高いので初期治療としては推奨されない．α遮断薬で頻脈が出現した場合はβ遮断薬を併用する．循環血漿量減少に対する処置として食塩摂取量を増加させる．腫瘍の局在診断がつけば速やかに外科的摘出術を施行する．十分な循環血漿量を確保するため術前に数日間の生理食塩水の補液を検討する．術中の高血圧クリーゼを予防するために，術前に十分量のαあるいはαβ受容体遮断薬を投与する．

悪性で切除困難例や広範な転移のみられる症例では化学療法や^{131}I-MIBG内用療法，骨転移巣の疼痛・骨折予防のための放射線外照射などが施行される．

神経芽腫群腫瘍 tumors of neuroblastoma group

概念

● 神経芽腫は交感神経由来の悪性腫瘍で，主に胎生期から新生児期に副腎髄質や交感神経節に発生する．
● 胎児および小児における悪性腫瘍としては脳腫瘍に

---

❹ 褐色細胞腫と類似の症状およびカテコールアミン高値を呈する疾患（偽性褐色細胞腫）

甲状腺機能亢進症
カロチノイド症候群
肥満細胞症
低血糖
閉経期症候群
虚血性心疾患
閉塞性無呼吸症候群
パニック障害　など

次いで頻度が高い.

●スクリーニングにはカテコールアミン代謝産物である尿中バニリルマンデル酸（VMA），ホモバニリン酸（HVA）測定が有用である.

分類

腫瘍の進展度や予後からみた本症の悪性度は症例により異なる．予後にかかわる重要な要因である診断時の年齢，術中所見を評価項目に含む国際神経芽腫病期分類（INSS 分類）[10]，腫瘍細胞内 MYCN 遺伝子の増幅の有無，国際神経芽腫病理分類（INPC 分類）[11,12]，腫瘍細胞内の染色体数（ploidy）の 5 つの因子に基づき低リスク群，中間リスク群，高リスク群にリスク分類される．診断から 3 年後の生存率は，低リスク群で 90 ％以上，中間リスク群で 30～50 ％，高リスク群で 20 ％以下と推定されている.

疫学

アメリカでは 7,000 人に 1 例と報告されており，小児癌のなかでは白血病，脳腫瘍に次いで頻度が高い．わが国では小児慢性特定疾患治療研究事業の調査で年間約 300 例の新規症例が登録されている．診断される年齢は 0 歳に最も多く，次いで 3 歳である．10 歳以上で診断されることはまれである．約 65 ％の腫瘍は腹部に発生し，そのうち 50 ％は副腎髄質原発である．約 70 ％の症例は診断時に遠隔転移が存在する．一方，乳児では自然退縮する例もみられる.

原因・病因

約 1～2 ％は主に ALK 遺伝子の生殖細胞変異による家族性発症である．一方で約 5～10 ％の散発例でも ALK 遺伝子変異が報告されている．また，散発例における PTPN11，ATRX，MYCN，および NRAS などの遺伝子変異が散見されている.

病態生理

神経芽細胞腫はカテコールアミンを産生するが褐色細胞腫のように血圧上昇，頻脈など心血管系への影響がみられることはまれである．よって，腹部腫瘤および転移部位での腫瘤形成，浸潤により局所の各種症状を呈する.

臨床症状

神経芽細胞腫の最も一般的な症状は，腹部腫瘤による腹満である．腫瘍が小さい場合は無症状であるため偶発腫瘍として発見されることがあるが，多くの症例では早期発見は困難であり，転移巣における局所症状で発見される．骨転移に伴う疼痛，骨髄造血障害による易感染徴候，貧血症状，出血傾向や皮下出血斑，眼球後部への転移による眼球突出や眼窩周囲の皮下出血，頸部交感神経圧迫による Horner 症候群，脊髄圧迫による神経症状などがみられる．まれに小脳性運動失調，眼球クローヌス，ミオクローヌスなどの腫瘍随

伴神経所見を合併することがあり，その機序として何らかの免疫機序が関連する可能性が推測されている.

検査・診断

一般検査所見

本症に特徴的な一般検査所見はない．広範な肝転移例におけるトランスアミナーゼ，胆道系酵素およびビリルビンの上昇，骨髄転移例における血球減少などがみられる．また，神経原性腫瘍のマーカーである NSE 高値，慢性炎症に伴い LDH，フェリチン高値を示す症例がある.

内分泌検査所見

カテコールアミン代謝産物である尿中 VMA，HVA が増加する．血中，尿中ノルアドレナリン，ドパミンの増加もみられる.

画像検査

腫瘍の検索のため頭頸部，胸部，腹部の CT スキャン，MRI および ^{123}I-MIBG シンチグラフィを行う．これらの検査による腫瘍の特徴は褐色細胞腫と同一である．転移巣の検索には ^{123}I-MIBG シンチグラフィが有用であるが，^{123}I-MIBG シンチグラフィ陰性例には ^{18}F-FDG-PET も併用される.

腫瘍生検

治療方針決定にはリスク分類が必要である．リスク分類に必要な生物学的特徴を把握するために手術前に腫瘍生検や骨髄生検を施行する場合がある.

病理所見

本症の診断には光学顕微鏡，免疫組織化学検査，電子顕微鏡を用いた病理診断がたいへん重要である．予後を予測するための病理分類には INPC 分類が用いられる[7]．INPC 分類では腫瘍の神経芽腫細胞の成熟度と有糸分裂・核崩壊指数，間質増生量に加えて診断時年齢を評価して 4 グループに分類する.

診断

本症は腫瘍の存在，尿中 VMA・HVA 高値，組織学的所見によって診断される．小児がん診療ガイドライン[13] に診療ガイドラインが提示されている.

鑑別診断

画像所見から褐色細胞腫，傍神経節細胞腫，神経節腫が鑑別にあがる.

治療

術前の画像所見に基づき外科治療のリスクを予想する image defined risk factor（IDRF）を評価する試みがなされている．低・中間リスク群で局所に限局し周囲への癒着，浸潤などの外科的リスクを有さない（IDRF 陰性）腫瘍の第一選択は腫瘍摘出術である．低リスク群で局所に限局していても IDRF 陽性の場合は手術に先行して化学療法を行い，腫瘍縮小後に摘出術を考慮する．中間・高リスク群，遠隔転移を有する

症例では化学療法，外科治療，^{131}I-MIBG 内用療法，腫瘍床および骨転移巣への放射線治療を組み合わせた集学的治療を行う．

（田辺晶代）

●文献

1) Zhang H, et al：Trophic effect of norepinephrine on arterial intima-media and adventitia is augmented by injury and mediated by different 1-adrenoceptor subtypes. *Circ Res* 2001；89：815.

2) Dao HH, et al：Norepinephrine-induced aortic hyperplasia and extracellular matrix deposition are endothelin-dependent. *J Hypertens* 2001；19：1965.

3) Bernini G, et al：Carotid vascular remodeling in patients with pheochromocytoma. *J Clin Endocrinol Metab* 2006；91：1754.

4) Cryer PE：Adrenaline：a physiological metabolic regulatory hormone in humans? *Int J Obes Relat Metab Disord* 1993；17：S43.

5) Eisenhofer G, et al：Biochemical diagnosis of pheochromocytoma：how to distinguish true- from false-positive test results. *J Clin Endocrinol Metab* 2003；88：2656.

6) Lenders JW, et al：Pheochromocytoma and paraganglioma：an endocrine society clinical practice guideline. *J Clin Endocrinol Metab* 2014；99：1915.

7) 日本内分泌学会「悪性褐色細胞腫の実態調査と診療指針の作成」委員会（編）：褐色細胞腫・パラガングリオーマ診療ガイドライン 2018. 診断と治療社；2018.

8) 地曳和子ほか：褐色細胞腫の診断におけるノルメタネフリンおよびメタネフリン測定の意義. 日本内分泌学会雑誌 1988；64：707.

9) Lloyd RV, et al (eds)：WHO Classification of Tumours of Endocrine Organs. WHO Classification of Tumours, 4th edition. Vol 10. Lyon：IARC；2017.

10) Brodeur GM, et al：Revisions of the international criteria for neuroblastoma diagnosis, staging, and response to treatment. *J Clin Oncol* 1993；11：1466.

11) Shimada H, et al：International neuroblastoma pathology classification for prognostic evaluation of patients with peripheral neuroblastic tumors：a report from the Children's Cancer Group. *Cancer* 2001；92：2451.

12) Ambros IM, et al：Morphologic features of neuroblastoma（Schwannian stroma-poor tumors）in clinically favorable and unfavorable groups. *Cancer* 2002；94：1574.

13) 日本小児がん学会（編）：神経芽腫診療ガイドライン. 小児がん診療ガイドライン 2011 年版. 東京：金原出版；2011. p.203.

8 性腺の異常

男性性腺の異常

男性性腺の生理学

成熟した男性の精巣には2つの主な機能がある．1つは性ステロイドホルモンの産生であり，もう1つは精子の形成である．ここでは精巣の発生，精巣の正常構造と生理機能，視床下部-下垂体-精巣のホルモン制御，精巣が産生する性ホルモンに関して概説する．

精巣の発生

男児における性表現型は胎生12週までに形成される．性腺が精巣になり，Wolffian管が精巣上体，輸精管，精嚢，射精管へ分化し，Müller管は消失する．Y染色体短腕にある*SRY*遺伝子（sex-determining region of the Y chromosome）が卵巣の発育を抑制することで精巣発育が促されると考えられている．また，*SRY*遺伝子の発現はSertoli細胞，Leydig細胞，精細管（seminiferous tubule compartment）の発生にも関与していると考えられている．胎生第10～14週頃に精細管の間の，間質（interstitial compartment）の中胚葉性細胞が上皮様となってLeydig細胞となり，この細胞からアンドロゲンが分泌される．

精巣は腹腔上部から下降し鼠径管を形成しながら第30週頃には陰嚢内に下降する．精巣の下降は解剖学的な要因と内分泌的な要因によって生じる．鼠径管での精巣の下降にはAMH（anti-Müllerian hormone），テストステロン，INSL3（insulin-like factor 3）が関与すると考えられている．精巣が陰嚢内に下降せず鼠径管や陰嚢内に留まっている状態が停留精巣である．

精巣容量は，生下時0.3 mL程度で，1歳で約1 mL，12歳で約5 mL，思春期に増大し17歳で成人と同じ15 mL程度となる．

精巣の構造と機能

精巣と精巣上体は陰嚢の中に位置する生殖腺であり，精巣は主に間質と精細管から成る．精巣内は白膜から続く精巣縦隔と精巣中隔によって200～300個の小葉に分けられている．各小葉は精細管から形成され，集合して精巣網を形成した後，精巣輸出管となって精巣上体に入り，精巣上体管から精管へと移行する（❶）．

精細管は，精巣体積の80～90％を占めており，Sertoli細胞と，精子形成におけるさまざまな段階の生殖細胞から構成される．精細管組織の主な機能は精子形成である．精子の形成は，まず未分化な幹細胞から精祖細胞となり，次にB型精祖細胞へと分化する．思春期以降それぞれのB型精祖細胞は精細管の基底膜との接着が外れ血液精巣関門を通過し，2つの第一次精母細胞となる．第一次精母細胞は2度の減数分裂を経て2つの二次精母細胞となり，最終的に4つの精子細胞へと分化する．精子完成期には精子細胞が精子に分化する．約1億の精子が1日で形成される．Sertoli細胞は互いに密着に結合し，未分化な精粗細胞と分化した精母細胞との間に血液精巣関門を形成する．つまり基底膜側と管腔側との間に位置している．血液精巣関門によって，分化した精母細胞，精子細胞，精子は血液中のホルモンやそのほかの分子から守られている．Sertoli細胞は，ほかにもインヒビンB，Müller管抑制因子，アンドロゲン結合蛋白を産生している．

間質はテストステロンを分泌するLeydig細胞などから構成される．間質はテストステロンや，その活性代謝物であるエストラジオール，ジヒドロテストステロンをコレステロールから合成する．

視床下部-下垂体-精巣のホルモン制御

視床下部で産生されるゴナドトロピン放出ホルモン（gonadotropin-releasing hormone：GnRH）により下垂体で産生される黄体形成ホルモン（luteinizing hormone：LH）分泌が刺激され，LHが精巣でのテストステロン合成を促進させる．LHはLeydig細胞の受

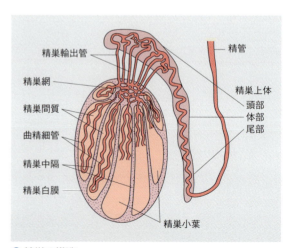

❶ 精巣の構造

（鈴木啓悦ほか：男性性腺の異常．内科学書，改訂第8版．Vol 5．東京：中山書店；2013．p.203．）

容体に結合し，アデニルシクラーゼを活性化させcAMPを放出させる．cAMPは精巣のプロテインキナーゼAを介してLeydig細胞でのテストステロンの合成を促進させる．卵胞刺激ホルモン（follicle stimulating hormone：FSH）はSertoli細胞の基底膜側に結合し，精子形成を支える蛋白や遺伝子発現の調節を行っている．テストステロンはLHとFSHの分泌を抑制するネガティブフィードバック機能を有する．また，FSHはSertoli細胞で産生されるインヒビンによっても抑制される．

視床下部-下垂体-精巣のホルモン制御はストレスや疾患によっても影響を受ける．副腎皮質刺激ホルモン放出ホルモンが上昇すると，血清ゴナドトロピンとテストステロンを低下させる．副腎皮質ステロイドホルモン，オピオイド，高プロラクチン血症を引き起こすような薬剤や疾患によりテストステロン産生は抑制される．

アンドロゲンの合成と作用機序

テストステロンの合成はLHによって制御されている．Leydig細胞がテストステロンを合成する最初の段階はミトコンドリア内で始まる．コレステロールはミトコンドリア内膜へ取り込まれてプレグネノロンへ変換される．このプロセスはStAR蛋白（steroidogenic acute regulatory protein）によって制御されている．次にプレグネノロンは小胞体へと運ばれ，CYP17（アロマターゼ）によって17α-ヒドロキシプレグネノロン，デヒドロエピアンドロステロン（dehydroepiandrosterone：DHEA）へと変換されていく（❷）．

テストステロンはCYP19によって芳香族化されエストラジオールへ，5α還元酵素によってジヒドロテストステロン（dihydrotestosterone：DHT）へ変換される．エストラジオールは脂肪，皮膚，骨，脳，精巣で生成される．エストラジオールは男性において性機能や，体組成，骨の成長を制御するうえで重要な役割をしている．大部分のDHTは骨，肝，前立腺など精巣外の臓器によって合成されている．血清中のテストステロンとDHTの割合は約10～15：1であるが，DHTはアンドロゲン受容体へより強力に結合することにより，テストステロンより強い作用をもつ．DHTは胎生での男児の発育へ作用し，成人男性に対しては前立腺肥大や男性型脱毛症，前立腺癌の進展へ関与する．

テストステロンの生理学的な作用は，前述のエストラジオール，DHTといった活性代謝物とテストステロンの複合作用によって生じる．主なアンドロゲンの作用は，胎生期の男性外性器への分化，性腺刺激ホルモンの制御，思春期以降の性成熟・性機能，筋肉や骨

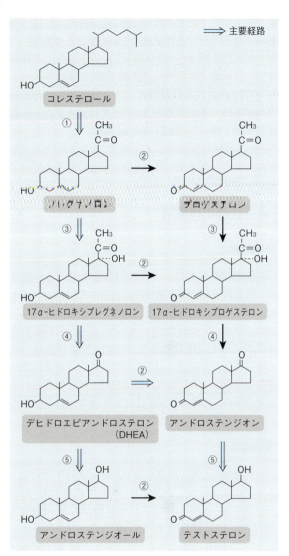

❷ 精巣におけるテストステロンの産生

① シトクロム P-450_scc (CYP11A1)（コレステロールモノオキシゲナーゼ）．
② 3β ヒドロキシステロイドデヒドロゲナーゼ．
③ シトクロム P-450_17α, lyase (CYP17)（ステロイド17α-モノオキシゲナーゼ）．
④ シトクロム P-450_17α, lyase (CYP17)（ステロイドC-17-C-20リアーゼ）．
⑤ 17β-ヒドロキシステロイドオキシドレダクターゼ．

（鈴木啓悦ほか：男性性腺の異常．内科学書．改訂第8版．Vol 5. 東京：中山書店；2013. p.204.）

量の維持，長管骨の骨端の閉鎖，脂質代謝作用，精子形成の開始と維持，赤血球生成と血球容量の増加と維持，認知機能の維持などがある．

精巣のテストステロン分泌機能は，胎生期，新生児期，思春期，成人の4つの時期に分類できる．胎生期では妊娠7週目からテストステロンの生成は開始され，血清のテストステロン濃度は300～400 ng/dLとなり妊娠中期まで維持され，出生までには低下していく．出生時に男児も女児も一過性の上昇を認める．新

生児期の男児では成人男性の分泌量程度まで，生後2か月を頂点として上昇を認め，1歳までには低下し，思春期の性成熟開始まで低値（5 ng/dL前後）を維持する．この新生児期の一過性の上昇は，LHホルモンの上昇による．思春期においては，血清性腺刺激ホルモンが上昇しテストステロンの濃度は成人男性と同様の値まで上昇する（265～900 ng/dL）．

テストステロンは主にエチオコラノロンやアンドロステロンに変換され，グルクロン酸との抱合を受けて尿中へ排泄される．

男性性腺の検査法

身体所見

性腺機能の異常はいくつかの身体所見として現れる．性腺機能低下症が適切に治療されていないと成人時に体毛や顎髭が同じ家系の男性よりも少なくなり，声変わりや十分な筋力がつかない．成人での精巣の正常容量は約15 mL程度とされるが，性腺機能低下症では精巣容量が小さくなる．女性化乳房は続発性性腺機能低下症よりも原発性性腺機能低下症で確認されることが多い．これはFSH，LHが原発性では高いためと考えられている．

血液検査

初期検査として，テストステロン，プロラクチン，エストラジオール，下垂体ホルモンであるLH，FSHを測定する．測定方法によっても異なるが，LHは1～9 mIU/mL，FSHは2～15 mIU/mL，プロラクチンは20～30 mIU/mL，エストラジオールは10～50 pg/mL程度が基準値である．総テストステロン濃度は正常男性で300～800 ng/dLであり，血中では大部分が性ホルモン結合グロブリン（sex hormone-binding globulin：SHBG）と結合している．遊離型（フリー）テストステロンは1～2％である．残りはアルブミンと結合しているテストステロンであり，容易にアルブミンから解離するため遊離型テストステロンと合わせて生物活性をもつバイオアベイラブルテストステロン（bioavailable testosterone：BAT）と呼ばれている（❸）．遊離型のステロイドホルモンは脂溶性であり，脂質と蛋白を含む生体膜への通過性がよく，組織内，細胞内に容易に移行し，生理作用を発現しやすい．遊離型テストステロンは，SHBGとアルブミンの値から計算することも可能である．SHBGに異常を認めるような病態では，総テストステロン値が正常でも遊離型テストステロン値が異常値となるため，遊離型テストステロン測定は重要である．SHBGが上昇する要因としては，加齢，甲状腺機能亢進症，肝疾患などがあり，

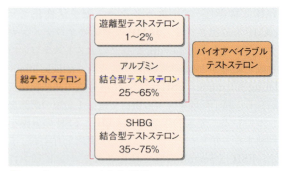

❸ テストステロンの存在様式
SHBG：性ホルモン結合グロブリン．
（日本泌尿器科学会・日本Men's Health医学会「LOH症候群診療ガイドライン」検討ワーキング委員会：加齢男性性腺機能低下症候群〈LOH症候群〉診療の手引き．）

減少する要因としては肥満，2型糖尿病，甲状腺機能低下症などがある．テストステロンの値には日内変動があり，正常かどうか判断するためには午前8～10時の間に測定することが理想である．テストステロンが低い場合には続いてLH，FSHを測定し，性腺機能低下が続発性なのか原発性なのかを調べる．

精液検査

不妊症の検査が必要な際には精液検査を行う．通常3～5日間の禁欲の後に採取する．WHOの診断基準では，精液1.5 mL以上，pH 7.2以上，精子濃度1 mL中に1,500万以上，総精子数1 mL中に3,900万以上，精子運動率40％以上，正常形態精子率4％以上を基準値としている．Klinefelter症候群では精子濃度が正常よりも低くなる．特発性男性不妊症や精索静脈瘤では精子濃度や精子の運動率の低下，形態異常を認めることが多い．そのほか，精子の凝集は抗精子抗体の存在が示唆され，不妊男性の4～8％に認める．

精巣ホルモン刺激・抑制試験

視床下部-下垂体-精巣のホルモン制御の刺激機構，フィードバック機構を利用し，視床下部，下垂体，精巣の機能を評価することが可能である．クロミフェン試験，GnRH負荷試験，ヒト絨毛性ゴナドトロピン（human chorionic gonadotropin：hCG）試験がある（❹）．

クロミフェン試験は抗エストロゲン作用をもつクロミフェンを7日間連続投与することによってテストステロンによるネガティブフィードバックを遮断し，LH，FSHの分泌を刺激し視床下部の機能を調べる試験である．GnRH負荷試験は合成GnRHを投与しLH，FSHの濃度を測定する．LH，FSHの投与前値と反応性により，障害部位を推定できる．hCG試験

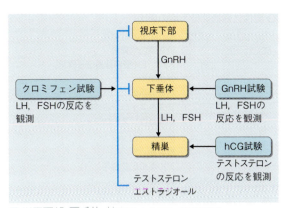

❹ 視床下部-下垂体-精巣系ホルモン負荷試験
GnRH：ゴナドトロピン放出ホルモン，LH：黄体形成ホルモン，FSH：卵胞刺激ホルモン，hCG：ヒト絨毛性ゴナドトロピン．

はhCGを4日間投与し血中のテストステロン値を測定し，反応性を確認する．正常反応であれば視床下部，下垂体性の精巣機能障害を，低・無反応であれば原発性精巣機能障害の診断となる．

精巣生検

　精巣腫瘍が疑われる際には精巣生検は禁忌である．不妊症に対する精液検査で無精子症を認めたときに精巣生検が考慮される．精細管の有無，精細胞，精子形成の有無を顕微鏡で観察する．原発性低ゴナドトロピン性性腺機能低下症患者と無精子症の男性で40～50％は，精巣生検では精細胞や成熟精子を認めるとされる．精子を精巣生検でしか認めない患者は，生殖補助医療（assisted reproductive technology：ART）のよい適応となる．Y染色体微小欠失では無精子症や精子減少症を認めることが多く，生検で精細管に精巣細胞を欠きSertoli細胞のみを認める，Sertoli細胞唯一症候群（Sertoli cell-only syndrome）を呈することがある．
　精巣の大きさは精細管の量に依存し，容量の小さい精巣は間質の割合が高い．

画像診断

　陰嚢内の疾患や男性不妊症の診断において陰嚢超音波は必須の検査である．精巣上体，精巣内の状態，精索静脈瘤の有無を観察する．超音波は7.5～12.5 MHzの高周波プローブを使用する．正常な精巣は均一な充実性の像を呈する．
　超音波断層像は囊胞型，充実型，両者の混合型の3型に分類される．囊胞型を呈する代表は精巣水瘤であり，囊胞性腫瘤の中に正常精巣を認める．充実型には精巣腫瘍，精巣炎，精索捻転症，血腫がある．混合型を呈するのは精索捻転症により壊死した精巣や，大き

く発育した精巣腫瘍などがある．
　精巣の頭側に拡張した多数の静脈が確認できた場合には，3～3.5 mm以上で精索静脈瘤が疑われる．

精巣機能亢進症 hypergonadism

概念
- 精巣に起因する精巣機能亢進症として，テストステロンの産生増加を示すものは腫瘍のみであり，原発性過形成は知られていない．
- 性索間質性腫瘍はテストステロンを産生する．
- 思春期前の精巣機能亢進症が男性の思春期早発症となる．思春期早発症に関しては次項で説明する．

思春期早発症 precocious puberty

概念
- 思春期早発症は性ステロイドの分泌により二次性徴が異常に早く出現した状態のことである．
- 思春期早発症は，視床下部-下垂体-精巣系が早期に成熟しゴナドトロピンの分泌が増加しているものを中枢性，ゴナドトロピン非依存性のものを末梢性と呼ぶ．思春期早発症の多くは中枢性である．
- 男児の中枢性思春期早発症は，器質性疾患を特定できる器質性の割合が高い（❺）．その反対に女児では特発性が多い．

診断
　中枢性思春期早発症の診断は，早期の二次性徴発現，LH放出ホルモン（LH-releasing hormone：LHRH）依存性のゴナドトロピン，テストステロンの分泌亢進を証明することである[1]．
　精巣の腫大が片側か両側かで，中枢性か末梢性かを予測できる．両側性の精巣腫大があれば中枢性を，片側性の精巣腫大であれば精巣腫瘍（性索間質性腫瘍）などの末梢性を疑う．副腎性であれば精巣腫大は認めない．

治療
　治療の目的は二次性徴の消退，心理社会的問題の改善，最終身長の正常化である．
　中枢性思春期早発症に対する治療薬はLHRHアナログである．ゴナドトロピンの分泌を抑制しテストステロンの分泌を抑えることができる．器質性思春期早発症の治療は，胚細胞腫，hCG産生腫瘍のときは腫瘍に対する治療を優先させる．過誤腫によるものであれば，腫瘍による障害がなければ内科的な治療を行う．

McCune-Albright症候群

　まれな遺伝子疾患であるMcCune-Albright症候群は，①末梢性の思春期早発症，②カフェオーレ斑，③多発する骨線維性異形成症の三徴候を示す．Gs蛋白

❺ 中枢性思春期早発症の成因

1. 器質性		
1) 腫瘍性		
奇形腫群腫瘍	松果体部	5
	鞍上部	3
	その他	7
その他の松果体部腫瘍		1
視神経膠腫		2
頭蓋咽頭腫		0
その他の鞍上部腫瘍		3
下垂体腺腫		0
その他の脳腫瘍		2
2) 腫瘍と奇形の境界域に属するもの		9
3) 先天性奇形		0
4) 炎症, 肉芽		0
5) 損傷		2
6) 先天性水頭症		0
2. 器質性か非器質性か不明		4
3. 非器質性		
1) 家族性		0
2) 特発性		17
3) アンドロゲン誘起性		8
4) 先天性副腎皮質機能低下症に合併		1
5) 甲状腺機能低下症に合併		0
4. McCune-Albright 症候群		0
5. 頭蓋外 hCG 産生腫瘍によるもの		1
6. その他		1
合　計		**66**

(熊原雄一：厚生省特定疾患間脳下垂体機能障害調査研究班報告書．1985.)

のα鎖をコードする遺伝子の変異を一部の細胞がもち（体細胞モザイク），アデニル酸シクラーゼが恒常的に活性化されるため症状が出現すると考えられている．三徴候以外にも，甲状腺亢進症，Cushing 症候群，下垂体性巨人症，副甲状腺機能亢進症，低リン血症性くる病などの内分泌機能異常を呈することがあり，診断としては必ずしも三徴候を呈する必要はない．男児は女児よりも頻度は低く，15％程度の患者でテストステロン分泌過剰による思春期早発症になるといわれている．患者の妊孕性を保つために，内科的治療を行う必要がある．

性腺機能低下症 hypogonadism

　男性の性腺機能低下症は，精子形成の低下やテストステロン産生の低下，これらのいずれかを認める症候のことである．障害部位によって，原発性と続発性，さらにアンドロゲン標的臓器の異常，加齢による加齢男性性腺機能低下症候群（LOH）に分類される（❻）．

原発性性腺機能低下症 primary hypogonadism

概念

● 原発性精巣機能低下症は LH，FSH が正常値よりも高く，テストステロン値が低い．

● 原発性ではテストステロン産生よりも，精子形成を

❻ 男性性腺機能低下症の原因

原発性性腺機能低下症	先天性	Klinefelter 症候群
		他の染色体異常
		FSH，LH 受容体遺伝子異常
		停留精巣
		精索静脈瘤
		テストステロン合成障害
		筋強直性ジストロフィ
	後天性	感染症（ムンプス）
		放射線
		アルキル化薬投与
		環境毒
		外傷
		精巣捻転症
		自己免疫性の障害
		慢性の全身性炎症（肝硬変, 慢性腎不全，AIDS）
続発性性腺機能低下症	先天性	Kallmann 症候群
		DAX1 変異
		GPR54 変異
		レプチン受容体変異
		Prader-Willi 症候群
		ゴナドトロピンサブユニット変異
		下垂体ホルモン欠損症
	後天性	高プロラクチン血症
		グルココルチコイド投与
		慢性炎症
		アヘン
		糖尿病
		GnRH アナログ
		腫瘍
		感染症
		下垂体卒中
		外傷性
アンドロゲン標的臓器の異常		完全型アンドロゲン不応症候群（精巣女性化症候群）
		部分型アンドロゲン不応症候群（Reifenstein 症候群）
		5α還元酵素欠損症

障害されることが多い．

原因

　主な原因は，染色体異常や発生異常のような先天的要因と後天的要因とに分けられる．先天的要因としては，Klinefelter 症候群，XXmale，Y 染色体微小欠失症，FSH・LH 受容体遺伝子の変異，停留精巣，精索静脈瘤，アンドロゲン産生障害，筋強直性ジストロフィなどがある．後天的要因としては，感染症（特にムンプス），放射線，外傷，薬剤，精索捻転などがある．

　最も頻度が高いものは Klinefelter 症候群であり，男児の出生 1,000 例につき約 1 例の頻度で発生する．最も一般的な遺伝子型は 47, XXY であるが，48, XXXY や 46, XY/47, XXY のようなモザイク型のこともある．また，46, XX Klinefelter 症候群も存在する．これは精巣決定因子を含んでいる染色体の一部が X 染色体に

転座していると考えられている．Klinefelter 症候群では精細管が損傷されており，Leydig 細胞も同様に損傷されていることが多い．テストステロン欠乏により長管骨の異常が生じ，長い腕と脚が特徴的な身体所見である．高次言語機能障害をもつが，比較的，語彙や言語理解は保たれている．言語療法と思春期からのテストステロン補充療法が有益である．精巣内の一部の精細管で精子形成が残っていることがあり，不妊症に対しては micro-TESE（顕微鏡下精巣内精子回収法）も適応となる．

停留精巣は 1 歳までの陰嚢内に精巣が触れない状態であり，腹腔内や鼠径管に精巣が留まっている．停留精巣では精巣腫瘍の発生頻度が高いため成人例においても手術が必要である．

ムンプス精巣炎は最も精巣に損傷を与える感染症である．精巣炎は小児期よりも成人に起こりやすい．ムンプスワクチンの接種率上昇に伴いムンプス精巣炎の頻度は低下している．

続発性性腺機能低下症 secondary hypogonadism

概念
● テストステロン低値や精子の低形成があり，LH，FSH が正常〜低値である状態である．
● 原発性と比較して続発性では女性化乳房を認めることが多い．

原因
主な原因は，原発性と同様に，先天的要因と後天的要因とに分けられる．先天的要因としては，ゴナドトロピン単独欠損症（Kallmann 症候群，DAX1 変異，GPR54 変異，レプチン受容体変異，Prader-Willi 症候群，ゴナドトロピンサブユニット変異），下垂体ホルモン欠損症がある．先天異常によるゴナドトロピン分泌低下はまれではあるが，特徴的な臨床所見を示す．Kallmann 症候群は二次性徴を認めず，さらに嗅覚異常を認める．Laurence-Moon-Bardet-Biedl 症候群は精神遅滞，網膜色素変性症，痙性対麻痺，多指症などを認める．Prader-Willi 症候群は 15 番染色体長腕に異常が同定されており，肥満が特徴的で筋緊張低下，知的障害，低身長などを伴う．LH 単独欠損症は生殖可能宦官症体症候群（fertile eunuch syndrome）ともいわれ，精巣は正常大で不十分ながら精子形成能をもつ．後天的な要因としては，高プロラクチン血症や薬剤投与などによりゴナドトロピンが抑制されている状態，悪性腫瘍，下垂体卒中，感染，外傷，放射線などによりゴナドトロピン産生細胞が障害されている状態があげられる．

治療
続発性精巣機能低下症にはホルモン補充療法が有効

である．ホルモン補充療法はアンドロゲン欠乏症状にも精子形成にも有効である．アンドロゲン欠乏症状に対してテストステロン補充は非常に有効であるが，精子形成に対してはテストステロンの補充療法では効果が期待できないため，GnRH やゴナドトロピンを補充する．hCG，r-hFSH（recombinant human FSH）の自己注射が用いられている．

アンドロゲン標的臓器の異常

アンドロゲン受容体の遺伝子異常があると，46，XY の個体でテストステロン値，LH 値，FSH 値も正常であるにもかかわらず，性分化異常を引き起こし男性化徴候を示さない．完全型アンドロゲン不応症候群は精巣性女性化症候群とも呼ばれ，外見は完全に女性である．原発性無月経を契機に診断されることが多い．部分型アンドロゲン不応症候群は Reifenstein 症候群と呼ばれる．男性化と女性化の程度は個々の患者によって異なる．また，5α 還元酵素遺伝子異常による 5α 還元酵素欠損症もある．これらアンドロゲン標的臓器の異常では，個々の性別の決定など社会的・心理的な問題もあるため，カウンセリングなどの支援も必要である．

加齢男性性腺機能低下症候群
late-onset hypogonadism（LOH）

概念
● LOH 症候群は加齢に伴う男性ホルモンの部分欠乏による諸症状からなる症候群である．
● 前期更年期の患者はストレス性心身症症状の割合が多く，後期更年期から熟年期では主としてアンドロゲン減退症状が前面に出てくる場合が多い．
● LOH 症候群の症状および徴候を❼に示す．
● 加齢によるアンドロゲン低下に起因する臓器機能低下をアンドロゲン補充により予防し，QOL の高い生活を維持させることを目的として LOH 症候群が定義されている（❽）[2]．

検査
ホルモン学的検査の中心は血中テストステロンの測定である．不定愁訴で医療機関に受診し LOH 症候群と診断される場合が多く，うつ病を中心とした精神疾患との鑑別をするために質問紙が必須である．副腎アンドロゲンである DHEA や DHEA-S（DHEA sulfate）は加齢によって漸減し，LOH 症状および徴候を惹起する可能性がある．

泌尿器系の検査も重要であり，アンドロゲン低下の指標として外陰部などの視診はきわめて重要である．アンドロゲン補充療法は前立腺癌のリスクを上げることはないことが知られている．

治療

　アンドロゲン補充療法は，LOH 症状および徴候を有する 40 歳以上の男性で，血中遊離型テストステロンが低下している症例に対して行う．血中総テストステロン値が 320 ng/mL 未満，血中遊離型テストステロンが 8.5 pg/mL 未満の場合，アンドロゲン補充療法を第一に行う．男性ホルモン薬はワルファリンカリウムなどの抗凝血薬との併用禁忌薬である．長期のアンドロゲン補充療法により，精巣は萎縮するため，挙児希望があれば hCG を投与する．

　治療開始後に LOH 症状および徴候について治療効果を評価する．ホルモン補充療法が生涯継続的に必要かどうかに関するエビデンスはなく，症状の改善とともに治療を終了する．

❼ LOH 症候群の症状および徴候
1. リビドー（性欲）と勃起能の質と頻度，とりわけ夜間睡眠時勃起の減退
2. 知的活動，認知力，見当識の低下および疲労感，抑うつ，短気などに伴う気分変調
3. 睡眠障害
4. 筋容量と筋力低下による除脂肪体重の減少
5. 内臓脂肪の増加
6. 体毛と皮膚の変化
7. 骨減少症と骨粗鬆症に伴う骨塩量の低下と骨折のリスク増加

（日本泌尿器科学会・日本 Men's Health 医学会「LOH 症候群診療ガイドライン」検討ワーキング委員会：加齢男性性腺機能低下症候群〈LOH 症候群〉診療の手引き．）

精巣腫瘍 testicular tumor

概念
- 成人の精巣に発生する腫瘍の大半は胚細胞腫である．
- 男性の悪性腫瘍の 1％と頻度は低いが，15～35 歳の男性の癌のなかでは最も頻度が高い．
- 精巣胚細胞腫瘍は，転移があったとしても根治の望めることが多い固形癌である．現在では転移のある症例の約 80％が治癒できるようになっている[3]．

分類・疫学
　発生頻度は 10 万人あたり 1～2 人であり，ピークが 1～10 歳と 20～40 歳に認める．組織診断で，胚細胞腫，性索/間質腫瘍に大別され，胚細胞腫はさらにセミノーマ，それ以外の非セミノーマに分類される（❾）．精巣腫瘍の約 50％は，転移を認めない Stage I のセミノーマで予後がよい．小児期はほどんどが胎児性癌，卵黄嚢腫瘍，成熟奇形腫である．

危険因子
　精巣腫瘍は家族歴，停留精巣，反対側の精巣腫瘍の既往が危険因子である．精巣腫瘍は家族内発生する．親が精巣腫瘍であれば 4 倍のリスク，兄弟が精巣腫瘍であれば 8 倍のリスクがある．精巣腫瘍の発生には単一の遺伝子だけではなく，複数の遺伝子がかかわっていると考えられている．停留精巣は精巣腫瘍の危険因子であるため，特に腹腔内に精巣があるときは精巣摘出が勧められる．ほかにも，不妊症，精液検査異常，早産，低体重児，未熟児，食事ではチーズ，牛乳の摂取なども危険因子の可能性がある．

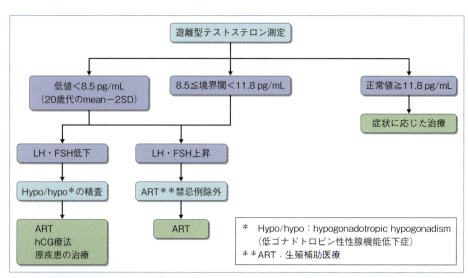

❽ LOH 症候群の診断アルゴリズム

（日本泌尿器科学会・日本 Men's Health 医学会「LOH 症候群診療ガイドライン」検討ワーキング委員会：加齢男性性腺機能低下症候群〈LOH 症候群〉診療の手引き．）

❾ 精巣腫瘍の組織分類

(1) 胚細胞腫瘍（germ cell tumor）
  1) GCNIS 由来胚細胞腫瘍（germ cell tumors derived from germ cell neoplasia *in situ*）
    a) 非浸潤性胚細胞腫瘍（non-invasive germ cell neoplasia）
      ① GCNIS（germ cell neoplasia *in situ*）
      ② 精細管内胚細胞腫瘍特異型（specific forms of intratubular germ cell neoplasia）
    b) 単一型（tumors of single histological type, pure forms）
      ① セミノーマ（seminoma）
        合胞性栄養膜細胞を伴うセミノーマ（seminoma with syncytiotrophoblast cells）
      ② 非セミノーマ性胚細胞腫瘍（non-seminomatous germ cell tumors）
        I) 胎児性癌（embryonal carcinoma）
        II) 卵黄嚢腫瘍，思春期後型（yolk sac tumor, postpubertal-type）
        III) 絨毛性腫瘍（trophoblastic tumors）
          i) 絨毛癌（choriocarcinoma）
          ii) 非絨毛癌性絨毛性腫瘍（non-choriocarcinomatous trophoblastic tumors）
            ア）胎盤部トロホブラスト腫瘍（placental site trophoblastic tumor）
            イ）類上皮性トロホブラスト腫瘍（epithelioid trophoblastic tumor）
            ウ）嚢胞状トロホブラスト腫瘍（cystic trophoblastic tumor）
        IV) 奇形腫，思春期後型（teratoma, postpubertal-type）
        V) 体細胞型悪性腫瘍を伴う奇形腫（teratoma with somatic-type malignancy）
    c) 混合型胚細胞腫瘍（mixed germ cell tumors）
    d) 組織型不明な胚細胞腫瘍（germ cell tumors of unknown type）
  2) GCNIS 非関連胚細胞腫瘍（germ cell tumors unrelated to germ cell neoplasia *in situ*）
    a) 精母細胞性腫瘍（spermatocytic tumor）
    b) 奇形腫，思春期前型（teratoma, prepubertal-type）
      ① 皮様嚢腫（dermoid cyst）
      ② 類表皮嚢腫（epidermoid cyst）
      ③ 高分化神経内分泌腫瘍，（単胚葉性奇形腫）
        （well-differentiated neuroendocrine tumor（monodermal teratoma））
    c) 奇形腫・卵黄嚢腫瘍混合型，思春期前型（mixed teratoma and yolk sac tumor, prepubertal-type）
    d) 卵黄嚢腫瘍，思春期前型（yolk sac tumor, prepubertal-type）
(2) 性索間質性腫瘍（sex cord-stromal tumors）
    a) 単一型（pure tumors）
      ① ライディッヒ細胞腫（Leydig cell tumors）
      ② セルトリ細胞腫（Sertoli cell tumor）
      ③ 顆粒膜細胞腫（granulosa cell tumor）
      ④ 莢膜細胞腫-線維腫群腫瘍（tumors in the fibroma-thecoma group）
    b) 混合型および分類不能型性索間質性腫瘍（mixed and unclassified sex cord-stromal tumors）

（日本泌尿器科学会ほか〈編〉：精巣腫瘍取扱い規約．第4版．東京：金原出版；2018.）

臨床症状

　30～40％の患者で下腹部，肛門周囲，陰嚢に重い感覚や鈍い痛みを伴う．急激な痛みを伴うことは少なく10％程度とされる．転移を伴う場合は転移性病変の位置によって症状が出現することがある．女性化乳房は約5％の患者に起こるとされる．絨毛癌や絨毛細胞を含む癌によって産生される hCG が乳房を刺激するためと考えられている．

診断

　精巣腫瘍では陰嚢内に無痛性の腫人病変を触れる．身体所見から，精巣腫瘍を疑った場合にはすぐに陰嚢超音波検査を行う．セミノーマは嚢胞を伴わない低エコー域として描出される．一方，非セミノーマは石灰化，嚢胞，不明瞭な辺縁を伴った不均一なエコー域を認める．しかしこれらの所見だけでは，必ずしもセミ

ノーマか非セミノーマかを区別することはできない．転移性病変を調べるために CT 検査を行う．

　精巣腫瘍には腫瘍マーカーがあり，AFP（alpha-fetoprotein），hCG，LDH（lactate dehydrogenase）が確立している．AFP は非セミノーマの50～70％で上昇し，胎児性癌や卵黄嚢腫瘍で上昇する．AFP の血中半減期は5～7日であり，手術後に AFP 値の半減期を計算することで，精巣腫瘍の残存の有無を判定する際に参考になる．また，摘出された精巣腫瘍が，病理学的に pure seminoma と診断されていても，AFP が上昇している場合には非セミノーマの成分が存在していると推測される．肝疾患などでも AFP の上昇を認めることがあり，AFP-L3 を測定することやコンカナバリン A 結合 AFP 比が鑑別に有効であるといわれている．hCG は α 鎖と β 鎖からなる．α 鎖はほかの

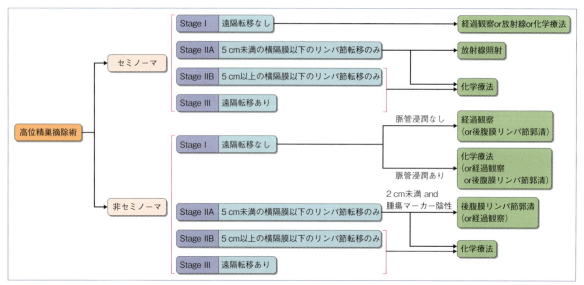

⓾ 精巣腫瘍診断アルゴリズム
（日本泌尿器科学会〈編〉：精巣腫瘍診療ガイドライン 2015 年版．東京：金原出版；2015．）

下垂体ホルモンと共通の構造をとっているため，β鎖を測定する必要がある．hCG は非セミノーマの 40〜60 ％で上昇する．絨毛癌では 100 ％上昇し，胎児性癌や奇形癌では 50〜60 ％上昇しているとされる．セミノーマでも上昇することがある．LDH には精巣特異性はないが，症例によっては進行時や再発時に上昇するため病状の評価や予後を予測する際に有用となることもある．

精巣腫瘍の鑑別診断としては，精巣捻転，精巣上体炎，精巣炎，精巣水瘤，ヘルニア，精液瘤，血腫，精索静脈瘤がある．特に精巣捻転，精巣上体炎，精巣炎では診断に苦慮することもあり，超音波以外の MRI などの画像診断も追加し慎重に精査する．

治療

精巣腫瘍は速やかに摘出する．病理診断によりセミノーマか非セミノーマかを決定し，さらに CT などの画像診断により転移性病変を評価し臨床病期を決定する．国際的に用いられる予後予測分類（International Germ Cell Consensus Classification）を行い治療方法を選択する（⓾）．病状に応じて，術後に放射線照射や化学療法など集学的な追加治療を行う．また，化学療法後に残存する転移性病変に対して外科的切除を追加することもある．転移のみられない精巣腫瘍の予後は良好で，5 年生存率はほぼ 100 ％である．転移性精巣腫瘍の 5 年生存率は，予後良好群は 95 ％，中間群は 80 ％，不良群は 70 ％である．

付 Leydig 細胞腫

性索間質性腫瘍は精巣腫瘍のなかで 5 ％以下である．性索間質性腫瘍のなかでは，最も頻度が高いのが Leydig 細胞腫である．小児期において良性腫瘍であるが，成人においては 20 ％以下ではあるものの，悪性と診断されることがある．Leydig 細胞はテストステロンとエストロゲン産生能があるため，Leydig 細胞腫では男性化徴候と女性化徴候を呈する．成人男性においては女性化乳房がよくみられる症状である．小児では思春期早発症が主症状である．

（長屋直哉，堀江重郎）

● 文献

1) 厚生労働省：中枢性思春期早発症の診断の手引き（平成 15 年度改訂）．平成 15 年度間脳下垂体機能障害に関する調査研究報告書．2004．
2) 日本泌尿器科学会・日本 Men's Health 医学会「LOH 症候群診療ガイドライン」検討ワーキング委員会：加齢男性性腺機能低下症候群（LOH 症候群）診療の手引き．
3) 日本泌尿器科学会（編）：精巣腫瘍診療ガイドライン 2015 年版．東京：金原出版；2015．

女性性腺の異常

卵巣の構造と機能

卵巣の解剖

卵巣は，小骨盤腔内の両外側で子宮広間膜後葉の卵管の直下にみられる三角形の浅い腹膜陥凹部（卵巣窩

に位置し，左右1対存在する．

　新生児の卵巣は細長く扁平で，平均の大きさは，長さ1.3 cm，幅0.5 cm，厚さ0.3 cmで，重量は0.3 gとされている．幼少期の卵巣は柔軟で表面平滑であるが，性成熟期になって周期的変化を繰り返すことによって表面は凹凸不整に変化し，その大きさはほぼ母指頭大で緊満状を呈する．わが国の性成熟期女性では，長さ2.5～3.9 cm，幅1.2～1.9 cm，厚さ0.6～1.2 cmで，重量は5～6 gであるが，その位置，大きさ，形とも個人差がみられる．閉経期以後になると個人差はあるものの性成熟期の約1/2の大きさに萎縮する．その外観は淡黄色調で，多くは脳回状から細皺に富んだ不整形を示し，硬度は一様に硬く，割面は灰白調で充実性となる．

　卵巣と広間膜後葉を連結しているのが卵巣間膜で，その卵巣付着部位は卵巣門と呼ばれ，卵巣に分布する血管，リンパ管，神経が出入りする．卵巣門を除く卵巣の大部分は骨盤腔に露出し，子宮とともに可動性を有する．子宮とは固有卵巣索（卵巣固有靭帯）により，また骨盤側壁とは卵巣提索（骨盤漏斗靭帯）により連結しており，両索内を卵巣を栄養する動静脈や神経が走行する．卵巣のすぐ近くには卵管の開口部である卵管采が存在する（⓫）．

卵巣の組織構築（⓬）

　卵巣は表層から順に，表層上皮，白膜，実質（皮質および髄質）から構成され，表層上皮と白膜の間には基底膜が存在する．卵巣は腹膜中皮細胞と起源を同じくする1層の表層上皮細胞によって覆われており，この上皮は卵巣門で腹膜に移行する．白膜は表層上皮の直下に存在する薄い層状の構造物で血管に乏しく，豊富な膠原線維と線維芽細胞から構成され，排卵およびその後に形成される卵胞斑の修復過程で必要な細胞外基質となる．卵巣実質は，大小の卵胞や黄体を内包する外側の皮質と，その内側で大小の血管やリンパ管が存在する髄質とに区別される．皮質は白膜下に位置し，性成熟期では卵巣全体の1/3から2/3を占有し，髄質との境界は不明瞭である．皮質には種々の発育段階の卵胞が閉鎖卵胞，黄体，白体とともに観察される．

卵胞発育，排卵，黄体形成

卵胞の発生

　胎生16～24週にかけて原始卵胞ができる．原始卵胞は卵母細胞の周囲を1層の扁平上皮様の細胞（卵胞上皮細胞）が取り囲んだものであり，直径40～50 μmで皮質の表層部に偏在し減数分裂を開始するが，出生前に第一減数分裂前期の網糸期で停止する．胎生24週には原始卵胞と一次卵胞（resting follicleと呼ぶ）で卵胞のストック（ovarian reserve）が形成され，最大500～700万個ができるが出生時には100～200万個となる．

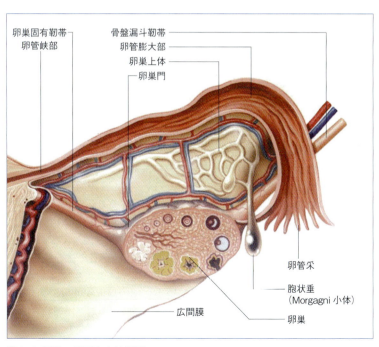

⓫ ヒト卵巣の割面と支持組織

（丸尾　猛ほか：女性性器の構造．看護のための最新医学講座　第16巻　婦人科疾患，第2版．東京：中山書店；2006. p.7. 図4より一部引用）

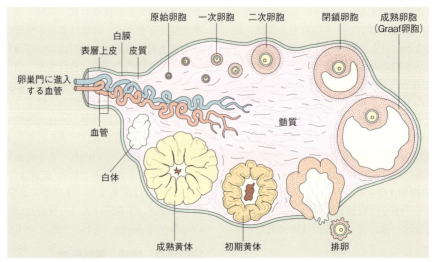

⓬ ヒト卵巣の組織構築

(Haw AW, et al：Histology. 4 th ed. Philadelphia：Lippincott；1968／高井教行ほか：性機能の生理. 看護のための最新医学講座 第16巻 婦人科疾患, 第2版. 東京：中山書店；2006. p.19. 図10.)

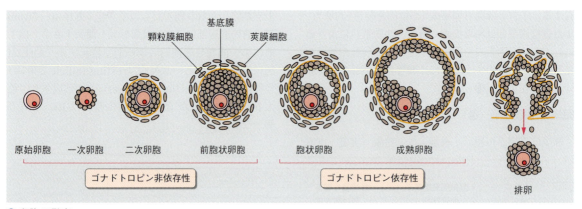

⓭ 卵胞の発育

卵胞の発育（⓭）

卵胞発育は，発育が休止している resting follicle（原始卵胞と一次卵胞）から発育段階にリクルートされることから始まり，二次卵胞，前胞状卵胞，胞状卵胞という段階の発育を経て，1個の成熟卵胞（Graaf 卵胞）に到達する（⓭）．この過程を発育からみると3つに分けることができる．①発育の開始（原始卵胞から二次卵胞まで），②初期卵胞発育（二次卵胞から胞状卵胞まで），③単一卵胞の選択と成熟卵胞への発育である．また，ゴナドトロピンである黄体形成ホルモン（luteinizing hormone：LH）と卵胞刺激ホルモン（follicle stimulating hormone：FSH）に対する反応性から，ゴナドトロピン非依存性発育と依存性発育の2段階にも分類することができる．

一次卵胞が前胞状卵胞までに達するのに約3か月，前胞状卵胞から胞状卵胞まで約70日を要する．そして，月経開始時の胞状卵胞から14日間で排卵前の成熟卵胞に発育する．1個の卵を排卵する過程で約1,000～1,500個の原子卵胞が候補となるが，次第に閉鎖卵胞に陥り最終的に1個が選ばれる．

発育の開始：原始卵胞では発育は静止状態にある．どのようなメカニズムで原始卵胞の発育が抑止されているのか，また，原始卵胞が発育に向かう引き金については，不明である．原始卵胞が発育を始めることで最初に観察される変化は，卵周囲を取り巻く上皮細胞の立方化であり，まもなく卵の周囲に透明帯が出現する．上皮細胞が立方化し顆粒膜細胞の形態を整えた卵胞を一次卵胞という．そして，顆粒膜細胞が増殖を開始し，やがて卵の周囲を2層の顆粒膜細胞が取り囲むようになった時点から二次卵胞といい，基底膜が現れる．この時期の卵胞の発育は，卵から産生される因子が卵胞発育に重要であるという考えが一般的である．卵から産生され卵胞発育に関与する growth differentiation factor 9（GDF-9），bone morphogenetic protein 15

（BMP-15）が同定されている．GDF-9やBMP-15が欠損したマウスでは卵胞発育が一次卵胞の段階で止まってしまう．

初期卵胞発育：二次卵胞から胞状卵胞への発育である．顆粒膜細胞の増殖が進み数層に達すると，卵胞周囲の基底膜に接する細胞は上皮細胞化して内莢膜細胞となる．内莢膜細胞層をもつ卵胞を前胞状卵胞という．内莢膜細胞ができると顆粒膜細胞の増殖は急激に亢進する．この時点で，血管供給を認めるようになり，血液中の諸物質が卵胞に供給されるようになる．そして，発育が進み，卵胞腔が形成されると胞状卵胞と呼ばれる．なお，内莢膜細胞層の外側には，結合組織細胞層である外莢膜細胞層もみられるようになる．

単一卵胞の選択と成熟卵胞への発育：胞状卵胞から成熟卵胞までの卵胞発育はゴナドトロピン依存性である．月経直前から血中エストロゲンとプロゲステロンの低下に伴い，視床下部へのネガティブフィードバックが解除され，FSH分泌が亢進する．胞状卵胞は，このFSHの刺激により急速に発育し，月経開始後14日目頃には直径1.5～2.0 cmになり，排卵準備が整った成熟卵胞（Graaf 卵胞）となり卵巣の表面に膨隆する．

単一卵胞発育の仕組みは，以下のように考えられている．月経5～7日目に，多量のエストロゲンを産生する能力をほかの卵胞より早く獲得してFSH受容体の発現を多くもつようになった卵胞が主席卵胞となる．一方，卵胞から分泌されるエストロゲンとインヒビンがそれぞれ視床下部と下垂体に作用して，FSH分泌を抑制するため，月経開始後5～7日目頃には血中FSHレベルが低下する．このFSHの低下によっても発育が可能な卵胞のみが発育を続け主席卵胞となり，ほかは閉鎖卵胞となる．

卵胞発育とエストロゲン産生

胞状卵胞の内莢膜細胞では，LHがその受容体を介し，steroidogenic acute regulatory protein（StAR），P-450側鎖切断酵素（P-450$_{scc}$），3β ヒドロキシステロイドデヒドロゲナーゼ（3β-HSD）の酵素を介して産生されたプロゲステロンが17α-ヒドロキシラーゼによって男性ホルモンであるアンドロステンジオンとなり，これが，顆粒膜細胞に移行する．顆粒膜細胞では，FSHがその受容体を介し，アロマターゼを活性化し，アンドロステンジオンやテストステロンというアンドロゲンからエストロンやエストラジオールといったエストロゲンを合成する．これを two cell-two gonadotropin theory という（⓮）．産生されたエストロゲンにより，顆粒膜細胞が増殖し卵胞発育が進み，FSH受容体が増加しFSHに対する感度を上昇させるとともに，LH受容体の発現を誘導する．

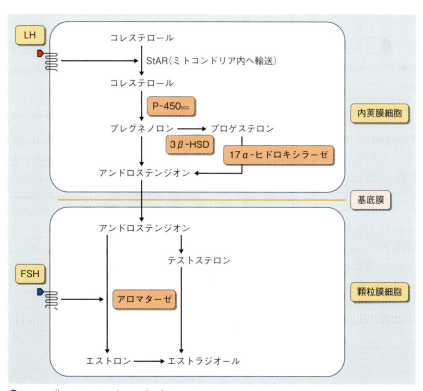

⓮ two cell-two gonadotropin theory
P-450$_{scc}$：P-450側鎖切断酵素，3β-HSD：3β-ヒドロキシステロイドデヒドロゲナーゼ．

排卵

成熟卵胞から産生されるエストロゲンにより血中エストロゲン濃度が上昇し，これが200〜300 pg/mL以上で2〜3日間持続することでポジティブフィードバックが起こりLHの大量分泌（LHサージ）が惹起される．LHサージによって卵胞が破裂し，卵母細胞と卵丘細胞の複合体が腹腔内へ放出される．これが排卵である．排卵はLHサージ開始後36〜38時間で起こる．また，卵母細胞はLHサージにより減数分裂を再開する．LHサージにより，卵胞では，卵胞破裂のために炎症と類似の変化が起こる．免疫細胞からのサイトカイン分泌亢進などにより血管透過性の亢進（卵胞液貯留による卵胞内圧の増加），蛋白分解酵素の活性化（卵胞壁の脆弱化），神経・筋作動物質の産生（卵胞底部の平滑筋の収縮）が引き起こされ，卵胞が破裂し卵が放出されるのである．

黄体形成

排卵直後，卵胞壁は萎縮・変形しひだ状構造になる．また，空隙内に周囲の血管から血液が流入し内部を満たすが，まもなく血液は吸収され，残った顆粒膜細胞と内莢膜細胞は黄体細胞となり，さらに血管網も速やかに構築され黄体が形成される．血管新生は，LHサージにより，基底膜の融解とともに内莢膜細胞層の血管が無血管領域である顆粒膜細胞層へ進入・増殖することから始まり，黄体期の初期の間に完了する．黄体では，血管内皮細胞が全細胞の50%以上を占めるほどになる．豊富な血管網が構築され，血中からコレステロールが黄体細胞に供給されることにより大量のプロゲステロン産生が可能となる．そして，産生されたプロゲステロンは血中に移行し循環系に入ることで，子宮などに内分泌的に作用し，妊娠の成立・維持に貢献する．

黄体細胞はLHの刺激によりプロゲステロンを分泌するようになる．このプロゲステロン分泌はLHサージ後7日頃で最高値に達する．同時に黄体からはエストロゲンの分泌も起こる．妊娠が成立しない場合，黄体は退行に向かい，プロゲステロン分泌が低下する．黄体は，プロゲステロン分泌機能がなくなった後，約4〜6週間かけて白体となって消失する．一方，妊娠が成立すれば，絨毛から分泌されるヒト絨毛性ゴナドトロピン（human chorionic gonadotropin：hCG）により黄体が刺激され続け妊娠黄体となり，その機能は妊娠6〜7週頃まで維持される．

子宮内膜の変化

子宮内膜の周期的変化は，主にエストロゲンとプロゲステロンの2つの性ホルモンの作用を受ける．卵胞発育に伴い分泌されるエストロゲンは，子宮内膜の増殖を起こしエストロゲン受容体とプロゲステロン受容体の発現を促進する．排卵が起こると黄体からプロゲステロンが分泌されるようになり，内膜は分泌期の構造に変化する．すなわち，腺上皮細胞では着床に必要なグリコーゲンを含有するようになり，間質細胞は脱落膜化という変化を起こす．妊娠が成立しなければ，黄体の退縮による性ステロイドホルモン分泌の低下・消退が子宮内膜組織の剥脱を引き起こし月経が発来する．

女性性腺の検査法

基礎体温測定

朝，目覚めたら起床する前に床の中で口腔内（舌下）で計測した体温を基礎体温（basal body temperature：BBT）といい，排卵の有無，排卵時期の推定と黄体期持続期間の指標に用いる．BBTは正常排卵周期では月経後の低温相から排卵後に高温相へ移行する二相性を示す．高温相を形成するのは，排卵後に黄体から分泌されるプロゲステロンが視床下部の体温中枢に作用して体温を0.3〜0.5℃上昇させるためである．高温相は黄体機能を反映し，長さは通常14±2日であり，10日未満であれば黄体機能不全と診断する．

一般に，BBTにおける高温相の形成は，排卵があったことを示唆するが，黄体化未破裂卵胞症候群では成熟した卵胞が排卵しないまま黄体化しプロゲステロンを産生するため，BBTは二相性を呈するので注意を要する．

妊娠が成立するとBBTは高温相を持続するので2週間以上持続している場合には妊娠を疑う．この高温相は妊娠4か月まで持続する．

ホルモン値測定

血中ゴナドトロピン（LH，FSH）値

思春期になると，性中枢の抑制が解除され，視床下部からゴナドトロピン放出ホルモン（gonadotropin releasing hormone：GnRH）が分泌され，この刺激で下垂体からLH，FSHが分泌されるようになる．月経周期における血中ゴナドトロピン値の変化を⑮に示す．ゴナドトロピンの基礎値をみるためには卵胞期初期（月経開始後すぐ）に測定する必要がある．また，測定法や測定キットによる基準値の違いなどの考慮が必要となる．

血中プロラクチン（prolactin：PRL）値

血中PRL値が基準値を超えて上昇すると，乳汁漏出や月経異常などが起こるため，これらの症状があればPRLを測定する．なお，PRL低値の病的意義は知られていない．

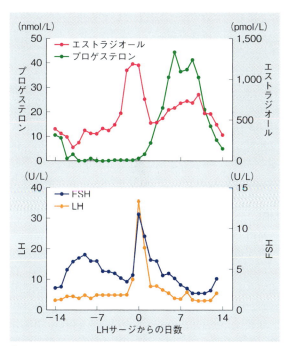

⓯ 月経周期の血中ホルモン値の推移

(Groome NP, et al：Measurement of dimeric inhibin B throughout the human menstrual cycle. *J Clin Endocrinol Metab* 1996；81：1401. より改変)

血中ステロイドホルモン値

①エストラジオール：エストロゲンには，エストロン（E_1），エストラジオール（E_2），エストリオール（E_3）がある．最も活性が高く，一般的に血液検査で測定されるのは，エストラジオールである．血中エストラジオール値は，月経周期の時期によって大きく異なるので注意を要する．卵胞の発育に伴いエストラジオール値が緩徐に上昇し始め，その後，排卵に向かい指数関数的に急増する（⓯）．

②プロゲステロン：排卵後，黄体はLHの刺激を受けて2～3日で成熟し，プロゲステロンが合成・分泌される．黄体は排卵後約14日間その機能を維持する．妊娠しなければ黄体は退縮に向かい，黄体期中期から血中レベルは急速に低下する（⓯）．

③テストステロン：アンドロゲンは性腺（卵巣や精巣）や副腎皮質で合成・分泌される．健常女性では生物学的に活性の強いテストステロンがごく少量と，ほかに生物学的に活性の弱いアンドロゲンであるアンドロステンジオン，デヒドロエピアンドロステロン（dehydroepiandrosterone：DHEA）とその硫酸エステルであるDHEA-sulfate（DHEA-S）が大量分泌される．卵巣と副腎からの同等のアンドロステンジオンが末梢でテストステロンに変換され，女性血中ではテストステロンの半分はこのアンドロステンジオンからの変換により合成され，残りの半分は卵巣と副腎から25％ずつ分泌されている．

尿中LH値

LHサージ開始から36時間前後で排卵することを利用し，尿中LH値を測定することにより排卵時期を推定できる．12時間ごとに測定して2回連続して40～50 mIU/mL以上であればLHサージであり，その1～2日後に排卵すると考える（⓯）．

性腺刺激試験

GnRH負荷試験（⓰）

無月経や無排卵の症例に対して，下垂体のゴナドトロピン産生細胞のGnRH感受性あるいはゴナドトロピン分泌予備能を調べ，障害の部位や程度を調べる．

GnRH 100 μgを静注し，投与前，投与後30分，60分，90分と採血を行い，血中LH，FSHを測定する．測定時期は卵胞期初期（月経開始後すぐ）が望ましい．健常者ではFSHよりLHのほうが反応が早くかつ大きい．反応パターンにより，下垂体不全型（基礎値が低く，反応不良），視床下部不全型（基礎値が低く，

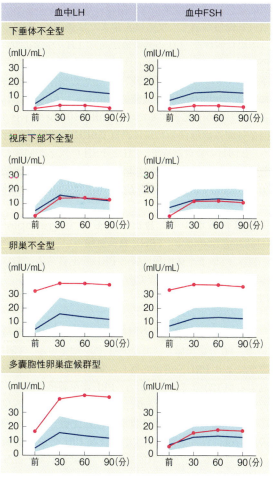

⓰ GnRH負荷試験

反応良好），早発卵巣不全や閉経に該当する卵巣不全型（基礎値が高く，反応は正常または過剰），多嚢胞性卵巣症候群型（LH の基礎値が高く，LH の過剰反応，FSH は基礎値が正常で反応良好）に分けられる．なお，下垂体不全型を示した場合には，重症の視床下部障害による二次的な下垂体機能低下による症例も含まれる．どちらかを鑑別するため，GnRH 100 µg を 1 日 1 回 7 日間点滴静注した後に再度 GnRH 負荷試験を行う．2 回目の負荷試験で，LH と FSH の反応が回復していれば，視床下部障害により二次的に下垂体機能低下をきたしたものと考えられ，反応がなければ下垂体障害と考える．

甲状腺刺激ホルモン放出ホルモン（thyrotropin-releasing hormone：TRH）負荷試験

視床下部-下垂体疾患による PRL 分泌異常症における鑑別診断に有用な検査である．エストロゲンにより PRL 分泌は促進されるので，測定時期は卵胞期初期（月経開始後すぐ）が望ましい．

TRH 500 µg を筋注または静注し，投与前，投与後 30 分，60 分に採血し，血中 PRL 値を測定する．TRH 投与により PRL 分泌は亢進し，30 分後にピークを形成するが 120 分で前値に戻る．PRL 産生腫瘍の場合，前値は著しく高値であるが，一般に TRH に対する反応性は不良である．TRH 負荷前は基礎値を示すものの負荷後に異常上昇を示す潜在性高 PRL 血症の診断に有用である．下垂体機能低下症，神経性食欲不振症では基礎値は低値で低反応を示す．

プロゲステロン負荷試験

卵巣からエストロゲンが分泌されているか否かをみる方法である．第一度無月経は卵巣からエストロゲンが分泌されている状態であり，プロゲステロン製剤を投与した後に消退出血を認める．

エストロゲン-プロゲステロン負荷試験

プロゲステロン負荷試験で消退出血がみられない場合，エストロゲン製剤とプロゲステロン製剤を投与し消退出血の有無をみる．これにより消退出血を認めると第二度無月経である．視床下部・下垂体の障害による FSH，LH の分泌不全，早発卵巣不全が主な原因である．エストロゲン-プロゲステロン負荷試験で消退出血のない場合は，子宮内膜がホルモン製剤に反応しない子宮性無月経である．

画像検査

超音波診断

経腟法は高周波数のため腟円蓋に近い部位にある子宮，卵巣の観察に適している．非妊娠時または妊娠初期の子宮や正常卵巣の観察，排卵の確認に有用である．一方，経腹法は経腟法に比べて視野範囲が広く，観察

する臓器がプローブから離れていても超音波の減衰が少なく鮮明な画像を得ることができることから，手拳大以上の骨盤内腫瘍の診断に適している．

卵胞は皮質層に存在し超音波検査上は円形の低エコー像として観察される（⑰a）．卵胞発育は，排卵に向かい卵胞径が徐々に増大し，LH サージの 5 日前には直径 12～14 mm となり，以後 1 日平均 2 mm 程度発育し，排卵前には約 20 mm に達する（⑰b）．排卵の診断は，卵胞の急激な縮小，Douglas 窩の液体貯留によってなされる．排卵後の卵巣にはやや高輝度となった黄体が観察される（⑰c）．

MRI

MRI は，X 線被曝の問題がなく低侵襲で，横断像のみではなく矢状断像などの任意の断層像が得られる．卵巣や子宮の有無やそれらの性状などの診断に有用である．また，内診が不可能な思春期少女の内性器検索が可能である．

卵巣は，子宮体部のレベルの横断像を用い，外腸骨動・静脈の背側に認められる T2 強調像で低信号の間質と高信号の卵胞から成る構造として確認できる．性成熟期の女性，特に 20～30 歳代ではほぼ 100 ％で同定できるが，小児や閉経後女性では同定が困難である．卵巣に嚢腫がある場合，嚢腫内容に血液を含む卵巣子宮内膜症（卵巣チョコレート嚢腫）や脂肪成分を含む成熟嚢胞性奇形腫の診断には有用である．

CT

超音波検査にて器質的疾患が行われた場合に行う．特に，卵巣に腫瘍がある場合で，骨や歯牙を含む成熟嚢胞性奇形腫，石灰化を伴う病変の診断に有用である．

月経とその異常

原発性無月経 primary amenorrhea

概念
- 日本産科婦人科学会では，満 18 歳を迎えても初経をみないものを原発性無月経と定義している．満 15 歳以降～満 18 歳未満で初経をみないものを遅発初経とし，介入の基準としている．
- 原発性無月経の頻度は 0.5 ％以下といわれる．

分類

頻度として，染色体異常，なかでも Turner 症候群，精巣性女性化症候群が多く，中枢性（視床下部障害，下垂体障害），性管分化異常が続く．病態・原因による分類を⑱に示す．

診断

診断のフローチャートを⑲に示す．

問診

処女膜閉鎖症などの性管閉鎖では周期的な腹痛の訴

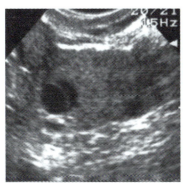 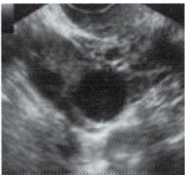 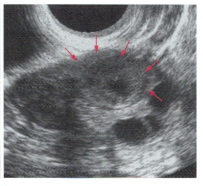

a.　　　　　　　　　　　　　　b.　　　　　　　　　　　　　　c.

⓱ 月経周期における卵巣の経腟超音波像
a. 卵胞期初期．卵巣内に低エコーの小卵胞を認める．
b. 卵胞期後期．卵胞径が 20 mm 程度の成熟卵胞を認める．
c. 黄体期中期．やや高エコーの黄体を認める（矢印）．

⓲ 原発性無月経の分類
1. 子宮性無月経（正常ゴナドトロピン性）
  ① Rokitansky-Küster-Hauser 症候群
  ② その他の子宮・腟欠損症
2. 高ゴナドトロピン性
  a. 卵巣形成障害
    ① pure gonadal dysgenesis
    ② mixed gonadal dysgenesis
    ③ Turner 症候群
  b. 精巣性女性化症候群
  c. ゴナドトロピン抵抗性卵巣（卵巣のゴナドトロピン感受性障害）
  d. 二次的卵巣機能の低下（炎症，外傷，放射線，手術などによる）
3. 低ゴナドトロピン性
  a. 遅発思春期
  b. 下垂体性
    ① 先天性ゴナドトロピン欠損症（Kallmann 症候群）
    ② 二次的下垂体機能障害（炎症，外傷，放射線，手術などによる）
  c. 視床下部性
    ① 視床下部性原発性無月経
    ② Marfan 症候群
    ③ Laurence-Moon-Biedl 症候群
  d. 内分泌系の異常に伴うもの
    ① 先天性副腎性器症候群（副腎過形成）
    ② 甲状腺機能低下症

えが重要である．周期的腹痛がなく BBT が二相性であれば子宮欠損などの子宮性無月経を疑う．原発性無月経では遺伝的要因を有するものも多く，家族歴を聴取することが重要である．

全身所見
身長（低身長：Turner 症候群，副腎性器症候群など），体重（肥満：Fröhlich 症候群や Laurence-Moon-Biedl 症候群など，るいそう：甲状腺機能亢進症や神経性食欲不振症など），翼状頸・外反肘（Turner 症候群），嗅覚障害（Kallmann 症候群），視力障害（Lau-rence-Moon-Biedl 症候群）などの有無，二次性徴の状態，乳汁分泌の有無，甲状腺腫脹の有無などを診察する．

性器所見
外陰が男性型か女性型か，腟の有無，子宮腟部の有無，子宮体部の有無，恥毛の有無を調べる．停留精巣の有無の確認も必要である．

染色体検査
診断や治療方針の決定に最も重要な検査といえる．

内分泌学的検査
染色体検査が正常の場合，血中ゴナドトロピン値により障害部位を検索する．プロゲステロン負荷試験，エストロゲン-プロゲステロン負荷試験を行い，第一度，第二度，子宮性無月経の鑑別を行う．また，テストステロン値や尿中 17-ステロイド（17-KS）値が高ければ副腎性器症候群を疑う．PRL 値や甲状腺機能の検索も必要である．

その他
超音波，CT，MRI などの画像検査による内性器の有無，性腺腫瘍・副腎腫瘍・頭蓋内腫瘍などの検索が必要となることがある．子宮，卵管，卵巣の観察や卵巣生検の目的で腹腔鏡検査を行うこともある．また，低ゴナドトロピンの場合には骨密度の測定，低身長の場合には骨年齢の測定も重要である．

治療
治療法は多様である．治療の目的として，排卵・妊娠を期待すること，性腺の悪性腫瘍発生の予防，内分泌環境や QOL の改善などがある．

下垂体性・視床下部性の無月経で挙児を希望する場合，ヒト閉経後ゴナドトロピン（human menopausal gonadotropin：hMG）-hCG 療法を中心として排卵誘発を行う．副腎性器症候群に副腎皮質ホルモン，甲状腺機能異常に甲状腺薬や抗甲状腺薬が有効な場合もある．

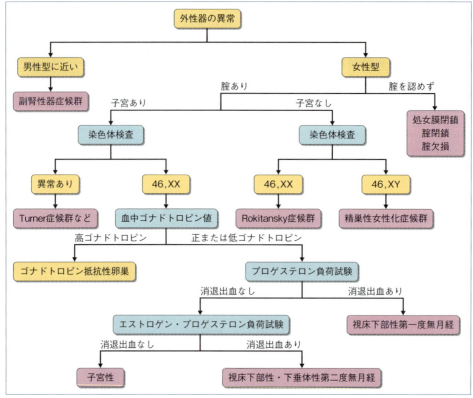

⓲ 原発性無月経の診断

精巣性女性化症候群，XY 型 pure gonadal dysgenesis など，Y 染色体を含む性腺が体内にある場合，性腺の悪性化が起こりやすく，性腺摘除が必要である．

低ゴナドトロピンの場合，二次性徴の不良や骨密度の低下している場合にはエストロゲン補充療法やエストロゲン-プロゲステロン周期的投与（Kaufmann 療法）が必要である．まれではあるが，卵巣低形成でも排卵周期が現れることがある．副腎性器症候群では副腎皮質ホルモン投与にて下垂体からの副腎皮質刺激ホルモン（adrenocorticotropic hormone：ACTH）分泌を抑制しアンドロゲン過剰産生を予防する．

性管閉鎖では処女膜切開などの閉鎖部位の開口を行う．Mayer-Rokitansky-Küster-Hauser 症候群などの腟欠損症では，年齢を考慮して性交可能となるように造腟術を行う．

続発性無月経 secondary amenorrhea

概念
- これまであった月経が 3 か月以上停止したものを続発性無月経という．

分類
続発性無月経は妊娠，産褥，授乳もしくは閉経後にみられる生理的無月経と，排卵障害や子宮異常による病的無月経に大別される．病態・原因による分類を⓴に示す．

診断
年齢や妊娠反応，BBT 表により生理的無月経を除外する．残りの症例は，病的無月経であり，系統的に鑑別診断する．診断のフローチャートを㉑に示す．

問診
年齢，月経歴，妊娠・分娩歴，妊娠の可能性，家族歴を聴取する．加えて，既往症，婦人科疾患・他科疾患の有無，内服薬や治療の詳細を確認する．さらに生活習慣・環境の変化，体重の増減，精神的ストレスの有無についての聴取も重要である．

全身所見
身長，体重，多毛・脱毛の有無，乳汁分泌の有無，甲状腺腫脹の有無などを診察する．Sheehan 症候群では恥毛・腋毛の脱落がみられることがある．多囊胞性卵巣症候群（polycystic ovary syndrome：PCOS）では肥満と多毛が認められることがある．

性器所見
子宮の大きさ・形態，卵巣の大きさ・形態，腟萎縮の有無などを診察する．子宮の大きさ，腟萎縮はエストロゲン量と相関し，無月経が長期に持続すると子宮は小さくなり腟が萎縮する．

内分泌学的検査
血中 PRL 値を測定し高 PRL 血症の有無を診断す

る．PRL値が正常な症例には，プロゲステロン負荷試験を行い，消退出血がみられれば第一度無月経であり，出血のない症例にはエストロゲン-プロゲステロン負荷試験を行い，子宮性無月経を除外する．第一度無月経で特徴的なLH高値を認めればPCOSと診断される．第二度無月経症例には，GnRH負荷試験を行う．ゴナドトロピン低値は下垂体性無月経であり，正常もしくは低値は体重減少性無月経やストレス性無月経を含む視床下部性無月経が疑われる．一方，ゴナドトロピン高値は卵巣の無反応や低反応を反映しており早発卵巣不全である．

その他

高PRL血症の原因疾患とその頻度については，厚生省間脳下垂体機能障害調査研究班が行った結果によると，プロラクチノーマが34.3％と最も多く，MRIなどによる下垂体腺腫の検索が必要である．次に視床下部の機能障害が多く，分娩後無月経と乳汁漏出が持続するChiari-Frommel症候群と，分娩との関係が認められない乳汁漏出症のArgonz-del Castillo症候群を合わせると約30％にのぼる．次いで薬剤服用によるもの，原発性甲状腺機能低下症が多い．

治療

原因に応じた治療が原則となる．甲状腺疾患や腫瘍性病変の場合はその治療を原則とする．

高PRL血症

マクロアデノーマは，増大する性質を獲得している腫瘍と考えるべきで，禁忌事項がなければ治療が必要であり，経過観察のみは不適当である．手術療法によ

⑳ 続発性無月経の分類

1. 生理的無月経
   a. 妊娠
   b. 産褥，授乳
   c. 閉経
2. 病的無月経
   a. 子宮性
      ①炎症性子宮性無月経（結核性子宮内膜炎など）
      ②Asherman症候群（外傷性子宮内腔癒着）
   b. 卵巣性
      ①早発卵巣不全
      ②ゴナドトロピン抵抗性卵巣
      ③多嚢胞性卵巣症候群
   c. 下垂体性
      ①Sheehan症候群
      ②下垂体腫瘍
      ③視床下部機能低下に引き続く二次的下垂体機能低下
   d. 視床下部性
      ①原因不明
      ②神経性食欲不振症
      ③医原性（薬剤性）
      ④心因性
      ⑤乳汁漏出性（Chiari-Frommel症候群，Argonz-del Castillo症候群）
      ⑥Fröhlich症候群など
      ⑦全身性・消耗性疾患，内分泌疾患に伴うもの

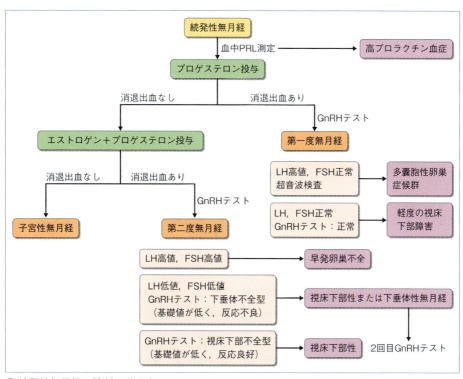

㉑ 続発性無月経の診断の進め方

る奏効率が低いことから，ドパミン受容体作動薬（カベルゴリンなど）が第一選択である．これに反応しない場合には手術療法を考慮する．薬剤性の場合は原因薬剤を極力中止するようにする．視床下部の機能障害による場合には，ドパミン受容体作動薬による薬物療法を施行する．

第一度無月経

クロミフェンなどの抗エストロゲン薬による排卵誘発薬が奏効することが多い．挙児希望がなければプロゲステロン製剤の周期的投与（Holmstrom 療法）を行う．

第二度無月経

hMG-hCG 療法による排卵誘発治療が奏効することが多い．挙児希望のない症例に対しては，Kaufmann 療法を行う．

体重減少が原因の続発性無月経には，まず体重回復を指導し，Kaufmann 療法から開始する．6 周期程度行う．体重がある程度回復したら，クロミフェンによる排卵周期の獲得を目指してもよい．神経性食欲不振症は心療内科や精神神経科と協力して治療にあたる．

卵巣性無月経（高ゴナドトロピン性無月経）

早発卵巣不全の症例が多い．Kaufmann 療法やGnRH アゴニスト製剤によるゴナドトロピンの抑制を行った後，大量長期間の hMG-hCG 療法を行うと排卵することもあるが，無効な場合が多い．詳細は，後述する「早発卵巣不全」を参照されたい．

子宮性無月経

子宮内腔の癒着によるもの（Asherman 症候群）に対しては，子宮鏡により外科的に癒着剥離を行い，その後，内膜の増殖を促し再癒着を防ぐため，子宮内避妊具（intrauterine device：IUD）を挿入し，Kaufmann 療法を 6 か月行うことにより改善を期待する．

▍早発思春期 precocious puberty

概念

- 思春期の発来が通常の範囲より早く認められるものを，早発思春期と呼ぶ．
- 日本産科婦人科学会では，乳房発育が 7 歳未満，または陰毛発生が 9 歳未満，または初経発来が 10 歳未満で開始した場合と定義している．

病因

性ステロイドホルモンの分泌が，中枢性ゴナドトロピン分泌の結果として起きている場合を真性早発思春期，ゴナドトロピンとは無関係に末梢での産生が亢進している場合を仮性早発思春期と呼んでいる．

真性早発思春期の大部分は特発性であり 60 ％以上を占める．次いで視床下部，松果体，第三脳室底部の腫瘍による脳性思春期早発症が続く．仮性早発思春期

の大部分は副腎性のものであり，男性化徴候を伴っており，女性化はまれである．仮性早発思春期のうち卵巣性の大半は顆粒膜細胞腫などのホルモン産生卵巣腫瘍によることが多い．

診断

二次性徴の早期出現とともに身長，体重，骨年齢の増加も著しいが，骨端線の閉鎖が早く起こるため低身長になる．

まず，血中 LH，FSH および hCG を測定し，これらが正常であれば卵巣腫瘍か副腎性器症候群を疑う．hCG が上昇していれば異所性 hCG 産生腫瘍を検索する．LH，FSH が上昇していれば，甲状腺機能検査を行って原発性甲状腺機能低下症を除外する．次いで頭蓋内病変の有無を CT や MRI により検討し，異常が発見されれば脳性早発思春期と診断される．

次いで骨の X 線検査を行い，線維性増殖が認められ，皮膚の色素沈着を伴えば McCune-Albright 症候群と診断される．骨年齢が正常なら早発乳房発育，暦年齢に比し骨年齢が進んでいれば特発性早発思春期と判定される．

治療

真性早発思春期に対しては GnRH アゴニスト製剤を投与し，ゴナドトロピンの分泌を抑制して月経を停止させ，骨年齢進行を防止する．腫瘍が原因であれば外科的切除を行う．甲状腺機能低下症では甲状腺ホルモンを投与する．

▍早発卵巣不全
premature ovarian insufficiency（POI）

概念

- 40 歳未満で卵巣性無月経となったものを早発卵巣不全（POI）と呼ぶ．
- 高ゴナドトロピン血症の定義は伝統的に血中 FSH 40 mIU/mL 以上とされてきたが，最近では血中 FSH 10 mIU/mL 以上で血中エストラジオール低値の場合と定義すべきという意見もある．
- 卵巣組織の生検により，原始卵胞の存在するゴナドトロピン抵抗性卵巣症候群と原始卵胞がみられず自然閉経を迎えた早発閉経に大別される．

病因

自然発症 POI の原因は多様であり，多くの症例では原因は特定できないが，遺伝的，自己免疫疾患，ウイルス感染，薬物などが考えられている．医原性 POI としては，放射線被曝，抗癌薬治療，膠原病治療によるもの，時に良性卵巣腫瘍手術後にも起こる．

POI では正常女性に比し，総卵細胞数が減少していると考えられる．そのメカニズムとして，原始卵胞の生理的減少が何らかの原因で加速している場合と胎生

期における原始卵胞形成数が元来不足している場合が考えられている．多くは前者に分類され，アポトーシスによる卵胞閉鎖の加速と自己免疫，放射線，環境化学物質などの外的要因による卵胞破壊の2つの形式が原因と考えられている．

診断

一般には，①40歳未満の続発性無月経，②血中ゴナドトロピン高値，③血中エストラジオール低値を診断基準としている．確立された国際的な診断基準はいまだない．

治療

挙児希望のない場合

エストロゲン欠乏による骨粗鬆症や性器萎縮の予防のためのホルモン補充療法（hormone replacement therapy：HRT）の適応となる．

挙児希望がある場合

ホルモン療法によってゴナドトロピンを正常化させ排卵誘発薬を使用する．

①エストロゲン療法：エストロゲンのネガティブフィードバックによって血中ゴナドトロピン値が正常化し，顆粒膜細胞の増加とゴナドトロピン受容体の増加によりゴナドトロピンへの感受性が高められると考えられている．卵胞発育は，エストロゲン療法の後に再増加する内因性のゴナドトロピンに反応して起こる．

②GnRHアゴニスト療法：GnRHアゴニストを投与し，血中ゴナドトロピン値を正常化させた後にhMG-hCG療法を行う．

③副腎皮質ステロイド療法：自己免疫疾患が関与していると考えられる症例では，プレドニゾロンを投与しながら排卵誘発を試みる．

④卵胞活性化療法：卵巣を摘出し，組織学的に原始卵胞が存在する場合（ゴナドトロピン抵抗性卵巣症候群）には，細切した卵巣皮質の組織片を卵胞活性化薬として phosphatase and tensin homolog deleted from chromosome 10（PTEN）抑制薬および phosphoinositide 3-kinase（PI3K）活性化薬で培養した後に，卵巣卵管間膜に移植する方法も試みられている．

多嚢胞性卵巣症候群
polycystic ovary syndrome（PCOS）

概念

- PCOSは生殖年齢女性の約6〜10％に発症する比較的頻度の高い疾患で，卵巣の多嚢胞性変化と排卵障害を主徴とする．
- PCOSの組織学的特徴は，卵巣内に発育を停止した小卵胞が多数存在することである．

病因

視床下部-下垂体-卵巣系の異常に加えて，副腎系および糖代謝異常が複雑に関与した病態が考えられている．LHの中等度過剰分泌あるいはアンドロゲン産生の増加がPCOSに共通した病態である．

下垂体のゴナドトロピン産生細胞では，GnRHのパルス頻度が高いとLHが多く分泌され，低いとFSHが多く分泌される．PCOSではGnRHパルス頻度が亢進しているため，LH分泌が増加する．プロゲステロンは，GnRIIパルスを抑制する作用をもつが，PCOSでは無排卵によりプロゲステロン分泌がないため，パルス頻度がさらに高くなる．

診断

PCOSの臨床症状は，欧米では多毛や男性化などのアンドロゲン過剰症状や肥満が多いが，日本ではそれらの頻度が少なく，症状発現頻度に人種差がある．日本産科婦人科学会の診断基準を㉒に示す．

治療

治療の手順を㉓に示す．

肥満

BMI 25以上を肥満とし，肥満があれば，まず食事指導やライフスタイルの改善を行い，適切な減量に努める．体重の5〜7％の減量で排卵率と妊娠率の改善を認める．インスリン抵抗性がある場合は，インスリ

㉒ 多嚢胞性卵巣症候群（PCOS）の診断基準

I. 月経異常
II. 多嚢胞性卵巣
III. 血中男性ホルモン高値　または　LH基礎値高値かつFSH基礎値正常

注1）I〜IIIのすべてを満たす場合を多嚢胞性卵巣症候群とする．

注2）月経異常は無月経，稀発月経，無排卵周期症のいずれかとする．

注3）多嚢胞性卵巣は，超音波断層検査で両側卵巣に多数の小卵胞がみられ，少なくとも一方の卵巣で2〜9mmの小卵胞が10個以上存在するものとする．

注4）内分泌検査は，排卵誘発薬や女性ホルモン薬を投与していない時期に，1cm以上の卵胞が存在しないことを確認のうえで行う．また，月経または消退出血から10日目までの時期は高LHの検出率が低いことに留意する．

注5）男性ホルモン高値は，テストステロン，遊離テストステロンまたはアンドロステンジオンのいずれかを用い，各測定系の正常範囲上限を超えるものとする．

注6）LH高値の判定は，スパック-S®による測定ではLH≧7 mIU/mL（正常女性の平均値＋1×標準偏差）かつLH≧FSHとし，肥満例（BMI≧25）ではLH≧FSHのみでも可とする．他の測定系による測定値は，スパック-S®との相違を考慮して判定する．

注7）Cushing症候群，副腎酵素異常，体重減少性無月経の回復期など，本症候群と類似の病態を示すものを除外する．

（生殖・内分泌委員会：本邦における多嚢胞性卵巣症候群の新しい診断基準の設定に関する小委員会〈平成17年度〜平成18年度〉検討結果報告．日本産科婦人科学会雑誌 2007；59：868．）

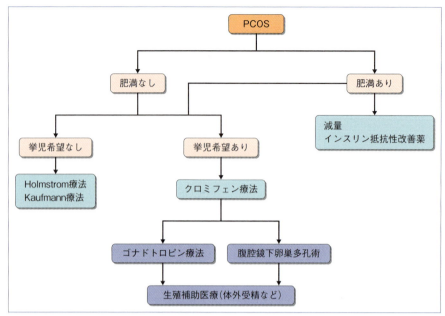

⑳ 多囊胞性卵巣症候群（PCOS）の治療方針

ン抵抗性改善薬（メトホルミンなど）の投与も考慮する.

挙児希望がある場合
① クロミフェン療法：第一度無月経を呈する PCOS に対しては，排卵誘発薬としてクロミフェンを第一選択薬として使用する．周期あたりの排卵率が約 50％，症例あたりの妊娠率が 10〜20％であり，必ずしも良好な成績ではない[2].
② ゴナドトロピン療法：排卵誘発薬として，LH が含まれている hMG 製剤ではなく，LH が含まれていない製剤である recombinant FSH あるいは pure FSH 製剤を用いた少量漸増療法が用いられる．多胎と卵巣過剰刺激症候群（ovarian hyperstimulation syndrome：OHSS）が発生しやすいので注意を要する.
③ 腹腔鏡下卵巣多孔術：電気メスやレーザーにより，卵巣表面に多数の穴を開ける腹腔鏡下手術である．その効果はゴナドトロピン療法に匹敵し，さらに，OHSS や多胎のリスクが少ないなどのメリットがある．そのためクロミフェン無効症例が適応となる.

挙児希望がない場合
　月経周期の改善や子宮内膜増殖性疾患（子宮内膜異型増殖症，子宮体癌）の予防のために，第一度無月経にはアンドロゲン作用の少ないプロゲステロン製剤を単独で用いる Holmstrom 療法，第二度無月経には Kaufmann 療法を行うことにより，定期的に消退出血を起こさせる．ただし，第一度無月経であっても内因性エストロゲンレベルは低いので，適宜 Kaufmann 療法を考慮し，休薬期間を時々おいて自発的な排卵の有無をみる.

（杉野法広，浅田裕美）

● **文献**
1) Groome NP, et al：Measurement of dimeric inhibin B throughout the human menstrual cycle. *J Clin Endocrinol Metab* 1996；81：1401.
2) 生殖・内分泌委員会：本邦における多囊胞性卵巣症候群の新しい診断基準の設定に関する小委員会（平成 17 年度〜平成 18 年度）検討結果報告．日本産科婦人科学会雑誌 2007；59：868.
3) 生殖・内分泌委員会：本邦婦人における多囊胞性卵巣症候群の治療法に関する小委員会（平成 5 年度〜平成 6 年度）検討結果報告．日本産科婦人科学会雑誌 1995；47：1287.

性の分化異常

性と性分化

性の概念
　ヒトには以下の 6 つの性が存在する（㉔）.
① 染色体の性：受精時にすでに決定されており，通常 46, XY または 46, XX である.
② 性腺の性：男女共通の性腺原基（未分化性腺）から分化する精巣または卵巣である.

❷ヒトにおける6つの性

	男性	女性
染色体	46, XY	46, XX
性腺	精巣	卵巣
内性器	精巣上体，輸精管，精嚢	子宮，卵管，腟上部
外性器	陰茎，陰嚢	陰核，陰唇
性同一性	男性	女性
法律上の性	男性	女性

③内性器の性：男女共通の内性器原基（Wolff管およびMüller管）から分化する精巣上体，輸精管，精嚢または子宮，卵管，腟上部である．なおWolff管は精巣上体，輸精管，精嚢へ，Müller管は子宮，卵管，腟上部へ分化する．

④外性器の性：男女共通の外性器原基（生殖結節）から分化する陰茎，陰嚢または陰核，陰唇である．なお，内性器の性および外性器の性をまとめて解剖学的性と呼ぶこともある．

⑤性同一性：自分を男性と思うか，あるいは女性と思うかの自己意識である．

⑥法律上の性：戸籍上に登録されている性が男性か，または女性か，である．

性分化の概念

性分化とは，染色体上に存在する遺伝子のプログラムのもとに性腺，内性器，外性器が分化する過程を指す．すなわち，性分化とは上記の6つの性のうち，染色体の性，性腺の性，内性器の性，外性器の性の4つを扱う概念である．

性分化の機序

性分化の機序を3つの過程に分けて説明する（❷）．

未分化性腺形成の過程

胎生期の性分化の第1の過程は，未分化性腺の形成である．すなわち，単細胞である受精卵は未分化性腺を含む種々の臓器の原基に分化する．未分化性腺は，体細胞成分と胚細胞成分から成り立つことが最大の特徴である．*WT1*および*SF1*が未分化性腺形成にかかわる遺伝子の代表である．

未分化性腺の胎児性腺への分化の過程

胎生期の性分化の第2の過程は，未分化性腺の胎児性腺（胎児精巣または胎児卵巣）への分化である．この第2の過程を，性の決定と呼ぶこともある．未分化性腺の胎児性腺への分化過程は，未分化性腺の性特異的分化の決定，および未分化性腺から性特異的な胎児性腺への分化から成り立つ．

未分化性腺の性特異的分化の決定：未分化性腺の性特異的分化は，Y染色体に唯一存在する性決定遺伝子で

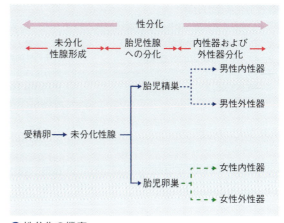

❷性分化の機序
····▶はホルモン作用による分化，−−−▶はホルモン非依存性の分化．

ある精巣決定遺伝子（sex-determining region Y：*SRY*）により常染色体上に存在する．すなわち，46, XYでは*SRY*により精巣決定遺伝子群がスイッチオンとなる．一方，46, XXでは精巣決定遺伝子群はスイッチオフのままである．

未分化性腺から性特異的な胎児性腺への分化：

①未分化性腺から胎児精巣への分化：精巣決定遺伝子群の作用により未分化性腺は胎児性腺へと分化する．精巣決定遺伝子群は複数の遺伝子から成り立ち，*SOX9*，*DHH*および*ARX*がその代表である．

②未分化性腺から胎児卵巣への分化：精巣決定遺伝子群が作用しないと，未分化性腺は自然に胎児卵巣へと分化を開始する．未分化性腺から胎児卵巣への分化過程に*RSPO1*，*WNT4*などの遺伝子群と卵母細胞の相同染色体対合が重要であると考えられているが詳細はなお不明である．

内性器および外性器分化の過程

胎生期の性分化の第3の過程は，性特異的な胎児性腺（胎児精巣または胎児卵巣）から分泌されるホルモン作用の有無による，内性器および外性器の分化である．この作用をするホルモンは，胎児精巣のSertoli細胞から分泌されるMüller管抑制因子（müllerian inhibiting substance：MIS：抗Müller管ホルモン〈anti-Müllerian hormone：AMH〉とも呼ばれる）および胎児精巣のLeydig細胞から分泌されるアンドロゲンである．内性器および外性器分化のprototypeは女性型である．したがって，ホルモン分泌能を有する胎児精巣が存在しない場合（あるいは胎児精巣からホルモンが分泌されない，または分泌されるホルモンが作用しない場合），胎児卵巣の有無にかかわらず，内性器および外性器は自然に女性化する．

❷⓺ 性分化疾患の分類

性染色体異常に伴う性分化疾患	46, XY 性分化疾患	46, XX 性分化疾患
1. 45, X（Turner 症候群） 2. 47, XXY（Klinefelter 症候群） 3. 45, X/46, XY 4. 46, XX/46, XY	1. 性腺（精巣）分化異常 　1）完全型性腺異型性 　2）部分型性腺異型性 　3）精巣退縮症候群 　4）卵精巣性性分化疾患 2. アンドロゲン合成障害・作用異常 　1）アンドロゲン生合成障害 　2）アンドロゲン不応症 　3）LH 受容体異常 　4）Müller 管遺残症 3. その他	1. 性腺（卵巣）分化異常 　1）卵精巣性性分化疾患 　2）精巣発生異常 　3）性腺異形成症 2. アンドロゲン過剰 　1）胎児性 　2）胎児胎盤性 　3）母体性 3. その他

性分化疾患 disorder of sex development（DSD）

性分化疾患の概念

性分化疾患（DSD）は，染色体の性，性腺の性，あるいは解剖学的性のいずれかが非定型的である先天的状態である．なお，従来しばしば用いられてきた"インターセックス"あるいは"半陰陽"という用語は，患者にとって蔑視的な意味が潜むと感じられるため，近年"性分化疾患（DSD）"という概念に統一された．

性分化疾患の分類

性分化疾患は，①性染色体異常に伴う性分化疾患，②46, XY 性分化疾患，③46, XX 性分化疾患の３つに大別される（⓺）．

代表的な性分化疾患

Turner 症候群

【概念】
- １本のX染色体のすべてあるいは短腕の一部を欠き，低身長，Turner 身体徴候，原発性性腺機能低下症などの特徴的な臨床症状を呈する女性である．
- 典型的な染色体核型は 45, X である．
- Turner 症候群は性染色体異常に伴う性分化疾患の代表的疾患である（⓺）．

【病因】
45, X は，精子あるいは卵子の減数分裂時の不分離による．

【病態生理】
遺伝子量効果，染色体不均衡，対合不全の３つの組み合わせで説明される（⓻）．
①X染色体偽常染色体領域に存在する *SHOX* 遺伝子の欠失（遺伝子量効果）が低身長の主因である．
②X染色体短腕に存在が仮定されているリンパ管形成遺伝子の欠失（遺伝子量効果）が翼状頸などの

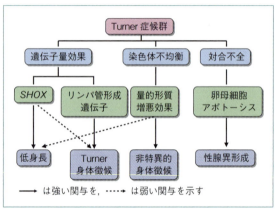

❷⓻ Turner 症候群の病態生理

Turner 身体徴候の主因である．
③X染色体異常という染色体不均衡が，量的形質増悪効果を介する非特異的身体徴候の主因である．
④減数分裂の際の染色体対合不全が卵母細胞のアポトーシスを介する性腺異形成の主因である．

【病理】
胎生 18 週までの 45, X 胎児の卵巣は組織学的に正常であるが，その後に異形成をきたす．すなわち，卵祖細胞は正常であるが，第一減数分裂を開始した卵母細胞は，アポトーシスにより急速に消滅する．卵母細胞非存在下では卵胞は形成されず，結果的に卵胞形成に伴う顆粒膜細胞および莢膜細胞の分化は起こらない．

【疫学】
2,000 人に１例の女児に出生する．

【臨床症状】
低身長，Turner 身体徴候，原発性性腺機能低下症を主症状とする．

低身長
95～100 ％に認め，日本人無治療 Turner 症候群の平均成人身長は 139 cm である．

Turner 身体徴候
代表は翼状頸（⓼），手背あるいは足背のリンパ性

浮腫（㉙），外反肘などである．

原発性性腺機能低下症
80％の患者は二次性徴を欠如する．20％の患者において認められる二次性徴も不完全であり，99％以上の患者は不妊である．

▶ 検査

内分泌検査では，LHおよびFSH高値，染色体分析では45,Xあるいはその他のX染色体の異常がみられる．

▶ 診断

典型的な臨床症状から本症候群を疑い，染色体分析により診断を確定する．

▶ 合併症

慢性甲状腺炎，糖尿病，高血圧，先天性大動脈二尖弁，大動脈縮窄症，後天性大動脈拡張，骨粗鬆症，難聴，肝機能障害などがある．

▶ 治療

低身長には，成長ホルモン投与が行われ，平均成人身長は147 cm前後に改善する．

原発性性腺機能低下症には，女性ホルモン補充療法が行われる．

アンドロゲン不応症
androgen insensitivity syndrome

▶ 概念

● 本症は，アンドロゲンに対する受容体レベルでの不応に起因し，46,XY性分化疾患の代表的な疾患である（㉖）．

▶ 病因

46,XY個体におけるX染色体に存在するアンドロゲン受容体のヘミ接合性変異による．したがって，本症はX連鎖劣性遺伝病である．

▶ 病態生理

精巣から胎生期および思春期にアンドロゲンが正常に分泌されるが，アンドロゲン受容体レベルでさまざまな程度の不応性を有するため，外陰部などの男性化障害をきたす．

▶ 疫学

65,000人に1例の男児に出生する．

▶ 臨床症状

症例により臨床症状の差異を認める．

完全女性型外性器
外性器は完全女性型を示し，女児として養育される．子宮を欠如し（㉚），腟は盲端に終わる．陰毛および腋毛を欠如する．精巣は鼠径部あるいは腹腔内に存在する．思春期年齢に乳房の発達を認めるが，原発性無月経である．

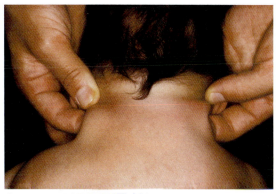

㉘ Turner症候群の翼状頸（乳児）

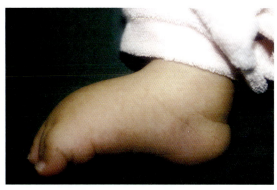

㉙ Turner症候群の足背リンパ性浮腫（乳児）

男性化徴候を伴う女性型外性器
陰核肥大，陰唇融合などの外性器の男性化を認めるが女児として養育される（㉛）．精巣は陰唇内，鼠径部あるいは腹腔内に存在する．

女性化徴候を伴う男性型外性器
小陰茎，尿道下裂，二分陰嚢などを認める．精巣はしばしば停留精巣である．

完全男性型外性器
外性器は完全男性型であるが，無精子症を有し男性不妊である．

▶ 検査

内分泌学的検査では，LH高値，テストステロンおよびジヒドロテストステロン正常，hCG負荷試験に対してテストステロンの反応性正常である．

染色体は46,XYである．

▶ 診断

臨床症状および検査成績から本症を疑う．X連鎖劣性遺伝と矛盾しない家族歴を有する際には診断は容易である．家族歴を有さない場合は，アンドロゲン受容体遺伝子解析により診断を確定する．

▶ 合併症

鼠径ヘルニア（女児鼠径ヘルニアの1～2％は本症といわれている），精巣腫瘍（本症に合併する停留精

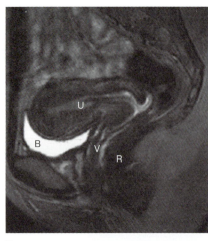 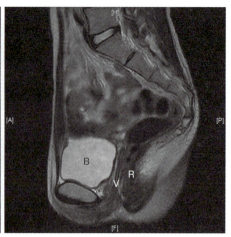

❸⓪ 骨盤腔 MRI T2 強調画像矢状断
a. 健常成人女性.
b. アンドロゲン不応症成人女性. アンドロゲン不応症では子宮を欠如する.
B：膀胱, V：腟, R：直腸, U：子宮.

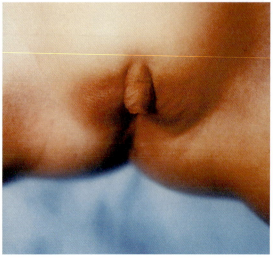

❸① アンドロゲン不応症（3歳，法律上の女児）
男性化徴候を伴う女性型外性器を有する（明らかな陰核肥大を認める）.

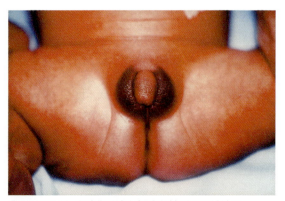

❸② 46, XX 21-水酸化酵素欠損症の性別不明外性器

巣を放置すると腫瘍化することがある）.

[治療]
　法律上の性に合わせて，必要に応じて性腺摘出術，外性器形成術を行う．性腺を摘出した思春期年齢到達後女児は女性ホルモン補充療法を行う．

21-水酸化酵素欠損症　21-hydroxylase deficiency

　21-水酸化酵素欠損症は 46, XX 性分化疾患のうち最も頻度の高い疾患である．46, XX 個体において胎児性にアンドロゲン過剰となるため生下時に性別不明外性器（ambiguous genitalia）を呈する（❸②）．本疾患の概念などについては，「副腎皮質ステロイド合成障害」（p.162）を参照のこと．

〈長谷川奉延〉

●文献
1）緒方　勤ほか：性分化異常症の管理に関する合意見解. 日本小児科学会雑誌 2008；112：565.
2）Gravholt CH：Epidemiological, endocrine and metabolic features in Turner syndrome. *Eur J Endocrinol* 2004；151：657.
3）McPhaul MJ：Androgen receptor mutations and androgen insensitivity. *Mol Cell Endocrinol* 2002；198：61.

9 消化管・膵の内分泌疾患

膵神経内分泌腫瘍
pancreatic neuroendocrine neoplasm

概念
● 神経内分泌腫瘍（neuroendocrine neoplasm：NEN）は神経内分泌細胞に由来し，ペプチドホルモンを産生・分泌する能力を有する腫瘍である．
● 歴史的には長らくカルチノイド腫瘍と呼ばれ，これは細胞異型の弱い，「癌のような」腫瘍という意味であったが，現在では悪性度の低いものから高いものまで連続的な病態を呈する腫瘍と理解されている．

病因
膵 NEN は大部分が散発性に発生するが，全体の約10 %（ガストリノーマの 25 %，インスリノーマの14 %）は多発性内分泌腫瘍症 1 型（multiple endocrine neoplasm type 1：MEN1）を背景に有している．MEN1 患者では約 60 %に膵・消化管 NEN を発症する．そのほか，膵 NEN を合併する遺伝性腫瘍症候群としては，von Hippel-Lindau 病（VHL），結節性硬化症（TSC），神経線維腫症 1 型（NF1）が知られている．VHL における膵 NEN の発症率は 15〜20 %程度，TSC，NF1 ではそれぞれ 1 %以下，10 %未満である．

散発性膵 NEN の網羅的遺伝子解析では，DNA 損傷修復，クロマチン修飾，テロメア長制御，PI3K/mTOR 経路にかかわる遺伝子群に体細胞変異が認められており，その中心的役割を担っているドライバー遺伝子は，MEN1 の原因遺伝子でもある *MEN1* であることが示されている．散発性膵 NEN の約 40〜70 %に *MEN1* の体細胞変異やコピー数異常が認められる．TSC の原因遺伝子の一つである *TSC2* の体細胞変異も，散発性膵 NEN の約 8 %に認められる．

疫学
わが国における全国実態調査によれば，日本人における膵 NEN の有病者数は人口 10 万人あたり 2.69人，新規発症率は同じく 1.27 人と報告されている．これらの数字は増加傾向にあるが，これは罹患者の増加以上に，画像診断の精度の向上や検診制度における画像検査の普及などが影響しているものと考えられる．患者の診断時年齢分布は 20 歳代以降徐々に上昇し，60 歳代にピークを認める．平均発症時年齢は 50歳代後半である．

全体の 65 %は非機能性腫瘍であり，この比率は増加傾向にある．機能性腫瘍ではインスリノーマ（全体の約 20 %），ガストリノーマ（約 8 %）が多く，それ以外は比較的まれである．

臨床症状
膵 NEN の臨床症状は，占拠性病変による物理的障害による症状と，過剰産生されるホルモンによる症状がある．

① 非機能性腫瘍：特徴的な臨床症状はない．腫瘍径が増大すると，腹部膨満感，腹痛，イレウス症状など，胆道閉鎖をきたす場合には黄疸が現れる．

② ガストリノーマ：胃酸分泌過剰による難治性消化性潰瘍，逆流性食道炎のほか，消化管内の pH 低下により膵消化酵素の活性化が阻害されるために脂肪下痢をきたす（Zollinger-Ellison 症候群）．

③ インスリノーマ：低血糖による症状が主体のため，空腹時に症状が現れることが多いが，食事に伴うインスリン過剰分泌により食後に低血糖をきたすこともある．強い空腹感と発汗，動悸，振戦などの交感神経刺激症状を伴い，さらに低血糖が進行すると，異常行動，昏迷，意識障害，昏睡に至る．多彩な精神症状が目立ち，長期間診断に至らない例も少なくない．

④ グルカゴノーマ：遊走性壊死性皮膚炎が特徴的で，約 70 %の患者で初発症状となる．これはグルカゴンによるアミノ酸消費（低アミノ酸血症）による栄養障害性病変である．このほか，認知障害や近位筋力低下などの精神神経症状や静脈血栓症もみられる．

⑤ ソマトスタチノーマ：ソマトスタチンにより種々のホルモンの分泌が抑制され，胆石症，脂肪下痢，腹痛，体重減少などの症状がみられる．

⑥ VIP（vasoactive intestinal peptide）産生腫瘍：食事摂取と無関係な大量（3,000 mL/日以上）の水様下痢が特徴で，それに伴い電解質異常を呈する（WDHA 症候群）．重度の排便異常にもかかわらず，腹痛はないかあっても軽度である．

⑦ カルチノイド症候群：複数の活性アミンにより，下痢，顔面および前胸部の皮膚潮紅，右心不全，喘息様症状，舌炎，口角炎など多彩な臨床症状をきたす．

検査・診断
生化学検査
臨床症状から機能性腫瘍が疑われる場合には，当該のホルモンの測定を行う．単純な測定では有用な情報が得られないことも多いので，注意を要する．また，膵 NEN の診断が確定した場合には，MEN1 の存在を確認するために，血中 Ca と副甲状腺ホルモン（PTH）

の測定も行う.

①非機能性腫瘍：補助診断や経過観察の目的で血中クロモグラニンＡの有用性が報告されているが，わが国では保険収載されていない.

②ガストリノーマ：血中ガストリンを測定する. 萎縮性胃炎が存在するとフィードバック機構によってガストリン分泌が亢進する. また，MEN1 の合併で原発性副甲状腺機能亢進症が存在すると，高カルシウム血症によってガストリン分泌が促進されるので鑑別が難しくなる. 高カルシウム血症がない状況で血中ガストリン値が 1,000 pg/mL を超える場合には，ほぼ確実にガストリノーマが存在する.

③インスリノーマ：血糖が低下しているにもかかわらずインスリンが測定できることを確認する. 外因性インスリンなど糖尿病治療関連薬の使用を否定する. 確定診断には絶食試験が必要である.

④グルカゴノーマ：血中グルカゴンの測定を行うが，グルカゴンは血糖低値（空腹）をはじめとしたさまざまな状況で反応性に上昇する（通常 500 pg/mL を超えない）. 血中アミノ酸濃度測定により低アミノ酸血症の存在を確認することが診断の参考になる.

⑤ソマトスタチノーマ：血中ソマトスタチン濃度を測定する.

⑥VIP 産生腫瘍：血中 VIP 濃度を測定する. 低カリウム血症や代謝性アシドーシスも認める. 分泌性下痢の確認のため，便の osmotic gap の測定も有用である.

⑦カルチノイド症候群：セロトニンの代謝産物である尿中 5-ヒドロキシインドール酢酸（5-HIAA）の測定が有用である. セロトニンの分泌は中腸 NEN に多くみられ，膵を含む前腸 NEN では少ない.

画像検査

膵 NEN の局在診断には超音波検査（US），超音波内視鏡検査（EUS），CT，MRI，シンチグラフィが用いられる.

①US/EUS：体外式 US による腫瘍の検出率はおおよそ 80 ％程度であるが，EUS を用いると 90 ％以上に向上し，小腫瘍検出の感度，特異度が向上する. EUS による穿刺吸引細胞診は診断の確定に有用であり，超音波造影剤を用いるとさらに精度が向上する. 膵尾部の小腫瘍の検出率は低い.

②CT：膵 NEN は血流豊富であり，造影 CT の動脈相で腫瘍濃染を認めることが多いが，囊胞変性や壊死，石灰化などを伴うと造影像も多彩となる. 単純CT での腫瘍の検出は困難である. ガストリノーマは MEN1 に伴わない散発例においても十二指腸粘膜下に小腫瘍が散在することが多く，CT や MRI による描出は難しい.

❶ 膵 NEN の WHO 分類（2017）

分類/グレード	Ki-67	核分裂像数 （/10 HPF）
高分化型膵 NENs：膵神経内分泌腫瘍（PanNETs）		
PanNET G1	<3 ％	<2
PanNET G2	3～20 ％	2～20
PanNET G3	>20 ％	>20
低分化型膵 NENs：膵神経内分泌癌（PanNECs）		
小細胞癌型		
大細胞癌型		
PanNEC（G3）	>20 ％	>20
複合型内分泌-非内分泌腫瘍（MiNEN）		

③MRI：T1 強調画像で低信号，T2 強調画像で高信号を呈する. CT と同様，造影効果は早期相や門脈相でより明瞭に認められる.

④ソマトスタチン受容体シンチグラフィ（SRS）：膵NEN の 80～90 ％にはソマトスタチン受容体サブタイプ 2（SSTR2）が発現しており，これを利用した SRS が小病変や転移巣の描出，治療効果の評価に有用である. 現在わが国では ^{111}In-pentetreotide シンチグラフィが用いられている.

⑤血管造影：膵 NEN は血流豊富であることが多いので血管造影において濃染像として描出される. 造影検査は腫瘍の描出目的だけでなく，機能性腫瘍の局在診断を目的とした選択的動脈内刺激薬注入検査（selective arterial secretagogue injection test：SASI test）の実施に際して行われることが多い（☞「多発内分泌腫瘍症」p.217）.

病理検査

膵 NEN の確定診断，および悪性度診断，予後予測の目的で，生検の実施が推奨される. WHO による膵NEN の病理分類を❶に示す. 膵 NEN はまずその病理像によって高分化型と低分化型（および複合型）に分類される. 引き続き，Ki-67 あるいは核分裂像数によって G1～G3 に分類する. NEN の証明にはクロモグラニンＡやシナプトフィジンの免疫染色を行い，機能性腫瘍が疑われる場合にはそれぞれのホルモンの発現も確認する.

わが国での疫学調査の結果では全体の約 20 ％で遠隔転移を認めている（❷）.

治療

外科治療

機能性腫瘍は基本的にすべて手術適応となる. 術式は腫瘍局在や腫瘍径，所属リンパ節転移および肝転移の有無に基づいて検討される. 転移や再発がみられる場合でも，切除可能な場合は積極的な切除術を考慮する. 切除不能な肝転移を有する場合でも，原発巣の切除により予後の改善が期待できるとする報告がある.

❷ 膵NENにおける遠隔転移の割合

	遠隔転移の割合（％）		
	全例	NET G1/G2	NEC
患者全体	19.9	12.9	46.3
機能性腫瘍	16.9	17.2	14.3
ガストリノーマ	30.2	32.4	10.7
インスリノーマ	9.3	9.7	0
グルカゴノーマ	8.3	9.1	0
ソマトスタチノーマ	100	100	0
VIP産生腫瘍	80.0	80.0	0
その他	25.0	0	50
非機能性腫瘍	21.3	12.9	51.9

(Ito T, et al：Epidemiological trends of pancreatic and gastrointestinal neuroendocrine tumors in Japan：a nationwide survey analysis. J Gastroenterol 2015；50：58.)

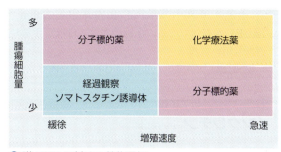

❸ 膵NENに対する薬物選択

①非機能性腫瘍：腫瘍の局在により，核出術，膵尾部切除術，膵頭十二指腸切除術を行い，必要に応じて所属リンパ節郭清を追加する．偶然発見された径1 cm未満の低悪性度腫瘍に対しては，腫瘍の局在や手術リスク，患者の全身状態などを勘案して経過観察を選択することもある．MEN1に合併する非機能性腫瘍の場合は，多発性・再発性であることを考慮し，径2 cm未満で増殖が早くない腫瘍は基本的に経過観察を優先する．

②ガストリノーマ：悪性度が高く，リンパ節転移も高率にみられる．定型的膵切除を行うが，リンパ節転移を認めない場合でもリンパ節郭清は必須である．

③インスリノーマ：インスリノーマは悪性度が低い単発性腫瘍が大部分であり，腫瘍が主膵管と十分に離れている場合は，核出術による根治が可能である．また，腹腔鏡下手術も適応となる．

④グルカゴノーマ/ソマトスタチノーマ/VIP産生腫瘍：いずれもリンパ節郭清を伴う膵切除術が推奨される．

内科的治療

膵NENに対する薬物治療は，過剰なホルモン産生による症状を緩和するための治療と，腫瘍の増殖を抑制する抗腫瘍薬による治療に分けることができる．抗腫瘍薬治療は，❸に示すように，腫瘍の増殖速度（悪性度）と腫瘍細胞量によっておおまかに薬剤の選択がなされる．

①内分泌症状に対する薬物治療：ホルモン産生を抑制するために，ソマトスタチン誘導体が用いられる．わが国ではガストリノーマ，VIP産生腫瘍，カルチノイド症候群の特徴を示すカルチノイド腫瘍の内分泌症状緩和目的でオクトレオチドが保険適用となっている．インスリン，グルカゴンなどのホルモン分泌抑制により一過性の低血糖や高血糖を伴うことがあるので注意する．また，高頻度の副作用として胆石の形成が知られているので，定期的な超音波検査が必要である．

・ガストリノーマの消化性潰瘍や下痢症状の緩和目的ではプロトンポンプ阻害薬や止痢薬を投与する．

・インスリノーマによる低血糖症状の緩和にはブドウ糖補充を行う．ジアゾキシドは膵島細胞の細胞膜ATP感受性Caチャネルを開放させることによってインスリン分泌を抑制するため，低血糖発作の予防を目的として経口投与される．mTOR阻害薬であるエベロリムスが低血糖発作を抑制することも報告されている．

・グルカゴノーマの遊走性壊死性紅斑は栄養障害性の症状であり，アミノ酸および脂肪酸の投与が奏効する．

・VIP産生腫瘍では大量の水様便による脱水をきたすので，大量の電解質の補液を必要とする．

②抗腫瘍薬治療

・ソマトスタチン誘導体：膵NENに対する抗腫瘍薬としては，無増悪生存期間の有意な延長が認められたランレオチドが保険適用となっている．ホルモン作用の緩和で適応となっているオクトレオチドは保険適用外である．

・分子標的薬：mTOR阻害薬であるエベロリムスとキナーゼ阻害薬であるスニチニブが高分化型の膵神経内分泌腫瘍（PanNETs）に対する抗腫瘍効果を目的として投与される．根治的な治療薬ではないため，腫瘍増大がみられる場合など，症例を選択して用いる必要がある．

・化学療法薬：悪性度の高い膵神経内分泌癌（PanNECs）に対しては小細胞肺癌に準じた，白金製剤を基本とした併用療法（エトポシド＋シスプラチン，イリノテカン＋シスプラチン）が行われる（保険適用外）．悪性インスリノーマに対しては膵β細胞毒性を有するストレプトゾシンが投与される．

③転移巣に対する局所療法：膵NENの肝転移巣は血流が豊富で，ほとんどの例で血流は肝動脈から供給されているため，肝動脈塞栓療法（transcathetere arterial embolization：TAE）や肝動脈化学塞栓療

法（transcathetere arterial chemoembolization：TACE）が有効である．症例によってはラジオ波焼灼術も用いられる．

（櫻井晃洋）

インクレチン incretin

インクレチンとは

1902年に消化管粘膜抽出物中に膵外分泌刺激物質が発見され，セクレチンと命名された．一方，1906年 Moore は消化管粘膜抽出物を糖尿病患者に投与すると尿糖が劇的に改善することを報告し，1929年 La Barre らは消化管粘膜抽出物のセクレチンとは異なる分画に血糖低下活性があることを示しインクレチンと命名した．

1960年代にインスリンの血中レベルが測定できるようになり，グルコース投与後の血糖値とインスリン値の関連が検索された．経静脈でグルコースを投与すると，血糖値もインスリン値も上昇するが，同程度に血糖値が上昇するように経口でグルコースを投与すると，より高いインスリン値が得られることが報告された．経静脈と経口の違いは，経口ではグルコースが消化管を通過することであり，消化管由来のインスリン分泌促進因子であるインクレチンがインスリン分泌増加に関与すると考えられたため，インクレチンの探索が精力的に行われた．その結果，GIP（gastric inhibitory polypeptide あるいは glucose-dependent insulinotropic polypeptide）と，GLP-1（glucagon-like peptide-1）の2つの消化管ホルモンがインクレチン作用を担っていることがわかった．これらの消化管ホルモンは，グルカゴンファミリーに属し，特にN末端側は相同性が高い（❹）．

胃酸分泌抑制作用を指標に同定された GIP はグルコース共存下にインスリン分泌の著明な促進作用があることがわかり（Brown, 1973），インクレチンの一つと考えられた．ただし，免疫学的に GIP を除去した消化管抽出物にも50％以上のインスリン分泌促進作用が残存していた．1983年に Bell らは，グルカゴンの遺伝子や cDNA の解析によって，膵α細胞ではグルカゴンへとプロセッシングされるプレプログルカゴン蛋白が，L細胞ではグルカゴンと相同性の高いアミノ酸配列をもつ GLP-1 へとプロセッシングされることを明らかにした．この GLP-1 にインスリン分泌促進作用があることがわかり，GLP-1 もインクレチンの一つと考えられた．

GIP も GLP-1 も，N末端から2番目のアミノ酸がアラニンであり，血中では蛋白分解酵素の DPP-4（dipeptidyl peptidase-IV）によって分解される．したがって，活性型である42個のアミノ酸から構成される GIP（1-42）や31個あるいはC末端がアミド化され30個のアミノ酸から構成される GLP-1（7-37）あるいは GLP-1（7-36）amide は，GIP（3-42），GLP-1（9-37），GLP-1（9-36）amide となり，非活性型となるため，活性型の血中での半減期は数分と短い．

これらの受容体である GIP 受容体や GLP-1 受容体は，膵β細胞をはじめとして多くの細胞で発現してい

```
GIP   Tyr-Ala-Glu-Gly-Thr-Phe-Ile-Ser-Asp-Tyr-Ser-Ile-Ala-Met-Asp-Lys-Ile-His-Gln-Gln-Asp-Phe-Val-Asn-Trp-Leu-Leu-Ala-Gln-Lys-Gly-Lys-Lys-Asn-Asp-Trp-Lys-His-Asn-Ile-Thr-Gln
       ||   ||  ||  ||  ||  ||       ||  ||              ||                          ||       ||  ||       ||      ||          ||
GLP-1 His-Ala-Glu-Gly-Thr-Phe-Thr-Ser-Asp-Val-Ser-Ser-Tyr-Leu-Glu-Gly-Gln-Ala-Ala-Lys-Glu-Phe-Ile-Ala-Trp-Leu-Val-Lys-Gly-Arg-Gly
```

❹ ヒト GIP と GLP-1 のアミノ酸配列と相同性
ヒト GIP（1-42）とヒト GLP-1（7-37）のアミノ酸配列を示す．両者で同じアミノ酸は（||）で示す．

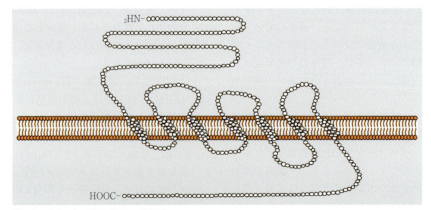

❺ インクレチン受容体の二次構造
GIP 受容体も GLP-1 受容体もクラス2のG蛋白共役受容体であり，N末端の細胞外配列は比較的長い．

る．これらの受容体はいずれもグルカゴン受容体ファミリーに属し，比較的長い細胞外配列をN末端に有し，細胞膜を7回貫通し，C末端は細胞内にあるクラス2のG蛋白共役受容体である（❺）．

インクレチンの膵作用

GIP受容体もGLP-1受容体も膵β細胞に発現している．膵β細胞のインスリン分泌促進には2つの重要な経路がある（❻）．一つは，グルコースによるインスリン分泌促進経路であり，惹起経路と呼ばれる．糖輸送担体GLUT2によって，膵β細胞に取り込まれたグルコースは解糖系やミトコンドリアの電子伝達系などによって代謝され，ATPを産生する．ATPはATP感受性Kチャネルを閉じ，その結果生じる脱分極によって，電位依存性Caチャネルが開き，細胞内Ca濃度が上昇する．これがインスリン顆粒の開口放出を促す．もう一つは，インクレチンによるインスリン分泌促進経路であり，増幅経路と呼ばれる．インクレチン受容体は促進性G蛋白（Gs）と共役しているので，インクレチンが受容体に作用すると，細胞内cAMP濃度が上昇する．これが，インスリン顆粒の開口放出の効率を高める．このような作用機序を有しているGIPやGLP-1がグルコースや食事摂取後のインスリン分泌促進，すなわちインクレチン作用を有していることは，それぞれの受容体欠損マウスの解析により実証され，インクレチンの膵作用と呼ばれている．

インクレチンの膵外作用

GIP受容体やGLP-1受容体は，膵β細胞以外にも生体各所に発現している．したがって，GIPとGLP-1はインスリン分泌促進以外の作用を有しており，膵外作用と総称される．

GIP受容体は，脂肪組織や骨組織などに発現し，GIPは脂肪蓄積やCa蓄積などの活性を有している．GLP-1受容体は，中枢神経系の神経細胞，胃，血管の内皮細胞などに発現し，GLP-1は食欲抑制，胃運動抑制などの活性を有している．ただし，通常の血中レベルで作用するか，薬理学的な作用か，あるいは，連続的な作用で作用が減弱するtachyphylaxisがあるか，など，個々の作用についてはまだ十分解明されていない．

インクレチン薬

従来，血糖降下薬として使われていたスルホニル尿素（SU）薬やグリニド薬はいずれも膵β細胞の惹起経路を活性化することによってインスリン分泌を促進する．そこで，異なる作用機序でインスリン分泌を促進できるインクレチンを活用する治療の開発が進められた．課題は，GIPやGLP-1はDPP-4によって不活性型になることであり，また，高血糖状態ではGIPによるインスリン分泌促進作用が減弱することも報告されていた．そこで，①DPP-4活性を阻害する経口可能な小分子（DPP-4阻害薬）の開発，②DPP-4によって分解されにくいGLP-1受容体作動薬の開発が行われた（❼）．DPP-4阻害薬は1日1〜2回内服，あるいは1週間に1回の内服など，GLP-1受容体作動薬は，1日1〜2回皮下注射，あるいは1週間に1回の皮下注射など，用法用量に違いがある薬剤が上市

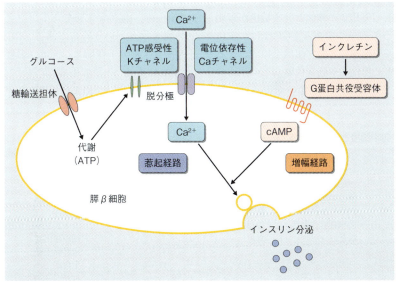

❻ 膵β細胞のインスリン分泌促進経路
グルコースによる惹起経路とインクレチンによる増幅経路．

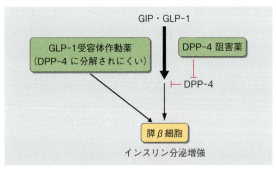

❼ インクレチン薬
GIP や GLP-1 は DPP-4 によって分解されるため，一部しか膵β細胞からのインスリン分泌増強に寄与しない．これを克服するため，DPP-4 阻害薬や GLP-1 受容体作動薬が開発された．

されている．

DPP-4 阻害薬では血中 GLP-1 値は数倍にしか上昇しないが，GLP-1 受容体作動薬では 10 倍以上の血中 GLP-1 値が得られるため，GLP-1 受容体作動薬の投与によって，食欲抑制・胃運動抑制といった GLP-1 の薬理作用も発揮される．

（山田祐一郎）

FGF21（肝臓からのホルモン）
fibroblast growth factor 21

概念

fibroblast growth factor（FGF）は，哺乳類では 22 種類が知られており，従来は組織障害や細胞の増殖・分化にかかわる自己分泌因子，傍分泌因子としてとらえられていた．近年，内分泌機能をもつ FGF として，FGF15/19，FGF21，FGF23 の機能と分子機構が解明されてきた．そのうちの一つである FGF21 は，主に肝臓から分泌されて中枢神経と脂肪組織を標的とするホルモンとして働き，糖代謝や脂質代謝などの生体の代謝制御に関与する．また，FGF21 の血中濃度や組織内濃度は，非アルコール性脂肪性肝疾患（non-alcoholic fatty liver disease：NAFLD）をはじめとするさまざまな疾患で変化する．そのため，糖尿病や脂質異常症などのメタボリックシンドロームを代表とする代謝疾患の治療薬や疾患マーカーとして，FGF21 の利用が期待されている．

分泌臓器と刺激

通常の生理的条件において，ホルモンとして血中に分泌される FGF21 の由来は肝臓である．FGF21 のそのほかの発現臓器は，脂肪組織，膵臓，骨格筋，心臓であるが，これらの臓器が内分泌器官として FGF21 の分泌を担っているかについては明らかでない．

FGF21 の血中濃度は個人差が大きく，特定の栄養条件や疾患による影響を受けて変化する（❽）．統計学的な有意差をもって血中 FGF21 濃度と正に相関する因子として，年齢，BMI，脂肪量，血圧が報告されている．また，運動や寒冷，インスリン，グルカゴン，経口果糖の負荷，PPARα 作動薬や PPARγ 作動薬の刺激などを受けて，血中 FGF21 濃度が上昇する．齧歯類モデルを用いた研究では，代謝ストレスを引き起こす条件，すなわち絶食やケトン体産生食，低炭水化物食，低蛋白食，コリン・メチオニン欠乏食などによって，FGF21 の発現・分泌が誘導されることが示されている．齧歯類で解明されたこれらの因子が，ヒトにおいても FGF21 の産生や分泌を制御するのかについては，複数の疫学解析によって結論が異なる因子もあり，いまだに議論の余地が残されている．

FGF21 の血中濃度と疾患の関係については，肥満症と NAFLD において高値を示すという一貫した報告がある．そのほか，高脂血症，高インスリン血症，2 型糖尿病，慢性腎疾患やミトコンドリアミオパチーで高値を示すという報告がある．FGF21 の遺伝子発現を調節する分子機構としては，栄養状態やエネルギー代謝にかかわる転写制御因子（PPARα，ATF4，CREBH，GR，ChREBP，FXR など）の関与が報告さ

❽ FGF21 の血中濃度と正に相関することが報告されている因子

生理	ホルモンや薬剤など	代謝ストレス条件（齧歯類で顕著）	疾患
年齢 BMI 脂肪量 血圧 運動 寒冷 など	インスリン グルカゴン 経口果糖摂取 PPARα 作動薬 PPARγ 作動薬 など	絶食 ケトン体産生食（高脂肪低炭水化物食） 低炭水化物食 低蛋白食 コリン・メチオニン欠乏食 など	NAFLD 2 型糖尿病 慢性腎疾患 肥満症 ミトコンドリアミオパチー 動脈硬化症 冠動脈疾患 拒食症 など

注：上記の因子は，FGF21 の血中濃度と正に相関することが報告されているものの，相反する報告がある因子もあり，解釈には注意が必要である．

れている．

機能（❾）

　ホルモンとしてのFGF21の主要な標的臓器は，中枢神経（脳視床下部）と脂肪組織（白色脂肪組織，褐色脂肪組織）である．標的臓器において，FGF21は細胞膜上のFGF受容体（FGFR）に結合して機能を発揮する．FGFRにはFGFR1～4の4つのサブタイプがあり，そのうちFGFR1～3には，bとcの2つのバリアントがある．FGF21は，複数のサブタイプのFGFRに結合することが実験的に示されているが，内因性のFGF21のシグナル伝達にはFGFR1cとの結合が重要と考えられている．

　また自己分泌因子もしくは傍分泌因子として機能するFGFが，ヘパリン硫酸存在下にFGFRと結合するのに対し，FGF21を含む内分泌FGFのシグナル伝達には，FGFRとその共受容体であるKlothoファミリー蛋白が必要である．FGF21の場合は，FGFR1cとβKlothoが細胞内シグナル伝達に必要である．βKlothoの発現臓器の分布はFGFRと比較すると限局しているため，FGF21の直接的な標的臓器はβKlothoの発現で特徴づけられる．

　FGF21は，肥満時のエネルギー消費増大と体重減少を引き起こすとともに，血清中性脂肪，コレステロール，グルコース濃度を低下させ，インスリン感受性を増大する．これらのFGF21の効果は摂食量に影響を与えず低血糖も伴わないため，肥満症や糖尿病をはじめとするメタボリックシンドロームの治療法の候補として注目されている．齧歯類を用いた研究では，FGF21は，糖利用の抑制と脂肪，アミノ酸，ケトン体の動員を誘導するという長期絶食時に似たエネルギー代謝応答にかかわる．つまり生理学的なFGF21の機能は，エネルギー源の枯渇に対応する代謝ストレス応答であると理解できる．

　FGF21は，直接的な標的臓器である中枢神経と脂肪組織を介して，全身性の代謝ストレス応答を制御する．この分子機構の研究は広く行われており，多くの知見が報告されている．

　FGF21は脳脊髄関門を単純拡散で通過し，ヒトの脳脊髄液中に存在することが確認されている．中枢神経を介したFGF21による制御機構については，齧歯類を用いた研究において，視床下部のバソプレシン（arginine vasopressin：AVP）（抗利尿ホルモン（antidiuretic hormone：ADH））の発現抑制と副腎皮質刺激ホルモン放出ホルモン（corticotropin-releasing hormone：CRH）の発現誘導を介した機構が報告されている．さらにCRHはグルココルチコイドや交感神経のシグナルを介して代謝制御にかかわる．また

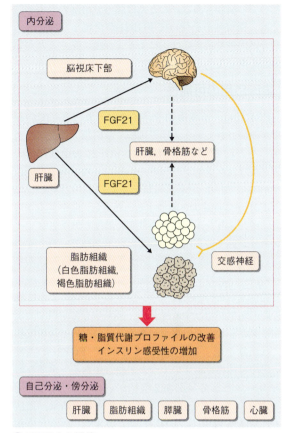

❾ FGF21の機能

通常の生理的条件下でホルモンとして働くFGF21の由来は肝臓である．FGF21は，中枢神経と脂肪組織（白色脂肪組織，褐色脂肪組織）を主要な直接的標的臓器として，糖・脂質代謝プロファイルの改善やインスリン感受性の増加にかかわる．肝臓や骨格筋におけるインスリン感受性の増加は，直接的な標的臓器を介した二次性の制御と考えられ，脂肪組織は中枢神経からの交感神経刺激を受けると考えられる．そのほかのFGF21発現臓器については，自己分泌，傍分泌臓器として働くが，内分泌臓器としての機能は明らかではない．

　FGF21は，中枢神経を介して甘味とアルコールの食嗜好の低下にも関与する．脂肪組織においては，FGF21が糖取り込みや脂肪分解を制御することや白色脂肪組織の褐色化と褐色脂肪組織の活性化を誘導して熱産生を増大することが示されている．しかしながら，FGF21が直接的に脂肪分解の制御を行っているかや，長期寒冷適応に必須であるかについては否定的な報告もあり，全身性代謝ストレス応答における脂肪組織のFGF21シグナルの寄与度は十分には解明されていない．脂肪組織における機能の一部については，中枢神経系の投射を受けている可能性もある．またFGF21は，ヒトの肝臓と骨格筋におけるインスリン感受性増大と血中IGF濃度の減少に関与するが，これらは中枢神経や脂肪組織を介して二次的に制御されていると考えられる．FGF21には自己分泌，傍分泌

としての機能もある．たとえば膵外分泌部の腺房細胞では，摂食刺激を受けてFGF21が発現し，消化酵素の分泌促進や抗炎症作用による膵保護に働くことが齧歯類を用いて示されている．

臨床応用の可能性

FGF21は，治療標的やバイオマーカーとしての利用が期待されている．培養細胞や齧歯類，霊長類を利用したこれまでの研究結果は，FGF21の薬理作用がメタボリックシンドロームの治療に有効である可能性を示唆している．肥満齧歯類モデルを用いた研究では，FGF21が体重減少を誘導するとともに，血中グルコース，インスリン，肝臓内中性脂肪濃度を低下させ，インスリン感受性を増大することが示されている．そのためFGF21の臨床応用が期待され，ヒトにおける多くの統計学的疫学解析が実施されてきた．ヒトの統計学的疫学解析の結果は，サンプル数や条件によって解析間の結果が相反する場合や，必ずしも齧歯類での実験結果と一致しない場合がある．そのため結果の解釈には慎重を期する必要があるものの，FGF21の治療応用の可能性を示すいくつかの報告がある．重要な報告の一つとして，肥満2型糖尿病の症例に28日間FGF21アナログを皮下注投与した検討の結果，血清中性脂肪とLDL-C，HDL-C値が改善し，体重と空腹時インスリン値が低下傾向を示したことが報告されている．また，創薬を目指した取り組みとして，FGF21シグナルを活性化するために，FGFR1とβKlothoの両方に対する抗原認識部位をもつ二重特異性抗体を人工的に作製する試みや，FGF21蛋白の安定性を高める試みが複数のグループから報告されている．FGF21創薬に伴って想定される薬物有害反応として，齧歯類で認められる交感神経刺激による骨代謝への影響やAVP抑制による排卵抑制，成長ホルモンシグナル抑制などが考えられる．同様の反応がヒトでも見られるかといった種間の違いの検証をはじめ，適切な投与量の検討などは，今後乗り越えるべき課題である．薬物有害反応に対しては，既存薬を用いることで安全性を担保する戦略も考えられる．たとえばFGF21の発現がPPARαによって誘導されることに注目し，高脂血症薬として広く用いられているPPARα作動薬であるフィブラート系薬剤を基盤とするリガンド創薬や効能追加の可能性が考えられる．

FGF21はバイオマーカーとしての利用も期待されている．FGF21の血中濃度や臓器内発現は多くの疾患において変動する．たとえばFGF21の血中濃度は，NAFLDで高値を示すだけでなく肝臓内脂肪含量と相関して変化するため，診断への応用が期待されている．またFGF21の血中濃度は，NAFLDや2型糖尿病の発症前から上昇すると指摘する報告や，慢性腎疾患における腎機能低下に相関して上昇するという報告があり，これらの疾患の発症前診断や予後予測に利用できる可能性がある．そのほかにも，肥満症やミトコンドリアミオパチー，動脈硬化症や冠動脈疾患，拒食症などで血中濃度が上昇するという報告や，褐色細胞腫で高発現を示すという報告がみられるなど，FGF21がこれらの疾患のバイオマーカーとして利用できる可能性がある．

（稲垣　毅）

●文献

1) Inagaki T, et al：Endocrine regulation of the fasting response by PPARα-mediated induction of fibroblast growth factor 21. *Cell Metab* 2007；5：415.
2) Fisher FM, et al：Understanding the physiology of FGF21. *Annu Rev Physiol* 2016；78：223.
3) Owen BM, et al：Tissue-specific actions of the metabolic hormones FGF15/19 and FGF21. *Trends Endocrinol Metab* 2015；26：22.

腸内細菌と内分泌

概念

ヒトの腸内には重量にして1 kg，100兆個を超える腸内細菌が共生しているとされており，腸内細菌が有する遺伝子の数はヒトの100倍に及ぶが，これまで腸内細菌の構成や機能については全容が明らかではなかった．近年，次世代シークエンサーとメタボローム解析に代表される網羅的解析技術の進歩により，腸内細菌が腸管腔内容物の代謝などを介して，腸管ホルモン応答などに大きな影響を与えていることが明らかとなってきた．現在では，腸内細菌と腸管内容物，および腸管内分泌細胞により構成される腸管は，一つの独立した内分泌臓器とみなされるようになっている．さらに，腸内細菌の機能を応用した疾病の治療も試みられている．

病態生理

腸内細菌は，腸管内で短鎖脂肪酸産生や胆汁酸代謝を介して，宿主の生理・病態に影響を与えている（❿）．特に肥満症や2型糖尿病における検討が盛んである．

短鎖脂肪酸

短鎖脂肪酸とは，炭素数が6個以下の脂肪酸を一般には指し，酢酸，プロピオン酸，酪酸，吉草酸，カプ

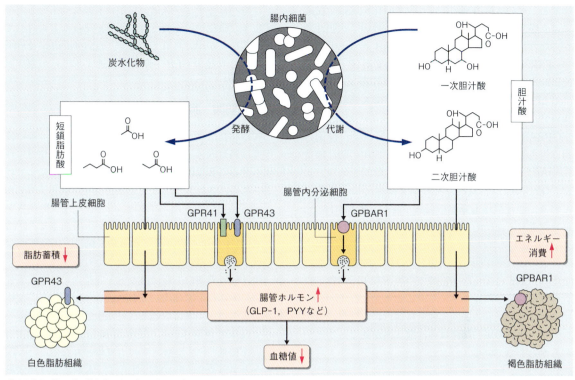

❿ 腸内細菌の代謝産物が宿主の恒常性に影響する機序

ロン酸が含まれる．中鎖脂肪酸や長鎖脂肪酸は合成，または食事からの摂取により生体に獲得されるが，短鎖脂肪酸は難消化性の炭水化物や食物繊維などの多糖類を腸内細菌が発酵することで獲得される．腸管腔内の短鎖脂肪酸の濃度は小腸から大腸に進むにつれ上昇し，拡散により宿主に吸収され，腸管上皮細胞など宿主の重要なエネルギー源となる．さらに近年，GPR43（G-protein coupled receptor 43）/FFAR2（free fatty acid receptor 2）が酢酸，プロピオン酸，酪酸などの短鎖脂肪酸をリガンドとすること，GPR41/FFAR3がプロピオン酸，酪酸，吉草酸をリガンドとすることが明らかとなり，腸内細菌が産生するホルモン様物質として注目を集めている[1]．

GPR41とGPR43は腸管内分泌細胞L細胞上に発現を認め，L細胞の腸管ホルモン産生に短鎖脂肪酸が影響を与えている．L細胞のペプチドYY（PYY）分泌は無菌マウスでは低下しており，無菌マウスは肥満になりにくい．同様に，L細胞が産生する腸管ホルモンGLP-1（glucagon-like peptide-1）もGPR41やGPR43を介して分泌制御を受けており，*Gpr41*欠損マウスや*Gpr43*欠損マウスでは，短鎖脂肪酸によるGLP-1分泌は低く，耐糖能が悪化する．さらに，短鎖脂肪酸はこのような受容体を介したホルモン分泌に加え，腸管内分泌細胞数にも影響を与える．

GPR43は白色脂肪組織にも発現を認め，腸内細菌が産生する短鎖脂肪酸は，宿主の体脂肪蓄積に影響する．*Gpr43*欠損マウスでは，白色脂肪組織が増加して肥満を呈し，耐糖能とインスリン抵抗性の増悪が認められ，これらの表現型は無菌環境，または抗菌薬を投与し腸内細菌を減じると消失する．対照的に脂肪組織特異的にGPR43を過剰発現させると，脂肪組織の脂肪蓄積は少なくやせ型を呈し，耐糖能およびインスリン感受性は良好であり，これらの表現型も抗菌薬の投与により消失する．このことから，腸内細菌が産生する短鎖脂肪酸は，末梢脂肪組織における脂肪蓄積，インスリン感受性にも影響することが明らかとなった．

また，GPR41は交感神経節にも発現しており，摂食の状態を交感神経に反映する．食後に増加した循環血中プロピオン酸は，GPR41を介して交感神経細胞からのノルアドレナリン分泌を促進し，交感神経活性を亢進し心拍数の上昇やエネルギー消費の亢進をもたらす．逆に飢餓など栄養不足の状態では，脂肪組織で脂肪酸が分解され肝臓でケトン体が合成され，その一つであるβヒドロキシ酪酸はGPR41のアンタゴニストとして作用し，エネルギー消費の抑制に働く．

胆汁酸

胆汁酸は体内で合成され肝臓から分泌される一次胆

汁酸と，その後腸内細菌により脱水酸化や脱抱合反応により腸管内で代謝され形成される多種の二次胆汁酸からなる．胆汁酸は脂質の吸収を補助する分子であるが，FXR（farnesoid X receptor）や GPCR（G protein-coupled receptor）の一つ GPBAR1（G protein-coupled bile acid receptor 1）のリガンドでもあり，シグナル分子としても機能する[2]．

GPBAR1 はエネルギー消費において重要な役割を担う褐色脂肪組織に発現が認められ，血中の胆汁酸は GPBAR1 を介してエネルギー消費を増加させる．また，GPBAR1 は腸管内分泌細胞 L 細胞上にも発現しており，胆汁酸は L 細胞の腸管ホルモン GLP-1 の分泌を促進し，血糖応答を改善する．胆汁酸の種類により GPBAR1 アゴニスト活性が異なることから，腸内細菌叢の個人差が胆汁酸代謝および胆汁酸組成の違いを生み，個人の褐色脂肪組織でのエネルギー消費・腸管ホルモン分泌の差を生んでいると考えられている．肥満者と非肥満者の腸内細菌を移植されたマウスの比較から，両者の腸内細菌は胆汁酸代謝が異なることが明らかとなっている．

治療応用

肥満症・糖尿病患者の腸内細菌においては，*Lactobacillus* 属の細菌が多く，一方，酪酸などを産生する細菌 *Roseburia* 属や *Faecalibacterium prausnitzii* が少ないなどの特徴が認められる．この組成の差が腸管ホルモン応答を引き起こす短鎖脂肪酸量・胆汁酸量を変化させていると考えられる．そこで腸内細菌の機能低下を補うことによる宿主の治療が行われている．

細菌を用いた治療

便微生物移植術（fecal microbiota transplantation: FMT）は，他者の腸内細菌を含む腸管内容を患者に投与する治療法であり，有益性が再発性の *Clostridioides difficile* 感染症に対して証明されている．インスリン抵抗性を有する肥満者に対して FMT を行ったところ，非肥満健常者の腸管内容を移植された被験者では，酪酸を産生する腸内細菌の増加を認め，インスリン感受性の改善が認められた．

プロバイオティクスは，宿主に有益な効果をもたらす生きた微生物と定義され，腸管感染症などに対して乳酸菌などが用いられているが，*Lactobacillus reuteri* 菌により食後の GLP-1 産生が亢進することが臨床試験で示されている．

短鎖脂肪酸・胆汁酸を応用した治療

短鎖脂肪酸は上部消化管で吸収されるため，経口投与では腸管内分泌細胞が多く存在する下部消化管に作用させることは困難である．そこで腸内細菌により代謝されるイヌリンとエステル化した短鎖脂肪酸製剤が肥満者に用いられた．イヌリン-プロピオン酸エステルは，下部腸管でプロピオン酸量を増加させ，PYY と GLP-1 分泌を促進し，食事量を低下，内臓脂肪量の低下を伴う減量と耐糖能を改善させた．

胆汁酸吸着薬は，胆汁酸などを腸管内で吸着し糞便に排出することで体内のコレステロールを減じ，血中コレステロール濃度を低下させる脂質異常症治療薬として臨床で使用される．それに加えて本剤は GLP-1 産生を促進し，2 型糖尿病の治療薬ともなることが明らかとされた[3]．その機序として，本剤により腸内細菌叢が変化し，腸管内の短鎖脂肪酸産生が増加すること，および腸管内胆汁酸組成が変化することが GLP-1 産生の促進に寄与していることがモデル動物で示されている．

（入江潤一郎）

●文献

1) Li X, et al：Gut microbiota dysbiosis drives and implies novel therapeutic strategies for diabetes mellitus and related metabolic diseases. *Front Immunol* 2017；8：1882.

2) Wahlstrom A, et al：Intestinal crosstalk between bile acids and microbiota and its impact on host metabolism. *Cell Metab* 2016；24：41.

3) Karhus ML, et al：Evidence connecting old, new and neglected glucose-lowering drugs to bile acid-induced GLP-1 secretion：A review. *Diabetes Obes Metab* 2017；19：1214.

10 遺伝子異常と内分泌疾患

多発性内分泌腫瘍症
multiple endocrine neoplasia（MEN）

概念

- 内分泌腫瘍の一部は単一遺伝子疾患として発症する（❶）．その代表的な疾患が多発性内分泌腫瘍症1型（MEN1）と多発性内分泌腫瘍症2型（MEN2）である．両者は複数の内分泌臓器さらに非内分泌臓器に腫瘍性病変を発症する常染色体優性遺伝性疾患である．

- MEN1とMEN2は病名も似ており，一部共通する病変もあるが，両者は原因の異なる別個の疾患であり，厳密に区別する必要がある．また，複数の腫瘍の発生を根拠に診断される横断的な疾患であるため，専門分化が進んだ縦割りの医療が診断の遅れにつながる例が少なくない．

- 本症は遺伝性疾患であり，患者の適切な診断は患者本人の予後の向上のみならず，リスクを有する血縁者の早期発見・早期治療にもつながる．

- 個々の病変を発症した患者のなかからMENが疑われる患者を適切に絞り込み，効果的な鑑別診断によって患者の負担を最小限にしつつ，より多くの患者を正確に診断することが求められる．

病因

MEN1

MEN1は11番染色体長腕に位置する腫瘍抑制遺伝子である*MEN1*の機能喪失型変異が原因である．MEN1はmeninと名づけられた610アミノ酸からなる核蛋白をコードしている．meninは他の数多くの核蛋白との相互作用により，転写調節，細胞周期調節，アポトーシス誘導，ゲノム安定性維持など，多彩な細胞機能にかかわっている．これまでに300種類以上の病的バリアント（変異）がMEN1患者において同定されているが，遺伝型と臨床像に明確な相関はなく，変異はコード領域全般に広く分布していて，hot spotはみられない．患者は生まれつき両親から受け継いだ*MEN1*遺伝子の2コピーのうち1つに変異を有しており，後天的に正常な遺伝子に変異を生じる（2ヒット）ことによって細胞が腫瘍化する．*Men1*ノックアウトマウスは多臓器の形成不全を伴い，胎生11.5～12.5日に死亡する．

MEN2

MEN2の原因として，10番染色体長腕に位置する癌遺伝子*RET*の機能獲得型変異が知られている．MEN1をはじめとしてほとんどの遺伝性腫瘍の原因遺伝子は腫瘍抑制遺伝子であり，2ヒット理論によって腫瘍化の機構が説明されるが，MEN2は癌遺伝子

---

❶ 遺伝性内分泌腫瘍

疾患	原因遺伝子	発生する腫瘍
複数の内分泌腫瘍を発症する疾患		
MEN1	*MEN1*	原発性副甲状腺機能亢進症，膵消化管神経内分泌腫瘍，下垂体腫瘍　など
MEN2	*RET*	甲状腺髄様癌，褐色細胞腫　など
単一の内分泌腫瘍を発症する疾患		
遺伝性褐色細胞腫・傍神経節腫瘍症候群	*SDHB, SDHD, SDHC, SDHAF2, MAX, TMEM127* など	褐色細胞腫，傍神経節腫瘍
家族性副甲状腺機能亢進症	*MEN1, CDC73, CASR, GCM2*	原発性副甲状腺機能亢進症
家族性甲状腺髄様癌	*RET*	甲状腺髄様癌
家族性先端巨大症	*AIP*	GH産生下垂体腫瘍
家族性非髄様癌甲状腺癌	*HABP2*	甲状腺乳頭癌
随伴病変として内分泌腫瘍を伴う疾患		
von Hippel-Lindau病	*VHL*	褐色細胞腫，膵神経内分泌腫瘍，中枢神経系/網膜血管芽腫，腎細胞癌　など
Cowden病	*PTEN*	甲状腺濾胞癌，乳癌，子宮内膜癌，消化管ポリープ，腎細胞癌　など
Carney複合	*PRKAR1A*	原発性色素沈着性結節性副腎皮質病変，GH産生下垂体腫瘍，甲状腺癌，心臓・皮膚・乳房粘液腫，神経鞘腫　など
家族性大腸ポリポーシス	*APC*	甲状腺癌，大腸ポリポーシス，大腸癌

が原因となる例外的な疾患である．*RET* がコードする RET 蛋白は 1,114 アミノ酸からなる，チロシンキナーゼドメインを有する 1 回膜貫通型受容体蛋白である．RET は TGF-β スーパーファミリーに属する増殖因子である GDNF（glial cell line-derived neurotrophic factor）ファミリーをリガンドとするが，GDNF は RET に直接結合はせず，アンカー蛋白である GFRα1（GDNF family receptor α1）を必要とする．2 量体を形成した GDNF が GFRα1 を介して RET に結合することにより，RET のチロシンキナーゼが活性化し，下流へシグナルが伝達される．RET は胎生期には中枢神経，脊髄，交感神経節，副腎髄質細胞，甲状腺傍濾胞細胞，腎尿路系組織に発現し，これらの組織の正常な発生，発達に重要な役割を果たしている．RET や GDNF，GFRα1 のノックアウトマウスは腎の低形成，腸管神経の欠失，尿管の膀胱への接続異常，神経軸索伸長の異常などの所見を呈し，生後まもなく死亡する．MEN2 患者ではほぼ全例で *RET* 遺伝子の機能獲得型変異が同定され，変異 RET 蛋白は GDNF 刺激非依存性にシグナル伝達系を活性化させる．

病態生理

MEN1 および MEN2 で認められる腫瘍とその浸透率（生涯発症確率），発症年齢を❷❸に示す．MEN1 では原発性副甲状腺機能亢進症（PHPT），MEN2 では甲状腺髄様癌がほぼ必発であるため，疾患としての浸透率もほぼ 100 ％である．MEN2 は粘膜神経腫や Marfan 様体型を伴う MEN2B とそれらを伴わない MEN2A に分けられるが，この両者は後述のように *RET* 遺伝子の変異コドンの位置によって明瞭に区別される．

疫学

MEN では診断に至っていない患者が数多く存在すると予想されるため，患者数や罹病率を正確に把握するには網羅的な患者登録が必要である．あるいはこれに代わる方法としては，関連病変の患者に占める MEN 患者の割合から罹病率を推定した報告もなされている．海外ではこうした取り組みの結果，MEN の頻度は MEN1，MEN2 それぞれについておおよそ 3 ～4 万人に 1 人程度と推定されている．日本人の罹患頻度についての報告はないが，大きな人種差はないものと考えられている．

❷ MEN1 に伴う病変

症候	患者に占める MEN1 の割合	浸透率	発症年齢	臨床症状
原発性副甲状腺機能亢進症	3 %	＞95 %	20 歳代で約半数，40 歳までにほぼ全例発症	無症状（高カルシウム血症）胃十二指腸潰瘍，尿路結石
膵消化管神経内分泌腫瘍 ガストリノーマ インスリノーマ グルカゴノーマ 非機能性腫瘍	10 %	約 60 %	インスリノーマ以外は思春期以降 25 ％は成人前に発症	胃十二指腸潰瘍，下痢 低血糖，意識消失 皮疹，糖尿病，体重減少 多くは無症状
下垂体腫瘍 プロラクチノーマ 成長ホルモン産生腫瘍 非機能性腫瘍	1 %	約 50 %	学童期以降 好発年齢は 20～40 歳代	無月経，乳汁分泌 顔貌変化，手足の肥大 無症状～頭痛，視野狭窄
胸腺神経内分泌腫瘍	10 %	5 %	成人期以降	無症状（CT などで発見）
副腎皮質腫瘍	1 %	20～30 %	成人期以降	通常無症状（CT などで発見）
顔面血管線維腫	不明	40～80 %	成人期以降	赤いほくろ様丘疹，無症状
脂肪腫	不明	30 %	成人期以降	皮下の腫瘤

❸ MEN2 に伴う病変

	MEN2A	MEN2B	発症年齢	臨床症状
MEN2 に占める割合	95 %	5 %		
症候	浸透率			
甲状腺髄様癌	100 %	100 %	*RET* 変異コドンによる	甲状腺腫瘤
褐色細胞腫	60 %	80 %	成人期以降	高血圧，昇圧発作，高血糖　など
原発性副甲状腺機能亢進症	10 %	0 %	成人期以降	高カルシウム血症（多くは無症状）
粘膜神経腫	0 %	100 %	学童期以降	眼瞼，口唇，舌に発生
Marfan 様体型	0 %	80 %	学童期以降	身体的特徴の発現

臨床症状

MEN の臨床症状は，関連内分泌腫瘍によって過剰分泌されるホルモン症状と，腫瘍の増大による物理的障害による症状に大別される．

MEN1

原発性副甲状腺機能亢進症（primary hyperparathyroidism：PHPT）：PHPT は最も高頻度にみられ，かつ 40～70 ％の症例で初発病変となる．*MEN1* 変異陽性者の半数は 20 歳代前半に，50 歳までにはほぼ全例が PHPT を発症しているが，臨床症状を呈さずに長期間経過することが多いため，発端者の平均診断時年齢は 40 歳代半ばである．散発性（非遺伝性）の PHPT は主に中高年の女性に好発する疾患であるため，若年者の PHPT では MEN1 を念頭においた精査が必要である．病理学的には過形成で 4 腺すべてが同時性もしくは異時性に機能亢進となるのが特徴である．複数腺の腫大を認めた場合は MEN1 を強く疑う必要があるが，各腺の腫大は異時性に生じるので，単腺腫大であることが MEN1 否定の根拠にはならない．

PHPT に伴う臨床症状は散発例の場合と同様であるが，比較的軽症例が多く，自覚症状はないまま検診やほかの目的での検査の際に偶然高カルシウム血症を指摘される例も多い．骨密度低下は散発例よりも高度であり，30 歳代で 33～44 ％の患者が -2 SD 以上の骨密度低下を呈する．

膵消化管神経内分泌腫瘍：約 60 ％の患者に発症するが，病理学的にはほぼ全例で Langerhans 島の過形成が認められる．画像診断の精度向上に伴い，径の小さい非機能性腫瘍を検出する感度も向上している．機能性腫瘍ではガストリノーマ，インスリノーマが多く，グルカゴノーマ，ソマトスタチノーマ，VIP 産生腫瘍はいずれも 2 ％未満と低頻度である．臨床症状は散発例の場合と変わらず，過剰に産生されるホルモンによりさまざまな症状を呈する．散発例と比較すると平均診断時年齢は約 10 歳若いが，発症年齢に幅があるため，年齢は診断の参考にはならない．基本的には成人以降に発症するが，例外的にインスリノーマは小児期からの発症がみられ，低血糖による意識障害やけいれん発作で気づかれることもある．

下垂体腫瘍：約半数の患者に発症する．プロラクチノーマが頻度的に最も多く，非機能性腫瘍，成長ホルモン産生腫瘍がこれに続く．臨床症状，ホルモン動態，腫瘍容積などは散発例と類似しており，本症に特徴的な所見はない．

その他：副腎皮質腫瘍は 20～30 ％の患者に認められるがほとんどが非機能性腫瘍であり，治療を要する例は少ない．少数ながらアルドステロンやコルチゾール産生腫瘍を発症する場合があるが，これらの臨床症状も散発性の原発性アルドステロン症や Cushing 症候群と変わらない．

胸腺腫瘍は腫瘍による自覚症状はなく，検診やすでに MEN1 と診断された患者の定期検査の過程で発見される．

MEN1 患者では顔面に血管線維腫を，また全身の皮下や腹腔内，筋層内に脂肪腫を発症することがある．これら病変は臨床症状は伴わないが，整容上の問題を生じることがある．

MEN2

甲状腺髄様癌：MEN2 では必発であるが，頸部腫瘤以外に臨床症状を伴わない．したがって，診断の契機は頸部腫瘤の自覚もしくは検診などの機会での指摘によることが多い．MEN2 の甲状腺髄様癌は大多数が成人前に C 細胞過形成もしくは微小癌を発症しているが，比較的緩徐な経過をとるため，発端者の診断がなされるのは多くの場合 30 歳代以降である．

褐色細胞腫：約 60 ％の患者に発症する．80 ％の患者では甲状腺髄様癌が先に診断されており，スクリーニングにより発見される場合が多い．それ以外では持続型もしくは発作型の高血圧の精査の過程で見つかることが多いが，健診などでの腹部画像検査の際に偶然発見される例も増えている．発症のピークは 30～50 歳代であるが，成人前の発症もみられる．一般的な褐色細胞腫は "10 ％ルール" と呼ばれ，遠隔転移例，両側例，異所性発生例がそれぞれ全体の 10 ％程度を占めるとされているが，MEN2 に伴う褐色細胞腫では遠隔転移，異所性発生はまれである．一方，遺伝性であることを背景にして，褐色細胞腫を発症する患者の約 2/3 は診断時もしくは異時性に両側に褐色細胞腫を発症する．

MEN2 に伴う褐色細胞腫ではアドレナリン優位のホルモン動態を示すことが多く，したがってカテコールアミンによる臨床症状も頻脈や高血糖など β 受容体を介した反応がみられやすい．

PHPT：MEN1 とは対照的に発症頻度も低く，かつ臨床的にも軽症であることが多い．

Hirschsprung 病：*RET* の機能喪失型変異では腸管神経系の形成不全を生じ，Hirschsprung 病を発症するが，MEN2A の一部の症例では Hirschsprung 病を合併する．これは *RET* の機能獲得型変異によって MEN2A の臨床像を呈する一方，変異によって RET 蛋白の細胞表面への移送が不十分となり，結果として大腸神経節形成不全をきたすことが明らかにされている．

粘膜神経腫：MEN2B では眼瞼，口唇，舌に粘膜神経腫と呼ばれる小隆起病変が必発する．腫瘍自体は良性であるが，顔面に多発するために顔貌への影響など整容上問題となることがある．舌の神経線維腫は咀嚼

❹ MEN1 の診断基準

以下のうちいずれかを満たすものを MEN1 と診断する.
- 原発性副甲状腺機能亢進症，膵消化管神経内分泌腫瘍，下垂体腺腫のうち2つ以上を有する.
- 上記3病変のうち1つを有し，一度近親者（親，子，同胞）に MEN1 と診断された者がいる.
- 上記3病変のうち1つを有し，*MEN1* 遺伝子の病原性変異が確認されている.

MEN1 遺伝子変異が同定された患者の血縁者で，発症前遺伝子診断によって変異が同定されたが，まだいずれの病変も発症していない者を「未発症 *MEN1* 変異保持者（キャリア）」と呼ぶ.

（多発性内分泌腫瘍症診断の手引き，2012 年.）

嚥下の際の違和感を生じさせる．また，多くの症例ではやせ型で手足が長い Marfan 様体型を呈する.

診断基準・検査・診断手順

MEN1

診断基準：わが国で用いられている MEN1 の診断基準を❹に示す．具体的には複数の腫瘍の診断，家族歴，遺伝情報をもとに診断される.

生化学検査：個々の内分泌腫瘍の診断の目的で，散発例と同様に内分泌機能検査が行われる.

PHPT では高カルシウム血症を伴う高 PTH 血症を認めるが，MEN1 に伴う PHPT はしばしば軽度の異常にとどまり，約20％の症例では血中 Ca と PTH のいずれかが基準範囲内にとどまる．このことは，血中 Ca のみでのスクリーニングでは PHPT を見逃す可能性があることを意味する.

膵消化管神経内分泌腫瘍，下垂体腫瘍に関する生化学検査は散発例と同様であるが，血中ガストリンは高カルシウム血症によって上昇していることがあるので，ガストリノーマの診断には慎重を要する.

画像検査：PHPT の画像検査では US や CT が用いられるが，複数腺の腫大がある場合は MEN1 である可能性が高くなる．ただし，MEN1 症例であっても各腺の腫大は不均等に生じるので，画像検査ではとらえられないことも多い．また，MEN1 の場合には高率に胸腔内に異所性腺を認めるため，^{99m}Tc-MIBI シンチグラフィを必ず実施する必要がある.

膵消化管内視鏡の CT/MRI 画像の特徴は散発例と同様であるが，MEN1 患者では約75％が診断時に複数腫瘍を認める．ガストリノーマは散発例では膵に単発腫瘍として発生することが多いが，MEN1 では十二指腸に小結節状に腫瘍が多発する．個々の腫瘍は小さいため，CT や MRI での検出は難しく超音波内視鏡の有用性が高い．インスリノーマは MEN1 でも単発性のことが多いが，腫瘍径が小さい場合が多く画像でとらえられないことも少なくない．グルカゴノーマ，ソマトスタチノーマ，VIP 産生腫瘍は発生頻度は低く，通常腫瘍径は大きいため通常の画像検査で検出できる．MEN1 患者の定期検査で CT や MRI 撮像を行うときは，副腎腫瘍および胸腺腫瘍の有無も同時に評価する.

進行例では，転移巣の検出や治療効果の評価にソマトスタチン受容体シンチグラフィが有用である．わが国では ^{111}In-pentetreotide シンチグラフィが使われる.

病理検査：MEN1 の関連病変のなかでは，膵消化管細胞内分泌腫瘍に対する病理検査が重要である．超音波内視鏡による生検を行い，WHO 分類に基づく悪性度の評価と免疫染色による機能評価を行う．MEN1 に伴う膵消化管細胞内分泌腫瘍はほとんどが WHO の高分化型の NET G1 であり，悪性度の高い腫瘍は比較的少ない.

遺伝学的検査：MEN1 の診断基準を満たす症例あるいは MEN1 が疑われる症例に対しては，診断確定の目的で，*MEN1* 遺伝学的検査が考慮される．*MEN1* 遺伝子は10エクソンからなるが，エクソン1はアミノ酸をコードしていないため，エクソン2-10について Sanger 法によって変異検索を行う．数％の患者では大規模な欠失変異が原因となっているので，変異陰性例に対しては MLPA（multiplex Ligation-dependent Probe Amplification）法による欠失変異検索も必要である．変異の hot spot はないので，コード領域全域を検索する．家族歴のある症例では約90％，家族歴がない症例では約50〜70％で病的バリアントが検出される．ナンセンス変異やフレームシフトの場合に病原性の判断は容易であるが，ミスセンス変異やエクソン・イントロン境界に近いイントロン上の変異では病原性の判断には慎重を要し，データベースなどを参照する必要がある.

現在のところ，*MEN1* 遺伝学的検査は保険収載されておらず，一部の医療機関における先進医療，もしくは民間検査会社への委託によって検査が行われている.

診断手順：すでに診断基準を満たしている症例の場合はあまり問題とならないが，診療現場においては，MEN1 関連内分泌腫瘍を一つだけ発症している患者のなかからどのような患者に対して MEN1 を念頭においた追加の検索を行うかが問題となる.

一般的には，若年発症例，多発・再発例は遺伝性腫瘍を疑う根拠となり，❺のような条件を満たす患者に対しては，積極的に遺伝学的検査を考慮するべきと考えられる.

また，一病変を有する患者を対象に他の関連病変の

❺ MEN1 を疑って遺伝学的検査を考慮すべき対象

1. MEN1 の臨床診断基準を満たす（複数の MEN1 関連腫瘍を有する）
2. MEN1 を疑う所見がある
   ・40 歳以前の多腺性原発性副甲状腺機能亢進症
   ・原発性副甲状腺機能亢進症の再発
   ・ガストリノーマ（ガストリノーマの 25 ％は MEN1 による）
   ・若年（20～30 歳以前）のインスリノーマ
   ・年齢を問わない多発性膵消化管神経内分泌腫瘍
3. 非典型的な所見がある
   ・原発性副甲状腺機能亢進症と副腎皮質腫瘍の合併
4. MEN1 関連病変を 1 病変有し，かつ MEN1 を疑わせる家族歴がある
   ・MEN1 関連病変の家族歴
   ・MEN1 関連病変により生じる病態や治療の家族歴（難治性消化性潰瘍，尿路結石，頸部手術，膵腫瘍など）

❻ MEN2 の診断基準

1. 以下のうちいずれかを満たすものを MEN2 と診断する．
   ・甲状腺髄様癌と褐色細胞腫を有する．
   ・上記 2 病変のうち 1 つを有し，一度近親者に MEN2 と診断された者がいる．
   ・上記 2 病変のうち 1 つを有し，*RET* 遺伝子の病原性変異が確認されている．
2. 以下を満たすものを家族性甲状腺髄様癌（FMTC）と診断する．FMTC は MEN2A の亜型と位置づけられる．
   甲状腺髄様癌を有し，かつ甲状腺髄様癌の家族歴があり，かつそれらの者のすべてが他の MEN2 関連病変（褐色細胞腫，原発性副甲状腺機能亢進症，粘膜神経腫など）を有していない．

注：MEN2A における甲状腺髄様癌以外の病変の浸透率が 100 ％ではないため，血縁者数が少ない場合には，MEN2A と FMTC の厳密な区別は不可能である．実際に，同じ遺伝型を有していても，家系により MEN2A の表現型も FMTC の表現型も示しうる．MEN2B は身体的な特徴および遺伝型から MEN2A や FMTC と明瞭に区別が可能である．
患者の血縁者に対する発症前遺伝子診断で変異を同定されたが，まだいずれの病変も発症していない者は「未発症 *RET* 変異保持者（キャリア）」と呼ぶ．

（多発性内分泌腫瘍症診断の手引き，2012 年.）

有無から MEN1 の鑑別診断を進めるためのフローチャートが公開されている．

MEN2

診断基準：わが国で用いられている MEN2 の診断基準を❻に示す．MEN1 と同様に，複数の腫瘍の診断，家族歴，遺伝情報をもとに診断される．

生化学検査：個々の内分泌腫瘍の診断の目的で，散発例と同様に内分泌機能検査が行われる．

甲状腺髄様癌ではほぼ例外なくカルシトニンが高値を示し，感度・特異度の高い腫瘍マーカーとして有用である．未発症変異保持者では発症早期には血清カルシトニン値はまだ上昇していないが，Ca 負荷試験を行うと，静注 1～3 分でカルシトニン値の上昇を認める．

MEN2 に伴う褐色細胞腫はアドレナリン分泌を伴い，ノルアドレナリンとアドレナリンの両方の分泌が増加している．褐色細胞腫の診断を目的としたノルアドレナリン定量では，24 時間蓄尿による尿中ノルメタネフリン/メタネフリンの測定が行われているが，最も感度が高いとされている血中遊離ノルメタネフリン/メタネフリンの測定が，2019 年から保険適用となったため，今後の活用が見込まれる．血中ノルアドレナリン/アドレナリンはカテコールアミン分泌が少ない場合や発作型分泌を示す場合には陽性所見を示さ

ないことも多く，感度は 40 ％程度とされる．

MEN2A では PHPT も合併するが，その頻度は低くかつ軽症であることが多い．PHPT が MEN2A 診断の契機になることはほとんどない．

画像検査：甲状腺髄様癌の画像検査としては他の甲状腺腫瘍と同様，超音波検査がよく用いられる．辺縁部低エコーの消失や点状石灰化などがみられるものの特異的所見はなく，画像による甲状腺髄様癌の診断はできない．

褐色細胞腫は片側もしくは両側性の副腎腫瘍として MRI や CT で描出される．副腎外の発生は少ないが，異所性腫瘍の確認や皮質腫瘍との鑑別の目的で ^{123}I-MIBG シンチグラフィが行われる．

病理検査：甲状腺腫瘍に対しては吸引細胞診が行われるので，病理学的に甲状腺髄様癌と診断することが可能だが，診断率は血清カルシトニン測定に劣るといわれている．

遺伝学的検査：*RET* は MEN2 の唯一の原因遺伝子であり，甲状腺髄様癌の約 30 ％は MEN2 によるものである．したがって，甲状腺髄様癌の診断が確定した場合は，全例に *RET* 遺伝学的検査が推奨される．本検査は保険収載されている．臨床的に MEN2 と診断される患者ではほぼ 100 ％に変異が同定されるととも

に，変異コドンと臨床像との間に明瞭な相関がある．甲状腺髄様癌患者に *RET* 遺伝子変異を認めない場合は，MEN2 は否定してよい．

　MEN2 に伴う *RET* 変異は機能獲得型変異であり，特定のコドンにミスセンス変異が認められる．米国甲状腺学会では❼のようにコドンと甲状腺髄様癌の悪性度リスクを HST（highest），H（high），MOD（moderate）の 3 段階に分類し，随伴病変を整理している．MEN2A の約半数はシステインをコードするコドン 634 に変異を認め，MEN2B ではほぼ全例でコドン 918 のメチオニンがスレオニンに置換するミスセンス変異を認める．

診断手順：上述のように，甲状腺髄様癌と診断された場合は *RET* 遺伝学的検査が推奨されており，これによって MEN2 の診断，もしくは除外診断が確定する．

　褐色細胞腫全体の 30 ％程度は遺伝性であると考えられており，MEN2 以外にも von Hippel-Lindau 病や遺伝性褐色細胞腫・傍神経節腫瘍症候群の可能性を考慮する必要がある．MEN2 の場合は通常甲状腺髄様癌が先行しており，褐色細胞腫が先に診断されるのは 10 ％程度と考えられる．MEN2 の褐色細胞腫の好発年齢は 30～50 歳代であり，この年齢では甲状腺髄様癌はすでに発症していることから，褐色細胞腫の患者に対してカルシトニン測定を行うことで甲状腺髄様癌のスクリーニング，さらには MEN2 の診断（もしくは除外診断）を行うことができる．

治療

MEN1

PHPT：治療の原則は外科的切除であり，その適応は散発例と同様である．MEN1 の PHPT は多腺性であ

ることから，わが国では副甲状腺を全腺摘出し，一部を前腕筋層内に自家移植する方法がとられる場合が多い．海外では 3.5 腺を摘出する亜全摘術も行われる．過剰腺が頸部胸腺内に認められることが多いので，術前のシンチグラフィでの確認は必須であり，頸部胸腺の合併切除が推奨される．最近は術中 PTH 測定やラジオガイド下副甲状腺摘出術などの技術の進歩により，手術の成功率が高まっている．若年からの発症を反映して，骨密度低下が散発例に比べて顕著であることからより積極的な外科治療も推奨されるが，一方で若年の場合は一部の腺しか腫大していないことも多く，手術適応は総合的に判断する必要がある．

　MEN1 に伴う PHPT は病理学的には過形成であり，悪性例はきわめてまれであるが，全身状態の不良など手術が行えない例に対しては，エタノール注入療法やシナカルセトの投与が考慮される．

膵消化管神経内分泌腫瘍：非機能性腫瘍については，径 1 cm 以下の場合には増大がみられない場合が多いことから経過観察が推奨される．径 2 cm を超えるものや増大傾向がみられるものは手術適応となる．径 1～2 cm の腫瘍については症例ごとに検討する．機能性腫瘍は原則としてすべて手術適応となるが，術後の QOL を考慮して極力膵全摘術は回避する．MEN1 では診断時にすでに複数の腫瘍を認める場合が多いことから，生化学検査から機能性腫瘍の存在が疑われる場合には，どの腫瘍がホルモンを過剰産生しているのか明らかにする必要があり，この目的で選択的動脈内刺激薬注入法と呼ばれる負荷試験が行われる．これは❽に示すように腹腔動脈から膵を栄養する血管にカテーテルを到達させ，そこから Ca を注入するもので，機

❼ 米国甲状腺学会による *RET* 変異リスク分類

変異	リスクレベル	褐色細胞腫	原発性副甲状腺機能亢進症	アミロイド苔癬	Hirschsprung 病
G533C	MOD	+	－	No	No
C609F/G/R/S/Y	MOD	+/++	+	No	Yes
C611F/G/S/Y/W	MOD	+/++	+	No	Yes
C618F/R/S	MOD	+/++	+	No	Yes
C620F/R/S	MOD	+/++	+	No	Yes
C630R/Y	MOD	+/++	+	No	No
C631Y	MOD	+++	－	No	No
C634F/G/R/S/W/Y	H	+++	++	Yes	No
K666E	MOD	+	－	No	No
E768D	MOD	－	－	No	No
L790F	MOD	+	－	No	No
V804L	MOD	+	+	No	No
V804M	MOD	+	+	Yes	No
A883F	H	+++	－	No	No
S891A	MOD	+	+	No	No
R912P	MOD	－	－	No	No
M918T	HST	+++	－	No	No

能性腫瘍は刺激によってホルモンを分泌する．これを下大静脈から肝静脈に到達させたカテーテルによって採血・測定する．これによって機能性腫瘍と非機能性腫瘍が併発している場合や，画像検査で腫瘍が同定できない場合でも，機能性腫瘍の局在を明らかにすることができる．ガストリノーマは大部分が十二指腸粘膜下に発生するため，術式としては主に膵頭十二指腸切除術が選択されるが，最近はより侵襲の低い膵温存十二指腸全摘術を行う場合もある．

手術不能例に対する治療は散発例と同様である．

下垂体腫瘍：治療方針は散発例と同様である．プロラクチノーマに対してはドパミン作動薬が第一選択であり，成長ホルモン産生腫瘍に対しては外科治療に加え，非完治例に対してはソマトスタチン誘導体投与や放射線照射が行われる．非機能性腫瘍については径1cmで増大傾向がみられないものは経過観察が選択される．

その他：胸腺神経内分泌腫瘍は悪性度が高いため，診断され次第腫瘍摘出術を行う．副腎皮質腫瘍は機能性腫瘍の場合は外科的切除を行うが，大部分は非機能性であり経過観察のみでよい．

MEN2

甲状腺髄様癌：診断が確定したら甲状腺全摘術を行う．散発例の場合には片葉切除が選択される場合があるが，MEN2の場合は甲状腺組織を残してはならない．手術前には必ず褐色細胞腫が存在していないことを確認し，もし存在が確認された場合は褐色細胞腫の手術を先に行う．

早期に側頸部リンパ節転移をきたす症例が多く，術前の血中カルシトニン値が300 pg/mLを超える例では，術後にカルシトニン値が正常化するのは約半数にとどまる．予防的に中心領域リンパ節郭清を行うことはコンセンサスが得られているが，予防的な両側側頸部郭清については消極的な意見が多い．手術不能の進行例に対しては，ソラフェニブ，バンデタニブ，レンバチニブが保険適用となっている．

褐色細胞腫：術式は散発例と同様で，腹腔鏡下副腎摘出術が行われる．術前に循環血漿量を確保するためにα遮断薬の投与を行う．両側発症例では術後副腎皮質機能不全に対してグルココルチコイドの投与が永続的に必要となるため，片側切除後の対側に無症状の小腫瘍を認めた場合の治療方針については統一した見解が得られていない．施設によっては副腎皮質機能温存術を行っている．MEN2の褐色細胞腫は遠隔転移をきたす例が少ないため，手術不能例に対する薬物治療が必要になることはあまりない．

PHPT：散発例と同様に腫瘍摘出術を行う．頻度が低く軽症例が多いため，MEN1と同様に全腺摘出を行うかどうかについてはコンセンサスは得られていない．同様の理由で，甲状腺全摘術施行時の予防的合併切除も推奨されていない．

その他：MEN2Bの粘膜神経腫は整容上問題となる場合があり，形成外科手術が考慮される．Hirschsprung病を合併しない場合でも腸管蠕動低下から頑固な便秘をきたす例があり，重症な場合には結腸切除術を行う場合もある．

経過・予後

MEN1

MEN1の関連病変のうち，生命予後に直接影響するのは胸腺神経内分泌腫瘍と悪性化した膵消化管神経内分泌腫瘍であり，これらの死亡ハザード比は3〜4倍となる．膵消化管神経内分泌腫瘍は腫瘍径が2 cmを超えると肝転移のリスクが高まる．胸腺神経内分泌腫瘍は悪性度が高く進行も早い．手術以外の有効な治療法が確立していないため，現在でも10年生存率は30％程度である．MEN1患者の約70％はMEN1関連腫瘍が死因となる．

MEN2

甲状腺髄様癌の予後は変異コドンにより差がある．発症早期に所属リンパ節転移をきたすことが多いため，約40％は術後の血中カルシトニンの再上昇を認め，約20〜30％には臨床再発を認める．甲状腺髄様癌の10年生存率はMEN2Aで約90％，MEN2Bでは約70％であるが，早期に診断され，血中カルシトニンの正常化が達成できた症例の再発率はきわめて低い．進行してから診断される発端者の場合には予後不

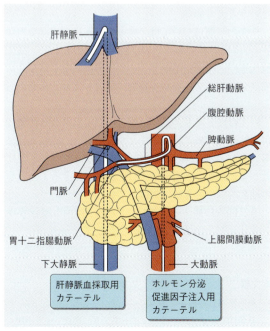

❽ 選択的動脈内刺激薬注入法

良の経過をとりうるが，今後は家族のスクリーニングなどにより早期に診断される例が増えることで，予後も改善すると考えられる．

褐色細胞腫は基本的に良性であるが，気づかれていない腫瘍からの急激なカテコールアミン放出を生じた場合には，心タンポナーデ，肺水腫から致命的な転帰をとる場合もある．

予防

MEN1

関連病変で化学予防あるいは予防的外科治療の対象となる病変はない．

MEN2

未発症 *RET* 変異保持者に対する早期の甲状腺全摘術は，甲状腺髄様癌のリスクを完全に回避することができるため，米国甲状腺学会では患者の子どもに対しては早期に発症前遺伝学的検査を行い，変異陽性の場合にはリスクレベルに応じて予防的甲状腺全摘術を行うことを推奨している．わが国においては未発症の変異保持者を対象に予防的甲状腺全摘術は行われておらず，変異陽性者には定期検査を行い，発症（基礎値もしくは Ca 負荷試験によるカルシトニン高値）を認めた時点で早期手術を行っている．理由としては発症前の手術による予後改善のエビデンスが十分ではないこと，より年長になっての手術のほうが安全性が高く，子どもの自己決定が尊重されること，また日本の医療制度のもとでは発症前の手術は倫理審査を経た自費診療とせざるをえないことなどがあげられる．

遺伝医療

MEN1，MEN2 のいずれも浸透率の高い常染色体優性遺伝性疾患である．MEN2B では約 75％で家族歴がなく，*de novo* 変異によって発症することを除けば，MEN1 と MEN2A の大多数では両親のいずれかから変異を受け継いでいる．一人の患者で MEN の診断が確定することは，血縁者も一定の確率で変異を有していることを意味する．

MEN 患者もしくは MEN を疑う患者に対する遺伝学的検査の意義としては，疑わしい患者の診断を確定することとともに，血縁者の発症前診断を可能にするために家系内の変異を同定することがあげられる．MEN1，MEN2 のいずれも 50％の確率で子に変異が伝えられ，変異陽性者の生涯発症確率はほぼ 100％であること，また早期に変異保持者を確定し適切なサーベイランスを提供することで，病変の早期発見と早期治療につなげることができることから，発症前診断の意義は大きい．また，変異を有していないことがわかれば，たとえ血縁者であっても将来の罹患の心配がなくなる．

しかしながら，多くの患者にとって自身の健康の問題だけでなく，血縁者の遺伝の問題も抱えることは大きな心理的な負担になりうる．また，発症前遺伝学的検査の対象となる血縁者にとっても，突然遺伝性疾患の当事者の可能性を告げられることになり，必ずしも容易に受容できる問題ではない．MEN では家系内の発端者は 30〜50 歳前後で診断を受けることが多い．こうした年齢は社会においても中心的な位置を占めるいわゆる「働きざかり」であり，家庭においてはまだ成人していない子育ての最中であることも多い．診断を受けた患者は，突如としてその聴きなれない疾患の当事者になったことにより，自己の現在および将来の健康に対する不安，遺伝性疾患の当事者であるという事実の自己イメージへの影響，血縁者，特に子どもへの遺伝の心配など，数多くの問題を一度に受け入れなければならない事態に直面する．

MEN のような遺伝性腫瘍の発症前診断を患者の子どもに対して行う適切な時期については，議論のあるところである．発症前診断の時期の原則は，「検査によって受けられる便益を逃してしまうことがない時期のうちに，しかし必要以上に早くすることなく」である．MEN2 では小児期から甲状腺髄様癌の発症があり，それに対するサーベイランスが必要となることから，幼児期に発症前診断を行うことは妥当といえる．MEN1 では早い例では学童期から下垂体腫瘍やインスリノーマを発症しうるので，5 歳までに検査を行うべきという考えがある一方，小児期の病変はたとえ発症しても無症状であったり軽症であったりすることが多いため，より年長になるまで検査を延期してもよいという考えもある．

検査の時期については，家系内の罹患の状況や両親（一方は罹患者である）の理解や希望をもとに，臨床遺伝専門医や認定遺伝カウンセラーによる丁寧な遺伝カウンセリングのなかで個別に検討していく必要がある．

いずれにしても，遺伝医療に関しては単なる情報提供や検査の実施に終わることがないよう，知識と経験を十分に有する専門家との連携のもとに，当事者にとって最良かつ納得のいく自己決定ができるよう，心理社会的側面も含めて支援していく必要がある．

遺伝医療に関する詳細は，「遺伝子診断と遺伝カウンセリング」（p.226）を参照のこと．

（櫻井晃洋）

●文献

1) 多発性内分泌腫瘍症診療ガイドブック編集委員会（編）：多発性内分泌腫瘍症診療ガイドブック．東京：金原出版；2013.

多腺性自己免疫症候群
autoimmune polyglandular syndrome（APS）

概念

●多腺性自己免疫症候群（APS）は，自己免疫機序によって複数の内分泌腺の障害を生じ，機能異常となる疾患である．多発性自己免疫症候群（polyglandular autoimmune syndrome：PGA）ともいう．

●原発性副腎皮質機能低下症（Addison 病）に，甲状腺，膵 Langerhans 島，下垂体前葉・後葉，副甲状腺，性腺などの機能異常が合併する疾患群が知られていた．Addison 病に慢性甲状腺炎を合併するものを Schmidt 症候群，さらに 1 型糖尿病を合併すると Carpenter 症候群と呼ばれた．また，Addison 病に，特発性副甲状腺機能低下症とカンジダ症が合併したものを HAM 症候群（hypoparathyroidism, Addison disease, moniliasis）としていた．これらの疾患の発症原因が解明されるに至り，APS 1～4 型および腸疾患を伴う伴性劣性免疫調節異常（immune dysregulation, polyendocrinopathy, enteropathy, X-linked：IPEX）症候群に分類された．APS 3 型以外は Addison 病を高率に発症する（❾）．

病態生理

APS 1 型は，主に胸腺に発現し，自己と非自己の認識に重要な自己免疫調節遺伝子 *AIRE*（autoimmune regulator）の変異によって引き起こされ[1]，地域性が強い．APS 2 型は，$CD4^+CD25^+$ によって制御される T 細胞の機能異常が考えられている[2]．

疫学

APS 1 型の頻度は 1/10 万人前後であり，2 型はそれよりやや多い[3]．1 型および 2 型ともに Addison 病

を発症するが，自己免疫性（特発性）Addison 病自体がまれであり，自己免疫性 Addison 病を認めた場合は，APS を念頭におく必要がある．1 型糖尿病に自己免疫性甲状腺疾患を合併する APS 3 型は比較的頻度が高い．併発する甲状腺疾患としては，橋本病が多いものの Basedow 病も認める．

臨床症状

APS 各病型で併発する疾患が異なり，その組み合わせによって種々の症状を認める．Addison 病であれば，倦怠感・食欲不振・体重減少・腹痛などがみられ，血中 ACTH の上昇によって皮膚・歯肉・口唇などに色素沈着を認める．自己免疫性甲状腺疾患の場合は，甲状腺機能低下症や亢進症になれば，それぞれの症状を認める．Basedow 病を合併した場合は，ステロイド代謝が亢進するため，Addison 病の症状が重篤となり，副腎クリーゼとなる場合もある．1 型糖尿病では，比較的短期間に高血糖状態となり，口渇，多飲，多尿，体重減少を認める．甲状腺機能亢進症を合併する場合は，よりケトアシドーシスとなりやすい．副甲状腺機能低下症を併発した場合には，テタニー，Chvostek 徴候や Trousseau 徴候を認める．APS 1 型では，T 細胞免疫不全のため慢性カンジダ症を認め，しばしば日和見感染症を発症する．しばしば，内分泌腺以外にも自己免疫疾患を合併することがあり，それぞれの症状を呈する．

検査

一般検査としては，貧血を高頻度に認め，Addison 病合併例では好酸球の増加を認める．ほかに生化学検査として低ナトリウム血症，高カリウム血症，低血糖を認めることが多い．副甲状腺機能低下症を発症する場合は，低カルシウム血症，高リン血症を認める

❾ 多腺性自己免疫症候群の病型

	1 型	2 型	IPEX 症候群	3 型	4 型
好発年齢	幼少期～思春期	30～40 歳代	幼少期		
男女比		男性＜女性		男性＜女性	
有病率	1/100,000	1/1,000	1/1,000,000		
病因	*AIRE* 遺伝子	HLA $CD4^+CD25^+$	*FOXP3* 変異	不明	
Addison 病	++	++	－	－	++
慢性カンジダ症	++	－	－	－	－
特発性副甲状腺機能低下症	++	－	－	－	－
自己免疫性甲状腺疾患	+	++	+	++	－
性腺機能低下症	++	+	－	+	++
全身性結合組織病	+	+	－	+	+
白斑症・脱毛症	+	+	+	+	+
1 型糖尿病	+	++	+	+	
その他症状	歯牙・爪低形成 悪性貧血・胃炎	悪性貧血・胃炎	吸収不良症候群 湿疹・免疫不全	悪性貧血・胃炎	

内分泌検査では，血中コルチゾールの低下，尿中遊離コルチゾール排泄量低下，血中 DHEA-S の低下，血中 ACTH の上昇，コルチゾール日内変動の消失を認めれば Addison 病を強く疑う．Addison 病では，ACTH 試験によってコルチゾールの増加を認めない．抗副腎抗体や抗 21 水酸化酵素抗体がみられる．特発性副甲状腺機能低下症を併発する例では，血中 iPTH および活性型ビタミン D_3 の低下がみられ，CaSR（Ca 感知受容体）に対する抗体がみられることがある．

Basedow 病併発例では，血中 FT_3・FT_4 の増加と TSH の低下を認め，抗 TSH 受容体抗体の高値を認める．橋本病併発例では，抗ペルオキシダーゼ抗体や抗サイログロブリン抗体が陽性となる．甲状腺機能低下症となれば，血中 FT_3・FT_4 の低下と TSH の増加を認める．

1 型糖尿病併発例では，高血糖と HbA1c の上昇を認め，抗 GAD（glutamic acid decarboxyase）抗体陽性となることが多い．尿中 C ペプチド排泄量は低下する．

そのほか，合併する自己免疫疾患に応じた自己抗体が陽性となる．

治療

併発する疾患に応じた治療法を組み合わせて行う．特に，Addison 病は副腎クリーゼを疑う場合に，非経口的副腎皮質ステロイドの補充治療が必要である（ヒドロコルチゾン 100 mg/日以上）．副腎クリーゼでなければ，主に経口ヒドロコルチゾンによる補充療法が行われ，1 日に 10〜20 mg を 2〜3 回に分割して内服することが多い．コルチゾールの日内変動に合わせて，朝の内服量を夕方に比して多く配分する（たとえば，朝 10 mg－夕 5 mg など）．

APS 1 型

Addison 病の治療に加え，低カルシウム血症には活性型ビタミン D や Ca 製剤を補充する．カンジダ症には抗真菌薬を用いるが，ステロイドの代謝を亢進させることが多いため，グルココルチコイド補充量の増量調節が必要となる場合もある．

APS 2 型

Addison 病の治療に加えて，甲状腺機能低下症であればレボチロキシン Na による補充療法を行う．25 µg 程度の低用量から開始し，血中 FT_4 と TSH が正常化するまで徐々に増量する．Basedow 病合併例では，チアマゾールあるいはプロピルチオウラシルの抗甲状腺薬による治療を行う．1 型糖尿病を発症した場合は，速やかにインスリン治療を開始する．

その他

そのほかの自己免疫疾患を合併する場合は，各疾患に応じた治療を追加する．

予後

適切なホルモン補充療法を行えば，各内分泌臓器の機能低下症の予後と変わらない．APS 1 型では，カンジダ症のコントロールが予後を規定する．注意深い継続診療が重要である．APS 2 型では，合併する 1 型糖尿病のコントロール状況によって，予後が規定される．Addison 病では副腎クリーゼの発症を予防するため，副腎不全カードの携帯と，シックデイの際のグルココルチコイド増量について十分な説明が必要である．

（沖 隆）

● 文献

1) Bruserud O, et al：AIRE-mutations and autoimmune disease. *Curr Opin Immunol* 2016；43：8.
2) Mahtab S, et al：Presence of autoreactive, MHC class I-restricted, calcium-sensing receptor (CaSR)-specific CD8＋ T cells in idiopathic hypoparathyroidism. *J Clin Endocrinol Metab* 2017；102：167.
3) Husebye ES, et al：Autoimmune polyendocrine syndromes. *N Engl J Med* 2018；378：1132.

遺伝子診断と遺伝カウンセリング
genetic testing and genetic counseling

遺伝学的検査の特性

人が生まれつきもっている生殖細胞系列の遺伝情報を明らかにする検査を「遺伝学的検査」と呼ぶ．遺伝学的検査は単一遺伝子疾患の診断を目的として行われるが，ここで得られる情報には，生涯変わることがない（不変性），将来の疾患発症を予測できる場合がある（予見性），本人のみならず血縁者も一定の確率で同じ情報を有する（共有性）という，ほかの検査では得られない特殊性を有している．この特殊性ゆえに，遺伝学的検査で得られる情報は，患者や血縁者に対してほかの検査とは異なる医学的，心理的影響を及ぼしうる．日本医学会の「医療における遺伝学的検査・診断に関するガイドライン」には，「遺伝学的検査の事前の説明と同意・了解の確認は，原則として主治医が行う」と記載されているが，同時に「遺伝学的検査・診断を実施する際には，実施する各診療科の医師自身が遺伝に関する十分な理解と知識および経験を持つことが重要である」とも書かれているように，これからはすべての医療者が基本的な臨床遺伝の知識と適切な遺伝情報の扱いを習得し，かつ必要に応じて遺伝医療の専門家と連携できる医療体制を構築しておく必要がある．

変わりつつある遺伝医療

医療現場における遺伝学的検査の重要性が今後ますます高まるのは疑いがない．最近は癌の診療において，遺伝性疾患を疑う患者に対する遺伝学的検査のみならず，特定の分子標的薬の使用を目的に家族歴や臨床像にかかわらず遺伝性腫瘍の原因遺伝子の検索を行う検査（コンパニオン診断）や，癌組織の網羅的遺伝子解析（パネル検査）によって二次的に遺伝性腫瘍の原因遺伝子変異が同定されるようにもなり，患者にとっても遺伝学的検査はより身近なものになりつつある．

しかしながら当事者にとっては，検査結果は遺伝性疾患の診断が確定するにとどまらず，自分自身の将来的な健康への不安，子どもを含む血縁者への遺伝の問題（情報の共有，血縁者の発症前診断），心理社会的な問題（結婚，就職，保険加入など）など，さまざまな疑問や不安が生じうる．さらに日本を含むアジア文化圏では，遺伝の問題は長らくタブー視されてきた過去があり，また医療もこうした当事者の悩みを受け入れる体制や専門家が不十分であったことから，当事者は不安や疑問をどこにも相談できずに抱えていることが少なくなかった．わが国で遺伝医療体制が整備されてきたのはここ10～20年程度のことといえる．

遺伝カウンセリングとは

こうしたなかで日本でもようやく普及してきたのが「遺伝カウンセリング」という医療である．遺伝カウンセリングは，米国遺伝カウンセラー学会が「遺伝性疾患の当事者や関係者が，遺伝性疾患のもつ医学的，心理的，家族的影響を理解し，それに適応できるように援助するプロセスである」と定義しているように，遺伝にかかわるさまざまな事項について，正確かつ最新の情報を当事者が適切に理解できるよう提供し，そ

のうえで，本人や家族に医学的にどのようなことが生じるのか，さらにどのような心理的な影響や社会的な影響が起こりうるのかを理解し，必要に応じて遺伝学的検査も行い，これらをもとに今後の方針を決めていくための支援をする医療である．実際の面談では，当該疾患の頻度や自然歴，遺伝形式と血縁者（次世代を含む）の罹患リスク，遺伝学的検査の適応やその意義と限界，医学的な管理や治療・発症予防法，といった医学的な内容のほか，検査や診断に伴って生じうる心理社会的問題，患者会や支援団体，公的補助の利用など，広い内容について，必要があれば複数回の面談を行って話し合う．遺伝カウンセリングのなかでは，家族内で検査や情報共有について意見が一致しなかったり，明らかに血縁者の便益になる検査結果の血縁者への開示を患者が拒んだり，あるいは子どもの発症前診断を親が不必要に早い時期に求めたり，といった倫理的な問題，ジレンマがしばしば生じる．こうしたときにも遺伝カウンセリング担当者は，当事者の考えに対しては共感的に受け止め，指示的になることなく，より適切な自己決定に至るための気づきに導くための対話を展開する．遺伝カウンセリングは単に遺伝学的検査を行ったり，遺伝について詳しい説明をしたりするだけではなく，遺伝医学の専門的な知識とカウンセリング技術を有し，心理社会的な問題や倫理的な問題にも対応できる専門職者によって提供される高度な医療であることを認識しておく必要がある．こうした医療を担当する専門職としては，日本人類遺伝学会と日本遺伝カウンセリング学会が運営する制度委員会で認定される臨床遺伝専門医と，非医師の専門職である認定遺伝カウンセラーがあるが，今後の遺伝医療の進展を考えると人材がきわめて不足しているのも事実である．

(櫻井晃洋)

11 心血管系とホルモン

心臓血管内分泌代謝学の誕生

　内分泌学は，1905年にセクレチンを発見したイギリスの生理学者Starlingが細胞間の情報伝達に作用する化学物質に対して「ホルモン」と命名したのに端を発し，その後100年にわたり，数多くのホルモンおよび受容体と情報伝達機構の解明をもたらした．そして，内分泌系はインスリンを筆頭に多くが代謝制御を主要な作用点としており，両者を包含した内分泌代謝学として発展してきた．この系の生理的調節とその破綻は現在，生体の恒常性維持や寿命の決定，種々の生活習慣病発症などにきわめて重要であることは論をまたない．

　一方，血圧調節や水・電解質代謝は循環器学，腎臓病学の重要な分野であるが，実は内分泌学として最も古い分野の一つでもある．世界で最初のホルモンの発見（精製）は高峰譲吉らによる副腎髄質からのアドレナリンの精製（1901年）であり，さらにそれ以前にTigerstedtらによってウサギ腎臓からレニンが発見された（1898年）．1953年にはアルドステロンが副腎皮質から発見された．しかし，心臓がホルモン産生臓器ではなかったために，心臓を内分泌臓器ととらえるにはさらに30年後の心房性Na利尿ペプチド（atrial natriuretic peptide：ANP）の発見を待たねばならなかった（❶）．

　1956年にKischは，電顕的観察から内分泌細胞に類似した顆粒構造を心房組織内に発見し，心房特殊顆粒として報告した[1]（❷）．その後研究が重ねられたが，その内容物の正体は不明のままであった．1979年，カナダのde Boldらはこの顆粒数が水・電解質に影響する種々の条件下で変動すること，さらに心房組織抽出物を別のラットに投与すると強力なNa利尿作用，降圧作用を発揮することを報告した．この発見が契機となり，de Boldら，寒川賢治と松尾壽之[2]により，ラット，ヒトから28アミノ酸のポリペプチドが単離同定されるに至り，ANPと命名された．

　これまで循環調節や心不全の病態は，心臓のポンプ機能と血行動態調節を中心に論じられてきたが，ANPの発見は大きなパラダイムシフトをもたらした．これとほぼ同期して，血管内皮細胞から内皮由来弛緩因子（endothelium-derived relaxing factor：EDRF）が発見され，その本体が一酸化窒素（nitric oxide：NO）であること，血管トーヌスや血管代謝調節にきわめて

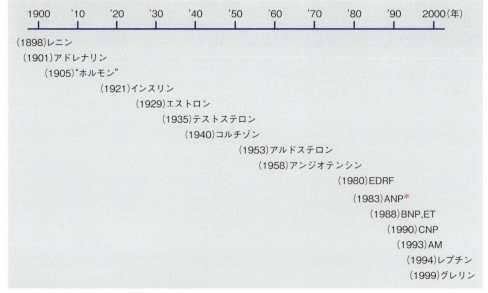

❶ 内分泌学と心臓血管内分泌代謝学の進歩

*ANPはde Boldらが1983年 *Biochem Biophys Res Commun*（BBRC）最終号にラットANPを，寒川賢治と松尾壽之が1984年初頭のBBRCにヒトANPの論文を発表した．しかし，アミノ酸の完全な一次構造と活性は寒川らの報告が最初であった．
EDRF：内皮由来弛緩因子，ANP：心房性Na利尿ペプチド，BNP：脳性Na利尿ペプチド，ET：エンドセリン，CNP：C型Na利尿ペプチド，AM：アドレノメデュリン．

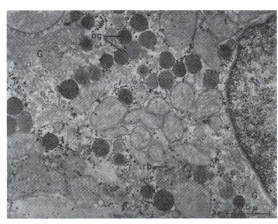

❷ 心房特殊顆粒
(Jamieson JD, et al：Specific granules in atrial muscle cells. *J Cell Biol* 1964；23：151.)

重要であることが証明された．現在ではあらゆる臓器がホルモンやサイトカイン，パラクリン（paracrine）因子を分泌して恒常性維持に与っていることは常識となっているが，ANPやNOの発見は，まさにその概念を打ち立てる嚆矢となり，ここに心臓血管内分泌代謝学が誕生した．

ANPの発見に続いて，1988年にはブタ脳から脳性Na利尿ペプチド（brain natriuretic peptide：BNP）が，1990年には同じく脳からC型Na利尿ペプチド（C-type natriuretic peptide：CNP）が発見された．BNPはその後，心臓，特に心室での産生が主であることが判明し，現在では心不全のバイオマーカーとして必須の検査法となっている．CNPはEDRFとしての役割を有するとともに，軟骨，心筋，マクロファージ，腎尿細管などで局所因子として働いている．さらに1988年に血管内皮からエンドセリンが，1993年には副腎髄質からアドレノメデュリンが単離同定された．

これらの発見の多くに日本人がかかわっていることから，心臓血管内分泌代謝学はわが国が中心となって発展した学問ともいえよう．これらの系はさらに，循環調節以外に肥満・エネルギー代謝，骨代謝，免疫，癌との関係も明らかになりつつあり，今後創薬ターゲットとして注目されるとともに，その理解には神経系や免疫系と併せた生体制御のネットワーク的理解がより必要となってくると思われる．

心臓血管ホルモンとその循環ホメオスタシスにおける意義

心臓血管ホルモンとは，心臓や血管，腎臓，副腎などから産生・分泌され，endocrine，paracrine調節因子として循環調節にかかわる液性因子の総称である．

これまで循環調節ホルモンとして，カテコールアミンやレニン-アンジオテンシン-アルドステロン系（renin-angiotensin-aldosterone system：RAA系）が知られていたが，その後新たに加わったNa利尿ペプチド（natriuretic peptide：NP）ファミリー，NO，エンドセリン（endothelin：ET），アドレノメデュリンなどを含む概念である．これらの多くは心臓・血管系のみならず神経系にも広く分布し，神経ペプチドとしての意義も注目されている．本項はそのうちいくつかについて，循環ホメオスタシスにおける生理的意義を中心に概説する．

レニン-アンジオテンシン-アルドステロン系（RAA系）

RAA系は，一連の酵素反応により強力な昇圧ペプチドであるアンジオテンシンⅡ（Ang Ⅱ）を産生するカスケードである[3]（❸）．Ang Ⅱはまた，副腎皮質に働いてアルドステロンの合成，分泌を促す．RAA系には循環血中の古典的RAA系以外に，心臓，血管，腎臓，脳，脂肪組織など組織局所で産生・作用する組織RA系（RAA系）の存在も知られている[4]．

古典的RAA系は，腎臓の傍糸球体（juxtaglomerular：JG）細胞から分泌されるレニンによって調節される．レニンは，340アミノ酸から成るアスパラギン酸プロテアーゼで，血中では非活性型（プロレニン）および活性型レニンとして存在する．活性型レニンは，肝臓で合成される452アミノ酸から成るアンジオテンシノゲンを基質として分解し，そのN末端10アミノ酸から成るAng Ⅰを生成する．Ang Ⅰはさらに，主として肺血管内皮に存在するアンジオテンシン変換酵素（angiotensin-converting enzyme：ACE）の作用によりC末端2残基が除かれAng Ⅱとなる．Ang Ⅱは，標的臓器に存在する受容体（AT1およびAT2受容体）のうち主にAT1受容体に働いて，強力な血管平滑筋収縮，アルドステロン分泌など種々の作用を発揮する．アルドステロンは，腎皮質集合管でNa再吸収とK分泌を促進し，近位尿細管でのAng ⅡによるNa再吸収作用と合わせて，体液量保持，血圧上昇に働く．

レニン分泌調節には，①JG細胞の圧受容器を介する調節，②緻密斑を介する調節，③神経性調節，④体液性調節がある．すなわち，圧受容器により輸入細動脈内圧（腎灌流圧）の低下を感知すると，レニン分泌は強力に刺激される．また，遠位尿細管内NaCl濃度の減少は緻密斑を介して伝えられ，レニン分泌を刺激するとともに，輸入細動脈を拡張させる（tubulo-glomerular feedback）．さらに，交感神経β_1刺激はJG細胞への神経終末を介してレニン分泌を促進する．プロスタグランジンE_2やグルカゴン，ドパミンも促進

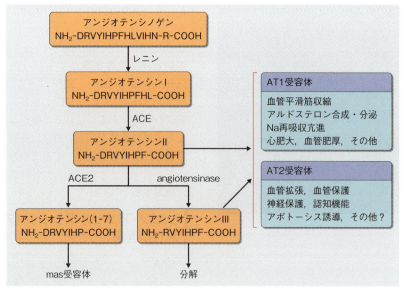

❸ レニン-アンジオテンシン系（RA系）のカスケード
ペプチドの配列をアミノ酸1文字表記で示す．アンジオテンシノゲンのC末端のRはアミノ酸438残基をまとめて表す．なお，RA系のカスケードにアルドステロンまで含めた場合をレニン-アンジオテンシン-アルドステロン系（RAA系）という．
ACE：アンジオテンシン変換酵素，AT1受容体：アンジオテンシンIIタイプ1受容体，AT2受容体：アンジオテンシンIIタイプ2受容体．

に働く．一方，Ang IIや心房性Na利尿ペプチド（ANP），バソプレシンはレニン分泌を抑制する．

RAA系は，生体において最も主要な血圧・体液調節ホルモン系の一つであるが，病態時での意義もきわめて重要である．腎血管性高血圧，原発性アルドステロン症など二次性高血圧の成因となることはもちろん，本態性高血圧や，糖尿病性腎症をはじめとする慢性腎臓病，心不全，動脈硬化症など多くの心血管病での病態形成・進展にかかわると考えられる．ACE阻害薬やAng II受容体拮抗薬（angiotensin II receptor blocker：ARB），アルドステロン拮抗薬などのRAA系阻害薬は降圧を越えた臓器保護の可能性が示唆されており，特にACE阻害薬とARBはしばしば降圧治療の第一選択薬となる．

Na利尿ペプチド（NP）系

NPには3種のリガンドがあり，ANP，脳性（B型）Na利尿ペプチド（BNP），C型Na利尿ペプチド（CNP）から構成される．ANPとBNPはその大部分が心臓（それぞれ心房と心室）で合成・分泌され，心臓ホルモンとして働く．一方，CNPは骨（軟骨細胞），血管内皮，中枢神経，マクロファージ，腎尿細管などで産生され，局所因子として働く．これらNPファミリーは生理活性に必須の基本骨格として，ジスルフィド結合で形成されるアミノ酸17残基の環状構造を共通に有する[5]（❹）．

NP受容体には，生物作用にかかわる2種類の膜型グアニル酸シクラーゼ受容体（NP receptor-A：NPR-A/guanylyl cyclase-A：GC-AおよびNPR-B/GC-B）と，細胞内情報伝達は不明でリガンドの代謝に関与するクリアランス受容体（NPR-C）とが存在する（❹）．GC-AはANPとBNPに親和性が高く，GC-BはCNPに親和性が高い．これらは細胞内にGCドメインを有し，cGMPを介して種々の作用を発揮する．3種の受容体は腎臓，血管，心臓をはじめ全身のさまざまな細胞に発現するが，NPR-Cがほとんどの細胞で発現量は最も多い．

ANPは主に心房筋細胞，BNPは主に心室筋細胞から負荷に応じて分泌され，体液量・血圧調節に関与する．ANPの分泌は心房特殊顆粒を介するが，BNPは刺激の際に構成的（constitutive）に分泌される．この際，前駆体のN末端側のペプチド（NT-proANP，NT-proBNPと呼ぶ）も等モルで分泌される．これらは生物作用をもたず，血中で比較的安定で半減期が長いため，ANP，BNPの分泌の指標として用いられることがある．ANPの主要な合成・分泌刺激は心筋細胞の伸展であり，その血中濃度は右心房圧や肺毛細血管楔入圧と正相関する．一方，BNPは心室負荷（wall stress）に鋭敏に反応して分泌され，血中BNP濃度は心不全重症例でANP濃度をはるかに凌駕する．これらの測定は，心不全の診断・重症度や体液量の評価に有用であり，現在広く用いられている．

NP系は生体で最も強力な降圧・利尿ホルモン系で

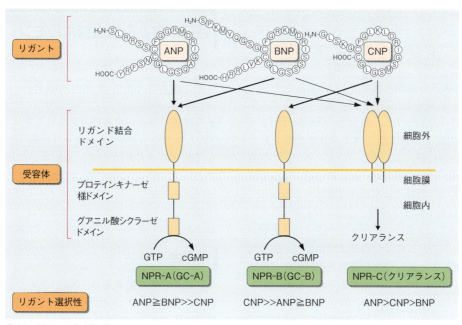

④ Na 利尿ペプチド系
ペプチドの配列をアミノ酸1文字表記で示す．3種類のリガンドはアミノ酸17残基から成る相同性の高い環状構造を有する．それぞれの受容体のリガンド選択性を下段に示した．

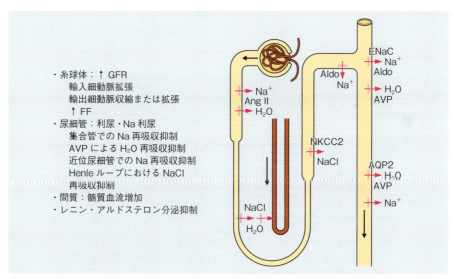

⑤ Na 利尿ペプチドの腎作用
GFR：糸球体濾過量，FF：濾過比，AVP：バソプレシン，Ang II：アンジオテンシン II，NKCC2：Na^+-K^+-$2Cl^-$ 共輸送体，Aldo：アルドステロン，ENaC：上皮型 Na チャネル，AQP2：アクアポリン2.
(Gunning ME, et al：Vasoactive peptides and the kidney. Brenner BM〈ed〉. Brenner & Rector's The Kidney, 5th edition. Philadelphia：Saunders；1996. p.627 を参考に作成．)

ある．特に腎臓と血管に働き，腎臓では糸球体濾過量増加と集合管での Na・水再吸収抑制作用が重要である（⑤）．さらに血管平滑筋弛緩，およびレニン・アルドステロンの分泌抑制に働く．NP 系はホルモンおよび局所因子として，機能的にほぼすべての作用でRAA 系と拮抗し，血管平滑筋細胞，心筋細胞，メサンギウム細胞の増殖・肥大・細胞外基質産生の抑制作用や，組織の線維化抑制作用を有するなど，病態時において重要な意義を有すると考えられている．

エンドセリン（ET）

ET は，柳沢・眞崎らによって培養内皮細胞から単離された21アミノ酸から成る強力な血管収縮ペプチドである[6]．続いて2種類のアイソペプチドが同定さ

れた（ET-2, ET-3）．最初に発見された ET-1 は内皮および血中における主要な ET で，内皮細胞以外に脳，腎臓，肺，子宮など広範に分布する．ET-2 は腎臓，空腸に，ET-3 は空腸，副腎，脳，腎臓に多く発現する．

ET は 2 種類の G 蛋白共役型受容体（ET_A 受容体，ET_B 受容体）に働いて，IP3 上昇と細胞内 Ca 流入を介し多彩な作用を発揮する．血管平滑筋収縮作用を有する一方，内皮での NO やプロスタサイクリン産生を刺激し，血管拡張にも関与している．また，心筋肥大，肺高血圧，血管内膜肥厚，冠血管攣縮，脳血管攣縮に作用しうる．腎臓では糸球体血流低下と蛋白尿，糸球体硬化に働くが，尿細管では水・Na 利尿作用も指摘されている．さらに，ノックアウトマウスを用いた研究から，ET-1 と ET_A 受容体は頭頸部と心臓の形態形成に，ET-3 と ET_B 受容体は腸壁内神経節と色素細胞の発生に必須であることが報告されている．

ET は種々の病態への関与が示唆されてきたが，現在，3 種類の ET 受容体拮抗薬が肺高血圧症に臨床適用となっている．さらに，ET_A 受容体拮抗薬の糖尿病性腎症に対する治験が進められ，今後の展開が注目される．特に，ET_A/ET_B 受容体への選択性と病態との関連，安全性の確立が臨床応用に向けての重要課題となるであろう．

各種疾患と心臓血管ホルモン

心臓血管ホルモンとは，前項のごとく心臓や血管，腎臓，副腎などから産生・分泌され，endocrine, paracrine 調節因子として循環調節にかかわる液性因子の総称である．従来のカテコールアミンやレニン-アンジオテンシン-アルドステロン系（RAA 系）に加え，Na 利尿ペプチド（NP），NO，エンドセリン（ET），アドレノメデュリンなどを含む概念であり，さらにバソプレシンやキニン，プロスタノイドなどを含んで循環調節ホルモンとも称する．本項では，主要な疾患におけるこれらホルモンの意義について概説する．

心不全

体液量の生理的調節は，Na の調節と水の調節がそれぞれ独立し，かつ連動した形で行われる．Na の絶対量は体液の絶対的容量を規定し，水の相対的多寡は浸透圧を規定する．これらの連動した調節の際に鍵となるのが RAA 系，NP 系およびバソプレシン（抗利尿ホルモン〈antidiuretic hormone：ADH〉）である（❻）．

この調節系は，種々疾患でも作動し病態の修飾に関

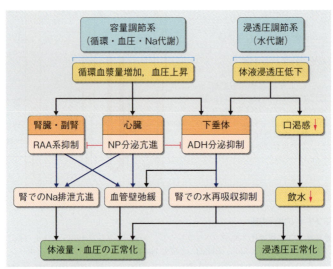

❻ 容量・Na 調節系および浸透圧・水調節系にかかわるホルモンとそれらの相互作用

容量調節系と浸透圧調節系は，3 種類のホルモン系を介して密接に連携し，健常時での体液恒常性維持に働いている．循環血漿量減少ないし体液浸透圧上昇の際は，この図とまったく逆の変化が起こる．体液量増加かつ有効循環血漿量減少を特徴とする心不全では，NP による RAA 系や ADH の抑制不十分となってすべての系の不適切な活性化が生じ，Na 貯留，相対的水貯留と低ナトリウム血症をきたす．青矢印は主要経路を示す．
RAA：レニン-アンジオテンシン-アルドステロン，NP：Na 利尿ペプチド，ADH：抗利尿ホルモン．
（向山政志ほか：血管作動性物質と水電解質代謝．日本内科学会雑誌 2006；95：899．）

与する．代表的疾患である心不全は，「何らかの心臓機能障害，すなわち，心臓に器質的および/あるいは機能的異常が生じて心ポンプ機能の代償機転が破綻した結果，呼吸困難・倦怠感や浮腫が出現し，それに伴い運動耐容能が低下する臨床症候群」と定義される[7]．心不全の代償期では，有効循環血漿量の減少に伴い，カテコールアミンやRAA系など神経体液性因子の活性化によって循環動態を保ち，ADHの活性化と相まって，塩分・水分貯留に傾いて前負荷を増やすことで末梢循環不全が補われる．この際，体液量増加による心負荷の程度に応じてNPファミリー（ANP，BNP）の産生・分泌が亢進し，特にBNPは正常の数十倍～100倍以上にまで上昇する[8]（❼❽）．BNPおよびその前駆体N末端ペプチドNT-proBNPの血中濃度測定は現在，心不全の診断・重症度・予後評価のバイオマーカーとして，最も高いエビデンスレベルと推奨グレードを得ている[7]．病初期においては，NPは本来の働きであるNa利尿を発揮するとともに，RAA系，ADH，カテコールアミンに対して抑制作用を示す．このときのNP亢進は本来，体液貯留に対する生体の防御反応と考えられる．

しかし，このような状態が長期間持続したり，また突然に破綻をきたすと，心不全は悪化し，いわゆる非代償期へと移行する．重症心不全とはいえ，RAA系，NP系，ADH，カテコールアミンといった代表的な循環調節ホルモン系がいずれも不適切に活性化した状態と考えられる．すなわち，心不全非代償期では，NPによるRAA系やADHに対する抑制が不十分となっており，いわゆる「NP抵抗性」が生じていると考えられる．

これら液性因子の活性化は，単なる心不全の重症度や予後予測の指標のみならず，心不全の病態増悪を引き起こす原因とも考えられる．実際，複数の大規模臨床試験において，RAA系阻害薬（ACE阻害薬，アンジオテンシンII受容体拮抗薬〈ARB〉，ミネラルコルチコイド受容体〈mineralocorticoid receptor：MR〉拮抗薬）や交感神経β遮断薬の投与により，心不全患者の予後が有意に改善を認めたことから，これら薬剤はいずれも，心不全治療の第一選択薬となっている[7]．ADHのV₂受容体阻害薬（トルバプタン）や，NP系を直接活性化するANP製剤（カルペリチド）も，心不全病態を改善させる治療薬として有用性が示されている．欧米では，ANP・BNPの分解酵素（中性エンドペプチダーゼ〈neutral endpeptidase：NEP〉）を阻害（すなわち内因性ANP・BNPを亢進）し，ARB活性を併せもつ薬剤（LCZ696）が開発・使用され，心不全に対する高い臨床的有用性が蓄積されつつある．

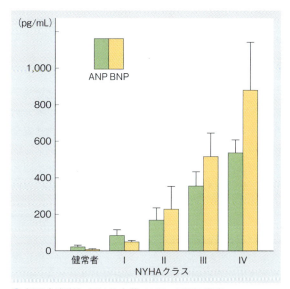

❼ 心不全患者における血漿ANP，BNP濃度

NYHA：New York Heart Association.
（Mukoyama M, et al：Brain natriuretic peptide as a novel cardiac hormone in humans：evidence for an exquisite dual natriuretic peptide system, atrial natriuretic peptide and brain natriuretic peptide. J Clin Invest 1991；87：1402.）

高血圧症と動脈硬化症

高血圧症におけるRAA系の意義に関しては議論の

❽ 種々の疾患における心臓血管ホルモンの意義

心臓血管ホルモン	関連する疾患
カテコールアミン	本態性高血圧，褐色細胞腫，心不全，Parkinson病，起立性低血圧
レニン-アンジオテンシン-アルドステロン系	本態性高血圧，腎血管性高血圧，腎硬化症（良性・悪性），糖尿病性腎症，原発性・続発性アルドステロン症，レニン産生腫瘍，MR関連高血圧，心肥大，心不全，Addison病，MetS（?）
Na利尿ペプチド	心不全，本態性高血圧，腎不全，ネフローゼ症候群（?），MetS（?）
エンドセリン	肺高血圧症，糖尿病性腎症（?），くも膜下出血（?）
一酸化窒素（NO）	冠攣縮性狭心症，本態性高血圧（?）
アドレノメデュリン	本態性高血圧（?），心筋梗塞（?），炎症性腸疾患（?）

MR：ミネラルコルチコイド受容体，MetS：メタボリックシンドローム．

余地がない（**8**）．かつては循環血中の RAA 系亢進を伴うような病態との関連を中心に議論されてきたが，現在では，血中濃度に関係なく，RAA 系阻害がほぼすべての高血圧に対して有用であり，特に脳心血管病の臓器障害および動脈硬化の進展防止に効果を発揮すると考えられている．その機序として，組織でのアンジオテンシン II 産生と活性化（組織 RA 系）を含め，局所における作用亢進が病態形成に関与すると想定されている．

最近，MR 関連高血圧の意義が注目されている[9]．特に，肥満症や糖尿病，慢性腎臓病（chronic kidney disease：CKD）などにおいて，血中アルドステロン濃度が正常であっても MR 拮抗薬が十分な降圧効果を示すことがあり，局所での MR 活性化の可能性が想定される．その機序にはまだ不明な点が多いが，グルココルチコイドとの差別化の機序を含め，今後の検討課題である．

一方，本態性高血圧の成因との関連について，モデル動物を含め種々の研究がなされてきたが，2000 年代になり，ゲノムワイド関連解析（genome-wide association study：GWAS）によって新たに 100 以上に及ぶ高血圧関連遺伝子が同定された．興味深いことに，それらのなかに心臓血管ホルモン（BNP，アドレノメデュリン，ET-3 など）やその受容体・シグナル伝達分子（NPR-C など）の遺伝子が上位の候補としてピックアップされた[10]．特に，ANP・BNP 遺伝子（*NPPB-NPPA*）の多型は NP 濃度と相関するとともに，有意の心血管イベントとの関連も示唆され，今後の研究課題である．

慢性腎臓病（CKD）と糖尿病性腎症

CKD は腎機能低下や蛋白尿が 3 か月以上持続する病態と定義され，糖尿病性腎症，慢性糸球体腎炎，腎硬化症などが主要な原因となる．そのいずれの病型においても，RAA 系は病態進展において重要と考えられる．特に，糖尿病合併あるいは蛋白尿を伴う CKD では，降圧治療の第一選択薬に RA 系阻害薬（ACE 阻害薬または ARB）が推奨されている[11]．また，降圧や蛋白尿減少が不十分な際には MR 拮抗薬追加の有用性も示されているが，その治療においては高カリウム血症発現に十分注意する必要がある．これら RAA 系阻害薬の作用において，抗蛋白尿作用を中心に降圧非依存性の効果も示唆され，腎障害の病態における組織 RA 系活性化の意義が想定される．最近，尿中アンジオテンシノゲン濃度測定が腎組織 RA 系活性の指標として提案されている．

糖尿病性腎症における RA 系阻害薬の腎保護作用に関しては，多くの知見が集積している．さらに現在，

MR 拮抗薬および ET_A 受容体拮抗薬の臨床治験が進んでおり，新たな治療薬としての可能性が期待されている．一方で，近年糖尿病性腎症の病態の多様性が論じられ，特に高齢者では蛋白尿増加を伴わずに腎機能が低下する例もしばしばみられる．このような病態では，典型的な糖尿病性腎症の腎病理像（結節性病変，滲出性病変）よりむしろ動脈硬化所見（腎硬化症）が前面に出ることも多く，包括的に糖尿病性腎臓病と称される[11]．非典型例では RA 系阻害によって腎機能低下や高カリウム血症がみられる場合があり，注意を要する．

CKD では重症度に応じて血中 ANP および BNP 濃度の上昇がみられる．腎機能低下時の ANP・BNP 濃度の上昇は，腎臓でのクリアランスの低下よりも心負荷によるところが大きい．一方，血中 NT-proBNP 濃度は CKD ステージ 2 から有意の上昇を示し，これは主に腎臓でのクリアランス低下を反映すると考えられ，血中濃度の評価には注意が必要である．

その他の疾患

ET はこれまで，臨床応用に向けて多くの基礎的・臨床的研究がなされてきた．高血圧症や心不全への応用が検討されたが，副作用を含め十分な優位性・安全性が示せなかった．しかし現在，肺動脈性肺高血圧症の治療薬として，3 種類の ET 受容体拮抗薬が承認を受けている（**8**）．今後，前述の糖尿病性腎症における可能性を含め，さらなる展開が注目される．

一方，肥満症・メタボリックシンドローム（MetS）における心臓血管ホルモンの意義も注目されている．以前から，RA 系阻害薬のインスリン抵抗性・糖代謝改善作用が基礎的・臨床的に種々検討されてきたが，肥満・糖尿病を伴う高血圧では積極的適応と考えられる．また，MetS 合併 CKD，特に肥満関連腎臓病における有用性が示されている．さらに，MetS モデルで NP 系活性化が明らかな代謝改善効果を発揮することが示されるとともに，臨床的には，肥満者で血中 NP 濃度が有意に低いことが国内外の疫学調査で明らかとなった．これらの作用において，心臓血管ホルモンが脂肪細胞や骨格筋細胞に直接働き，ミトコンドリア機能などに影響を与える可能性が提唱されている．

さらに，ANP 投与は肺癌の転移を抑制する可能性が報告され[12]，機序として炎症に伴う血管内皮細胞障害を改善する可能性が示された．現在，詳細な機序解明とともに，臨床試験が進行中である．このような心臓血管ホルモンの新たな意義の可能性について，今後の研究の進展が注目される．

（向山政志）

● 文献

1) Kisch B : Electron microscopy of the atrium of the heart. I. Guinea pig. *Exp Med Surg* 1956 ; 14 : 99.
2) Kangawa K, et al : Purification and complete amino acid sequence of alpha-human atrial natriuretic polypeptide (alpha-hANP). *Biochem Biophys Res Commun* 1984 ; 118 : 131.
3) 向山政志:レニン・アンジオテンシン・アルドステロン系. 中尾一和(編). 最新内分泌代謝学. 東京:診断と治療社;2013. p.37.
4) Dzau VJ : Tissue angiotensin and pathobiology of vascular disease : a unifying hypothesis. *Hypertension* 2001 ; 37 : 1047.
5) 岸本一郎ほか:ナトリウム利尿ペプチド系. 中尾一和(編). 最新内分泌代謝学. 東京:診断と治療社;2013. p.41.
6) Yanagisawa M, et al : A novel potent vasoconstrictor peptide produced by vascular endothelial cells. *Nature* 1988 ; 332 : 411.
7) 日本循環器学会/日本心不全学会合同ガイドライン:急性・慢性心不全診療ガイドライン(2017年改訂版). 東京:ライフサイエンス出版;2018.
8) Mukoyama M, et al : Brain natriuretic peptide as a novel cardiac hormone in humans : evidence for an exquisite dual natriuretic peptide system, atrial natriuretic peptide and brain natriuretic peptide. *J Clin Invest* 1991 ; 87 : 1402.
9) Shibata H, et al : Mineralocorticoid receptor-associated hypertension and its organ damage : clinical relevance for resistant hypertension. *Am J Hypertens* 2012 ; 25 : 514.
10) International Consortium for Blood Pressure Genome-Wide Association Studies : Genetic variants in novel pathways influence blood pressure and cardiovascular disease risk. *Nature* 2011 ; 478 : 103.
11) 日本腎臓学会:エビデンスに基づくCKD診療ガイドライン 2010. 東京:東京医学社,2018.
12) Nojiri T, et al : Atrial natriuretic peptide prevents cancer metastasis through vascular endothelial cells. *Proc Natl Acad Sci USA* 2015 ; 112 : 4086.

プロレニン,プロレニン受容体

プロレニン

　全身を循環し血圧を調節するホルモン系である循環レニン-アンジオテンシン系とは独立して,組織のなかで調節され局所の炎症や成長・増殖を調節する組織レニン-アンジオテンシン系が存在し,その調節因子としてプロレニンとプロレニン受容体が明らかになった.

　レニンmRNAは心筋細胞を除く全身の臓器に存在することが確認されている. 細胞内リボソームにおいて,レニンmRNAはプレプロレニンを産生する. プレプロレニンは,小胞体内に移動する過程で23個のアミノ酸が外れプロレニンとなる. さらに,プロレニンは,小胞体からGolgi体へ移動する過程で糖鎖修飾を受け,アスパラギン酸プロテアーゼに共通した構造である,左右対称に2量体が配置しcleft(溝)を形成する立体構造を獲得する(❾). cleftの底には2か所の酵素活性中心が存在するが,43個のアミノ酸から構成されるプロセグメントがcleftの酵素活性中心を覆い隠すため,基質であるアンジオテンシノゲンが酵素活性中心に到達できず,酵素活性を発揮できない. 腎臓の傍糸球体細胞内で産生されたプロレニンの10%は,細胞内分泌顆粒のなかでプロセグメントが外れレニンとなり循環血液中に放出される. アンジオテンシノゲンはレニンのcleftに侵入し,酵素活性の働きによってN末端から10個のアミノ酸がアンジオテンシンⅠ(AngⅠ)として切り出され産生される. この現象を"レニン活性"と呼ぶ. 腎傍糸球体細胞からのレニン放出は,灌流圧・AngⅡ・Na・交感神経により厳密な調節を受けており,放出されたレニンは循環レニン-アンジオテンシン系の律速段階を調節する因子として,血圧と体液調節に重要な役割を果たす. 一方,腎傍糸球体細胞内で産生されたプロレニンの90%と腎傍糸球体細胞以外の細胞で産生されたすべてのプロレニンは,開口放出によって血液や間質中に制限なく放出される. プロレニンは循環血液中で安定であり,健常者の血漿中でレニンより10倍多く存在し,微小血管障害を合併した糖尿病患者や妊娠高血圧

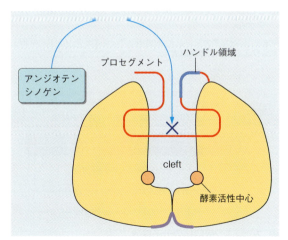

❾ プロレニンの立体構造
プロレニンから43個のアミノ酸から構成されるプロセグメントが除かれるとレニンとなり,アンジオテンシノゲンがcleftに入り酵素活性中心の作用を受けて切断され,アンジオテンシンⅠが産生される. プロセグメントのハンドル領域に特異蛋白が結合すると,プロセグメントがcleftから離れて酵素活性中心が露出し,プロレニンとしての分子量を保持したままで酵素活性を発揮する.

症候群を合併した妊婦では，血漿プロレニン濃度が上昇する．

肝臓特異的にプロレニンを高発現させたラットにおいて，レニンに依存せず組織 Ang II 濃度は上昇したことから，プロレニンが何らかの機構を介して組織レニン-アンジオテンシン系に関与することが示唆されていた．試験管内で，プロレニンを0～5℃の低温状態にするとプロレニンはその立体構造を変化させ，レニン骨格の酵素活性中心が露出し"レニン活性"を発揮する現象が観察され，cryoactivation と呼ばれた．また，プロレニンを pH が2から3の強酸性環境下におくと，同様な立体構造変化が起こり"レニン活性"が発揮される現象も観察された．さらに，プロセグメントのハンドル領域と呼ばれる部分に特異蛋白が結合すると，立体構造変化が起こりプロレニンはプロセグメントを保持したまま酵素活性中心を露出し"レニン活性"を発揮する現象が観察された[1]．

プロレニン受容体

プロレニン受容体は，2002年にヒト腎臓 cDNA ライブラリーから同定された．プロレニン受容体は350個のアミノ酸から構成される1回膜貫通型蛋白で，レニンやプロレニンに結合するが，結合親和性はプロレニンのほうが高い．腎臓以外にも全身の臓器に広く分布し，特に脳や心臓，胎盤に多い．プロレニン受容体がレニンに結合してもその酵素活性は変わらないのに対し，プロレニンに結合すると，プロレニンはその立体構造が変化し"レニン活性"を発揮する．したがって，プロレニンとプロレニン受容体との結合に対して，レニンは内因性の競合的阻害因子として働く．

また，レニンやプロレニンはリガンドとして（プロ）レニン受容体を刺激し MAP（mitogen-activated protein）キナーゼ経路に代表される細胞内シグナルを惹起する（⑩）．このシグナルは，Ang II に依存せずレニン-アンジオテンシン系阻害薬によって影響を受けない．したがって，不活性酵素前駆体として循環血液中に大量に存在していたプロレニンは，（プロ）レニン受容体と結合して細胞内伝達経路を動員するホルモンでもある．

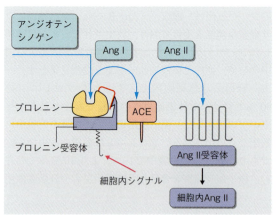

⑩ プロレニン受容体によるプロレニン活性化と細胞内シグナル

Ang I：アンジオテンシン I，Ang II：アンジオテンシン II，ACE：アンジオテンシン変換酵素．

病態におけるプロレニンとプロレニン受容体の意義

糖尿病患者において，血漿プロレニン濃度の増加はアルブミン尿や網膜症の発症を予測する．糖尿病モデル動物で，プロレニンとプロレニン受容体の結合を阻害すると，組織レニン-アンジオテンシン系の抑制とともに微小血管障害の発症と進展が抑制され[3]，同様な効果は高血圧モデル動物や心臓・血管・眼でも観察されている．組織レニン-アンジオテンシン系の亢進が病態に関与する疾患において，プロレニンとプロレニン受容体の役割が注目されている．

プロレニン受容体の生理学的意義

マウスにおいて，プロレニン受容体を全身性にノックアウトすると胎生期に死に至るため，細胞特異的にノックアウトしたところ，オートファジーの障害が観察された[4]．また，プロレニン受容体は，生物の成長と発達を担う Wnt シグナルに必須な因子であることも明らかになった[5]．さらに，好気的解糖系にかかわる重要な酵素であるピルビン酸デヒドロゲナーゼと結合してその分解を抑制する働きも確認されている．プロレニン受容体と類似の遺伝子は，プロレニン類似物質の存在が確認されていないハ

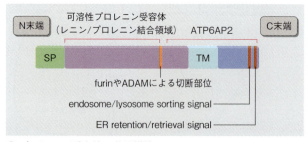

⑪ プロレニン受容体の分子構造

SP：シグナルペプチド，TM：膜貫通領域．
（プロ）レニン受容体は ATP6AP2 によってコードされた分子量35,350アミノ酸から成る1回膜貫通型の分子であり，アミノ酸配列が進化の過程で保存されている．細胞外ドメインにレニン・プロレニン結合部位があり，最近の研究で furin などのプロテアーゼによって細胞外ドメインが切断される．また，細胞内ドメインには endosome/lysosome sorting signal や ER retention/retrieval signal が含まれている．

エや線虫でも認められている．プロレニン受容体の元来の生理機能は，オートファジー，Wntシグナル，エネルギー産生などの生命維持における役割であり，組織レニン-アンジオテンシン系を調節する因子としての役割は，後天的に備わったことが想像される．

疾患とプロレニン受容体

　プロレニン受容体は，分子量37〜39の1回膜貫通型蛋白で，2か所の疎水性部分が存在し，その1つはN末端から1-16のアミノ酸部分でシグナルペプチドとして働き，もう1つは306-326のアミノ酸部分で膜貫通領域に相当する（**⑪**）．N末端領域がレニンやプロレニンが結合する部位である．プロレニン受容体は，Golgi体に存在するfurinやADAM（a disintegrin and metalloprotease）によって，膜貫通領域近傍のN末端領域で切断され，レニンやプロレニンとの結合能を有する分子量28の可溶性プロレニン受容体と，膜貫通領域およびC末端領域を含む分子量8〜9のATP6AP2部分に分断される．

　可溶性プロレニン受容体は，ヒトの血液と尿において測定可能である．血液中のプロレニン受容体濃度の増加は，妊婦における血圧上昇や妊娠糖尿病の発症を予測する．また，心不全患者や膵臓癌患者で増加するという報告や，慢性腎臓病患者において腎機能の予後を予測するという報告もある．

（市原淳弘）

●文献

1) Suzuki F, et al：Human prorenin has "gate and handle" regions for its non-proteolytic activation. *J Biol Chem* 2003；278：22217.

2) Nguyen G, et al：Pivotal role of the renin/prorenin receptor in angiotensin II production and cellular responses to renin. *J Clin Invest* 2002；109：1417.

3) Ichihara A, et al：Inhibition of diabetic nephropathy by a decoy peptide corresponding to the "handle" region for non-proteolytic activation of prorenin. *J Clin Invest* 2004；114：1128.

4) Kinouchi K, et al：The (Pro) renin Receptor/ATP6AP2 is Essential for Vacuolar H+-ATPase Assembly in Murine Cardiomyocytes. *Circ Res* 2010；107：30.

5) Cruciat C, et al：Requirement of prorenin receptor and vacuolar H+-ATPase-mediated acidification for Wnt signaling. *Science* 2010；327：459.

レニン産生腫瘍 renin-producing tumor

概念

● 元来，レニンは輸入細動脈が糸球体と連結する直近の部位ならびにその部位と尿細管（Henleの太い尿細管）との間隙に存在する傍糸球体細胞で産生される．

● レニン産生腫瘍は，傍糸球体細胞から発生する傍糸球体細胞腫と，傍糸球体細胞以外の組織から発生する異所性レニン産生腫瘍がある．

● 1967年，Robertsonらにより第1例目のレニン産生腫瘍として報告され，翌年，木原らにより傍糸球体細胞腫として報告されたことから，Robertson-Kihara症候群とも呼ばれる．

● 傍糸球体細胞腫以外として腎細胞癌，異所性レニン産生腫瘍として肺癌などが報告されている．

病因・疫学・病理

傍糸球体細胞腫 （⑫）

　腎皮質に発生する良性腫瘍で，若年から中年に発生するものが多い．性差は女性にやや多い．サイズは2 mm大の小さなものから9 cmのものまでさまざまであるが，平均3 cmとの報告がある．

　病理組織では，被膜に包まれた血管外皮腫（hemangiopericytoma）に類似しており，円形あるいは多形の上皮様細胞から成り，細胞質はPAS染色陽性の顆粒が豊富に染色される．

　ヒトレニンに特異的な抗レニン抗体による免疫染色で確定するが，それ以外にもビメンチンやアクチンで染色できる．

異所性レニン産生腫瘍

　傍糸球体細胞腫より頻度が少ない．肺癌，卵巣癌，膵臓癌，副腎癌，肝芽腫，傍神経節腫瘍，眼窩血管外皮腫などの報告がある．多くは悪性である．

その他のレニン産生腫瘍

　腎Wilms腫瘍や腎細胞癌の報告がある．悪性であ

⑫ 傍糸球体細胞腫の臨床的特徴

	平均	範囲
n（男/女）	89(28/61)人	
年齢	27歳	6〜69歳
血圧（mmHg）	201/130	146〜300/90〜180
高血圧の罹患歴	47か月	0〜23年
腫瘍サイズ	3 cm	0.2〜9 cm
臨床症状		
頭痛	48％	
悪心	12％	
多尿，夜間尿	11％	
全身倦怠感	7％	

り，転移巣でもレニンを産生することがある．

病態生理

腫瘍で産生された過剰なレニンが血液中に放出され，血漿中のアンジオテンシノゲンをアンジオテンシンⅠ（Ang I）に変換する．産生された Ang I はアンジオテンシン変換酵素（angiotensin converting enzyme：ACE）によりアンジオテンシンⅡ（Ang Ⅱ）が産生され，血管を収縮させることにより血圧上昇をきたす．産生された Ang Ⅱ はさらに副腎皮質に作用しアルドステロンの分泌を促進させ，腎遠位尿細管における Na 再吸収亢進を介して高血圧の増悪，K 排泄促進による低カリウム血症を惹起する．低カリウム血症は腎濃縮能を障害し，多尿や夜間尿をきたしうる．それに伴い口渇感を訴える．

本疾患ではレニンがきわめて高値であることが多く，それに伴い著明な高血圧を呈することが多い．

臨床症状

臨床症状として，著明な高血圧が出現し，これまで報告された血圧の平均値は 201/130 mmHg である（⑫）．高血圧の罹患病期は平均 47 か月である．頭痛が最も出現しやすく，悪心，多尿や夜間尿がこれに続く．眼底異常（眼底出血，細動脈硬化）による視力障害が出現することもある．脳血流障害として，めまいが出現する．

検査

高レニン血症や高アルドステロン血症による低カリウム血症が 81 ％の頻度で出現する（⑬）．高血圧による臓器障害として，心肥大，眼底異常，腎障害，脳血管障害などにより，ECG や心エコー異常（心肥大，拡張障害），蛋白尿，血清クレアチニン値の上昇などが現れる．

検査所見の中軸となる血漿レニン活性（PRA）あるいは活性型レニン濃度（ARC）は著明に高値を示す例が多い．血漿アルドステロン濃度も高値であり，いわゆる二次性アルドステロン症を呈する．

レニンの自律性分泌を評価するための検査として，カプトプリル負荷試験やフロセミド・立位負荷試験があり，両試験ともに通常みられる PRA の上昇が欠如することが多いが，必ずしも全例でそうであるとは限らない．おそらく腫瘍によるレニンの産生や分泌が自律性をもって行われているのみでなく，一部アンジオテンシン受容体により調節を受けているものがあると思われる．

生理食塩水負荷試験では PRA の抑制が欠如することが考えられるが，実際には抑制されたとの報告があり，また著明な高血圧患者に対する生理食塩水投与の問題点もあり推奨できない．

診断

比較的若年者で低カリウム血症，高レニン血症を伴う高血圧をみた場合には，腎血管性高血圧が否定されれば，本症を疑う．特に PRA は著明に高値であることが，診断のきっかけとなることが多い．

レニン産生腫瘍の局所診断として，腎静脈サンプリングがある．左右の腎静脈レニン比は，平均 2.18±1.27（範囲は 1.2～8.0）との報告があり，また 1.5 以下の例も多い．1.5 以上で判断すると，感度 56 ％，特異度 94 ％と診断価値が高くなる．PRA が著明に高値になると左右差が不明瞭になる．

画像診断として，まず CT スキャンが施行される．サイズは比較的小さいものもあり低吸収域として認められ，造影剤による増強を認めない．MRI による検討の報告では，T1 強調画像で等信号域，T2 強調画像で高信号域に描出され，Gd-DTPA による造影剤により周囲より低信号域に映し出されることが報告されている．腎動脈造影では，比較的低血管領域として描出される．

鑑別診断として，腎細胞癌があげられる．鑑別のポイントを⑭に示す．近年，悪性腫瘍の診断法の一つに，FDG-PET による画像検査が行われているが，腎細胞癌では陰性のことも多く，両者の鑑別に注意を要する．レニンの値からは，腎血管性高血圧があげられるが，

---

⑬ 傍糸球体細胞腫の検査所見

	頻度（％）	範囲
低カリウム血症	81 ％	
網膜症	24 ％	
乳頭浮腫	6 ％	
蛋白尿	11 ％	
腎不全	3 ％	
左室肥大	7 ％	
脳血管障害	2 ％	
腸管虚血	1 ％	
PRA（ng/mL/時）	33.3	2.8～150.9
アルドステロン	施設正常値上限×4	×1～32
MRI による検出率	92 ％	
CT による検出率	100 ％	

⑭ 各種画像検査における傍糸球体細胞腫と腎細胞癌との鑑別

	傍糸球体細胞腫	腎細胞癌
CT スキャン		
単純	低吸収域	低～等吸収域
造影	増強なし	不均一の増強あり
MRI		
T1	等信号域	等信号域
T2	高信号域	高信号域
Gd による造影	周囲より低信号域	不均一の造影あり
血管造影	低血管領域	高血管領域

腎動脈造影，レノグラム，腎血流超音波検査などで鑑別可能である．

異所性レニン産生腫瘍は，他臓器の腫瘍の診断がされ，低カリウム血症，PRAが著明に高い高血圧があれば疑う．

治療

傍糸球体細胞腫では病理学的に良性腫瘍であることがほとんどであり，腎表層に存在するものでは腎部分摘除術あるいは核出術が可能である．一方，比較的深部に発生したものは腎部分摘除術あるいは腎全摘除術を行わざるをえない．術後の経過は，摘出により血圧が低下する．高血圧が長く持続した例では，術後も降圧薬が必要となる．

異所性レニン産生腫瘍は悪性であることが多く，手術が困難な例では，内科的に降圧を図る．病態によっては，ACE阻害薬やアンジオテンシン受容体拮抗薬がよい適応である．十分な降圧が得られなければ，Ca拮抗薬やβ遮断薬を併用する．

（林　晃一）

◉文献

1) Robertson PW, et al：Hypertension due to a renin-secreting renal tumor. *Am J Med* 1967；53：963.
2) Kihara I, et al：A hitherto unreported vascular tumor of the kidney：A proposal of "juxtaglomerular cell tumor". *Acta Pathol Jpn* 1968；18：197.
3) Tanabe A, et al：A very small juxtaglomerular cell tumor preoperatively identified by magnetic resonance imaging. *Intern Med* 1996；35：295.
4) Wong L, et al：Reninoma：Case report and literature review. *J Hypertens* 2008；26：368.

12 脂肪組織由来ホルモン

　脂肪組織は身体の10％以上を占め，余剰エネルギーを受動的に中性脂肪として蓄え，必要に応じて脂肪酸として細胞外に放出する，いわゆるエネルギー貯蔵臓器とこれまで考えられてきた．しかし，近年，脂肪組織が多彩な生理活性物質（ホルモンやサイトカイン）を分泌し，摂食やエネルギー代謝を調節する生体内最大の内分泌臓器であることが明らかとなった．ヒト脂肪組織に発現する遺伝子をランダムにシークエンス解析することにより，約60％は未知遺伝子であることが明らかにされ，残り40％の既知遺伝子のうち約20〜30％が細胞外に分泌される蛋白質であるという．これらの脂肪組織から分泌される生理活性物質を総称して，アディポサイトカイン（adipocytokine）と呼ぶ（❶）．さらに，肥満に伴う過剰な脂肪蓄積，特に内臓脂肪蓄積においては，アディポサイトカインの分泌調節異常をきたすことが明らかとなっている．

　肥満の脂肪組織ではマクロファージを中心とする免疫担当細胞の浸潤が報告されており，脂肪細胞に由来する遊離脂肪酸（free fatty acid：FFA），特に飽和脂肪酸と，マクロファージに由来する腫瘍壊死因子α（tumor necrosis factor-α：TNF-α）をメディエーターとするパラクリン調節機構の破綻により（❷），肥満の脂肪組織ではアディポサイトカイン産生調節が破綻すると考えられている．このような肥満によるアディポサイトカインの分泌異常が，高血圧，糖・脂質代謝異常，動脈硬化性疾患の発症にかかわっていると考えられており，これがメタボリックシンドロームの概念である．

レプチン

　レプチン（leptin）は遺伝性肥満（ob/ob）マウスの原因遺伝子産物として1994年に単離同定された脂肪組織由来ホルモンであり，167アミノ酸から成るレプチン前駆体から21アミノ酸のシグナルペプチドが切断された146アミノ酸から成る蛋白質ホルモンとして脂肪組織で生合成され，血中に分泌される．レプチンは視床下部を介した摂食抑制やエネルギー代謝亢進作用，神経内分泌調節作用により肥満や体重増加の制御に関与するとされている．実際，きわめてまれだが先天性レプチン欠損症において過食を伴う著しい肥満を発症することが報告されている．ほかにも性腺機能調節作用，免疫調節作用など多彩な機能を有しており，全身のエネルギー代謝と種々の生体機能をリンクする主要なメディエーターであると考えられる．

　血中レプチン濃度は体脂肪量と正相関を認める．また，絶食状態になると速やかに低下し，過食に反応して増加する．したがって，血中レプチン濃度は体脂肪量およびエネルギー平衡状態を反映すると考えられている．これらの背景からレプチンには抗肥満効果があると考えられるが，実際には肥満者は「レプチン抵抗性」状態にあると想定されており，肥満者におけるレプチンの減量効果は限定的である．

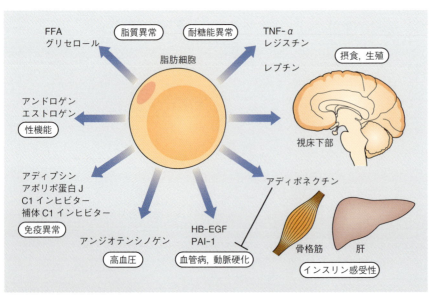

❶ 脂肪組織より全身に分泌される蛋白質（アディポサイトカイン）とその主な生理作用

FFA：遊離脂肪酸，TNF-α：腫瘍壊死因子α，HB-EGF：ヘパリン結合性上皮増殖因子，PAI-1：プラスミノゲンアクチベーターインヒビター1.

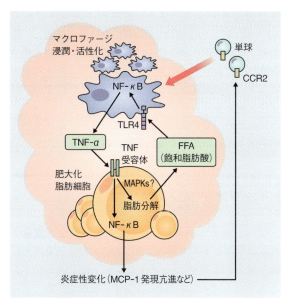

❷ 肥満脂肪組織における脂肪細胞とマクロファージのパラクリン調節機構

NF-κB：転写因子核内因子κB，TLR4：Toll 様受容体 4，TNF：腫瘍壊死因子，FFA：遊離脂肪酸，MAPKs：マイトジェン活性化プロテインキナーゼ，MCP-1：monocyte chemoattractant protein-1（単球走化性蛋白質），CCR2：CC chemokine receptor 2（CC ケモカイン受容体2）．

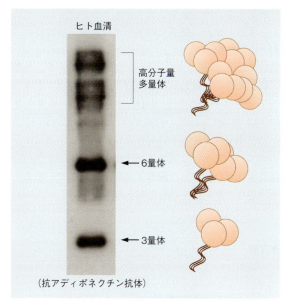

❸ 血中アディポネクチンの分子形態

レプチン過剰発現トランスジェニックマウスを用いた検討により，レプチンが持続的な糖代謝亢進作用を有することが明らかにされている．実際に，高度のインスリン抵抗性，高中性脂肪血症，脂肪肝を呈する脂肪萎縮性糖尿病に対して，レプチン補償療法により，その病態が劇的に改善することから，レプチンは糖脂質代謝の恒常性維持に必須のホルモンと考えられる．レプチンは，中枢性（視床下部弓状核における PI3K シグナル活性化を介したもの），末梢性（骨格筋における AMPK 活性化による脂肪酸酸化亢進→異所性脂肪蓄積減少）双方の経路を介してインスリン抵抗性改善作用を発揮していると考えられている．

（小川佳宏，坂本竜一）

アディポネクチン

アディポネクチン（adiponectin）は脂肪細胞で産生・分泌される生理活性物質（アディポサイトカイン）である．わが国で実施された body map project の一環として，ヒト脂肪組織発現遺伝子プロファイル解析の結果，そのライブラリーに最も頻回に出現した遺伝子が adipose most abundant gene transcript 1（apM1）であり，その転写産物がアディポネクチンであった．アディポネクチンは，独立した4つの研究機関で同時

期にヒトおよびマウスから発見された．アディポネクチンの最大の特徴は，①肥満，特に内臓脂肪の蓄積に伴いその血中濃度が低下する，②ほかのサイトカインやホルモンと異なり，その血中濃度は 5〜30 μg/mL と非常に高値である，という点である．

アディポネクチンは，244 アミノ酸残基から成る約 28 kDa の蛋白質で，主に球状ドメインとコラーゲン様ドメインで構成され，構造上補体 C1q ファミリーに属する．血中のアディポネクチンは，3量体，6量体，高分子量多量体を形成しており，主に高分子量多量体として存在している（❸）．また，アディポネクチンの受容体・結合蛋白として，これまで AdipoR1/2 や T-カドヘリンが報告されている．特に，T-カドヘリンは6量体以上のアディポネクチンしか結合しないことが明らかにされており，動脈・心臓・骨格筋といった T-カドヘリンが豊富に存在する組織や細胞に，アディポネクチンは T-カドヘリンを介して集積する特徴を有する．

一般的に，血中アディポネクチン濃度は，肥満で低下し減量により増加すること，成人では女性より男性のほうが低値であることが知られている．冠動脈疾患や2型糖尿病では，血中アディポネクチン濃度が低下しており，さらに，低アディポネクチン血症（一般的には，4 μg/mL 未満）は心血管疾患や2型糖尿病のリスク因子の一つとして考えられている．また，心不全や腎不全状態での血中アディポネクチン濃度は，健常者よりも高値を示すことが多い．血中アディポネクチン値に影響する薬剤としては，2型糖尿病治療に用いられているチアゾリジン薬（PPARγ 作動薬）がある．チアゾリジン薬は，アディポネクチン遺伝子発現を正

に制御するため，血中アディポネクチン濃度は有意に上昇する．また，肥満で増加しインスリン抵抗性の一因となる腫瘍壊死因子α（tumor necrosis factor-α：TNF-α）や酸化ストレスは，アディポネクチンを負に制御する．一般血液検査項目との関連では，血中アディポネクチン濃度は，HDLコレステロール値と正の相関，CRPとは負の相関がみられることが多い．

これまでの実験医学研究や臨床疫学研究を通じて，アディポネクチンは抗糖尿病作用，抗動脈硬化作用，抗炎症作用など多彩な臓器保護効果を有していることが示されてきており，治療応用への期待が高まっている．

（前田法一，下村伊一郎）

● 文献

1) Matsuzawa Y：Therapy Insight - adipocytokines in metabolic syndrome and related cardiovascular disease. *Nat Clin Pract Cardiovasc Med* 2006；3：35.
2) Maeda N, et al：Cardiovascular-metabolic impact of adiponectin and aquaporin. *Endocr J* 2013；60：251.
3) Stern JH, et al：Adiponectin, leptin, and fatty acids in the maintenance of metabolic homeostasis through adipose tissue crosstalk. *Cell Metab* 2016；23：770.

腫瘍壊死因子α（TNF-α）

腫瘍壊死因子α（tumor necrosis factor-α：TNF-α）は，1975年に腫瘍に出血性壊死を起こす因子として発見されたサイトカインで，主に活性化マクロファージから産生されるが，脂肪細胞における産生は糖尿病や肥満において増加する．TNF-αの血中濃度は肥満度やインスリン抵抗性と正の相関を認める．

TNF-αは脂肪細胞や骨格筋におけるインスリン受容体のチロシンキナーゼ活性，インスリン受容体基質（insulin receptor substrate-1：IRS-1）やIRS-2のチロシンリン酸化を障害し，インスリン抵抗性を誘導する．TNF-α欠損マウスでは，高脂肪食により誘導される高インスリン血症をきたしにくく，骨格筋や脂肪組織におけるチロシンリン酸化の低下がほとんど認められない．以上から，TNF-αは肥満に伴うインスリン抵抗性の発症に関与すると考えられる．しかしながら，ヒトでのTNF-α拮抗薬によるインスリン抵抗性の改善効果については一定の見解は示されていない．TNF-αは前述のアディポネクチンの発現を抑制することにより，アディポネクチンの産生・分泌を減少させる作用も有している．

TNF-αはインスリン抵抗性誘導作用以外にも，インターロイキン1β（interleukin-1β）や上皮増殖因子（epidermal growth factor：EGF）と同様に血管平滑筋に直接作用する．また，転写因子の一つであるNF-κB（転写因子核内因子κB）の発現を増強し，高血糖下の血管内皮細胞における接着因子の発現亢進や脂肪細胞におけるプラスミノゲンアクチベーターインヒビター（plasminogen activator inhibitor：PAI）の発現亢進をもたらす．

以上から，脂肪組織に由来するTNF-αが動脈硬化の発症と進展に関与する可能性がある．

アンジオテンシノゲン

アンジオテンシノゲンは118アミノ酸から構成されるポリペプチドである．血圧あるいは体液量調節に関与するレニン-アンジオテンシン系におけるレニン基質であり，アンジオテンシンⅠに変換される．主に肝において産生されるが，脂肪組織からも産生されるアディポサイトカインであることが明らかになった．疫学調査によると，血圧と血中アンジオテンシノゲン濃度には有意な正の相関が認められている．マウスを用いた実験により，脂肪組織特異的にアンジオテンシノゲンを過剰発現させると血漿中アンジオテンシノゲン濃度が上昇し，脂肪組織の増加および血圧上昇をきたすことが示されている．

さらに，アンジオテンシノゲン欠損マウスでは野生型マウスに比して血圧低下に加え，脂肪組織重量が低下することが報告されている．また，アンジオテンシノゲンより産生されるアンジオテンシンⅡは，脂肪組織局所において増殖因子として作用するとされている．

以上から，脂肪組織で産生されるアンジオテンシノゲンは，脂肪細胞の増殖および肥満に伴う高血圧の病態に関与することが示唆される．

（小川佳宏，坂本竜一）

レジスチン

レジスチン（resistin）は脂肪細胞分化に伴って発現量が増加し，インスリン抵抗性改善薬であるPPARγアゴニストによって発現量が低下する因子として同定された[1]．レジスチンの機能はマウスとヒトで異なっており，マウスでは脂肪細胞から分泌されてインスリン抵抗性を惹起するアディポサイトカインであり，ヒトでは単球やマクロファージから分泌される炎症性サイトカインである．

レジスチンは19番染色体に遺伝子が存在し，108アミノ酸から成る分子量11の分泌蛋白である．C末端にシステインを多く含むRELM（resistin-like mol-

ecules）ファミリーに属する[1]．マウスではこのファ
ミリーにレジスチン，RELMα，RELMβ，RELMγの
4種類が，ヒトではレジスチンとRELMβの2種類が
存在する．

　マウスではレジスチンは脂肪組織のみに発現してお
り[1]，肥満・糖尿病状態では血中レジスチン濃度は上
昇する．マウスにレジスチンを投与すると耐糖能は悪
化し，インスリン抵抗性が惹起される．反対に，レジ
スチンの中和抗体を投与すると耐糖能やインスリン抵
抗性は改善する[1]．レジスチン欠損マウスは肝からの
糖放出が減少し，脂肪や骨格筋での糖取り込みが増加
することで，耐糖能は改善する．脂肪組織や肝でレジ
スチンを過剰発現するトランスジェニック動物は，肝
や骨格筋でインスリン抵抗性が誘導される．レジスチ
ンは培養骨格筋細胞の糖取り込みと脂肪酸取り込みを
抑制し，培養脂肪細胞のインスリンシグナルを阻害す
る．レジスチンの受容体やシグナル伝達機構は明らか
になっていないが，SOCS3活性化とAMPK阻害の2
つの経路を介してインスリン抵抗性を惹起すると考え
られている[1]．

　ヒト単球では炎症性サイトカインによってレジスチ
ンの発現量が増加する．そして，増加したレジスチン
は脂肪細胞やマクロファージの炎症性サイトカインを
誘導する．このように，レジスチンは肥満脂肪組織の
炎症病態の形成に重要な役割を果たす．アディポネク
チンは抗炎症作用を有しており，血管内皮細胞の
VCAM1やICAM1，Pentraxin3の発現量を低下させ
るが，レジスチンはこの作用に拮抗し，免疫細胞の接
着を促進する[2]．レジスチンはほかの炎症性疾患とも
関連しており，炎症性腸疾患や慢性膵炎の症例では血
中レジスチン濃度が高い．血中レジスチン濃度は全身
性エリテマトーデス症例の炎症状態や腎症，骨量減少
と関連し，関節リウマチ症例の疾患活動性や血中
CRP値と相関する．

　レジスチンは2型糖尿病や心血管疾患の発症リス
ク，頸動脈肥厚に関連する．2型糖尿病症例では血中
レジスチン濃度と，炎症指標である可溶性TNF-α受
容体濃度が相関する．レジスチンの一塩基多型（SNP）
は糖尿病や高LDLコレステロール血症，高血圧と関
連する[3]．

（福原淳範，下村伊一郎）

● 文献
1) Steppan CM, et al：The hormone resistin links obesity
   to diabetes. *Nature* 2001；409：307.
2) Kawanami D, et al：Direct reciprocal effects of resistin
   and adiponectin on vascular endothelial cells：a new
   insight into adipocytokine-endothelial cell interactions.

Biochem Biophys Res Commun 2004；314：415.
3) Osawa H, et al：The G/G genotype of a resistin sin-
   gle-nucleotide polymorphism at −420 increases type 2
   diabetes mellitus susceptibility by inducing promoter
   activity through specific binding of Sp1/3. *Am J Hum
   Genet* 2004；75：678.

脂肪組織由来コルチゾール

　コルチゾールは，視床下部-下垂体-副腎系の精緻な
調節機構の下，副腎皮質から分泌される．副腎皮質か
ら分泌されたコルチゾールは，腎集合管などで，2型
11β-水酸化ステロイド脱水素酵素（11β-hydroxyster-
oid dehydrogenase 2：11β-HSD2）によりコルチゾン
に不活化される．一方，コルチゾンは肝，脂肪組織で
11β-HSD1によりコルチゾールに再活性化される．脂
肪組織での11β-HSD1の遺伝子発現量は体脂肪量や
インスリン抵抗性と強い正の相関を示す．

　脂肪細胞特異的に11β-HSD1を過剰発現するトラ
ンスジェニックマウスは，内臓脂肪型肥満やインスリ
ン抵抗性などのメタボリックシンドロームの徴候を呈
する．逆に，11β-HSD1欠損マウスは，過栄養でも糖
尿病や内臓脂肪蓄積をきたしにくいこと，11β-HSD1
阻害化合物が病態マウスの代謝異常や動脈硬化病変を
著しく改善することが報告されている．

　以上から，脂肪組織における11β-HSD1がメタボ
リックシンドローム治療の標的因子として重要な意義
をもつ可能性が示唆される．

　脂肪組織は，内分泌器官として種々の生理活性物質
を分泌することにより積極的に生体の恒常性維持に関
与している．体重に対する脂肪重量は，非肥満者にお
いても約20～30％を占めるため，脂肪組織は生体に
おける最大の内分泌臓器である．内分泌臓器としての
脂肪組織の認識は比較的新しく，この分野の進展は日
進月歩である．新しい脂肪組織由来ホルモンの発見と
分子機構の解明，基礎研究の成果をふまえた臨床応用
の進展が期待される．

（小川佳宏，坂本竜一）

● 文献
1) Spiegelman BM, et al：Obesity and the regulation of
   energy balance. *Cell* 2001；104：531.
2) Matsuzawa Y, et al：Molecular mechanism of metabolic
   syndrome X：Contribution of adipocytokines, adipo-
   cyte-derived bioactive substances. *Ann NY Acad Sci*
   1999；892：146.
3) Matsuzawa Y：The metabolic syndrome and adipocyto-
   kines. *FEBS Lett* 2006；580：2917.

13 メタボリックシンドロームの内分泌学

メタボリックシンドローム
metabolic syndrome

メタボリックシンドロームの概念と心血管病のハイリスク群

厚生労働省人口動態統計によると，2015年の日本人の死因は，①悪性新生物（28.7 %），②心疾患（15.2 %），③肺炎（9.4 %），④脳血管疾患（8.7 %），⑤老衰（6.6 %），⑥不慮の事故（3.0 %）の順で，4人に1人以上が心血管病（心疾患，脳血管疾患，大動脈疾患など）で死亡する．これら心血管病は，直接の死因とならない場合でも，心不全に伴う運動耐容能低下，脳卒中に伴う四肢麻痺，認知症進展などによる要介護の原因となり，健康寿命短縮の要因となる．80歳以上の高齢者では，心血管病による死亡の割合が悪性新生物を凌駕する．したがって，高齢化が進むわが国では，心血管死の割合が今後増加するものと想定されている．心血管病のリスクファクターのうち生活習慣病とされる高血圧，耐糖能異常，脂質異常は，同一患者に重積する傾向にあり，これらリスクファクターが重なった“マルチプルリスク”患者では，心血管病，心血管死の頻度が相加的に高率となる．この“リスクファクターが重なる心血管病のハイリスク群”を早期に診断して介入することで，心血管病，心血管死を効率的に抑制する試みが，メタボリックシンドロームの概念の根底にある．

リスクファクターが重積するマルチプルリスク病態は，1980年代からシンドロームXや死の四重奏，インスリン抵抗性症候群と呼ばれ，インスリン抵抗性がその共通の要因となりうることが指摘されていた（❶）．その後の検討で，肥満では脂肪組織に微弱な慢性炎症が生じ，脂肪組織に浸潤した炎症細胞から分泌される液性因子（サイトカイン），あるいは浸潤した炎症細胞からの刺激で脂肪細胞から分泌される液性因子（アディポカイン）を介して，全身にインスリン抵抗性がもたらされると示された．心血管病リスクファクター重積の原因として，過剰なストレスによる交感神経活性化，運動不足などの諸説が唱えられていたが，基礎研究での実証をふまえて，肥満に伴う脂肪組織の慢性炎症が，マルチプルリスクの主たる原因とのとらえ方が確立した．そこで1998年に世界保健機構（WHO）は，肥満を基盤としてリスクファクターが複数重積する心血管病ハイリスク群を，メタボリックシンドローム（metabolic syndrome：MetS）と呼ぶことを提唱し，診断基準を発表した．WHOの診断基準では，肥満（BMI≧30 kg/m²）は診断項目の1つとなるものの，必須項目とはされなかった．一方，血糖上昇は診断の必須項目とされたことから，WHOの診断基準ではメタボリックシンドロームは糖代謝異常からみた疾患概念であり，耐糖能障害の1亜系との位置づけになる．その後もいくつかの研究グループから異なる診断基準が発表され，現在に至っている（❷）．

わが国では2005年に日本内科学会および関連8学会からなる委員会が，わが国におけるメタボリックシンドロームの診断基準を発表した．腹囲で判定する内臓肥満（腹囲男性≧85 cm，女性≧90 cm）を必須項目とする診断基準を採用し，メタボリックシンドロームは内臓肥満を基盤とした病態であると定義した．このようにわが国では肥満を診断の必須項目とし，診断基準を満たす患者への介入目標を，食事・運動などの生活習慣改善による減量とする，保健指導の体制を構築した．日本肥満学会肥満症診療ガイドライン2016では，肥満症（BMI 25〜35）では，現体重から3 %

❶ リスクファクターが重積する心血管病ハイリスク病態の提唱例

シンドロームX（Reaven）	死の四重奏（Kaplan）	インスリン抵抗性症候群（DeFronzo）	内臓脂肪症候群（Matsuzawa）	家族性脂質異常性高血圧症（Williams）
インスリン抵抗性	耐糖能異常	高インスリン血症	内臓脂肪蓄積	高インスリン血症
高インスリン血症	（高インスリン血症）	NIDDM	インスリン抵抗性	高トリグリセリド血症
耐糖能異常	高トリグリセリド血症	高トリグリセリド血症	耐糖能異常	低HDLコレステロール血症
高VLDLコレステロール-トリグリセリド血症	上半身肥満	高コレステロール血症	脂質異常症（高脂血症）	高LDLコレステロール血症
低HDLコレステロール血症	高血圧症	低HDLコレステロール血症	高血圧症	高血圧症
高血圧症		高血圧症		家族歴
		冠動脈硬化		
		肥満		

NIDDM：インスリン非依存性糖尿病.

❷ メタボリックシンドロームの診断基準

	WHO 修正基準 [1]	NCEP–ATP III 改訂版 [2]	IDF [3]	日本 [4]
	耐糖能障害を有し（必須），肥満，脂質異常，血圧上昇，尿中アルブミンの2項目以上を満たすもの	下記5項目の3つ以上を満たすもの	肥満基準を満たし（必須），脂質異常，血圧上昇，高血糖の2項目以上を満たすもの	肥満基準を満たし（必須），脂質異常，血圧上昇，高血糖の2項目以上を満たすもの
肥満	BMI≧30 または W/H比≧0.90（M），≧0.85（F）	腹囲＞102 cm 以上（M），＞88 cm 以上（F）	腹囲≧94 cm（M），≧80 cm（F）－欧州基準	腹囲≧85 cm（M），≧90 cm（F）
TG（mg/dL）	≧150	≧150	≧150	≧150
HDL-C（mg/dL）	＜35（M），＜39（F）	＜40（M），＜50（F）	＜40（M），＜50（F）	＜40
血圧（mmHg）	≧140/90	≧130/85	≧130/85	≧130/85
空腹時血糖（mg/dL）	耐糖能障害が必須	≧100	≧100	≧110
尿中アルブミン	≧20 μg/分，または ≧30 mg/gCr			

([1] Alberti KG, et al：1998，[2] Grundy SM, et al. *Circulation* 2005；112：2735，[3] The IDF consensus worldwide definition of the metabolic syndrome, 2005，[4] メタボリックシンドローム診断基準検討委員会，2005.）

の減量を，当面の減量目標としている．合併する個々のリスクファクターに関しては，それぞれのガイドラインに準じて治療する．メタボリックシンドローム診断において，血圧は正常高値血圧（≧130/85 mmHg），血糖は空腹時血糖高値（≧110 mg/dL）をハイリスクの基準とすることで，マルチプルリスクの早期抽出を試みている．その後，国際糖尿病連盟（IDF）からもメタボリックシンドローム診断基準が発表されたが，日本の基準同様，内臓肥満を診断の必須条件とし（腹囲男性≧94 cm，女性≧80 cm），内臓肥満を基盤とした心血管病リスクファクター（血圧・血糖・脂質異常）重積の早期診断・早期介入を目指すものであった．

わが国の診断基準に基づくメタボリックシンドロームの有病率は，端野・壮瞥町研究では一般男性の26.4％，女性の8.8％であり，わが国では国民の1,000万人程度がメタボリックシンドロームと考えられている．メタボリックシンドロームでは，心血管病リスクが非メタボリックシンドロームの1.5～2.0倍になると考えられている．慢性腎臓病，脂肪肝，睡眠時無呼吸症候群の発症が，メタボリックシンドロームで増加する．メタボリックシンドロームの発症には，過食と運動不足が重要な役割を果たすが，ストレスの関与や褐色脂肪機能，骨格筋量，腸内細菌との関連も注目されている．

メタボリックシンドロームの課題

わが国では2008年に特定健診制度が導入され，40歳以上で内臓肥満を有しメタボリックシンドロームの診断基準を満たす患者には，減量を目指した保健指導がなされる体制が整えられた．肥満を背景とするリスクファクター重積に，個々のリスクファクターそれぞれが軽症のうちから早期介入することには，心血管病に対する先制医療として，大きな意義がある．しかしながら国際的には，メタボリックシンドローム概念の医学的価値に対して懐疑的な意見もある．米国糖尿病学会（ADA）や欧州糖尿病学会（EASD）は，2005年にメタボリックシンドロームについて批判的な共同声明を発表した．その理由として，①メタボリックシンドロームの診断基準の根拠が明確ではない，②インスリン抵抗性がリスク重積の原因であるとは限らない，③各リスクファクターの心血管病発症リスクが同等ではなく，メタボリックシンドロームと診断された患者のなかでもリスクファクターの重症度や組み合わせにより，心血管病の発症が均一とはならない，ことなどがあげられている．メタボリックシンドロームがリスクファクターの総和である以上の意味をなさず，その治療は，個々のリスクファクター治療の総和と変わりない，と指摘されている．わが国においても，メタボリックシンドローム患者を対象とした特定健診開始から10年を経過して，心血管病が非肥満者からも多く発生することが明らかとなり，肥満患者に注目するだけでは心血管病制圧に不十分と認識されつつある．これからの心血管病制圧に向けて，現行のメタボリックシンドローム診断基準を満たさない，非肥満ハイリスク患者に対する保健指導法・介入法の開発も，今後の課題ととらえられている．

メタボリックドミノ metabolic domino

メタボリックドミノの概念と先制医療

　疾患が発症するよりも早期の段階で疾患を予測し，適切な手法を用いて治療的介入を施すことを目指す医療が先制医療であり，2011年にわが国で提唱され，未来の医療の方向性を示す概念として注目されている．生活習慣病発症から心血管病に至る一連の疾患群も先制医療の対象と考えられており，疾患の重積のみならず，発症の成因と順序を時間軸のなかで把握して，より早期の適切な段階で治療的介入を施すことが，先制医療を実現するうえで重要となる．"メタボリックドミノ"は，メタボリックシンドロームとその合併症の進展における，疾患発症の"流れ"と"連鎖"を把握するため，2003年に提唱された概念であり[1]（❸），先制医療の意義の理解にも有用である．食生活の偏りや運動不足といった生活習慣の乱れが，いわばドミノ倒しの最初の駒となり，それが倒れることで肥満が発症し，内臓肥満に伴うアディポサイトカイン異常，インスリン抵抗性が進行して，高血圧，耐糖能異常，脂質異常がほぼ同時期に生じる．これがメタボリックシンドロームの段階である．動脈硬化はこの段階から徐々に進行するが，血管の器質的変化に早期介入すると，生命予後に直結する虚血性心疾患や脳血管障害を効果的に抑制できる．その後，高血圧や脂質異常の重症化，糖尿病の顕在化が起こり，ある一定期間高血糖が持続することではじめて，糖尿病の三大合併症である腎症，網膜症，神経症が生じてくる．さらに病態が進展すると，心不全，認知症，下肢切断，腎透析，失明が重積し，ドミノの総崩れ状態に至る．

　メタボリックドミノの各段階で早期介入の結果，その後の合併症を複数抑制できることを示すエビデンスがいくつか報告されている．たとえば糖尿病発症に至らない耐糖能障害の肥満患者で，食後高血糖を抑制できた例では，糖尿病発症のみならず高血圧発症も同時に抑制できた．糖尿病を合併した高血圧症例においては，厳格な血圧コントロールにより，心血管病が抑制されるのみならず，糖尿病合併症の網膜症，腎症も有意に抑制できた．このように，生活習慣病の重積を時間軸のなかでとらえるとともに，それぞれの疾患が影響し合いながら病勢が進展するととらえることがメタボリックドミノの要点である．生活習慣病患者が重症化する過程で，ある一線を越えると連鎖的に合併症が進展することを，実臨床において経験する．メタボリックドミノ概念では，生活習慣病とその合併症の流れのなかで，疾患が単に重積するのみならず，共通する要因から連鎖的に進行すると理解することが重要である．

メタボリックドミノの成因

　メタボリックドミノを進展させる因子として，①アディポカイン，サイトカイン，②レニン-アンジオテンシン系（RAS）を代表とするホルモン，③交感神経系，④慢性炎症，があげられる．

アディポカイン，サイトカイン

　アディポカインとは，脂肪細胞から分泌され全身で作用する液性因子を指す．サイトカインは免疫系細胞など細胞から分泌される液性因子の総称である．メタ

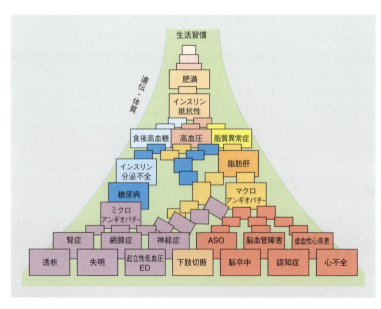

❸ メタボリックドミノ（メタボリックシンドロームの成因，病態および合併症の包括的な把握）
ASO：閉塞性動脈硬化．
（伊藤　裕：メタボリックドミノとは．日本臨牀 2003；61：1837.）

ボリックドミノの再上流に位置づけられる肥満の進展に伴い，脂肪細胞に浸潤した炎症細胞から TNF-α，IL-6 などの炎症性サイトカインの分泌が増加して，全身のインスリン抵抗性をきたす．また，血管保護作用を有するアディポカインである，アディポネクチンの分泌が低下する．これらアディポカイン，サイトカインの変容が，メタボリックドミノ進展に大きな役割を果たす．

レニン-アンジオテンシン系（RAS）

RAS は古典的な昇圧ホルモン系であるが，RAS 遺伝子は組織局所において微量ながらも発現し，アンジオテンシン II を産生してパラクライン，オートクラインに作用することが示されている（組織 RAS，❹）．高血圧や高血糖は心臓，腎臓，血管の組織 RAS を活性化して心肥大，腎硬化，動脈硬化性変化を惹起し，臓器障害ならびに心血管病の発症へと徐々に進行する．高血圧患者の降圧治療で，RAS 阻害薬は他薬と比して心不全，腎不全，心筋梗塞などの高血圧合併症を抑制する．このことはメタボリックドミノのなかでは，組織 RAS の抑制により臓器障害の時間的流れが緩やかになるからと理解される．糖尿病患者の治療に RAS 阻害薬を用いると，糖尿病性網膜症，腎症，糖尿病性マクロアンギオパチーの進展が抑制されるのみならず，耐糖能障害からの糖尿病新規発症も減少する．このことは，RAS がメタボリックドミノの上流から下流に至る広い範囲で，病態の進展に関与することを示唆する．

交感神経系

交感神経系は，肥満患者で活性が亢進することが古くから知られており，このことが肥満に伴う高血圧・インスリン抵抗性の発症に関与すると考えられている．そのメカニズムは長らく不明であったが，アディポカインの一つであるレプチンが脳内の交感神経系を活性化し，血圧調節中枢を介して全身動脈の収縮と心拍出量の増加をもたらし，また腎交感神経を介して Na 再吸収を増加させ，血圧上昇に作用することが明らかとなった．また，交感神経の活性化に伴い，腎臓

❹ 組織レニン-アンジオテンシン系（RAS）の作用

臓器	作用
脳	食塩嗜好性，飲水亢進
心臓	心収縮性亢進，心肥大
血管	血管収縮，血管肥厚
副腎	アルドステロン分泌
腎	尿細管/糸球体フィードバックの亢進，メサンギウム細胞増殖

のレニン分泌も増加する．これらの機序で，肥満に伴う血圧上昇や動脈硬化性病変の進展が説明できる．

慢性炎症

慢性炎症は，肥満患者の肥大脂肪組織や血管動脈硬化性病変で認められ，メタボリックドミノの進展に大きく関与する．肥満の進展に伴い脂肪細胞から単球走化因子（MCP-1）が分泌され，脂肪組織内に炎症細胞浸潤が生じることで，脂肪細胞と炎症細胞の相互作用のなかで，全身のインスリン抵抗性を惹起するアディポカイン，サイトカインの産生が亢進する．肝臓においても慢性炎症が生じ，脂肪肝，非アルコール性脂肪性肝炎（nonalcoholic steatohepatitis：NASH）などの病態が生じる．膵臓においては，高血糖の持続に伴い膵 Langerhans 島に慢性炎症が生じ，インスリン分泌障害を介して糖尿病が重症化する．また，これら全身各臓器の慢性炎症が相互作用して，メタボリックドミノ病態を重症化する．血管においては，高血圧，高血糖，LDL コレステロールにより内皮細胞が障害を受け，血液中の単球，リンパ球が内皮細胞下に遊走・浸潤して泡沫化（コレステロールを貪食した状態）し，種々のサイトカインを分泌するようになることで，血管局所の慢性炎症が生じる．慢性炎症の結果，血管平滑筋細胞増殖，中膜線維化，粥状動脈硬化巣の形成が進展し，動脈硬化性血管リモデリングをきたす．このような，肥満に伴う全身各臓器の慢性炎症と臓器間の相互作用が，メタボリックドミノの進展にきわめて重要であると考えられる．

サルコペニアとミトコンドリア機能不全
sarcopenia and muscle mitochondrial dysfunction

サルコペニアの概念

サルコペニアとは筋肉量の低下を意味する用語で，もともとは "転倒・骨折のハイリスク群" として，Rosenberg らにより 1989 年に提唱された概念である[2]．その後 2000 年に世界保健機構（WHO）において，要介護に至るまでの期間が健康寿命と定義され，世界の医療関係者の間で健康寿命延伸の重要性が認識されるとともに，サルコペニアは健康寿命短縮の主要因子として注目を集めるようになった．わが国は世界有数の長寿国であるものの（2017 年平均寿命：男性 80.2 歳，女性 86.6 歳），健康寿命は平均寿命と比較して 10 年以上短い（男性 71.2 歳，女性 74.2 歳）．2017 年度国民生活基礎調査によると，健康寿命短縮の要因は，①脳卒中（18.5 %），②認知症（15.8 %），③高齢による衰弱（13.4 %），④骨折・転倒（11.8 %），⑤関

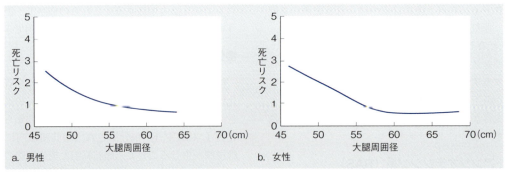

❺ 大腿周囲径別総死亡リスク
身長，BMIなどで補正したデータ．大腿周囲径が小さい群では総死亡リスクが上昇する．
(Heitmann BL, et al：Thigh circumference and risk of heart disease and premature death：prospective cohort study. *BMJ* 2009；339：b3292.)

節疾患（10.9％），⑥心不全（4.5％）の順であり，整形外科疾患，脳神経内科疾患，循環器内科疾患が契機となり要介護状態に至る．日本整形外科学会は2007年に，運動器の障害により，要介護となるリスクの高い状態をロコモティブシンドロームと定義し，健康寿命の延伸には，サルコペニアへの対応が重要であると提唱した．一方，内科医師は，健康寿命の延伸には，脳卒中や心不全などの心血管病や，認知症を減らすことが重要であると考えた．

運動不足が心血管病のリスクファクターとなることは，これまでの臨床試験で数多く報告されている．観察研究の88万人を対象としたメタアナリシスにおいて，運動不足や身体能力の低下（握力や歩行速度の低下）が，心血管病の強力なリスクファクターになると報告された[3]．心血管病の二次予防として運動介入の比較対照試験（RCT）を実施した8,440人を対象としたメタアナリシスでは，運動介入を実施した群で心血管病の再発予防が示された．その後2009年の観察研究で，サルコペニア（大腿周囲径の減少）そのものが，体脂肪率の増加と同様，心血管病の予測因子となることが示された（❺）[4]．また，握力低下が心血管病の予測因子となり（握力1SDの低下で心血管病1.21倍），総死亡の強力な予測因子となることも，世界各国14万人を対象としたプロスペクティブスタディで明らかになった（握力1SDの低下で総死亡1.37倍，収縮期血圧1SDの上昇で総死亡1.15倍；❻）[5]．これらの知見をふまえ，脳神経内科，循環器内科，内分泌代謝内科の，心血管病制圧を目指す内科医師からもサルコペニアが注目されるようになり，若齢者の肥満解消と同様に，高齢者のサルコペニア対策が，転倒・骨折の予防のみならず，心血管病の抑制においても有用と考えられるようになった．このように2010年代になると，サルコペニア予防の公衆衛生学的意義が世界的に認識され，サルコペニアの病因，疫学に関する研

❻ 握力，収縮期血圧，運動習慣が，総死亡，心血管死，心血管病に与えるリスク

		1 SD あたりのハザードレシオ
総死亡	握力	1.37（1.28-1.47）；$p<0.0001$
	収縮期血圧	1.15（1.10-1.21）；$p<0.0001$
	運動習慣	1.09（1.04-1.15）；$p=0.002$
心血管死	握力	1.45（1.30-1.63）；$p<0.0001$
	収縮期血圧	1.43（1.32-1.57）；$p<0.0001$
	運動習慣	1.12（1.03-1.22）；$p=0.01$
心血管病	握力	1.21（1.13-1.29）；$p<0.0001$
	収縮期血圧	1.39（1.32-1.47）；$p<0.0001$
	運動習慣	1.04（0.991-1.09）；$p=0.1$

1 SD あたりのハザードレシオ．握力低下群では，心血管病のみならず，肺炎や癌も多発し，総死亡が増加する．
(Leong DP, et al：Prognostic value of grip strength：findings from the Prospective Urban Rural Epidemiology（PURE）study. *Lancet* 2015；386：266.)

究がいっそう発展した．

2010年にEWGSOP（European Working Group on Sarcopenia in Older People）によるサルコペニア診断基準が発表されたことを先達として[6]，アジアや米国を含む多くの研究グループから，サルコペニアの定義・診断基準が発表され，2016年には，サルコペニアが国際疾病分類（ICD-10）に登録された．わが国ではサルコペニア診療ガイドラインが日本サルコペニア・フレイル学会を中心に編纂され2017年に公開されたことで[7]，サルコペニアの病態生理学的意義にますます注目が集まっている．日本のサルコペニア診療ガイドラインでは，AWGS（Asian Working Group on Sarcopenia）による診断基準の使用を推奨しており，握力低下（男性26 kg未満，女性18 kg未満）または歩行速度低下（0.8 m/秒以下）を認める患者で，筋肉量低下のあるもの（男性7.0 kg/m² 未満，女性5.7 kg/m² 未満〈バイオインピーダンス法〉）をサルコペニアと診断している（❼）[8]．すなわち，特殊な検査機器

なしに診察室で測定できる身体能力（握力ないし歩行速度）の低下を診断のスクリーニングとし，そのうえで筋肉量の減少を認める患者をサルコペニアと診断して，健康寿命短縮ならびに心血管病発症のハイリスク群ととらえている．この基準に基づくと，わが国のサルコペニア患者数は300万人を超えており，60歳以上の8％がサルコペニアと診断される．サルコペニアと診断される患者は必ずしも高齢者とは限らず，40〜60歳代の壮年層にも一定の割合でサルコペニア患者が認められる．

サルコペニアの予防・治療法

医学，介護学，運動生理学，栄養科学の幅広い分野における，サルコペニアへの関心の高まりを受けて，サルコペニア予防・治療法の確立を目指した臨床研究が盛んに行われている．EWGSOP・AWGSの診断基準を満たすサルコペニア患者を対象とした観察研究において，高蛋白食を摂取する群（1.2 g/kg 標準体重/日以上）では，サルコペニアの進行が抑えられた．また，歩数や運動量の多い群においても，サルコペニアが抑えられた．高血圧治療薬であるRAS阻害薬や糖尿病治療薬であるビグアナイド類，DPP-4阻害薬は，骨格筋量や握力の維持に有用であった．サルコペニア患者を対象とした，食事・運動介入のRCTも実施されている．サルコペニア患者への栄養介入として，3か月間の必須アミノ酸補充を行うと，対照群と比較して有意に膝伸展筋力が増強した．非サルコペニアを含めた地域在住者に対する栄養介入では，運動療法と組み合わせたアミノ酸補充で，身体能力の改善に加え筋肉量や，筋肉量を反映する除脂肪体重が増加した．サルコペニア患者への運動介入として，60分の運動プログラムを週2回，3か月間実施すると，対照群と比較して膝伸展筋力に加え，歩行速度と四肢骨格筋量が有意に増加した．非サルコペニアを含めた地域在住者に対する運動介入では，筋力，身体能力に加え，骨格筋量の増加が報告されている．サルコペニア患者への薬物療法として，選択的アンドロゲン受容体モジュレーター（SARM：アンドロゲンの筋肉増強作用を有するも好ましくない作用は発揮しない薬剤）の投与が試みられ，除脂肪体重は対照群より実薬群で有意に増加した．しかしながら，筋力と歩行速度の向上は検出されなかった．一方，非サルコペニア患者へのSARM投与では，骨格筋量に加え，筋力の増加が報告されている．筋肉を増やす薬剤として，SARMのほか成長ホルモン製剤，消化管ホルモンのグレリン，ビタミンD製剤の有用性が報告されている．

このように，サルコペニアの改善を目指した臨床研究が盛んに行われているが，これまでの報告をみる限り，最も確実なサルコペニア対策は，運動療法と高蛋白食の組み合わせと思われる．新たな食事療法，薬物療法が試みられているが，サルコペニアの原因が多岐にわたるため，どの病態にも共通した対応を講じることには限界があると示唆される．

サルコペニアの成因とミトコンドリア機能不全

サルコペニアは，加齢に加えて運動不足，基礎疾患（癌，糖尿病，腎臓病），栄養不良，ホルモンの変容（成長ホルモン・IGF-1の不足やインスリン抵抗性）を背景に発症する．加齢以外に原因が明らかでない場合は一次性（primary）サルコペニア，その他の原因を指摘できる場合は二次性（secondary）サルコペニアと分類される（❽）[6]．サルコペニアの病像は多彩であるが，サルコペニアの多くに共通して，蛋白同化障害，すなわち同じ量のアミノ酸を摂取しても筋線維の合成が進まない，筋肉のアミノ酸代謝障害が認められる．

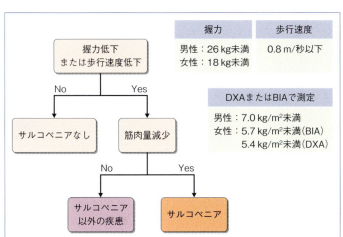

❼ サルコペニアの診断（AWGS基準）

(Chen LK, et al：Sarcopenia in Asia：consensus report of the Asian Working Group for Sarcopenia. J Am Med Dir Assoc 2014；15：95.)

❽ サルコペニアの分類

一次性サルコ ペニア	加齢性サルコペニア	加齢以外に明らかな 原因なし
二次性サルコ ペニア	身体活動性サルコペニア	安静，運動不足
	疾患性サルコペニア	悪性腫瘍，腎不全
	栄養性サルコペニア	栄養失調，吸収不良

(Cruz-Jentoft AJ, et al：Sarcopenia：European consensus on definition and diagnosis：Report of the European Working Group on Sarcopenia in Older People. *Age Ageing* 2010；39：412.)

アミノ酸代謝の多くはミトコンドリアで進行するが，骨格筋特異的にミトコンドリア電子伝達系酵素の機能阻害が生じる遺伝子改変マウスを作成すると，ミトコンドリア機能が低下するのみならず，サルコペニアをきたした．このことから，加齢などに伴う骨格筋のミトコンドリア機能不全が，サルコペニアを増悪させると考えられる．また，各種病態に伴う血中炎症性サイトカインの増加が，ミトコンドリア機能不全の原因になると示されている．すなわち，肥満などに伴う全身臓器の慢性炎症が，炎症性サイトカインの分泌を介して筋肉のミトコンドリア機能不全を惹起し，蛋白同化障害を介してサルコペニアを増悪させる可能性がある．

そこでミトコンドリア活性化物質を用いて，サルコペニア治療を目指す試みがなされている．ミトコンドリア電子伝達に必須のポルフィリン-ヘム合成の起点分子であるアミノレブリン酸（ALA）をマウスに8週間投与すると，骨格筋ミトコンドリア機能，身体能力，耐糖能が改善するのみならず，筋肉量が増加してサルコペニアが改善した[9]．ALA投与マウスの骨格筋においてメタボローム解析を実施すると，筋肉単位重量あたりの総アミノ酸は増加しないにもかかわらず分枝鎖アミノ酸は増加していた．分枝鎖アミノ酸はmTOR（免疫抑制作用と抗細胞増殖作用を有する薬剤であるラパマイシンの標的分子）の活性化を介して筋肉量を増やすことが知られているので，骨格筋のミトコンドリアを活性化すると，分枝鎖アミノ酸が増加してサルコペニア改善に寄与すると考えられた．将来的には，肥満をきたすことなくサルコペニアを改善する方法の確立に成功すると，心血管病の抑制と健康寿命の延伸が可能となり，国民福祉を向上できると期待されている．

（宮下和季）

● 文献

1) 伊藤 裕：メタボリックドミノとは．日本臨牀 2003；61：1837.

2) Rosenberg IH：Summary comments：Epidemiological and methodological problem in determining nutritional status of older persons. *Am J Clin Nutr* 1989；50：1231.

3) Nocon M, et al：Association of physical activity with all-cause and cardiovascular mortality：a systematic review and meta-analysis. *Eur J Cardiovasc Prev Rehabil* 2008；15：239.

4) Heitmann BL, et al：Thigh circumference and risk of heart disease and premature death：prospective cohort study. *BMJ* 2009；339：b3292.

5) Leong DP, et al：Prognostic value of grip strength：findings from the Prospective Urban Rural Epidemiology (PURE) study. *Lancet* 2015；386：266.

6) Cruz-Jentoft AJ, et al：Sarcopenia：European consensus on definition and diagnosis：Report of the European Working Group on Sarcopenia in Older People. *Age Ageing* 2010；39：412.

7) サルコペニア診療ガイドライン作成委員会（編）：サルコペニア診療ガイドライン 2017年版．東京：ライフサイエンス出版；2017.

8) Chen LK, et al：Sarcopenia in Asia：consensus report of the Asian Working Group for Sarcopenia. *J Am Med Dir Assoc* 2014；15：95.

9) Fujii C, et al：Treatment of sarcopenia and glucose intolerance through mitochondrial activation by 5-aminolevulinic acid. *Sci Rep* 2017；7：4013.

14 摂食の内分泌学

食欲は，摂食の開始と持続および停止を制御するシグナルにより，複雑かつ巧妙に制御されている．摂食調節物質は中枢神経系と末梢臓器（消化器，膵臓，肝臓，脂肪組織など）で産生される（❶）．ホメオスタシスによる摂食調節の中枢は視床下部である．しかしながら五感，嗜好，情動，価値判断，記憶などの情報も食欲に大きく影響し，それらを統合する大脳皮質連合野や大脳辺縁系などの上位中枢も摂食を制御している．過食や拒食が続くと，シナプスの数や質が変化する「シナプスの可塑性」も，摂食調節機序の一つである．末梢組織で産生された摂食調節物質は，迷走神経や血液循環を介して，最終的に視床下部に情報が伝達され，上位からの情報と統合される．

視床下部と摂食調節 ❷

視床下部外側野（以下，外側野）は摂食亢進中枢の一つで，2種類の摂食亢進ペプチドであるオレキシンとメラニン凝集ホルモンが産生される．視床下部腹内側核（以下，腹内側核）は満腹中枢の一つである．血糖値が低下すると，外側野のニューロンが刺激され摂食行動が始まり，食後の血糖上昇により腹内側核が刺激され，摂食が停止する．空腹時に脂肪が分解されて増加した脂肪酸はグルコースとは逆の作用を示し，外側野を刺激して，食欲を亢進させる．

弓状核には摂食亢進物質であるニューロペプチド Y（neuropeptide Y：NPY）とアグーチ関連蛋白（agouti-related protein：AgRP）の両者を含有する NPY/AgRP ニューロン，および摂食抑制物質であるプロオピオメラノコルチン（pro-opiomelanocortin：POMC）を含有する POMC ニューロンが存在する．下垂体では POMC から副腎皮質刺激ホルモン（adrenocorticotropic hormone：ACTH）が生成されるが，弓状核では α メラニン細胞刺激ホルモン（α melanocyte stimulating hormone：αMSH）が生成される．αMSH はメラノコルチン 4 受容体に結合して，摂食を抑制する．AgRP はメラノコルチン 4 受容体のアゴニストで，αMSH と拮抗して作用し，食欲を亢進する．NPY/AgRP ニューロンと POMC ニューロンにはレプチン受容体が発現しており，前者はレプチンから抑制性に，後者は促進性に制御される．摂食亢進ペプチドであるグレリンは，レプチンと逆の制御をしている．POMC やメラノコルチン 4 受容体の遺伝子変異によ

❶ 摂食調節物質

	摂食抑制物質		摂食亢進物質	
	名称	主な発現部位	名称	主な発現部位
中枢神経系	POMC	弓状核	NPY	弓状核，室傍核など
	αMSH	弓状核	AgRP	弓状核
	CRH	室傍核	オレキシン	視床下部外側野
	ウロコルチン	中脳，視索上核	MCH	視床下部外側野
	ウロコルチン II	弓状核，室傍核	ガラニン	弓状核，室傍核
	ウロコルチン III	腹内側核，室傍核	ノルアドレナリン（α_2）	青斑核，孤束核
	NPB	中脳，海馬	エンドカンナビノイド	大脳基底核，辺縁系
	NPW	室傍核，視索上核		
	ニューロメジン U	弓状核		
	PrRP	腹内側核，孤束核		
	セロトニン	縫線核		
	ヒスタミン	結節乳頭核		
	ノルアドレナリン（α_1，β）	青斑核，孤束核		
	ネスファチン	室傍核，視索上核		
	オキシトシン	室傍核，視索上核		
末梢組織	レプチン	脂肪細胞	グレリン	胃
	コレシストキニン	上部小腸		
	PYY	下部腸管		
	GLP-1	下部腸管		
	オキシントモジュリン	下部腸管		
	インスリン	膵 β 細胞		

NPB：ニューロペプチド B，NPW：ニューロペプチド W，PrRP（prolactin related protein）：プロラクチン関連蛋白，GLP-1（glucagon like peptide-1）：グルカゴン様ペプチド 1．

る肥満患者も報告されている．頭蓋咽頭腫，外傷，炎症などにより視床下部が障害される視床下部症候群でも，肥満を呈することがある．

室傍核には摂食抑制物質である副腎皮質刺激ホルモン放出ホルモン（corticotropin releasing hormone：CRH），ネスファチン，オキシトシンなどの産生ニューロンが存在する．❶に摂食調節物質を示している．概日リズムを司る視交叉上核や体温調節中枢である視索前野と外側野や腹内側核の間には，神経回路網が存在し，概日リズムや体温も摂食調節に影響を与えている．

カンナビノイド系

大麻使用者では多幸感や幻覚とともに，過食，特にチョコレートやビスケットなど高嗜好性食品の摂食量が増加する．大麻の主成分であるΔ^9-テトラヒドロカンナビノールの受容体であるカンナビノイド受容体は，大脳皮質や海馬などに多く発現し，快楽作用とともに，高嗜好性食品の摂食調節にも関与している．

末梢臓器と摂食調節（❸）

消化管では，胃体部で産生されるグレリンは摂食を亢進するが，胃幽門部以降で産生されるペプチドはすべて摂食を抑制する．

グレリン

主に胃体部の内分泌細胞で産生される 28 アミノ酸から成るペプチドである．グレリンは，空腹時に分泌

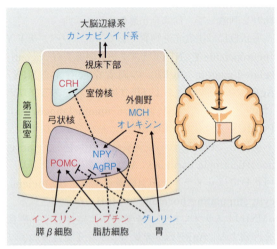

❷ 視床下部を中心とした摂食調節機構
赤字の物質は摂食抑制，青字の物質は摂食亢進に作用することを示す．実線は促進的，点線は抑制的に作用することを示す．ここで示した以外の相互作用も報告されているが，代表的なものだけを記す．
CRH：副腎皮質刺激ホルモン放出ホルモン，MCH：メラニン凝集ホルモン，POMC：プロオピオメラノコルチン，NPY：ニューロペプチド Y，AgRP：アグーチ関連蛋白．

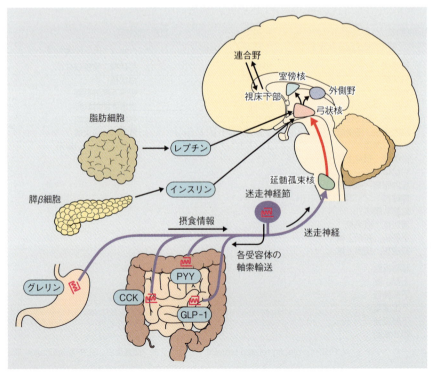

❸ 中枢と末梢を結ぶ摂食情報のネットワーク
レプチンは血流を介して，グレリン，GLP-1，コレシストキニン（CCK），ペプチドYY（PYY）は主に迷走神経を介して中枢神経系へ摂食情報が伝達される．視床下部では末梢組織および連合野などの上位中枢からの情報が統合されて摂食行動が決定される．

が亢進して摂食亢進に作用するとともに，下垂体からの成長ホルモンを分泌させる．グレリンは弓状核のNPY/AgRPニューロン活動を促進し，POMCニューロン活動を抑制する．グレリンはドパミン，オレキシン，カンナビノイド系を介しても，摂食亢進に作用する．

コレシストキニン cholecystokinin（CCK）

CCKは種々のアミノ酸数から成るが，8アミノ酸のものが最も活性が強い．腸管への脂肪酸や蛋白質の流入により，CCKは上部小腸のI細胞から分泌され，NPYニューロンの抑制やセロトニンニューロンの活性化を介し，摂食を抑制する．

glucagon-like peptide-1（GLP-1）

GLP-1は30アミノ酸から成るペプチドで，小腸下部に存在するL細胞（消化管に存在する内分泌系細胞で貯蔵顆粒のサイズが最も大きいのでlarge〈L〉細胞と命名された）から分泌される．GLP-1の血中濃度は空腹時に低値となり，食後は速やかに上昇する．GLP-1の作用は，グルコース依存性のインスリン分泌亢進とグルカゴン分泌抑制や胃排泄抑制，摂食抑制などである．GLP-1受容体作動薬は抗糖尿病薬として，また海外では高用量製剤が抗肥満薬として使われている．GLP-1を分解する酵素DPP-4（dipeptidyl peptidase-IV）に対する阻害薬も抗糖尿病薬として使われている．

ペプチドYY peptide YY（PYY）

PYYはNPYファミリーの一つで，36アミノ酸から成る，主に十二指腸，回腸のL細胞，結腸の細胞で産生される．PYYは，L細胞ではGLP-1と共存し，迷走神経求心路を介して視床下部に情報が伝達され，弓状核のPOMCニューロンを活性化し，またNPYニューロンを抑制して，摂食を抑制する．

レプチン

レプチンは主に脂肪細胞から分泌される蛋白質で，視床下部のNPY/AgRPニューロンを抑制し，POMCニューロンを促進して摂食を抑制する．また，自律神経系や内分泌系を介して，エネルギー代謝亢進に作用する（☞「脂肪組織由来ホルモン」p.240）．

インスリン

インスリン受容体は脳内にも存在する．インスリンはNPY/AgRPの発現減少と，POMCの発現増加を介して摂食を抑制する．また，大脳辺縁系にも作用して，摂食を制御する．

末梢と中枢をつなぐネットワーク ❸

迷走神経は消化管からの種々の情報を，脳幹を経て間脳や新皮質に伝達する第10番脳神経である．迷走神経は，内臓感覚神経である求心線維と運動神経である遠心線維から成るが，横隔膜下迷走神経の90％近くは求心線維である．これらの神経終末は，消化管粘膜および粘膜下に分布し，消化管の物理・化学的刺激や消化管ホルモンによる情報を中枢に伝達している．GLP-1，CCK，PYYによる摂食抑制およびグレリンによる摂食亢進の作用は，迷走神経を経て脳に伝達される．脂肪細胞から分泌されるレプチンや膵β細胞から分泌されるインスリンによる摂食抑制の情報は，血液脳関門を通過して視床下部に伝達される．脂肪組織や肝臓でのエネルギー代謝情報も，神経を介して中枢神経系へ伝達され，全身のエネルギー代謝の恒常性維持に寄与している．

（中里雅光）

● 文献

1) Atkinson TJ：Central and peripheral neuroendocrine peptides and signalling in appetite regulation：considerations for obesity pharmacotherapy. *Obes Rev* 2008；9：108.
2) Wren AM, et al：Gut hormones and appetite control. *Gastroenterology* 2007；132：2116.
3) Valassi E, et al：Neuroendocrine control of food intake. *Nutr Metab Cardiovasc Dis* 2008；18：158.

摂食障害と内分泌

endocrinological abnormalities of eating disorders

概念

● 心理的要因で食行動異常を起こす心身症である．
● 米国精神医学会によるDSM-5（2013年）では過食性障害，神経性過食症（大食症），神経性やせ症[1]がある（❹）．

病因

不適切な手段でストレスによる苦痛を回避しようとする疾患で，やせは安心感，そう気分，周囲の関心，義務の免除など，過食は開放感という誤った代償が得られる．この未熟なストレス対処能力（コーピングスキル）の背景には遺伝的素因，脳機能の特殊性，性格傾向，成育環境がある．強迫性障害，パーソナリティ障害，発達障害などの併存はコーピングスキルを低下させ，審美系や長距離走などのスポーツ歴は発症のリスク因子になる．家族関係が発症因子であるという科

❹ DSM-5 の摂食障害の分類

摂食障害		過食（抑制できないむちゃ食い発作）	体重増加を防ぐ不適切な代償行為	体重
過食性障害 （binge-eating disorders）		あり	なし	肥満が多い
神経性過食症（大食症） （bulimia nervosa）			自己誘発性嘔吐，下剤・利尿薬の乱用，絶食，過剰な運動	やせはない
神経性やせ症 （anorexia nervosa） （神経性食欲不振症，神経性食思不振症，思春期やせ症から病名統一）	制限型 （restricting type）	なし	なし	やせ*
	むちゃ食い/排出型 （binge-eating/purging type）	あり	自己誘発性嘔吐，下剤・利尿薬の乱用	

*DSM-5 の診断基準は摂取エネルギーの減少，体重増加への恐怖，適正な体重や体型への認識の障害で，やせと無月経が外された．体重は BMI 値による重症度判定（≧17 kg/m²：mild，16～16.99 kg/m²：moderate，15～15.99 kg/m²：severe，15 kg/m²<：extreme）に利用される．わが国の基準では標準体重の−20 % 以上のやせと無月経が入り，ICD-10 の体重の基準は BMI<18.5 kg/m² である．

学的根拠はない．やせ礼賛の風潮は患者数の裾野を広げている可能性がある．

病態生理

過食と排出行為

過食とは抑制できないむちゃ食いである．脳の報酬系を刺激する糖や脂質に富む食品を摂食し，野菜など低カロリー食品は代替にならない．神経性過食症は過食性障害と異なり，自己評価が体重や体型に過度に影響を受けており，過食後は嘔吐や下剤・利尿薬の乱用（排出行為）や絶食，過剰な運動を行って体重増加を防いでいる．神経性やせ症のむちゃ食い/排出型も排出行為があり，両者はやせの有無で区別されるが，両者には移行がある．

飢餓との関係

健康人の半飢餓臨床試験（ミネソタ研究）では神経性やせ症に近似した食への執着と食行動異常，精神症状，社会性の変化を認め，試験終了後には過食になった．やせ願望以外の症状は飢餓によって惹起され，維持される．

神経性やせ症の内分泌異常

神経性過食症はやせがないので内分泌異常は少ない．神経性やせ症は多彩な内分泌異常を認める（❺❻）．多くは低栄養が原因で，体重回復後に正常化する．

① 血清インスリン様成長因子-I（IGF-I）値はエネルギーと蛋白質摂取に相関するので，本症では低下し，そのネガティブフィードバックの解除によって血漿成長ホルモン（GH）は上昇する．

② nonthyroidal illness を呈し，サイロキシン（T₄）低下や甲状腺刺激ホルモン（TSH）の 10～15 μU/mL 程度の軽度上昇を伴うことがある．

③ Cushing 病に似た ATCH-コルチゾール系の異常を呈する．

④ 視床下部性性腺機能低下症を呈し，女子では無月経，

男子では髭剃り回数の減少やインポテンツが起こる．回復過程で性腺刺激ホルモン放出ホルモン（GnRH）試験では過大反応を認める．無月経と月経再来時の体重はそれぞれ標準体重の約 78 % と 93 % である．低体重での妊娠は母子ともに合併症のハイリスク群である．性腺機能を刺激するレプチンは脂肪組織の減少によって低下している．

⑤ 向精神薬や消化器病薬を内服していない場合でも，プロラクチン（PRL）基礎値が上昇することがある．甲状腺刺激ホルモン放出ホルモン（TRH）に対する反応は正常であり，ドパミン抑制系の障害が考えられる．

⑥ 血中インタクトグレリンは健常者と比べて低～高値で，飢餓や低体重に伴う上昇例だけでなく，胃壁細胞萎縮による分泌能低下例もありうる．血中デスアシルグレリンは健常者より高く，BMI と有意な負の相関を認める[2]．

⑦ 空腹時血糖は低い．低血糖に慣れているので 50 mg/dL 以下でも意識がある．肝グリコーゲンは減少しているので，長時間の絶食後に低血糖昏睡が起こる．一方，インスリン分泌能は低下しているため，急激な糖負荷では高血糖になる．

⑧ 自己誘発性嘔吐や下剤・利尿薬の乱用で脱水と尿中 Cl の低下をきたし，レニン-アルドステロン系が刺激され，偽性 Bartter 症候群となり，低カリウム血症とアルカローシスが進行する．慢性化すると腎不全も併発する．治療は水分と食塩による脱水の改善である．

神経性やせ症の後遺症

神経性やせ症は低身長，peak bone mass の低下，骨粗鬆症，歯の喪失が後遺症になりうる．成長期では体重減少時に一致して伸びが鈍化し，最終身長は推定値より低下することがある．IGF-I 分泌不全が原因で，peak bone mass の低下も伴う．初診時に約 50 % に腰

❺ 神経性やせ症でみられる内分泌検査異常

GH 抵抗性	血漿 GH 上昇 GRH への過大反応 GnRH・TRH・CRH への奇異性反応 ITT への低反応 血清 IGF-I 低下 血清 IGFBP-2 上昇 血清 IGFBP-3 低下
euthyroid sick syndrome	血清 T_3 低下 rT_3 上昇 FT_3, T_4, FT_4 低下 TSH 低下～軽度上昇
視床下部性性腺機能低下症	血漿 LH, FSH 低下 LH/FSH＜1 GnRH に遅延・低反応（LH＜FSH） 性腺ホルモン低下
ACTH-コルチゾール系の亢進	血漿 ACTH 上昇 血清コルチゾール上昇 尿中遊離コルチゾール排泄量増加 尿中 17-OHCS, 17-KS 排泄量低下 日内変動消失 デキサメタゾン抑制不良 CRH への低反応 ITT への低反応
アディポサイトカイン	血清レプチン低下 血清アディポネクチン上昇

GH：成長ホルモン，GRH：成長ホルモン放出ホルモン，GnRH：性腺刺激ホルモン放出ホルモン，TRH：甲状腺刺激ホルモン放出ホルモン，CRH：副腎皮質刺激ホルモン放出ホルモン，ITT：インスリン耐性試験，IGF：インスリン様成長因子，IGFBP：インスリン様成長因子結合蛋白，TSH：甲状腺刺激ホルモン，LH：黄体形成ホルモン，FSH：卵胞刺激ホルモン，ACTH：副腎皮質刺激ホルモン，17-OHCS：17-ヒドロキシコルチコステロイド，17-KS：17-ケトステロイド.

椎骨密度の低下を認め，25 ％は骨粗鬆症と診断される．体重依存性の骨形成の低下と骨吸収の亢進で[3]，骨形成因子の IGF-I の低下と骨吸収抑制因子のエストラジオールの低下が関与している．骨密度の低下は迅速であるが，その回復は遅く，BMI と正の高い相関を認め，年変化量が正に転じるのは BMI 16.4±0.3 kg/m^2 で，これ以下ではさらに低下する．治癒しても骨密度が正常域に達しないことがある．体重増加が最も有効な治療であるが，患者は体重増加を容易には受け入れない．結合型エストロゲンは超低体重患者では骨密度の低下を阻止できる．本症患者の 85 ％がビタミン D 不足と診断され，血漿インタクト副甲状腺ホルモン（iPTH）高値を伴って骨軟化症も起こりうる．エルデカルシトールは初年度の腰椎骨密度は平均 5 ％増加する．約 30 ％の患者がビタミン K 欠乏で，ビタミン K_2 製剤は骨密度のさらなる低下を阻止する．将来，妊娠を希望する患者にはビスホスホネート製剤やデノスマブは使用しない．

❻ 神経性食欲不振症患者に認められる内分泌検査異常とその出現頻度（自験 60 例）

内分泌異常の種類	頻度（%）
血漿 GH 基礎値高値	49.1
GRH に対する GH 過大反応	39.1
インスリンに対する GH 低～無反応	75
TRH に対する GH 奇異反応	12.5
LHRH に対する GH 奇異反応	16.7
CRF に対する GH 奇異反応	11.1
IGF-I 低値（年齢比較）	75
T_3 低値	76.6
TRH に対する TSH の低～無反応	50
午前中血漿コルチゾール高値	50
コルチゾールの日中変動の消失	81.8
0.5 mg デキサメタゾンによる抑制不良	50
CRF に対する ACTH，コルチゾールの低～無反応	71.4

GH：成長ホルモン，GRH：成長ホルモン放出ホルモン，TRH：甲状腺刺激ホルモン放出ホルモン，LHRH：黄体形成ホルモン放出ホルモン，CRF：副腎皮質刺激ホルモン放出因子，IGF：インスリン様成長因子，TSH：甲状腺刺激ホルモン，ACTH：副腎皮質刺激ホルモン.

臨床症状

過食性障害

過食性障害は肥満が多く，2 型糖尿病や精神疾患を有する肥満患者に合併しやすい．

神経性過食症

神経性過食症では，過剰栄養による肝機能障害，脂質異常症や，嘔吐に伴う逆流性食道炎，酸蝕歯，嘔吐や下剤・利尿薬乱用による脱水，電解質異常，腎不全，偽性 Bartter 症候群を伴う．やせがないので骨粗鬆症はなく，月経異常は少ない．1 型糖尿病患者の 10 ％に摂食障害が合併し，その 60 ％が神経性過食症である．体重増加を阻止するためにインスリンを減らして，血糖コントロールが悪化することがある．

神経性やせ症

神経性やせ症にみられる症状と臨床所見を❼に示した．死亡率は高く（6 年で約 6～11 ％），死因は飢餓（低血糖や心不全）や感染症である．

診断

過食性障害と神経性過食症は DSM-5 に準ずる[1]．神経性やせ症のわが国の診断基準は，－20 ％のやせ，不食や大食などの食行動異常，体重や体型についての歪んだ認識，30 歳以下の発症，無月経である．炎症性腸疾患，脳腫瘍，甲状腺機能亢進症，下垂体機能低下症，糖尿病，悪性腫瘍などやせをきたす器質的疾患や妊娠，一過性の心因反応などを鑑別する．

治療

摂食障害全国基幹センターは国内外の治療ガイドライン，学校での対応指針，相談窓口や支援制度の情報

❼ 神経性やせ症でみられる身体所見と臨床検査異常

	症状と徴候	検査所見
皮膚	うぶ毛の密生，脱毛，カロチン症，低体温，凍瘡，吐きだこ	
耳鼻咽喉	耳閉感，唾液腺の腫脹	耳管開存症
循環器	低血圧，徐脈，心雑音，不整脈，浮腫	心陰影の縮小，心電図異常，僧帽弁逸脱症
口腔	う歯，酸蝕歯，歯の喪失	唾液腺型アミラーゼ上昇
消化器	腹部膨張感，嘔気，腹痛，便秘，下痢，痔核	内臓下垂，胃排出能低下，萎縮性胃炎，麻痺性イレウス，上腸間膜動脈症候群
腎・尿路	乏尿，失禁，血尿，蛋白尿，浮腫	膀胱筋力低下，腎希釈・濃縮能障害，ナットクラッカー症候群，遊走腎，腎不全
肝・膵		トランスアミナーゼ上昇，膵型アミラーゼ上昇 総蛋白・アルブミン・rapid turnover proteins の低下
脂質代謝		高あるいは低コレステロール血症
血液	貧血，点状出血斑	貧血，白血球減少，血小板減少症
電解質	不整脈，意識障害，けいれん	低ナトリウム，クロール，カリウム，カルシウム，リン，マグネシウム血症
微量元素	味覚障害	血清 Cu，Zn，Se 低下
ビタミン	夜盲症，骨痛，脚気・Wernicke 脳症	ビタミン A，D，B_1，K 欠乏
骨・筋肉系	側弯，骨折，筋力低下，筋肉痛，末梢神経麻痺	横紋筋融解症，骨密度低下・骨粗鬆症，くる病・骨軟化症
中枢神経系	不眠，思考・判断・集中力の低下，認知障害	脳萎縮像，異常脳波

提供をしている[4].

保険収載薬はなく，薬物療法は対症的に行われる．過食性障害や神経性過食症では選択的セロトニン再取り込み阻害薬（SSRI）の過食とうつ症状への短期効果が期待できる．

過食に対する認知行動療法の有効性が証明され，2018 年に神経性過食症で保険収載された．

神経性やせ症では，思春期の家族療法以外にエビデンスのある精神療法の報告はない．心理教育，栄養指導と栄養療法，精神療法を行う．身体的緊急入院の適応は①全身衰弱，②重篤な合併症（低血糖性昏睡，感染症，腎不全，不整脈，心不全，電解質異常など），③標準体重の 55 ％未満のやせである．安全配慮のために労作制限（❽）をする．飢餓に伴う精神症状が精神療法の障害になるので，栄養改善が優先される．しかし，体重増加には恐怖を伴うので，栄養療法を容易には受け入れない．体重増加の動機は，やせの心理的なメリットを超える現実的目標をもたせることに尽きる．日本摂食障害学会による心理教育ツール[5]がある．入院回避，労作制限の緩和，臨床検査値の改善など段階的な体重の目標値を設定する．ストレス要因からの避難や療養しやすい環境の整備が重要で，多職種チーム医療と家族や学校関係者の協力が望ましい[6]．最初から栄養バランスのよい三食を摂取することは容易ではないので，本人の嗜好を考慮する．空腹感や満腹感

❽ やせの程度による身体状況と活動制限の目安（15 歳以上）

%標準体重	身体状況	活動制限
55 未満	内科的合併症の頻度が高い	入院による栄養療法の絶対適応
55～65	最低限の日常生活にも支障がある	入院による栄養療法が適切
65～70	軽労作の日常生活にも支障がある	自宅療養が望ましい
70～75	軽労作の日常生活は可能	制限つき就学・就労の許可
75 以上	通常の日常生活は可能	就学・就労の許可

（厚生労働省難治性疾患克服研究事業「中枢性摂食異常症に関する調査研究班」：神経性食欲不振症のプライマリケアのためのガイドライン〈2007 年〉．）

を感じられず，胃排出能や消化機能が低下している場合は，入院治療で経管栄養や経静脈性高カロリー栄養法も導入する[7]．refeeding syndrome のハイリスク群である．

（鈴木眞理）

●文献

1) American Psychiatric Association：Feeding and eating disorders. Diagnostic and Statistical Manual of Mental Disorders, 5th edition. Washington DC：American Psychiatric Association；2013. p.338.

2) Hotta M, et al：Therapeutic potential of ghrelin in restricting-type anorexia nervosa. *Methods Enzymol* 2012；514：381.

3) Hotta M, et al：Serum insulin-like growth factor (IGF) I, and serum IGF-binding protein levels in patients with anorexia nervosa. *J Clin Endocrinal Metab* 2000；85：200.

4) 摂食障害全国基幹センター．
http://www.edportal.jp/pro/treatment.html

5) 日本摂食障害学会：心理教育ツール．

http://www.jsed.org/
6) 日本摂食障害協会：チームで取り組む摂食障害治療・支援ガイドブック．2018．
7) 鈴木（堀田）眞理：神経性やせ症の栄養療法．日本内科学会雑誌 2015；104：1479．

睡眠・覚醒制御とオレキシン

オレキシン（orexin）は，1998年に同定された神経ペプチドである．摂食行動の制御にかかわる視床下部外側野（lateral hypothalamic area：LHA）に局在する．また，マウスやラットの脳内に投与すると摂食行動・摂餌量が亢進し，絶食により発現が増加することから，摂食行動に関与する神経ペプチドとして注目された．その後，オレキシンの欠損がナルコレプシーの表現型発現の病因であることが示され，覚醒の維持に必須の因子であることが明らかになった．オレキシン産生ニューロンと大脳辺縁系，視床下部における摂食行動の制御系，脳幹の覚醒制御システムとの相互の関係が明らかにされており，また，主な出力先であるモノアミン作動性ニューロンの制御を介して，情動や行動の制御にもかかわっていることが示されている．こうした研究からオレキシンは情動や体内時計，エネルギー恒常性などに関する情報をもとに，適切な睡眠・覚醒状態を維持する役割を果たしていることが示されている[1,2]．2014年末にはオレキシン受容体拮抗薬が新しい機序の不眠症治療薬として発売されている．

オレキシン系の概要

オレキシンはオーファンG蛋白共役型受容体を用いた新規生理活性物質の探索（逆薬理学）により同定された新規神経ペプチドである[3]．オレキシンAとオレキシンBという2つのアイソペプチドから成るファミリーを形成している．同時期に発表された視床下部特異的な転写産物から予想されたペプチド配列の名からヒポクレチン（hypocretin）-1，ヒポクレチン-2とも呼ばれる[4]．オレキシンAは33アミノ酸から成り，分子内に2対のジスルフィド結合を有する．N末端はピログルタミン酸，C末端はアミド化されており，安定な構造をもつ．オレキシンBは28アミノ酸残基の直鎖状のペプチドである．これら2つのペプチドは共通の前駆体，プレプロオレキシンから生成される．哺乳類においては，オレキシン受容体には2種のサブタイプ（OX1R，OX2R）が存在し，両者ともG蛋白共役型受容体である（❾）．

オレキシンは「摂食中枢」とされるLHAとその近傍に存在するニューロン群によってのみ特異的に産生されている．これらのニューロンは他のニューロンと

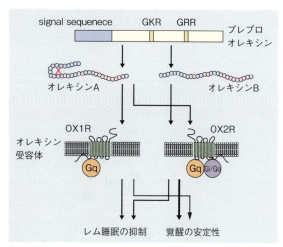

❾ **オレキシンとその受容体**
オレキシンAとBは共通の前駆体（プレプロオレキシン）から生成される．オレキシンAとオレキシンBは，OX1受容体およびOX2受容体に作用する．OX1受容体は，オレキシンAに高い親和性を示すが，OX2受容体はオレキシンA，Bに同等の親和性をもつ．覚醒の安定化には主にOX2受容体がかかわっている．レム睡眠の抑制には両方の受容体が重要な役割をしている．OX1受容体も情動が発動した際の覚醒の増加などに関与している．

混在しながらこれらの領域に散在している．メラニン凝集ホルモン（melanin concentrating hormone：MCH）をつくるニューロンもほぼ同様の領域に散在するが両者は別々の集団であり，これらは混在してLHAに存在する．ダイノルフィンやニューロテンシンはオレキシン産生ニューロンに一部共存している．また，オレキシン産生ニューロンはグルタミン酸作動性ニューロンのマーカーであるvGluT2を発現しており，実際にグルタミン酸作動性ニューロンでもあることが示されている．

オレキシン産生ニューロンの数はマウスで約3,500個，ヒトで70,000個ほどと推定されている．オレキシン産生ニューロンの軸索は，広範な脳領域に投射している（❿）．特に，脳幹の睡眠・覚醒制御にかかわるモノアミン作動性神経の起始核である青斑核（locus coeruleus：LC），背側縫線核（dorsal raphe nucleus：DR）や結節乳頭体核（tuberomamillary nucleus：TMN），橋被蓋に局在するコリン作動性神経の起始核の外背側被蓋核（laterodorsal tegmental nucleus：LDT）や脚橋被蓋核（pedunculopontine tegmental nucleus：PPT）には密な投射がみられる．このような構造的特徴から，オレキシン産生ニューロンは主に脳幹のモノアミンおよびコリン作動性神経を制御していると考えられている（⓫）．

ナルコレプシーの病態におけるオレキシンの役割

1999年，遺伝性のナルコレプシーのイヌの2つの

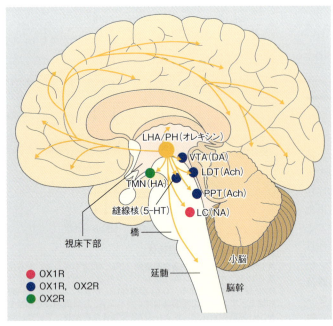

⑩ オレキシン産生ニューロン投射

オレキシン産生ニューロンの細胞体は視床下部に存在し，小脳を除く中枢神経系の全域にわたって広く投射している．脳幹のモノアミン作動性神経，コリン作動性神経，視床の室傍核など，覚醒・睡眠機構に関与する部分には特に強い投射がみられる．これらの領域にはオレキシン受容体（OX1R, OX2R）の発現が認められる．
LHA：視床下部外側野，PH：視床下部後部，VTA：腹側被蓋野，LDT：外背側被蓋核，PPN：脚橋被蓋核，LC：青斑核，TMN：結節乳頭体核，Ach：アセチルコリン，DA：ドパミン，NA：ノルアドレナリン，HA：ヒスタミン，5-HT：セロトニン．
(Sakurai T : The role of orexin in motivated behaviours. *Nat Rev Neurosci* 2014 ; 15 : 719.)

独立した系統において，*OX2R*遺伝子における突然変異が見出されている[5]．ほぼ同時にオレキシン遺伝子欠損マウスがナルコレプシー様症状をきたすことが明らかにされた[6]．その後さらに，*OX2R*遺伝子欠損マウス，オレキシン産生ニューロンを特異的に欠損させたorexin-ataxin3トランスジェニックマウスが，ヒトのナルコレプシーと似た睡眠・覚醒の分断化と情動脱力発作（カタプレキシー）を示すことが報告された．このように，動物実験によってオレキシン系の機能障害がナルコレプシーと深い関係をもつことが明らかになっている．

2000年にはヒトのナルコレプシー患者の髄液中のオレキシン濃度の顕著な低下が報告され，ナルコレプシー患者の死後脳においてオレキシン産生ニューロンがほぼ完全に消失していることが報告された．現在では，患者の90％以上に髄液中のオレキシンA濃度の著しい低下がみられることが明らかになっている．

ナルコレプシーは思春期前後に発症する症例が多く，後天的な疾患であり，オレキシン産生ニューロンの変性・脱落がその病態に関与していると考えられている．日常生活のうえで，「覚醒しているべきとき」に覚醒を維持できないということが問題となり，強い眠気を感じるほか，社会的に不適切な状況で突然眠ってしまう（睡眠発作）．また，情動（特に喜びや笑い）によって抗重力筋の緊張が低下する発作，カタプレキシーを伴うことが多い．『睡眠障害国際分類第3版』（ICSD-3）では，カタプレキシーを示すものをtype 1，カタプレキシーを示さないものをtype 2として明確に区別しており，type 1ナルコレプシーをオレキシン欠損症として明確に位置づけている．

ナルコレプシーの症状で，最も患者を苦しめるのは，強烈な眠気であるが，逆に睡眠時には頻回の中途覚醒によって睡眠が妨げられる．つまり，睡眠と覚醒との間の頻回の移行がナルコレプシーの特徴になる．中途覚醒に着目すればナルコレプシーは不眠症としてもとらえられる．また，入眠時幻覚（入眠時にみられるリアリティに富んだ夢），睡眠麻痺（金縛り）の症状もみられる．ナルコレプシーの症状は，覚醒・睡眠の各ステージ（覚醒，ノンレム睡眠，レム睡眠）が適切に維持できないことに起因しており，睡眠構築が乱れ，睡眠・覚醒の断片化（覚醒と睡眠の間の転移が頻繁に起こる），覚醒相から直接レム睡眠に移行する現象（SOREM現象）が出現する．カタプレキシーおよび睡眠麻痺，入眠時幻覚はレム睡眠関連の機構が異常なタイミングで出現したもの（レム関連症状）とされる．これらの症状はオレキシンの生理的役割が，すなわち不適切なタイミングで覚醒がレム睡眠やノンレム睡眠に移り変わってしまうことを防ぐ，つまり「覚醒状態の安定化」に重要な働きをもっている．

オレキシン受容体

オレキシン受容体にはOX1RおよびOX2Rの2つのサブタイプが存在し，双方ともG蛋白共役型の受容体である．OX1R欠損マウスでは覚醒・睡眠に大きな異常はみられないが，OX2R欠損マウスでは覚醒・睡眠の分断化など，ナルコレプシー様の症状を示す．しかし，OX1RとOX2Rの二重欠損マウスではオレキシンノックアウトマウスとまったく同じフェノタイプ

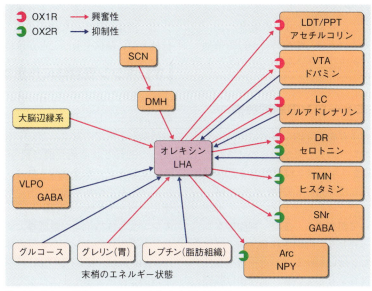

⓫ オレキシン産生ニューロンの入出力系の概要

オレキシンは，大脳辺縁系から情動にかかわる情報，体内時計からの入力，レプチン，グルコース，グレリンなど末梢のエネルギーバランスにかかわる情報を受け，脳幹や視床下部のモノアミンおよびコリン作動性神経に出力している．
VLPO：腹外側視索前野，SCN：視交叉上核，DMH：背内側核，LHA：視床下部外側野，LDT：外背側被蓋核，PPT：脚橋被蓋核，VTA：腹側被蓋野，LC：青斑核，DR：背側縫線核，TMN：結節乳頭体核，SNr：黒質網様部，Arc：視床下部弓状核，NPY：ニューロペプチドY．

(Sakurai T：The role of orexin in motivated behaviours. *Nat Rev Neurosci* 2014；15：719.)

を示す一方，OX2Rノックアウトより明らかに重症であり，このことから覚醒・睡眠の制御にはOX1Rもかかわっていると考えられる[2]．薬理学的にもOX1RとOX2Rの機能は分離されている．レム関連症状の発現，あるいはレム睡眠の抑制にはOX1RとOX2R両方の受容体機能の低下がかかわっていると考えられる．LCのOX1Rは，情動記憶の成立や情動表出にも関与しており，この系は特に情動による覚醒の維持・亢進に働いている可能性が示唆されている．

2つのオレキシン受容体サブタイプは中枢神経系内に広く発現している（⓾⓫）．どちらもモノアミン作動性ニューロンやコリン作動性ニューロンの起始核で特に強く発現するが，LCのノルアドレナリン作動性ニューロンではOX1Rのみが強く発現しているのに対し，TMNのヒスタミン作動性ニューロンではOX2Rのみが発現している．DRのセロトニン作動性ニューロンには両方の受容体が発現している．また，橋被蓋に局在するコリン作動性神経の起始核，LDTやPPTの領域のコリン作動性ニューロンにはOX1Rのみが発現している．加えてコリン作動性ニューロンやモノアミン作動性ニューロンの分布領域に存在するGABA（γ-aminobutyric acid）作動性介在ニューロンには，両方の受容体が発現しており，オレキシンは直接あるいは間接に作用をしながらモノアミンおよびコリン作動性ニューロンを制御していると考えられる．

in vivo の電気生理学実験ではモノアミン作動性ニューロンに対してオレキシンはきわめて強力かつ持続的に興奮性の影響を与えることが示唆されており，オレキシン産生ニューロンは，モノアミンおよびコリン作動性ニューロンの制御を介して覚醒を維持する働きをしていると考えられている．オレキシン産生ニューロンの活動にも，睡眠・覚醒状態と明確な相関があり，これらのニューロンを *in vivo* で記録すると覚醒時に発火頻度が増え，ノンレム睡眠，レム睡眠時には低下する．これらのパターンはモノアミン作動性ニューロンの発火パターンに似ており，両者は影響を与え合いながら同調して発火していると考えられる．

モノアミン作動性ニューロンは脳内に広範に投射して睡眠・覚醒状態を制御するほか，大脳辺縁系に投射して情動や行動などさまざまな機能を調節している．近年，オレキシンはモノアミン作動性ニューロンを介して扁桃体の機能を制御し，情動や行動に影響を与えていることが示唆されている．たとえば，オレキシン産生ニューロンはDRのセロトニン作動性ニューロンに作用し興奮性の影響を与えるが，セロトニン作動性ニューロンは扁桃体基底外側部に作用し，カタプレキ

シーの抑制にかかわっている．一方，オレキシンは OX1R を介して LC のノルアドレナリン作動性ニューロンを興奮させるが，この系は，覚醒時における情動応答を増強させ，恐怖の汎化にもかかわっていることが示されている．

オレキシン産生ニューロンの制御機構

　電気生理学的解析および組織学的な解析により，オレキシン産生ニューロンへの入力系が明らかにされている[7]．オレキシン産生ニューロンは液性および神経性の調節を受けていると考えられている．たとえば，オレキシン産生ニューロンは，レプチンによって抑制され，グレリンによって興奮する．また，細胞外グルコース濃度が高くなったときに抑制される．つまりオレキシン産生ニューロンはいわゆるグルコース感受性ニューロンとしての性質を有している．血糖値は脳脊髄液中のグルコース濃度に反映され，オレキシン産生ニューロンの活動に影響を与えると考えられる．これらは，動物のエネルギーバランスに応じて覚醒をコントロールする機能であると考えられ，オレキシン欠損マウスは通常みられる絶食時の自発運動量亢進と覚醒時間の延長が起こらない．

　また，オレキシン産生ニューロンは，扁桃体，分界条床核などの大脳辺縁系や側坐核，視索前野（preoptic area：POA）の GABA 作動性神経からの入力を受けていることが明らかにされている[7]（**⑪**）．情動刺激に伴い覚醒レベルが上昇するが，このときに大脳辺縁系や側坐核からオレキシン産生ニューロンへの入力がかかわっていると考えられる．つまり，恐怖や報酬期待などがオレキシン産生ニューロンの活動を上昇させ，覚醒を維持することにかかわっていると考えられる．一方，大脳辺縁系によるオレキシン系の賦活が起こることは，不安がオレキシン産生ニューロンを介して覚醒を高め，不眠の原因になる可能性を示唆している．

　前述のように POA，特に腹外側視索前野（ventrolateral preoptic area：VLPO）には睡眠時に発火する GABA 作動性およびガラニン作動性神経細胞群が局在している．これらの神経細胞は，覚醒を司るモノアミンおよびコリン作動性ニューロンを抑制することにより睡眠を誘導するとされているが，オレキシン産生ニューロンにも投射し，これを抑制する．この系により，睡眠時にはオレキシン産生ニューロンは抑制されていると思われる．

　最近，オレキシン産生ニューロンは摂食行動そのものよりも，餌を認知した際に興奮しており，摂食行動そのものを行っているときにはむしろ発火が低下する

ことが示されている．つまりオレキシン産生ニューロンは，摂食行動そのものよりも，それ以前の報酬探索行動と深い関係をもつことが示唆される．

オレキシン受容体に作用する薬物

　オレキシン産生ニューロンは恐怖や不安に応じて活動を高める．したがって，オレキシン産生ニューロンの活動が不眠症の背景に存在すると想定される不安によって惹起される過覚醒に関与している可能性がある．オレキシン系を遮断すれば，こうした機構を背景に成立する不眠症の治療に結びつくと考えられる．実際に，現在 OX1R，OX2R 両方に働く非選択性のオレキシン受容体拮抗薬が睡眠導入薬として用いられている．非選択性のオレキシン受容体拮抗薬（dual orexin receptor antagonist：DORA）は不眠症治療薬として，生理的な睡眠を増やすことができるほか，認知，記憶，運動系などに対する副作用が少ないというメリットがあると期待されている．一方，低分子オレキシン受容体作動薬も報告されている．これはナルコレプシーの根本的治療薬として期待されているほか，眠気を主訴とする過眠症の治療にも応用できる可能性もある．将来の臨床応用が待たれる．

（櫻井　武）

●文献

1) Sakurai T : The role of orexin in motivated behaviours. *Nat Rev Neurosci* 2014 ; 15 : 719.

2) Sakurai T : The neural circuit of orexin (hypocretin) : maintaining sleep and wakefulness. *Nat Rev Neurosci* 2007 ; 8 : 171.

3) Sakurai T, et al : Orexins and orexin receptors : a family of hypothalamic neuropeptides and G protein-coupled receptors that regulate feeding behavior. *Cell* 1998 ; 92 : 573.

4) de Lecea L, et al : The hypocretins : hypothalamus-specific peptides with neuroexcitatory activity. *Proc Natl Acad Sci U S A* 1998 ; 95 : 322.

5) Lin L, et al : The sleep disorder canine narcolepsy is caused by a mutation in the hypocretin (orexin) receptor 2 gene. *Cell* 1999 ; 98 : 365.

6) Chemelli RM, et al : Narcolepsy in orexin knockout mice : molecular genetics of sleep regulation. *Cell* 1999 ; 98 : 437.

7) Sakurai T, et al : Input of orexin/hypocretin neurons revealed by a genetically encoded tracer in mice. *Neuron* 2005 ; 46 : 297.

15 内分泌疾患の救急対応

甲状腺クリーゼ
thyroid storm, thyrotoxic crisis

概念
- 甲状腺クリーゼとは, "甲状腺中毒症の原因となる未治療ないしコントロール不良の甲状腺基礎疾患が存在し, これに何らかの強いストレスが加わったときに, 甲状腺ホルモン作用過剰に対する生体の代償機構の破綻により複数臓器が機能不全に陥った結果, 生命の危機に直面した緊急治療を要する病態をいう"と定義される[1].
- 死亡率が約10%と重篤な救急疾患であり, 的確な早期診断と治療が求められる.

病因
基礎疾患としてBasedow病が最多であるが, まれながらBasedow病以外の甲状腺中毒症(破壊性甲状腺炎やPlummer病など)からの発症もありうる. これらの基礎疾患を背景に, しばしば抗甲状腺薬服薬の服薬中断, 感染症, 手術, ストレスなどが誘因となって甲状腺クリーゼが発症すると考えられるが, 詳細な発症機序は不明である.

疫学
わが国での発症率は人口10万人あたり0.21人/年, 全甲状腺中毒症患者の0.22%を占めると報告されている[2].

臨床症状
高熱, 不穏・せん妄・けいれん・昏睡などの中枢神経症状, 高度の頻脈や心房細動, うっ血性心不全, 下痢・腹痛・嘔気・嘔吐・黄疸などの消化器症状を認める. 特に中枢神経症状の合併は最多かつ特異的である[1]. 発症後, 適切な治療が行われない場合には時間または日の単位で急速に病態が悪化するため, 迅速な診断と専門施設への搬送および治療が求められる. ❶に甲状腺クリーゼを疑った際の診断プロセスと専門施設への搬送基準を示す.

検査
遊離T₃(free triiodothyronine:FT₃)と遊離T₄(free thyroxine:FT₄), 甲状腺刺激ホルモン(TSH)を測定し甲状腺中毒症を確認する. 本症の基礎疾患のほとんどがBasedow病であるため, 抗TSH受容体抗体(anti–TSH receptor antibody:TRAb)測定および甲状腺超音波検査は診断に有用である. また, 心電図, 胸部X線, 心臓超音波検査, 動脈血ガス分析, 検尿, 血算, 凝固系, 生化学検査(総ビリルビンなどの肝機

能, 腎機能, 電解質, CRPを含む)などで全身状態や合併症の重症度評価を行う. 感染症の合併を疑うときには血液, 尿, 喀痰などの培養検査を, 意識障害があれば頭部MRIやCT, 脳波などを施行する. さらに相対的副腎不全症を合併することがあるため, 副腎皮質刺激ホルモン(ACTH)やコルチゾールを測定する.

診断(診断基準・鑑別診断)
「甲状腺クリーゼの診断基準(第2版)」(❷)に基づいて診断する.

合併症
播種性血管内凝固症候群(DIC)や多臓器不全(MOF), ショックの合併例では死亡率が高い.

治療
甲状腺クリーゼが疑われた時点でICU入室が望ましく, 直ちに治療を開始する. Basedow病による甲状腺クリーゼの治療は,

①甲状腺ホルモン産生・分泌の抑制目的で抗甲状腺薬や無機ヨウ素薬, 副腎皮質ステロイド投与

②甲状腺ホルモン作用減弱目的でβ遮断薬投与

③高熱, 脱水や電解質異常, 中枢神経症状, 頻脈や心不全, 肝不全, DIC, MOF, ショックなどの合併症に対して全身管理, 包括的集中治療

④感染症などの誘因がある場合, 抗菌薬投与などによる誘因除去

の4項目を同時並行で行う. ❸にBasedow病による甲状腺クリーゼの包括的治療アルゴリズムを示す.

経過・予後
わが国では死亡率約10%と報告されている. 死因としてMOFや心不全が多く, 呼吸不全, 不整脈, DICなどがそれに続く[1]. また, 生存者の約10%に後遺症が残り, 蘇生後脳症や廃用性萎縮, 脳血管障害などの神経障害が多い[1].

予防
Basedow病を有し抗甲状腺薬治療中の患者では, 服薬アドヒアランス不良や感染症などのストレスによる甲状腺クリーゼ発症の可能性につき十分な情報提供・教育を行う.

粘液水腫性昏睡 myxedema coma

概念・病因
- 粘液水腫性昏睡とは, "甲状腺機能低下症(原発性

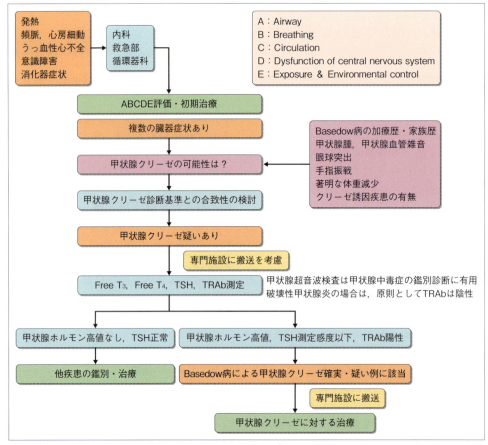

❶ 甲状腺クリーゼを疑った際の診断プロセスと専門施設への搬送基準
TSH：甲状腺刺激ホルモン，TRAb：抗TSH受容体抗体．
（日本甲状腺学会，日本内分泌学会：甲状腺クリーゼ診療ガイドライン2017．東京：南江堂；2017．）

または中枢性）が基礎にあり，重度で長期にわたる甲状腺ホルモンの欠乏に由来する，あるいはさらに何らかの誘因（薬剤，感染症など）により惹起された低体温・呼吸不全・循環不全などが中枢神経系の機能障害をきたす病態である．正しい治療が行われないと生命にかかわる"と定義される[3]．
- 基礎疾患として慢性甲状腺炎が最多であるが，それ以外の甲状腺機能低下症（甲状腺全摘術後や中枢性甲状腺機能低下症など）からの発症もありうる．これらの基礎疾患単独に，あるいは心血管疾患，寒冷曝露，感染症・敗血症，外傷，薬物（麻酔薬，抗不安薬，向精神薬，睡眠薬，アミオダロン，リチウムなど），脳血管障害などの誘因が加わることによって生体の代償システムが破綻し，本症が発症すると考えられている．

疫学
わが国での発症率は人口100万人あたり1.08人/年と報告され，高齢女性に多い．寒冷曝露が誘因となりうるため発症は冬季に多い[4]．

臨床症状
粘液水腫や舌肥大，腱反射遅延，脱毛，皮膚乾燥，嗄声などの甲状腺機能低下症の症状に加えて，複合的な臓器障害を反映し以下の症状をきたす．
① 中枢神経系：昏迷，昏睡，けいれん，せん妄，抑うつ，認知機能低下など．
② 循環器系：洞性徐脈，低血圧，低心拍出量，心囊液貯留，不整脈など．
③ 呼吸器系：低換気，低酸素血症，高二酸化炭素血症，呼吸性アシドーシス，胸水貯留など．
④ 代謝系：低体温，低血糖，低ナトリウム血症など．
⑤ 消化器系：便秘，食欲不振，悪心，腹痛，麻痺性イレウスなど．

検査
甲状腺機能低下症を認める．また，橋本病が基礎疾患である場合，抗サイログロブリン抗体（TgAb）や抗甲状腺ペルオキシダーゼ抗体（TPOAb）が陽性となる．一般検査では低ナトリウム血症，CK高値，LDH高値，TC・LDL-C高値，低血糖，貧血，白血

❷ 甲状腺クリーゼの診断基準（第 2 版）

必須項目

甲状腺中毒症の存在（遊離 T_3 および遊離 T_4 の少なくともいずれか一方が高値）

症状（注 1）

1. 中枢神経症状（注 2）
2. 発熱（38 ℃以上）
3. 頻脈（130 回 / 分以上）（注 3）
4. 心不全症状（注 4）
5. 消化器症状（注 5）

確実例

必須項目および以下を満たす（注 6）
a. 中枢神経症状＋他の症状項目 1 つ以上
b. 中枢神経症状以外の症状項目 3 つ以上

疑い例

a. 必須項目＋中枢神経症状以外の症状項目 2 つ
b. 必須項目を確認できないが，甲状腺疾患の既往・眼球突出・甲状腺腫の存在があって，確実例条件の a または b を満たす場合（注 6）

（注 1）明らかに他の原因疾患があって発熱（肺炎，悪性高熱症など），意識障害（精神疾患や脳血管障害など），心不全（急性心筋梗塞など）や肝障害（ウイルス性肝炎や急性肝不全など）を呈する場合は除く．しかし，このような疾患のなかにはクリーゼの誘因となるため，クリーゼによる症状か単なる併発症か鑑別が困難な場合は誘因により発症したクリーゼの症状とする．このようにクリーゼでは誘因を伴うことが多い．甲状腺疾患に直接関連した誘因として，抗甲状腺薬の服用不規則や中断，甲状腺手術，甲状腺アイソトープ治療，過度の甲状腺触診や細胞診，甲状腺ホルモン薬の大量服用などがある．また，甲状腺に直接関連しない誘因として，感染症，甲状腺以外の臓器手術，外傷，妊娠・分娩，副腎皮質機能不全，糖尿病ケトアシドーシス，ヨード造影剤投与，脳血管障害，肺血栓塞栓症，虚血性心疾患，抜歯，強い情動ストレスや激しい運動などがある．
（注 2）不穏，せん妄，精神異常，傾眠，けいれん，昏睡．Japan Coma Scale（JCS）1 以上または Glasgow Coma Scale（GCS）14 以下．
（注 3）心房細動などの不整脈では心拍数で評価する．
（注 4）肺水腫，肺野の 50 ％以上の湿性ラ音，心原性ショックなど重度な症状．New York Heart Association（NYHA）分類 IV 度または Killip 分類クラス III 以上．
（注 5）嘔気・嘔吐，下痢，黄疸（血中総ビリルビン＞3 mg/dL）
（注 6）高齢者は，高熱，多動などの典型的クリーゼ症状を呈さない場合があり（apathetic thyroid storm），診断の際注意する．

（日本甲状腺学会，日本内分泌学会：甲状腺クリーゼ診療ガイドライン 2017．東京：南江堂；2017．）

球減少を認める．副腎不全の合併例があるため，ACTH，コルチゾール値を確認する．血液ガス分析では呼吸抑制による高二酸化炭素血症，低酸素血症，呼吸性アシドーシスを認める．心電図では徐脈や低電位，非特異的 ST-T 変化，各種ブロック，QT 延長を認める．胸部 X 線では心拡大や胸水貯留を，心臓超音波検査では心囊液貯留をしばしば認める．

診断（診断基準・鑑別診断）

「粘液水腫性昏睡の診断基準（3 次案）」に基づいて診断する（❹）．鑑別診断として橋本脳症があげられる．橋本脳症は橋本病に合併するまれな疾患で，甲状腺機能は正常〜軽度低下を示し，意識障害，精神症状（幻覚，興奮，うつ症状など），認知機能障害，全身けいれんなどを呈する．ステロイド反応性の脳症で，α エノラーゼの N 末端に対する自己抗体が認められることが多い[3]．

治療

粘液水腫性昏睡が疑われた時点で ICU 入室が望ましく，直ちに治療を開始する．治療は以下の 4 項目を同時並行で行う．
① 甲状腺ホルモン投与
② 副腎皮質ステロイド投与

③ 呼吸不全，循環不全，電解質異常，低体温などに対する全身管理，包括的集中治療
④ 薬剤や感染症などの誘因が存在する場合，誘因の除去（薬剤の中止や抗菌薬投与など）

甲状腺ホルモンの投与法（製剤と投与量）については本症が希少性のためエビデンスに乏しく，確立されたものはない．T_4 製剤（レボチロキシン）はプロホルモンであり効果発現までに約 14 時間を要すのに対し，実効ホルモンである T_3 製剤（リオチロニン）は即効性（2〜3 時間）がありホルモン活性も強いが，半減期が短いため血中濃度の変動が大きく，過量投与は不整脈や狭心症発症につながる恐れがあるという特性をもつ．これまでの報告から，現時点では T_4 製剤単独で 50〜200 μg/日，もしくは T_4 製剤と少量の T_3 製剤併用（8 時間おきに 10 μg/日程度）で治療を開始するのは妥当であろう．投与経路については，腸管浮腫により薬剤の吸収障害が示唆されていることから欧米では静脈投与が推奨されているが，わが国では静注製剤がないため，胃管または座薬で投与する．

副腎皮質ステロイドは，副腎不全が否定されるまで十分量（ヒドロコルチゾン 100 mg を 8 時間ごとに）を甲状腺ホルモン投与に先立って静脈投与する．

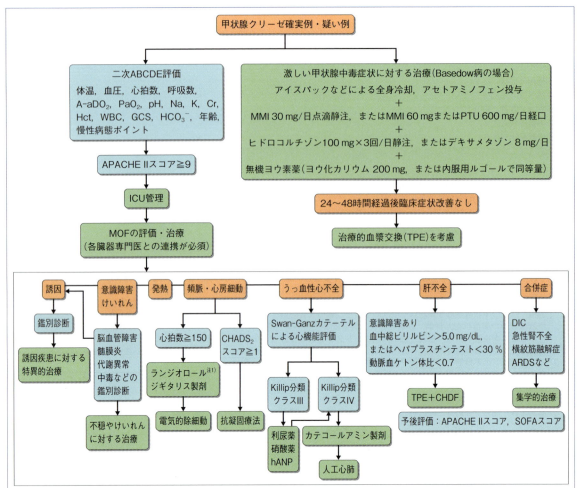

❸ Basedow 病における甲状腺クリーゼの包括的治療

MMI：チアマゾール，PTU：プロピルチオウラシル，MOF：多臓器不全，hANP：ヒト心房性 Na 利尿ペプチド，CHDF：持続的血液濾過透析，ARDS：急性呼吸窮迫症候群．

(日本甲状腺学会，日本内分泌学会：甲状腺クリーゼ診療ガイドライン 2017．東京：南江堂；2017．)

❹ 粘液水腫性昏睡の診断基準（3 次案）

[必須項目]
1. 甲状腺機能低下症[*1]
2. 中枢神経症状（JCS で 10 以上，GCS で 12 以下）[*2]

[症候・検査項目]
1. 低体温（35 ℃以下：2 点，35.7 ℃以下：1 点）
2. 低換気（PaCO₂ 48 Torr 以上，動脈血 pH 7.35 以下，あるいは酸素投与：どれかあれば 1 点）
3. 循環不全（平均血圧 75 mmHg 以下，脈拍数 60/分以下，あるいは昇圧薬投与：どれかあれば 1 点）
4. 代謝異常（血清 Na 130 mEq/L 以下：1 点）

確実例：必須項目 2 項目＋症候・検査項目 2 点以上
疑い例：a．甲状腺機能低下症を疑う所見があり必須項目の 1 は確認できないが，必須項目の 2 に加え症候・検査項目 2 点以上
　　　　b．必須項目（1，2）および症候・検査項目 1 点
　　　　c．必須項目の 1 があり，軽度の中枢神経系の症状（JCS で 1～3 または GCS で 13～14 に加え症候・検査項目 2 点以上）

[*1]：原発性の場合はおおむね TSH 20 μU/mL 以上，中枢性の場合はその他の下垂体前葉ホルモン欠乏症状に留意する．
[*2]：明らかに他の原因疾患（精神疾患や脳血管障害など）あるいは麻酔薬，抗精神薬などの投与があって意識障害を呈する場合は除く．しかし，このような疾患あるいは薬剤投与などは粘液水腫性昏睡の誘因となるため粘液水腫性昏睡による症状か鑑別が困難な場合，あるいはこれらの薬剤投与により意識障害が遷延する場合には誘因により発症した粘液水腫性昏睡の症状とする．

(日本甲状腺学会粘液水腫性昏睡の診断基準と治療指針の作成委員会：粘液水腫性昏睡の診断基準（3 次案）．2010．)

治療指針（案）を❺に示す.

経過・予後
わが国では院内死亡率が 29.5 ％と報告されている[4].

高カルシウム血症 hypercalcemia

概念
● 高カルシウム血症とは，種々の原因により腸管や骨からの Ca 吸収や，腎臓での Ca 再吸収が促進することで血中 Ca 濃度が上昇する病態である.

● 重篤な高カルシウム血症を高カルシウム血症性クリーゼと呼び，意識障害や急性腎障害（acute kidney injury：AKI）などの深刻な臓器障害をきたすため緊急治療が必要である.

病因
高カルシウム血症をきたす病因を❻にあげる. なか

でも原発性副甲状腺機能亢進症，悪性腫瘍に伴う高カルシウム血症（malignancy associated hypercalcemia：MAH），不適切なビタミン D 製剤や Ca 製剤投与による医原性が多い. MAH には，腫瘍が分泌する副甲状腺ホルモン関連蛋白（parathyroid hormone related protein：PTHrP）などのホルモンによる腫瘍随伴体液性（humoral hypercalcemia of malignancy：HHM）と，腫瘍による局所の骨破壊・融解による局所性骨融解性（local osteolytic hypercalcemia：LOH）の 2 つの機序がある. このうち HHM は MAH の約 8 割を占め，扁平上皮癌（頭頸部癌，食道癌，肺癌など），乳癌，泌尿器癌，悪性リンパ腫，成人 T 細胞白血病などで認められるのに対し，LOH は約 2 割を占め，多発性骨髄腫や乳癌，前立腺癌の骨転移などで認められる. サルコイドーシスや結核などの肉芽腫性疾患では，肉芽腫のマクロファージが発現する 1α 水酸化酵素によりビタミン D が活性化され高カルシ

❺ 粘液水腫性昏睡治療指針（案）

粘液水腫性昏睡と診断したら（疑ったら），初期の治療が critical である. 基本的には ICU での管理とし，呼吸・循環状態をモニターしながら治療をする.

1. 全身管理
・呼吸状態の管理
　肺胞低換気に伴い，高炭酸ガス・低酸素血症，呼吸性アシドーシスを示すことが多く，重篤例では CO_2 ナルコーシスとなり死亡原因となるので呼吸管理が非常に重要である. 早めに気管挿管下に機械的呼吸管理を考慮する. 鼻カニューレなどによる酸素投与は 0.5〜1.0 L/分より始める.

・循環動態の管理
　心拍出量の低下，循環血漿量の低下による血圧低下を示し，ショック状態に陥る場合もある. 循環状態は刻々と変化するので，中心静脈圧を測定しながら輸液量をコントロールする. 血圧低下（収縮期で<80 mmHg 程度）があり，補液やステロイドの投与にもかかわらず改善しないときは，昇圧薬の投与を行う.

・電解質異常などの補正
　水排泄の低下や糸球体濾過率の低下により，低ナトリウム血症が起こりやすい. 低ナトリウム血症（<120 mEg/L）がある場合には，意識レベルの低下に関連するので補正するが過剰の補液をしない.

・低体温に対する処置
　毛布や室温の調節などによる保温を行う. 電気毛布などによる急激な能動的加温は末梢血管の拡張をきたし，ショックとなる恐れがある.

2. 副腎皮質ステロイドの投与
　副腎不全の合併：副腎不全を合併することがあり，なくても相対副腎不全となっている可能性があるので，たとえば水溶性ヒドロコルチゾン 100〜300 mg を静注し，以後 8 時間ごとに 100 mg を投与する. 副腎不全が否定されるまでは投与あるいは漸減投与することが望ましい.

3. 甲状腺ホルモンの投与
　わが国では静脈注射用の製剤がないので（経鼻）胃管で投与するか，座薬（注腸）などの方法で投与する. レボチロキシン（T4）50〜200 µg/日を投与し，意識障害が改善するまで継続，あるいは翌日から 50〜100 µg/日を投与する. リオチロニン（T3）〜50 µg/日を併用することもある.
　注）大量投与（T4 500 µg/日以上，あるいは T3 75 µg/日以上）がよいのか，あるいは少量投与がよいのか，また静脈内投与がよいのか，非静脈内（経鼻胃管など）投与がよいのかの結論はでていない. しかし，現在では T4 が投与されることが多く，かつ大量投与は控えられる傾向にある.

4. 誘因の除去
・抗菌薬の投与
　明らかな感染症が存在する場合，適切な抗菌薬を選択する. また，感染症の徴候がマスクされるので，否定されるまでは広域の抗菌を投与することが望ましい.

・誘因と考えられる薬剤の中止
　誘因と考えられる麻酔薬，向精神薬，その他の薬剤の投与中止

（田中祐司ほか：粘液水腫性昏睡の診断基準と治療方針. 日本甲状腺学会雑誌 2013；4：47.）

❻ 高カルシウム血症の原因疾患

- 原発性副甲状腺機能亢進症
- 悪性腫瘍に伴うもの
  HHM（扁平上皮癌や乳癌，泌尿器癌，悪性リンパ腫，成人T細胞白血病など）
  LOH（多発性骨髄腫や乳癌，前立腺癌などの骨転移）
- 薬剤性（Ca製剤，ビタミンD製剤，サイアザイド系利尿薬，テオフィリン，ビタミンA中毒，炭酸リチウムなど）
- 肉芽腫性疾患における活性化ビタミンD産生（サルコイドーシスや結核など）
- 家族性低カルシウム尿性高カルシウム血症
- 甲状腺機能亢進症
- 副腎不全症
- 褐色細胞腫
- 長期の不動
- ミルクアルカリ症候群
- 急性腎不全の利尿期
- Jansen型骨幹端軟骨異形成症

HHM：腫瘍随伴体液性高カルシウム血症，LOH：局所性骨融解性高カルシウム血症．

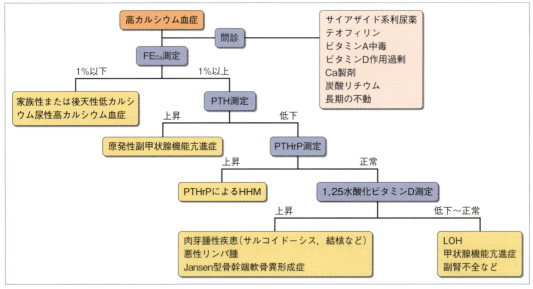

❼ 高カルシウム血症の診断フローチャート

FE_{Ca}：Ca排泄率，PTH：副甲状腺ホルモン，PTHrP：PTH関連蛋白，HHM：腫瘍随伴体液性高カルシウム血症，LOH：局所性骨融解性高カルシウム血症．

（竹内靖博：カルシウム代謝疾患の救急．日本内科学会雑誌 2016；105：658 を参考に作成．）

ウム血症が生じる．

臨床症状

高カルシウム血症の程度が軽度である場合は無症状のことが多い．Ca値上昇の進行が早く，Ca値が12 mg/dLを超えた場合には，全身倦怠感，消化器症状（便秘や食欲不振，消化性潰瘍），多飲・多尿（腎性尿崩症），脱水，腎機能障害，筋力低下，思考力低下，意識障害，心電図でQT短縮などの症状が出現する．特に多尿は腎前性AKIを惹起し，高カルシウム血症をさらに増悪させるという悪循環を形成する．

検査

細胞外液中のCaは約50％がイオン化しており，残りはアルブミンなどの蛋白質やリン酸などのアニオンと結合している．このうち生理活性をもつものはイオン化Caであるため，本来はイオン化Caを測定することが望ましいが，技術的な問題から臨床現場では血清総Ca濃度が測定される．血清アルブミン（Alb）が4 g/dL以下の場合には，以下の補正式を行って評価する．

補正 Ca(mg/dL) ＝ 実測 Ca(mg/dL) ＋ 4 − Alb(g/dL)

また，P，intact PTH，PTHrP，1,25水酸化ビタミンD，尿Ca濃度，Ca排泄率（FE_{Ca}）などの測定が鑑別診断に有用である．

心電図でQT短縮，腹部超音波やCTで尿路結石などを認めることがある．

診断（診断基準・鑑別診断）

Ca 値 10.3 mg/dL 以上で高カルシウム血症と診断する．高カルシウム血症診断のフローチャートを❼に示す．原発性副甲状腺機能亢進症は外来患者の高カルシウム血症のうちで最も多く，軽症で無症状であることも多い．それに対して入院患者では HHM が最も多く，高カルシウム血症が重篤で症候性であることが多い．また高齢者や慢性腎臓病（chronic kidney disease：CKD）患者では，骨粗鬆症や腎不全の骨病変の治療薬として投与されたビタミン D 製剤や Ca 製剤による医原性高カルシウム血症の可能性を考慮し，服薬歴を確認する．

治療

原因薬剤がある場合には中止する．軽度の高カルシウム血症では飲水励行や Ca 摂取制限で改善が期待できる．一方，Ca 値が 12 mg/dL 以上で症状を有する場合や，症状の有無にかかわらず Ca 値が 14 mg/dL 以上の場合には，生理食塩水による十分な輸液（200〜300 mL/時），カルシトニン投与（エルカトニン 40 単位を 2 回/日　筋注または 1〜2 時間かけて点滴静注），ビスホスホネート点滴静注（ゾレドロン酸 2〜4 mg を 15 分以上かけて単回点滴投与）などの積極的な治療を早急に開始する．過量の輸液により溢水，心不全が危惧される場合にはループ利尿薬投与を適宜検討する．また，サルコイドーシスなどの肉芽腫性疾患や悪性リンパ腫ではステロイド（プレドニゾロン 20〜30 mg/日）を投与する．シナカルセトは副甲状腺

癌や原発性副甲状腺機能亢進症の術後再発・手術不能例に伴う高カルシウム血症に適応がある．多発性骨髄腫や悪性腫瘍の骨転移例ではデノスマブ投与の適応がある．Ca 値が 16 mg/dL 以上の重症例や，治療に抵抗する症例，腎不全や心不全などにより上記の治療が難しい症例には血液透析を行う．

（横田健一，伊藤　裕）

●文献

1) 日本甲状腺学会，日本内分泌学会：甲状腺クリーゼ診療ガイドライン 2017．東京：南江堂；2017.

2) Akamizu T, et al：Diagnostic criteria, crinical features, and incidence of thyroid storm based on nationwide surveys. *Thyroid* 2012；22：661.

3) 日本甲状腺学会粘液水腫性昏睡の診断基準と治療指針の作成委員会：粘液水腫性昏睡の診断基準（3 次案）．2010.

4) Ono Y, et al：Clinical characteristics and outcomes of myxedema coma：Analysis of a national inpatient database in Japan. *J Epidemiol* 2017；27：117.

5) 田中祐司ほか：粘液水腫性昏睡の診断基準と治療方針．日本甲状腺学会雑誌 2013；4：47.

6) 竹内靖博：カルシウム代謝疾患の救急．日本内科学会雑誌 2016；105：658.

7) Maser JD, et al：Hypercalcemia in the Intensive Care Unit：A Review of Pathophysiology, Diagnosis, and Modern Therapy. *J Intensive Care Med* 2015；30：235.

代謝・栄養疾患

編集●下村 伊一郎

1 代謝異常総論　　　　　　　　　　▶270

2 糖質代謝異常　　　　　　　　　　▶278

3 脂質代謝異常　　　　　　　　　　▶342

4 ムコ多糖代謝異常　　　　　　　　▶396

5 蛋白質・アミノ酸代謝異常　　　　▶401

6 プリン・ピリミジン代謝異常　　　▶424

7 ポルフィリン代謝異常　　　　　　▶436

8 栄養異常　　　　　　　　　　　　▶442

1 代謝異常総論

代謝は，栄養素を分解してエネルギーを得て生命活動を行う異化（catabolism）と，生体物質を合成する同化（anabolism）から成る．摂取された栄養素は，体内でさまざまな物質に異化されたり，また同化されたりすることで，体内で利用される．この営みは，個体の状況によって影響を受け，そのときの摂食状態，摂取栄養，年齢，健康および疾病状態によって，ホルモンおよび神経系によるダイナミックな制御を受けつつ，恒常性が維持される．過度の飢餓状態，また栄養過多の状態においては，生理的な範囲での恒常性が破綻し，生命の危険あるいは不利益を生じる．歴史的にみると，代謝疾患は，ある特定の責任蛋白があり，その蛋白の量的および質的異常のために代謝経路の異常（欠乏症あるいは過剰症）が起こるというものであった．しかし，近年，世界的に大きな問題となっている過栄養に基づく肥満を基盤にした種々の代謝異常症（糖尿病，脂質異常症〈高脂血症〉，高血圧）は，それまでの純粋な代謝疾患とは様相を異にする．

本項では，基本的な栄養代謝の恒常性について述べ，種々の代謝異常症がどのように見出され，病態解明されてきたかについて述べる．

栄養代謝学総論

糖質，脂質，蛋白質の三大栄養素

これら栄養素は，相互変換されうる．

糖質（グルコース）は，肝で，脂質（トリグリセリド）や蛋白質（アミノ酸）に変換され，また，蛋白質（アミノ酸）は，糖質（グルコース）や脂質（脂肪酸）に，変換される．

脂質は，糖質や蛋白質には変換できないが，脂肪酸分解（β酸化）で生成されるエネルギーは，肝で，糖新生に利用される．また，脂肪酸分解（β酸化）により生成されるアセチルCoAは，糖質から生成されるオキサロ酢酸の存在下で，TCA回路（クエン酸回路）で代謝され，エネルギーを生み出す．

栄養素と代謝連関

糖質

糖質（炭水化物）は，消化管内で消化され，グルコースなどの単糖類に分解され，小腸から吸収され，門脈を経て肝に入り，肝でグリコーゲンとしてたくわえられたり，脂肪酸に変換されたり，血液中に放出され全身に供給される．全身に供給されたグルコースは，それぞれの組織や細胞での主なエネルギー源となる．

グルコースは細胞に取り込まれた後，リン酸化されグルコース-6-リン酸（G6P）となり，主に3つの経路（解糖系，ペントースリン酸回路，グリコーゲン合成・ウロン酸回路）で利用される．

解糖系では，G6Pがフルクトース-6-リン酸となりATPを供給し，ピルビン酸となり，酸素不足状態では最終的に乳酸となる．この過程は嫌気的リン酸化と呼ばれ，酸素不足状態におけるエネルギー供給に重要である．一方，有酸素条件では，ピルビン酸からアセチルCoAとなり，TCA回路に入る．TCA回路では，基質の水素部分が$NADH_2$産生に利用されミトコンドリアの電子伝達系に運ばれ，この水素の酸化によって得られるエネルギーによって多量のATPが合成される（酸化的リン酸化）．

解糖系およびTCA回路で利用しきれないグルコースは，ペントースリン酸回路およびグリコーゲン合成・ウロン酸回路で利用される．ペントースリン酸回路では，G6Pが6-ホスホグルコン酸を経て，核酸やヌクレオチドの原料の供給，および脂質合成，糖新生に用いられ，アミノ酸合成に必要な$NADPH_2$を供給する．グリコーゲン合成・ウロン酸回路では，G6Pがグルコース-1-リン酸を経てUDP-グルコースとなり，それぞれグリコーゲンの糖鎖および解毒抱合物質が生成される．

蛋白質

摂取された蛋白質は，アミノ酸に分解され，小腸から吸収される．人体には約150g/体重kgの蛋白質が含まれており，活発に蛋白の合成と分解が行われている．生合成される蛋白は，細胞や組織の構造蛋白として，また酵素，ホルモン，血漿蛋白，リポ蛋白の生成に利用される．多くのアミノ酸は，糖代謝の中間体より体内で合成可能であるが，9種類のアミノ酸は合成できず，これを必須アミノ酸と呼ぶ．

アミノ酸は活発に臓器間で交換され，また代謝される．食物中に多い必須アミノ酸である分岐鎖アミノ酸（ロイシン，イソロイシン，バリン）は，肝から主に筋肉に供給される．吸収された多くのアミノ酸のアミノ基は，主に肝の尿素回路で尿素に変換され排泄され，炭素骨格は糖代謝経路に入り，TCA回路に入り糖新

生に利用されたり（糖原性アミノ酸），アセチル CoA となって脂肪酸合成に利用されたりする（ケト原性アミノ酸）．骨格筋では，運動時には，解糖で生じたピルビン酸が，肝からの供給および筋自身の分解により生じた分岐鎖アミノ酸よりアミノ基の転移を受けアラニンとなる．アラニンは，筋肉細胞から放出される主なアミノ酸で，肝でピルビン酸に戻されて，糖新生に利用され糖の供給に貢献する．

脂質

食事中の中性脂肪は，小腸で吸収分解や再合成が行われ，コレステロール，リン脂質とともにリポ蛋白であるカイロミクロンの主要成分として循環血液に入る．臓器や細胞に運搬されたトリグリセリドは，リポ蛋白リパーゼを介して，脂肪酸とグリセロールに分解され，細胞内に取り込まれる．

脂肪酸は，ミトコンドリア内で β 酸化によってアセチル CoA となり，また，アセチル CoA は TCA 回路で代謝されて，それぞれエネルギーを供給する．脂肪酸が過剰に取り込まれた際には，TCA 回路で代謝されず，トリグリセリドやコレステロールエステルとして体内に蓄積する．

過剰に摂取した糖質や蛋白質は，肝で，脂肪酸合成により，脂肪酸に変換され，糖代謝の中間代謝産物であるグリセロール-3-リン酸とエステル結合し，トリアシルグリセロールすなわち中性脂肪が生成され，超低密度リポ蛋白（VLDL）として血中に分泌され，最終的には脂肪組織に中性脂肪として貯蔵される．肝で生成された中性脂肪が過剰で，VLDL として血中に分泌されえない場合には脂肪肝となり，また，VLDL が過剰となった場合には次第に脂肪組織への過剰な中性脂肪の蓄積である肥満が形成される．

食事や運動による代謝調節

定常状態，摂食時

エネルギー需要がある際には，グルコースはピルビン酸を経て，脂肪酸は β 酸化により，アセチル CoA となり，TCA 回路と呼吸鎖を経由して代謝され，ATP を生成する．一方，エネルギー需要が少なく，糖質が余剰な場合には，肝や脂肪組織で脂肪酸合成が促進され，中性脂肪として貯蔵される．なおグルコース（グリコーゲン）の解糖系における代謝過程においても，酸化過程に比し少量ではあるが，ATP を生成する．

食事で摂取された過剰な栄養素は，トリグリセリド（主として脂肪組織）やグリコーゲン（肝，筋肉）として貯蔵される．

すなわち解糖系で生成するピルビン酸由来のアセチル CoA は，運動時や空腹時など ATP が不足している際には TCA 回路で代謝されて ATP 生成に使われ，摂食時の ATP が十分に存在している際には，脂肪酸合成に使われる．

空腹時

食後 4〜5 時間において，インスリンの低下とグルカゴンやノルアドレナリンの上昇によって肝のグリコーゲンの分解が始まり血糖が維持される．食後 10〜15 時間ぐらいで，肝のグリコーゲンは低下し，筋肉の蛋白分解に由来する糖原性アミノ酸や，脂肪組織の中性脂肪分解に由来するグリセロールを利用して，肝で糖新生が行われる．

飢餓時

飢餓が 2 日以上に及ぶ場合は，脂肪組織中からの遊離脂肪酸の放出はさらに高くなり，遊離脂肪酸とケトン体がエネルギー源として利用される．肝に加え腎も糖新生の主要臓器となり，糖原性アミノ酸を糖に変換する．脂肪酸は，β 酸化により分解され，$NADH_2$ や $FADH_2$ を生成しながら，アセチル CoA となる．アセチル CoA は，TCA 回路に導入され，さらに $NADH_2{}^+$ などが生成され，エネルギー供給源となる．肝では，飢餓時で糖の利用が少なくなった状態では，脂肪酸由来のアセチル CoA は TCA 回路には入らずアセト酢酸などのケトン体となる．ケトン体は，肝では利用されず，脳，心臓などへ運ばれ，アセチル CoA に変換され，TCA 回路に導入され，エネルギー源となる．

運動時

瞬発性の運動時には，筋肉に蓄積されているクレアチンリン酸の分解によってエネルギーが供給される．クレアチンリン酸は数十秒で枯渇し，その後は糖利用による解糖系由来のエネルギーが使われる．

持久性の運動では，グリコーゲン分解で生じた糖の利用と脂肪酸の酸化および筋肉内のアミノ酸からアセチル CoA が作られ，TCA 回路に導入され，エネルギー源となる．相対的に嫌気状態が続くと，嫌気的解糖が進み，グリコーゲンは多量に消費され枯渇し，また乳酸の蓄積により疲労が起こる．有酸素運動では，相対的に脂肪酸の利用が高まり，乳酸の蓄積も軽度となる．

エネルギー代謝の危機（cell energy crisis）の場合

活動しているすべての細胞では，"ATP ↔ ADP + Pi" の代謝回転が生命そのものの原動力である．嶋尾らは筋 ATP 産生不全（エネルギー危機）の結果，運

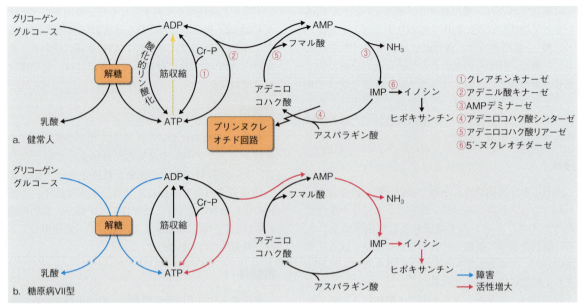

❶ 骨格筋におけるATP産生系，プリンヌクレオチド回路，プリン体異化系－健常人と糖原病VII型患者の筋肉における代謝

動筋でのプリン分解が亢進し，二次的に肝での尿酸合成が亢進する機構が存在することを示した．何らかの障害が存在し，ATPの再合成が妨げられると，細胞内（たとえば運動筋）にADPが蓄積し，さらにアデニル酸キナーゼ反応によってAMPが増加する．その結果，AMPデアミナーゼが活性化され，IMP（イノシン一リン酸）の増加を招く．IMPの大部分は，本来プリンヌクレオチド回路によって運動終了後アデニンヌクレオチドプールへ回収されるべきものであるが，あまりに過剰にIMPが生成される場合，さらにイノシンやヒポキサンチンにまで分解される．これらはすでにリン酸基を失っていて細胞膜を通過しやすくなっており，容易に血中へ放出される．これらの尿酸前駆物質は，キサンチン脱水素酵素活性に富む肝に取り込まれて尿酸へと分解され，高尿酸血症を招くことになる．すなわち，イノシンやヒポキサンチンなどのオキシプリンの増加を伴う高尿酸血症は，組織の虚血，出血，壊死，ATP合成系の障害など，細胞のエネルギー危機をしばしば表現している．このような状態は，健常者における過度の運動負荷時にみられ，また，甲状腺機能低下性ミオパチー，副甲状腺機能低下症，筋型糖原病のV型やVII型では，通常の生活に近い活動に伴ってもこのような高尿酸血症が出現する（❶）．

代謝疾患学の輪郭

現代内科学において，疾患は，循環器疾患，消化器疾患，呼吸器疾患，血液疾患などのように，罹患臓器の種別によって区分されている．しかし，代謝疾患学は必ずしもこれらと並び立つ概念ではなく，内科学において優れて横断的な概念である．

従来の代謝疾患学は，主に特定の責任蛋白の量的および質的異常により，その過剰症状あるいは欠乏症状が複数の臓器で起こってくるということがそのベースにある．しかし，近年の過栄養をもとに起こる生活習慣病と呼ばれる代謝疾患群は，複数の臓器で多数の蛋白が，その発症から，進展，増悪にかかわり，単純にその病態を説明することは困難である．

本項では，これまでの代謝学の歴史に目を向け，その過程をrevisitし，現代の代謝病に思いを馳せたい．

代謝系と作用蛋白

代謝の基質は，一般に閉鎖循環系における血漿によって運ばれ，細胞間液を経て細胞内へ到達する．リポ蛋白の消化管吸収機構における経リンパ管性の過程はむしろ例外である．代謝の基質の細胞膜通過は，担体に依存する場合が多い．ことにグルコースなどの水溶性の基質は，担体に依存しなければほとんど膜通過・拡散しない．生体内におけるグルコースの膜輸送に関与する糖輸送担体（glucose transporter：GLUT）は，GLUT1からGLUT7まで6種（GLUT6は偽遺伝子）知られている．

一方，リポ蛋白の膜輸送は，低密度リポ蛋白（low density lipoprotein：LDL）レセプター，超低密度リポ蛋白（very LDL：VLDL）レセプターなどを介して

なされる．これらリポ蛋白レセプターは，輸送担体に近い役割を担っている．そして酵素と輸送担体は代謝系における代表的な作用蛋白である．

代謝疾患は，酵素蛋白，膜透過の担体など，作用蛋白の障害に基づく．酵素の場合なら，通常，酵素欠損（enzyme defect）といった表現が用いられる．欠損といっても，完全欠損（complete defect）だけではなく部分欠損（partial defect）も存在する．ただし，完全欠損でも正常対照の数％〜10％の活性は残存する場合が少なくない．このような場合も含めて，一般に完全欠損は，たとえば常染色体劣性遺伝疾患においては，異常に関するホモ接合体（homozygote）ないし違った種類の異常（同一の遺伝子座における）を複合した複合ヘテロ接合体（compound heterozygote）のいずれかにおいて認められる．

酵素（ないし担体）の欠損とは，従来からの慣用により酵素（ないし担体）活性の欠損を意味しており，必ずしも作用蛋白そのものが存在しないことを指すのではない．むしろ構造が変化して活性の乏しくなった変異作用蛋白の存在が，特異抗体を用いるウェスタンブロット法（Western blotting）などの方法によって証明できる場合のほうが多い．これを交差反応物質（cross reacting material：CRM）陽性と呼ぶ．しかし，遺伝子発現が不可能となるか，またはmRNAや作用蛋白の不安定化のため文字どおり作用蛋白そのものが欠失・減少する場合もある．

代謝疾患検出のいとぐち

代謝疾患の種別は，列挙をためらうほどの多数に達している．Davies（1992年）は，以降5年間でさらに100以上の原因遺伝子が同定されると予測したが事実は予想をはるかに超えた．

発見の経緯という観点からすれば，これらの諸代謝疾患は以下に示す3つのカテゴリーに大別される．

明瞭な臨床症状が存在し，これに関与する代謝系ないし作用蛋白の推定が比較的容易な場合

この場合は，順序をふまえた分析によって障害が同定できる可能性は高い．フェニルケトン尿症，各種のグリコーゲン病（糖原病）などは，このカテゴリーに包含される．筋肉のグリコーゲン病は，脱力（muscle weakness），易疲労（fatigability）などの筋症状からエネルギー代謝障害，そしてグリコーゲン代謝異常へと追跡しやすい．家族性高コレステロール血症（familial hypercholesterolemia：FH）も，著明な高コレステロール血症とアキレス腱肥厚や黄色腫など特徴的な所見を有し，血中コレステロールを制御する仕組みを丹念に追っていくことで原因蛋白に到達する．

比較的最近発見された同様の代謝疾患例として，自己免疫性高カイロミクロン血症および劇症1型糖尿病がある．

自己免疫性高カイロミクロン血症では，患者の著明な高中性脂肪血症の程度が変動し，その際，リポ蛋白リパーゼ（lipoprotein lipase：LPL）および肝性トリグリセリドリパーゼ（hepatic triglyceride lipase：HTGL）の活性も変動したこと，患者が複数の自己免疫疾患の既往を有したことなどがみられ，解析の結果，LPLおよびHTGLに対する自己抗体の結合が，これらリパーゼ活性を著しく低下させることにより起こっていることが示され，病期によってその阻害の程度が異なることにより，高中性脂肪血症の程度が変動すると考えられた．以降，類似の高カイロミクロン血症症例が多数報告されている．

劇症1型糖尿病では，発熱や腹痛といった感染症様の症状に引き続いて急激に起こるインスリン欠乏性糖尿病状態がみられ，ヘモグロビンA1c（HbA1c）やグリコアルブミンといった一定期間以上の高血糖の持続の存在を証明するマーカーがほぼ正常であること，また同時にアミラーゼのような外分泌系酵素の血中への逸脱も認められることが多く，一般の1型糖尿病のような膵β細胞への自己免疫を機序にした病態とは異なる急激発症型として，今川らにより2000年に報告された．その後の日本糖尿病学会の調査により，1型糖尿病と診断される急性発症インスリン欠乏性糖尿病中の約2割が本症であることが確認され，きわめてcommonな糖尿病であることが示された．現在，何らかのウイルス感染が病態にかかわると考えられている．

一方，ヒトゲノムの解析が一応完成し，これと並行してヒトの遺伝子座がマッピングされるにつれ，成因遺伝子の分析は遺伝子座と関係した位置的候補遺伝子の検索（positional candidate gene approach）に重点が移りつつある．すなわち，最も強力な候補遺伝子は，臨床症状すなわち表現型より想定される問題の作用蛋白と，染色体上で同じ部位ないし近傍にマップされる遺伝子である可能性が高いからである．また，連鎖分析で疾患を染色体上にマップしたときも，同じ染色体上にマップされている既知遺伝子と表現型との関連が想定される場合，その遺伝子は当然候補遺伝子として考慮する価値が高く，またヒト遺伝子の染色体上の位置に関する情報が増えるに従い，データベース検索で適切な位置に存在する候補遺伝子を見つけ出せる可能性が高まった．

Marfan症候群（MFS）を例にとると，表現型から結合組織を構成する分子の何らかの異常が示唆されていたが，連鎖分析によりMFS遺伝子が15番染色体

長腕にマップされ、引き続き結合組織構成分子の一つフィブリリン（fibrillin）の遺伝子（*FBN1*）が *in situ* ハイブリダイゼーションにより 15 番染色体の q21.1 にマップされ、フィブリリン遺伝子は必然的に位置的候補遺伝子となったが、まもなく MFS の患者に特異的な変異が *FBN1* 遺伝子内に証明された。さらにもう一つのフィブリリン遺伝子（*FBN2*、胎生早期の弾性線維の生合成に関与する）が 5 番染色体長腕にマップされ、当然 MFS に類似した表現型の位置的候補遺伝子となり、引き続き先天性拘縮性クモ指症（congenital contractural arachnodactyly）という MFS 類似疾患が連鎖分析で 5 番染色体上にマップされ、*FBN2* 遺伝子の変異に基づく疾患であることまで明らかにされた。さらにフィブリリン遺伝子の変異は骨格異常だけではなく、心血管異常を示すことが多く、MFS の基準を満たさない家族性の大動脈瘤のなかにも、フィブリリン遺伝子の異常を示す症例が存在していることがわかっている。

明瞭な臨床症状が存在するが、これと直接かかわる代謝系ないし作用蛋白の推定が容易でない場合

問題となる作用蛋白の同定は、偶然に近いヒントからほとんど研究者の直感に基づいてなされる場合と、いわゆるリバースジェネティクス（reverse genetics）の手法に基づいて分子生物学の粋を駆使し、"ポジショナルクローニング"により割り出す場合の 2 通りがある。たとえば、呼吸器疾患の領域で実例を求めてみると、α_1 アンチトリプシン（α_1-AT）欠損症は前者であり、嚢胞性線維症（cystic fibrosis：CF）は後者であろう。

1963 年 Eriksson らは、血清蛋白の電気泳動解析を行っていたところ、α_1 分画がピークを作らない例のあることに気づいた。これが後に 2 型 α_1-AT 欠損と命名される亜型である。この亜型の白色人種における遺伝子頻度が高く、幸いにして、Eriksson らは患者との接触を重ねつつ特定の臨床症状とこの亜型を経験的に結びつけることができた。Eriksson らによれば、α_1-AT 欠損の女性が長年喘息様発作に悩んでおり、実弟も類似の呼吸困難に苦しんでいるのを聞いて、直接その弟を訪ね診察し、採血、電気泳動を行った結果、はたして α_1-AT 欠損であったという。

一方、CF も白色人種において最も頻度の高い遺伝性疾患であるが、物質的な手がかりにはほとんど欠けていた。わずかに汗の中の Cl^- 濃度が高いことから、cAMP 作動性の Cl^- チャネルの異常が推測されていた。また、連鎖解析（linkage analysis）から、7 番染色体の癌遺伝子 *met* 近傍に CF 原因遺伝子が存在することも示されていた。ここでポジショナルクローニ

ングの手法を用いて CF 遺伝子解析のポジショナルクローニングが企図された。

クローニングされたのは *CFTR*（cystic fibrosis transmembrane conductance regulator）遺伝子と呼ばれ、ゲノム上では 250 kb にわたり、1,480 個のアミノ酸から成る巨大な膜蛋白を発現する。その後さまざまな実験の結果、CFTR 蛋白は Cl^- チャネルそのものであることが明らかにされた。

このような遺伝子の染色体上の位置に関する情報のみを探り、これを手がかりに分析を進めるポジショナルクローニングによって原因遺伝子が明らかにされた疾患としては、Duchenne 型筋ジストロフィ、神経線維腫症 1 型、Wilms 腫瘍、筋緊張性ジストロフィ、多発性嚢胞腎などがある。

さらに、この古典的ポジショナルクローニングに引き続いてさらに手法の精緻化が進み、たとえば、多数の一塩基多型（single nucleotide polymorphism：SNP）を用いてハプロタイプを構築し、原因遺伝子を同定する連鎖不平衡マッピングなどが行われるようになった。堀川、Bell ら（2000 年）が、このような手法を用い、組織非特異的に発現しているカルパイン様プロテアーゼ（calpain 10）を 2 型糖尿病の原因遺伝子の一つ（*NIDDM1*）として同定したのはその実例である。

明瞭な臨床症状は存在しないが、臨床検査によって偶然発見される場合

このカテゴリーに含まれる疾患は、流行の臨床検査の種別によって変遷する。

コレステロールエステル転送蛋白（cholesteryl ester transfer protein：CETP）欠損症が、西欧人に比べ頻度の高い東洋人のなかでもわが国できわめて高率に見出され、また、その病態の分析が進んだのも、高密度リポ蛋白（high density lipoprotein：HDL）コレステロールの測定が多くの人間ドックで採用されている事実と無関係ではないだろう。ちなみに、CETP は HDL からのコレステロールエステルの引き抜きを行い、したがって、CETP 欠損症では血中 HDL 濃度が上昇する。しかしこの HDL 粒子はコレステロールエステルを多く含み、末梢からコレステロールを引き抜く活性は低い。つまり、量としては増えるが質的に活性の低い HDL となる。これに関連して CETP 活性を抑制することが、抗動脈硬化につながるか否かについては議論が続いている。実際に CETP 欠損症では動脈硬化指標が高いとの報告もあり、リポ蛋白のような均質ではない代謝担体の絶対量とその生理効果は単純に結びつかないことを示す臨床の教訓といえる。

異常ヘモグロビン症の一部の発見もこのカテゴリー

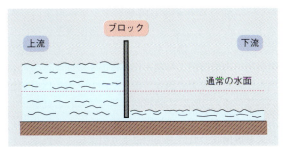

❷ 代謝の流れとその障害（模式図）

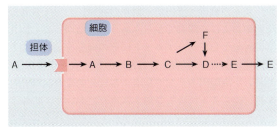

❸ 代謝系の模式図
A：代謝基質.
B, C, D：中間代謝物.
E：最終産物.
F：基質の貯蔵型.

に含まれる．血糖値は正常であるのに，HbA1cの異常に高い症例を解析していたところ，その等電点がHbA1cと同じ分画にくる異常ヘモグロビン症であったため，HbA1cの異常高値として発見されたという経緯であった．

欠損部位の同定

代謝系において欠損部位の存在が予想される症例に遭遇した場合，どのような手続きで分析を進めていくかについては，分析の対象となる代謝系に応じてさまざまな工夫をこらすべきであるが，以下に原則的な事項を述べる．

中間代謝物質量の測定

代謝の流れは川にたとえることができる．どこにブロックがあろうと，通常の水面に比し，当然のこととして上流では水かさが増し，下流では涸れる方向へ進む（❷）．

中間代謝物質量は通常生検材料を用いて分析するが，ベッドサイドで末梢血を用い見当がつけられれば，それにこしたことはない．この目的で，代謝系を系全体（overall）として観察することが必要であり，一般に最初の基質（❸のA）または最終産物（❸のE）の血中濃度を測定する．

さらに代謝系の流れ（flow）を増して障害の影響を際立たせる．たとえば，骨格筋の解糖系であれば，虚血下ないし半虚血下運動負荷を前腕部について行い，肘静脈より採血して乳酸を測定する．肝からのグルコース動員系であれば，グルカゴンを投与した後，血糖の変動を追う．ミトコンドリア呼吸鎖であれば，好気的運動（エルゴメーター）負荷後，乳酸，ピルビン酸の動きを追う．輸送担体に障害があれば，当然その担体によって取り込まれるべき基質の血中濃度が著増することは，FHにおいて典型的に示されている．

系全体に対するこのような観察に基づいて，代謝系のどこかに決定的な障害が存在すると確信した場合，生検材料の分析に向かう．

目標となる作用蛋白の活性測定と疾患遺伝子の同定

以上のような中間代謝物の分析による障害部位の決定に引き続き，次の段階として，目標となる作用蛋白の分析へと進む．すなわち，生体組織（または血漿）における目標の作用蛋白の蛋白量や活性，遺伝子発現量を測定する．発現そのものを認めない場合には，遺伝子転写調節領域を含めて広範囲の検索を行う．

酵素など特定の作用蛋白の欠損が明らかとなった段階で，その基礎に存在する遺伝子異常の同定まで分析を進める．このように疾患遺伝子に関する既知の情報を利用し疾患遺伝子を同定する方法を，ファンクショナルクローニングと呼ぶ．ポジショナルクローニングに比べ，意外性のやや少ない方法であるが，多くの代謝異常疾患の成因解明に必須の手段である．

点突然変異（point mutation），1ないし数個の塩基の欠失，挿入，重複，転倒（いずれもpremature terminationを含む）など変異はさまざまである．イントロン-エクソン境界付近の分析も必要である．スプライシングを受ける領域（splice site）の異常により，しばしばexon-skippingないしcryptic splicingを生じ，大きな欠失を伴って活性が極端に低下した酵素蛋白を生成する場合が少なくないからである．ヒトの遺伝性疾患の原因となる点突然変異の少なくとも10〜15％はこれらの領域に起こっていることが明らかにされている．

common diseaseとしての代謝疾患

これまで述べてきた代謝疾患は，ほぼ単独の責任蛋白によって引き起こされるものである．しかし，近年，最も大きな問題となっている代謝疾患は，栄養過多や運動不足により起こるいわゆる生活習慣病である．糖尿病を例にとってみると，わが国では戦前の約30倍に増えている．脂質異常症，高血圧症も，壮年期以降の男性では50％以上の罹患率である．これらの疾患は，単独の責任蛋白によって説明されうるものではな

く，多くの臓器と蛋白が，個々の症例において複雑な時間軸および空間軸でからみあう．したがって，医化学の対象としてクリアカットにその病態を論じることは困難である．しかし，これだけの数の人々が罹患し，これらを危険因子として発症する致死的な動脈硬化性疾患に陥る人々の数も急増する流れにおいて，近年，この生活習慣病という代謝疾患群を医学的にとらえるムーブメントが起こった．

糖代謝異常，脂質代謝異常，血圧高値などが，程度は軽くても合併した場合に動脈硬化性疾患に陥りやすいという考え方は，"死の四重奏" や "シンドローム X" として欧米において先に提唱されたが，これらの源流に何が存在するかについての説明はなかった．欧米では，BMI 30 を超えるような肥満者が多く，これらに肥満がかかわっていることは暗黙の前提としてとらえられていた節がある．一方，日本においては，欧米のような過度の肥満者はほとんど存在しないにもかかわらず，代謝異常の合併と動脈硬化性疾患に罹患する患者数の増加から，本質的に何がこれら危険因子の重複の上流に位置するかについての医学的な探究が進んだ．その結果，松澤らが中心となって明らかとした内臓脂肪型肥満および内臓脂肪症候群という概念が提唱されるに至った．つまり，栄養過多や運動不足が，腸間膜領域を中心とした内臓脂肪を増やし，この脂肪からの過多の脂肪酸分泌や脂肪に由来する種々のホルモン因子であるアディポサイトカインの産生異常が起こり，これらが，肝や筋肉といった代謝の中心となる臓器の障害を引き起こし，リスク集積状態が起こってくる，さらに血管への直接的な障害も引き起こす，という概念である．この考え方は，現代のメタボリックシンドロームの考え方につながり，医師の診察室だけではなく行政のレベルで全国民を対象とした治療・予防医学の対象となっている．

生活習慣病という代謝疾患群の病態を医学的に解き明かすことは難しい．糖尿病の場合でも，インスリン欠乏状態，インスリン過剰状態，インスリン抵抗性状態が，個々の患者において異なった時間軸・空間軸で進んでいく．筆者らを含む4つの内外の研究室で1990年代の半ばに独立して同定されアディポネクチンと命名された脂肪細胞由来の内分泌因子は，ホルモン様の代謝調節作用を有するにもかかわらず，通常のホルモンよりもその血中濃度は 1,000 倍以上ときわめて高く，3量体，6量体，12量体といった多量体として存在する．特に，内臓脂肪蓄積状態においてみられる6量体以上の高分子多量体アディポネクチン血中濃度の低下が，動脈硬化症・糖尿病・種々の臓器障害の前駆病態として重要であることが示されている．近年，これら高分子多量体アディポネクチンが細胞膜にたいへん密に存在する GPI 脂質アンカー型蛋白である T-カドヘリンに結合し，細胞表面保護ならびにエキソソーム合成・排出を介したセラミドなどの細胞内余剰物処理機構により臓器保護作用を発揮することが明らかとなってきており，新たな内分泌因子作用学といえる．また，肥満，内臓脂肪蓄積でみられる低アディポネクチン血症が，蓄積脂肪組織でみられる酸化ストレス産生増強や低酸素状態により引き起こされることもわかってきている．

Goldstein, Brown は，かつて医学の発展に重要なこととして，際立った疾患症例を発見しその病態解析を通して重要な経路を突きとめ，より一般的な疾患群への治療へと結びつけることが重要であると述べている．FH 患者の病態解析から LDL 受容体の重要性を発見し，高コレステロール血症の一般治療学に結びつけた道を指すが，その過程において，日本で，渡辺嘉雄により樹立された LDL 受容体欠損 WHHL ラビットと，遠藤章により発見合成された最も初期のスタチン化合物が必須の役割を果たしたことは不動の事実である．またひとつの化合物の発見が，治療に加えて医学そのものを推し進めた例はほかにも多く，現在，糖尿病治療薬として使用されているチアゾリジン誘導体，さらには DPP-4 阻害活性を有するグリプチン剤，GLP-1 アナログ製剤，腎尿細管からの糖排出を促進する SGLT2 阻害薬も，それぞれがそれらのよき例であろう．このようなブレークスルーが現在の生活習慣病治療に果たしている貢献をみるとき，代謝医学者が，基礎医学者そして薬学者と緊密に連携協力していくこともとても重要であることがわかる．

（下村伊一郎，垂井清一郎）

●文献

1) Cooper DN, et al：Human Gene Mutation. Oxford：Bios Scientific；1993.

2) Scriver CR, et al：The Metabolic and Molecular Bases of Inherited Disease I, II, III. New York：McGraw-Hill；1995.

3) Strachan T, et al：Human Molecular Genetics. Oxford：Wiley-Liss；1996.

4) Mineo I, et al：Myogenic hyperuricemia. A common pathophysiologic feature of glycogenosis types III, V and VII. *N Engl J Med* 1987；317：75.

5) Kihara S, et al：Autoimmune hyperchylomicronemia. *N Engl J Med* 1989；320：1255.

6) Horikawa Y, et al：Genetic variation in the gene encoding calpain-10 is associated with type 2 diabetes mellitus. *Nat Genet* 2000；26：163.

7) Imagawa A, et al：A novel subtype of type 1 diabetes mellitus characterized by a rapid onset and an absence of diabetes-related antibodies. *N Engl J Med* 2000；342：301.

8) Fujioka S, et al : Contribution of intra-abdominal fat accumulation to the impairment of glucose and lipid metabolism in human obesity. *Metabolism* 1987 ; 36 : 54.

9) Matsuzawa Y : Therapy Insight : Adipocytokines in metabolic syndrome and related cardiovascular disease. *Nat Clin Pract Cardiovasc Med* 2006 ; 3 : 35.

10) Shimomura I, et al : Enhanced expression of PAI-1 in visceral fat : Possible contributor to vascular disease in obesity. *Nat Med* 1996 ; 2 : 800.

11) Maeda N, et al : Diet-induced insulin resistance in mice lacking adiponectin/ACRP30. *Nat Med* 2002 ; 8 : 731.

12) Fujishima Y, et al : Adiponectin association with T-cadherin protects against neointima proliferation and atherosclerosis. *FASEB J* 2017 ; 31 : 1571.

13) Obata Y, et al : Adiponectin/T-cadherin system enhances exosome biogenesis and decreases cellular ceramides by exosomal release. *JCI Insight* 2018 ; 3. pii : 99680.

14) Furukawa S, et al : Increased oxidative stress in obesity and its impact on metabolic syndrome. *J Clin Invest* 2004 ; 114 : 1752.

15) Hosogai N, et al : Adipose tissue hypoxia in obesity and its impact on adipocytokine dysregulation. *Diabetes* 2007 ; 56 : 901.

16) Goldstein JL, et al : The clinical investigator : Bewitched, bothered, and bewildered—but still beloved. *J Clin Invest* 1997 ; 99 : 2803.

2　糖質代謝異常

糖代謝総論

　糖質は，生命活動を維持するために必要なエネルギー源として大切な栄養素であり，特にグルコース（ブドウ糖）は，人体においてきわめて重要な役割を担う．たとえば，グルコースは脳にとって最も大切なエネルギー源とされ，血中グルコース濃度（血糖値）の極端な低下は，脳機能の著しい低下をもたらす．一方，血糖値が慢性的に上昇した状態は糖尿病と呼ばれ，全身のさまざまな臓器や細胞に異常をきたしうる．このような状況を回避すべく，血糖値は通常，血糖値を低下させる唯一のホルモンであるインスリンの作用と，インスリンの作用に拮抗して血糖値を上昇させるホルモンであるグルカゴンやカテコールアミン，成長ホルモン，コルチゾールなどの作用により，一定の範囲に調節されている．その結果，絶食空腹時では，70～100 mg/dLの範囲に，糖質を含む食事を摂取した後でも，140 mg/dLを超えない範囲に維持されている．

　本項では，血糖値の調節機構を含め，正常な糖代謝について概説する．

糖代謝経路

　糖質には，グルコース（ブドウ糖）に加えて，フルクトース（果糖），ガラクトースなどの単糖類，スクロース（ショ糖），マルトース（麦芽糖），ラクトース（乳糖）などの二糖類，デンプンなどの多糖類が存在する．食事に含まれる二糖類，多糖類は消化管で単糖類まで分解され，小腸粘膜上皮細胞から吸収される．吸収された単糖類のうち，フルクトース，ガラクトースは，肝臓においてグルコースに変換される．グルコースは，解糖系（glycolysis）やTCA回路（tricarboxylic acid cycle）の働きにより，生体内のエネルギー源であるアデノシン三リン酸（adenosine triphosphate：ATP）の産生に用いられる．また，グルコースが不足した場合に，糖新生（gluconeogenesis），グリコーゲン分解などの働きによって生体内に蓄えられたエネルギー源からグルコースがつくられ，血液中に供給される．

解糖系およびTCA回路

　解糖系およびTCA回路は，グルコースをエネルギーとして利用するうえで中心的な役割を担う経路である（❶）．解糖系は，グルコースからピルビン酸を

つくる過程で，細胞内でエネルギーとして使われるATPを，グルコース1分子あたり2分子産生する．解糖系は，インスリンにより促進される一方，グルカゴンやコルチゾールによって抑制される．

　解糖系により産生されたピルビン酸はミトコンドリアに入り，TCA回路を経て，電子伝達系において酸化的リン酸化を受け，36分子のATPが産生される．産生されたATPは，膜電位の維持など細胞の基本機能をはじめ，筋の収縮や，脳における神経回路網の電気的活動の維持にも用いられる．また，肝臓において赤血球や筋で産生された乳酸からグルコースを産生するために利用される．なお，ミトコンドリア遺伝子異常により，電子伝達系が障害されると運動失調や筋萎縮，感音性難聴などの異常が出現するほか，インスリン分泌が障害され糖尿病を発症する．

糖新生

　糖新生とは，解糖系とは逆に，アミノ酸，乳酸，グリセロールなどから新たにグルコースを産生するための経路である（❶）．12時間以上絶食が続くと主に肝臓において糖新生が活性化する．骨格筋の筋蛋白質が分解されて生じたアミノ酸，特にアラニンが糖新生に利用される．また，赤血球や筋収縮の結果生じた乳酸，脂質の分解から生じたグリセロールが利用される．糖新生は，グルカゴン，コルチゾール，カテコールアミンにより促進され，インスリンにより抑制される．

グリコーゲンの合成と分解

　グリコーゲンは，余剰のグルコースを一時的に貯蔵しておくため，主に肝臓と骨格筋で合成される（❶）．糖質摂食後，インスリン分泌が促進され，グルカゴン分泌が抑制されるとグリコーゲン合成が活性化される．一方，絶食時には血糖値が低下することを防ぐため，グルカゴン分泌が促進され，主として肝臓に蓄積されたグリコーゲンの分解が促進され，グルコースが産生される．なお，生体内のグリコーゲンのうち，肝臓に貯蔵されるものは3割（約100 g）にとどまり，その他の大部分は筋肉に貯蔵され，絶食時の血糖維持には用いられない．

ペントースリン酸回路

　ペントースリン酸回路は，解糖系のバイパス回路であり，解糖系で産生されたグルコース-6-リン酸からNADPHや核酸の生合成に不可欠な回路である．

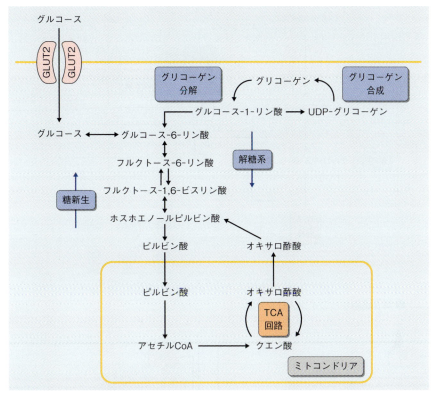

❶ 肝臓での主要な糖代謝経路
筋肉では，グルコースの取り込みはGLUT4が担う．

糖代謝を制御するホルモン

　人体は，食事から摂取した糖質のみならず，体内に蓄積しているグリコーゲンや脂肪を分解することで，血糖値を一定に保とうとする．特に，インスリンやグルカゴン，インクレチンは血糖値を維持するうえできわめて重要な役割を担う．

インスリン

　インスリンは，膵臓のβ細胞から分泌されるペプチドホルモンで，筋肉・脂肪細胞内へのグルコース取り込みを促進し，蛋白質合成や脂肪酸合成を促進するとともに，肝臓ではグリコーゲン合成を活性化する．インスリン分泌は，膵β細胞が血液中から取り込んだグルコースを代謝することで促進される（❷）．また，アミノ酸や脂肪酸によっても促進される．さらに，インスリン分泌は，インクレチンやグルカゴン，アセチルコリンなどにより促進される一方，ソマトスタチンにより抑制される．肥満や妊娠は，インスリン受容体の下流シグナルを障害するため，インスリンが豊富に存在していてもインスリンの効果が十分に発揮できない．この状態は，インスリン抵抗性と呼ばれる．また，著明な高血糖が持続すると，メカニズムは明らかでな

いが，インスリンの分泌不全および抵抗性の増大を生じることが知られており，この現象は糖毒性（glucose toxicity）と呼ばれる．糖毒性は，ある程度までは一過性で，何らかの方法で血糖値を正常付近に戻すと，糖毒性が解除され，インスリン分泌やインスリン抵抗性はある程度回復する．

グルカゴン

　グルカゴンは，膵臓のα細胞から分泌されるペプチドホルモンで，肝臓における解糖系を抑制するとともに，糖新生やグリコーゲン分解を促進して血糖値を上昇させるが，骨格筋のグリコーゲン分解は促進しない．さらに，グルカゴンは，脂肪組織から遊離脂肪酸放出を促進することで，肝臓でのケトン体生成を活性化し，グルコースに代わるエネルギー源を全身に供給する．なお，グルカゴン分泌は，低血糖により促進され，高血糖により抑制される．また，アルギニンなどのアミノ酸により促進される一方，遊離脂肪酸により抑制される．さらに，グルカゴン分泌は，インスリンやソマトスタチンなどにより抑制される一方，成長ホルモンやグルココルチコイドなどにより促進される．

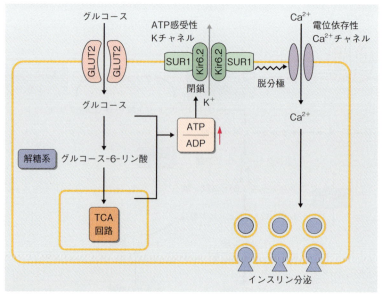

❷ 膵β細胞からのインスリン分泌

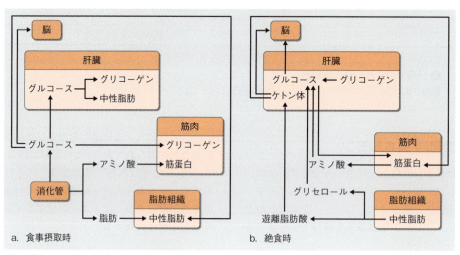

❸ 食事摂取時および絶食時の糖の流れ

インクレチン

　糖質を含むさまざまな栄養素に応答して消化管から分泌され，膵β細胞からのインスリン分泌を増強する消化管ホルモンを総称してインクレチンと呼ぶ．インクレチンには，K細胞から分泌される glucose-dependent insulinotropic polypeptide（GIP），L細胞から分泌される glucagon-like peptide-1（GLP-1）の2つが確認されている．GIP, GLP-1 ともにペプチドホルモンで，血糖値が上昇したときにのみ膵β細胞からのインスリン分泌を増強する．グルコースを経口摂取時に分泌されるインスリンの約7割がインクレチンの作用による．また，GLP-1 は高血糖時にグルカゴン分泌を抑制し，胃運動を抑制することで食後の血糖値の上昇を抑制する．

糖の流れ

　消化管から吸収されたグルコースは肝臓に取り込まれる．肝臓に取り込まれたグルコースは，解糖系ならびにTCA回路の働きによりATP産生に用いられるほか，インスリンの働きにより，グリコーゲンとして蓄積される（❸）．また，一部のグルコースは，アミノ酸とともに筋肉に取り込まれて，グリコーゲンと筋蛋白質として貯蔵されるとともに，脂肪組織に取り込まれて，脂肪として蓄積される．
　絶食時には，肝臓において，糖新生およびグリコーゲン分解が活性化され，グルコースが血中に放出される．腎臓もグルコースを産生するが，肝臓よりもその

役割は小さい．また，糖新生の基質として，筋肉から乳酸やアラニンなどのアミノ酸が放出され，脂肪組織からグリセロールが放出される．さらに，脂肪組織から遊離脂肪酸が放出され，肝臓においてケトン体の合成に使用される．なお，糖新生やグリコーゲン分解，脂肪分解はインスリンの働きにより抑制されるが，インスリンが欠乏した状況では，著しい高血糖と高ケトン血症をきたす．

（矢部大介，稲垣暢也）

● 文献

1) 田宮信雄ほか（監訳）：ヴォート基礎生化学，第5版．東京：東京化学同人：2017.

2) 金澤康徳ほか（監訳）：ジョスリン糖尿病学，第2版．東京：メディカル・サイエンス・インターナショナル：2007.

糖尿病 diabetes

概念[1,2]

糖尿病は，インスリン作用の不足に基づく慢性の高血糖状態を主徴とする代謝疾患群である．この疾患群の共通の特徴はインスリン効果の不足であり，それにより糖，脂質，蛋白質を含むほとんどすべての代謝系に異常を来たす．本疾患群でインスリン効果が不足する機序には，インスリンの供給不全（絶対的ないし相対的）とインスリンが作用する臓器（細胞）におけるインスリン感受性の低下（インスリン抵抗性）とがある．

糖尿病の原因は多様であり，その発症には遺伝因子と環境因子がともに関与する．インスリン供給不全は，膵ランゲルハンス島β細胞の量が破壊などによって減少した場合や，膵β細胞自体に内在する機能不全によって起こる．前者が比較的純粋に起こる場合と，膵β細胞のインスリン分泌機構の不全にインスリン感受性の低下が加わって起こる場合などがある．いずれの場合でも，機能的膵β細胞量は減少しており，臓器において必要なインスリン効果が十分に発現しないことが発症の主要な機構である．インスリン作用不足を軽減する種々の治療手段によって代謝異常は改善する．

糖尿病患者の代謝異常は軽度であればほとんど症状を表さないため，患者は糖尿病の存在を自覚せず，そのため長期間放置されることがある．しかし，血糖値が著しく高くなるような代謝状態では口渇，多飲，多尿，体重減少がみられる．最も極端な場合はケトアシドーシスや著しい高浸透圧・高血糖状態を来たし，ときには意識障害，さらに昏睡に至り，効果的な治療が

行われなければ死に至ることもある．

代謝異常が長く続けば，糖尿病特有の合併症が出現する．網膜，腎，神経を代表とする多くの臓器に機能・形態の異常を来たす．これらの合併症に共通するものは細い血管の異常であり，進展すれば視力障害，時には失明，腎不全，下肢の壊疽などの重大な結果をもたらす可能性がある．また糖尿病は動脈硬化症を促進し，心筋梗塞，脳卒中，下肢の閉塞性動脈硬化症などの原因となり，生命をもおびやかす．

糖尿病の分類[1,2]

成因分類と病期分類

成因（発症機序）と病態（病期）は異なる次元に属するもので，各患者について併記されるべきものと考える．糖尿病の成因が何であっても，糖尿病の発病過程では種々の病態を経て進展するであろうし，また治療によっても病態は変化する可能性がある．たとえば糖尿病に至るある種のプロセス（たとえば膵β細胞の自己免疫機序による傷害）は血糖値が上昇しない時期からすでに始まる．また，肥満した糖尿病患者において体重の減量，食事制限によって耐糖能が著明に改善することは日常しばしば経験する．❹の横軸はインスリン作用不足の程度あるいは糖代謝異常の程度をあらわす．糖尿病とは代謝異常の程度が慢性合併症の危険を伴う段階に至ったものとしてとらえられる．糖尿病のなかにもインスリン作用不足の程度によって，インスリン治療が不要のもの，血糖コントロールのためにインスリン注射が必要なもの，ケトーシス予防や生命維持のためにインスリン投与が必要なもの，の3段階を区別する．

用語として，成因分類には1型，2型という用語を用いる．糖尿病の病態（病期）を表す言葉としては，成因とは無関係にインスリン依存状態，インスリン非依存状態という用語を用いることができる．この場合，インスリン依存状態とは，インスリンを投与しないとケトーシスを来たし，生命に危険が及ぶような状態をいう．ケトーシス予防や生命維持のためのインスリン投与は不要だが，血糖コントロールのためにインスリン注射が必要なものはインスリン非依存状態にある．

成因分類

糖尿病と糖代謝異常の成因分類を❺に示す．1人の患者が複数の成因をもつこともある．また，現時点ではいずれにも分類できないものを分類不能とする．

1型糖尿病：おもに自己免疫を基礎にした膵β細胞の破壊性病変によりインスリンの欠乏が生じて発症する糖尿病である．HLAなどの遺伝因子にウイルス感染などの何らかの誘因・環境因子が加わって起こる．他の自己免疫疾患の合併が少なくない．膵β細胞の破壊

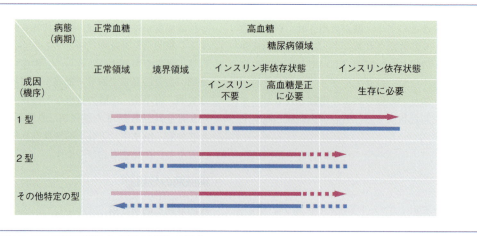

❹ 糖尿病における成因（発症機序）と病態（病期）の概念

右向きの矢印は糖代謝異常の悪化（糖尿病の発症を含む）を表す．左向きの矢印は糖代謝異常の改善を示す．矢印の線のうち，▬▬▬，▬▬▬の部分は，「糖尿病」と呼ぶ状態を示し，破線部分は頻度の少ない事象を示す．たとえば2型糖尿病でも，感染時にケトアシドーシスに至り，救命のために一時的にインスリン治療を必要とする場合もある．また，糖尿病がいったん発病した場合は，糖代謝が改善しても糖尿病とみなして取り扱うという観点から，左向きの矢印は塗りつぶした線で表した．その場合，糖代謝が完全に正常化するに至ることは多くないので，破線で表した．
（糖尿病診断基準に関する調査検討委員会：糖尿病の分類と診断基準に関する委員会報告．糖尿病 2012；55：485．）

❺ 糖尿病と糖代謝異常*の成因分類

I．1型	
膵β細胞の破壊，通常は絶対的インスリン欠乏に至る A．自己免疫性 B．特発性	
II．2型	
インスリン分泌低下を主体とするものと，インスリン抵抗性が主体で，それにインスリンの相対的不足を伴うものなどがある	
III．その他の特定の機序，疾患によるもの（詳細は❻を参照）	
A．遺伝因子として遺伝子異常が同定されたもの 　（1）膵β細胞機能にかかわる遺伝子異常 　（2）インスリン作用の伝達機構にかかわる遺伝子異常 B．他の疾患，条件に伴うもの 　（1）膵外分泌疾患 　（2）内分泌疾患 　（3）肝疾患 　（4）薬剤や化学物質によるもの 　（5）感染症 　（6）免疫機序によるまれな病態 　（7）その他の遺伝的症候群で糖尿病を伴うことの多いもの	
IV．妊娠糖尿病	

注：現時点では上記のいずれにも分類できないものは分類不能とする．
*一部には，糖尿病特有の合併症をきたすかどうかが確認されていないものも含まれる．
（糖尿病診断基準に関する調査検討委員会：糖尿病の分類と診断基準に関する委員会報告．糖尿病 2012；55：485．）

が進行して，インスリンの絶対的欠乏に陥ることが多い．典型的には若年者に急激に発症するとされてきたが，あらゆる年齢層に起こりうる．

多くの症例では発病初期に膵島抗原に対する自己抗体（膵島関連自己抗体）が証明でき，膵β細胞破壊には自己免疫機序がかかわっており，これを「自己免疫性」とする．自己抗体が証明できないままインスリン依存状態に至る例があり，これを「特発性」とする．ただし，自己抗体陰性でインスリン依存状態を呈する例のなかで，遺伝子異常など原因が特定されるもの，清涼飲料水ケトーシスなどによって一時的にインスリン依存状態に陥るものは特発性には含めない．発症・進行の様式によって，劇症，急性，緩徐進行性に分類される[3]．

2型糖尿病：インスリン分泌低下やインスリン抵抗性をきたす複数の遺伝因子に，過食（特に高脂肪食）・運動不足などの生活習慣，およびその結果としての肥満が環境因子として加わりインスリン作用不足を生じて発症する糖尿病である．

（1）遺伝因子

全ゲノム相関解析（GWAS）により多くの2型糖尿病遺伝子が報告されている[4-7]．これらのなかでは民族を越えて共通の遺伝子が多いが，最近日本人に比較的特徴的な遺伝子も数多く同定されつつある[7]．これらの遺伝素因は，環境因子（生活習慣）と合わさって，2型糖尿病を発症させる．これらの2型糖尿病遺伝子についてリスクアレルをいくつ有するかにより他の臨床情報と合わせて2型糖尿病発症のリスク診断が可能となりつつあり，その情報に基づく発症予防に役立てられることが期待される．

（2）環境因子

①食事：国民栄養調査によると，総摂取エネルギー量は最近30年間でむしろ減少傾向にあるのに対し，動物性脂肪摂取比率は増え続け，戦後数十年で4倍

以上となり，現在約26%となっている．その間糖尿病患者は増え続けており，動物性脂肪の摂取増加と糖尿病発症には密接な関係が示唆される．

②身体活動：身体活動の低下も2型糖尿病の発症因子であることが示されている．身体活動の低下は，筋肉量の減少や，その他の機序で筋肉におけるグルコースや脂肪の酸化を減少させ，インスリン抵抗性を引き起こす．

③肥満・内臓脂肪蓄積：肥満はインスリン抵抗性を増強させ，2型糖尿病発症の環境因子として大きな要因となる．肥満を引き起こす脂肪のなかでも内臓脂肪（腹腔内を中心につく脂肪）は皮下脂肪に比べて2型糖尿病の発症により密接に関与することが示されている．日本人の肥満は全年齢層の男性と閉経後の女性で有病率が高く，その多くが内臓脂肪蓄積と考えられる．肥満・内臓脂肪蓄積に伴う炎症性サイトカインの上昇，アディポネクチンの低下，それに伴う肝臓や骨格筋の異所性脂肪蓄積や炎症がインスリン抵抗性の原因として重視されている[8]．

④（超）高齢化：加齢は，糖尿病発症の強い発症因子である．わが国で急速に進行しつつある（超）高齢化は2型糖尿病をさらに増加させている．最近は高齢化に伴う筋肉量の減少（サルコペニア）がインスリン抵抗性を介して糖尿病の発症要因として注目されている．

個々の症例で2型糖尿病は，インスリン分泌低下とインスリン感受性低下の両者が発病にかかわっており，この両因子の関与の割合は症例によって異なる．インスリン非依存状態である糖尿病の大部分が2型に属する．膵β細胞機能はある程度保たれており，生存のためにインスリン注射が必要になることはまれである．しかし，感染などが合併するとケトアシドーシスをきたすことがありうる．インスリン分泌では特に糖負荷後の早期の分泌反応が低下する．肥満があるか，過去に肥満歴を有するものが多い．

特定の原因によるその他の型の糖尿病：これには二つの群を区別する（❻）．

（1）遺伝因子として遺伝子異常が同定された糖尿病

現在までに，いくつかの単一遺伝子異常が糖尿病の原因として同定されている．これらは，①膵β細胞機能にかかわる遺伝子異常，②インスリン作用機構にかかわる遺伝子異常に大別される．それぞれの群は遺伝子異常の種類によってさらに細分化される．たとえば①にはインスリン遺伝子そのものの異常や，MODY（maturity-onset diabetes of the young；若年発症成人型糖尿病）[9]が含まれる．MODY1から6にはそれぞれHNF4α，グルコキナーゼ，HNF1α，IPF-1（PDX-1），HNF1β，NeuroD1/Beta2の遺伝子異常が対応す

❻ その他の特定の機序，疾患による糖尿病と糖代謝異常*

A．遺伝因子として遺伝子異常が同定されたもの
（1）膵β細胞機能にかかわる遺伝子異常
　　インスリン遺伝子（異常インスリン症，異常プロインスリン症，新生児糖尿病）
　　HNF4α遺伝子（MODY1）
　　グルコキナーゼ遺伝子（MODY2）
　　HNF1α遺伝子（MODY3）
　　IPF-1遺伝子（MODY4）
　　HNF1β遺伝子（MODY5）
　　ミトコンドリア DNA（MIDD）
　　NeuroD1遺伝子（MODY6）
　　Kir6.2遺伝子（新生児糖尿病）
　　SUR1遺伝子（新生児糖尿病）
　　アミリン
　　その他
（2）インスリン作用の伝達機構にかかわる遺伝子異常
　　インスリン受容体遺伝子（インスリン受容体異常症A型，妖精症，Rabson-Mendenhall症候群ほか）
　　その他

B．他の疾患，条件に伴うもの
（1）膵外分泌疾患
　　膵炎
　　外傷/膵摘手術
　　腫瘍
　　ヘモクロマトーシス
　　その他
（2）内分泌疾患
　　クッシング症候群
　　先端巨大症
　　褐色細胞腫
　　グルカゴノーマ
　　アルドステロン症
　　甲状腺機能亢進症
　　ソマトスタチノーマ
　　その他
（3）肝疾患
　　慢性肝炎
　　肝硬変
　　その他
（4）薬剤や化学物質によるもの
　　グルココルチコイド
　　インターフェロン
　　その他
（5）感染症
　　先天性風疹
　　サイトメガロウイルス
　　その他
（6）免疫機序によるまれな病態
　　インスリン受容体抗体
　　Stiffman症候群
　　インスリン自己免疫症候群
　　その他
（7）その他の遺伝的症候群で糖尿病を伴うことの多いもの
　　Down症候群
　　Prader-Willi症候群
　　Turner症候群
　　Klinefelter症候群
　　Werner症候群
　　Wolfram症候群
　　セルロプラスミン低下症
　　脂肪萎縮性糖尿病
　　筋強直性ディストロフィ
　　フリードライヒ失調症
　　Laurence-Moon-Biedl症候群
　　その他

*一部には，糖尿病特有の合併症をきたすかどうかが確認されていないものも含まれる．
（糖尿病診断基準に関する調査検討委員会：糖尿病の分類と診断基準に関する委員会報告．糖尿病 2012；55：485．）

❼ 糖尿病の成因における分類と特徴

糖尿病の分類	1型	2型
発症機構	主に自己免疫を基礎にした膵β細胞破壊. HLAなどの遺伝因子に何らかの誘因・環境因子が加わって起こる. 他の自己免疫疾患（甲状腺疾患など）の合併が少なくない	インスリン分泌の低下やインスリン抵抗性をきたす複数の遺伝因子に過食（とくに高脂肪食）, 運動不足などの環境因子が加わってインスリン作用不足を生じて発症する
家族歴	家系内の糖尿病は2型の場合より少ない	家系内血縁者にしばしば糖尿病がある
発症年齢	小児～思春期に多い. 中高年でも認められる	40歳以上に多い. 若年発症も増加している
肥満度	肥満とは関係がない	肥満または肥満の既往が多い
自己抗体	GAD抗体, IAA, ICA, IA-2抗体, ZnT8抗体などの陽性率が高い	陰性

HLA：human leukocyte antigen, ICA：islet cell antibody, GAD：glutamic acid decarboxylase, IA-2：insulinoma-associated antigen-2, IAA：insulin autoantibody, ZnT8：Zinc transporter 8.
（日本糖尿病学会〈編・著〉：糖尿病治療ガイド 2018-2019. 東京：文光堂；2018. p.16.）

❽ 糖尿病の病態による分類と特徴

糖尿病の病態	インスリン依存状態	インスリン非依存状態
特徴	インスリンが絶対的に欠乏し, 生命維持のためインスリン治療が不可欠	インスリンの絶対的欠乏はないが, 相対的に不足している状態. 生命維持のためにインスリン治療が必要ではないが, 血糖コントロールを目的としてインスリン治療が選択される場合がある
臨床指標	血糖値：高い, 不安定 ケトン体：著増することが多い	血糖値：さまざまであるが, 比較的安定している ケトン体：増加するがわずかである
治療	1. 強化インスリン療法 2. 食事療法 3. 運動療法（代謝が安定している場合）	1. 食事療法 2. 運動療法 3. 経口薬, GLP-1受容体作動薬またはインスリン療法
インスリン分泌能	空腹時血中Cペプチド 0.6 ng/mL 未満が目安となる	空腹時血中Cペプチド 1.0 ng/mL 以上

（日本糖尿病学会〈編・著〉：糖尿病治療ガイド 2018-2019. 東京：文光堂；2018. p.17.）

る. ミトコンドリア遺伝子異常[10], アミリン遺伝子異常も①に含まれる. また最近, 新生児糖尿病（neonatal diabetes）において膵β細胞のK_{ATP}チャネルを構成する Kir6.2 や SUR1 の遺伝子異常が同定された[11,12]. ②にはインスリン受容体遺伝子の異常[13]などがある.

（2）他の疾患, 病態に伴う種々の糖尿病

種々の疾患, 症候群や病態の一部として糖尿病状態を伴う場合がある. その一部は従来, 二次性糖尿病と呼ばれてきた. 膵疾患, 内分泌疾患, 肝疾患, 薬物使用, 化学物質への曝露, ウイルス感染, 種々の遺伝的症候群などに伴う糖尿病がそれに含まれる.

妊娠糖尿病：「妊娠中にはじめて発見または発症した糖尿病に至っていない糖代謝異常」と定義される（詳細は後述）[14]. 成因論的には, 妊娠を契機に糖代謝異常が顕在化するものが多いと推定される. 成因分類として, 独立して扱うべきかどうかの議論もあるが, 臨床上の重要性, 特別な配慮の必要性, 非妊娠時の糖尿病とは異なる特徴などの理由により, 独立した一項目として取り扱う. 妊娠自体が糖代謝悪化のきっかけになること, 妊娠中は比較的軽い糖代謝異常でも母児に大きな影響を及ぼしやすいため, その診断, 管理には非妊娠時とは違う特別の配慮が必要であること, 妊娠

中の糖代謝異常は分娩後にしばしば正常化すること, しかし妊娠中に糖代謝異常をきたしたものでは将来糖尿病を発症する危険が大きいこと, などのためである.

糖尿病の分類のための所見

成因論的な病型分類を行うためには, 次のような種々の臨床的情報を参照する必要がある.

①糖尿病の家族歴, 遺伝形式を詳しく聴取すること

②糖尿病の発症年齢と経過

③他の身体的特徴, 例えば肥満の有無, 過去の体重歴, 難聴（ミトコンドリア異常症）, 黒色表皮腫（強いインスリン抵抗性）などの有無に注意すること

④1型糖尿病の診断のためには, GAD抗体, IA-2抗体, インスリン自己抗体（IAA；インスリン使用前から存在）, 膵島細胞抗体（ICA）, ZnT8抗体などの膵島関連自己抗体を調べること（いずれかの自己抗体が陽性であれば, 1型糖尿病を示唆する根拠となる）

⑤HLAの抗原型を調べること（日本人1型糖尿病と関連する疾病感受性HLAはDR4, DR9, 疾患抵抗性HLAはDR2である. DR4, DR9は健常者にも多い型なので, これらがあっても1型糖尿病と断定できない. DR4やDR9を持たない場合, DR2を持つ場合などは1型糖尿病らしくないなど, 補助的診断と考えるべきである. 遺伝子レベル〈DNAタイ

❾ 空腹時血糖値および 75 g 経口糖負荷試験（OGTT）2 時間値の判定基準

（静脈血漿値，mg/dL，カッコ内は mmol/L）

	正常域	糖尿病域
空腹時値	＜ 110（6.1）	≧ 126（7.0）
75 g OGTT 2 時間値	＜ 140（7.8）	≧ 200（11.1）
75 g OGTT の判定	両者を満たすものを正常型とする	いずれかを満たすものを糖尿病型*とする
	正常型にも糖尿病型にも属さないものを境界型とする	

*随時血糖値 ≧ 200 mg/dL（≧ 11.1 mmol/L）および HbA1c（NGSP）≧ 6.5％の場合も糖尿病型とみなす

正常型であっても，1 時間値が 180 mg/dL（10.0 mmol/L）以上の場合には，180 mg/dL 未満のものに比べて糖尿病に悪化する危険が高いので，境界型に準じた取り扱い（経過観察など）が必要である．また，空腹時血糖値 100〜109 mg/dL のものは空腹時血糖正常域の中で正常高値と呼ぶ．
* OGTT における糖負荷後の血糖値は随時血糖値には含めない．
（糖尿病診断基準に関する調査検討委員会：糖尿病の分類と診断基準に関する委員会報告．糖尿病 2012；55：485.）

ピング〉でみた日本人 1 型糖尿病の主要疾病感受性ハプロタイプは DRB1*0405-DQB1*0401，DRB1*0901-DQB1*0303 であり，これらハプロタイプをどのような組み合わせで持つかが，発症様式と関連している）

⑥2 型糖尿病で，インスリン分泌能とインスリン抵抗性に関しては，空腹時血中インスリンや C-ペプチド濃度の測定，糖負荷後のインスリン分泌反応，特別の場合には高インスリン・正常血糖クランプ法やミニマルモデル法など

⑦特定の原因によるその他の糖尿病のうち，❻の A（1），（2）に関しては遺伝子検査によって確定診断が得られる．

ただし，これらの情報による糖尿病の成因分類は，必ずしも治療のためにすぐに必要なわけではない．
❼[15] に，1 型と 2 型の鑑別のポイントを整理した．

糖尿病の病態（病期）の判定は，臨床的所見（血糖値，その安定性，ケトーシスの有無，治療への反応），インスリン分泌能によって行う．インスリン分泌能の推定は，血中インスリン濃度測定（空腹時および糖負荷後，グルカゴン静注負荷後など），もしくは血中，尿中 C-ペプチドの測定による．❽[15] に，インスリン依存状態とインスリン非依存状態を判定するポイントを整理した．

糖尿病の診断

糖尿病の診断とは，対象者が前項で述べた疾患概念に合致することを確認する作業であり，慢性高血糖の確認は糖尿病の診断にとって不可欠である．❾に空腹

❿ 糖尿病の診断手順

臨床診断：

1）初回検査で，①空腹時血糖値 ≧ 126 mg/dL，②75 g OGTT 2 時間値 ≧ 200 mg/dL，③随時血糖値 ≧ 200 mg/dL，④HbA1c（NGSP）≧ 6.5％のうちいずれかを認めた場合は，「糖尿病型」と判定する．別の日に再検査を行い，再び「糖尿病型」が確認されれば糖尿病と診断する*．但し，HbA1cのみの反復検査による診断は不可とする．また，血糖値とHbA1c が同一採血で糖尿病型を示すこと（①〜③のいずれかと④）が確認されれば，初回検査だけでも糖尿病と診断してよい．

2）血糖値が糖尿病型（①〜③のいずれか）を示し，かつ次のいずれかの条件が満たされた場合は，初回検査だけでも糖尿病と診断できる．
・糖尿病の典型的症状（口渇，多飲，多尿，体重減少）の存在
・確実な糖尿病網膜症の存在

3）過去において，上記 1）ないしは 2）の条件が満たされていたことが確認できる場合には，現在の検査値が上記の条件に合致しなくても，糖尿病と診断するか，糖尿病の疑いをもって対応する必要がある．

4）上記 1）〜3）によっても糖尿病の判定が困難な場合には，糖尿病の疑いをもって患者を追跡し，時期をおいて再検査する．

5）初回検査と再検査における判定方法の選択には，以下に留意する．
・初回検査の判定に HbA1c を用いた場合，再検査ではそれ以外の判定方法を含めることが診断に必須である．検査においては，原則として血糖値と HbA1c の双方を測定するものとする．
・初回検査の判定が随時血糖値 ≧ 200 mg/dL で行われた場合，再検査は他の検査方法によることが望ましい．
・HbA1c と平均的な血糖値が乖離する可能性のある疾患・状況の場合には，必ず血糖値による診断を行う（⓫）．

疫学調査：糖尿病の頻度推定を目的とする場合は，1 回だけの検査による「糖尿病型」の判定を「糖尿病」と読み替えてもよい．なるべく HbA1c（NGSP）≧ 6.5％あるいは OGTT 2 時間値 ≧ 200 mg/dL の基準を用いる．

検診：糖尿病およびその高リスク群を見逃すことなく検出することが重要である．スクリーニングには血糖値，HbA1c のみならず，家族歴，肥満などの臨床情報も参考にする

*ストレスのない状態での高血糖の確認が必要である．
（糖尿病診断基準に関する調査検討委員会：糖尿病の分類と診断基準に関する委員会報告．糖尿病 2012；55：485.）

時血糖値，75 g OGTT 2 時間血糖値，随時血糖値，ヘモグロビン A1c（HbA1c）の判定基準を示す．空腹時血糖値とは，前夜から 10 時間以上絶食し（飲水はかまわない），朝食前に測定したものをいう．OGTT については後述する．随時血糖値では食事と採血時間との時間関係を問わない．

また，強いストレスのある場合（感染症，心筋梗塞，脳卒中，手術時やその直後など）には，一過性に血糖が上昇することがある．したがって，緊急を要する著しい代謝異常がない場合には，高血糖の評価はストレスのある状況が収まってから行うものとする．

以下，まず個々の患者の臨床診断の方法について記し，その後で疫学調査，検診の場合について記す．

⓫ HbA1c と平均的な血糖値とが乖離する可能性のある主な疾患・状況

疾患・状況	HbA1c の乖離方向
急速に改善した糖尿病	高値
急速に発症・増悪した糖尿病	低値
鉄欠乏状態	高値
鉄欠乏性貧血の回復期	低値
溶血	低値
肝硬変	低値
透析	低値
エリスロポエチンで治療中の腎性貧血	低値
失血後	低値
輸血	低値
異常ヘモグロビン症	高・低いずれの可能性もあり

（糖尿病診断基準に関する調査検討委員会：糖尿病の分類と診断基準に関する委員会報告. 糖尿病 2012；55：485.）

⓬ 75 g 経口糖負荷試験（OGTT）が推奨される場合

（1）強く推奨される場合（現在糖尿病の疑いが否定できないグループ）

　・空腹時血糖値が 110～125 mg/dL のもの
　・随時血糖値が 140～199 mg/dL のもの
　・HbA1c（NGSP）が 6.0～6.4% のもの
　（明らかな糖尿病の症状が存在するものを除く）

（2）行うことが望ましい場合（糖尿病でなくとも将来糖尿病の発症リスクが高いグループ：高血圧・脂質異常症・肥満など動脈硬化のリスクをもつものは特に施行が望ましい）

　・空腹時血糖値が 100～109 mg/dL のもの
　・HbA1c（NGSP）が 5.6～5.9% のもの
　・上記を満たさなくても，濃厚な糖尿病の家族歴や肥満が存在するもの

（糖尿病診断基準に関する調査検討委員会：糖尿病の分類と診断基準に関する委員会報告. 糖尿病 2012；55：485.）

臨床診断

　臨床診断にあたっては，糖尿病の有無だけではなく，成因，病期，糖代謝異常の程度，合併症の有無とその程度についても，総合的に把握する必要がある．血糖値や HbA1c の検査結果の判定には「型」を付ける．これは検査結果の判定と，糖尿病という疾患（群）の診断とは異なるという立場に基づいている．

診断の過程（⓾，㉖，p.302）：

（1）初回検査で，①空腹時血糖値≧ 126 mg/dL，②75 gOGTT 2 時間値≧200 mg/dL，③随時血糖値≧200 mg/dL，④ HbA1c（NGSP）≧6.5% のうちいずれかを認めた場合は，「糖尿病型」と判定する．別の日に再検査を行い，再び「糖尿病型」が確認されれば糖尿病と診断する．ただし，HbA1c のみの反復検査による診断は不可とする．また，血糖値と HbA1c が同一採血で糖尿病型を示すこと（①～③のいずれかと④）が確認されれば，初回検査だけでも糖尿病と診断してよい．HbA1c を利用する場合には，血糖値が糖尿病型を示すこと（①～③のいずれか）が糖尿病の診断に必須である．

（2）血糖値が糖尿病型（①～③のいずれか）を示し，かつ次のいずれかの条件が満たされた場合は，初回検査だけでも糖尿病と診断できる．

　・糖尿病の典型的症状（口渇，多飲，多尿，体重減少）の存在
　・確実な糖尿病網膜症の存在

（3）過去において，上記（1）ないし（2）の条件が満たされていたことが確認できる場合には，現在の検査値が上記の条件に合致しなくても，糖尿病と診断するか，糖尿病の疑いをもって対応する必要がある．

（4）上記（1）～（3）によっても糖尿病の判定が困難な場合には，糖尿病の疑いをもって，3～6 か月以内に血糖値と HbA1c を同時に測定して再判定する．

（5）留意点として，空腹時血糖値を用いる判定の場合は，絶食条件の確認が特に重要である．1 回目の判定が随時血糖値≧ 200 mg/dL で行われた場合は，2 回目は他の検査方法を用いることが望ましい．検査においては，原則として血糖値と HbA1c の双方を測定するものとする．また，⓫に示すような疾患・状況のもとでは HbA1c と平均的な血糖値が乖離する可能性があるので，必ず血糖値による診断を行う．

経口糖負荷試験とその判定基準値

（1）経口糖負荷試験（OGTT）について

　OGTT はグルコースを経口負荷し，その後の糖処理能を調べる検査であり，軽い糖代謝異常の有無を調べる最も鋭敏な検査法である．空腹時血糖値や随時血糖値あるいは HbA1c 測定で，判定が確定しないときに，糖尿病かどうかを判断する有力な情報を与える．臨床の場では，⓬に該当する場合には OGTT を行って耐糖能を確認することが推奨される．実際，空腹時血糖値 100 mg/dL 以上の場合や HbA1c（NGSP）5.6% 以上の場合には，①現在糖尿病の疑いが否定できないグループ，②糖尿病でなくとも将来糖尿病の発症リスクが高いグループ，が含まれることが明らかにされており，OGTT によってこれらを見逃さないことが重要である．ことに，①の場合には OGTT が強く推奨され，②の場合にもなるべく行うことが望ましい．

　臨床の場では，糖負荷前と負荷後 120 分のほかに，30，60 分の採血も行い，さらに血中インスリンを測定すれば，糖尿病の診断をより確実にし，糖尿病発症のリスクを知るのに役立つ．

（2）OGTT の判定基準値

　❾に OGTT による血糖値の判定基準（糖尿病型，境界型，正常型）を示す．空腹時血糖値と OGTT 2 時間値についてそれぞれ正常域と糖尿病域を設定して

いる.

①糖尿病型：空腹時血糖値 126 mg/dL 以上，もしくは OGTT 2 時間値が 200 mg/dL 以上のいずれかを満たすものを糖尿病型と呼ぶ.

②正常型：数年の間には糖尿病を発症する可能性が低いものを正常型とする．空腹時血糖値 110 mg/dL 未満で，かつ OGTT 2 時間値が 140 mg/dL 未満のものを正常型と呼ぶ．日本糖尿病学会の従来の報告では正常型は「数年追跡しても糖尿病をほとんど発症しないもの」として，その血糖基準値が設定された．ただし，1999 年の報告の正常型の上限は WHO の IGT（impaired glucose tolerance；耐糖能異常）基準値の下限と同じ値に定められた．国際基準値を重んじたことと，日本のデータでも，こうして定めた「正常型」から「糖尿病型」への悪化率は 0.6〜1.0 ％程度の低い数値だったことによる[3].

③境界型：正常型にも糖尿病型にも属さないものを境界型とする．「境界型」には糖尿病発症過程，糖尿病が改善した状態，インスリン抵抗性症候群，健常者がストレスなどで一時的に耐糖能悪化をきたしたもの，他の疾患により耐糖能が低下した状態など，不均一な状態が含まれる．この領域のものは，糖尿病特有の合併症をきたすことはほとんどないが，正常型に比べて，糖尿病を発症するリスクが高く，動脈硬化症のリスクも高い．米国糖尿病学会，WHO では空腹時血糖値が軽度上昇したものを IFG（impaired fasting glucose；空腹時血糖異常）と名付けた．IFG を定義する空腹時血糖値は米国糖尿病学会では 100〜125 mg/dL[11]，WHO では 110〜125 mg/dL[12] としている．日本糖尿病学会では空腹時血糖値が 100 mg/dL 以上のもののなかには，OGTT による境界型や糖尿病型が少なからずみられることから，100〜109 mg/dL のものを正常高値と呼ぶこととした．ただし，「正常型」の判定は OGTT 2 時間値を併用して行われるので，空腹時血糖値の基準値は 110 mg/dL 未満のままとする．日本糖尿病学会の境界型は IGT と狭義の IFG（IGT ではなく空腹時血糖値のみが上昇するもの）を合わせたものに合致する．個人別でみると，IGT と IFG とは一致しない場合が多い（㉗，p.302）.

正常型であっても，空腹時が 100 mg/dL 以上のものおよび 1 時間値が 180 mg/dL 以上のもの（急峻高血糖）では糖尿病型に進展するものの比率が高く，境界型に準じた経過観察が望ましい．また糖尿病では血糖値の上昇に比してインスリン値の早期の上昇が低い（糖負荷後 30 分間の $\Delta IRI/\Delta PG\langle \mu U/mL/mg/dL\rangle$ が 0.4 以下）という特徴があり，特に境界型でこの特徴を示すものは糖尿病へと進展するリスクが高いことが

報告され，糖尿病の重要な特質であると考えられている[16-19].

疫学調査

疫学調査の目的は，集団における糖尿病や糖代謝異常の有病率（頻度，prevalence），発生率（罹患率，incidence）を推定し，それらの危険因子を調べることである．この場合には血糖値を反復検査することは通常困難である．空腹時血糖値，OGTT の再現性は各個人については良好とはいえないが，集団における血糖値の分布や平均値には再現性がある．したがって，糖尿病の頻度を推定する場合には，1 回の検査だけによる「糖尿病型」の判定を「糖尿病」と読み替えてもよい（❿）．空腹時採血は，被験者が絶食時間を十分守ったかどうかを確認することが難しいので，なるべく HbA1c（NGSP）≧ 6.5％の基準を用いる.

検診

検診の目的は，糖尿病およびその高リスク群を見逃すことなく検出することである．そのためには血糖値，HbA1c の測定のみならず，家族歴，体重歴，妊娠・出産歴，現在の肥満の有無，血圧，合併症に関する所見などの情報も収集して，糖尿病を発症する恐れの大きい対象を選別すべきである．糖尿病の有無の判定は，臨床的診断にゆだねられるべきである.

2008 年 4 月から，医療保険加入者 40〜74 歳を対象に「特定健康診査・特定保健指導」が実施された．新しい健診システムの基本的な考えは，内臓脂肪型肥満に着目した生活習慣病予防のために保健指導を必要とするものを検出することである．保健指導を受ける対象者は，OGTT 2 時間値 140 mg/dL（境界型の下限）に相当する空腹時血糖値 100 mg/dL（正常高値の下限）以上，およびこれらに対応する HbA1c（NGSP）5.6％以上のものとされている．糖尿病予防の立場からは，腹囲や BMI の基準を満たさなくとも，以下のように取り扱うものとする（⓬）.

①空腹時血糖値または HbA1c が受診勧奨判定値に該当する場合（空腹時血糖値 ≧ 126 mg/dL または HbA1c（NGSP）≧ 6.5％，糖尿病が強く疑われるので，直ちに医療機関を受診させる.

②空腹時血糖値が 110〜125 mg/dL または HbA1c（NGSP）が 6.0〜6.4％の場合，できるだけ OGTT を行う．その結果，境界型であれば追跡あるいは生活習慣指導を行い，糖尿病型であれば医療機関を受診させる.

③空腹時血糖値が 100〜109 mg/dL または HbA1c（NGSP）が 5.6〜5.9％の場合，それ未満の場合に比べ将来の糖尿病発症や動脈硬化発症リスクが高いと考えられるので，他のリスク（家族歴，肥満，高血圧，脂質異常症など）も勘案して，情報提供，追

⓭ 妊娠中の糖代謝異常の診断基準

1) 妊娠糖尿病 gestational diabetes mellitus（GDM）
75 g OGTT において次の基準の 1 点以上を満たした場合に診断する.
①空腹時血糖値≧ 92 mg/dL（5.1 mmol/L）
②1 時間値≧ 180 mg/dL（10.0 mmol/L）
③2 時間値≧ 153 mg/dL（8.5 mmol/L）
2) 妊娠中の明らかな糖尿病 overt diabetes in pregnancy（註 1）
以下のいずれかを満たした場合に診断する.
①空腹時血糖値≧ 126 mg/dL
② HbA1c 値≧ 6.5 %
＊随時血糖値≧ 200 mg/dL あるいは 75 g OGTT で 2 時間値≧ 200 mg/dL の場合は, 妊娠中の明らかな糖尿病の存在を念頭に置き, ①または②の基準を満たすかどうか確認する（註 2）.
3) 糖尿病合併妊娠 pregestational diabetes mellitus
①妊娠前にすでに診断されている糖尿病
②確実な糖尿病網膜症があるもの

註 1. 妊娠中の明らかな糖尿病には, 妊娠前に見逃されていた糖尿病と, 妊娠中の糖代謝の変化の影響を受けた糖代謝異常, および妊娠中に発症した 1 型糖尿病が含まれる. いずれも分娩後は診断の再確認が必要である.
註 2. 妊娠中, 特に妊娠後期は妊娠による生理的なインスリン抵抗性の増大を反映して糖負荷後血糖値は非妊娠時よりも高値を示す. そのため, 随時血糖値や 75 g OGTT 負荷後血糖値は非妊娠時の糖尿病診断基準をそのまま当てはめることはできない. これらは妊娠中の基準であり, 出産後は改めて非妊娠時の「糖尿病の診断基準」に基づき再評価することが必要である.

（平松祐司ほか：日本糖尿病・妊娠学会と日本糖尿病学会との合同委員会 妊娠中の糖代謝異常と診断基準の統一化について. 糖尿病 2015；58：802.）

跡あるいは OGTT を行う.

妊娠糖尿病[14]

妊娠中に取り扱う糖代謝異常（hyperglycemic disorders in pregnancy）には,①妊娠糖尿病（gestational diabetes mellitus：GDM）,②妊娠中の明らかな糖尿病（overt diabetes in pregnancy）,③糖尿病合併妊娠（pregestational diabetes mellitus）の 3 つがある. GDM は,「妊娠中にはじめて発見または発症した糖尿病に至っていない糖代謝異常である」と定義され, 妊娠中の明らかな糖尿病, 糖尿病合併妊娠は含めない. 3 つの糖代謝異常は⓭の診断基準により診断する.

GDM 診断の意義は, 糖尿病に至らない軽い糖代謝異常でも児の過剰発育が起こりやすく周産期のリスクが高くなること, ならびに母体の糖代謝異常が出産後いったん改善しても, 一定期間後に糖尿病を発症するリスクが高いことにある. GDM の定義は幾多の歴史的変遷を経たが, 2008 年に妊娠時の軽い高血糖が児に及ぼす影響に関する国際的な無作為比較試験 Hyperglycemia and Adverse Pregnancy Outcome Study（HAPO Study）の結果が報告され[20], 周産期合併症の増加などに着目したエビデンスに基づいて, GDM の定義, 診断基準, スクリーニングに関する勧

告が出された[21]. これをふまえ, 国際的な指針との整合性を考慮し, わが国における GDM の定義としては「明らかな糖尿病」を除外し, International Association of Diabetes and Pregnancy Study Groups（IADPSG）Consensus Panel に従って GDM の診断基準を改訂することとした. 妊娠前から糖尿病があった場合には GDM に比し胎児に奇形を生ずるリスクが高まる.

GDM のリスク因子には, 尿糖陽性, 糖尿病家族歴, 肥満, 過度の体重増加, 巨大児出産の既往, 加齢などがある. GDM を見逃さないようにするには, 初診時およびインスリン抵抗性の高まる妊娠中期に随時血糖値検査を行い, 100 mg/dL 以上の陽性者に対して OGTT を施行して診断する. 空腹時血糖値≧ 92 mg/dL, 1 時間値≧ 180 mg/dL, 2 時間値≧ 153 mg/dL の 1 点以上を満たした場合に GDM と診断する. ただし,「臨床診断」における糖尿病と診断されるものは除く.

（門脇　孝）

●文献

1) 清野　裕ほか：糖尿病の分類と診断基準に関する委員会報告. 糖尿病 2010；53：450.
2) 清野　裕ほか：糖尿病の分類と診断基準に関する委員会報告（国際標準化対応版）. 糖尿病 2012；55：485.
3) Imagawa A, et al：A novel subtype of type 1 diabetes mellitus characterized by a rapid onset and an absence of diabetes-related antibodies. Osaka IDDM Study Group. N Engl J Med 2000；342：301.
4) Yasuda K, et al：Variants in KCNQ1 are associated with susceptibility to type 2 diabetes mellitus. Nat Genet 2008；40：1092.
5) Yamauchi T, et al：A genome-wide association study in the Japanese population identifies susceptibility loci for type 2 diabetes at UBE2E2 and C2CD4A-C2CD4B. Nat Genet 2010；42：864.
6) Mahajan A, et al：Fine-mapping type 2 diabetes loci to single-variant resolution using high-density imputation and islet-specific epigenome maps. Nat Genet 2018；50：1505.
7) Suzuki K, et al：Identification of 28 new susceptibility loci for type 2 diabetes in the Japanese population. Nat Genet 2019；51：379.
8) Kadowaki T, et al：Adiponectin and adiponectin receptors in insulin resistance, diabetes and metabolic syndrome—Adiponectin hypothesis. J Clin Invest 2006；116：1784.
9) Fajans SS：Scope and heterogeneous nature of MODY. Diabetes Care 1990；13：49.
10) Kadowaki T, et al：A subtype of diabetes mellitus associated with a mutation of mitochondrial DNA. N Engl J Med 1994；330：962.
11) Gloyn AL, et al：Activating mutations in the gene

encoding the ATP-sensitive potassium-channel subunit Kir6.2 and permanent neonatal diabetes. *N Engl J Med* 2004 ; 350 : 1838.
12) Babenko AP, et al : Activating mutations in the ABCC8 gene in neonatal diabetes mellitus. *N Engl J Med* 2006 ; 355 : 456.
13) Kadowaki T, et al : Two mutant alleles of the insulin receptor gene in a patient with extreme insulin resistance. *Science* 1988 ; 240 : 787.
14) 平松祐司ほか:日本糖尿病・妊娠学会と日本糖尿病学会との合同委員会 妊娠中の糖代謝異常と診断基準の統一化について.糖尿病 2015 ; 58 : 801.
15) 日本糖尿病学会編・著:糖尿病治療ガイド 2018-2019. 東京:文光堂;2018. p.16.
16) Kosaka K, et al : Insulin secretory response of diabetics during the period of improvement of glucose tolerance to normal range. *Diabetologia* 1974 ; 10 : 775.
17) Seino Y, et al : Comparative insulinogenic effects of glucose, arginine and glucagon in patients with diabetes mellitus, endocrine disorders and liver disease. *Acta Diabetol Lat* 1975 ; 12 : 89.
18) Kosaka K, et al : Insulin responses in equivocal and definite diabetes, with special reference to subjects who had mild glucose intolerance but later developed definite diabetes. *Diabetes* 1977 ; 26 : 944.
19) Kadowaki T, et al : Risk factors for worsening to diabetes in subjects with impaired glucose tolerance. *Diabetologia* 1984 ; 26 : 44.
20) Metzger BE, et al : Hyperglycemia and adverse pregnancy outcomes. *N Engl J Med* 2008 ; 358 : 1991.
21) IADPSG Consensus Panel : International association of diabetes and pregnancy study groups recommendations on the diagnosis and classification of hyperglycemia in pregnancy. *Diabetes Care* 2010 ; 33 : 676.

1型糖尿病の病因

1型糖尿病では,膵β細胞が破壊され,インスリンの絶対的欠乏に陥って血糖が上昇し,糖尿病を発症する.発症時には,β細胞がすでに健常者の20%以下に減少している場合が多い.日本人患者の約80%では,膵島抗原に対する自己抗体が証明され,自己免疫によりβ細胞が破壊されると考えられる(自己免疫性1型糖尿病).しかし,残りの約20%では自己抗体が証明されず,その多くは超急性にβ細胞が破壊され発症する.このようなタイプは"劇症1型糖尿病"と呼ばれている(後述).

自己免疫性1型糖尿病は,①遺伝的な背景を有する患者が,②環境因子の作用をきっかけにして,③自己免疫機序により細胞傷害性T細胞が活性化されてβ細胞が破壊され,発症する.症状の出現は急激であるが,発症の数年以上前から免疫学的異常やインスリン分泌異常が存在すると考えられている(⓮).

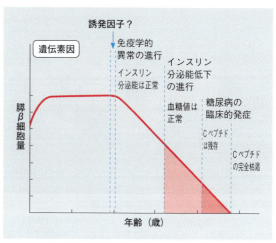

⓮ 1型糖尿病発症に至るまでの推定経過

時間の経過とともに膵β細胞量が減少していく様子を示している.その間,遺伝素因の存在→誘発因子による攻撃→免疫学的異常の進行→インスリン分泌能の低下→糖尿病の臨床的発症→Cペプチドの完全枯渇,という時期をそれぞれ経過することが推定されている.

(Eisenbarth GS : Type I diabetes mellitus. A chronic autoimmune disease. *N Engl J Med* 1986 ; 314 : 1360.)

遺伝因子

一卵性双生児における1型糖尿病の一致率が高いこと(約40%)から,1型糖尿病の発症に遺伝因子が関与することは以前から推定されてきた.

最初に明らかにされ,今日でも糖尿病発症に最も大きな影響を与えると考えられているのはHLA遺伝子である.DNAタイピングにより,欧米白人の1型糖尿病では *DRB1*03-DQB1*03:02*, *DRB1*04:01-DQB1*03:02* が,日本人では *DRB1*04:05-DQB1*04:01*, *DRB1*09:01-DQB1*03:03* が多く,逆に *DRB1*15:01-DQB1*06:02*, *DRB1*15:02-DQB1*06:01* は少ないことが明らかにされている.HLA型が発症に関与するのは,HLA型により抗原結合部位の立体構造が異なり,胸腺における自己抗原との結合性が異なるので,自己抗原反応性免疫担当細胞の除去において差が生じるため,と考えられている.

HLA以外に明らかにされている遺伝因子として,インスリン遺伝子,CTLA-4遺伝子,PTPN(protein-tyrosine phosphatase)22遺伝子などが報告されている.

環境因子

環境因子として,まずウイルス感染があげられる.ウイルスにより膵β細胞に新たな抗原が表出して自己抗原となり,β細胞に対する自己免疫反応が起こる,あるいは膵β細胞にウイルス抗原が表出して免疫機構に認識され,細胞傷害性T細胞による破壊を受け

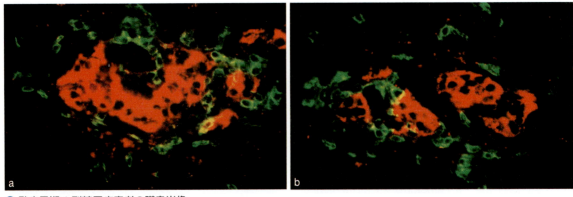

⓯ 発症早期1型糖尿病患者の膵島炎像
a：グルカゴン陽性細胞（赤色）がほとんどを占める残存膵島におけるCD3陽性細胞（T細胞，緑色）の浸潤像．
b：aと同じ膵島におけるCD8陽性細胞（主として細胞傷害性T細胞，緑色）の浸潤像．赤色は残存膵島におけるグルカゴン陽性細胞を示す．

⓰ 劇症1型糖尿病の特徴
1. 口渇，多飲，多尿などの自覚症状が出現して数日～1週間以内でケトアシドーシスに陥る
2. 診断時，血糖値は非常に高いのに，HbA1cの値は正常か少し高い程度である
3. インスリン分泌がほとんど枯渇している
4. 膵島関連自己抗体（GAD抗体など）が陰性である
5. アミラーゼなどの膵外分泌酵素が上昇している

る，といった仮説が考えられている．
　ウイルス以外の環境因子として，食物，特に乳幼児期の牛乳摂取なども考えられている．

自己免疫の関与

　自己免疫が発症に関与する根拠としては，以下のようなことがあげられる．
①発症直後，時にはそれ以前から膵島細胞に対する自己抗体（GAD抗体，膵島細胞抗体〈ICA〉，インスリン自己抗体〈IAA〉，IA-2抗体など）を高率に認める．
②末梢血で膵β細胞の抗原に反応する活性化T細胞が増加している．
③発症後間もない患者の剖検で自己免疫の代表的な病理所見といわれるリンパ球浸潤（膵島炎など）がしばしばみられる．
　GAD抗体を含む多くの自己抗体については，自己抗体そのものの病因的意義は少なく，むしろ1型糖尿病のマーカーとみなされており，発症前にこれらの自己抗体を検出することにより，発症の予知や予防に役立つとも考えられている．
　一方，膵β細胞を直接破壊しているのは，膵島に浸潤したリンパ球（T細胞）であると考えられている．発症早期の日本人1型糖尿病患者の生検膵組織を検討した成績では，CD8陽性（細胞傷害性）T細胞の浸潤が認められる（⓯）．

特発性1型糖尿病

　1型糖尿病のうち，自己抗体の証明できないものを，特発性1型糖尿病という．このなかに，比較的急性に症状が出現する自己免疫性1型糖尿病に比べても，さらに急性に発症し，きわめて短期間にケトアシドーシスに陥る"劇症1型糖尿病"がある．劇症1型糖尿病の特徴を⓰に示す．
　このタイプでは，数日でほとんどすべての膵β細胞が破壊されると考えられる．最近の研究結果では，自己抗体は陰性であるが，発症時には膵島にマクロファージやT細胞が浸潤していることが明らかになっており，これらの細胞がβ細胞傷害に関係していると推定されている．劇症1型糖尿病は，発見時，直ちに治療を開始しなければ生命にかかわるため，可能な限り早期の診断と治療が必要とされ，臨床的に非常に重要な病型である．
　劇症1型糖尿病でも遺伝因子としてHLA遺伝子が関与しており，*DRB1*04:05–DQB1*04:01*あるいは*DRB1*09:01–DQB1*03:03*を有する頻度が高い．*DRB1*15:02–DQB1*06:01*が低頻度であることも自己免疫性1型糖尿病と共通であるが，*DRB1*15:02–DQB1*06:02*は低頻度ではない．また，環境因子として，ウイルス感染の関与が明らかにされている．発症後に血中抗ウイルス抗体が上昇する患者が多数報告されており，患者剖検膵において直接エンテロウイルスやサイトメガロウイルスの存在が証明される場合もある．発症直後の患者膵には，膵島および膵外分泌領域の広い範囲に抗ウイルス反応と考えられるマクロファージやT細胞の浸潤を認める．

〈今川彰久，花房俊昭〉

文献

1) Eisenbarth GS, et al：Pathogenesis of insulin-dependent (Type 1) diabetes mellitus. In：Kahn CR, et al (eds). Joslin's Diabetes Mellitus, 13th edition. Philadelphia：Lea & Febiger；1994. p.216.

2) Hanafusa T, et al：Fulminant type 1 diabetes：A novel clinical entity requiring special attention by all medical practitioners. *Nat Clin Pract Endocrinol Metab* 2007；3：36.

2型糖尿病の病因

2型糖尿病は，以前はインスリン非依存性糖尿病（non-insulin dependent diabetes mellitus：NIDDM）と呼ばれたものにほぼ対応する.

2型糖尿病は糖尿病患者の大部分を占め，世界中で激増しつつあり，日本では 2017 年現在約 1,000 万人の患者がいると推定される. 成因論的に不均一な疾患が含まれ，遺伝因子と環境因子がともに発症にかかわる. 発症機序は，インスリン分泌の低下とインスリン感受性の低下の二者が考えられており，発症における両機序の重要性は個々の症例で異なると思われる. 1型糖尿病と異なり，通常，2型糖尿病では膵 β 細胞機能が完全に廃絶してしまうことはない.

遺伝因子

遺伝因子がかかわっていることを示す根拠の一つは，家族集積性である. 2型糖尿病患者の 40～50 ％では，第1度近親者（親子，同胞）に糖尿病が見出される. また，一卵性双生児における 2 型糖尿病の一致率は 60～90 ％と高率である. インスリン分泌能にかかわる性質，インスリン感受性にかかわる性質の遺伝が考えられており，HLA は関係がない.

2型糖尿病の大部分では，おそらく複数の遺伝子が疾患感受性にかかわっている. 最近の全ゲノム探索によって 2 型糖尿病と関連があると推定される遺伝子多型が 40 以上見つかっている（⑰）. それらでは，β 細胞の発生・増殖や機能にかかわるもののほうがインスリン抵抗性にかかわるものより多くを占める. しかし，個々の遺伝子多型は糖尿病の疾患感受性を 10～40 ％上昇させる程度であり，複数の組み合わせで糖尿病発症の危険が高まると想定される.

臨床的に 2 型糖尿病と同じような病像を示すもののなかから，単一の遺伝子異常で発症する特殊な糖尿病がいくつか見つかってきた. インスリン遺伝子，インスリン受容体遺伝子，ミトコンドリア遺伝子の突然変異，および MODY（maturity-onset diabetes of the young）などである. これらは成因論的分類では 2 型糖尿病とは別の項目に分類される. これらについては，

⑰ 日本人で2型糖尿病との関連が認められた遺伝子多型

オッズ比約 1.4 のもの	*KCNQ1*, *TCF7L2*
オッズ比 1.1～1.2 のもの	*PPARG**, *HHEX*, *SLC30A8*, *CDKAL1*, *CDKN2A-2B*, *IGF2BP2*, *FTO**, *UBE2E2*, *C2CD4A/B*, *KCNJ11* など

上記の多型のうち，*は肥満との関連が，その他はすべて β 細胞の維持，機能，あるいはインスリン分泌との関連が想定されている.

(Omori S, et al：Association of *CDKAL1, IGF2BP2, CDKN2A/B, HHEX, SLC30A8*, and *KCNJ11* with susceptibility to type 2 diabetes in a Japanese population. *Diabetes* 2008；57：791／安田一基：GWAS による 2 型糖尿病遺伝子の同定—世界と日本の動き. 門脇 孝ほか〈編〉. カラー版 糖尿病学 アップデート版. 新潟：西村書店；2009. p.21.／原 一雄, 門脇 孝：ゲノムワイド関連解析による新規 2 型糖尿病遺伝子座 *UBE2E2* ならびに *C2CD4A/B* の同定. 岡 芳知ほか〈編〉. 糖尿病学 2011. 東京：診断と治療社；2011. p.89.)

☞ 「糖尿病の遺伝素因」（p.313）を参照.

環境因子

世界的に増加している糖尿病の大部分は 2 型糖尿病である. アメリカに移住した日本人一世, 二世では, 糖尿病の頻度は日本国内の約 2 倍である. 2 型糖尿病の発症率は同じ民族でも時代や移住によって大きく変化し，このことは環境因子が 2 型糖尿病の発症に重要な役割を担っていることを示している.

糖尿病の発症にかかわる可能性のある環境因子としては，肥満，運動不足，加齢，過食，食事組成，ストレスなどがある. その多くは，インスリン感受性を低下させることによって発症を誘発すると考えられる. わが国では, 糖尿病の増加と自動車や電話の普及, 砂糖や食肉の消費量とが高い相関を示す. これらの社会経済学指標の変化は，糖尿病をきたしやすい環境と関連し，そこには運動不足や食生活の変化が関係していると思われる.

2型糖尿病の頻度は，国，人種によって著しい差異があり，頻度の高い集団では成人の 50 ％近くに達する. 原始的な生活様式から欧米風の生活に急激に移行した場合に，糖尿病が急増する傾向が多くの集団で観察されている.

各集団の 2 型糖尿病の頻度は，その集団の肥満の程度とほぼ相関する. また，疫学調査では運動量の低下が，肥満と並ぶ重要な危険因子であることが示されている. 耐糖能が軽度低下した人たちでは，生活習慣への介入によって肥満を抑え，運動を奨励することにより，糖尿病への悪化を半減できることが，いくつかの研究で明らかにされた.

胎児期の栄養状態が成人してからの肥満, 2 型糖尿

病，高血圧に影響することが知られており，出生時体重の低い児では将来，2型糖尿病を発症するリスクが高い．

2型糖尿病の発症機序

インスリン分泌異常

日本人2型糖尿病患者の多くでは空腹時血中インスリン濃度は正常範囲であるが，境界型（耐糖能異常〈impaired glucose tolerance：IGT〉を含む）や軽症2型糖尿病では空腹時血中インスリンはやや高めの値を示す傾向があり，欧米のデータではその傾向が顕著である．

糖尿病に特徴的なのは，グルコース負荷後のインスリン分泌の低下である．特にグルコース負荷後の初期分泌反応，すなわちグルコース静注後3～5分，グルコース経口負荷後30分の血中インスリン濃度上昇反応が低下する．空腹時血糖が高いものほどインスリン濃度の上昇は少なくなる．

経口グルコース負荷試験時のインスリン分泌初期反応の判定には，グルコース負荷後30分までの血中インスリン値（immunoreactive insulin：IRI）の上昇量（ΔIRI，μU/mL）と血糖（plasma glucose：PG）の上昇量（ΔPG，mg/dL）の比（ΔIRI/ΔPG）を用いることができる．75 gグルコース負荷時のこの値の正常下限は0.4である．

糖尿病ではグルコース刺激によるインスリン分泌反応の低下が特に顕著で，グルコース以外の刺激，たとえばグルカゴン，トルブタミド，アルギニンなどに対する反応は比較的保たれている．これらの非グルコース刺激によるインスリン分泌は，グルコースを与えることによって増強されるが，この増強反応も糖尿病では低下する．

栄養素の経口摂取後のインスリン分泌には，腸管から分泌されるインクレチン（GLP-1，GIP）が重要な役割を果たすが，糖尿病ではGLP-1分泌，GIPの作用低下が認められている．

2型糖尿病におけるインスリン分泌低下の少なくとも一部は，糖尿病の代謝異常（高血糖など）による二次的分泌抑制が加わっている可能性があり，これは"糖毒性"と呼ばれている．糖尿病を治療して耐糖能が改善されるとインスリン分泌はある程度回復するが，なお正常に比して低反応であり，たとえ耐糖能が正常近くになるまで改善しても，インスリン分泌の初期反応が低いという性質は残存する．

軽い糖代謝異常（IGTなど）では，グルコース負荷試験時のインスリン反応は低反応のものや高反応のものが混じっており，低反応のものほど糖尿病へ悪化しやすい（⓲）．

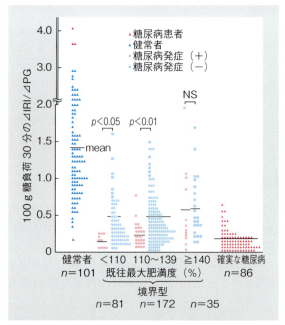

⓲ 糖尿病発症とΔIRI/ΔPGおよび肥満との関係

糖尿病を後に発症した者の大部分では，発症前の境界型だった時期のΔIRI/ΔPGが低い．しかし，高度肥満者ではΔIRI/ΔPGが正常の者からも糖尿病が少数発症している．

(Kadowaki T, et al：Risk factors for worsening to diabetes in subjects with impaired glucose tolerance. *Diabetologia* 1984；26：44.)

双生児糖尿病の相手方で糖尿病未発症のもの，両親がともに糖尿病の子どもなどでは，2型糖尿病の素質が濃厚と推定される．それらのものではインスリン分泌低反応者が多く，インスリン分泌能には遺伝的素因が影響すると考えられている．一方，環境因子として，胎児期の栄養状態や加齢などの因子もインスリン分泌反応に影響する可能性がある．

インスリン分泌低下の機序はまだ明らかでないが，グルコースを感知してからインスリンを放出するまでのβ細胞内情報伝達機構に興味が寄せられている．また，2型糖尿病患者の膵の剖検では，β細胞数が半分程度に減少しているという報告が少なくない．

2型糖尿病患者の膵島では，しばしばアミロイドの沈着があることが以前から知られている．このアミロイド物質はインスリンとともにβ細胞から分泌されるペプチド（アミリンまたはIAPP〈islet-amyloid polypeptide〉）に由来する．糖尿病発症の初期にはアミロイド沈着は少なく，糖尿病の成因というよりも，むしろ糖尿病の病態の悪化に関与している可能性が考えられる．

2型糖尿病では血中プロインスリン/インスリン比が上昇し，2型糖尿病のβ細胞では何らかの機能異常が存在することを示唆する．プロインスリン/インス

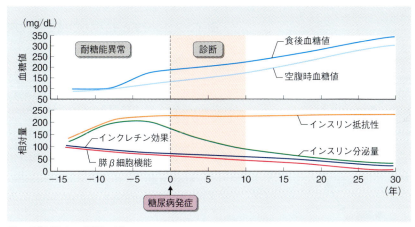

⓳ 2型糖尿病の経過の例

インスリン抵抗性（感受性低下），膵β細胞機能，インスリン分泌量，インクレチン効果の経過の典型的な例を示す．肥満などでインスリン感受性が低下すると代償的にインスリン分泌量が増加し，軽い耐糖能低下が生じる．この状態が進み，β細胞のインスリン分泌能がインスリンの需要に追いつかなくなると，インスリンの相対的不足をきたして糖尿病発症に至る．この間，β細胞の数の減少なども起こりインスリン分泌能はさらに低下して，いっそうの血糖上昇が起こる．

(Kendall DM, et al：Clinical application of incretin-based therapy：therapeutic potential, patient selection and clinical use. Am J Med 2009；122：S37.)

リン比はβ細胞がオーバーワークを強いられたと考えられる状況で上昇することがわかっている．また，インスリン分泌には約8～16分の周期で増減する律動的変動があり，2型糖尿病のβ細胞機能の最も早期の異常として，このリズムの消失や乱れが生じることが指摘されている．

インスリン抵抗性（インスリン感受性低下）

アメリカでは，2型糖尿病の発症機序として，インスリン抵抗性を重視する意見が以前は多かったが，最近では糖尿病の発病にはインスリン分泌低下が必須であるとする意見が主流となってきた．IGTや軽症糖尿病では空腹時血中インスリン値，グルコース負荷後のインスリン値が健常者よりも上昇し，これはインスリン抵抗性に対する代償的インスリン分泌増加を示すとみなされてきた（⓳）．ただし，日本人の2型糖尿病では，肥満の影響を除けばIGTや軽症糖尿病においても，糖負荷30分後のインスリン濃度が正常範囲を超えて上昇することはまれである．空腹時インスリン値，あるいは空腹時インスリン値と空腹時血糖値の積はインスリン抵抗性を示す指標の一つとされており，それらの値が高いものでは2型糖尿病を発症しやすいことが種々の疫学調査で示されている．

グルコース負荷試験時の血中インスリン値の総和（ΣIRI）も，IGTでは増加する傾向を示す．これはグルコース負荷後の血糖上昇が長く続くことの結果で，インスリン感受性の低下をある程度代償している状態と解釈されている．しかし糖尿病が悪化して空腹時血糖値が上昇するようになると，空腹時インスリン濃度，ΣIRIは低下する．

インスリン感受性の低下は，インスリンの肝グルコース放出抑制作用，筋や脂肪組織のグルコース取り込み促進作用のいずれについても認められる．肝グルコース放出の増加は，主に糖新生の増加による．空腹時血糖の上昇には肝グルコース放出の増加が重要であり，一方，食後の高血糖の持続には筋のグルコース利用の低下が重要な役割を演じると考えられている．

インスリン感受性低下の機序としては，インスリン受容体への結合以後の細胞内情報伝達の異常が重要である．インスリンが受容体に結合すると，受容体のチロシンキナーゼ作用が活性化され，インスリン受容体基質1, 2（insulin receptor substrate-1, 2：IRS-1, 2）やその他の情報伝達蛋白がリン酸化され，いくつかのステップを経て種々のインスリン作用が現れる．インスリンには筋のグルコース取り込み促進，筋や肝のグリコーゲン合成増加などの作用があるが，糖尿病ではこれらの反応は低下する．IRS-1は骨格筋，IRS-2は膵β細胞，視床下部，血管内皮で多く発現し，肝は両者を発現する．IRS-2はβ細胞の増殖促進，アポトーシス抑制作用があり，その低下はβ細胞量の減少にもつながる．

脂肪細胞からは，遊離脂肪酸のほか，TNF-α（tumor necrosis factor-α），レプチン，レジスチン，IL-6（interleukin-6），アディポネクチンなど，さまざまな活性物質が分泌される．肥大した脂肪細胞から多く分泌されるTNF-αやレジスチンは，インスリン抵抗性を招くと推測される．逆にインスリン感受性を高め炎

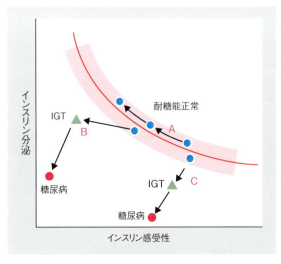

❷⓪ インスリン分泌とインスリン感受性との関係：糖尿病の発症を示す概念図

耐糖能が正常なものではインスリン感受性とインスリン分泌能とは反比例関係にある．インスリン感受性指数と急速なインスリン分泌は，図の双曲線を中心とする分布を示す．インスリン感受性が低下しても，それに応じてインスリン分泌が増え，この双曲線に沿って左上に動けば耐糖能は正常に保たれる（Aの場合）．インスリン感受性の低下に見合っただけのインスリン分泌増加が起こらなければ，耐糖能が悪化して糖尿病発症に至る（Bの場合）．日本人ではインスリン分泌能が低いため，インスリン感受性がわずかに低下しただけで双曲線からはずれて，糖尿病に移行しやすいと考えられる（Cの場合）．
IGT：耐糖能異常．

(Kahn SE：The importance of β-cell failure in the development of type 2 diabetes. J Clin Endocrinol Metab 2001；86：4047. ／相澤 徹〈著〉，岡 芳知ほか〈編〉．糖尿病学 2004．東京：診断と治療社；2004．p.125)

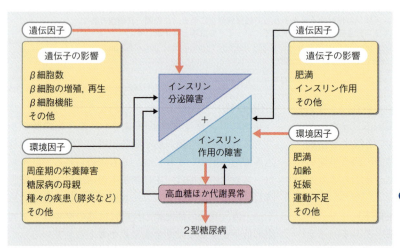

❷① 2型糖尿病の成因における遺伝因子と環境因子，インスリン分泌障害とインスリン作用の障害との関係

症を抑える働きのあるアディポネクチンは，小さい脂肪細胞から多く分泌され，肥満者で脂肪細胞が肥大するとその分泌は少なくなる．

家系調査などによって，インスリン感受性にも遺伝的素質がかかわることがわかっている．また，肥満や運動不足などの後天的因子は，主にインスリン感受性を低下させて2型糖尿病発病の誘因となる．

2型糖尿病患者の多くは肥満している．たとえ受診時に肥満していなくても，過去に肥満していたという患者が多い．肥満者ではインスリン感受性が低下するため，身体のインスリン需要量は増大し，インスリンの相対的不足をきたしやすくなると推定される．肥満者では一般に空腹時血清インスリン値は上昇し，グルコース負荷後のインスリン反応も高反応となる．インスリン分泌を十分に増加することができれば，インスリン感受性低下を代償でき，糖尿病を発症することはない．

肥満者のなかでも，腹部に脂肪が蓄積する者は殿部や大腿に蓄積する者よりも糖尿病をきたしやすい．また，腹腔内に脂肪が蓄積するタイプ（内臓脂肪型肥満）のほうが皮下に蓄積するタイプよりも糖尿病になりやすい．これは，腹腔脂肪から放出される遊離脂肪酸は，肝に直接流入して代謝に影響しやすいためと推定される．肝における遊離脂肪酸の酸化が増加してアセチルCoAやNADH（還元型ニコチンアミドアデニンジヌクレオチド）が増えると糖新生は促進される．

従来，筋肉，脂肪組織，肝の三者がインスリン感受性組織の代表として認められてきたが，それ以外に膵β細胞自身，中枢神経系（主に視床下部），消化管の内分泌細胞などでもインスリンシグナルが重要な生理機能を果たしているらしいことがわかってきた．2型糖尿病の発症機序においても，これらの組織が何らかの役割を担っている可能性が想定される．

2型糖尿病の発症におけるインスリン分泌低下とインスリン感受性低下の関係

耐糖能正常者のなかにもインスリン感受性やインスリン分泌反応には著しい幅があり，両者は反比例の関係にある．グルコース静脈注射後の血糖値とインスリン値の変動からインスリン感受性指数とインスリン急速分泌とを計算して，多数例でプロットすると，双曲線状の分布を示す（⑳）．IGT，糖尿病，かつて妊娠糖尿病だったものなどは，この双曲線よりも左下方に分布する．2型糖尿病の近親者も左下に分布するものが多い．肥満してインスリン感受性が低下しても，インスリン分泌が十分に増えれば，耐糖能は正常に保たれ，糖尿病にはならない（⑳ A）．しかしインスリン感受性が低下した場合，それに対応するだけのインスリン分泌増加が起こらなければ耐糖能は低下して，境界型さらに糖尿病を発症すると考えられる（⑳ B）．日本人では一般にインスリン分泌能が低く，インスリン感受性がわずか低下しただけの領域で，図の双曲線をはずれて糖尿病に移行するものが多いと推定される（⑳ C）．

2型糖尿病の発症における遺伝因子と環境因子の相互関係

遺伝因子と環境因子（あるいは後天的因子）は，いずれもインスリン分泌能，インスリン感受性の両者にかかわっているが，遺伝因子はインスリン分泌能，環境因子はインスリン感受性とのかかわりが大きいと考えられる（㉑）．

2型糖尿病になりやすい遺伝因子を濃厚に受け継いでいる場合，たとえば両親がともに糖尿病の場合には，肥満がないかあるいは軽度の肥満でも糖尿病になりやすいし，また比較的若年でも糖尿病を発症しやすい．一方，遺伝因子が少ない場合には，中年以後になって，さらに肥満や運動不足などの影響があって初めて糖尿病をきたすのであろう．

（葛谷　健）

●文献

1) DeFronzo RA：Pathogenesis of type 2 diabetes：Metabolic and molecular implications for identifying diabetes genes. *Diabetes Reviews* 1977；5：177.
2) 小坂樹徳ほか：糖尿病診療のあゆみと展望．東京：文光堂；2007. p.36.
3) Hawkins M, et al：2型糖尿病の発症におけるインスリン抵抗性とその役割．金澤康徳ほか（監訳）．ジョスリン糖尿病学．第2版．東京：メディカル・サイエンス・インターナショナル；2007（原本は2005発行）．p.475.
4) Leahy JL：糖尿病における膵β細胞機能障害．金澤康徳ほか（監訳）．ジョスリン糖尿病学．第2版．東京：メディカル・サイエンス・インターナショナル；2007（原本は2005発行）．p.501.
5) Kahn SE：The importance of β-cell failure in the development of type 2 diabetes. *J Clin Endocrinol Metab* 2001；86：4047.
6) Kadowaki T, et al：Adiponectin and adiponectin receptors in insulin resistance, diabetes, and the metabolic syndrome. *J Clin Invest* 2006；116：1784.

病態生理と症状

インスリン作用の異常

インスリン抵抗性

病態：2型糖尿病におけるインスリン抵抗性の主要な病態は，肝のグルコース放出過剰，骨格筋のグルコース取り込み減少，脂肪組織におけるトリグリセリド分解の抑制不全，および空腹時血中インスリンの代償性上昇である．インスリン受容体の2つのシグナル伝達系，すなわちインスリン受容体基質（insulin receptor substrate：IRS）からホスファチジルイノシトール3-キナーゼ（PI3K）を介する代謝制御シグナルと，マップキナーゼ（mitogen activated protein kinase：MAPK）を介する細胞増殖にかかわる経路のうち，インスリン抵抗性は前者の障害である（㉒）．

成因：
①遊離脂肪酸：インスリン分泌不全が遺伝因子に強く影響されるのとは異なり，インスリン抵抗性は主として生活習慣に関連した環境要因に起因する．特に，脂肪の過剰摂取と肥満，とりわけ脂肪肝を含む

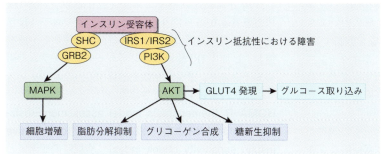

㉒ **インスリン受容体のシグナル伝達経路**
インスリン抵抗性ではPI3Kを介する代謝調節経路が障害される．
MAPK：マップキナーゼ，IRS：インスリン受容体基質，PI3K：ホスファチジルイノシトール3-キナーゼ，GLUT4：4型糖輸送担体．

内臓脂肪型肥満は，インスリン抵抗性の最も重要な原因である．

遊離脂肪酸（free fatty acid：FFA）は，高脂肪食および肥満がインスリン抵抗性を導く共通のメディエーターである．門脈血から肝細胞に取り込まれたFFAは，ミトコンドリアでβ酸化を受けるか，あるいは細胞質でトリグリセリドに再合成される．FFA自体は糖に変換しないが，肝におけるβ酸化の亢進は，糖新生の増加を導く（☞「グルコース産生の亢進」次頁）．また，トリグリセリドの分解でFFAとともに生じたグリセロールは，糖新生の材料として利用される．

一方，肝で合成されたトリグリセリドはVLDLとして末梢組織に運ばれるが，グルコースとFFAはエネルギー源として相補的関係にあるので，大量のFFAが骨格筋でβ酸化を受けると，グルコース酸化は反比例的に減少する．その機序はミトコンドリア内のNADH/NAD$^+$比およびアセチルCoA/CoA比の上昇によるとされている．骨格筋は最大のグルコース消費臓器であるので，そのグルコース利用の減少は血糖上昇に直結する．

このように，脂肪は糖質欠乏時にエネルギー源となるとともに，グルコースの産生を増やし消費を抑えることで，中枢神経へのグルコース供給を維持する重要な役割をもつ．しかし，この働きは糖質が豊富にある状況では糖代謝を悪化させることになる．

② TNF-α：内臓脂肪から分泌されるさまざまなアディポサイトカインも，肥満に伴う代謝異常にかかわっている．なかでもインスリン抵抗性との関連がよく知られているのはTNF-αである．TNF-αは，IRS1のセリン/スレオニンリン酸化を引き起こし，チロシンリン酸化を介するインスリンシグナル伝達を阻害するとともに，IRS1の分解を促進する．また，TNF-αはサイトカインシグナル抑制因子1（suppressors of cytokine signaling-1：SOCS-1）およびSOCS-3の活性化を介してIRS1，IRS2を阻害し，分解を引き起こすことが示されている．

③ アディポネクチン：一方，小型脂肪細胞から分泌されるアディポネクチンは，TNF-αに拮抗しインスリン感受性を改善する作用をもつ．骨格筋ではグルコースおよびFFAの酸化を促進し，肝においてもFFA酸化を促進しトリグリセリド合成を抑制する．したがって，肥満者における低アディポネクチン血症はインスリン抵抗性の原因になりうる．また，アディポネクチンの減少は動脈硬化を促進することが示されている．

④ 運動不足：生活習慣の面では，過食とともに運動不足の関与が大きい．運動量の減少は直接的にグル

コース消費を減らすだけでなく，筋細胞内AMP/ATP比の低下を介してAMP活性化プロテインキナーゼ（AMP-activated protein kinase：AMPK）を抑制し，グルコース取り込みを減少させる．運動不足に伴う筋細胞内の脂肪沈着は，インスリン抵抗性をさらに悪化させる．また，運動習慣のない2型糖尿病患者はしばしば骨格筋量が少なく，十分な量のグルコースを消費することができないことも，インスリン抵抗性の大きな要因である．

⑤ グルコース毒性：高血糖が長期間持続すると，それだけで筋肉のインスリン抵抗性が強まり，インスリンによるグルコース取り込みとグリコーゲン合成が障害される．同時にβ細胞のグルコース反応性インスリン分泌も減少する．慢性高血糖がインスリン抵抗性とインスリン分泌不全を引き起こす現象をグルコース毒性と呼ぶ．グルコース毒性は良好な血糖コントロールを維持することで解除できる．

インスリン抵抗性の測定

高インスリン正常血糖クランプ（hyperinsulinemic euglycemic clamp）：速効型インスリンの静脈内持続注入で血中インスリン（IRI）を100 μU/mL程度に保ち，グルコースの静脈内注入により血糖値を90～100 mg/dLに維持する．通常，人工膵を用いてグルコース注入を自動制御し，開始後90～120分経った安定状態でのグルコース注入速度を求める．肝からのグルコース放出がインスリンによりほぼ停止されているので，グルコース注入速度は全身のグルコース利用速度に一致する．体重あたりのグルコース注入率は主として骨格筋のインスリン抵抗性を反映する指標であり，インスリン抵抗性の標準的測定法とされている．

安定状態血漿グルコース値（steady state plasma glucose：SSPG）：ソマトスタチンまたはオクトレオチドを用いて内因性インスリン分泌を抑制した状態で，グルコースと速効型インスリンを一定速度で注入し，120分後以降の血糖値が安定した時点での血糖値の高低によりインスリン抵抗性を評価する．主として骨格筋のインスリン抵抗性を反映するため，高インスリン正常血糖クランプとよく相関する．

ミニマルモデル：グルコース300 mg/kg体重を静注し，20分後に速効型インスリンを0.02単位/kg（糖尿病患者は0.05単位/kg）静注する．グルコース投与後180分まで対側の肘静脈から経時的に採血し，血糖値および血中IRI値からコンピュータプログラムを用いてインスリン感受性指数を計算する．全身のインスリン抵抗性を表す指標とされる．

HOMA-R（homeostasis model assessment-resistance, HOMA-IRともいう）と**QUICKI**（quantitative insulin sensitivity check index）：空腹時の血糖値と

血中 IRI 値から計算する方法であり，主として肝のインスリン抵抗性を反映する．

$$\text{HOMA-R} = \text{血糖値}(\text{mg/dL}) \times \text{IRI}(\mu\text{U/mL})/405$$

1.6 以下を正常，2.5 以上をインスリン抵抗性とする．きわめて簡便であり，また生理的状態でのインスリン抵抗性を知ることができるため，広く用いられている．しかし，空腹時血糖の上昇に伴い空腹時血中 IRI が上昇するのは 150～180 mg/dL までであるので，それ以上の状態のインスリン抵抗性の評価には適さない．

QUICKI は HOMA-R の対数の逆数であり，意義は HOMA-R と同様と考えてよい．

$$\text{QUICKI} = 1/\log[\text{血糖値}(\text{mg/dL}) \times \text{IRI}(\mu\text{U/mL})]$$

糖代謝異常

グルコース産生の亢進

空腹時血糖は肝におけるグリコーゲン分解と糖新生により維持されている．しかし，肝内のグリコーゲンは 80 g 程度と限られた量であり，朝食前にはその多くがすでに消費されている．それに対し，糖新生は基質を肝外から潤沢に供給でき，また抑制するのに高濃度のインスリンを要するインスリン感受性の低い代謝系であるため，糖尿病の空腹時高血糖は主として糖新生の亢進に起因する．以下のように肝におけるインスリン作用不足だけでなく，末梢組織のインスリン作用不足が組み合わさった結果である．糖新生の亢進は空腹時血糖を上昇させるだけでなく，本来抑制されるべき食後まで遷延すると，食後血糖値を押し上げる．

肝における糖代謝異常：解糖にかかわる酵素（グルコキナーゼ，ホスホフルクトキナーゼ，ピルビン酸キナーゼ）はインスリンで誘導されグルカゴンで抑制される．逆に糖新生系の酵素（ピルビン酸カルボキシラーゼ，ホスホエノールピルビン酸カルボキシキナーゼ，フルクトース-1,6-ビスホスファターゼ，グルコース-6-ホスファターゼ）はグルカゴン，エピネフリン，グルココルチコイドなどのインスリン拮抗ホルモンで誘導され，インスリンにより抑制される．同様に，グリコーゲンを合成するグリコーゲンシンターゼはインスリンで，グリコーゲンを分解するグリコーゲンホスホリラーゼはインスリン拮抗ホルモンで活性化される．糖尿病ではインスリン作用不足にしばしばグルカゴン過剰が加わり，肝からのグルコース放出が増大する（㉓）．インスリンによる糖代謝酵素遺伝子の発現抑制は，フォークヘッド転写因子 Foxo1 の核外への移送によることが示されている．

FFA 代謝亢進の影響：糖新生系はミトコンドリア内で FFA 代謝とリンクしている．糖新生にかかわるピルビン酸カルボキシラーゼは，アセチル CoA による

アロステリック調節を受ける酵素であり，β 酸化で生じたアセチル CoA により活性化される．一方，FFA 合成に向かうピルビン酸デヒドロゲナーゼはアセチル CoA で阻害される．さらに，β 酸化は糖新生に要する ATP の主たる供給源でもある．したがって，肝における β 酸化の増加は，糖新生系の活性化を導く．

糖新生基質の供給過剰：糖新生が進行するには酵素活性が上昇するだけでなく，乳酸，アラニン，グリセロールなどの糖新生の基質が，骨格筋および脂肪組織から供給される必要がある．骨格筋には肝の 2～3 倍のグリコーゲンが蓄えられているが，グルコース-6-ホスファターゼを欠くため，グリコーゲン分解により生じたグルコース-6-リン酸をグルコースに転換して血液中に放出することはできない．しかし，解糖産物であるピルビン酸は，乳酸あるいはアミノ基転移を受けたアラニンの形で血液中に放出され，肝に戻って糖新生の材料となる．これを Cori サイクル（乳酸サイクル）およびグルコース-アラニンサイクルと呼ぶ．インスリン抵抗性のため筋肉内で FFA 酸化が亢進すると，産生されたアセチル CoA がピルビン酸デヒドロゲナーゼを阻害しピルビン酸を蓄積させるので，糖新生基質の供給が増える．また，脂肪組織でトリグリセリド分解により生じるグリセロールも，糖尿病状態では産生が増加する．

グルコース利用の障害

肝のグルコース取り込み減少：肝細胞は細胞膜に 2 型糖輸送担体（glucose transporter 2：GLUT2）を発現しており，グルコースを自由に通過させることができるが，グルコキナーゼの K_m 値が高いため門脈血中グルコース濃度が低いときにはほとんど肝に取り込まれず，食後のグルコース濃度上昇と並行して取り込みが増加する．しかし，インスリン作用が不足すると，グルコキナーゼなどの糖代謝酵素の活性変化を介して慢性的にグルコース取り込みが低下する．糖尿病患者の食後高血糖には，肝へのグルコース取り込み減少の関与が大きい．

末梢組織のグルコース利用低下：筋肉および脂肪細胞のヘキソキナーゼは K_m 値が低いため，インスリンで誘導される GLUT4 がグルコース取り込みの律速段階となる．骨格筋は大量のグルコースを消費する臓器であり，そのインスリン抵抗性は全身の糖代謝に大きく影響する．しかし，骨格筋には，インスリン作用とは独立したグルコース取り込み調節機構が存在する．それは細胞内 AMP/ATP 比の上昇により活性化される AMPK であり，運動時には ATP 減少と AMP 増加に応じて GLUT4 の発現を増加させ，グルコースを取り入れる．肝においては，AMPK は FFA の β 酸化を促進し，糖新生を抑制する作用をもつ．アディポネクチ

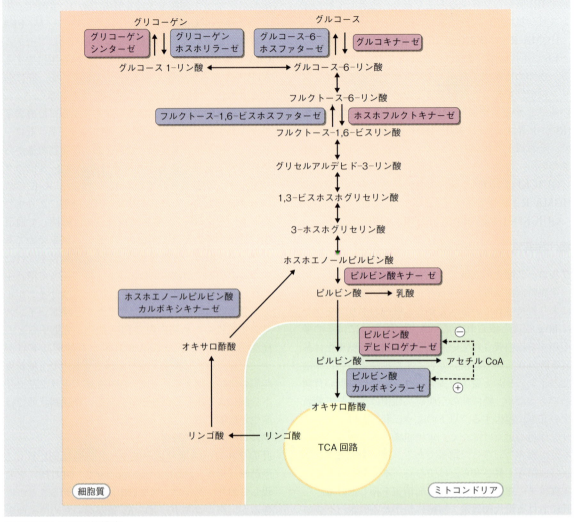

㉓ 糖代謝とその調節機序
インスリンにより活性化される酵素を赤色の四角，インスリン拮抗ホルモンで活性化される酵素を青色の四角で示す．

ンの糖・脂質代謝改善効果の一部は AMPK 活性化を介するものである．

グルコース排泄の減少

健常者では 1 日約 180 g のグルコースが糸球体で濾過されるが，ほぼすべてが近位尿細管で再吸収され，尿中には排泄されない．再吸収されるグルコースの約 90 % は近位尿細管の S1 および S2 セグメントに存在する SGLT2（sodium glucose co-transporter-2）を介し，残りの約 10 % が S3 セグメントに存在する SGLT1 を介する．しかし，血糖値が上昇すると濾過されるグルコース量が増加し，SGLT 系の最大再吸収能力を超えると尿糖が出現する．その血糖閾値は健常者では約 180 mg/dL である．2 型糖尿病患者では近位尿細管における SGLT2 が増加しており，尿糖排泄の血糖閾値が高いことが，血糖上昇をきたしやすい要因となっている．

ケトン体代謝異常

ケトン体は，インスリン欠乏およびグルカゴン過剰により脂肪組織から大量の FFA が放出される状況で，肝において産生される．FFA の肝への取り込みは濃度依存性であり，高 FFA 血症では大量の FFA が肝細胞に流入する．取り込まれた FFA は細胞質でトリグリセリドに再合成されるか，あるいはアシル CoA としてミトコンドリアに入り β 酸化を受ける．アシル CoA のミトコンドリアへの移送はカルニチンパルミトイルトランスフェラーゼにより制御されている（㉔）．この酵素は，アセチル CoA カルボキシラーゼによりアセチル CoA から生じるマロニル CoA により強く阻害される．アセチル CoA カルボキシラーゼはインスリンで活性化され，グルカゴンで抑制されるので，インスリン欠乏とグルカゴン過剰はアシル CoA

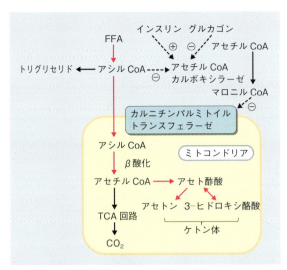

㉔ FFA代謝とケトン体産生
アシルCoAのミトコンドリアへの取り込みを制御するカルニチンパルミトイルトランスフェラーゼは，アセチルCoAカルボキシラーゼを介してホルモンおよびアシルCoA濃度により調節されている．ミトコンドリア内に流入するアシルCoAが多いとき，産生されたアセチルCoAがケトン体産生に用いられる．

のミトコンドリアへの輸送を促進することになる．

　アシルCoAはミトコンドリア内でβ酸化を受けアセチルCoAを生じるが，大量のアシルCoAがミトコンドリア内に流入すると，TCA回路（クエン酸回路）で処理しきれないアセチルCoAはケトン体に転換される．β酸化およびケトン体産生は，グルカゴンで活性化されインスリンで抑制される転写因子FOXA2で制御されている．最初に生じるケトン体はアセト酢酸である．アセト酢酸は3-ヒドロキシ酪酸デヒドロゲナーゼにより3-ヒドロキシ酪酸となる．また，非酵素的脱炭酸によりアセトンを生じる．

　ケトン体はグルコース欠乏時の代替エネルギー物質であり，肝外組織でアセチルCoAに戻されTCA回路に入る．しかし，未治療の1型糖尿病のように著しいインスリン欠乏・グルカゴン過剰状態では，血中ケトン体が著増しケトアシドーシスをきたす．本来，ケトアシドーシスはインスリン枯渇時にみられる病態であるが，高濃度のアシルCoAはそれ自体がアセチルCoAカルボキシラーゼを阻害する作用をもつので，清涼飲料水ケトーシスのように多量のFFAが肝に流入すると，インスリンがある程度存在する状態でもケトアシドーシスをきたしうる．

脂質代謝異常

脂肪組織における異常
　インスリンは脂肪細胞にグルコースおよびFFAを取り込ませ，ステロール調節エレメント結合蛋白1c（sterol regulatory element binding protein-1c：SREBP-1c）を介してトリグリセリド合成系を活性化する．一方，脂肪細胞のトリグリセリドを分解するホルモン感受性リパーゼは阻害する．これに対し，カテコールアミンやグルカゴンはホルモン感受性リパーゼを活性化し，脂肪滴内のトリグリセリドを分解する．カテコールアミンはまた，脂肪滴を覆うペリリピンをリン酸化することで，リパーゼ作用を受けやすくする機能をもつ．したがって，糖尿病ではトリグリセリドの分解が亢進し，FFAとグリセロールが血液中に放出される．

腸管における異常
　腸管からのコレステロール吸収は，主として微絨毛膜に存在するNiemann-Pick C1 like 1（NPC1L1）をトランスポーターとして行われる．グルコースは*NPC1L1*遺伝子の転写を促進するため，糖尿病ではNPC1L1蛋白が増加しており，このことが糖尿病における高コレステロール血症の成立に関与している．

リポ蛋白の異常
VLDLの異常：2型糖尿病においては，FFAが大量に肝に流入するだけでなく，グルコースに由来するアセチルCoAからのFFA生合成も亢進する．FFAはエステル化を受けトリグリセリドとなり，アポB100とともにVLDLを形成し血液中に放出される．糖尿病患者では，VLDL形成を抑制するインスリン作用が不足するため，トリグリセリド含量が多い大型VLDLが大量に分泌される．大型VLDLは，それ自体がマクロファージのスカベンジャー受容体に取り込まれるだけでなく，以下のようにLDL，HDLの異常を引き起こす（㉕）．

　血液中に分泌されたVLDLは，含有するトリグリセリドをリポ蛋白リパーゼ（LPL）で分解されIDLになる．インスリンは脂肪組織内の血管壁に存在するLPLを増加させ，FFAを脂肪細胞へ取り込ませる作用をもつ．糖尿病ではLPL活性が低下するため，VLDLの半減期が延長する．これも血中VLDL濃度が上昇する一因である．LPLの発現はペルオキシソーム増殖因子活性化受容体α（peroxisome proliferator-activated receptor α：PPARα）の活性化によっても増加することが示されている．

　なお，インスリン自体は脂肪細胞と同様に肝においてもSREBP-1cを活性化し脂肪合成を促進する．しかし，VLDL形成に対しては抑制的に作用するため，高インスリン血症ではトリグリセリドが肝細胞に蓄積し脂肪肝をきたしやすい．

LDLの異常：IDLはさらに肝トリグリセリドリパーゼ（HTGL）による分解を受けLDLを生じる．糖尿病では大型VLDLに含まれる過剰なトリグリセリドの一部が，コレステリルエステル転送蛋白（CETP）

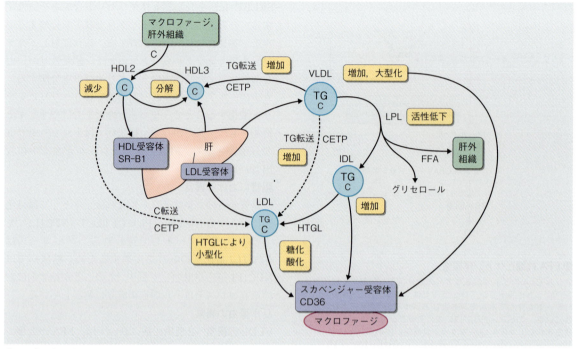

⑳ リポ蛋白の代謝経路と 2 型糖尿病における異常
2 型糖尿病における異常を▢で示す．
TG：トリグリセリド，C：コレステロール，LPL：リポ蛋白リパーゼ，HTGL：肝トリグリセリドリパーゼ，CETP：コレステリルエステル転送蛋白．

により LDL に転送される．その結果トリグリセリド含量が増加した LDL は HTGL による分解が促進され，小型の LDL 粒子（small dense LDL）を生じる．また，糖尿病状態では，酸化 LDL やアポ B が糖化された糖化 LDL が増加する．2 型糖尿病患者の LDL コレステロール濃度は正常範囲に収まることが多いが，small dense LDL は動脈壁に侵入しやすく，酸化 LDL や糖化 LDL はスカベンジャー受容体に親和性が高いため，動脈硬化が進みやすい．また，カイロミクロン中のトリグリセリドも LPL による分解を受けるため，糖尿病では分解が遅延しカイロミクロンレムナントを生じる．カイロミクロンレムナントも動脈硬化を促進する可能性が示されている．

HDL の異常：一般に，HDL コレステロール値は，トリグリセリドと逆方向に変化する．すなわち，インスリン抵抗性の 2 型糖尿病は HDL コレステロール値が低く，動脈硬化の促進因子となる．

HDL の減少は，大型 VLDL からのトリグリセリド転送により HDL の分解が促進されるためと推定され，実際 HDL の血中半減期が短縮している．インスリンは HDL 増加作用をもつため，1 型糖尿病は高 HDL 血症を示すことが多い．

症状

1 型糖尿病の症状

ケトアシドーシスは高血糖，脱水，代謝性アシドーシスが組み合わさった重篤な病態であり，口渇，多尿，体重減少，全身倦怠感，意識障害，深呼吸様過呼吸（Kussmaul 大呼吸）など多彩な症状を示す．病態の中核は脱水にあり，重症例では腎不全，循環不全に至る．また，しばしば心窩部痛などの腹部症状を伴うため，消化器疾患が疑われることがある．

1 型糖尿病の多くは，インスリン治療により代謝状態が改善されてくると自覚症状が消退する．しかし，1 型糖尿病のインスリン治療は低血糖を伴いやすい．低血糖症状には，動悸，冷汗，振戦，不安感などの交感神経症状と，注意力低下，意識障害などの中枢神経症状がある．交感神経症状は低血糖に気づかせる警告反応とみなしうるが，低血糖を反復すると交感神経症状が減弱し，中枢神経症状が突然出現することがある．このような状態を無自覚性低血糖と呼ぶ．無自覚性低血糖を脱却するには，慎重に低血糖を回避する必要がある．

2 型糖尿病の症状

2 型糖尿病の症状としては，口渇，多尿，易疲労，空腹感，体重減少などがあるが，実際にこれらの症状

を自覚するのは約半数にすぎない．そのため，無症状のまま慢性合併症が進行し，合併症の症状により初めて糖尿病と診断される例が少なくない．上記の中で比較的頻度が高いのは多尿と易疲労であるが，糖尿病特有の症状とはいいがたい．特異性が比較的高いのは口渇である．また，肥満者の体重が自然に減少し始めたときは，糖尿病を発症した可能性が高い．したがって，糖尿病と診断されるまでの体重の推移を明らかにすることは，発症経過を推定するうえで有益な情報を提供する．

2型糖尿病で最も重篤な状態は，高血糖高浸透圧昏睡であろう．その症状は，代謝性アシドーシスとそれに伴う代償性過呼吸を除いて，1型糖尿病のケトアシドーシス昏睡と変わらない．清涼飲料水ケトーシスは肥満した2型糖尿病でみられる病態であり，口渇，多尿，体重減少をきたし，重症例はケトアシドーシス昏睡に至る．

1型糖尿病，2型糖尿病とも，高血糖は免疫能が減弱した易感染状態である．したがって，コントロール不良の糖尿病患者は，肺炎，結核，尿路感染症，皮膚膿瘍，白癬などさまざまな感染症をきたしやすい．また，歯周病やう歯の頻度も高い．そのほか，神経障害，網膜症，腎症などの細小血管障害や，心筋梗塞，脳梗塞，下肢の閉塞性動脈硬化症などの大血管障害による症状があるが，合併症の症状はここでは詳述しない．

最後に，糖尿病患者は1型，2型ともにうつ病などの精神症状が多い点に注意を要する．うつ病は糖尿病に伴う苦痛を増幅しQOLを損なうだけでなく，治療のアドヒアランスを低下させ，生命予後を悪化させる．精神症状を伴う例は，心理面に十分配慮した診療を行うとともに，精神科との連携が望まれる．

（山田研太郎）

● 文献

1) Barthel A, et al：Novel concepts in insulin regulation of hepatic gluconeogenesis. *Am J Physiol Endocrinol Metab* 2003；285：E685.

2) Mlinar B, et al：Molecular mechanisms of insulin resistance and associated diseases. *Clin Chim Acta* 2007；375：20.

3) Taskinen MR：Diabetic dyslipidaemia：From basic research to clinical practice. *Diabetologia* 2003；46：733.

検査と診断

糖尿病の診断

糖尿病は，インスリン作用の不足による慢性の高血糖を主徴とし，種々の代謝異常を伴う疾患群である．

糖尿病の診断は，慢性の高血糖による症状を訴えて患者が来院する場合や，腎症・網膜症などの糖尿病に特有の合併症による自覚症状や他覚所見から糖尿病が疑われる場合，心血管病変の治療や予防に際してリスク因子の検索，外科手術など他の疾患の治療に際してのスクリーニング，検診・健康診断などの場合に行われることになると考えられる．

いずれの場合でも，慢性の高血糖状態にあることを証明することで診断に至るが，その後の治療の方針を決定する必要性からも，1型や2型などの病型やインスリン依存状態であるかなどの病期の決定に必要な検査や，合併症の検索を行うことも重要である．

糖尿病診断のための検査

糖尿病の診断には，劇症1型糖尿病の発症時などの特殊な場合を除いては，基本的に慢性の高血糖状態を確認することが不可欠である．口渇，多飲，多尿，体重減少などの糖尿病の症状を呈する場合には，糖尿病を疑って検査を進める必要がある．また，このような症状がなくても，網膜症などの合併症のために医療機関を受診したり，検診・健康診断，あるいは他疾患の治療に際してのスクリーニングなどで糖尿病が疑われる場合などでも，日本糖尿病学会の診断基準に則って，基本的には❷❻の手順に従い検査を進める[1]．

臨床診断の手順

高血糖の証明には血糖検査が必須であるが，1回の血糖高値だけでは慢性の高血糖とは断定できないので，基準値を超えた場合を糖尿病型と呼び，これだけでは糖尿病の診断には至らず，別の日に行った検査で再び糖尿病型を示せば糖尿病と診断することができる．一方，ヘモグロビンA1c（HbA1c）は過去1，2か月の血糖の平均を反映する値であり，これが一定の値以上であれば，慢性の高血糖状態の存在が強く示唆されるものと考えられ，これも糖尿病型と呼ぶ．したがって，2010年の診断基準の改訂では，なるべく血糖検査とHbA1c測定を同時に行い，いずれも糖尿病型であれば，1回の検査だけでも糖尿病と診断できることとなった．

実際には，①空腹時血糖値≧126 mg/dL，②75 g経口ブドウ糖負荷試験（oral glucose tolerance test：OGTT）2時間値≧200 mg/dL，③随時血糖値≧200 mg/dL，④HbA1c≧6.5 %，を示した場合に糖尿病型と判定する．上述のように，同日検査で，①，②，③のいずれかを認め，かつ④であった場合には，糖尿病と診断する．また，別の日に行った検査で①から④の糖尿病型を2回とも認めれば，糖尿病と診断する．ただし，HbA1cのみが糖尿病型であった場合には，糖尿病とは診断しない．これは，慢性の鉄欠乏状態な

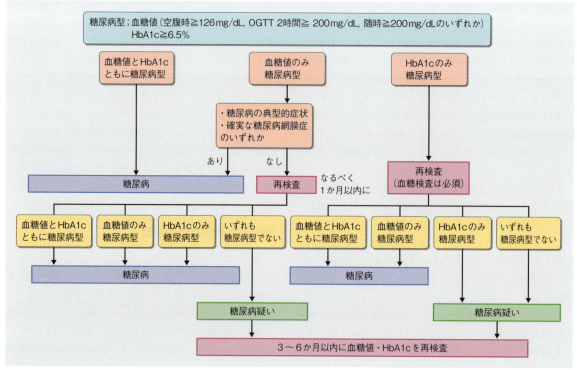

❷❻ 糖尿病の臨床診断のフローチャート
（糖尿病診断基準に関する調査検討委員会：糖尿病の分類と診断基準に関する委員会報告．糖尿病 2012；55：485．）

ど，HbA1c が見かけ上高値をとる病態による影響を排除するためである．また，①，②，③のいずれかを認め，口渇，多飲，多尿，体重減少などの糖尿病の典型的な症状を認める場合，あるいは確実な網膜症が存在する場合には，1回の検査でも糖尿病と診断できる．

糖尿病の診断に必要な検査
血糖検査：
①空腹時血糖：通常，10時間以上絶食の後，早朝空腹のまま採血した静脈血におけるグルコース濃度をいう．110 mg/dL 未満が正常であり，前述のように126 mg/dL 以上を糖尿病型とし，110〜125 mg/dL を境界型と呼ぶ．正常域であっても，100〜109 mg/dL の場合には，将来糖尿病に進展するリスクが高く，特に正常高値として区別する．
②随時血糖：食事と採血時間を問わずに測定した血糖値をいう．ただし，OGTT 後の血糖値を除く．
③75 g OGTT：正確な判定を得るためには，150 g 以上の糖質を含む食事を3日間以上摂取した後（糖質摂取量が少ない場合，耐糖能は低下する），10時間から14時間絶食させ，空腹のまま実施する．午前9時頃に開始するのがよいとされる．まず，空腹の状態で採血し（空腹時血糖値），ブドウ糖（無水ブドウ糖75 g を水に溶かしたものが欧米では用いられるが，わが国ではこれに相当するでんぷん分解産物溶解液であるトレーランGが主に用いられている）を飲用させ，30分後（30分値），1時間後（1時間値），2時間後（2時間値）にも採血し，血糖値を測定する．この際，5分以内で飲用し，飲み始めてからの時間で測定する．糖尿病の診断には，空腹時血糖値および2時間値を用いて，❷❼のように正常型，境界型，糖尿病型を判定する．

・糖尿病型：空腹時血糖値 126 mg/dL 以上，もしくは OGTT 2時間値 200 mg/dL 以上のいずれかを満たす場合．

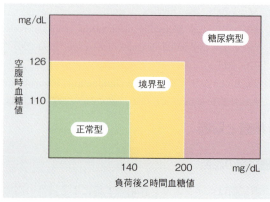

❷❼ 75 g OGTT による病型の判定

- 正常型：空腹時血糖値 110 mg/dL 未満かつ，OGTT 2 時間値 140 mg/dL 未満のもの．正常型であっても，OGTT 1 時間値が 180 mg/dL 以上の場合には，糖尿病の発症リスクが高く，境界型に準じて経過を観察する．
- 境界型：糖尿病型にも正常型にも属さないもの．このうち，OGTT 2 時間値 140 mg/dL 未満で空腹時血糖値が 110〜125 mg/dL のものを空腹時血糖異常（impaired fasting glucose：IFG）と呼び，OGTT 2 時間値 140〜199 mg/dL のものを耐糖能異常（impaired glucose tolerance：IGT）と区別することもある．前者が，糖尿病の発症リスクのみが高いのに対して，後者は心血管疾患の高リスク者でもあるといわれている．

　OGTT の施行時には，インスリン値も同時に測定することが望ましい．インスリン分泌指数の算出によるインスリン初期分泌能やインスリン分泌パターンの検討は，糖尿病の病態や発症リスクの評価に有用である．

ヘモグロビン A1c（HbA1c）：糖尿病の診断を行う際には，上記いずれかの血糖検査に加えて，なるべく HbA1c を測定する．HbA1c は，代表的糖化蛋白の一つであるが，糖化蛋白は，高血糖の持続により蛋白中のアミノ酸とグルコースが非酵素的に安定的に結合することによって生じる．HbA1c は，ヘモグロビン β 鎖 N 末端のバリン残基に安定的にグルコースが結合したヘモグロビン［β-N-(1-deoxyfructosyl) Hb］として定義されている．

　陽イオン交換樹脂を用いた HPLC 法により測定するのが標準的方法として確立しており，現在わが国も含めて National Glycohemoglobin Standardization Program（NGSP）による標準化がなされ，Hb 全体に占める％表記をする NGSP 値［HbA1c（NGSP）］が広く用いられている．日常臨床において主に 2012 年 3 月まで，また特定健診においては 2013 年 3 月までわが国で用いられていた JDS（Japan Diabetes Society）値は，

　　NGSP 値（%）＝1.02×JDS 値（%）＋0.25（%）

の関係式が成り立ち，臨床的には NGSP 値より約 0.4 ％低値をとると考えてよい[2]．一方で，国際臨床化学連合（International Federation of Clinical Chemistry and Laboratory Medicine：IFCC）も標準化を推進しており，IFCC では β-N-(1-deoxyfructosyl) Hb の量を mmol/mol 表記することを推奨しており，NGSP 値とはまったく異なる値となるが，イギリスをはじめとする各国で用いられはじめているので，注意を要する．

　わが国の伊藤らの検討で空腹時血糖値 126 mg/dL

㉘ HbA1c と平均的な血糖値とが乖離する可能性のある主な疾患・状況

疾患・状況	HbA1c の乖離方向
急速に改善した糖尿病	高値
急速に発症・増悪した糖尿病	低値
鉄欠乏状態	高値
鉄欠乏性貧血の回復期	低値
溶血	低値
肝硬変	低値
透析	低値
エリスロポエチンで治療中の腎性貧血	低値
失血後	低値
輸血	低値
異常ヘモグロビン症	高・低いずれの可能性もあり

（糖尿病診断基準に関する調査検討委員会：糖尿病の分類と診断基準に関する委員会報告．糖尿病 2012；55：485.）

および OGTT 2 時間値 200 mg/dL に相当する HbA1c を求めたところ，6.5 ％であることが判明したことや，国際的な疫学研究により HbA1c≧6.5 ％で糖尿病網膜症の発症が有意に増加することなどから，日本糖尿病学会および米国糖尿病学会では，2010 年から HbA1c≧6.5 ％を糖尿病の診断基準の指標の一つとして取り入れるようになった[3]．ただし，㉘にあるような溶血性貧血や肝硬変のように赤血球寿命が短縮する疾患においては HbA1c は低値をとり，慢性の鉄欠乏状態など赤血球寿命が延長する病態では HbA1c は高値をとるので，糖尿病の診断に際してもこれらの併存には注意を要する．

　特定健診では，HbA1c は空腹時血糖が測定できない場合に指導や受診勧奨の際の層別化に用いられているが，HbA1c 6.0 ％が空腹時血糖値 110 mg/dL に相当し，HbA1c 5.6 ％が空腹時血糖値 100 mg/dL に相当すると考えられている．そこで，HbA1c が 6.0〜6.4 ％の場合には糖尿病の存在を疑って積極的に OGTT を施行すべきであり，HbA1c が 5.6〜5.9 ％の場合には，肥満・家族歴などの他のリスクも勘案して，OGTT を施行したり適切なフォローを行ったりすべきとされている．

病型・病期・病態の検討のための検査

　糖尿病は，前項にあるように，1 型（自己免疫性，特発性），2 型，その他の特定の機序・疾患によるものの 3 型に分類され，またおのおのの病型においてもインスリン非依存状態やインスリン依存状態などの病期・病態が存在する．糖尿病の診断と同時にこれらの病型・病期を同定し，またインスリン抵抗性やインスリン分泌能の低下についても評価をしておくことは，治療法の選択のうえでも必須である．このため下記の

検査を行う.

問診

病型を決定するうえで, 糖尿病の家族歴, 出生時体重や最大体重を含めた体重歴, また最近の体重の変化, 食事・飲酒・運動・喫煙などの生活習慣, 肝疾患・膵疾患などの併存疾患, ステロイド薬など血糖値に影響を及ぼす薬物による治療歴, 口渇・多飲・多尿などの自覚症状の有無を聴取する.

身体所見

身長・体重を測定し, BMI (body mass index) を算出する.

$$BMI = [体重(kg)]/[身長(m)]^2$$

また, 腹囲 (ウエスト周囲長) を計測する. BMI≧25であれば肥満が存在し, ウエスト周囲長が男性で85 cm以上, 女性で90 cm以上あれば内臓脂肪型肥満が想定され, インスリン抵抗性の存在が示唆される.

皮膚所見で, ツルゴールの低下や黒色表皮腫 (acanthosis nigricans) あるいは皮膚線条の存在の有無を確認し, 長期のインスリン作用の低下やインスリン抵抗性の存在を検証する. また, 足病変の確認や神経所見をとることは合併症の確認のために重要である.

尿検査

尿糖の有無はスクリーニングに有用であり, またケトン体については1型糖尿病の病型決定やソフトドリンクケトーシスなどの病態把握のために有用である. また, 尿中蛋白・アルブミンの測定は, 腎症の病期判定に必須である.

インスリン値 (インスリン抵抗性・インスリン分泌能の定量化)

インスリン抵抗性やインスリン分泌能の定量的な検証には, いくつかの指標が用いられるが, 空腹時血糖値と空腹時インスリン値が主に肝臓からの糖放出とβ細胞からのインスリン分泌のフィードバックによって規定されているというHOMA (homeostasis model assessment) モデルを用いて, インスリン抵抗性を評価するのが, HOMA-RあるいはHOMA-IRといわれる指標で

HOMA-R

$$= \frac{空腹時血糖値(mg/dL) \times 空腹時インスリン値(\mu U/mL)}{405}$$

で求められる. 1.6以下が正常であり, 2.5以上の場合インスリン抵抗性が存在すると考えられる.

また, 同様に空腹時血糖値と空腹時インスリン値を用いてインスリン分泌の指標としてHOMA-βを算出できる.

HOMA-β(%)

$$= \frac{360 \times 空腹時インスリン値(\mu U/mL)}{空腹時血糖値(mg/dL) - 63}$$

欧米人では, 80%以上が基準値であるが, わが国では40〜60%が正常値であり, 30%未満ではインスリン分泌能の低下があると考えられる.

OGTTにおいて, 負荷開始後30分間のインスリン分泌の増加量を, この間の血糖値の増加量で除したものをインスリン分泌指数 (insulinogenic index: II) といい, インスリン初期分泌の指標となる.

インスリン分泌指数 (II)

$$= \frac{\Delta 血中インスリン値(30分値-0分値)(\mu U/mL)}{\Delta 血糖値(30分値-0分値)(mg/dL)}$$

0.4以下で初期分泌の低下があると考えられ, 糖尿病患者では多くの場合, 0.4以下となる. OGTTで境界型を示す場合でも, インスリン分泌指数が0.4以下の場合には, 糖尿病への移行が高率であり, 注意を要する.

血中・尿中Cペプチド値

空腹時血中Cペプチド値, グルカゴン負荷試験における血中Cペプチド値の増加量, あるいは24時間蓄尿による尿中Cペプチド排泄量などもインスリン分泌の指標として用いられる.

空腹時血中Cペプチド値: 通常1.0〜3.5 ng/mLの値をとる. 糖尿病患者で0.5 ng/mL以下であれば, インスリン依存状態の存在を疑う.

グルカゴン負荷試験: 空腹時にグルカゴン1 mgを静注し, 負荷前および負荷後5分ないしは6分後の血中Cペプチド値を測定し, その差を算出する. β細胞の予備能を表すといわれており, 健常者では4.0 ng/dL以上となるが, 1.0 ng/dL未満の場合には高度のインスリン分泌能の低下があると考えられる.

24時間尿中Cペプチド排泄量: アジ化ナトリウム存在下で, 24時間蓄尿を行い, Cペプチド量を測定する. 正常は, 40〜100 μg/日であり, 20 μg/日以下であればインスリン依存状態と考えられる.

その他: このほかに空腹時血糖値と空腹時Cペプチド値から算出されるCペプチド指数 (C peptide index: CPI) も, インスリン分泌能の指標として用いられることがある.

$$CPI = \frac{100 \times 空腹時Cペプチド値(ng/mL)}{空腹時血糖値(mg/dL)}$$

0.8未満でインスリン治療が必要となるといわれている.

自己抗体

診断にあたって, インスリン値やCペプチド値の低値, ケトーシス, 急激な発症などがある場合には, 抗グルタミン酸デカルボキシラーゼ (GAD) 抗体やIA-2抗体などの自己抗体を測定する. また, 2型糖尿病としてフォローされている場合でも経過中にインスリン分泌能の低下が進行してくる場合には, 緩徐進行1型糖尿病を疑い自己抗体を測定する.

高齢者・小児・妊娠時における糖代謝異常

糖尿病や糖代謝異常のスクリーニングや診断には，ライフステージに応じていくつか注意すべき点がある．

高齢者

高齢者においても糖尿病の診断は，上記の糖尿病の診断手順に則って行う．ただし，OGTTでは2時間値のみが上昇する場合も多く，診断にはHbA1cを測定して，慢性の高血糖を確認することが望ましい．

小児

1型糖尿病では，口渇・多飲・多尿などの典型的な症状と著しい高血糖によって発症するものが多く，診断に迷うことは少ないが，学校検診などで無症候性の状態で発見される場合には，病型の判断を慎重に行う．緩徐進行1型の場合や2型の場合もあるので，抗GAD抗体などの自己抗体の測定を行ったほうがよい．また，OGTTが必要な場合には，実際の体重(kg)×1.75 g（ただし最大75 g）のグルコース負荷を行う．判定は，成人と同じである．

妊娠時

妊娠中の糖代謝異常には，妊娠以前から糖尿病と診断されている糖尿病合併妊娠と，妊娠中に診断される明らかな糖尿病，そして妊娠糖尿病（gestational diabetes mellitus：GDM）が存在する．2010年の日本糖尿病学会の診断基準では，妊娠糖尿病は，「妊娠中に初めて発見または発症した糖尿病に至っていない糖代謝異常」と定義されている．診断は，初診時およびインスリン抵抗性の高まる妊娠中期に随時血糖値を測定し100 mg/dL以上であれば，OGTTを施行し，⑬（p.288）の基準に基づいて妊娠糖尿病を診断する．また，妊娠糖尿病とは別に，妊娠期に糖尿病が初めて見つかる場合があり「妊娠中の明らかな糖尿病」として区別される（⑬）．いずれの場合にも，周産期合併症のリスクが高く厳格な血糖管理が必要である．

(植木浩二郎)

●文献

1) 清野 裕ほか，糖尿病診断基準に関する調査検討委員会：糖尿病の分類と診断基準に関する委員会報告（国際標準化対応版）．糖尿病 2012；55：485.

2) Kashiwagi A, et al and Society CotSoDM-RLToJD：International clinical harmonization of glycated hemoglobin in Japan：From Japan Diabetes Society to National Glycohemoglobin Standardization Program values. *J Diabet Invest* 2012；3：39.

3) American Diabetes Association：Diagnosis and classification of diabetes mellitus. *Diabetes Care* 2010；33 Suppl 1：S62.

急性合併症

糖尿病の急性合併症（acute complications）としては，低血糖，急性代謝失調，感染症，薬剤やその他の原因に基づく急性腎不全などがある．

急性代謝失調

糖尿病では，インスリンの絶対的または相対的作用不足をもとに，急激に代謝失調をきたし，緊急を要する状態に陥ることがある．糖尿病ケトアシドーシス（diabetic ketoacidosis：DKA），高浸透圧高血糖症候群（hyperosmolar hyperglycemic syndrome：HHS），乳酸アシドーシス（lactic acidosis）などが代表的である．特にDKAとHHSは発症率が高い．

DKAとHHSの鑑別点を㉙に示す．

糖尿病ケトアシドーシス（DKA）

概念

● 1型糖尿病の発症時，インスリン療法の中断時，感染症の併発が三大原因である．インスリンの絶対的欠乏とインスリン拮抗ホルモンの増加により，高血糖，高ケトン血症，代謝性アシドーシスをきたした状態である．

● 2型糖尿病では，清涼飲料水の多飲によって発症することがある．

病因・病態

インスリンの絶対的欠乏により，肝臓におけるグルコース産生増加，グリコーゲン分解亢進，ケトン体産生増加（3-ヒドロキシ酪酸，アセト酢酸，アセトン），

㉙ 糖尿病ケトアシドーシス（DKA）と高浸透圧高血糖症候群（HHS）の鑑別点

		DKA	HHS
糖尿病タイプ		主として1型糖尿病	2型糖尿病
発症年齢		主として若年	高齢
前駆症状		多飲，多尿，消化器症状	特異的なものなし
身体異常		脱水，アセトン臭，Kussmaul大呼吸	脱水，けいれん・振戦等の神経学的所見
検査所見	尿ケトン体	陽性～強陽性	陰性～弱陽性
	血糖値	300～1,000 mg/dL	600～1,500 mg/dL
	浸透圧	正常～300 mOsm/L	>350 mOsm/L
	Na	陽性～軽度低下	>150 mmol/L
	pH	<7.3	7.3～7.4
	BUN	上昇	著明に上昇
	K	軽度高値，治療後低下	軽度高値，治療後低下
その他の特徴		反復傾向あり	改善後は血糖コントロール良好

(日本糖尿病学会〈編・著〉：糖尿病専門医研修ガイドブック，改訂第7版．東京：診断と治療社；2017. p.273.)

脂肪組織からの脂肪酸動員が起こり，高血糖，ケトン血症，代謝性アシドーシスを呈する．また，インスリン欠乏によりインスリン拮抗ホルモン（グルカゴン，カテコールアミン，成長ホルモン，コルチゾール）分泌が亢進し，高血糖，ケトン血症をさらに助長する．

高血糖は，尿糖による浸透圧利尿を介して，水分や電解質の喪失をきたし，脱水，電解質異常，酸塩基平衡異常をきたす．

臨床症状
急激に口渇，多飲，多尿が出現する．呼気のアセトン臭，Kussmaul 呼吸（アシドーシスによる大きく深い呼吸），脱水による頻脈，低血圧，意識障害が主な臨床徴候である．悪心，嘔吐，腹痛などの腹部症状を訴えることも多く，代謝性アシドーシス，電解質異常による胃排泄の遅延やイレウスが原因と想定されている．

軽度から中等度の白血球増加，高血糖，ケトン体（特に，3-ヒドロキシ酪酸）の著明な増加，アニオンギャップの増加した代謝性アシドーシスを認める．脂肪分解の亢進によって血中遊離脂肪酸（FFA）は上昇する．また，16〜25 ％にアミラーゼ，リパーゼの上昇がみられる．

治療
輸液，インスリン投与，電解質補正，誘因になった原因の除去が治療の中心である．

輸液は，生理食塩水（0.9 ％）を用いる．高ナトリウム血症が強い症例では，低張食塩水（half saline, 0.45 ％）を用いることもある．まず，500〜1,000 mL/時の速度で開始し，血圧，尿量をみながら適宜増減する．

インスリン投与は，少量持続静注法が原則で，0.1単位/kg/時の速度で持続静脈内投与する．血糖値が200〜250 mg/dLまで低下すれば，ブドウ糖の補給を始める．急激な血糖や浸透圧の低下は脳浮腫を起こす危険があるため避ける．

脱水などによるKの不足に加えて，インスリン投与によってKが細胞内に取り込まれて血清K値が低下するため，Kを補充する必要がある．

重炭酸ナトリウムの投与は，pH 7以上では行わない．pHの上昇によってヘモグロビンの酸素解離曲線は左方移動し，組織の酸素供給が障害される．また，重炭酸ナトリウムによって生じる CO_2 が血液脳関門を通過して，中枢神経内で HCO_3^- に変換されるため，中枢神経内でのアシドーシスを悪化させる危険がある（paradoxical acidosis）．

予後
基礎疾患や誘因に関連するが，死亡率は5％以下である．

高浸透圧高血糖症候群（HHS）

概念
● 著明な高血糖と高浸透圧血症を呈するが，ケトアシドーシスを呈さない．インスリン作用欠乏の程度が軽度であり，インスリン拮抗ホルモンが低いこと，また，高浸透圧が脂肪酸動員，ケトン体産生を抑制することがケトーシスを生じない理由と想定されている．

● 高齢の2型糖尿病患者の発症が多く，心筋梗塞や脳卒中，感染症，高カロリー輸液，副腎皮質ステロイドなどの薬剤投与などが誘因となる．

臨床症状
発症までに数日の期間がある．多尿，体重減少，経口摂取減少があり，著明な脱水を呈し，意識障害の程度が強い．著明な高血糖，高浸透圧血症を示すが，ケトン体の増加はほとんどなく，アシドーシスも認めない．

治療
輸液，インスリン投与，電解質補正および誘因の除去が治療の中心である．輸液，インスリンの投与方法，Kの補給については，DKAの治療に準じる．循環血漿量を安定させるため，生理食塩水 500〜1,000 mL/時の速度で輸液を開始する．高ナトリウム血症（150 mEq/L以上）を伴う場合や，十分な輸液にもかかわらず，高浸透圧血症が持続する場合は，低張食塩水（half saline, 0.45 ％）の使用が勧められる．

予後
一般的に予後は不良で，死亡率は5〜16 ％と報告されている．

乳酸アシドーシス（lactic acidosis）

概念
● 乳酸アシドーシスは，ショック，急性低酸素血症，DICなど，主に組織の循環不全が原因となることが多い．糖尿病状態では，相対的なインスリン作用不足により，乳酸の処理が低下し，産生が亢進して，乳酸が蓄積されやすい状態となるため，本症を発症する危険がある．

● 経口血糖降下薬のビグアナイド薬は，乳酸の代謝を抑え，乳酸アシドーシスを引き起こすと報告されているが，発症例は，ほとんどが禁忌例か慎重投与例である．

治療
基礎疾患の治療が中心である．重炭酸ナトリウムはpH 7.1以下の場合に使用するが，効果は証明されていない．

予後
予後は不良であり，死亡率は25〜50 ％に達すると報告されている．

その他の急性合併症

糖尿病患者では，主に白血球の機能低下によると考えられている免疫能の低下，血管障害による血流障害，神経障害のため感染症を起こしやすい．血糖コントロールによる免疫能の回復と，感染予防に留意する必要がある．

糖尿病腎症で腎機能が低下している症例では，造影剤による急性腎不全（造影剤腎症）を起こすリスクがあり，検査前の評価と対応が必要である．

（卯木 智，前川 聡）

◉文献

1) Wychoff J, et al：Diabetic ketoacidosis and hyperosmolar hyperglycemic state. In：Kahn CR, et al (eds). Joslin's Diabetes Mellitus, 14th edition. Pennsylvania：Lee & Febiger；2006. p.887.

2) Hirsch IB, et al：Diabetic ketoacidosis and hyperosmolar hyperglycemic state in adults：Clinical features, evaluation, and diagnosis：Treatment. UpToDate (https://www.uptodate.com)

3) 日本糖尿病学会（編・著）：糖尿病専門医研修ガイドブック，改訂第7版．東京：診断と治療社；2017. p.273.

慢性合併症

インスリン作用の不足に起因した高血糖をはじめとするさまざまな代謝異常が長期にわたって持続することによってもたらされる糖尿病の慢性合併症（chronic complications）は，①細小血管症（microangiopathy），②大血管症（macroangiopathy），③その他に大別される（㉚）．

これらの合併症は糖尿病発症後10年くらいから顕性化し，長期化するとともに複数の合併症が併存するようになり，病態はきわめて多彩となる．細小血管症である網膜症（retinopathy），腎症（nephropathy）および神経障害（neuropathy）は糖尿病の三大合併症（triopathy）といわれ，頻度が高く患者のQOLに及ぼす影響も大きいことから，それらへの対応は重要である．また，大血管症は動脈硬化性疾患であり，糖尿病に特異的な合併症ではないものの，糖尿病患者ではその発症や進展の危険性がきわめて高く，生命予後を左右する重要な病態である．

糖尿病網膜症 diabetic retinopathy

概念

●糖尿病網膜症は糖尿病に特異的な合併症であり，進行することにより視力障害をきたし，成人における失明原因の上位を占める疾患である．

㉚ 糖尿病性慢性合併症の分類

細小血管症（三大合併症）	網膜症 腎症 神経障害
大血管症	脳血管障害 冠動脈疾患 末梢動脈疾患
その他	足病変，骨病変，手病変，歯周病，認知症など

㉛ 糖尿病網膜症の病期と所見

単純網膜症	点状・しみ状出血，毛細血管瘤，硬性白斑，網膜浮腫
増殖前網膜症	線状出血，高度の静脈変化，軟性白斑，IRMA
増殖網膜症	新生血管，線維性増殖，網膜前・硝子体出血，牽引性網膜剥離

IRMA：網膜内細小血管異常．

●糖尿病網膜症の発症および進展は，糖尿病の罹病期間および血糖コントロールの良否と密接に関連している．

分類

病期分類としてDavis分類，福田分類，ETDRS（Early Treatment Diabetic Retinopathy Study）分類に加えて，近年では新たな国際重症度分類が提唱されているが，現時点では予後の判定あるいは治療の実際に沿った臨床的観点から，①正常，②単純網膜症，③増殖前網膜症，④増殖網膜症，の4期に分類されることが多い（㉛）．

㉜に糖尿病網膜症の主な病期における眼底写真を示す．

病因・病理

初期病変として，網膜の血管壁細胞の変性や消失と基底膜の肥厚による血流障害，血液－網膜関門（blood-retinal barrier）の破綻による血液成分の漏出である出血および白斑，毛細血管瘤，網膜浮腫などが生じる．高度に進行すると網膜前および硝子体内に新生血管が生じ，硝子体出血や網膜剥離を引き起こして視力障害に陥る．黄斑浮腫は糖尿病網膜症のどの時期にも発症しうる病変であり，単独でも高度な視力障害をきたすことがある．一方，血管新生緑内障は高率に失明につながる末期合併症である．

臨床症状

病変は潜行性，持続性に緩徐に進行するが，自覚症状としては視力障害がほとんど唯一のものであり，網膜出血を契機として段階的に進行する．

検査

臨床検査は検眼鏡検査が一般的で，眼科医による定期的な診察を受けることが重要である．初期病変の発

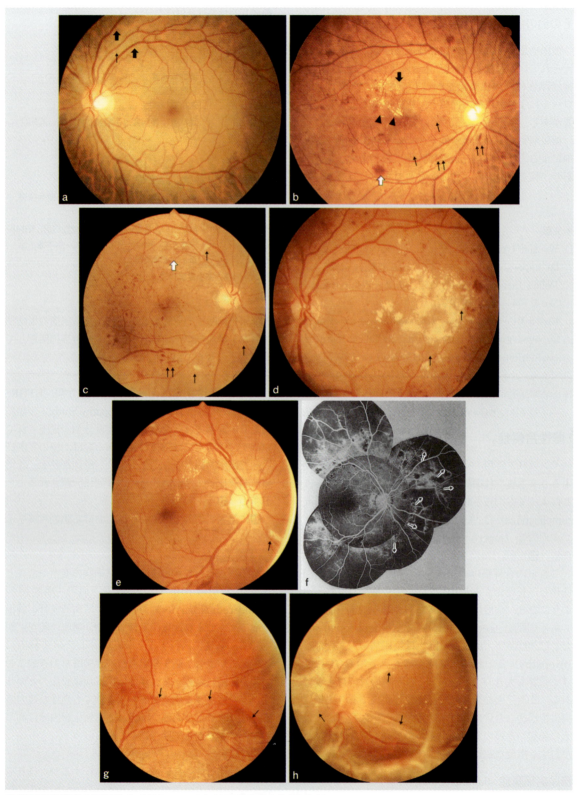

32 糖尿病網膜症の眼底像(写真提供：元国立名古屋病院眼科 安藤文隆先生)

a. 正常眼底. ↑：網膜動脈, ⇑：網膜静脈. b. 単純網膜症. ↑：毛細血管瘤, ⇑：点状出血, ⇧：しみ状出血, ↑↑：線状出血, ▲：硬性白斑. c. 増殖前網膜症. ↑：軟性白斑（綿花状白斑）, ↑↑：線状出血, ⇧：網膜内細小血管異常（IRMA）. d. 糖尿病黄斑症. 大小の輪状網膜症（↑）を認める. e. 増殖前網膜症. 静脈の怒張と軟性白斑（↑）のほかは著明な異常所見を認めない. f. 蛍光眼底造影（eと同一症例）. 広範な無血管野（↑）を認め, 増殖網膜症への進行は時間の問題と思われる. g. 増殖網膜症. 巨大な新生血管（↑）を認める. h. 増殖網膜症. 広範な牽引性網膜剝離（↑）を認める.

㉝ 糖尿病性腎症病期分類

病期	尿アルブミン値（mg/gCr）あるいは尿蛋白値（g/gCr）	GFR（eGFR）（mL/分/1.73 m²）	治療，食事，生活のポイント
第1期（腎症前期）	正常アルブミン尿（30未満）	30以上	・糖尿病食を基本とし，血糖コントロールに努める ・降圧治療 ・脂質管理 ・禁煙
第2期（早期腎症期）	微量アルブミン尿（30〜299）	30以上	・糖尿病食を基本とし，血糖コントロールに努める ・降圧治療 ・脂質管理 ・禁煙 ・蛋白質の過剰摂取は好ましくない
第3期（顕性腎症期）	顕性アルブミン尿（300以上）あるいは持続性蛋白尿（0.5以上）	30以上	・適切な血糖コントロール ・降圧治療 ・脂質管理 ・禁煙 ・蛋白質制限食
第4期（腎不全期）	問わない	30未満	・適切な血糖コントロール ・降圧治療 ・脂質管理 ・禁煙 ・蛋白質制限食 ・貧血治療
第5期（透析療法期）	透析療法中		・適切な血糖コントロール ・降圧治療 ・脂質管理 ・禁煙 ・透析療法または腎移植 ・水分制限（血液透析患者の場合，最大透析間隔日の体重増加を6％未満とする）

（日本糖尿病学会〈編・著〉：糖尿病治療ガイド 2018-2019. 東京：文光堂；2018. および糖尿病性腎症合同委員会：糖尿病性腎症病期分類2014の策定〈糖尿病性腎症病期分類改訂〉について. 糖尿病 2014；57：529を参考に作成.）

見ならびに光凝固療法導入時期の判定に蛍光眼底造影が有用である

治療

長期にわたり血糖値を厳格にコントロールすることにより，網膜症の発症と進展が抑制されることが明らかとなっている．現時点において，網膜症の発症と進展を抑制しうる血糖コントロール閾値としてのHbA1cは 7.0 ％未満と考えられている．しかしながら，急激な血糖コントロールにより一時的に網膜症が悪化する可能性があり，進行した網膜症を有するコントロール不良な患者にインスリン療法を導入する際には注意が必要である．

眼科的治療としては，ある程度進行した増殖前網膜症または初期の増殖網膜症に対して，光凝固療法を行うことにより網膜症の進展を抑制することが可能である．また，眼底出血，硝子体出血，網膜剝離，黄斑症あるいは緑内障を合併した症例では，硝子体手術や光凝固療法などの眼科的処置により重篤な視力障害への進行を抑制し，失明を防止する効果が期待できる．黄

斑浮腫に対する抗VEGF療法の有用性が明らかとなっている．

予後

網膜症の発症頻度および重症度は，糖尿病の病型，発症年齢あるいは罹病期間で異なっている．糖尿病網膜症は，初期のみならず進行した段階においても自覚症状を欠くことがあることから，糖尿病の診断が確定した時点で眼科医を受診させ，網膜症の有無と病期を評価する必要がある．

糖尿病性腎症 diabetic nephropathy

概念

● 糖尿病性腎症は，臨床的には最初に微量のアルブミン尿が出現し，持続性蛋白尿を呈する顕性腎症期を経て，ネフローゼ症候群や末期腎不全となり透析療法に至る．

● 糖尿病の増加に伴い，糖尿病性腎症患者も増加の一途をたどっており，透析導入原因疾患の第1位である．

分類

糖尿病性腎症は，蛋白尿の程度と腎機能から病期分類が行われる（**㉝**）．

病因・病理

糖尿病患者の腎組織には多彩な変化が認められるが，糸球体硬化症が糖尿病性腎症の代表的な所見である．初期変化としては糸球体肥大が特徴的であり，次第にメサンギウム基質の増加と糸球体基底膜の肥厚をきたし，最終的に糸球体硬化へと進行する．

糸球体硬化症の糸球体病変は，①結節性病変（nodular lesion），②びまん性病変（diffuse lesion），③滲出性病変（exudative lesion）に大別される．びまん性病変は，糸球体基底膜の肥厚とメサンギウム基質の増加によって形成される病変であり，比較的早期に認められる基本的変化である．結節性病変はメサンギウム基質の結節状の増加によって形成される病変であり，比較的に糖尿病性腎症特異的な変化である．また，凝固能の亢進により糸球体内に血栓が形成されることにより滲出性病変が形成される．さらに，間質の線維化あるいは尿細管の萎縮などの尿細管間質病変や細動脈硬化が高頻度に認められる．

診断

早期診断法として，尿中アルブミン排泄量測定が重要である．蓄尿で30〜299 mg/日あるいは随時尿で30〜299 mg/gCrであれば第2期（微量アルブミン尿期，早期腎症期）と診断できる．正常状態では，腎糸球体基底膜とアルブミンは陰性荷電を有しており，基底膜孔が正常の大きさではアルブミンは通過しない．高血糖に起因する腎糸球体の血行動態異常（糸球体高血圧，糸球体過剰濾過）および生化学的異常を介した基底膜の肥厚および変性により，基底膜孔の拡大および陰性荷電の減少が生じ，アルブミンが漏出する．

臨床症状

蛋白尿のほか，浮腫，低蛋白血症，高コレステロール血症が合併することによってネフローゼ症候群を呈することがある．また，腎機能の低下に伴い，高窒素血症，高血圧，尿毒症のほか神経障害，貧血，出血傾向，電解質異常，循環障害，心外膜炎，Ca代謝異常による骨障害などが合併することにより最終病像が完成する．

治療

血糖値の厳格なコントロールが，腎症の発症・進展抑制に重要であることはいうまでもない．加えて，血圧の管理（管理目標130/80 mmHg未満，顕性腎症期では125/75 mmHg未満）が腎症の進展抑制に重要である．降圧薬としての第一選択薬であるアンジオテンシン変換酵素（ACE）阻害薬およびアンジオテンシンⅡ受容体拮抗薬（ARB）は，蛋白尿の増加や腎

㉞ 糖尿病性神経障害の分類と主な徴候

広汎性左右対称性神経障害	1. 感覚運動神経障害 異常感覚（しびれ感，ジンジン感など），自発痛，感覚鈍麻 2. 自律神経障害 発汗異常（味覚性発汗，無汗），起立性低血圧，胃無力症 便通異常（便秘，下痢），胆嚢無力症，膀胱障害，勃起障害，無自覚低血糖など
単神経障害	1. 脳神経障害 外眼筋麻痺（動眼・滑車・外転神経麻痺など），顔面神経麻痺，聴神経麻痺など 2. 体幹，四肢の神経障害 尺骨神経麻痺，腓骨神経麻痺，体幹の単発性神経障害 3. 糖尿病性筋萎縮

機能の低下を抑制する．顕性腎症の段階から蛋白制限食を開始することが推奨されている．

末期腎不全患者の透析導入に関しては，臨床症状，腎機能および日常生活障害度をスコア化した基準が設けられているが，糖尿病患者では全身浮腫などの体液貯留や心不全などを併発し，早期導入が必要となることも多い．それぞれの症例に応じて適切な時期に透析導入を行うことが重要である．

予後

透析療法に至った糖尿病患者の生命予後は不良であると報告されている．透析療法患者の主要死因は，心不全，脳血管障害，感染症である．

糖尿病性神経障害 diabetic neuropathy

概念

● 糖尿病性神経障害は，高血糖とそれに付随したさまざまな変化に基づいて発症する末梢神経の障害であり，臨床的にも病理組織学的にも糖尿病性神経障害に特異的な変化は乏しい．

● 糖尿病性合併症のなかで最も合併頻度が高いといわれており，一般的には糖尿病患者の40％前後，罹病期間20年以上の糖尿病患者では約90％に何らかの神経障害が合併するといわれている．

分類

いくつかの糖尿病性神経障害の分類が提唱されているが，臨床的には広汎性左右対称性神経障害（diffuse symmetrical neuropathy）と単神経障害（mononeuropathy）に大別する分類が汎用されている．前者には感覚運動神経障害（sensori-motor neuropathy）と自律神経障害（autonomic neuropathy）が，後者には脳神経あるいは体幹・四肢神経の障害および筋萎縮が

㉟ 糖尿病性多発神経障害の簡易診断基準案

必須項目	以下の2項目を満たす 1. 糖尿病が存在する 2. 糖尿病性神経障害以外の末梢神経障害を否定しうる
条件項目	以下の3項目のうち2項目を満たす場合，神経障害ありとする 1. 糖尿病性神経障害に基づくと思われる自覚症状 2. 両側アキレス腱反射の低下あるいは消失 3. 両側内踝振動覚低下（C128音叉にて10秒以下）
注意事項	糖尿病性神経障害に基づくと思われる自覚症状とは （1）両側性 （2）足趾先および足裏の「しびれ」「疼痛」「異常感覚」 （3）上肢のみの症状はとらない
参考項目	以下のいずれかを満たす場合は条件項目を満たさなくても神経障害ありとする 1. 神経伝導で2つ以上の神経でそれぞれ1項目以上の検査項目（伝導速度，振幅，潜時）の異常を認める 2. 臨床的に明らかな糖尿病性自律神経障害がある 　（自律神経機能検査で異常を確認することが望ましい）

含まれている（㉞）.

病因・病理

病因としてさまざまな仮説が提唱されているが，血流因子と代謝因子に大別される．前者は，血液性因子および血管性因子による微小循環障害が神経の低酸素症を惹起して神経障害をもたらすとしている．また，後者は高血糖に起因するポリオール代謝活性の亢進，プロテインキナーゼC活性の異常，酸化ストレスの亢進および非酵素的糖化反応の亢進が含まれている．これらが相互に密接に関連するとともに，血流因子とも関連して神経機能の障害をもたらすと考えられている．

神経障害の病理学的変化の特徴は，①末梢性軸索変性，②節性脱髄，③神経栄養血管の血管壁肥厚であり，最終的には神経線維の脱落につながる．

臨床症状

㉞に示したように，臨床症状はきわめて多彩である．

感覚運動神経障害の徴候において注意すべき点として，自覚症状は両側性で足趾の先端あるいは足底から出現し徐々に中枢側へ進展すること，片側性あるいは上肢のみの症状は糖尿病性神経障害によるものとは考えないことがあげられる．

感覚運動神経障害における身体所見の異常として，アキレス腱反射の低下や消失および下肢末端の振動覚閾値の低下がみられ，神経伝導検査により伝導速度（遅延），活動電位（低下）および潜時（延長）を測定することにより，末梢神経機能をより詳細に評価することが可能となる．

診断

現在，国際的コンセンサスの得られた糖尿病性神経障害の診断基準は存在しないが，わが国では㉟に示した簡易診断基準案が汎用されている．

自律神経機能検査には，対象となる臓器別にさまざまな検査が存在するものの，日常診療の場では心電図R-R間隔変動係数（低下）および起立試験（血圧低下）が汎用されている．

また，まれな病態ではあるが神経障害性関節症（neuropathic arthropathy）としてCharcot関節症，大腿部筋痛および筋萎縮を伴い下肢の両側性非対称性の近位筋力低下を特徴とした糖尿病性筋萎縮（diabetic amyotrophy）が中・高年にみられることがある．

治療

厳格な血糖コントロールが治療の基本である．加えて，成因に基づいた治療薬として，ポリオール代謝活性を抑制するアルドース還元酵素阻害薬が用いられている．自覚症状のためにQOLが損なわれる場合には対症療法が必要であり，異常感覚および自発痛に対してはCa^{2+}チャネル$\alpha_2\delta$リガンド，セロトニン・ノルアドレナリン再取り込み阻害薬，三環系抗うつ薬あるいは抗不整脈薬が用いられる．自律神経障害に対しては，消化管運動賦活薬，緩下薬，止痢薬，ホスホジエステラーゼ阻害薬などの投与あるいは排尿指導が必要となることもある．

長期間にわたってコントロール不良であった患者にインスリン療法を導入することにより急激に血糖値のコントロールが改善した場合，神経症状が出現あるいは悪化する場合（治療後神経障害〈post-treatment neuropathy〉）があり，注意を要するが，良好な血糖コントロールを維持することにより改善する．

予後

感覚運動神経障害を背景として，外傷および感染を併発することにより糖尿病性壊疽（diabetic gangrene）に進展し，下肢の切断を余儀なくされる場合がある．また，自律神経障害は糖尿病患者における突然死の要因の一つと考えられており，糖尿病患者の生命予後を不良にすると考えられている．

糖尿病性大血管症 diabetic macroangiopathy

概念

● 糖尿病性大血管症とは動脈硬化性疾患であり、糖尿病に特異的な病態ではないものの、糖尿病患者で発症頻度が著明に上昇し、糖尿病患者の主要な死因となっている。

分類

糖尿病患者にみられる主な動脈硬化性疾患には、冠動脈疾患、脳血管障害、および末梢動脈疾患がある。

冠動脈疾患である狭心症および心筋梗塞に加えて、心筋内小動脈の狭窄変化に基づくと考えられる心筋のびまん性線維化を主病変とする糖尿病性心筋症（diabetic cardiomyopathy）という病態も存在する。冠動脈疾患の頻度は非糖尿病者の2〜4倍に上昇し、糖尿病患者では冠動脈疾患の性差（非糖尿病者で男性のリスクは女性の2倍）が減少する。

脳血管障害は、脳出血に比べ脳梗塞がきわめて多いのが特徴であり、脳梗塞発症リスクは非糖尿病者の約3倍に達する。脳梗塞のなかでも、ラクナ梗塞とアテローム血栓性梗塞が多い。

末梢動脈疾患は下肢の閉塞性動脈硬化症であり、その頻度は非糖尿病者の約4倍であり、下肢切断の主たる要因の一つである。

病因・病理

糖尿病性大血管症の危険因子として、加齢、男性であること、脂質代謝異常（高LDLコレステロール血症、低HDLコレステロール血症、高中性脂肪血症）、肥満、喫煙、高血圧といった動脈硬化症の一般的な因子に加え、インスリン抵抗性（高インスリン血症）、高血糖および高血糖由来の代謝異常（ポリオール代謝活性の亢進、プロテインキナーゼC活性の異常、酸化ストレスの亢進、非酵素的糖化反応の亢進）が重要である。近年、耐糖能異常でも認められる食後高血糖が心血管疾患の発症と関連していることが注目されている。

動脈硬化病変は、粥状硬化（atherosclerosis）、中膜石灰化硬化（medial sclerosis）、細動脈硬化（arteriolosclerosis）に分類され、内膜から中膜に粥腫形成を示すタイプが最も代表的である。一方、中膜にリング状に石灰沈着をきたす中膜石灰化硬化（Mönckeberg型硬化）は糖尿病患者で多く認められる。

臨床症状

糖尿病患者にみられる冠動脈疾患の特徴としては、次のような点があげられる。①発作が非定型的で疼痛に乏しい（無痛性心筋梗塞）、②ショック、心不全に陥りやすく予後不良、③多枝病変を有する場合が多く、再発率が高い。

糖尿病患者の脳梗塞は小・中動脈に多発することが特徴であり、再発率も高い。

末梢動脈疾患では、安静時疼痛、間欠性跛行、下肢冷感、知覚鈍麻などの臨床症状を呈する。

検査

大血管症に対する検査としては、運動負荷心電図、冠動脈CT、心筋シンチグラフィ、心エコー、頸動脈エコー、頭部CTおよびMRI、動脈拍動の触診、ドプラ血流計による血流量、足関節収縮期圧／上腕収縮期圧（ankle-brachial pressure index：ABI）、脈波伝播速度（pulse wave velocity：PWV）などの測定がある。

治療

冠動脈疾患、脳血管障害および末梢動脈疾患そのものの治療は、非糖尿病者に対するものと変わりはない。発症・進展リスクの高い糖尿病患者では、いかに予防するかが重要である。細小血管症の危険因子としては高血糖がきわめて重要であるのに対して、大血管症では高血糖に加えて前述した危険因子すべてが重要であり、糖尿病患者では非糖尿病者よりも厳格に危険因子の管理を行う必要があると考えられている。

予後

前述した糖尿病患者における心筋梗塞の特徴により、心筋梗塞を合併した糖尿病患者の5年生存率は非糖尿病者に比して著しく低い。脳血管障害の合併は、再発率が高いことおよび肺炎や尿路感染症の併発頻度を増加させることで予後を不良にする。

その他の慢性合併症

糖尿病に特異的な病態ではないものの、糖尿病患者で合併する頻度が高い。

足病変

足病変には、足趾間や爪の白癬症、足や足趾の変形や胼胝、鶏眼、足潰瘍および足壊疽まで幅広い病変が含まれる。重症の足病変（潰瘍・壊疽）の発症には、糖尿病性神経障害、微小循環障害、末梢動脈疾患、外傷、感染症などが複雑に関連している。潰瘍・壊疽の直接誘因は、知覚鈍麻による熱傷や外傷の治療の遅れ、皮膚肥厚や胼胝の亀裂、足変形による圧迫、靴擦れなどである。高血糖は創傷治癒を遅延させる。

予防と早期治療にはフットケアが重要であり、足病変のリスクの高い患者（足潰瘍・壊疽の既往、神経障害合併、末梢動脈疾患合併、腎不全や透析、モノフィラメント5.07〈10g〉を感知しない）では、感染、外傷、爪の変形、白癬、胼胝などの異常の有無を観察するように指導する。

骨病変

1型糖尿病でも2型糖尿病でも、骨質の低下による骨折リスクの増加が認められる。1型糖尿病では、骨密度の低下も認められるが、2型糖尿病ではむしろ骨

密度は上昇している．持続的な血糖コントロール不良は，骨折リスクを上昇させる．チアゾリジン薬は，（特に高齢）女性の骨折リスクを増加させる．

手病変

糖尿病患者が手のこわばり，指の動きの制限あるいは痛みなどを訴えた場合，狭窄性屈筋腱腱鞘炎，手根管症候群，Dupuytren拘縮あるいはlimited joint mobility（LJM）の合併を鑑別する．

手の腱鞘炎は，ばね指現象や手のこわばりを示し，手根管症候群は，正中神経圧迫による母指，示指，中指および環指1/2の知覚障害を示す．Dupuytren拘縮は，手掌腱膜の肥厚による病的索状物と手指の屈曲拘縮で診断される．

歯周病

歯周病は，歯周病原菌の感染による歯周組織の慢性炎症であり，糖尿病患者では歯周病が重症化する．主因は，高血糖によってマクロファージ機能や好中球の細菌貪食機能が低下し，歯周病原菌の増殖を制御できないことにある．症状は慢性炎症による歯肉腫脹であり，進行すると歯根部の歯肉が退縮し，歯と歯肉の隙間である歯周ポケットも深くなり，その部分から出血あるいは排膿し，口臭の原因のひとつとなる．最終的には歯が抜けることになる．

血糖コントロールの不良が歯周病を増悪させ，歯周病が重症であるほど血糖コントロールは不良となり，歯周病治療により歯周組織の炎症が改善すると，インスリン抵抗性が軽減し，血糖コントロールも改善する．

認知症

高齢糖尿病患者の認知症リスクは，Alzheimer型認知症および脳血管性認知症ともに非糖尿病者の2〜4倍である．高齢糖尿病患者の認知症は，血糖コントロールを悪化させるとともに，重症低血糖は認知症発症のリスクを高める．

MMSEまたは長谷川式簡易知能スケールで認知機能の評価を行い，認知機能低下の原因を脳MRI（CT）などで調べる．

（中村二郎）

●文献

1) Kahn CR, et al（eds）：Joslin's Diabetes Mellitus, 14th edition. Philadelphia：Lippincott Williams & Wilkins；2007.

2) LeRoith D, et al（eds）：Diabetes Mellitus：A Fundamental and Clinical Text, 3rd edition. Philadelphia：Lippincott Williams & Wilkins；2003.

3) Pickup JC, et al（eds）：Textbook of Diabetes, Vol. 1 & 2, 3rd edition. London：Blackwell Science；2003.

4) 門脇　孝ほか（編）：カラー版　糖尿病学—基礎と臨床．新潟：西村書店；2007.

5) Dyck PJ, et al（eds）：Diabetic Neuropathy, 2nd edition. Philadelphia：WB Saunders；1999.

糖尿病の遺伝素因

糖尿病の発症に遺伝素因が関与していることは，一卵性双生児における糖尿病発症の一致率が二卵性双生児におけるそれよりも高いこと，特定の民族（アメリカのピマインディアン，メキシコ系アメリカ人）で発症率が高いこと，あるいは糖尿病多発家系が認められることから明らかである．

糖尿病遺伝素因の解明は，まず糖尿病多発家系に対して候補遺伝子アプローチあるいは連鎖解析を用いることによって始まり，1990年代の後半には❸❻に示すような各種の単一遺伝子異常による糖尿病が明らかにされた．この糖尿病は単一の遺伝子の変異のみで糖尿病を発症するものであり（浸透率が高い），その多くはメンデル型の遺伝形式をとる．しかしながら，この遺伝子変異によって説明できる糖尿病遺伝素因は2〜3％と考えられている．残りは，その遺伝子の変異（多型）のみでは糖尿病を発症しえないが，ほかの遺伝子の変異（多型）や環境要因と重なり合って発症する多因子遺伝による糖尿病である．

多因子遺伝による糖尿病の遺伝素因の多くは2007〜2008年に，全ゲノム相関解析（genome-wide association study：GWAS）による成果として報告された．30億塩基対に及ぶヒトゲノムの配列には1塩基多型（single nucleotide polymorphism：SNP）が数百塩基に1か所程度存在する．したがって，全ゲノムをカバーするには少なくとも500万以上のSNPについて検討することが必要と考えられた．しかしながら，2002年から開始されたHap Map計画により，ヒトゲノム全体にわたる連鎖不平衡（linkage disequilibrium：LD）ブロックとそれを代表する50万程度のtag-SNPが同定された．この結果から，約50万のtag-SNPについて2型糖尿病患者と健常対照者でそ

❸❻ 単一遺伝子異常による糖尿病とその原因遺伝子

1. 異常（プロ）インスリン症
   インスリン遺伝子
2. インスリン抵抗症
   インスリンレセプター遺伝子
3. ミトコンドリア糖尿病，MIDD
   ミトコンドリア遺伝子
4. MODY（若年発症成人型糖尿病）
   - *HNF4A*（*MODY1*）
   - グルコキナーゼ（*MODY2*）
   - *HNF1A*（*MODY3*）
   - *IPF-1*（*PDX-1*）（*MODY4*）
   - *HNF1B*（*MODY5*）
   - *NEUROD1*（*MODY6*）

の頻度を比較すれば全ゲノムをカバーする相関解析（GWAS）が可能となった．その結果，現在までに100以上の2型糖尿病関連遺伝領域が同定された．これらは，その遺伝子内あるいは近傍のSNPの頻度に2型糖尿病者と健常者間で有意差が認められたもので遺伝子名で表示されているが，その遺伝子と糖尿病の関係はほとんどで明らかにされておらず，ゲノム上の関連する領域を示すにすぎない．またこれらの領域のオッズ比はいずれも1.1～1.5で，単独での糖尿病を生じやすくするパワーは大きいものではない．事実，この程度の遺伝素因であれば，耐糖能障害（IGT）からの糖尿病の発症を生活習慣の改善により遺伝素因をもたない人と同程度にすることができると報告されている．そして，これらの2型糖尿病関連遺伝領域をすべて合わせても2型糖尿病の遺伝素因の10％程度しか説明できないと考えられている．糖尿病をはじめとする各種の多因子疾患（複数の遺伝素因と環境因子によって発症する疾患）では，従来から推定されていた遺伝率（heritability）の一部しかGWASで得られた疾患関連遺伝領域では説明できないことが明らかになり，missing heritability（失われた遺伝率）と呼ばれている．これを説明できるひとつの可能性として，SNPでは検出されなかったまれな変異（rare variant）の存在が想定されていたが，1,000人以上の欧米人の2型糖尿病者の全ゲノム塩基配列を決定してもそのような変異は同定されなかったことが報告されており，この謎は現時点でも未解決である．

単一遺伝子異常による糖尿病

異常（プロ）インスリン症

インスリン遺伝子の異常に基づく疾患を異常（プロ）インスリン症（insulinopathy）と呼ぶ．これには従来の異常インスリン血症ならびに家族性高プロインスリン血症が含まれる．いずれもインスリンレセプターに結合しえない，したがって生物活性をもたない異常インスリンあるいはプロインスリンが産生されるまれな疾患である．

異常インスリン血症では，対立するインスリン遺伝子の一方に異常が認められており，膵β細胞では異常と正常のインスリンが等モルずつ合成，分泌されている．異常インスリンは，ほとんどインスリンレセプターに結合する能力がなく，正常の血糖維持のためには通常の2倍のインスリン分泌が必要となり，長期間の過分泌により膵β細胞は疲弊をきたし糖尿病が発症する．

家族性高プロインスリン血症においても，プロインスリンはインスリンレセプターとの結合能が低いため，異常インスリン血症と同様の機序で糖尿病が発症する．

比較的軽症の糖尿病で家族内発症が濃厚な場合に本疾患を疑い，常染色体優性遺伝を確認する．多くは中年以降に発症し，その臨床経過は通常の2型糖尿病と変わらない．原則として食事療法，経口血糖降下薬で治療し，通常インスリンは必要としない．インスリン抵抗性を伴わない高インスリン血症を呈することが特徴である．

インスリン抵抗症

インスリンレセプターの異常が第一義的な原因で高度のインスリン抵抗性と耐糖能異常を呈する病態をインスリン抵抗症（insulin resistance syndrome）と呼ぶ．本症は，原発性インスリンレセプター減少症であるA型，インスリンレセプターに対する自己抗体の存在するB型，A型と同様の臨床症状を呈するがレセプター数の減少を認めないC型の3型に分類される．いずれもまれな病態で，A型とC型はインスリンレセプター遺伝子の変異による．

インスリンレセプターは，分子量135,000のαサブユニットと95,000のβサブユニットがS-S結合で結ばれたα₂β₂の構造をしている．αサブユニットにインスリン分子が結合するとβサブユニットの細胞内部分に存在するチロシンキナーゼが活性化し，シグナルが伝達される．A型ではインスリンレセプター遺伝子の異常によりインスリンレセプターの生合成の低下あるいは細胞膜への挿入の異常が認められ，細胞膜表面のレセプター数の低下がみられる．それに対しC型では，遺伝子変異によりβサブユニットに内在するチロシンキナーゼの活性が低下し，インスリン分子が結合してもシグナル伝達ができない．

若年で診断されることが多く，高度のインスリン抵抗性，耐糖能低下のほか，黒色表皮腫（acanthosis nigricans），多毛，多嚢胞性卵巣（polycystic ovary）などを伴う．診断は高インスリン血症の存在が手がかりとなる．インスリンレセプター遺伝子の異常が妖精症（leprechaunism）やRabson-Mendenhall症候群で報告されているので，高度のインスリン抵抗性や耐糖能低下のほかに，これらの疾患に特有の臨床症状を有するかを検討することも必要である．

治療として，インスリン様成長因子I（insulin-like growth factor-I：IGF-I）の投与によりそのレセプターを介して血糖を低下させることが可能であるが，IGF-Iの長期投与に伴う副作用については不明の点がある．

ミトコンドリア糖尿病（MIDD）

母系遺伝，高血糖，難聴を呈し，ヒトミトコンドリアDNAの3,243番目のA（アデニン）がG（グアニン）に変異した症例をミトコンドリア糖尿病あるいはMIDD（maternally inherited diabetes and deafness）と呼ぶ．

わが国においてもミトコンドリア遺伝子の 3,243 変異は比較的高頻度に認められ，糖尿病外来通院者の 1 ％程度に認められる．その臨床像は母系遺伝や難聴のほかに，インスリン分泌低下，若年発症，やせ型，さらに加齢とともにインスリン依存性が進行するなどの特徴を有する．

MODY

MODY（maturity-onset diabetes of the young：若年発症成人型糖尿病）は若年発症（家族で少なくとも 1 人が 25 歳以下での発症），常染色体優性遺伝ならびに膵 β 細胞不全を示す糖尿病の総称である．現在，その原因遺伝子として 10 種類以上のものが報告されている．以下にその主なものを示す．

① *HNF4A*（*MODY1*）：比較的まれな MODY で，診断された MODY の 7～10 ％を占める．*HNF4A* 遺伝子は転写因子であり，膵において *HNF1A* 遺伝子を活性化するので，MODY1 の臨床症状は MODY3 のそれと似ており，インスリン分泌不全の像を呈する．治療は SU 薬によく反応する．この遺伝子の SNP が一般の 2 型糖尿病と関連することも報告されている．

② グルコキナーゼ遺伝子（*MODY2*）：グルコキナーゼは解糖系の律速酵素で，肝および膵 β 細胞にのみ存在し，肝におけるグルコースの取り込みあるいは膵 β 細胞におけるグルコースセンサーとしてそのグルコース依存性インスリン分泌に関与している．現在までにその酵素活性を低下させる多くの点突然変異が見出されている．わが国でも実際の頻度は MODY3 と同程度に高いが，耐糖能の低下が軽度であり，気づかれない例も多いと考えられている．糖尿病を発症するのは 50 ％であり，しかもそのうち 3/4 は食事療法のみで血糖コントロールが可能であるという報告もある．

③ *HNF1A*（*MODY3*）：最も頻度の高い MODY で日本人において診断された MODY の 40 ％程度を占める．HNF1A は転写因子であり，膵 β 細胞からのインスリン分泌に関与している．臨床的にはやせ型であり，若年発症すること，またインスリン分泌不全が著明であることから 1 型糖尿病との鑑別ならびに合併症の発症に留意する必要がある．SU 薬に対する反応はよい．

④ *IPF-1*（*PDX-1*）（*MODY4*）：膵の発生・分化に重要な働きをしている転写因子 IPF-1（insulin promoter factor-1）（PDX-1 とも呼ばれる）が MODY を発症する．頻度はまれである．

⑤ *HNF1B*（*MODY5*）：HNF1B は HNF1A と類似の転写因子であり，HNF1A と 2 量体を形成して標的遺伝子の転写を活性化する．臨床的には腎囊胞をは

❸❼ 主な 2 型糖尿病関連遺伝領域

・*TCF7L2*	・*HNF1B*
・*KCNQ1*	・*WFS1*
・*FTO*	・*UBE2E2*
・*SLC30A8*	・*C2CD4A/B*
・*HHEX*	・*THADA*
・*CDKN2A/B*	・*NOTCH2*
・*IGF2BP2*	・*ADAMTS9*
・*CDKAL1*	・*TSPAN8-LGR5*
・*KCNJ11*	・*CDC123/CAMK1D*
・*PPARG*	・*JA2F1*

遺伝領域はその領域を含むあるいはその近傍の遺伝子名で示す．

じめとする進行性の腎障害を伴うことが特徴である．

⑥ *NEUROD1*（*MODY6*）：膵や神経の発達に関与している転写遺伝子である *NEUROD1* も MODY を発症する．頻度はまれである．

2 型糖尿病関連遺伝領域

GWAS により 2 型糖尿病関連遺伝領域は，現在までに 100 以上同定されている．主な領域をそれを含むあるいはそれの近傍の遺伝子名で示す（❸❼）．その中の代表的な領域を以下に示す．

TCF7L2

多くの民族でその再現性が最初に確認された 2 型糖尿病関連遺伝領域で，オッズ比は 1.5 程度の報告が多い．リスクアレル頻度は日本人では欧米人に比し著しく低く，日本人における寄与は少ない可能性が高い．転写因子であり，Wnt シグナルの標的として膵 β 細胞の分化や増殖に関与していると推定されている．

KCNQ1

日本人で最初に同定された 2 型糖尿病関連遺伝領域で，韓国人，中国人，欧米人でもその再現性が確認された．オッズ比は 1.3～1.5 程度の報告が多い．*KCNQ1* は電位依存性 K チャネルの一つである Kv7.1 の α サブユニットをコードする．臨床的には *KCNQ1* のイントロンにある SNP のリスクアレルをもつとインスリン分泌が低下することが示唆されているが，どのような機序で糖尿病の発症に関与しているかは不明である．

（春日雅人）

治療

治療の目標と原則

糖尿病治療の目標は，糖尿病合併症の発症，進展阻止を行い，健常人と変わらぬ生活の質（QOL）と寿命を確保することにある．そのためには，食事療法，運動療法，さらには薬物療法によって，良好な血糖コ

コントロール目標値[*4]			
目標	血糖正常化を目指す際の目標[*1]	合併症予防のための目標[*2]	治療強化が困難な際の目標[*3]
HbA1c (%)	6.0未満	7.0未満	8.0未満

治療目標は年齢, 罹病期間, 臓器障害, 低血糖の危険性, サポート体制などを考慮して個別に設定する.

* [*1] 適切な食事療法や運動療法だけで達成可能な場合, または薬物療法中でも低血糖などの副作用なく達成可能な場合の目標とする.
* [*2] 合併症予防の観点からHbA1cの目標値を7%未満とする. 対応する血糖値としては, 空腹時血糖値130 mg/dL未満, 食後2時間血糖値180 mg/dL未満をおおよその目安とする.
* [*3] 低血糖などの副作用, その他の理由で治療の強化が難しい場合の目標とする.
* [*4] いずれも成人に対しての目標値であり, また妊娠例は除くものとする.

❸❽ 血糖コントロール目標値

65歳以上の高齢者については「高齢者糖尿病の血糖コントロール目標」を参照.

(日本糖尿病学会〈編・著〉: 糖尿病治療ガイド2018-2019. 東京: 文光堂; 2018. p.29)

ントロールを行うことが必要となるが, 慢性合併症, 特に大血管障害の発症進展防止には, 血糖以外にも体重, 血圧, 血清脂質を良好にコントロールすることが重要となる. 現在の糖尿病治療の原則は, 1990年代以降に発表された多くの大規模臨床研究から得られたエビデンスに基づいている.

1型糖尿病患者を対象に行われたDCCT (Diabetes Control and Complications Trial) では, インスリン強化療法によりHbA1cを7%程度にコントロールすると, HbA1cを9%程度にしかコントロールできなかった対照群と比べて, 平均観察期間6.5年において, 糖尿病網膜症の発症・進展を50〜70%阻止できることが明らかとなった. また, 新規発症2型糖尿病患者を対象に行われたUKPDS (UK Prospective Diabetes Study) では, 発症後10年間にわたって薬物を用いてHbA1cを7%程度にコントロールした強化療法群では, 薬物を用いない対照群 (HbA1cは8%程度) と比べて, 網膜症や腎症などの細小血管障害のリスクを30%程度減少できた. 一方, 心血管イベントなどの大血管障害については, 10年間のUKPDS研究期間中には, 対照群と比べて有意な抑制効果は認められなかった. しかし, その後, 両群に同様の血糖コントロールを行って, さらに10年間経過をみたフォローアップスタディ (UKPDS 80) においては, 20年目に強化療法群で心血管イベントや全死亡率が有意に抑制され

❸❾ その他のコントロール目標

体重

BMI 22くらいが長命であり, かつ病気にかかりにくいという報告 (日本, 米国) がある. BMI 22を目標とするが, BMIが22を下回っても必ずしも積極的に体重増加を図らなくてよい. BMI 25以上を肥満とする. 肥満の人は当面は, 現体重の5%減を目指す. 達成後は20歳時の体重や, 個人の体重変化の経過, 身体活動量などを参考に目標体重を決める.

血圧

収縮期血圧	130 mmHg 未満
拡張期血圧	80 mmHg 未満

血清脂質

LDL コレステロール	120 mg/dL 未満 (冠動脈疾患がある場合 100 mg/dL 未満)
HDL コレステロール	40 mg/dL 以上
中性脂肪	150 mg/dL 未満 (早朝空腹時)
non-HDL コレステロール	150 mg/dL 未満 (冠動脈疾患がある場合 130 mg/dL 未満)

(日本糖尿病学会〈編・著〉: 糖尿病治療ガイド2018-2019. 東京: 文光堂; 2018. p.30 より抜粋.)

ていた. これらの結果から, 合併症予防のためのHbA1cの目標値 (血糖コントロール目標) は7%未満とされている. UKPDS 80においては, 発症後10年間の血糖コントロールに違いがあれば, その後10年間のHbA1cに差がなかったにもかかわらず, 20年間での合併症発症頻度に差が認められた. このことから, 糖尿病発症後, 早期における良好な血糖コントロールが長期的な合併症予防のためには重要かつ有効であることが明らかとなり, この効果は「レガシー (遺産) 効果」や「メタボリックメモリー」と呼ばれている.

一方, 血糖降下のための薬物療法には, 低血糖のリスクを伴う. 低血糖自体, 心血管イベントのリスクを高めるとされており, 低血糖の回避も重要である. 血糖コントロールが困難な患者に, 多くの薬物を用いてきわめて厳格なコントロールを目指すと, 重症低血糖や体重増加をきたし, かえって心血管イベントを含む死亡リスクが高くなったとの報告 (ACCORD試験〈The Action to Control Cardiovascular Risk in Diabetes〉) もある. したがって, 血糖コントロール目標は, 年齢, 罹病期間, 臓器障害, 低血糖の危険性, サポート体制などを考慮して, メリットとデメリットを勘案し, 個々の患者で個別に設定すべきとされている. 日本糖尿病学会が提唱している血糖コントロール目標を❸❽に示す.

また, 血糖のみならず, 体重や血圧, 血清脂質をしっかりとコントロールすることで, 効率よく合併症リスクを減少させることのできることが, Steno-2試験やわが国のJ-DOIT 3といった臨床研究で明らかにされ

ている．体重，血圧，血清脂質のコントロール目標については**❸❾**に示す．

以上より，糖尿病治療の原則としては，①一般にはHbA1c 7.0 %未満を目標とする，②発症後早期からの血糖管理が重要である，③低血糖をできるだけ回避する，④体重，血圧，血清脂質を含めた包括的治療が重要である，⑤治療目標は患者の種々の要因を考慮して個別に設定する，といったことがあげられる．

食事療法

食事療法は糖尿病治療の基本であり，薬物療法が開始されても，引き続き行う必要がある．食事療法の基本は，適正なエネルギー量とバランスの取れた栄養素の摂取である．治療開始時の目安とするエネルギー摂取量は，「エネルギー摂取量＝標準体重×身体活動量」で算出される．標準体重は「身長(m)×身長(m)×22」で算出され，身体活動量の目安は，

軽労作（デスクワークが多い職業など）
25〜30 kcal/kg 標準体重
普通の労作（立ち仕事が多い職業など）
0〜35 kcal/kg 標準体重
重い労作（力仕事が多い職業など）
35〜 kcal/kg 標準体重

とされている（ただし，発育期の子供や妊婦，授乳中であれば，必要エネルギーはさらに多く設定する）．たとえば，標準体重が60 kgで身体活動量が軽労作の患者であれば，適正なエネルギー量は，60×(25〜30)＝1,500〜1,800 kcalの範囲となる．エネルギーバランスは体重の変化や血糖コントロールに反映されるので，治療開始後は，代謝状態を評価しながら個別に設定しなおす．また，BMI 25以上の肥満者では，身体活動量を20〜25 kcal/kg 標準体重として，まず5 %程度の体重減少を目指す．

三大栄養素のバランスとしては，指示エネルギー量の50〜60 %を炭水化物から摂取し，蛋白質は20 %までとして，残りを脂質とする．脂質が25 %を超える場合は，飽和脂肪酸を減じるなど脂肪酸組成にも配慮する．適量のビタミン，ミネラルも摂取できるようにし，食物繊維は1日20 g以上摂取するように努める．高血圧合併患者では食塩摂取を1日6 g未満とし，顕性腎症の患者では，蛋白制限を1日0.8〜1.0 g/kg標準体重から開始する．アルコール摂取に関しては，肝機能に問題がなく，血糖コントロールが良好であれば，1日20〜25 g（純エタノール換算）以内は許容できるとされる．

現在，厚生労働省により「日本人の食事摂取基準（2020年版）」が策定されつつある．これに伴い，糖尿病食事療法のガイドラインも見直される可能性があ

❹⓪ 運動療法を禁止あるいは制限したほうがよい場合

- ・糖尿病の代謝コントロールが極端に悪い場合
  ─空腹時血糖 250 mg/dL 以上，尿ケトン体中等度以上陽性
- ・増殖網膜症による新鮮な眼底出血がある場合
- ・腎不全のある場合
- ・虚血性心疾患や心肺機能に障害がある場合
  ─無症候性（無痛性）心筋虚血への注意が必要
- ・骨・関節疾患がある場合
- ・高度の自律神経障害のある場合

（日本糖尿病学会〈編・著〉：糖尿病治療ガイド 2018-2019．東京：文光堂：2018．p.51 より抜粋．）

る．現時点で食事療法に関するエビデンスは乏しく，特に高齢者に関するものはほとんどない．今後，高齢者におけるフレイルやサルコペニア予防も踏まえて，目標体重の幅を広くし，健康寿命と個別化医療を念頭においた食事療法のガイドラインが策定されるものと思われる．

運動療法

運動療法は，食事療法とともに「糖尿病治療における車の両輪」とたとえられるほど重要である．運動の急性効果としては，グルコースや脂肪酸の利用が促進され血糖値が低下する．また慢性効果としては，インスリン抵抗性が改善する．さらに減量や，筋萎縮・骨粗鬆症の予防にも有効である．運動の種類には有酸素運動とレジスタンス運動とがある．前者は，摂取酸素量に見合った運動で，歩行，ジョギング，水泳などが相当し，インスリン感受性の増大に寄与する．またレジスタンス運動は，腹筋，ダンベル，腕立て伏せなど，いわゆる筋肉トレーニングが相当するが，筋肉量を増加させる効果が期待できる．

一般的には中等度の強度の有酸素運動を行うことが勧められるが，レジスタンス運動も有効である．中等度の強度とは，患者自身が「楽である」または「ややきつい」と感じる程度の運動で，最大酸素摂取量の50 %前後のものを指す．運動時の心拍数では，100〜120/分程度が目安となる．具体的には，「いつでも，どこでも，一人でも行える」運動として，歩行が勧められる．運動の到達目標としては，できれば毎日，少なくとも週に3〜5回，強度が中等度の有酸素運動を20〜60分間行うことが勧められる．歩行としては，1回15〜30分，1日2回，約1万歩が適当とされる．

運動療法を開始する際には，心血管疾患の有無など，合併症のチェックを行い，安全に運動が実施できるかあらかじめ評価する必要がある．運動療法を禁止あるいは制限したほうがよい場合を**❹⓪**に示す．

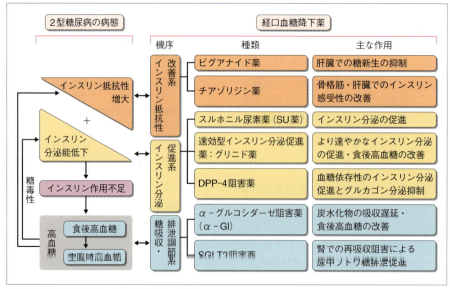

❹ 病態に合わせた経口血糖降下薬の選択

（日本糖尿病学会〈編・著〉：糖尿病治療ガイド 2018-2019．東京：文光堂；2018．p.33）

薬物療法

生活習慣を改善し，食事・運動療法を2～3か月実施しても，血糖コントロールが不十分な場合は薬物療法を開始する．薬物療法には経口薬と注射薬とがあり，注射薬にはインスリンとGLP-1受容体作動薬とがある．

経口血糖降下薬

経口血糖降下薬は，日本では現在7種類が使用可能であるが，その作用機序からは「インスリン抵抗性改善系」「インスリン分泌促進系」「糖吸収・排泄調節系」の3つに分けられる．日本糖尿病学会の治療ガイドでは，患者の病態に合わせた経口血糖降下薬の選択が推奨されている（❹）．

インスリン抵抗性改善系：

①ビグアナイド薬：主たる作用は，AMPKの活性化を介した肝臓での糖新生抑制作用である．また，消化管からの糖吸収抑制や末梢でのインスリン抵抗性改善作用も有する．体重増加をきたしにくく，UKPDSのサブ解析では肥満患者に対して心血管イベント抑制効果を認めたので，欧米では第一選択薬となっている．低血糖はきたしくいが，重篤な副作用として乳酸アシドーシスがあり，中等度以上の腎機能障害患者では禁忌である．

②チアゾリジン薬：骨格筋や肝臓でのインスリン感受性を改善する．核内転写因子であるPPAR-γのアゴニスト作用を有し，脂肪細胞を分化誘導して，血中のアディポネクチン濃度を高める．インスリン抵抗性の強い肥満患者で特に有効であるが，体重増加をきたしやすいので，食事療法を確実に実行することが大切である．副作用として水分貯留や浮腫があり，心不全患者には禁忌である．また，女性において骨折リスクを上昇させたとする報告もある．

インスリン分泌促進系：

①スルホニル尿素（SU）薬：膵β細胞膜上のATP感受性KチャネルのSUレセプター（SUR）1サブユニットに結合し，強力なインスリン分泌促進作用を発揮する．内因性インスリン分泌能が残存している患者では有効で，血糖降下作用も大きい．その反面，体重増加や低血糖を起こしやすい．特に腎機能の低下している患者や高齢者では，遷延性低血糖をきたすリスクが大きいので，注意を要する．

②速効型インスリン分泌促進薬（グリニド薬）：SU薬と同様，膵β細胞のSUR1に結合して作用を発揮する．SU薬と比べてインスリン分泌促進作用は弱いが，服用後短時間でインスリン分泌を促進するので，食後の高血糖を改善する．また，血中からの消失速度が速く作用時間も短いので，毎食前の服用が原則である．

③DPP-4阻害薬：インクレチン（GLP-1とGIP）は血糖依存性にインスリン分泌を促進させる．また，GLP-1は血糖依存性のグルカゴン分泌抑制作用も有する（血糖依存性とは，血糖が高いときにはその作用を発揮するが，血糖が正常もしくは低いときには作用しないということである）．DPP-4はインクレチンを不活化する酵素であるが，DPP-4阻害薬はこの酵素活性を阻害することで活性型インクレチン濃度を上昇させ，血糖低下作用を発揮する．血

㊷ インスリン製剤とその特徴

分類	商品名	特徴
超速効型	アピドラ®注, ノボラピッド®注, ヒューマログ®注	インスリンアナログ. 皮下注後 10〜20 分で作用を発現するため食直前に皮下注可能. 一部の製剤は静注可能.
速効型	ノボリン®R 注, ヒューマリン®R 注	ヒトインスリン. 皮下注では作用発現まで 30〜60 分要するため食前 30 分前投与が必要. 静注可能.
中間型	ノボリン®N 注, ヒューマリン®N 注	効果時間延長のためインスリンにプロタミン硫酸塩を添加. 皮下注後 8〜12 時間頃にピークがある. 白濁しており, 使用前に混和する必要あり.
持効型	トレシーバ®注, ランタス®XR 注, ランタス®注, レベミル®注, インスリン グラルギン BS 注	インスリンアナログ. 効果時間を延長しつつ, 大きな作用のピークがない. 旧米国薬剤胎児危険度分類 (FDA 基準) ではレベミル®注のみ B (人での危険性の証拠はない), その他は C (危険性を否定することはできない).
混合型	ヒューマログ®ミックス 25 注・ミックス 50 注, ノボラピッド®30 ミックス注・50 ミックス注, ライゾデグ®注 など	速効型・超速効型と中間型・持効型の混合. 数字は速効型・超速効型成分の割合 (%) を示す. 注射回数を減らす場合に使用.

糖依存性のため, 単剤で使用する場合は低血糖のリスクが低い. また血糖コントロール改善に際して体重増加も起こしにくい. 糖尿病では, 食後のグルカゴン分泌異常がしばしば認められるが, 本薬剤は食後のグルカゴン分泌を抑制し, 食後血糖や血糖の日内変動幅も改善させる.

糖吸収・排泄調節系:

① α-グルコシダーゼ阻害薬 (α-GI):二糖類を単糖類に分解する α-グルコシダーゼの作用を阻害することで, 消化管からのグルコースの吸収を遅延させ, 食後の高血糖を抑制する. 単独投与では低血糖をきたす可能性は低く, 血糖コントロール改善に際して体重は増加しにくい. HbA1c の低下作用は 0.5〜1.0 ％程度で, 他の薬剤より血糖降下作用は小さいが, 境界型からの糖尿病発症予防効果も認められており, 境界型の一部の患者で保険適用となっている. 副作用として放屁や下痢, イレウスなどの消化器症状があり, 腹部手術既往者には慎重に使用する.

② SGLT2 阻害薬:腎臓の近位尿細管に存在する SGLT2 (sodium glucose co-transporter 2) を阻害することで, 尿細管からのグルコースの再吸収を抑制し, 尿糖排泄を促進 (1 日 60 g 程度) させることで血糖低下作用を発揮する. 体重減少作用, 降圧作用もあり, 糖尿病患者における心血管イベントの二次予防効果が大規模臨床研究で報告されている. インスリンに依存せずに作用を発揮するため, 単独使用では低血糖リスクは低い. 一方, 浸透圧利尿により尿量も増えるので, 脱水に注意する必要がある. 副作用としては, 皮疹や尿路・性器感染症が多い. また, ケトーシスに傾きやすく, 正常血糖ケトアシドーシスの報告もある.

GLP-1 受容体作動薬

膵 β 細胞膜上の GLP-1 受容体に結合して, 血糖依存性にインスリン分泌促進作用を発揮する. また, α 細胞にも働いて血糖依存性にグルカゴン分泌抑制作用も有する. さらに胃の蠕動運動を抑制して胃内容物の排出遅延を引き起こし, 糖吸収を遅らせて食後血糖を低下させる. また, 中枢神経にも作用して食欲抑制作用を発揮し, 体重を低下させる. 本薬剤のなかには, 心血管疾患の二次予防効果が大規模臨床研究で認められているものもあり, 肥満 2 型糖尿病患者にはよい適応となる. ただし, 内因性インスリン分泌能の枯渇した患者では, インスリン分泌促進作用は認められないので, インスリン療法からの切り替えを試みる場合は慎重に行う必要がある. 現在, 週 1 回注射の製剤もあり, 自己注射が困難な患者にも使いやすい. 副作用としては, 吐き気や便秘・下痢などの胃腸障害がある.

インスリン療法

絶対的適応は 1 型糖尿病およびインスリン依存状態の 2 型糖尿病, 糖尿病ケトアシドーシスや高浸透圧高血糖症候群などの糖尿病昏睡, 糖尿病合併妊娠である. 周術期, 重症疾患合併時, 経口薬のみでは不十分な 2 型糖尿病では相対的適応となる. インスリンは周術期, 重症疾患合併時などでは静注で投与されるが, 通常は皮下注で投与される.

インスリンの種類:現在, 遺伝子工学的に製造されたヒトインスリンあるいはヒトインスリンアナログが用いられる (㊷).

ヒトインスリン自体は速効型インスリンと呼ばれる. 静注での効果発現は早いが皮下で 6 量体を形成するため皮下注では効果発現までに時間を要する. このため食前 30 分前の皮下注が必要である. 超速効型インスリンは 6 量体を形成しないようにアミノ酸を置換したインスリンアナログであり, 食直前の皮下注が可能である. 一方, 持効型インスリンはアミノ酸置換や脂肪酸付加などの結果, 皮下での難溶性沈殿や多量

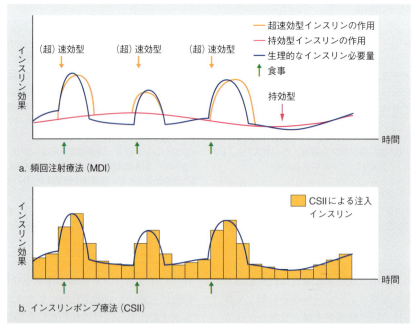

❸ 強化インスリン療法の種類と概要

体の形成，血中でのアルブミンとの結合などにより長時間にわたって安定した効果発現をするインスリンアナログである．

インスリン療法の考え方：24時間にわたる基礎インスリンと食事ごとに分泌される追加インスリンという生理的なインスリン分泌動態を再現するために，1日3〜4回以上の皮下注を行う強化インスリン療法が基本的な手法である（❸）．

なかでもペン型デバイスを使用した頻回注射療法（multiple daily injections）がよく用いられる．基礎インスリンを持効型・中間型で補充し，食事ごとの追加インスリンを速効型・超速効型で補充する．一般に追加インスリンは，2型糖尿病の場合は食事療法で定められた食事量に応じて医療者が調節する．1型糖尿病の場合は摂取糖質量に応じたインスリン量を患者自身がその都度計算するカーボカウント法が一般に用いられる．基礎インスリンは早朝空腹時など絶食時の血糖値をもとに調節する．

インスリン分泌の枯渇した1型糖尿病などで血糖変動が大きい場合は携帯型ポンプによるインスリン皮下注（continuous subcutaneous insulin infusion：CSII）も行われる．CSIIでは皮下に留置したプラスチックカニューレから，少量の超速効型インスリンを数分ごとに注入することで時間ごとの基礎インスリン量を微調節できる．

インスリン分泌残存症例の場合，注射回数を減らす目的で持効型インスリン1日1回注射と内服薬併用，あるいは混合型インスリン1日1〜2回注射を行う場合もある．

インスリン療法と血糖測定：インスリン治療中は自己血糖測定が保険適用であり，注射量の調節に利用できる．自己血糖測定の方法として，小型の穿刺器で指先から少量の血液を出して簡易血糖測定器で測定するSMBG（self-monitoring of blood glucose）が広く使用されている．また，小型のパッチ型デバイスを皮膚に貼付し細胞間質液中のグルコース濃度を約2週間にわたって持続測定するCGM（continuous glucose monitoring）も使用される．

CGMとCSIIの組み合わせはSAP（sensor-augmented pump）と呼ばれ，無自覚の低血糖や高血糖に対し事前にアラームを発したり，インスリン注入を一時停止したりすることができる．海外ではCGMの血糖値に応じて自動的にインスリン注入量を増減し調節するclosed-loopシステムも使用開始となっている．

インスリン療法の注意点：インスリン療法の副作用としては低血糖のほか，インスリンアレルギーがある．

感染症合併時や術後などはシックデイと呼ばれ，コルチゾールやカテコールアミンなど血糖上昇ホルモンの分泌が増加する．そのためインスリン必要量が増加し，食事摂取不能でもインスリン療法の続行が必要である．

シックデイでインスリンを中断した場合やインスリンポンプのトラブルで注入遮断が生じた場合にケトアシドーシスが起こるため，インスリン療法を受ける患

者自身にインスリン療法に関して十分教育しておくことが大切である.

糖尿病の薬物治療の進め方

新規に発症した糖尿病患者を診た場合,インスリン依存状態(生命の維持にインスリン投与が必要な状態)かどうかを判断することが重要である.インスリン依存状態が疑われた場合は,速やかにインスリン治療を開始する.当初,インスリン依存状態であっても,インスリン注射によって糖毒性を軽減すると,食事・運動療法だけで血糖コントロールが可能になる症例も存在する.その多くは肥満症例で,ソフトドリンクケトーシスなど,糖毒性が一時的に高度になって発症した例である.

1型糖尿病では,発症後速やかにインスリン療法を開始するが,2型糖尿病では,食事・運動療法を2～3か月続けても,目標とする血糖コントロールが得られない場合に,薬物療法を開始する.その際,選択する薬物は,患者の主たる病態が何かを考慮して,経口血糖降下薬を選択することが日本では推奨されている(㊶).1種類の薬剤では十分な効果が得られない場合には,2種類以上の薬剤を併用することになるが,その際は作用機序の異なる薬剤の組み合わせが有効とされる.注射薬は,経口薬と比べると患者QOLを低下させ,患者の受け入れもよくないので,経口薬だけでは血糖コントロールがいよいよ困難になった場合に導入されることが多い.一方,欧米では,薬物療法の第一選択薬は,有効性と安全性が示されているメトホルミン(ビグアナイド薬)とされ,2剤目以降は,注射薬や経口薬を問わず,各薬剤の血糖降下作用の強さ,低血糖のリスク,体重変化に及ぼす影響,副作用,コスト,患者の嗜好といった因子を考慮して薬剤選択をすることが推奨されている.さらに最近では,動脈硬化性心血管疾患を合併した患者では,心血管疾患の二次予防効果の認められている薬剤を2剤目以降から選択すべきとされている.

2型糖尿病では,罹病期間が長くなるにしたがって,内因性インスリン分泌能が低下し,使用薬剤が増えていく場合が多く,10年以上経過するとインスリン導入も余儀なくされる場合が多い.

その他の薬物療法

糖尿病に合併した高血圧に対しては,ARBやACE阻害薬が第一選択薬となる.それで効果が不十分な場合は,長時間作用型ジヒドロピリジン系Ca拮抗薬か少量のサイアザイド系利尿薬を併用する.また,糖尿病に合併した高LDLコレステロール血症では,スタチン系薬剤(HMG-CoA還元酵素阻害薬)が第一選択薬となる.高中性脂肪血症や低HDLコレステロール血症に対しては,フィブラート系薬剤を考慮する.

糖尿病の移植医療

インスリン分泌が完全に枯渇した症例では膵臓移植や膵島移植も実施される.透析が必要な症例には膵腎同時移植または腎移植後膵臓移植が適応である.腎機能が正常であっても,血糖変動がコントロール不可能なために重症低血糖や高血糖を繰り返す症例では膵単独移植や膵島移植が適応となる.

（下村伊一郎,岩橋博見,宮下和幸）

●文献

1) 日本糖尿病学会（編・著）：糖尿病治療ガイド 2018-2019. 東京：文光堂；2018.

2) American Diabetes Association：Pharmacologic Approaches to Glycemic Treatment：Standards of Medical Care in Diabetes-2018. *Diabetes Care* 2018；41（Suppl 1）：S73.

低血糖症 hypoglycemia

概念

● 血糖が生理的変動範囲を超えて低下し,種々の症状を呈するものを低血糖症という.

● 一般的に血糖は 45 mg/dL（全血グルコース濃度）または 50 mg/dL（血漿グルコース濃度）以下に低下しており,自律神経症状あるいは中枢神経系の機能障害に基づく症状を示す.

病因

血液中からのグルコースの消失亢進（インスリンあるいはその類似物質の作用過剰によるものと各種細胞による過剰消費）,もしくはグルコースの産生（新生）低下（肝・腎不全,あるいはインスリン拮抗ホルモンの分泌低下か作用障害）による.

疫学

臨床的には,インスリン注射あるいはスルホニル尿素（SU）薬などの薬物による医原性低血糖が最も高頻度である.次いで肝・腎不全,インスリン拮抗ホルモン分泌不全（副腎皮質機能低下症,脳下垂体機能低下症などが主）とインスリノーマが多い.

臨床症状

代表的な低血糖症状を㊹にまとめた.初期には,カテコールアミン分泌亢進によるものと交感・副交感神経系の自律神経症状が警告症状として出現する.次いで,中枢神経系の機能低下による神経性低血糖症（neurohypoglycemia）を呈する（㊺）.ただし,重篤な低血糖を一度経過すると,次に生じた低血糖の際にカテコールアミン分泌や自律神経症状などの警告症状

❹代表的な低血糖症状

交感神経症状	動悸, 冷汗, 手指の震え, 不安焦燥感, 被刺激性, 視覚異常
副交感神経症状	空腹感, 悪心, あくび
中枢神経障害	集中力低下, 作業能率低下, 異常行動, 発語障害, 意識レベル低下

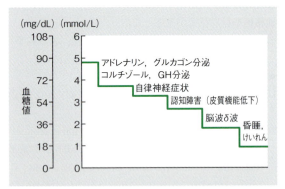

❹健常者にインスリン低血糖を誘発した場合の症状, 徴候とインスリン拮抗ホルモン分泌反応の出現経過

(Frier BM：Hypoglycemia in diabetes mellitus. In：Pickup C, et al〈eds〉. Textbook of Diabetes, 2nd edition. Oxford：Blackwell Science；1997.)

が現れにくくなり,"無自覚性低血糖"と呼ばれる病態に陥りやすくなる.

[分類]

❹に示すように，低血糖症は原因によって，①空腹時，②反応性，③薬物などによるもの，の3つに分類される．

[診断]

空腹時低血糖

インスリノーマ（膵島細胞腫）：腫瘍細胞からのインスリンの過剰分泌により低血糖を呈する（☞「消化管・膵の内分泌疾患〈インスリノーマ〉」p.207）．

インスリン自己免疫症候群：過去にインスリン治療を行ったことがないにもかかわらず，内因性インスリンに対する自己抗体が血清中に多量に存在し，主として早朝空腹時など体液環境が変動する際に，自己抗体と結合していたインスリンが遊離することによって，低血糖症状を呈する疾患である．

2抗体法のラジオイムノアッセイによる血清インスリン値が異常高値（1,000μU/mL以上に及ぶことがある）を示すとき疑われ，確診にはインスリン結合抗体の証明が必要である．この自己抗体はプロインスリンとも結合し，血清Cペプチドが高値を示すことが多い．臨床的にはインスリノーマとの鑑別が必要である．

インスリンレセプター抗体によるもの：インスリンレセプターに対する自己抗体が産生されると，自己抗体がレセプターに結合すればインスリンの結合を阻害して高インスリン血症でありながら高血糖となり（グルコース負荷後，食後など），抗体が離れればインスリンが一時にレセプターに結合して低血糖（空腹時）をきたす．症例によりいずれか一方，または両者を示すが，インスリン抗体は認められない．

黒色表皮腫（acanthosis nigricans），多囊胞性卵巣，Sjögren症候群あるいは悪性リンパ腫，Hodgkin病の合併がみられる．

インスリンレセプター遺伝子異常によるもの：Donohue症候群（leprechaunism）では新生児期より，Rabson-Mendenhall症候群では幼少時期より，著明な高インスリン血症と空腹時低血糖がみられ，やがて食後高血糖が主体となる．また，高インスリン血症と反応性低血糖を認めるが，黒色表皮腫など他の症状は認めないインスリンレセプター遺伝子異常の患者も存在する．

膵外性腫瘍：肝癌や巨大な間葉系細胞の悪性腫瘍（腹腔内や後腹膜が多い）で低血糖が発症することがまれにみられる．低血糖の原因は，腫瘍による糖消費の増大またはインスリン作用をもったインスリン様成長因子（insulin-like growth factor：IGF）-I/IIなどの産生によるものである．

酵素欠損症：肝グリコーゲン分解あるいは肝糖新生の障害により低血糖を呈する（☞「小児の低血糖症」次項，「先天性糖質代謝異常症」p.327）．

反応性低血糖

空腹時血糖は正常で，食後1.5〜5時間に一過性の低血糖を示し，主として交感神経系の症状を呈する．

消化管性（摂食反応性）：食物が急速に腸管へ流入する際，インスリン分泌刺激作用を有する消化管ホルモン（gastric inhibitory polypeptide〈GIP〉やglucagon-like peptide-1〈GLP-1〉など）の分泌促進によって低血糖を起こす．胃切除，胃空腸吻合，幽門形成術などを受けた症例に多くみられるが，早期ダンピング症候群による悪心，冷汗，脱力など迷走神経反射による症状よりはやや遅れて発現する．

境界型あるいは軽症糖尿病：境界型糖尿病や発症早期の2型糖尿病でみられる反応性低血糖で，膵β細胞からのインスリン分泌遅延過剰反応のため，グルコース吸収後も続く相対的過インスリン血症で，食後数時間になって低血糖を呈する．糖尿病の家族歴を有するもの，肥満を伴うものに多い．

薬物などによる低血糖

臨床的に最も多いのはインスリン注射や経口血糖降下薬（主としてSU薬とグリニド系薬）による医原性のものである．食事量の不足，食事時間の遅れ，運動

⓭ 低血糖症の分類

空腹時低血糖	1. グルコース利用の過剰に基づくもの 　1）高インスリン血症を伴うもの 　　**インスリノーマ**，膵β細胞過形成（膵島細胞症〈nesidioblastosis〉），**インスリン自己免疫症候群**，**インスリンレセプター抗体によるもの**，**インスリンレセプター遺伝子異常によるもの**，糖尿病母体からの新生児低血糖 　2）高インスリン血症を伴わないもの 　　**肝癌**，**間葉性巨大腫瘍**，**インスリン様成長因子（IGF-I/II）産生腫瘍**，全身性カルニチン欠損症，過激な運動 2. グルコース産生の低下に基づくもの 　1）**インスリン拮抗ホルモン分泌不全** 　　**脳下垂体機能低下症**（Sheehan 症候群，ACTH 単独欠損症など），**副腎皮質機能低下症**（Addison 病など），カテコールアミン分泌不全，グルカゴン分泌不全 　2）酵素欠損症 　　グリコーゲン病 I, III, VI, VIII 型，ピルビン酸カルボキシラーゼ欠損，ホスホエノールピルビン酸カルボキシラーゼ欠損，フルクトース-1,6-ビスホスファターゼ欠損 　3）基質欠乏 　　小児のケトン性低血糖，重症低栄養状態，妊娠晩期（胎児の糖利用亢進）
反応性低血糖	**消化管性**（摂食反応性，胃摘出術後などの食事性高インスリン血症〈alimentary hyperinsulinism〉による） **特発性** **境界型あるいは軽症糖尿病における反応性低血糖** ガラクトース血症 遺伝性フルクトース不耐症 ロイシン過敏症
薬物などによる低血糖	**インスリン製剤，SU 薬，グリニド系インスリン分泌促進薬** サルファ剤，サリチル酸製剤 フェニルブタゾン，クマリン製剤 β遮断薬，モノアミンオキシダーゼ阻害薬 抗不整脈薬（ジソピラミド） エタノール，ガチフロキサシンなど

太字は重要なもの.

量の増加，嘔吐，下痢などで低血糖が惹起される.

　単独では低血糖を起こさないが，経口血糖降下薬との併用時にその作用を増強し，低血糖を誘発しやすいものを含めて⓭に示した．肝グリコーゲン分解の抑制で低血糖を起こしやすいのは，β遮断薬とモノアミンオキシダーゼ阻害薬である．大量のエタノール（飲酒）も肝糖新生抑制により低血糖を誘発しやすいので注意を要する.

　いずれも，低血糖症そのものの診断は，症状発現時の低血糖の確認と，糖質投与による症状の改善や消失による．特に反応性低血糖では，ブドウ糖の投与で著明な症状の改善をみるが，確診には食事摂取 4～5 時間までの血糖測定が有用である.

　遷延性低血糖を反復するものでは，中枢神経系の不可逆的障害により性格変化，異常行動を引き起こして精神疾患と誤られることがある．外因性インスリンによる低血糖（故意のものは factitious hypoglycemia という）では，高インスリン血症と同時に低 C ペプチド血症を示す．SU 薬の過量（誤用）服用では，血中のインスリン，C ペプチドとも高値のため，血中，尿

中の SU 薬濃度測定が必要となる.

治療

　低血糖症状を疑ったら，まず吸収の速い単純糖質（砂糖など，ただし患者が糖尿病でα-グルコシダーゼ阻害薬を使用している場合は単糖であるブドウ糖を服用させる）を経口投与する．意識障害を伴う場合はブドウ糖の経静脈投与，またはグルカゴン筋注を行う．ただし，後者は肝グリコーゲン病では無効である.

　反応性低血糖には，食事の糖質偏重や大量一時摂取を避け，少量を頻回に摂取するよう指導する．難治例には食物繊維を併せて摂取するように勧め，抗コリン薬，α-グルコシダーゼ阻害薬の併用も試みる.

　インスリノーマ，IGF-I 産生腫瘍，IGF-II 産生腫瘍，インスリン拮抗ホルモン分泌障害例などの内分泌疾患例に対しては，原疾患の治療を行う．インスリン自己免疫症候群は自然寛解することが多いが，難治例には副腎皮質ステロイドの投与を試みる.

　インスリン治療で厳格な血糖コントロールを目指さざるをえないときに無自覚性低血糖が観察された際には，いったん血糖コントロールをやや緩めてしばらく低血糖発作を回避すると，カテコールアミン分泌や自

律神経系の警告症状が回復する．

（難波光義，勝野朋幸，楠　宜樹）

文献
1) Frier BM：Hypoglycemia in diabetes mellitus. In：Pickup C, et al（eds）. Textbook of Diabetes, 2nd edition. Oxford：Blackwell Science；1997.

小児の低血糖症

概念
- 生後72時間以降の小児の血糖の正常値は成人と同様とされている．すなわち，生理的に低血糖による症状が起こり始める血糖値50 mg/dLを下回る場合を低血糖と定義すべきである（㊼）．
- ただし，高インスリン性低血糖症においてはグルカゴンやアドレナリンなどの拮抗ホルモンの分泌による血糖上昇が抑制されるため，早期に危険な低血糖に至りやすい．そのため，インスリンや経口血糖降下薬を使用中の糖尿病患者では，便宜的に年齢を問わず血糖値＜70 mg/dLを低血糖として扱っている．

病因
　成人期発症の低血糖症は，ほとんどが後天性の高インスリン性低血糖症であるが，小児期発症低血糖症の病因ははるかに多彩であり，先天性代謝異常症や先天性高インスリン血症など，多くの先天性疾患が鑑別に含まれてくる（㊽）．また，年少児においては生理的な血糖維持機構の未熟性により，基礎疾患をもたなくても長時間の絶食により低血糖をきたすものがいることに注意が必要である（㊾）．この傾向は年長になるに伴い軽快する．

病態生理
　ヒトの血糖値は，血糖低下機構と血糖上昇機構のバランスにより，狭い範囲に維持されている．血糖降下作用をもつものは基本的にインスリンのみであるが，血糖上昇機構は①食事による腸管からの吸収，②肝グリコーゲンの分解によるグルコース産生，③肝（一部腎）における糖新生によるグルコース産生，の3つの機構からなる（㊿）．食事による腸管からの吸収は食後4時間程度続き，以後の血糖はグリコーゲン分解と糖新生により維持される．グリコーゲン分解は食後12〜16時間程度続き，糖新生は以後長時間にわたり，絶食下でも血糖値を維持する．低血糖はインスリン過剰または血糖維持機構の破綻により発症する（㊽）．

低血糖に至る機序
高インスリン性低血糖症：インスリンは，細胞内への糖の取り込み亢進，脂肪酸化の抑制，グリコーゲン

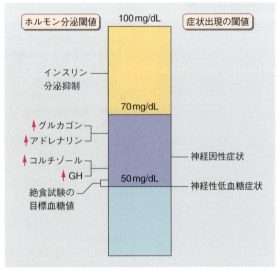

㊼ 低血糖に対する生理反応の閾値

(Hawkes CP, et al：Pathophysiology of neonatal hypoglycemia. In：Polin RA, et al〈eds〉. Fetal and Neonatal Physiology. 5th edition. Elsevier；2017. p.1552.)

分解によるグルコース産生の抑制を介して血糖を低下させる．血糖値に見合わないインスリン過剰により低血糖が起こる．

グリコーゲン分解異常症：基本的に肝型糖原病である（㊽㊿＋1）．

糖新生異常症：糖新生は乳酸，アミノ酸を基質として，解糖系を逆行してグルコースを産生する経路である（㊿＋1）．大部分は解糖系と同じ酵素を使用するが，一部異なる酵素を使用して逆行する．糖新生経路をさかのぼるためにはATPが必要である．したがって，糖新生固有の酵素欠損症のほかに，脂肪酸・カルニチン代謝異常症やミトコンドリア病などによるATP産生障害によっても糖新生の障害が生じる（㊽）．

低血糖症状
　低血糖の影響を最も受けやすいのは中枢神経である．筋や心筋と異なり，脂肪酸をエネルギー源として使用できない．ケトン体や乳酸はエネルギー源として使用できるが，平常状態ではエネルギーの大部分をグルコースに依存しており，グリコーゲンの蓄積もない．したがって，低血糖の症状は病因によらず共通で，中枢神経症状（neuroglycopenic symptoms）と，拮抗ホルモンの分泌による自律神経症状（neurogenic symptoms）からなる．

臨床症状
低血糖症状
　中枢神経症状として認知障害，意識障害，けいれん，また自律神経症状として手指の震え，発汗，動悸などがみられる．その他に，新生児では非特異的な症状（原

❹ 小児低血糖の原因疾患

疾患群	疾患
高インスリン血症・拮抗ホルモン欠損症	高インスリン性低血糖症 　先天性高インスリン血症 　後天性高インスリン血症 　　医原性 　　インスリノーマ 　　低血糖を伴うダンピング症候群 　　成人型膵島細胞症 拮抗ホルモン異常症 　下垂体機能低下症 　副腎皮質機能低下症
グリコーゲン分解の異常	肝型糖原病 　Ia 型　グルコース-6-ホスファターゼ 　Ib 型　グルコース-6-リン酸トランスロカーゼ 　III 型　脱分枝酵素 　VI 型　肝ホスホリラーゼ 　VIII 型　ホスホリラーゼキナーゼ 　XI 型　Fanconi-Bickel 症候群, GLUT2 　0 型　グリコーゲン合成酵素
糖新生系異常	糖新生関連酵素異常症 　フルクトース-1,6-ビスホスファターゼ欠損症 　ピルビン酸カルボキシラーゼ欠損症 　ホスホエノールピルビン酸カルボキシキナーゼ 　その他 　　シトリン欠損症 　　グリセロールキナーゼ欠損症 　　ケトン性低血糖症など 脂肪酸・カルニチン・ケトン体代謝異常症 　脂肪酸β酸化異常症 　カルニチン代謝異常症 　二次性カルニチン欠乏症 　　食事性 　　抗菌薬長期使用（ピボキシル系） 　　有機酸血症 　ケトン体産生異常症 　　3-ヒドロキシ-3-メチルグルタリル CoA（HMG-CoA）リアーゼ欠損症 　　HMG-CoA 合成酵素欠損症 ミトコンドリア病
糖代謝異常による反応性低血糖症	ガラクトース血症（乳糖摂取時） フルクトース不耐症（果糖摂取時）

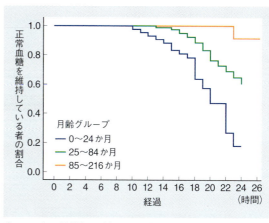

❹ 167 人の健常児に対する飢餓試験時の低血糖の発生率

(Van Veen MR, et al：Metabolic profiles in children during fasting. *Pediatrics* 2011；127：e1021.)

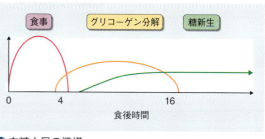

❺ 血糖上昇の機構

することで血糖上昇（>30 mg/dL）がみられること，ケトン体上昇がないこと，血糖維持に生理的糖新生量を超える大量のブドウ糖投与（新生児で>7 mg/kg/分，成人で>3 mg/kg/分）が必要なことが特徴である．
グリコーゲン分解異常症：低血糖は食後 4〜6 時間以降に起こることが多い．また，0 型以外の肝型糖原病では，大きく軟らかい肝腫大をみることが多い．その他，Ia, Ib 型では乳酸上昇，脂質異常症（高脂血症），人形様顔貌など，さらに Ib 型では好中球減少をみることが多い．また，III 型ではしばしば CK 上昇がみられる．
糖新生異常症：低血糖は食後 12〜16 時間以降に起こることが多く，典型的には早朝空腹時に発症する．身体症状の特徴は少ないことが多い．

【診断】

低血糖の診断
血糖値測定による．血清と血漿でほぼ同等の数値となるが，簡易血糖測定器などの全血血糖は 10〜15 % 低値のことが多い．また，動脈血血糖は静脈血より高く，空腹時で 10 mg/dL，食後では 20 mg/dL 高値とされる．

鑑別診断
臨床症状からの鑑別：血糖降下薬を使用中の糖尿病，

始反射の亢進，易刺激性，筋低緊張，低体温，無呼吸発作など）で発症することがあり，注意が必要である．
原因を示唆するその他の症状　❺
高インスリン性低血糖症：低血糖は空腹時のほか，食後 2〜3 時間でも起こることがある．先天性高インスリン血症では，在胎中の高インスリン血症を反映して巨大児として出生することが多い．Beckwith-Wiedemann 症候群などに伴う場合は，症候群特有の症状をみる．低血糖時にグルカゴン 0.5〜1 mg 筋注（静注）

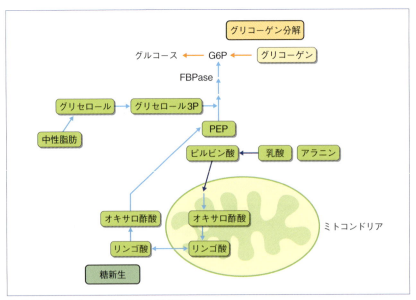

51 飢餓時のグリコーゲン分解と糖新生
グリコーゲン分解（オレンジ），糖新生（緑）を示す．
G6P：グルコース-6-リン酸，PEP：ホスホエノールピルビン酸，FBPase：フルクトース-1,6-ビスホスファターゼ，グリセロール 3P：グリセロール-3-リン酸．

52 臨床症状からの鑑別診断

	グリコーゲン分解異常症	糖新生異常症	高インスリン血症
食後時間	4〜6 時間	12〜16 時間	食後 2 時間以降いつでも
正常糖新生量の輸液で血糖維持可能？	yes	yes	no
グルカゴンに対する反応	no	no	yes

53 検査値からの鑑別診断

	高インスリン血症	脂肪酸・カルニチン・ケトン体代謝異常症	その他
インスリン	高値（>1 μU/mL）	低値	低値
遊離脂肪酸	低値（<1,500 μmol/L）	高値	高値
ケトン体	低値（<2,000 μmol/L）	低値	高値

下垂体機能低下症を伴う脳腫瘍の既往などから，原因の推測ができることがある．また，低血糖が起こったときの食後経過時間，生理的糖新生量に相当する輸液により血糖が維持できるかどうか，グルカゴン注射による血糖上昇反応の有無などから，低血糖の原因についての推測が可能である（52）．

検査値からの鑑別：低血糖時の検査（クリティカルサンプル）を行うことが重要である（53）．血糖値<50 mg/dL の低血糖を認めた際には，ブドウ糖静注前に54に示す検体を採取する．低血糖時には，正常であればインスリン分泌は抑制され，脂肪の分解が亢進して血中遊離脂肪酸，ケトン体が高値となる．低血糖時のインスリン>1 μU/mL，遊離脂肪酸・ケトン体低値は高インスリン性低血糖症を強く示唆する．また，低血糖時のインスリン低値，遊離脂肪酸高値，ケトン体低値は脂肪酸・カルニチン・ケトン体代謝異常症による低血糖を示唆する．54に示す検査を行うことで，さらに個別の疾患の手がかりが得られる．

低血糖発作時の検体の採取が困難な場合は，タンデム質量分析計で脂肪酸酸化異常症・カルニチン代謝異常症・ケトン体代謝異常症をスクリーニングしたうえで，管理下での絶食試験を行い，血糖<50 mg/dL を誘発して54の検体を採取する．脂肪酸酸化異常症・カルニチン代謝異常症・ケトン体代謝異常症に不用意に絶食試験を行うと致死的な不整脈を誘発することがあり，注意が必要である．

治療
救急治療はブドウ糖輸液による低血糖の改善である．20％ブドウ糖 1〜2 mL/kg で血糖値を上昇できる．副腎機能低下症の場合は同時に生食輸液と 50〜60 mg/m² のヒドロコルチゾン静注が必要である．以後も摂食できなければ，ブドウ糖輸液を生理的糖新生量で持続する．高インスリン性低血糖症であれば，この量で血糖が維持できないため，診断的治療にもつながる．原疾患に対しては，疾患ごとの個別の治療を行う．

❺❹ 低血糖時に採取すべき検査項目

検体	検査項目
血液	CBC，CRP，血液一般生化学検査，電解質 血糖値 インスリン・C ペプチド 血液ガス分析 遊離脂肪酸 アンモニア 血中ケトン体分画 乳酸・ピルビン酸 ACTH・コルチゾール FT4・TSH GH・IGF-1（ソマトメジン C） 血清アシルカルニチンプロフィル（タンデム質量分析計） 血清保存（凍結）
尿	検尿 尿有機酸分析 尿保存（凍結）

経過・予後

中枢神経後遺症が最も重要である．学習障害，言語発達遅滞，認知障害などの比較的軽度なものから，てんかん，発達遅滞，小頭症など重度なものまであり，年齢が低く，発作回数が多いほど高頻度である．中等度の低血糖でも，繰り返し反復すると発達遅滞をきたすことがあるとされている．

予防

空腹を避ける．夕食が少なかったときは眠前に補食を摂らせるなどの対応は全疾患に共通である．それ以外には，糖原病に対する糖原病用ミルクやコーンスターチ，インスリン拮抗ホルモン欠損症に対してのホルモン補充療法など，個別の疾患ごとの治療を行う．

（依藤　亨）

●文献

1）日本小児内分泌学会・日本小児外科学会（編）：先天性高インスリン血症診療ガイドライン．Minds ガイドラインライブラリー．

https://minds.jcqhc.or.jp/n/med/4/med0280/G0000938

2）De Leon D, et al：Hypoglycemia in the newborn and infant. In：Sperling MA, et al（eds）．Pediatric Endocrinology, 4th edition. Philadelphia：Elsevier Saunders；2014．p.165.

3）依藤　亨：高インスリン性低血糖症．日本臨牀　別冊　神経症候群 V．東京：日本臨牀社；2014．p.289.

先天性糖質代謝異常症

糖原病（グリコーゲン蓄積症）
glycogenosis（glycogen storage disease）

概念

- 糖原病は，グリコーゲンの合成，分解などに関与する酵素の先天的な異常により体内にグリコーゲンが蓄積する疾患であり，原因遺伝子を異にする多くの病型が存在している（❺❺）．
- ❺❻にグリコーゲン代謝経路と各病型における障害部位を示した．
- 従来 VIII 型に分類されていたホスホリラーゼキナーゼ欠損症は，最近の欧米の分類に従い IX 型とした．
- 糖原病はグリコーゲンの蓄積する部位により肝型，筋型に大別できる．酵素発現の臓器特異性から肝臓，筋肉以外の臓器障害が併存していることもある．比較的頻度の高い病型として肝型では I, III, VI, IX 型，筋型では II, III, V, VII 型が知られている．
- 遺伝形式は，IX 型のサブタイプである IXa 型，IXd 型が X 連鎖性であるが，ほかはすべて常染色体劣性遺伝形式をとる．

疫学

欧米での頻度は糖原病全体で約 20,000〜40,000 人に1 例とされ，IX 型の報告が最も多い．わが国でも IX 型が最も多く，I 型，III 型がそれに次ぐ．I 型は 10 万人に 1 人程度の頻度である．筋型糖原病のなかでは II 型，III 型，V 型が多く，20〜30 万人に 1 人の発症頻度と推測されている．

糖原病 0 型

概念

- 肝グリコーゲン合成酵素の欠損による 0a 型と筋グリコーゲン合成酵素の欠損による 0b 型が報告されている．
- 他の糖原病と異なり肝もしくは骨格筋，心筋のグリコーゲン含量が著明に低下する疾患である．

臨床症状

0a 型では乳児期より空腹時に傾眠，顔色不良，嘔吐やけいれんなどの低血糖症状を認める．肝腫大はない．0b 型では運動不耐症，運動時の失神，不整脈，突然死などが報告されている．

検査

0a 型では空腹時の低血糖，ケトーシス，乳酸の低値，食後の高血糖，高乳酸血症が特徴である．

代謝・栄養疾患

2 糖質代謝異常

⑮ 主な糖原病の分類と臨床症状

病型	通称	欠損酵素	原因遺伝子とその局在*	臨床症状
0 型		0a：肝グリコーゲン合成酵素	GYS2：12p12.1	肝腫大なし，空腹時低血糖，ケトーシス，肝グリコーゲン量低下
		0b：筋グリコーゲン合成酵素	GYS1：19q13.33	運動不耐症，失神，突然死
I 型	von Gierke 病	Ia：グルコース-6-ホスファターゼ	G6PC：17q21.31	発育遅延，肝腫大，人形様顔貌，肝障害，低血糖，高乳酸血症，脂質異常症，高尿酸血症
		Ib：グルコース-6-リン酸トランスロカーゼ	G6PT1 (SLC37A4)：11q23.3	Ia 型の症状に加え，好中球減少，好中球機能低下を認める．I 型の約 10 %
II 型	Pompe 病	酸性α-グルコシダーゼ	GAA：17q25.3	乳児型：心肥大，筋緊張低下，肝腫大，2 歳までに心不全で死亡 遅発型：小児期〜成人期より近位筋優位の緩徐進行性のミオパチー症状を呈する．歩行障害，呼吸障害が進行し肺炎，呼吸不全で死亡する
III 型	Cori 病，Forbes 病	グリコーゲン脱分枝酵素	AGL：1p21.2	IIIa 型：肝腫大，発育遅延，肝障害，低血糖，脂質異常症，筋力低下，心筋症 IIIb 型：肝症状は IIIa と同様，筋症状を認めない，III 型の約 15 %
IV 型	Andersen 病	グリコーゲン分枝酵素	GBE1：3p12.2	発育不良，肝脾腫，肝障害，進行性肝硬変，5 歳までに死亡 アミロペクチン様物質の蓄積，まれな神経筋型も存在する
V 型	McArdle 病	筋ホスホリラーゼ	PYGM：11q13.1	運動不耐症，筋クランプ，横紋筋融解，筋力低下，筋萎縮
VI 型	Hers 病	肝ホスホリラーゼ	PYGL：14q22.1	肝腫大，軽度低血糖，ケトーシス，肝障害
VII 型	Tarui 病	ホスホフルクトキナーゼ	PFKM：12q13.11	運動不耐症，筋クランプ，横紋筋融解，溶血
IX 型		ホスホリラーゼキナーゼ	(IXa 型) PHKA2／α_L：Xp22.13	肝腫大，軽度低血糖，ケトーシス，肝障害
			(IXb 型) PHKB／β：16q12.1	肝腫大，肝障害，発育遅延，筋力低下
			(IXc 型) PHKG2／γ_{TL}：16p11.2	進行性肝障害，肝硬変
			(IXd 型) PHKA1／α_M：Xq13.1	運動時の筋クランプ，横紋筋融解症，筋力低下，筋萎縮

*IX 型では遺伝子/サブユニット名を記載.

診断

末梢血を用いた遺伝子診断もしくは 0a 型では肝組織を，0b 型では筋組織を用いてグリコーゲン含量や酵素活性の低下を証明する．

治療

0a 型では低血糖を予防するため糖原病 I 型に準じた頻回食事療法が必要である．高蛋白食も有効である．0b 型では運動制限以外に確立された治療法はない．

糖原病 I 型

概念

- グルコース-6-ホスファターゼ（G6Pase）機構の障害により，グルコース-6-リン酸（G6P）からグルコースの産生ができず低血糖をきたし，肝腎に多量のグリコーゲンが蓄積する．
- G6Pase 機構においては，G6P トランスロカーゼ（G6PT）の働きにより G6P が細胞質から小胞体（endoplasmic reticulum：ER）内に輸送され，さらに ER の G6Pase により G6P がグルコースに代謝される（⑯）．
- G6Pase の欠損による Ia 型（von Gierke 病）と G6P を小胞体に運ぶ輸送体である G6PT の欠損による Ib 型に分類される．

病態生理（⑰）

低血糖時には主にグリコーゲン分解や糖新生系由来の G6P が G6Pase によりグルコースに転換され血糖が維持される．本症では G6Pase 機構が障害されているため G6P からグルコースへの転換ができず，数時間の絶食で低血糖を生じる．グリコーゲン分解のみならず糖新生によるグルコース産生も障害されるため糖原病のなかで最も著しい低血糖を生じる．産生された G6P は，グルコースに転換されないため解糖系に流れ，高乳酸血症をもたらす．また低血糖によるインスリン分泌低下，グルカゴンの上昇により脂肪組織から

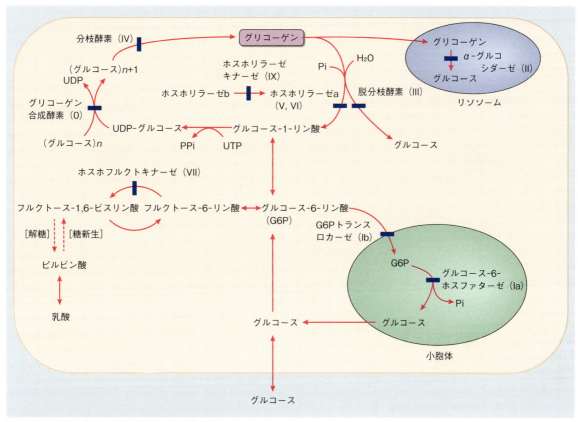

❺❻ グリコーゲン代謝経路と糖原病の障害部位
▌は糖原病の障害部位，（ ）内の数字は糖原病の病型を示す．
肝，筋の代謝を合わせて示す．
UTP：ウリジン三リン酸，UDP：ウリジン二リン酸，PPi：ピロリン酸，GLUT2：グルコース輸送体2．フルクトース-1,6-ビスリン酸とピルビン酸の間の酵素反応ステップは省略した．

(Chen YT：Glycogen storage diseases. In：Scriver CR, et al〈eds〉. The Metabolic and Molecular Bases of Inherited Disease, 8th edition. New York・McGraw-Hill；2001. p.1521.)

脂肪酸が遊離し血中遊離脂肪酸が上昇する．この高遊離脂肪酸血症と解糖系亢進によるグリセロール-3-リン酸の増加は，高トリグリセリド血症を引き起こす．一方，ADP産生の過剰，G6Pからペントースリン酸経路によるプリン合成増加，高乳酸血症による腎での尿酸排泄低下（乳酸排泄と拮抗）などにより高尿酸血症を呈する．Ib型では好中球減少をしばしば認めるがその機序は不明である．

臨床症状

低血糖と著明な肝腫大を呈する．低血糖の程度はさまざまで，けいれん発作を繰り返す症例から無症状例まで存在する．腎尿細管にもグリコーゲンの蓄積がみられ腎腫大も呈するが脾腫はみられない．そのほか，低身長，皮下脂肪蓄積による人形様顔貌，血小板機能障害による鼻出血が特徴である．Ib型では易感染性を伴う．

検査

空腹時の低血糖に加えて高乳酸血症，脂質異常（高脂血症），高尿酸血症，肝機能障害が特徴である．Ib型では好中球減少がみられる．

診断

空腹時に低血糖，高乳酸血症があり，グルコース投与で乳酸値が低下すればI型が強く疑われる（❺❽）．確定診断は，末梢血を用いた遺伝子診断が第一選択である．日本人では高頻度変異である1a型 *G6PC* 遺伝子の727g>t（現行の表記法ではc.648G>T）とIb型 *SLC37A4*（*G6PT1*）遺伝子のc.352T>C（p.W118R）が知られており，両者をまずスクリーニングする．

合併症

年長になると腎障害の進行による腎不全，高血圧，高尿酸血症による痛風，肝腫瘍，肺高血圧症などを合併することがある．また，脂質異常症による皮膚の黄色腫や膵炎を伴う例もある．Ib型では炎症性腸疾患の合併が知られている．

治療

目標は血糖を正常に維持することであり，高炭水化

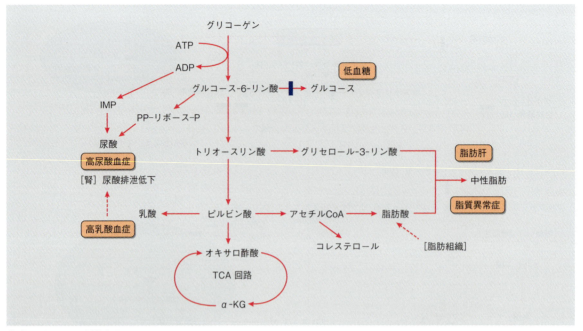

⑰ 糖原病Ⅰ型の病態生理
■は糖原病Ⅰ型での障害部位.
IMP：イノシン-5′ーリン酸，PP-リボース-P：5-ホスホリボシル-1-ピロリン酸，TCA 回路：クエン酸回路，α-KG：α-ケトグルタル酸.
(Chen YT：Glycogen storage diseases. In：Scriver CR, et al〈eds〉. The Metabolic and Molecular Bases of Inherited Disease, 8th edition. New York：McGraw-Hill；2001. p.1521.)

物の頻回食が基本となる．乳糖，ショ糖，ガラクトース，フルクトースはグルコースとして利用できず，高乳酸血症を増悪させるので制限する．

乳幼児期は乳糖をグルコースに置換した糖原病用治療乳を投与し，睡眠中の低血糖防止には夜間持続経管栄養を行う．幼児期以降はコーンスターチ療法を併用する．非加熱のコーンスターチは腸管内で徐々に分解，吸収されるため血糖維持に有用である．

高尿酸血症にはアロプリノールやフェブキソスタットを投与する．肝腫瘍合併例やコントロール不良例には肝移植が行われる．Ib 型患者の好中球減少に対しては顆粒球コロニー形成刺激因子製剤が用いられる．

経過・予後

食事療法の管理がよく低血糖がコントロールされれば，検査所見の改善，発育の正常化がみられる．長期の管理が重要であり，成人期以降の腎障害，肝腫瘍の有無が予後を決定する主要因である．

糖原病Ⅱ型（Pompe病）

概念
● リソソームに局在する酸性α-グルコシダーゼ（酸性マルターゼ）の欠損により全身のリソソーム内にグリコーゲンが蓄積する疾患である．

疫学
日本人では約10〜20万人に1人と推定される．成人型患者のなかには未診断例が存在すると推測される．

病態生理
酸性α-グルコシダーゼは，グリコーゲンのα-1,4 およびα-1,6 結合を加水分解することによりグルコースに分解する．欠損症では主に骨格筋，心筋，肝組織のリソソーム内に正常構造のグリコーゲンが蓄積し，リソソームの膨化，組織障害を起こす．

臨床症状
発症時期により乳児型と遅発型（小児型，成人型）に分類される．

乳児型は通常生後数か月以内に発症し，主に心筋，骨格筋が罹患する．全身の著明な筋緊張低下，心肥大，巨舌，肝腫大を認め，多くは1歳前後で呼吸不全，心不全で死亡する．

遅発型は緩徐進行性のミオパチーを呈し，通常心筋は侵されない．発症時期により小児型と成人型に分類される．小児型は6〜12か月以降に近位筋優位の筋力低下，歩行障害で発症し，20〜30歳代で呼吸不全，呼吸器感染で死亡する．2歳以降の発症では心肥大症状は伴わないことが多い．成人型の発症時期は青年期から60歳代と幅広く，体幹と四肢の近位筋優位の筋力低下，呼吸障害が緩徐に進行し，多くの場合呼吸不

全で死亡する.

検査

筋生検では筋組織のリソソーム内にグリコーゲンの蓄積がみられる. 血液検査ではクレアチンキナーゼ（CK）の著明増加に加えて肝酵素も上昇する. 乳児型では心筋肥大を認める.

診断

筋組織, 培養線維芽細胞, リンパ球を用いて酸性 α-グルコシダーゼの活性低下を証明する.

治療

欠損酵素の遺伝子組み換え製剤（アルグルコシダーゼ アルファ）による酵素補充療法を行う. 骨格筋の破壊が進行する前に, 早期に治療を開始することが治療成績を向上させると考えられる.

糖原病 III 型（Cori 病, Forbes 病）

概念

● グリコーゲン脱分枝酵素欠損により肝, 筋に異常グリコーゲン（限界デキストリン）の蓄積する疾患である.

● 欠損酵素の種類と罹患臓器により, IIIa 型（肝筋型）, IIIb 型（肝型）および非常にまれな IIIc 型（肝筋, アミロ-α-1,6-グルコシダーゼ単独欠損症）と IIId 型（肝筋型, 4-α-グルカノトランスフェラーゼ単独欠損症）に分類されている.

病態生理

グリコーゲンはグルコースが直枝部分は α-1,4 結合, 分枝部分は α-1,6 結合でつながったグルコースポリマーである. III 型ではこの分枝部分のグリコーゲンを分解するグリコーゲン脱分枝酵素（4-α-グルカノトランスフェラーゼ活性とアミロ-α-1,6-グルコシダーゼ活性の 2 つの機能がある）の欠損により肝, 筋に分枝が多く外側枝の短い限界デキストリンが蓄積する. ホスホリラーゼ活性や糖新生系は正常であるため, 低血糖の症状は軽い.

臨床症状

空腹時の低血糖, 肝腫大, 肝機能障害, 成長障害を認めるが, I 型に比し低血糖は軽度である. IIIa 型, IIId 型では年長になるにつれ筋力低下, 筋萎縮, 心筋症をきたす. 筋症状の出現時期はさまざまである.

検査

肝機能障害がみられるが, 低血糖, 高乳酸血症, 脂質異常症の程度は I 型より軽度である. 食後に血中乳酸値が上昇する. IIIa 型, IIId 型ではミオパチー, 心筋症状の進行に伴い CK の上昇を認め, 心電図, 心エコートでの異常所見を呈する.

診断

グルカゴン負荷試験は特徴的で, 空腹時に行った場

❺ 負荷試験による肝型糖原病のスクリーニング

	I 型	III 型	VI 型	IX 型
経口グルコース負荷時の血中乳酸値	速やかに低下	多くの場合上昇		
空腹時のグルカゴン負荷時の血糖値	上昇せず*	上昇せず	上昇せず	上昇
食後グルカゴン負荷時の血糖値	上昇せず*	上昇	上昇せず	上昇

*I 型ではグルカゴン負荷試験で代謝性アシドーシスをきたす危険性があるので, I 型が疑われる場合にはグルカゴン負荷試験は実施しない.

合の血糖上昇はなく, 食後 2 時間では血糖は上昇する（❺）. 空腹時はホスホリラーゼにより外側枝がすでに分解されているため, さらなるグリコーゲン分解が起こらないためと考えられている. 酵素診断は, 末梢血, 培養線維芽細胞で可能である.

治療

I 型の治療に準じ, 頻回食, 夜間持続注入, コーンスターチ療法を行い, 低血糖を予防する. I 型と異なり, 糖新生系は保たれているので低血糖が軽度であり, 比較的コントロールしやすい. ミオパチーや心筋症に対して高蛋白食や高脂肪食（ケトン食）が有効との報告がある.

経過・予後

成人期の合併症として肝硬変, 肝腫瘍の報告がある. また IIIa 型, IIId 型では心筋障害が予後を左右する.

糖原病 IV 型（Andersen 病）

概念

● α-1,4 結合のグルコース残基に, 1,6 結合のグルコースを付加するグリコーゲン分枝酵素の欠損によるまれな疾患である.

病態生理

正常グリコーゲンではなく, 分枝の少ないアミロペクチン様の物質が全身臓器に蓄積するが, 臨床症状は多様である.

臨床症状

典型的な肝型重症例では, 乳児期から肝脾腫, 肝障害がみられ, 肝硬変に進行し, 肝不全で 5 歳までに死亡する. まれに非進行性肝型の報告もある. 肝型以外には生下時より筋緊張低下, 筋萎縮, 神経症状を伴い, 新生児期に死亡する新生児致死型や小児期にミオパチーや心筋症を呈する症例, 成人期にミオパチー症状やポリグルコサン小体病を呈する症例など多彩な病型が報告されている.

検査

肝型典型例では, 乳児期から進行性の肝機能障害を認める.

診断

肝生検により肝細胞内に PAS 陽性物質が蓄積し，ジアスターゼ消化に抵抗性であれば本症が疑わしい．末梢血，培養線維芽細胞を用いて酵素診断が可能である．

治療

特異的治療法はない．肝硬変例に対しては肝移植が試みられている．

糖原病Ⅴ型（McArdle 病）

概念

● 筋グリコーゲンホスホリラーゼの欠損により生じる筋型糖原病である．

病態生理

グリコーゲンホスホリラーゼの筋型アイソザイムの欠損による．嫌気性および好気性解糖系が阻害され，筋収縮時にグリコーゲンからの ATP 産生が障害されるため筋細胞障害を起こす．また，蓄積した ADP の分解により尿酸合成が亢進し，筋運動後に高尿酸血症を生じる（筋原性高尿酸血症）．

臨床症状

典型例では，筋運動持続能の低下，労作時筋痛，筋硬直，横紋筋融解症などを呈する．多くは 10～20 歳代に発症し，中年期以降には筋萎縮，筋力低下がみられる．筋症状が出現していてもそのまま運動を続けていると症状が軽快する "セカンドウインド現象" が約半数にみられる．

検査

臨床検査では，高 CK（クレアチンキナーゼ）血症が程度の差はあるが認められる．筋崩壊が顕著であれば，褐色尿となり尿中にミオグロビンの大量排泄がみられる．非運動時の血清乳酸は低値で，筋運動後の尿酸は上昇する．

診断

阻血下前腕運動負荷試験が診断に有用である．筋型糖原病では運動負荷後の乳酸の上昇が不良で，アンモニアが高値となる．ホスホリラーゼ染色など，筋組織化学検査や遺伝子診断，筋組織を用いた酵素活性測定で診断する．

治療

ビタミン B_6 補充療法が試みられている．筋崩壊が進むと横紋筋融解症を発症するので，ある程度の運動制限は必要である．運動前のブドウ糖補給で筋症状を軽減できる．

経過・予後

生命予後は良好であるが，横紋筋融解症で腎不全をきたすことがある．加齢とともに筋力低下，筋萎縮例が増加する．

糖原病Ⅵ型（Hers 病）

概念

● グリコーゲンの分解を触媒する酵素である肝グリコーゲンホスホリラーゼの欠損によりグリコーゲンの分解が障害され，グリコーゲンが肝に蓄積する比較的まれな疾患である．

病態生理

肝でのグリコーゲンの分解が障害されるため，空腹時に低血糖をきたすが，糖新生系は正常であるため，Ⅰ型ほど重症ではない．

臨床症状

乳児期から肝腫大，腹部膨満で発見されることが多い．肝症状は年齢とともに軽減する．

検査

肝障害，低血糖，空腹時のケトーシスがみられる．乳酸の上昇はあっても軽度である．

診断

グルカゴン負荷で空腹時，食後 2 時間とも血糖の上昇がみられない（❺❽）．末梢血を用いた酵素診断が可能である．

治療

Ⅰ型治療に準じ頻回食にて低血糖を防止する．軽度の肝障害，肝腫大のみで成長とともに症状が軽減する場合もある．肝障害が強い場合は夜間持続注入，コーンスターチ療法による血糖維持が必要である．

経過・予後

一般に良好である．

糖原病Ⅶ型（Tarui 病）

概念

● ホスホフルクトキナーゼ（PFK）の欠損による比較的まれな筋型糖原病である．

病態生理

PFK は M（筋），L（肝），P（血小板）の 3 種のサブユニットがあり，4 量体で構成される．本症は M サブユニットの欠損により生じる．筋は M_4 から成り，赤血球は M と L のハイブリッドである．そのため，筋症状以外に赤血球のエネルギー代謝にも影響があり，溶血も認められる．

臨床症状

症状はⅤ型類似の筋症状を呈する．"セカンドウインド現象" は通常認めない．Ⅶ型では溶血を伴うのが特徴である．

検査

種々の程度の高 CK 血症，溶血に伴う LDH，間接ビリルビン，網状赤血球の増加を認める．筋原性高尿酸血症はⅤ型に比べ顕著であり，約半数は非運動時に

も高尿酸血症を認める.

診断

阻血下前腕運動負荷試験では乳酸の上昇を認めない. PFK 染色など筋組織化学検査や筋組織を用いた酵素活性測定で診断する.

治療

特異的治療はなく, 運動制限などで合併症を防ぐ.

経過・予後

運動制限などで重篤な横紋筋融解症が予防できれば, 予後は良好である.

糖原病 IX 型

概念

- グリコーゲンの分解を触媒する酵素であるグリコーゲンホスホリラーゼを活性化するホスホリラーゼキナーゼ (PHK) の欠損によりグリコーゲンの分解が障害され, グリコーゲンが蓄積する疾患である.
- 以前は VIII 型と分類されていたが, 最近は IX 型のほうが一般的で, 最も頻度の高い病型と考えられている.

病態生理

原因酵素である PHK は 4 種のサブユニットから成る複合酵素 (α, β, γ, δ)$_4$ で, α, β は調節サブユニット, γ は触媒サブユニット, δ はカルモジュリンである. このサブユニット構造に加え組織特異的アイソザイムが存在する.

臨床症状

各サブユニットの遺伝子異常で多彩な臨床症状を示すため, ここでは罹患臓器と遺伝形式で分類する.

X 連鎖性肝 PHK 欠損症 (IXa 型)

肝特異的サブユニット α_L の障害で, IX 型のなかで最も多く約 75 % を占める. 以前は VIII 型に分類されていた. 糖原病 VI 型に類似し, 肝腫大, 肝障害, 発育遅延を認める. 加齢とともに症状は軽快する. 肝と赤血球で PHK 活性の低下する IXa1 型と, 肝で低下するが, 赤血球の PHK 活性は正常である IXa2 型に分類される.

常染色体劣性肝, 筋 PHK 欠損症 (IXb 型)

肝, 筋特異的の β サブユニットの障害で肝腫大, 肝障害, 発育遅延を認め, 筋力低下合併例も報告されている.

常染色体劣性肝 PHK 欠損症 (IXc 型)

肝・精巣特異的サブユニット γ_{TL} の障害で進行性肝障害, 肝硬変例が報告されている.

筋特異的 PHK 欠損症 (IXd 型)

X 連鎖性の筋特異的 α_M サブユニットの障害で, 運動時の筋クランプ, 横紋筋融解症, 進行性筋力低下, 筋萎縮を認める.

検査

IXa 型では肝障害, 軽度の低血糖, 空腹時ケトーシスを認める. IXd 型では CK の上昇を認める.

診断

空腹時, 飽食時ともグルカゴン負荷試験で血糖の上昇が認められれば IXa 型が疑わしい. 酵素活性測定は病型に応じ適切な試料を選ぶ必要がある.

治療

肝型は糖原病 VI 型の治療に準ずる.

経過・予後

肝型の経過は一般的に良好であるが, IXc 型では肝硬変に進行することがある. IXd 型では筋萎縮, 筋力低下が進行することがある.

その他の糖質代謝異常症

Fanconi-Bickel 症候群

概念・病因

- グルコース, ガラクトースの輸送にかかわるグルコース輸送体 (GLUT) 2 の欠損による疾患である.
- 常染色体劣性遺伝疾患で, 原因遺伝子 SLC2A2 は 3q26.2 に局在する.

病態生理

GLUT2 は肝, 膵 β 細胞, 腸上皮細胞, 腎上皮細胞などの細胞膜に存在する. この欠損により, 食後には単糖の肝への取り込みが低下し, 高血糖, 高ガラクトース血症がもたらされる. 空腹時には肝からのグルコースの輸送障害のため, 肝グリコーゲンの蓄積, 低血糖が生じる. また, 腎尿細管上皮におけるグリコーゲン蓄積により尿細管障害が生じ, Fanconi 腎症をきたすと考えられている.

臨床症状

肝・腎腫大, 低身長, 低リン血性くる病などを認める.

検査

肝障害, 空腹時低血糖, 食後高血糖がみられる. 新生児マススクリーニングで高ガラクトース血症を指摘されることがある. Fanconi 腎症の結果, 尿細管性アシドーシス, 高カルシウム尿症, 汎アミノ酸尿, 尿糖が認められる.

診断

肝型糖原病に類似する症状に近位尿細管障害を合併することより疑われ, 遺伝子診断で確定する.

治療

乳児期の高ガラクトース血症に対して乳糖除去乳を用いる. 低血糖に対する頻回食, コーンスターチ療法, 電解質やアシドーシスの補正, ビタミン D 投与を行う.

ガラクトース血症 galactosemia

概念

● ガラクトース代謝（㊾）に関与する酵素の先天的異常で血中ガラクトース（Gal），ガラクトース-1-リン酸（Gal-1-P）が上昇する疾患である．

● わが国では新生児マススクリーニングの対象疾患となっており，早期診断・治療が行われている．

病態生理

I 型のガラクトース-1-リン酸ウリジルトランスフェラーゼ（GALT，㊾①）欠損症，II 型のガラクトキナーゼ（GALK，㊾②）欠損症，III 型の UDP-ガラクトース-4-エピメラーゼ（GALE，㊾③）欠損症が知られており，常染色体劣性遺伝である．原因遺伝子の局在は，それぞれ 9p13.3，17q25.1，1p36.11 である．

疫学

GALT 欠損症が 92 万人に 1 例，GALK 欠損症は 100 万人に 1 例とまれな疾患である．GALE 欠損症は 7 万～16 万人に 1 例とされる．

臨床症状

I 型では Gal-1-P の蓄積による細胞障害作用のため，哺乳開始後早期より食欲不振，不機嫌などの症状とともに嘔吐，下痢などの消化器症状が出現し体重増加不良となる．さらに肝障害の進行により黄疸，肝腫大，出血傾向を呈し，筋緊張低下，大腸菌による敗血症，髄膜炎などを併発する．眼内に蓄積したガラクトースはレダクターゼの作用によりガラクチトールとなり，水晶体内の浸透圧を高めることで白内障を生じる．早期に乳糖除去ミルクを開始しなければ致死的な疾患で，生存しえても知能障害を合併する．

II 型は白内障が唯一の症状であり，III 型は無症状である末梢型と I 型類似の症状をもつ全身型があるが，わが国で全身型の報告はない．

検査

新生児マススクリーニングではボイトラー法により GALT 活性が，酵素法により Gal，Gal-1-P が測定される．I 型はボイトラー法で蛍光が認められず，Gal と Gal-1-P の両者が著増するのが特徴である．生化学検査では肝障害，尿細管障害が特徴である．II 型は Gal の著増を認めるが Gal-1-P は検出しない．III 型は Gal の軽度増加と，Gal-1-P の増加がある．

診断

確定診断のためには赤血球を用いた酵素活性の測定が必要である．

治療

本症が疑われたら速やかに乳糖除去ミルクを開始す

る．離乳期以降は，乳製品と乳糖を含む食品の摂取を禁ずる．III 型の末梢型では治療は不要である．

経過・予後

新生児スクリーニングの対象疾患であり，早期発見・治療が行われ予後良好である．I 型では早期治療にもかかわらず卵巣機能不全，精神運動発達遅滞，運動失調をきたす例が報告されている．

フルクトース代謝異常症
fructose metabolism disorder

フルクトース-1,6-ビスホスファターゼ欠損症

概念

● 本症で欠損するフルクトース-1,6-ビスホスファターゼ（FBPase，㊾④）は，糖新生系の律速酵素であるため，患児では飢餓時に低血糖とアシドーシスをきたす．

● 常染色体劣性遺伝疾患で，原因遺伝子 *FBP1* は 9q22.32 に局在する．

臨床症状

患児のほぼ半数は新生児期に発症し，過呼吸，易刺激性，意識障害，無呼吸，筋緊張低下，肝腫大などを呈する．乳幼児期には感染に伴う食欲不振，嘔吐が引き金になることが多い．著明なアシドーシス，低血糖により重篤な経過をとり，時には無呼吸発作，心停止がみられることもある．そのため，乳児突然死症候群や Reye 症候群と診断されることがある．

年長児では加齢とともに肝グリコーゲンの蓄積が増加するため，低血糖発作の頻度は減少するが，長時間の飢餓では急性発症することがあり注意が必要である．

検査

発作時の検査では，低血糖，高乳酸血症性アシドーシス，ケトーシスがみられる．尿中にグリセロール-3-リン酸が多量に排泄される．

診断

生検肝もしくは末梢血単核球を用いて FBPase 活性を測定する．

治療

発作時には低血糖と代謝性アシドーシスの補正を行う．脳浮腫改善薬である濃グリセリン・果糖注射液は，低血糖を誘発するため禁忌である．発作予防のため食事摂取ができないときは，ブドウ糖液で補液を行う．フルクトース摂取は低血糖を引き起こす危険性があるので果物，果汁の摂取はできるだけ制限する．

遺伝性フルクトース不耐症

概念

● アルドラーゼはフルクトース-1-リン酸，フルクトース-1,6-ビスリン酸を可逆的に開裂する酵素である．本症は肝，腎，小腸に存在するアルドラーゼ

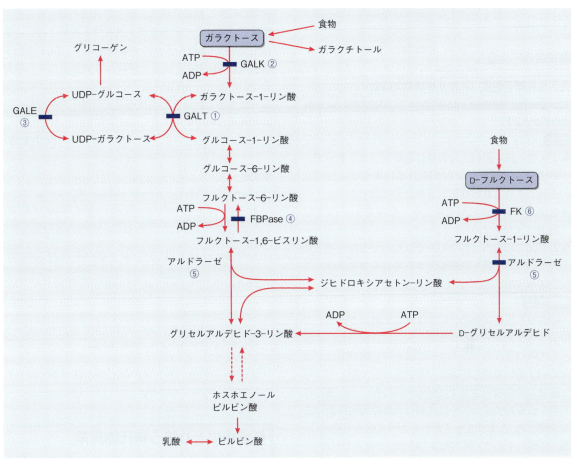

図59 ガラクトース，フルクトース代謝と障害部位

①〜⑥は障害部位．
UDP：ウリジンニリン酸，GALE：UDPガラクトース-4-エピメラーゼ，GALK：ガラクトキナーゼ，GALT：ガラクトース-1-リン酸ウリジルトランスフェラーゼ，FBPase：フルクトース-1,6-ビスホスファターゼ，FK：フルクトキナーゼ．
グリセルアルデヒド-3-リン酸とホスホエノールピルビン酸の間の酵素反応ステップは省略した．

B（59⑤）の欠損によるもので，蓄積されたフルクトース-1-リン酸の毒性により種々の症状が発現するわが国ではきわめてまれな疾患である．
● 原因遺伝子（*ALDOB*）の局在は9q31.1である．

【臨床症状】
生下時は正常であるが，フルクトースやショ糖の摂取により症状が誘発される．発症が早いほど重症である．
　重症型はガラクトース血症I型類似であり，黄疸，哺乳不良，嘔吐，体重増加不良，易刺激性，けいれんなどの症状がみられ，肝腫大，腹水，出血傾向も出現する．フルクトース摂取が中止されないと肝不全が進行し致命的である．
　慢性型は乳児期以降に発育不良，フルクトース摂取後の悪心，嘔吐や低血糖症状がみられ，次第に肝障害，肝硬変，腎尿細管障害が出現する．

【検査】
肝障害や凝固能異常，腎尿細管障害，低血糖がみら

れる．高乳酸血症，高尿酸血症も合併する．

【診断】
アルドラーゼBの活性測定には肝生検が必要であるので，遺伝子検査が優先される．

【治療】
フルクトース，ショ糖を含んだ食品を禁止する．乳児期早期よりショ糖，フルクトースの摂取が禁止されれば予後は良好である．

本態性フルクトース尿症

【概念】
● 肝フルクトキナーゼ（FK，59⑥）欠損症による良性の疾患である．
● 本症では摂取されたフルクトースがフルクトース-1-リン酸に変換されないため血中に上昇し，尿中にそのまま排泄される．

【検査・治療】
尿還元糖反応が陽性で，クロマトグラフィ法でフル

クトースの排泄を確認する．症状はないので無治療でよい．

糖質吸収不全症

先天性乳糖不耐症（乳糖分解酵素欠損症）
（congenital lactose intolerance〈congenital lactase deficiency〉）

概念
- 先天性乳糖不耐症とは乳糖分解酵素（ラクターゼ）の構造遺伝子である *LCT* 遺伝子の異常によって引き起こされる難治性下痢をきたす疾患である．
- 常染色体劣性遺伝形式をとり，原因遺伝子 *LCT* は 2q21.3 に局在する．
- わが国での報告は数例のみできわめてまれと考えられているが，最も高頻度とされているフィンランドでは 60,000 出生に 1 人とされている．

病態生理
　母乳や乳児用調製粉乳に含まれる乳糖はラクターゼによってグルコースとガラクトースに分解され，単糖として吸収される．ラクターゼは小腸粘膜絨毛に存在する刷子縁に発現しており，その活性が欠損していると乳糖が消化吸収されずに腸管内に残存し，浸透圧性下痢を引き起こす．さらに乳糖は大腸の腸内細菌により分解され，水素ガスやメタンなどの気体や有機酸（乳酸，酪酸）を生じ，腹部膨満，腹痛，下痢をもたらす．便は pH 5.5 以下となり，水様性で酸臭を発生する．

臨床症状
　哺乳開始後より水様性下痢，嘔吐がみられ，高度の脱水，栄養障害を引き起こす．便の生化学的検査では酸性便（pH 5.5 以下），便中 Na^+ < 70 mEq/L である．

診断
　上記症状と乳糖の除去によって症状の改善が確認される場合に本症が疑われる．経口乳糖負荷試験では血糖値の上昇が 20 mg/dL 未満であり，呼気中水素ガス濃度は 20 ppm 以上上昇する．また，経口ブドウ糖負荷試験では下痢を呈さず，血糖値の上昇が 20 mg/dL 以上となる．確定診断にはラクターゼ遺伝子の解析が有用である．

治療
　授乳期には乳糖除去ミルクを投与する．離乳期以降は乳糖を含まない食品を与える．β-ガラクトシダーゼ製剤は酵素活性が不十分で効果が低い．

経過・予後
　乳糖除去食を行うことで，予後は良好である．

成人型乳糖不耐症（成人低ラクターゼ症）
（adult type lactose intolerance〈adult type hypolactasia〉）

　通常ラクターゼ活性は新生児期に高く，幼児期以降

次第に低下し始め，成人になると乳糖の消化吸収能力が低下する．この状態を成人型乳糖不耐症と呼び，地球上で 1/2〜1/3 の人がこの症状を示す．*LCT* 遺伝子の発現は *MCM6* 遺伝子と呼ばれる調節遺伝子の制御を受けており，*MCM6* 遺伝子のイントロンに存在する一塩基多型が成人型乳糖不耐症の機序に関与していると考えられている．

（大浦敏博）

●文献
1) Chen YT：Glycogen storage diseases. In：Scriver CR, et al（eds）. The Metabolic and Molecular Bases of Inherited Disease, 8th edition. New York：McGraw-Hill；2001. p.1521.
2) Kishnani P, et al：Defects in metabolism of carbohydrate. In：Kliegman R, et al（eds）. Nelson Textbook of Pediatrics, 20th edition. Philadelphia：Elsevier；2016. p.715.
3) Online Mendelian Inheritance in Man（http://www.ncbi.nlm.nih.gov/omim）は糖質代謝異常症の遺伝性疾患の最新の情報が入手でき，有用である．
4) Uchida N, et al：Two novel mutations in the lactase gene in a Japanese infant with congenital lactase deficiency. *Tohoku J Exp Med* 2012；227：69.

妊娠中にとり扱う糖代謝異常
hyperglycemic disorders in pregnancy

概念
- 妊娠中は血糖を上昇させる働きがある因子（主にインスリン抵抗性増大）と血糖を低下させる働きがある因子（主にインスリン分泌促進）が複雑に絡みあって血糖が変動するが，特に妊娠中期以降は主に胎盤由来ホルモンの影響により，インスリン抵抗性状態のほうが勝り，血糖上昇に傾きやすい．
- 妊娠中に母体の高血糖が続くと，種々の母児合併症が起こりうるため，非妊娠時より厳格な血糖管理が必要である．

病因・病態

妊娠による影響

　妊娠中，胎盤由来のヒト胎盤ラクトーゲン（hPL），プロゲステロン，エストロゲン，プロラクチンなどの分泌亢進が認められる．このうち特に hPL やプロゲステロンの影響，および脂肪細胞由来のアディポサイトカインの影響により，インスリン抵抗性が増大する．このインスリン抵抗性を代償するため膵 β 細胞が肥大・過形成し，インスリン分泌が促進される．そのため，糖代謝健常者でも，非妊娠時より食後高血糖・高インスリン血症状態となるが，一方胎児の成長に伴いグルコース消費の増大もみられ，空腹時血糖は低下す

る．この際にインスリン抵抗性が勝ると妊娠糖尿病（gestational diabetes mellitus：GDM）を発症，糖尿病の増悪となる．特に，肥満（非妊時BMI≧25），糖尿病の家族歴，年齢（≧35歳）などのリスク因子をもっている場合は，GDMを発症しやすい．

糖代謝異常による影響

妊娠前から妊娠初期の母体高血糖により，先天異常の発生頻度が高くなる．妊娠中に母体の高血糖が続けば，母体には流産・早産，妊娠高血圧症候群，羊水過多症，糖尿病合併症の増悪，ケトアシドーシスなど，胎児には過剰発育児・巨大児，胎児仮死など，新生児には低血糖症・黄疸・呼吸障害・心筋肥大など種々の周産期合併症が生じやすくなる（⑳）．胎児・新生児の合併症は母体高血糖による胎児高インスリン血症が源となり，引き起こされると考えられている．

検査

血糖モニタリング

SMBG：妊娠中のよりよい血糖管理のためには血糖自己測定（self-monitoring of blood glucose：SMBG）が必要である．4回/日（空腹時，毎食後），7回/日（毎食前後，就寝前）が多いが，測定の回数や時間帯は症例により異なる．悪阻や分娩中の不安定な時期や低血糖症状のとき，夜間2～3時頃に確認するなど，適宜回数を増やす．反対に基礎分泌が良好で安定している症例では3回/日（毎食後）や1～2日/週の測定でもよい場合もある．また一時期安定していても，妊娠週数が進むにつれ血糖が上昇しやすくなるため，適宜測定する回数，時間帯を確認する．

CGM：持続グルコースモニター（continuous glucose monitoring：CGM）で測定しているのは正確には「血糖値」ではなく「間質液グルコース濃度」であり，SMBGで補正しているが，静脈血漿グルコースより遅れがあり，急激な血糖変動時や異常な高血糖・低血糖領域の表示は不確かである．しかし，妊婦においても臨床的に許容できる正確性であることは示されており，SMBGでは予測不可能な時間帯での血糖変動を推測できることより，糖代謝異常妊婦の厳格な血糖管理には非常に有用である．

HbA1c/GA：長期的・平均的な血糖コントロール指標として，HbA1cとグリコアルブミン（GA）を用いる．日本糖尿病・妊娠学会は，健常妊婦の基準値としてHbA1c 4.4～5.7 %，GA 11.5～15.7 % と定め[1]，GA 15.8 %未満で新生児合併症の頻度が低く，妊娠経過中では，GAのほうがよりよい指標であることが報告されている[2]．ただし，肥満者ではGAは低くなるため，両者およびSMBGなども合わせて管理する．

現在推奨されている妊娠中の目標血糖コントロール指標を⑥に示す[3-5]．

糖尿病合併症チェック

網膜症：糖尿病合併妊娠の場合，眼底検査は，まず妊娠初期に施行，正常でも中期，後期にも行う．異常があれば眼科医が指示する頻度で検査を受け，必要があれば妊娠中でも光凝固療法を行う．

腎症：糖尿病合併妊娠の場合，妊娠初期に24時間尿蛋白定量（尿蛋白陰性なら微量アルブミン尿検査），血清Cr値，eGFRを検査する．異常があれば適宜再検，正常でも3か月ごとに検査する．

⑳ 糖代謝異常妊娠における母児合併症

母体合併症	児合併症
1）糖尿病合併症	1）周産期合併症
血糖コントロール悪化	胎児仮死，胎児死亡
糖尿病ケトアシドーシス	先天奇形
糖尿病網膜症の悪化	巨大児
糖尿病腎症の悪化	肩甲難産
低血糖（インスリン使用時）	新生児低血糖症
	新生児高ビリルビン血症
	新生児低カルシウム血症
	新生児多血症
	新生児呼吸窮迫症候群
	肥大症心筋症
	胎児発育遅延
2）産科合併症	2）成長期合併症
流産	肥満
早産症	IGT/糖尿病
妊娠高血圧症候群	
羊水過多	
巨大児に基づく難産	

（日本糖尿病学会〈編〉：糖尿病診療ガイドライン2016．東京：南江堂；2016．p.367．）

❻ 妊娠中の血糖管理指標

	日本糖尿病学会[*1]	アメリカ糖尿病学会（ADA）[*2]	英国国立医療技術評価機構（NICE）[*3]
血糖（mg/dL）			
空腹時	70〜100	< 95	< 95
食後 1 時間		< 140	< 140
食後 2 時間	< 120	< 120	< 115
HbA1c（%）	< 6.2	< 6〜6.5 [*]	< 6.5
グリコアルブミン（%）	< 15.8		

[*1] 日本糖尿病学会（編）：妊婦の糖代謝異常. 糖尿病診療ガイドライン 2016. 東京：南江堂；2016.

[*2] ADA：Management of Diabetes in Pregnancy. *Diabetes Care* 2019；42：S165.

[*3] National Institute for Health and Care Excellence（NICE）guideline. https://www.nice.org.uk/（最終アクセス日 2019 年 5 月 8 日）

[*] 重症低血糖がなければ，理想は HbA1c < 6.0 %.

❻ 妊娠中の摂取カロリー，付加量

総エネルギー量：非妊娠時 標準体重[*1] × 30 kcal/kg + 付加量

	付加量（kcal）		
	妊娠初期	妊娠中期	妊娠末期
非妊時 BMI < 25[*2]	+50	+250	+450
非妊時 BMI < 25[*3]	+200	+200	+200
非妊時 BMI ≧ 25	付加なし	付加なし	付加なし

[*1] 標準体重（kg）= 身長（m）^{2} × 22

[*2] 厚生労働省：妊婦・授乳婦. 日本人の食事摂取基準（2015 年版）. 菱田明・佐々木敏編. 東京：第一出版；2014. p.345.

[*3] 日本産科婦人科学会/日本産婦人科医会：産婦人科診療ガイドライン―産科編 2014. 東京：日本産科婦人科学会 事務局；2014. p.24.

診断

HAPO Study の結果をもとに，International Association of Diabetes and Pregnancy Study Groups（IADPSG）は，世界統一の GDM の診断基準を作成し提唱した．わが国でも，2010 年 7 月から妊娠中の糖代謝異常に関する新診断基準が使用されてきた．さらに，2015 年 8 月に 3 学会（日本糖尿病・妊娠学会，日本糖尿病学会，日本産科婦人科学会）統一案が作成された（❸, p.288）.

治療

妊娠前の管理

妊娠初期の血糖コントロールが不良の場合は，先天異常（染色体異常を除く）・流産のリスクが高くなる可能性がある．また，胎児の先天異常の発生には妊娠 7 週くらいまでの母体血糖が大きく関与しているため，妊娠が判明してから血糖管理を始めても遅く，妊娠前から厳格な血糖管理が必要である．

妊娠前の管理として，HbA1c < 6.5 % を目標とする血糖コントロールを達成・維持するための適正な食事療法，血糖モニタリング，インスリン療法の徹底的な教育とともに，糖尿病合併症（単純網膜症まで，腎症第 2 期まで）の評価・治療，経口血糖降下薬，降圧薬（アンジオテンシン変換酵素〈ACE〉阻害薬，アンジオテンシン II 受容体拮抗薬〈ARB〉），脂質異常改善薬（スタチン，フィブラート）などの薬剤の中止・変更などが必要である．

妊娠中の管理

種々の母児の周産期合併症を起こさないようにするためには，まず母体において，正確な血糖モニタリングをし，その結果を指標として食事・運動・薬物療法を徹底し，血糖，体重，血圧管理などをすることが大切である．

食事療法：妊娠中の食事療法の目標は，母体の健康維持と胎児の健全な発育に必要十分なエネルギー量確保，適切な栄養素配分，母体の厳格な血糖コントロール，適正な体重増加である．その特徴は，胎児の発育に必要なエネルギー量を付加し，極端な糖質制限はしないこと，血糖の変動を少なくするために分割食を取り入れることである．

摂取カロリーの設定は，標準体重 × 30 kcal を基本とし，付加量は非肥満妊婦（非妊時 BMI < 25）・肥満妊婦（非妊時 BMI ≧ 25）で分けて設定する（❻）.

分割食に関しては，全例に必要というわけではなく，仕事や生活リズムも考慮し，1 日 3 回食で食後血糖が高く食前血糖が低い場合に試みる．分割食にする場合，多くは主食を 1/2〜2/3 にし，減らした分を間食として摂取する．

運動療法：運動療法は妊娠中のインスリン抵抗性による糖代謝異常に対しては非常に効果がある．ただ，開始する前に，内科的・産科的・整形外科的に禁忌（❻）でないか確認することが大切である．

これまでに糖代謝異常妊婦の運動療法に関してのよいプログラムなどは確立されていないが，上肢や半座

❸ 妊婦の運動—絶対的・相対的禁忌

	絶対的禁忌	相対的禁忌
産科関連	破水 切迫流早産 多胎（双胎・品胎） 子宮出血 前置胎盤 頸管無力症/頸管縫縮術後 妊娠高血圧症候群 3回以上の自然流産の既往	子宮内胎児発育遅延の既往 早産の既往 妊娠末期の骨盤位 妊娠中出血の既往
産科以外	重症心・肺・肝・腎疾患 重症高血圧 ケトーシス 重症糖尿病合併症 最近の血栓症・感染症 骨折・靱帯損傷など急性的な状態	高血圧 貧血または他の血液疾患 不安定な甲状腺疾患 コントロール不安定な糖尿病 （インスリン使用・糖尿病合併症あり） 動悸または不整脈 慢性気管支炎 けいれん 極端な肥満・やせ ヘビースモーカー

（三宅秀彦ほか：妊婦スポーツの安全管理基準．日本臨床スポーツ医学会誌 2010；18：216，Artal R, et al：Guidelines of the American College of Obstetricians and Gynecologists for exercise during pregnancy and the postpartum period. *Br J Sports Med* 2003；37：6 をもとに作成.）

位の下肢エルゴメーターが，下肢に過度の荷重負荷をかけず，子宮収縮などへの悪影響をもたらさず安全で，血糖改善効果としても有用であったという報告がある．ただし，専用の器具を設置している施設は少なく，手軽にできるものとして，軽いウォーキングやヨガなどが推奨される．

実際に運動する際には，体調の悪いときや腹が張ったり出血しているときには無理をせず安静にすること，運動前後の血糖・血圧・脈拍測定を適宜行うこと，特にインスリン使用患者では運動後の低血糖に注意し対応できるよう指導しておく．運動の種類，強度，時間などをまとめて❹に示す．

薬物療法：糖尿病の薬物療法としては，インスリン製剤とインスリン以外の血糖降下薬（経口薬と注射薬である GLP-1 受容体作動薬）がある．一部欧米で妊娠中の使用が可能と報告されている薬剤もあるが，わが国ではインスリン以外の血糖降下薬は妊娠中の安全性が確認されていないとして，使用することを推奨していない．以上より，本項ではインスリン療法についてのみ述べる．

①インスリン製剤：超速効型製剤は，食直前投与により患者の QOL と食後高血糖・食前低血糖を改善し，より生理的に近い状態に管理できる．糖尿病妊婦において，インスリンリスプロおよびインスリンアスパルトは，ヒトインスリンと比較して，血糖コントロール，催奇形性，および周産期合併症に差を認めていない．

持効型製剤は中間型製剤に比べ持続時間が長く効果

❹ 妊娠中の運動療法のまとめ

A. 運動の種類
　①適した運動：有酸素運動，全身運動，持続性のある運動
　　　（種目）ウォーキング，アクアビクス・水中歩行，
　　　　　　　エアロビクス，ヨガ，エルゴメーター
　　　　　　　（上肢・〈半座位椅子型〉下肢）など
　②適さない運動：無酸素運動，屈伸・跳躍・瞬発性，競技性
　　　　　　　　　が高い運動
　　　（種目）短距離走，球技，スキー・スケート，
　　　　　　　登山，乗馬，ホットヨガなど
B. 運動強度・時間・頻度
　①50～60 %VO₂max・3～5 メッツ[*1]・脈拍≦135 bpm・
　　楽～やや楽な運動
　　　[*2]20 歳代：125～135 回/分，30 歳代：120～135 回/分，
　　　　　40 歳代：115～130 回/分
　②20～60 分/回，3～4 日/週以上
C. 運動する時期・時間帯
　①妊娠 16 週頃より開始（12 週頃より勧めても良い）
　②妊娠前から運動療法を行っている場合は継続して差し支え
　　ない．分娩直前まで運動は可能．
　③食前・食後 30 分以内は禁止，食後 1～2 時間後を推奨

[*1] メッツ：身体活動の強さを安静時（=1 メッツ）の何倍に相当するかで表した単位．
[*2] 自覚的運動強度や %VO₂max に相当する，それぞれの年代別の最適脈拍数．

が安定しているので，血糖コントロールしやすい．しかし，インスリングラルギンは最近のメタ解析で周産期合併症のリスクは中間型インスリンと変わらないことが報告されたが，IGF-I 受容体への結合性が強く増殖作用もあることから，巨大児や糖尿病網膜症増悪の可能性などについて危惧されている．インスリンデグ

ルデクは作用時間が長く効果が安定しているが,まだ胎児への安全性が確立されておらず,現段階での使用は時期尚早と考えられている.インスリンデテミルはIGF-I受容体への結合性がかなり低いことやヒトインスリンと比較し同等の効果および安全性が報告されている.

② MDIとCSII,SAP:インスリン頻回注射(multiple daily injection:MDI)で暁現象がみられるような例やコントロール困難な低血糖発作があるような場合では持続皮下インスリン注入療法(continuous subcutaneous insulin infusion:CSII)が有用である.実際に1型糖尿病妊婦においても,CSIIのほうが母体の血糖管理に有用であるという報告がある.

sensor augmented pump(SAP)はインスリンポンプにパーソナルCGM機能を搭載したシステムである.パーソナルCGMで間質液中のグルコース濃度を

⓺ 肥満に関連し,減量を要する母体の健康障害と産科的リスク

母体の健康障害[*1]	産科的リスク[*2]
糖尿病・耐糖能障害	妊娠高血圧症候群
脂質代謝異常	妊娠糖尿病
高血圧	HFD児
高尿酸血症・痛風	微弱陣痛
冠動脈疾患(心筋梗塞・狭心症)	遷延分娩
脳梗塞(脳血栓症・一過性脳虚血発作)	胎児仮死
睡眠時無呼吸症候群・Pickwick症候群	弛緩出血
脂肪肝	帝王切開
整形外科的疾患(変形性関節症・腰痛症)	静脈血栓症・肺塞栓
月経異常	

HFD:heavy-for-date
[*1] 日本肥満学会肥満症診断基準検討委員会:肥満研究 2000;6:18.
[*2] 森川肇ほか:産婦人科の世界 1999;51:543.

⓺⓺ 妊娠中の体重増加の推奨値

BMI<18.5(やせ)	9〜12 kg	0.3〜0.5 kg/w*
BMI 18.5〜25(普通)	7〜12 kg	0.3〜0.5 kg/w*
BMI≧25(肥満)	個別対応	個別対応*

*妊娠中期から末期における,1週間あたりの推奨体重増加量
(厚生労働省:「妊娠期の至適体重増加チャート」について.妊産婦のための食生活指針—「健やか親子21」推進検討会報告書.2006)

⓺⓻ 糖尿病進展のリスク因子

妊娠前	肥満(BMI≧25,上半身・内臓脂肪型)
妊娠中	GDMの診断時期(早期:≦20週)
	空腹時高血糖(≧92 mg/dL)
	OGTT 1時間後高血糖(≧180 mg/dL)
	OGTT 2時間後高血糖(≧153 mg/dL)
	HbA1c高値(≧5.6%)
	インスリン初期分泌の低下($II_{30}<0.4$)
	総インスリン分泌低下
	プロインスリン-インスリン比高値
	早産
	インスリン使用(≧20単位/日)
	GDM診断時年齢(<35歳)
分娩後	出産後早期のOGTT異常
	出産からの期間
	追跡時の内臓脂肪型肥満(W/H比)

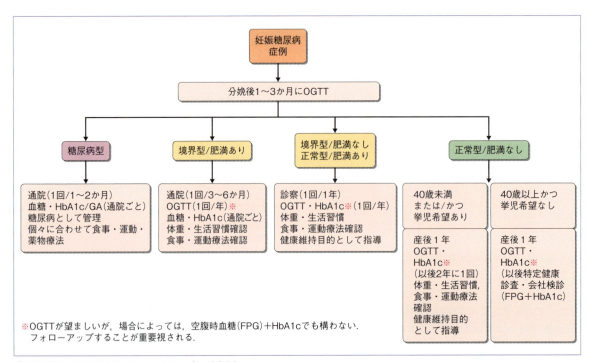

⓺⓼ 妊娠糖尿病の分娩後フォローアップの手順例

測定し，モニターにリアルタイムに表示され，異常な高血糖・低血糖時はアラームで知らせたり，重症低血糖時に一時停止する機能付きのポンプもあり，血糖値の変化に基づいて即座にインスリン量の調節や補食などの対処が可能になる．より厳格な血糖管理が必須である1型糖尿病妊婦には非常に有用である．

海外ではCGMとCSIIが完全に連動し，CGMの血糖データに応じてインスリン量を変化させるclosed-loop delivery systemがすでに使用され，1型糖尿病妊婦においても安全性・有効性が報告されている．

③インスリン療法の調節：インスリン必要量は，妊娠初期は妊娠前より減り，妊娠中期以降（特に20週前後から）は妊娠経過とともに徐々に増え，分娩前には1.5～2倍になっていることが多い．この妊娠中の必要量の変化に合わせ，SMBGの値をみながらインスリン量を調節する．

基礎分泌が比較的保たれた症例には，超速効型インスリン製剤を毎食直前に用い，空腹時（朝食前）血糖が上昇する場合は中間型か持効型インスリン製剤を就眠前に使用する．インスリン分泌がはとんど枯渇している1型糖尿病例では持効型インスリン製剤を2回/日用いることが多い．

分娩時の高血糖は新生児低血糖の危険を増大するので，母体の血糖値は70～120mg/dLにするのがよいとされている．そのため陣痛発来とともに血糖を測定し必要に応じてインスリン投与量を調節する．分娩後，胎盤による影響が消失するため，インスリン必要量は急激に低下する．インスリン注射量は妊娠前の量に戻すか，分娩直前の半分量から開始しSMBGの値をみながら調節する．

体重管理：肥満に関連し，減量を要する母体の健康障害と産科的リスクをまとめて⑥に示す．また，「やせ」かつ「体重増加不良」で低出生体重児が起こりやすいことも指摘されている．以上より妊娠中の適正な体重管理も重要である．糖代謝異常妊婦の妊娠中の推奨増加量は確立されていないが，厚生労働省から推奨されている一般妊婦の体格別至適体重増加量（⑥）を目安に管理する．

分娩後の管理

分娩後は妊娠中の厳格な管理の反動や育児優先となり，血糖コントロール不良になる場合が多い．血糖・体重管理不良が続けば糖尿病合併症の発症・増悪につながるため，分娩後の管理も重要である．特に授乳中は低血糖を起こしやすく，卒乳後は血糖上昇や体重増加になりやすい．分娩後，初めはいつもよりSMBGの回数を増やし，その値をみながら必要に応じて，インスリンの減量や予防的な補食をとるように指導する．

GDMは分娩後正常耐糖能に戻りインスリンが不要になる場合も多い．しかし，GDM既往女性の2型糖尿病発症の相対危険率は妊娠中の正常血糖女性の7.43倍と高率である．同様の報告は多く，対照例に比べGDMから糖尿病や境界型に進展する率は明らかに高い．⑥のリスク因子をもつ場合，より糖尿病に進展しやすいと考えられている．産科ガイドラインでは分娩後6～12週に75g OGTT施行を推奨されるが，脱落者を減らすため，1か月健診時の施行も推奨される．境界型/肥満ありでは3～6か月ごとに血糖値，HbA1c，体重などの確認をする．境界型/肥満なしおよび正常型/肥満ありでも1年ごと（低リスクの正常型/肥満なしでは2年ごと）のOGTT施行などのフォローアップが推奨される（⑥）．

「GDM既往女性は糖尿病になりやすいため，分娩後も定期的な検査を自主的に受けること，次の妊娠前に血糖が高くないか確認すること」などは妊娠中から説明しておき，退院前および1か月健診時に再度説明しておくことも非常に大切である．

（和栗雅子）

●文献

1) Hiramatsu Y, et al：JGA (Japan Glycated Albumin) Study Group：Determination of reference intervals of glycated albumin and hemoglobin A1c in healthy pregnant Japanese women and analysis of their time courses and influencing factors during pregnancy. *Endocr J* 2012；59：145.

2) 清水一紀ほか：糖尿病合併妊婦および妊娠糖尿病におけるグリコアルブミンと母児合併症に関する調査．糖尿病と妊娠 2010；10：27.

3) 日本糖尿病学会（編）：妊婦の糖代謝異常．糖尿病診療ガイドライン2016．東京：日本糖尿病学会・南江堂：2016．p.367.

4) American Diabetes Association：Management of Diabetes in Pregnancy：Standards of Medical Care in Diabetes-2019. *Diabetes Care* 2019；42：S165.

5) National Institute for Health and Care Excellence (NICE) guideline. https://www.nice.org.uk/（最終アクセス日2019年5月8日）

3 脂質代謝異常

脂質・リポ蛋白代謝総論

脂質とその役割

脂質（lipid）は，極性基をもたない脂溶性の中性脂質と，リン酸などの極性基がついて多少親水性になった極性脂質（複合脂質）とに分類される（❶）．中性脂質としては，主に3つの脂肪酸がグリセロールとエステル結合したトリグリセリド（TG，中性脂肪）と，コレステロールと脂肪酸がエステル結合したコレステロールエステルとがある．TGはリパーゼの作用によ

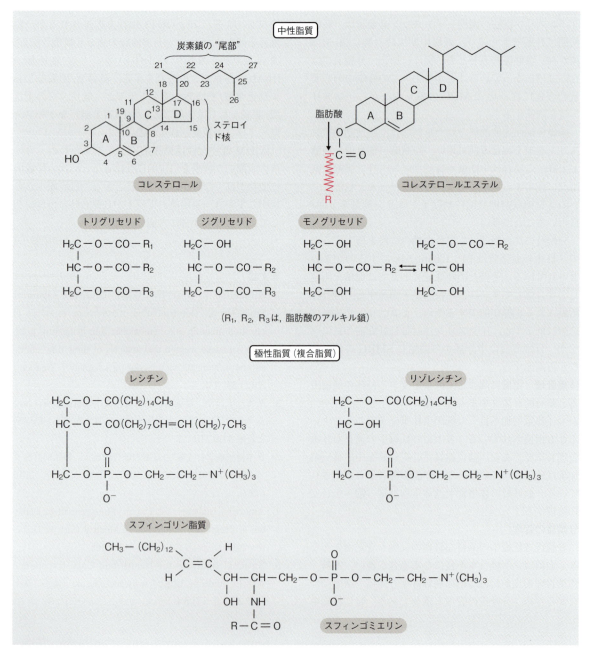

❶ 脂質の種類

（山本　章：脂質代謝異常．内科学書．第6版．東京：中山書店；2002．p.404.）

り，ジグリセリドからモノグリセリドとなる．一方，極性脂質は，結合する極性基の種類によって，リン脂質，糖脂質，スフィンゴ脂質などがある．リン脂質のなかで，グリセロールの1，2位の水酸基に脂肪酸が，そして3位にリン酸が結合したホスファチジン酸を母体とするものがいくつかあり，これにコリンがつくとホスファチジルコリン（レシチン），エタノールアミンがつくとホスファチジルエタノールアミン，セリンがつくとホスファチジルセリンなどと呼ばれる．スフィンゴ脂質には，スフィンゴシンにリン酸が結合したスフィンゴミエリンと，セレブロシドを代表とするスフィンゴ糖脂質がある．

TGの役割としては，TGは生体にとってエネルギーの貯蔵のために存在し，主として脂肪細胞中に大量に貯蔵されており，エネルギーの必要時にはTGは加水分解されて，脂肪酸となり，β酸化されてエネルギー産生に働く．これに対して，リン脂質は細胞のいろいろな膜構造（ミトコンドリア，ミクロソームなど）の維持のための構成成分となっている．細胞膜は内外2層の脂質膜から成り，内層にはホスファチジルエタノールアミン，ホスファチジルセリンが多く，外層にはホスファチジルコリンとスフィンゴミエリンが主体で，これにコレステロールが割り込む形をとる．神経組織のミエリン（髄鞘）は，グリア細胞の表面膜が特異的に分化したもので，スフィンゴ糖脂質とコレステロールを多く含んでいる．これに対して，コレステロールはリン脂質と同様に細胞膜の構成成分であるとともに，副腎皮質ホルモン，性ホルモン，胆汁酸，ビタミンDなどの合成の基質となる．

血漿脂質とリポ蛋白

血漿中の脂質としては，コレステロール，コレステロールエステル（コレステロールの脂肪酸エステル），TG，リン脂質，遊離脂肪酸（free fatty acid：FFA）などがある．

ヒトが摂取した余剰のエネルギーはFFAからTGに合成されて，脂肪組織に蓄えられる．さらに，小腸から吸収された脂質や肝で糖質などをもとに新たに合成された脂質を脂肪組織に送って貯蔵したり，骨格筋や心筋などでエネルギー源として利用したりするには，血液中を運搬されなければならない．しかし，TGやコレステロールエステルは脂溶性で水とは親和性がないため，リポ蛋白（lipoprotein）として存在する．リポ蛋白の基本構造は，❷に示したように球状の粒子で，脂溶性のTGとコレステロールエステルが芯の部分に存在し，比較的親水性のリン脂質と遊離コレステロールから成る1層の膜でこれらを包み込み，さらに両親媒性の蛋白質（アポリポ蛋白，アポ蛋白と略）

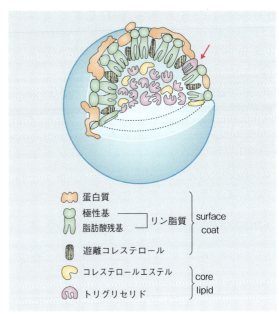

❷ リポ蛋白の基本構造模式図
surface coatには一定の確率でトリグリセリドも顔をのぞかせている（→）ので，そこをリポ蛋白リパーゼで切ることができる．
（山本　章：脂質代謝異常．内科書学，第6版，東京：中山書店；2002．p.404．）

がついて，安定な球状の粒子の形で血液中を流れている．リポ蛋白の表層成分であるリン脂質は，主としてレシチン（ホスファチジルコリン）とスフィンゴミエリンから成り，細胞膜の外層と同様である．

血漿中には脂質組成，アポ蛋白組成，比重，粒子サイズの異なるリポ蛋白粒子が存在する．これらのリポ蛋白は，いくつかの比重の異なる塩溶液中で長時間の超遠心分離を行うことによって，以下のように分類される（❸）．
①カイロミクロン（chylomicron）
②超低比重リポ蛋白（very low density lipoprotein：VLDL）
③中間比重リポ蛋白（intermediate density lipoprotein：IDL）
④低比重リポ蛋白（low density lipoprotein：LDL）
⑤高比重リポ蛋白（high density lipoprotein：HDL）
HDLはさらに，より大きく軽いHDL_2と，より小さく重いHDL_3に分けられる．

この超遠心法による各リポ蛋白の分離には長時間を要し，検体数も限度があることから，日常検査ではこれに代わる方法として電気泳動法が用いられる．この電気泳動法には担体として，セルロース，セルロースアセテート膜，アガロースゲル，ポリアクリルアミドゲル（PAG）などがあるが，最近ではPAGかアガロースゲルがよく用いられている．カイロミクロンは原点

❸ 超遠心法による各リポ蛋白の種類と組成

リポ蛋白	カイロミクロン	VLDL	IDL	LDL	HDL$_2$	HDL$_3$
比重 (g/mL)*	<0.96	0.96〜1.006	1.006〜1.019	1.019〜1.063	1.063〜1.125	1.125〜1.210
質量	$1〜10×10^9$	$5〜100×10^6$	$3〜4×10^6$	$2〜3×10^6$	$18〜36×10^4$	$15〜18×10^4$
直径 (nm)	80〜1,000	30〜75	22〜30	19〜22	8.5〜10	7〜8.5
アガロース電気泳動	原点	pre β	mid band	β	α	α
組成 (%)						
トリグリセリド	85	55	24	10	5	4
コレステロールエステル	5	12	33	37	18	12
遊離コレステロール	2	7	13	8	6	3
リン脂質	6	18	12	22	29	23
アポ蛋白	2	8	18	23	42	58
構造アポ蛋白 (%)	B-48 (23 %)	B-100 (37 %)	B-100 (78 %)	B-100 (98 %)	A-I (67 %), A-II (22 %)	A-I, A-II
その他のアポ蛋白	A-I, A-II, C-II, C-III, E	C-II, C-III, E	C-II, C-III, E		C-II, C-III, E	C-II, C-III, E

*正しくは密度と呼ぶべきであるが，日本では比重として通っている．

にとどまり，泳動される位置によって，αリポ蛋白（HDLに相当），βリポ蛋白（LDLに相当），アガロースゲルでの泳動位置を基準にしてpreβリポ蛋白（VLDLに相当）に分類される．ただし，PAG電気泳動では，各リポ蛋白は荷電よりも粒子サイズによって移動するため，VLDLはLDLよりも原点近くに泳動される．リポ蛋白は泳動後に脂質染色，あるいはコレステロール，TG特異的な染色を行うことにより，リポ蛋白の帯として検出し，それをデンシトメーターでスキャンする．電気泳動は各リポ蛋白の濃度を定量するものではなく，どのリポ蛋白が増加しているのかを定性的に調べるためのものであるが，コレステロール，TGに特異的な染色や濃度測定を行えば，それぞれのリポ蛋白の脂質濃度を定量することが可能である．高速液体クロマトグラフィ（high performance liquid chromatography：HPLC）や核磁気共鳴（nuclear magnetic resonance：NMR）を用いてリポ蛋白濃度や粒子サイズを測定することも可能である．

脂質の消化，吸収と体内循環

小腸における中性脂肪，コレステロールの吸収のメカニズムとカイロミクロン合成

食事により摂取される脂肪は，日本人で平均60 g/日，欧米人では120〜150 g/日である．この脂肪のほとんどはTGであり，100 %近く吸収される．食事により摂取された脂質は，口腔から胃に至る過程での機械的作用と，食事中に含まれる各種の界面活性物質によりエマルジョンとなる．このエマルジョンは，消化液中のリパーゼ，ホスホリパーゼA$_2$，コレステロールエステラーゼなどの作用により，TGが加水分解され，FFA 2分子がはずれてモノグリセリドに，レシチ

ンはリゾレシチンに，コレステロールエステルは遊離コレステロールにまで分解される．胆汁中の胆汁酸，リゾレシチン，モノグリセリド，FFAはいずれも界面活性剤として働き，脂肪のエマルジョンをさらに細かく分散させる．

一方，コレステロールの吸収は，脂肪に溶けているか，また胆汁酸によってよく分散されているかにより大きく異なり，動物種差も大きい．ヒトでは，血中コレステロールはLDLなどのリポ蛋白中に組み入れられて運搬されているが，その由来として，肝において合成されるコレステロール（約400 mg/日）のほかに，小腸から吸収される食事由来のコレステロール（約250〜500 mg/日）および胆汁由来のコレステロール（約800〜2,000 mg/日）とがある．ヒトでは1人あたり300 mgのコレステロール負荷で約50 %，3,000 mgの大量負荷では7〜44 %が吸収される．しかし，コレステロールの吸収には個人差が大きく，アポ蛋白Eの同位体E4を有する人はE2やE3を有する人に比べて吸収率が高く，コレステロール値も高い．コレステロールは従来小腸で吸収されると考えられてきたが，その分子機構は解明されていなかった．小腸におけるコレステロール吸収の阻害薬として開発されたエゼチミブが作用するターゲット分子は不明であったが，その後の解析によって，Niemann-Pick病C型で欠損する遺伝子であるNiemann-Pick C1の類縁種として確認されたNiemann-Pick C1 like 1（NPC1L1）が小腸でのコレステロール吸収に関与し，エゼチミブはNPC1L1と結合して食事由来および胆汁由来のコレステロールの両者の吸収を阻害することが明らかにされた．NPC1L1は，主に小腸細胞の刷子縁膜に存在し，NPC1L1欠損マウスではコレステロール吸収量が著減していた．また，エゼチミブは野生型マウスのコ

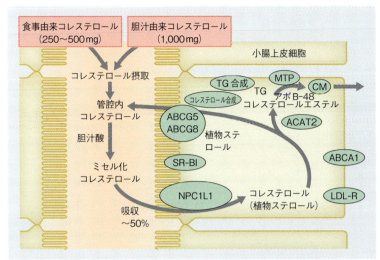

❹ 小腸におけるコレステロール吸収の機序
MTP：ミクロソームトリグリセリド転送蛋白，CM：カイロミクロン，ACAT2：アシル CoA・コレステロールアシルトランスフェラーゼ 2，LDL-R：LDL 受容体．

レステロール吸収を抑制したが，NPC1L1 欠損マウスのコレステロール吸収はエゼチミブを投与しても抑制されなかったことから，小腸でのコレステロール吸収に NPC1L1 が関与し，エゼチミブは NPC1L1 と結合してコレステロール吸収を抑制すると考えられた．

　小腸におけるコレステロール吸収の機序を❹に示す．食事由来および胆汁由来のコレステロールは，界面活性剤である胆汁酸の働きでミセル化され，その約 50 % が NPC1L1 によって小腸上皮で吸収される．NPC1L1 は上部小腸，すなわち空腸で多く発現する．胆汁酸によってミセル化されていないコレステロールは，吸収されないと考えられる．吸収されたコレステロールは，アシル CoA・コレステロールアシルトランスフェラーゼ 2（ACAT2）により脂肪酸が結合してコレステロールエステルとなる．吸収された脂肪酸とモノグリセリドは，小腸粘膜上皮細胞内の滑面小胞体で TG に再合成される．細胞内のコレステロールエステルと TG は，ミクロソームトリグリセリド転送蛋白（MTP）の作用でアポ B-48 とともにカイロミクロンとして会合され，リンパ側へと分泌される．一部のコレステロールや植物由来コレステロール（シトステロール，カンペステロールなど）は ABCG5/ABCG8 の作用により腸管腔側へ再排泄される．

肝における VLDL 合成のメカニズム

　肝においては，腸間膜や大網などの脂肪組織で分解され門脈を介して流入した FFA や，肝内で糖質などから合成された FFA をもとにして，遊離した脂肪酸はアシル CoA 合成酵素（acyl-CoA synthetase：ACS）によってアシル CoA となり，いくつかの過程を経て TG が合成される．さらに，肝では ACAT2 の働きで，コレステロールは脂肪酸と結合してコレステロールエステルが形成される．これらの TG やコレステロールエステルは，粗面小胞体で合成されたアポ B-100 と会合され，VLDL として合成，分泌される．この会合には MTP が関与するが，MTP の遺伝的欠損症では小腸でのカイロミクロンや肝での VLDL の合成に障害が起こり，著明な低脂血症と小腸および肝における TG の蓄積が起こる．

細胞内での脂質の利用

　後述するカイロミクロンや VLDL などの TG-rich リポ蛋白は，骨格筋，心筋や脂肪組織の毛細血管床を流れていく間に，内皮細胞の表面にヘパラン硫酸プロテオグリカンなどで結合しているリポ蛋白リパーゼ（LPL）により TG 部分が加水分解を受ける．これによって生じた FFA は内皮細胞を通過して，筋細胞や脂肪細胞に取り込まれるが，骨格筋や心筋などの筋細胞に取り込まれた FFA は β 酸化され，ATP 産生のためのエネルギー源として利用される．一方，脂肪細胞に取り込まれた FFA は，TG として再合成されて蓄積される．この脂肪細胞に蓄積された TG は，必要時にホルモン感受性リパーゼ（HSL）などのリパーゼの働きで再度分解されて FFA として細胞外に放出され，70〜90 % はアルブミンと，また残りはリポ蛋白に結合して血中を運ばれ，全身の組織でエネルギー源，あるいは細胞の構築のための材料として使用される（❺）．

　血中の FFA の交替率は 23〜41 %/分ときわめて速い．また，血中 FFA 濃度は HSL やインスリンにより，大きな影響を受ける．FFA の高値は冠動脈疾患，インスリン抵抗性と関連することが報告されている．FFA 濃度を下げる要因としては，インスリン，PGE₂，ソマトメジン C，フィブラート系薬，ニコチン酸誘導体などがあり，FFA 濃度を上げる要因とし

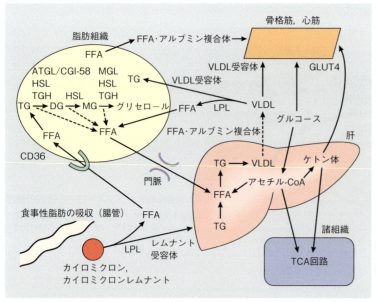

❺ 遊離脂肪酸の輸送と各臓器連関

LPL：リポ蛋白リパーゼ，ATGL：adipose triglyceride lipase，CGI-58：comparative gene identification-58，HSL：ホルモン感受性リパーゼ，TGH：triacylglycerol hydrolase，MGL：モノグリセリドリパーゼ，TG：トリグリセリド，DG：ジグリセリド，MG：モノグリセリド，FFA：遊離脂肪酸．

てはアドレナリンなどのカテコールアミン，副腎皮質刺激ホルモン（ACTH），グルカゴン，サイロキシン（T_4），バソプレシン，ステロイドホルモン，ストレス，寒冷刺激，喫煙，運動，テオフィリン，L-ドパなどがある．

一方，マクロファージでは，スカベンジャー受容体を介して酸化LDLなどの変性LDLやレムナントリポ蛋白（カイロミクロンレムナントなど）が細胞に取り込まれ，細胞内でリポ蛋白の蛋白部分はリソソームで分解されてアミノ酸となり，コレステロールエステル部分も加水分解されて遊離コレステロールとなる．この遊離コレステロールは，ACAT1の働きで脂肪酸（主にオレイン酸）が結合してコレステロールエステルとなり，脂肪滴として細胞内に貯蔵される．細胞内には中性コレステロールエステラーゼがあり，コレステロールエステルを分解して遊離コレステロールと脂肪酸に戻す過程もあり，コレステロールは遊離型とエステル型とでコレステロールサイクルを形成している（❻）．

血漿リポ蛋白とアポリポ蛋白

血漿リポ蛋白の代謝上の役割

カイロミクロンとVLDLはきわめてTGに富むリポ蛋白であり，LPLの働きによってTG部分が加水分解され，TG含量がより少なくなってコレステロール含量が相対的に増加したものが，それぞれカイロミクロンレムナントとIDL（VLDLレムナント）である．小腸で合成されるカイロミクロンは外因性リポ蛋白とも呼ばれ，それが代謝されて生じるカイロミクロンレ

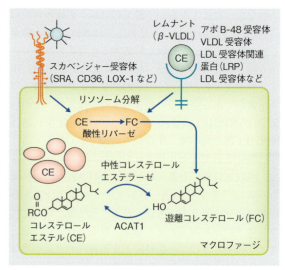

❻ マクロファージにおけるコレステロール代謝

ムナントとともに，きわめてTGに富むリポ蛋白である．一方，肝で合成されるVLDLは内因性リポ蛋白とも呼ばれ，LPLの働きによってTG部分が加水分解され，TG含量がより少なくなってコレステロール含量が相対的に増加したIDLとなる．さらに，IDLは肝性リパーゼ（hepatic lipase：HL）の働きで，TGが加水分解され，LDLが形成される．このLDLはコレステロールに富むリポ蛋白である．

血漿アポ蛋白の分類と代謝上の役割

各リポ蛋白は，特徴的なアポ蛋白組成を有している．これまでに多くのアポ蛋白が同定されており，アミノ酸，遺伝子構造もすべて解析されている．❼に主要な

❼ 主要な血漿アポリポ蛋白および脂質転送蛋白の性質，合成臓器，分布と機能

		アミノ酸部分の分子量	主要な合成臓器	存在するリポ蛋白分画	機能
アポリポ蛋白	アポ A-I	29,016	肝，小腸	HDL，一部はカイロミクロン，VLDL にも	①HDL の構造アポ蛋白 ②LCAT の活性化 ③HDL 受容体，ABCA1・ABCG1 などのトランスポーターとの結合のリガンド ④細胞からのコレステロール引き抜きのアクセプター
	アポ A-II	17,414（2量体）	肝，小腸	HDL	①HDL の構造アポ蛋白 ②LCAT の活性化の阻害？
	アポ A-IV	44,465	小腸，一部肝	カイロミクロン，プレβHDL，HDL$_2$	①LCAT の活性化？ ②LPL，PLTP の活性化？ ③コレステロールのアクセプター？
	アポ A-V	38,905	肝	HDL，一部 VLDL	①肝での VLDL 合成と分泌を細胞内で抑制？ ②アポ C-II 存在下で LPL による TG-rich リポ蛋白の異化を促進する ③ヘパラン硫酸プロテオグリカンと結合して，TG-rich リポ蛋白粒子の取り込みを促進
	アポ(a)	300,000〜800,000	肝	リポ蛋白(a)（Lp(a)）	LDL のアポ B-100 と S-S 結合し，Lp(a) を形成する．プラスミノゲンと構造が似ており，血栓，動脈硬化と関連する
	アポ B-48	241,000	小腸	カイロミクロン，カイロミクロンレムナント	カイロミクロンの構造アポ蛋白
	アポ B-100	512,723	肝	VLDL，IDL，LDL	①VLDL，IDL，LDL の構造アポ蛋白 ②LDL 受容体との結合のリガンド
	アポ C-I	6,630	肝	主に HDL，一部カイロミクロン，VLDL，IDL	①LCAT の活性化 ②TG-rich リポ蛋白の異化の阻害（アポ E と LDL 受容体または LRP との結合を阻害） ③VLDL 受容体との結合を阻害 ④CETP の活性化阻害？
	アポ C-II	8,900	肝	HDL，カイロミクロン，VLDL，IDL	LPL の活性化
	アポ C-III	8,800	肝	HDL，カイロミクロン，VLDL，IDL，LDL	TG-rich リポ蛋白の異化の阻害
	アポ D	19,000	肝を含む諸臓器	HDL	脂質転送蛋白として機能？
	アポ E（E2，E3，E4）	34,145	肝，脳，マクロファージ	カイロミクロンレムナント，HDL，VLDL，IDL，LDL	①LDL 受容体，レムナント受容体のリガンド ②末梢細胞からのコレステロール取り込みと逆転送
脂質転送蛋白	CETP	53,000	肝，脂肪組織，骨格筋，マクロファージ	HDL	①HDL のコレステロールエステルを VLDL，IDL，LDL へ転送し，TG を交換に受け渡す ②細胞内コレステロールの輸送？
	PLTP	54,719	胎盤，脂肪組織，膵，肺，肝，心筋，腎，脳，マクロファージ	HDL	TG-rich リポ蛋白の水解時にリン脂質を HDL へ転送

表中の略語と説明は本文を参照．

アポリポ蛋白の性質，合成臓器，分布と機能を示す．アポ蛋白のなかには分子量が約 6,600 と小さなものから，約 51 万 3,000 と非常に大きなものまである．小さなアポ蛋白はかなり水溶性であるが，大きなアポ B-100 や B-48 は界面活性剤がないと水に溶解できない．アポ蛋白の役割としては主として以下の 3 つがある．

①リポ蛋白の構造蛋白として粒子を安定に維持する．
②リポ蛋白の細胞への取り込みの際に，受容体との結合のためのリガンドとなる．
③リポ蛋白中の脂質の加水分解や脂肪酸の転移にかかわる酵素の活性化，あるいは抑制に働く．

カイロミクロンはきわめて TG に富むリポ蛋白であり，LPL の働きによって TG 部分が加水分解され，TG 含量がより少なくなってコレステロール含量が相対的に増加したカイロミクロンレムナントとなる．カイロミクロンやカイロミクロンレムナントは，アポ B-48 を 1 粒子あたり 1 個有している．また，カイロミクロンにはアポ B-48 以外に，アポ C-II，C-III，E なども少量含まれている．一方，VLDL，IDL，LDL はともにアポ B-100 を 1 粒子あたり 1 個有している．VLDL にもアポ B-100 以外に，アポ C-II，C-III，E なども少量含まれている．これに対して，HDL は構造アポ蛋白として，アポ A-I，アポ A-II を有し，それに少量のアポ C-III や E を含んでおり，上記のアポ B-48 やアポ B-100 を含有するリポ蛋白とは機能的にまったく異なっている．12 時間以上絶食の空腹時には血漿中に LDL と HDL，少量の VLDL が存在するが，食後数時間をピークに 8 時間くらいまでは血漿中にカイロミクロン，カイロミクロンレムナントが出現し，そのため血漿は乳びで混濁する．カイロミクロンレムナントの大きさとしては，TG 含量の多寡によって，カイロミクロンより少し小さなものから LDL 粒子くらいまでの小さなサイズのものまで存在する．

アポ B-100 は，リポ蛋白の構造維持に重要である．たとえば，アポ B-100 の遺伝子変異によって，構造が変化すると，不安定になったり分解が亢進したりして血中濃度が低下する場合もある．家族性低 β リポ蛋白血症は，アポ B-100 の遺伝子変異により起こる遺伝性疾患である．一方，アポ A-I の遺伝的欠損症では，血漿 HDL コレステロール（HDL-C）値が著しく低下する場合がある．このように，アポ B-100，アポ B-48 やアポ A-I，アポ A-II などのアポ蛋白は，リポ蛋白の構造維持に重要であり，リポ蛋白の運命はアポ蛋白によって規定されている．しかし，これらのリポ蛋白の構造維持に働くアポ蛋白以外のアポ蛋白は，リポ蛋白粒子間での移行があり，超遠心により重力をかけるとリポ蛋白から一部が遊離する．

IDL や LDL に含まれるアポ B-100 は，LDL 受容体への結合時にリガンドとして働く．また，カイロミクロンやカイロミクロンレムナントに含まれるアポ E は，レムナント受容体や LDL 受容体への結合に重要であり，その変異種には LDL 受容体への結合能が低下したものがある．

アポ蛋白の酵素活性調節作用として有名なものは，アポ C-II である．アポ C-II は LPL の活性化因子であり，家族性アポ C-II 欠損症では LPL 欠損症と同様に，カイロミクロンや TG が著しく増加する I 型ないし V 型高脂血症を呈する．アポ C-II が欠損するため

に，LPL が存在しても LPL によるカイロミクロン，VLDL 中の TG の加水分解が起こらない．これに対し，アポ C-III を過剰発現させると LPL による TG-rich リポ蛋白の異化が障害され，高トリグリセリド血症を惹起させる．一方，アポ A-I は HDL 上で遊離コレステロールのエステル化に関与するレシチン-コレステロールアシルトランスフェラーゼ（LCAT）の活性化因子である．

一方，アポ A-IV は，① LCAT の活性化作用，② LPL，リン脂質転送蛋白（PLTP）の活性化作用，③ コレステロールのアクセプターなどとしての働きを有すると考えられる．また，アポ A-V の機能としては，① 肝での VLDL 合成と分泌を細胞内で抑制する作用，② アポ C-II 存在下で LPL による TG-rich リポ蛋白の異化を促進する作用，③ ヘパラン硫酸プロテオグリカンと結合して，TG-rich リポ蛋白粒子の取り込みを促進する作用などが推定されており，アポ A-V の分子異常と高トリグリセリド血症との関連性が報告されている．

これらのアポ蛋白の発現を調節する核内受容体として，peroxisome proliferator-activated receptor（PPAR）がある．PPAR には α，δ，γ の 3 種があり，リポ蛋白代謝に強く関連するのは PPARα で，高脂血症治療薬のフィブラート系薬によって活性化され，LPL，アポ C-II，アポ A-I およびアポ A-II の合成を亢進させ，逆にアポ C-III の合成を抑制する．インスリン抵抗性改善薬のチアゾリジン誘導体（ピオグリタゾンなど）は，脂肪組織において強く発現し，糖代謝に関与する PPARγ を活性化する．

血漿リポ蛋白代謝に関与する酵素，受容体，トランスポーター

外因性および内因性リポ蛋白の代謝経路

小腸で合成され，小腸上皮の腸リンパ管側へと分泌されたカイロミクロンは，胸管を経て，体循環に入る．カイロミクロン中の TG は，骨格筋，心筋や脂肪組織の毛細血管内皮細胞表面に存在する LPL の働きで，加水分解され，組織に FFA を供給する．FFA は β 酸化され，エネルギー源として ATP 産生につながるとともに，脂肪組織では細胞内に取り込まれて，再度 TG として蓄えられる．LPL は骨格筋，心筋細胞，脂肪細胞などで合成され，細胞外にいったん分泌された後，ヘパラン硫酸の鎖によって内皮細胞の表面に結合し，その場でカイロミクロンの TG の加水分解を行う．さらに，LPL はリポ蛋白と結合することにより，細胞内へのリポ蛋白の取り込みのためのリガンドとしても働く．カイロミクロンは，LPL の働きによりカイ

ロミクロンレムナントとなり，肝のレムナント受容体ないしLDL受容体により取り込まれる．以上のように，食事中の脂肪が吸収されて肝へと戻ってくる経路は，外因性リポ蛋白代謝経路（❽）と呼ばれている．

いったん，肝へ戻ったTGやコレステロールなどの脂質は，加水分解された後に，再度TG，コレステロールエステルになり，VLDLの中にアポB-100とともに組み込まれて，VLDLとして肝細胞から合成，分泌される．一部のコレステロールは胆汁酸へと分解され，胆汁として排泄される．VLDLの合成および分泌はミクロソームで起こるが，この際のTGやコレステロールの転送とVLDL分泌に関与するのがミクロソームトリグリセリド転送蛋白（MTP）である．このMTPは小腸上皮細胞内でも，カイロミクロンの合成および分泌に関与することが明らかになっている．MTPの遺伝子欠損により，小腸でのカイロミクロン，肝でのVLDL合成および分泌が障害され，先天性無βリポ蛋白血症を発症する．肝から分泌されたVLDLは，LPLの働きでTG部分が加水分解され，よりTG-poor，コレステロール-richとなり，IDLに変換される．IDLのTGはさらにHLの働きによって分解され，IDLはLDLとなる．IDLやLDLは肝のLDL受容体に取り込まれ，異化を受ける．また，LDLはLDL受容体を介して末梢細胞に取り込まれ，末梢細胞はコレステロールを受け取ることになる．これらの肝から末梢細胞にリポ蛋白が運ばれる経路は，内因性リポ蛋白代謝経路と呼ばれている．

LPL，HL，内皮細胞由来リパーゼ（EL）と脂質転送蛋白を介したリポ蛋白代謝

上述のように，カイロミクロンのTGはLPLによって加水分解され，カイロミクロンはTG含量が徐々に減少して小さくなり，カイロミクロンレムナントと呼ばれる中間代謝産物になり，肝へ取り込まれる．カイロミクロンもカイロミクロンレムナントも1粒子あたりアポB-48を1分子含有している．一方，VLDLはLPLの作用によってTG部分が加水分解され，TG含量がより少なく小さなIDLとなり，HLの作用によってTG部分が加水分解され，TG含量がより少なく小さなLDLとなる．VLDL，IDL，LDLも同様に，いずれも1粒子あたりアポB-100を1分子含有している．したがって，血漿中アポB-48，アポB-100

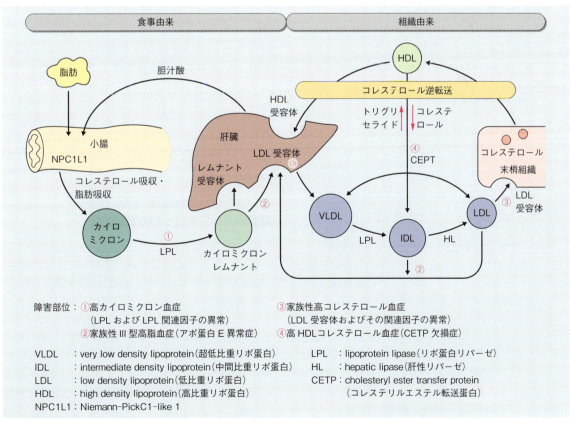

❽ リポ蛋白代謝とその異常

（日本動脈硬化学会〈編〉：動脈硬化性疾患予防のための脂質異常症治療ガイド，2018年版．日本動脈硬化学会：2018．p.33）

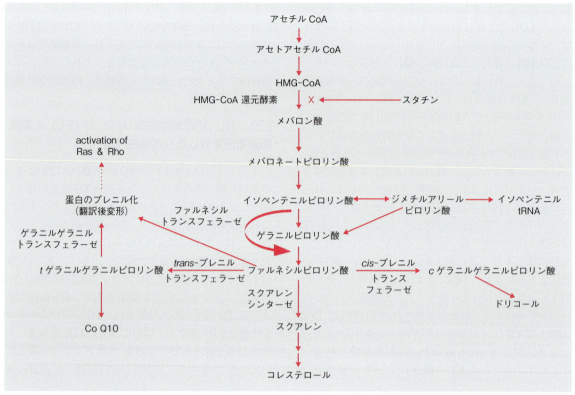

❾ コレステロール合成系

濃度の定量をすれば，それぞれアポ B-48 含有リポ蛋白，アポ B-100 含有リポ蛋白の粒子数を推定することが可能である．VLDL 粒子上のアポ C-II 濃度がある程度以上低下するか，アポ C-III が相対的に増加すると，LPL は作用がしにくくなり，IDL の TG を加水分解するのが，肝の Disse 腔表面に存在する HL である．

LPL と HL の活性や蛋白量を測定するには，ヘパリンを静注してヘパリン静注後血漿（postheparin plasma）を採取する．ヘパリン静注後血漿には，ヘパラン硫酸から分離してくる LPL と HL の両方が含まれるため，LPL および HL の活性を分別定量するか，それぞれに特異的な ELISA 系で蛋白量を定量する．LPL と HL 以外に内皮細胞由来リパーゼ（endothelial cell-derived lipase：EL）があり，これは HDL のサイズや量を調節することが明らかになっている．

これらの TG-rich リポ蛋白の代謝過程で，リポ蛋白が小さく，また内容物が少なくなるにつれて，表層成分が余剰となり，比較的水溶性のアポ蛋白や脂質成分（レシチンと遊離コレステロール）が HDL 粒子へ移行する．この転送に働くのがリン脂質転送蛋白（phospholipid transfer protein：PLTP）である．この反応の結果，IDL ではアポ B-100 とアポ E，LDL ではアポ B-100 のみが残留する．PLTP に対して，HDL 中のコレステロールエステルを VLDL，IDL，LDL などのアポ B 含有リポ蛋白へ転送し，TG を HDL 中に組み入れる交換反応を行うのがコレステロールエステル転送蛋白（cholesteryl ester transfer protein：CETP）である．CETP によって，HDL はコレステロールに乏しく，TG-rich となり，VLDL や LDL はコレステロールエステルに富み，TG-poor となる．PLTP や CETP は，まとめて脂質転送蛋白（lipid transfer protein）とも呼ばれている．

コレステロール合成系，LDL 受容体と細胞内コレステロールの制御機構

肝，副腎などの細胞ではアセチル CoA，アセトアセチル CoA から HMG-CoA 合成酵素によって HMG-CoA が合成される．この HMG-CoA から HMG-CoA 還元酵素によってメバロン酸が合成されるが，これがコレステロール合成系の律速酵素となっている．その後，❾に示した多くの段階を経て，最終的にコレステロールが合成される．コレステロールは胆汁酸，ステロイドホルモン，ビタミン D，リポ蛋白生成に使用されるとともに，細胞膜の構成成分として重要である．

IDL やその代謝産物である LDL は，大部分が肝に取り込まれて異化されるが，その取り込みに関与する

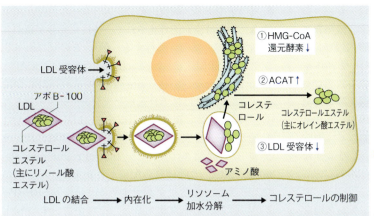

⑩ LDL受容体によるLDLの細胞への取り込みと細胞内コレステロールの制御機構

(Goldstein JL, et al：The LDL receptor. *Arterioscler Thromb Vasc Biol* 2009；29：431.)

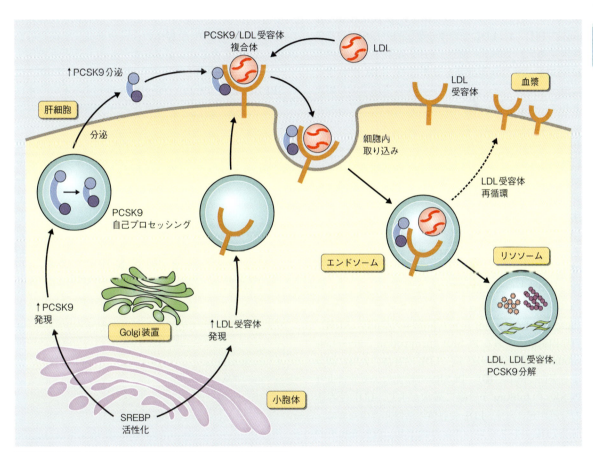

⑪ 肝臓のLDL受容体活性の制御におけるPCSK9の役割

(Farnier M：The role of proprotein convertase subtilisin/kexin type 9 in hyperlipidemia. Focus on therapeutic implications. *Am J Cardiovasc Drugs* 2011；11：145.)

のが細胞表面に存在するLDL受容体である．⑩に示したように，IDLやLDLはアポB-100とアポEをリガンドとしてLDL受容体に結合し，細胞内に取り込まれる．LDL受容体を介してLDLが細胞内に取り込まれると，LDLの蛋白部分，すなわちアポB-100はリソソームでアミノ酸に分解され，コレステロールエステルは酸性コレステロールエステラーゼ（acid cholesterol esterase）によって遊離コレステロールと脂肪酸へと分解される．遊離コレステロールは，ミクロソームでアシルCoA・コレステロールアシルトランスフェラーゼ2（ACAT2）によって脂肪酸が結合してコレステロールエステルとなる．一方，マクロファー

ジでは ACAT1 が働いて，遊離コレステロールをコレステロールエステルに変換する．LDL 受容体を介して細胞内にコレステロールが入ると，細胞内のコレステロール含量を一定にするために，LDL 受容体や ACAT2 は発現抑制を受け，また細胞内のコレステロール合成系の律速酵素である HMG-CoA 還元酵素の発現も抑制される．逆に，細胞内のコレステロール含量が減少すると，LDL 受容体の発現が増加して，細胞内コレステロール含量の減少を補う．このような LDL 受容体の発現制御機構はネガティブフィードバック機構と呼ばれている．

著明な高 LDL コレステロール血症，アキレス腱などの腱黄色腫と早発性冠動脈疾患を特徴とする家族性高コレステロール血症（familial hypercholesterolemia：FH）は，LDL 受容体の遺伝的欠損症（常染色体優性遺伝）である．最近，FH に類似する遺伝性高 LDL コレステロール血症を呈するが，LDL 受容体には遺伝子変異がなく，遺伝様式は劣性遺伝である疾患として，常染色体劣性高コレステロール血症（autosomal recessive hypercholesterolemia：ARH）が同定され，これが LDL 受容体アダプターと推定される蛋白 LDLRAP1 の突然変異によって生じることが明らかになった．LDLRAP1 は，リン酸化チロシン結合ドメインを有し，このドメインはほかの蛋白では LDL 受容体など細胞表面にある受容体の細胞質末端で NPXY（Asp-Pro-任意のアミノ酸-Tyr）モチーフと結合する際に必要であり，LDLRAP1 は肝には必要であるが線維芽細胞では不要であることから，LDL 受容体の機能発現において組織特異的な役割を有するものと思われる．一方，常染色体優性高コレステロール血症（autosomal dominant hypercholesterolemia：ADH）の原因遺伝子である PCSK9（proprotein convertase subtilisin/kexin type 9）は，LDL 受容体の分解に関与する蛋白である（⓫）．PCSK9 の機能欠失変異により PCSK9 の folding か分泌に異常が生じ，LDL 受容体の分解が起こらず，LDL 受容体の活性亢進のために，血清 LDL コレステロール値は低下し，冠動脈疾患の発症が抑制される．これに対して，PCSK9 の機能獲得変異により PCSK9 の活性が亢進すると，LDL 受容体の分解促進のため血清 LDL コレステロール値は増加する．したがって，PCSK9 は LDL 受容体の post-translational な発現抑制にかかわると考えられる．

細胞内コレステロール含量の制御は，転写因子の一つであるステロール調節エレメント結合蛋白（sterol regulatory element binding protein：SREBP）によって行われており，そのなかでも SREBP-2 が肝におけるコレステロール合成に重要な役割を果たしている．SREBP-2 は，細胞内の粗面小胞体の膜上に存在する転写因子であり，細胞内のコレステロール含量が減少すると切断酵素が活性化されて，活性化部分が膜から切断されて，核内へ移行する（⓬）．このプロセッシングには，SREBP cleavage activating protein（SCAP），site-1 protease（S1P），site-2 protease（S2P）が関与する．SCAP はステロールセンシングドメインを有し，SREBP-2 と複合体を形成する．LDL 受容体やコレステロール合成系酵素のプロモーター領域には，ステロール調節エレメント（sterol regulatory element：SRE）と呼ばれる配列が存在する．細胞内のコレステロール含量が減少することにより SREBP-2 が切断されて活性化すると，これが遺伝子の SRE 配列に結合し，内因性コレステロール合成系の酵素群が活性化され，細胞内コレステロール合成が促進されるとともに，LDL 受容体の合成が増加して細胞外からの LDL を介したコレステロール取り込みも増加する．逆に，細胞内コレステロールプールの増加は SREBP-2 の切断および活性化を抑制するというネガティブフィードバック機構があり，細胞内コレステロール含量が一定に保たれている．

LDL 受容体に類似した構造を有する蛋白は LDL 受容体ファミリーと呼ばれ，VLDL 受容体，アポ E 受

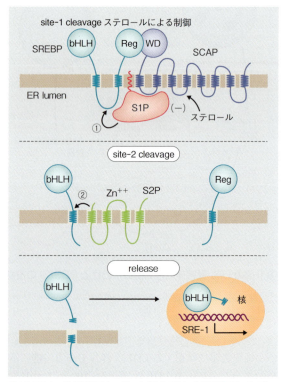

⓬ ステロール調節エレメント結合蛋白（SREBP）のプロセッシング機構

(Brown MS, et al：A proteolytic pathway that controls the cholesterol content of membranes, cells, and blood. *Proc Natl Acad Sci U S A* 1999；96：11041.)

容体2，LDL受容体関連蛋白（LDL receptor-related protein：LRP），LR11（LDL receptor relative with 11 ligand-binding repeats）などが含まれる．これらのなかには，血管平滑筋細胞，マクロファージ，心筋，脂肪細胞，神経組織などに発現が認められ，VLDLやIDLを介した脂質の取り込みや神経組織での脂質輸送と関連するものがある．

HDLを介するコレステロールの逆転送系

血清HDLコレステロール（HDL-C）の低下は，冠動脈疾患などの動脈硬化性疾患の独立した危険因子である．また，Tangier病などの遺伝性HDL欠損症では，冠動脈疾患の早期合併が高頻度に認められる．一方，コレステロール負荷ウサギにHDLまたはアポA-Iを投与すると，粥状動脈硬化の発症および進展が抑制されることから，HDLは動脈硬化の発症および進展を防御する作用を有するリポ蛋白と考えられる．HDLやアポA-Iが動脈硬化巣などの末梢組織に蓄積した余剰のコレステロールを抜き出し，肝へ運んで処理する経路は，コレステロール逆転送系（reverse cholesterol transport）と呼ばれ，動脈硬化防御機構として重要である．

HDLはアポA-I，A-IIを主要アポ蛋白とし，比重によって軽く大きいHDL₂と，重く小さいHDL₃に分けられる．末梢細胞の細胞膜の外側に存在する遊離コレステロール（FC）は，①HDLから遊離したアポA-Iまたは円盤状の原始HDL（preβHDL），球状のαHDLが結合することによる特異的なコレステロール引き抜きと，②物理化学的な受動拡散によるHDLの表面への取り込み，の2つの機序により細胞外へ引き抜かれる（⓭）．前者でコレステロール引き抜きに関与する細胞表面のHDL/アポA-I結合蛋白として，ATP-binding cassette transporter A1（ABCA1）とABCG1とがあげられる．ABCA1はTangier病の原因遺伝子として発見されたもので，主にlipid poorなアポA-IやpreβHDLがコレステロールやリン脂質を細胞から引き抜く際に重要である．これに対して，ABCG1は球状のHDL粒子によるコレステロール引き抜きに関与する．一方，受動拡散によるHDLの表面へのコレステロール取り込みは非特異的な物理化学的経路であり，特別な因子は不要で，細胞膜とリポ蛋白質の間のコレステロール勾配が大きく影響する．

血中や組織間液中でHDLからlipid-freeのアポA-Iが何らかの機序で遊離し，組織間腔に入ると，細胞膜からリン脂質を受け取り，円盤状のpreβ1 HDLとなる．このpreβ1 HDLは，細胞からFCを受け取り，preβ2 HDL，preβ3 HDLとなり，リンパ管を通って血中へ戻り，そこでLCATと結合する．FCはLCATによってエステル化され，コレステロールエステルとなり，コレステロールエステルはHDLの中心部に組み込まれ，コレステロールエステルに富む球状HDLが形成される．LCATの作用によりHDLは徐々に大粒子化していく．HDL中のコレステロールエステルは，血漿CETPによって，VLDL，IDL，LDLなどのアポB-100含有リポ蛋白へ転送され，コレステロールエステルを受け取ったIDL，LDLが肝のLDL受容体を介して取り込まれ，胆汁酸へと代謝，処理される（⓮）．ラットやマウスではCETPが欠損し，ヒトに

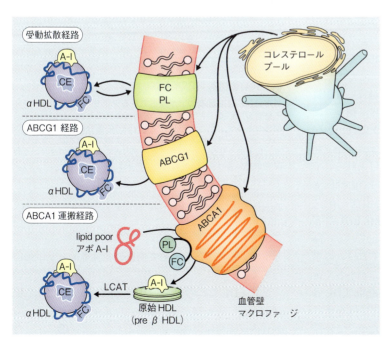

⓭ 細胞からのコレステロール引き抜きの3つの経路

(Brewer HB Jr, et al：Regulation of plasma high-density lipoprotein levels by the ABCA1 transporter and the emerging role of high-density lipoprotein in the treatment of cardiovascular disease. *Arterioscler Thromb Vasc Biol* 2004；24：1755.)

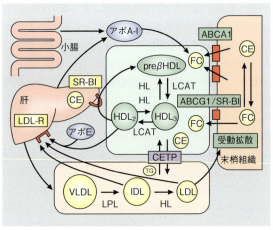

⓮ コレステロール逆転送系

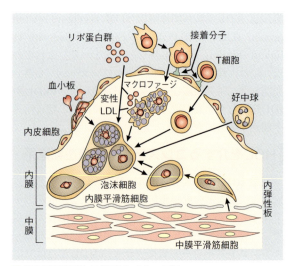

⓯ 粥状動脈硬化の発症のメカニズム

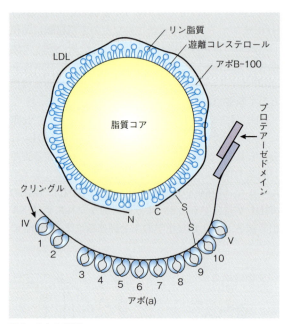

⓰ Lp(a)の構造

アポ(a)はLDL固有のアポ蛋白であるアポB-100にジスルフィド結合している．アポ(a)のC末端にはプロテアーゼに相当する部分があるが，不活性である．それ以外の部分はプラスミノゲンのもつクリングル構造（1個のクリングルVと37個，あるいはそれ以上のクリングルIV）によって占められる．このクリングルIVの個数によってLp(a)の大きさが決まる．

(Scanu AM, et al：Learning about the structure and biology of human lipoprotein (a) through dissection by enzymes of the elastase family：Facts and speculations. J Lipid Res 1997；38：2193.)

おいてもCETP欠損症があり，血清HDL-Cは著しく増加する．CETPを介したLDL受容体経由の脂質転送のほかに，HDLのコレステロールエステルが肝のscavenger receptor class B type I（SR-BI）によって選択的に取り込まれる機構や，HDLが粒子ごと直接肝に取り込まれる機構も存在する．SR-BIは肝やステロイドホルモン合成臓器で，HDLのコレステロールエステルの選択的取り込みに関与する受容体である．SR-BIはHDLを結合するが，HDL粒子自体は細胞に取り込まれずに，コレステロールエステルのみが選択的に取り込まれる．肝に取り込まれたコレステロールの一部は再利用され，一部は胆汁酸として胆汁中に排泄される．

リポ蛋白と粥状動脈硬化

従来，数多くの疫学研究から，高LDLコレステロール血症，高トリグリセリド血症，低HDLコレステロール血症などの脂質異常症は，粥状動脈硬化を基盤とした冠動脈疾患などの強い危険因子であることが明らかになっている．粥状動脈硬化病変の形成過程には脂質異常症が重要な役割を演じているとともに，種々の細胞や分子が関与する．Rossらは血管内皮傷害が動脈硬化を進展させるという傷害反応仮説（response to injury theory）を提唱し，これが広く受け入れられてきた．LDLは血管内，あるいは血管壁内で血管内皮細胞やマクロファージによって酸化されて，酸化LDLとなる．糖尿病患者の場合には，糖化LDLなどの変性LDLも生じることが明らかになっている．高トリグリセリド血症やメタボリックシンドロームの患者においては，small dense LDL（サイズが小さく密度の高いLDL）が出現するが，small dense LDLはLDL受容体に対する親和性が低く，酸化変性を受けやすく，また血管壁に侵入しやすく，またそこで停滞しやすいために，きわめて動脈硬化促進的なリポ蛋白である．

酸化LDLなどの変性LDL，small dense LDL，機械的刺激，免疫複合体，毒素，ウイルスなどによって血管内皮細胞に傷害が引き起こされると，⓯に示した

ように，内皮細胞表面に vascular cell adhesion molecule-1（VCAM-1）などの接着分子が発現し，単球や T 細胞の接着が起こる．単球や T 細胞は，内皮細胞の間隙を通過し，内膜内へ侵入するが，単球の内皮下への遊走や侵入には monocyte chemoattractant protein-1（MCP-1）も関与する．内皮下層へ侵入した単球は分化してマクロファージとなり，変性 LDL やレムナント（カイロミクロンレムナント，VLDL レムナント〈IDL〉など）を取り込み，泡沫細胞となり，泡沫細胞を主体とする脂肪斑（fatty streak）が完成する．マクロファージはスカベンジャー受容体クラス A（SRA），CD36，LOX-1 などのスカベンジャー受容体を介して変性 LDL（特に酸化 LDL）を細胞内に取り込んで，細胞は泡沫化する．LDL 受容体とは異なり，スカベンジャー受容体にはネガティブフィードバック機構が働かないため，マクロファージは次々に変性LDL を取り込んで泡沫化する．泡沫化マクロファージは一部血中に戻るが，大部分は内膜内で崩壊し，コレステロールやリソソーム酵素を放出する．さらに，これらの細胞が種々のサイトカインを分泌することにより，さらに内膜への細胞浸潤を招くとともに，中膜平滑筋細胞を内膜へ遊走させる．動脈の中膜の平滑筋細胞は，収縮型形質を有するが，内膜へ遊走した平滑筋細胞は蛋白合成やコラーゲン，プロテオグリカンなどの細胞外マトリックスの合成および分泌が亢進しており，合成型形質を有する．内膜平滑筋細胞は自身の分泌する増殖因子によって増殖し，脂質を取り込み，泡沫細胞化し，細胞外マトリックス，マクロファージとともに内膜肥厚を生じ，粥状動脈硬化巣を形成する．内膜肥厚が高度になり，血管内皮細胞が傷害を受けて破綻すると血小板が付着し，さらに病変が進行する．

また，サルやヒトでは LDL のアポ B-100 にクリングル構造を多数有する特異なアポ蛋白であるアポ(a)が結合した Lp(a)と呼ばれるリポ蛋白（**⓰**）が存在する．アポ(a)は線溶系のプラスミノゲンと類似の構造を有しており，そのことからアポ(a)の存在は血栓溶解を抑制し，血栓形成や動脈硬化の進展につながると考えられ，実際 Lp(a)は動脈硬化性疾患の患者で増加することが報告されている．このように，HDL 以外のリポ蛋白は粥状動脈硬化の発生と進展に大きくかかわっている．

（山下静也）

● 文献

1) 山本　章：脂質・リポ蛋白代謝総論．島田　馨（編）．内科学書，新訂第 6 版．東京：中山書店；2002．p.403.

2) 日本動脈硬化学会（編）：動脈硬化性疾患予防のための脂質異常症治療ガイド．2008 年版．東京：協和企画；2008．p.16.

3) Goldstein JL, et al：The LDL receptor. *Arterioscler Thromb Vasc Biol* 2009；29：431.

4) Brown MS, et al：A proteolytic pathway that controls the cholesterol content of membranes, cells, and blood. *Proc Natl Acad Sci U S A* 1999；96：11041.

5) Brewer HB Jr, et al：Regulation of plasma high-density lipoprotein levels by the ABCA1 transporter and the emerging role of high-density lipoprotein in the treatment of cardiovascular disease. *Arterioscler Thromb Vasc Biol* 2004；24：1755.

6) Scanu AM, et al：Learning about the structure and biology of human lipoprotein (a) through dissection by enzymes of the elastase family：Facts and speculations. *J Lipid Res* 1997；38：2193.

7) Farnier M：The role of proprotein convertase subtilisin/kexin type 9 in hyperlipidemia. Focus on therapeutic implications. *Am J Cardiovasc Drugs* 2011；11：145.

脂質異常症（高脂血症）

dyslipidemia（hyperlipidemia）

病型分類と診断基準

定義

空腹時の血清総コレステロール値が 220 mg/dL 以上，中性脂肪値 150 mg/dL 以上のいずれかまたはその両者を示すものを高脂血症という．従来高脂血症という表現が用いられてきた低 HDL コレステロール血症（40 mg/dL 未満）は適切ではないという判断から，また諸外国の記載と統一するために脂質異常症として定義される．この場合，脂質異常症の診断基準として**⓱**に示すような基準が用いられている．ただし，高脂血症という表現が排除されるものではない．

概念，歴史

脂質異常症の最も重要な点は，それが動脈硬化を引き起こす危険因子であることである．このことは数多くの動物実験，国内外の疫学的な調査から脂質異常症と動脈硬化の発生との間に正の相関がみられることは明らかである（**⓲** a）．さらにライフスタイルの見直しや，いろいろな薬剤を用いた脂質異常症の治療のもとで動脈硬化巣の形態を CT，MRI，エコーなどで追認すると，明らかにその進展が抑制あるいは退縮し，心筋梗塞や脳梗塞の発症が抑制されることが証明された．このように脂質異常症（高脂血症）（**⓲** b）が動脈硬化の危険因子であることが明らかにされ，HDL コレステロール（HDL-C）低値群で虚血性心疾患の発生頻度が高いという成績をもとに，40 mg/dL 以上が正常値とされている．

中性脂肪（トリグリセリド〈triglyceride：TG〉）に

⓱ 脂質異常症診断基準（空腹時採血＊）

LDL コレステロール	140 mg/dL 以上	高 LDL コレステロール血症
	120〜139 mg/dL	境界域高 LDL コレステロール血症＊＊
HDL コレステロール	40 mg/dL 未満	低 HDL コレステロール血症
トリグリセリド	150 mg/dL 以上	高トリグリセリド血症
Non-HDL コレステロール	170 mg/dL 以上	高 non-HDL コレステロール血症
	150〜169 mg/dL	境界域高 non-HDL コレステロール血症＊＊

＊10 時間以上の絶食を「空腹時」とする．ただし，水やお茶などカロリーのない水分の摂取は可とする．
＊＊スクリーニングで境界域高 LDL-C 血症，境界域高 non-HDL-C 血症を示した場合は，高リスク病態がないか検討し，治療の必要性を考慮する．
・LDL-C は Friedewald 式（TC−HDL-C−TG/5）または直接法で求める．
・TG が 400 mg/dL 以上や食後採血の場合は non-HDL-C（TC−HDL-C）か LDL-C 直接法を使用する．ただしスクリーニング時に高 TG 血症を伴わない場合は LDL-C との差が＋30 mg/dL より小さくなる可能性を念頭においてリスクを評価する．

（日本動脈硬化学会〈編〉：動脈硬化性疾患予防ガイドライン 2017 年度版．日本動脈硬化学会；2017．p.26．）

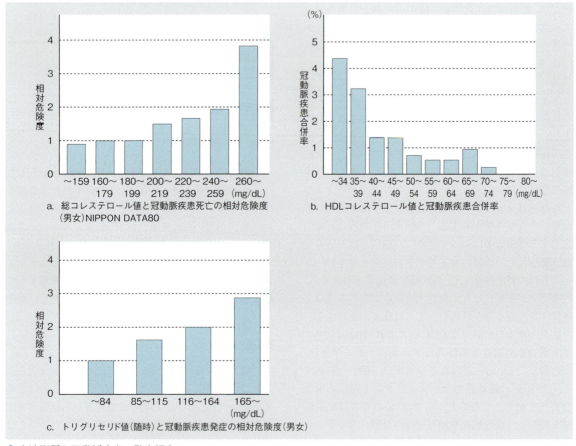

⓲ 血清脂質と冠動脈疾患の発症頻度

（a：Okamura T, et al：The relationship between serum total cholesterol and all-cause or cause-specific mortality in a 17.3-year study of a Japanese cohort. *Atherosclerosis* 2007；190：216．／b：Kitamura A, et al：High-density lipoprotein cholesterol and premature coronary heart disease in urban Japanese men. *Circulation* 1994；89：2533 のデータをもとに再解析．／c：Iso H, et al：Serum triglycerides and risk of coronary heart disease among Japanese men and women. *Am J Epidemiol* 2001；153：490．）

ついては，日本人において疫学調査でその危険因子としての意義が認められている（⓲c）．
　また，LDL コレステロールは Friedewald の式，
　　LDL-C＝TC−（HDL-C）−（0.2×TG）
で求め，140 mg/dL 以上が高値とされている．

脂質異常症の診断基準の基準値は，通常の臨床検査における基準値のように，健常者の平均値±2SD を用いるのではなく，動脈硬化性疾患を発生させる値を疫学調査の結果から算定して定められている（㊻，p.375）．

⑲ 原発性高脂血症の分類

1. 原発性高カイロミクロン血症	家族性リポ蛋白リパーゼ（LPL）欠損症 アポリポ蛋白 C-II 欠損症 原発性 V 型高脂血症 その他の原因不明の高カイロミクロン血症
2. 原発性高コレステロール血症	家族性高コレステロール血症 家族性複合型高脂血症 特発性高コレステロール血症
3. 内因性高トリグリセリド血症	家族性 IV 型高脂血症 特発性高トリグリセリド血症
4. 家族性 III 型高脂血症	
5. 原発性高 HDL コレステロール血症	

（厚生省特定疾患原発性高脂血症調査研究班，昭和61年度研究報告．）

分類

高脂血症の分類には，①病因別によるもの，②表現型（血清脂質の像）によるもの，③リポ蛋白の由来（内因性か外因性か）によるもの，などがある．

病因別分類

原発性高脂血症（⑲）：原因が不明のもので，特に明瞭な家族歴のあるものを家族性高脂血症という．

二次性高脂血症：原疾患（甲状腺機能低下症，ネフローゼ症候群，糖尿病など）に続発して生じる脂質代謝異常である．

表現型による分類

⑳に示すように Fredrickson らの表現型を基本とするもので，WHO 分類が広く用いられ，5 型を区別する．

リポ蛋白の由来による分類

外因性高脂血症：食事脂肪に強く影響を受けるタイプである．

内因性高脂血症：VLDL，LDL の分解障害などの代謝異常から起こるタイプである．

広く脂質異常症を考えるとき，日常に用いられる指標をあげる．non-HDL-C（TC-HDL-C で算出）は LDL コレステロール（LDL-C）より 30 mg/dL 高値としてとらえる．そのほか，レムナントリポ蛋白（remnant lipoprotein：RLP），ミッドバンド，酸化 LDL，Lp（a），などがある．高脂血症の簡便な見分け方として㉑に示した．

原発性高脂血症の分類

原発性高脂血症は，⑲に示したように，さらに 5 つの疾患群に分類される．これらの発症に関与する諸因子の詳細を㉒にまとめて示した．

以下，主な原発性高脂血症について述べる．

原発性高カイロミクロン血症：カイロミクロンに含まれる TG を分解する酵素（リポ蛋白リパーゼ〈lipoprotein lipase：LPL〉）または補酵素（アポ蛋白 C-II）の遺伝的欠損による常染色体劣性のまれな遺伝性疾患

⑳ 表現型による高脂血症の判定（WHO の分類）

表現型	血清外観（4℃，一夜放置後）	血清脂質	増加するリポ蛋白
I 型	←クリーム層浮上 ←透明黄色	TC ↑ TG ↑↑	カイロミクロン
IIa 型	←透明黄色	TC ↑ TG（30〜140 mg/dL）	βリポ蛋白（LDL）
IIb 型	←わずかに白濁	TC ↑ TG ↑	βリポ蛋白（LDL） pre βリポ蛋白（VLDL）
III 型	←白濁	TC ↑↑ TG ↑	IDL
IV 型	←著しい白濁	（時に TC 軽度上昇） TG ↑	pre βリポ蛋白（VLDL）
V 型	←クリーム層浮上 ←白濁	TC ↑ TG ↑↑	カイロミクロン pre βリポ蛋白（VLDL）

↑：上昇，↑↑：著明に上昇，TC：血清総コレステロール，TG：トリグリセリド．

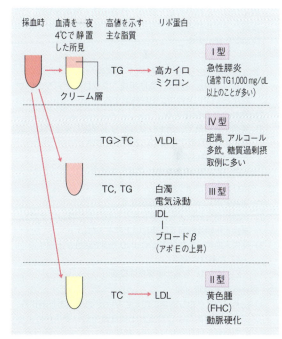

㉑ 高脂血症の見分け方
FHC：家族性高コレステロール血症．

で，主なものに家族性リポ蛋白リパーゼ（LPL）欠損症（100 万人に 1 例），アポリポ蛋白 C-II 欠損症がある．

主な症状は，発疹性黄色腫，肝脾腫，網膜脂血症，膵炎であるが，最も重要な膵炎の発症は TG が 1,500 mg/dL を超える場合に多くみられる．

診断は㉓に示すような診断基準によるが，LPL はヘパリン 10 単位/kg 静注 15 分後の LPL 活性および蛋白量を測定する．

㉒ 高脂血症の発症に関する諸因子の構造，機能，遺伝子局在

因子	分子量	アミノ酸残基	機能	染色体	遺伝子座	関連する高脂血症
LPL	50,394	448	カイロミクロン，VLDLのトリグリセリド分解	8	p22	家族性LPL欠損症（I型高脂血症）
アポC-II	8,824	79	LPL活性化	19	q12-q13.2	アポリポ蛋白C-II欠損症（I型高脂血症）
LDL受容体	160,000	839	LDL結合，取り込み	19	p13.1-p13.3	家族性高コレステロール血症（II型高脂血症）
アポB-100	514,000	4,536	LDLレセプターのリガンド	2	p23-p24	家族性異常アポB血症（II型高脂血症）
アポE	34,200	299	レムナントレセプター，LDLレセプターのリガンド	19	q12-q13.2	家族性III型高脂血症
CETP	64,000	476	コレステロール逆転送	16	q12-q21	原発性高HDLコレステロール血症

CETP：コレステロールエステル転送蛋白．

㉓ 原発性高カイロミクロン血症の診断基準

12時間以上絶食後の血清中にカイロミクロンの存在を確認したもの*を高カイロミクロン血症と称し，以下の1～4に分類される．通常血清トリグリセリド値が1,000 mg/dLを超える場合は，この可能性が高い

*カイロミクロンの確認は48時間以上血清を放置すれば，上層にクリーム層の存在を認め，超遠心法，電気泳動法（アガロースゲルやポリアクリルアミドゲル）などでカイロミクロンを検出する

1. 家族性リポ蛋白リパーゼ（LPL）欠損症
   1) ヘパリン静注後血漿，脂肪組織，マクロファージのいずれかで，LPL活性の欠損を確認する
   2) アポC-IIが存在する
   3) 高脂肪食食負荷で血清トリグリセリドが著しく上昇し，高炭水化物食負荷では著しい上昇をみない
      ・1) があれば確診
      ・2) かつ3) のみを満たす場合は疑診

2. アポリポ蛋白C-II欠損症
   1) 血清アポC-IIの欠損を証明する
   2) 高脂肪食食負荷により血清トリグリセリドが著しく上昇し，高炭水化物食負荷では著しい上昇をみない
   3) 健常人血漿，またはアポC-IIの添加で活性が出現する
      ・1) があれば確診
      ・2) かつ3) を満たす場合は疑診

3. 原発性V型高脂血症
   1) 高カイロミクロン血症に加えてVLDLの増加を証明する
   2) 高脂肪食食負荷および高炭水化物食食負荷のいずれかによっても血清トリグリセリドが上昇する
   3) LPL欠損，アポC-II欠損，アポE異常を認めない
      ・1), 2), 3) で確診

4. 特発性高カイロミクロン血症
   高カイロミクロン血症で上記1～3に該当しない場合たとえばLPLのインヒビターの存在などを示唆する例も報告されている

（厚生省特定疾患原発性高脂血症調査研究班，昭和61年度研究報告．）

原発性高コレステロール血症：⑲のように，さらに①家族性，②家族性複合型，③特発性，の3型を区別し，TCのほか，VLDL，IDL，LDL高値を伴う．

①家族性高コレステロール血症：LDLレセプターの欠損ないし減少によるLDL代謝障害を原因とする常染色体優性遺伝性疾患で，ホモ型，ヘテロ型があり，頻度は前者で100万人に1例，後者は500人に1例である．なお，家族性高コレステロール血症と同様の症状を呈する特殊な病態として，アポBの変異も報告されている．

症状としては，若年性の冠動脈硬化を特徴とするほか，黄色腫（好発部位は眼瞼，手背，膝蓋，腋窩，腱など），角膜輪などを示す．

診断は㉔に示すとおりで，LDLレセプター活性測定，X線によるアキレス腱検査（㉕）などが行われる．

心臓死が死因の63%を占める．

②家族性複合型高脂血症：病因は不明で，遺伝も多遺伝子型で，特定の型は不明である．特徴的な症状はない．診断は，家族内に種々の表現型の高脂血症が存在し，また本人のリポ蛋白の表現型が多彩なことによる（㉔）．動脈硬化の合併は，家族性高コレステロール血症と同様に高い．

内因性高トリグリセリド血症：肝のVLDL合成亢進によるとされ，炭水化物の摂取により脂質の上昇をきたす頻度の高い高脂血症である．

成人に好発して肥満，糖尿病（耐糖能異常），高インスリン血症，高尿酸血症を伴うことが多い．

素因をもつと思われる例で，過剰の飲酒，過食によってしばしば発生する．動脈硬化との関連では，コレステロールの高い症例では，TGの高いことがコレステロール単独よりも動脈硬化を進展させる．IV型における動脈硬化との関連は必ずしも評価は一定していない．しかし，TGの高いときHDLが低くなることが多くみられ，間接的にはその関与は否定できない．

㉔ 原発性高コレステロール血症の診断基準

a. 家族性高コレステロール血症（FH）

成人（15歳以上）FHヘテロ接合体診断基準

1. 高LDL-C血症（未治療時のLDL-C180 mg/dL以上）
2. 腱黄色腫（手背，肘，膝などの腱黄色腫あるいはアキレス腱肥厚）あるいは皮膚結節性黄色腫
3. FHあるいは早発性冠動脈疾患の家族歴（2親等以内の血族）

- 続発性高脂血症を除外した上で診断する．
- 2項目が当てはまる場合，FHと診断する．FH疑いの際には遺伝子検査による診断を行うことが望ましい．
- 皮膚結節性黄色腫に眼瞼黄色腫は含まない．
- アキレス腱肥厚は軟線撮影により9 mm以上にて診断する．
- LDL-Cが250 mg/dL以上の場合，FHを強く疑う．
- すでに薬物治療中の場合，治療のきっかけとなった脂質値を参考とする．
- 早発性冠動脈疾患は男性55歳未満，女性65歳未満と定義する．
- FHと診断した場合，家族についても調べることが望ましい．

FHホモ接合体の診断

FHホモ接合体はTC 600 mg/dL以上，小児期から認められる黄色腫と動脈硬化性疾患，両親がFHヘテロ接合体であることから臨床診断が可能である．TCが600 mg/dL未満であってもFHホモ接合体が疑われた場合には，専門医による診断，治療方針の決定が必須である．

b. 家族性複合型高脂血症

項目	①IIb型を基準とするが，IIa, IV型の表現型もとり得る
	②アポ蛋白B/LDLコレステロール>1.0またはsmall dense LDL（LDL粒子径<25.5 nm）の存在を証明する
	③家族性高コレステロール血症や，糖尿病などの二次性高脂血症を除く
	④第1度近親者にIIb, IIa, IV型のいずれかの表現型の高脂血症が存在し，本人を含め少なくとも1名にIIb型またはIIa型が存在する
診断	①～④のすべてを満たせば確診とするが，①～③のみでも日常診療における簡易診断基準として差し支えない．

c. 特発性高コレステロール血症

高コレステロール血症（IIaまたはIIb型）を示す例で家族性高コレステロール血症と家族性複合型高脂血症を除外しうる場合

(a, b. 厚生労働省特定疾患原発性高脂血症調査研究班，平成12年度報告. / c. 厚生省特定疾患原発性高脂血症調査研究班，昭和61年度報告.)

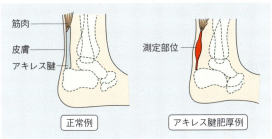

㉕ アキレス腱黄色腫診断のためのX線撮影（馬淵）
最も太い部位を測定し，9 mm以上を異常とする．

㉖ 家族性Ⅲ型高脂血症の診断基準

【大項目】
1) 血清総コレステロール値，血清トリグリセリド値がともに高値を示す
2) 血漿リポ蛋白の電気泳動でVLDLからLDLへの連続性のbroad βパターンを示す
3) アポ蛋白の等電点電気泳動で，アポEの異常（E2/E2, E欠損など）を証明する

【小項目】
1) 黄色腫（ことに手掌線条黄色腫）
2) 血清中のアポE濃度の増加（アポE/血清総コレステロール比が0.05以上）
3) VLDLコレステロール/血清トリグリセリド比が0.25以上
4) LDLコレステロールの減少
5) 閉塞性動脈硬化症，虚血性心疾患などの動脈硬化性疾患を伴う

- 大項目のうち3個がすべてそろえば確診
- 大項目のうち2個および小項目のうち1個以上有すれば疑診

(厚生省特定疾患原発性高脂血症調査研究班，昭和61, 62年度研究報告.)

診断は，血清を48時間静置して白濁するがクリーム層を認めず，電気泳動でpre βリポ蛋白を認めることである．

家族性Ⅲ型高脂血症：アポEはレセプターに結合し，レムナントの代謝を促進する機能をもつといわれる．その一種であるアポE2は結合能を著しく障害されており，この素因に過食，肥満，糖尿病などの代謝異常が加わり高脂血症をきたすと家族性Ⅲ型高脂血症を呈する．

1万人対2～3人の出現率で，40～50歳が好発年齢である．主な症状としては，手掌線条黄色腫，結節性黄色腫，眼瞼黄色腫，アキレス腱肥厚などを認め，動脈硬化の合併頻度は高い．診断は㉖の基準による．

原発性高HDLコレステロール血症：多くはCETP（コレステロールエステル転送蛋白）欠損によるとされている．

〔齋藤　康〕

● 文献

1) Fredrickson DS, et al：Fat transport in lipoproteins：An integrated approach to mechanisms and disorders. *N Engl J Med* 1967；276：34, 94, 148, 215, 273.
2) Beaumont JL, et al：Classification of hyperlipidemias and hyperlipoproteinaemias. *Bull WHO* 1970；43：891.
3) Goldstein JL, et al：Familial hypercholesterolemia. In：Stanbury JB, et al (eds). The Metabolic Basis of Inherited Disease, 5th edition. New York：McGraw-Hill；1983. p.672.
4) Utermann G, et al：Polymorphism of apolipoprotein E and occurrence of dysbetalipoproteinaemia in man. *Nature* 1977；269：604.

症状

脂質異常症が原因で惹起される症状は，主なものとして，①黄色腫，②腹痛，③動脈硬化症による症状，④眼症状，⑤肝脾腫，⑥扁桃腫大，⑦神経障害，⑧貧血，⑨腎機能障害，⑩脂肪便，がある．

黄色腫

皮膚，粘膜の真皮血管周囲に脂肪滴を含むマクロファージ（泡沫細胞）が集まって形成されるものを黄色腫（xanthoma）という．

分類

主としてその形態に従い，①結節性，②発疹性，③扁平，④線条，を区分するが，このほか発生部位に従い，①腱，②眼瞼，③皮膚，に分類される．

形態による分類：

①結節性黄色腫（tuberous xanthoma）：黄色で直径1 cmまたはそれ以上の隆起を示し，家族性高コレステロール血症（familial hypercholesterolemia：FH）に好発する（㉗）．

②発疹性黄色腫（eruptive xanthoma）：直径5 mm大までの黄色丘疹が多発するもので，Ⅰ型およびⅤ型脂質異常症に特徴的である．

③扁平黄色腫（plane xanthoma）：皮膚面より隆起しない扁平黄色の発疹で，FH，特にホモ接合体患者の殿部などに好発する．

④線条黄色腫（strial xanthoma）：黄色の線条が皮膚の皺襞に沿って好発する．家族性Ⅲ型高脂血症に特徴的であるが，日本人には比較的少ない．

発生部位による分類：

①腱黄色腫（tendon xanthoma）：特にアキレス腱（㉘a），手指の伸展腱（㉙）に好発する．黄色調を呈さず腱の肥厚として認められ，アキレス腱X線撮影で9 mm以上を陽性とする（㉕）．FHに特徴的でその70％にみられ，診断的価値が高い．

②眼瞼黄色腫（xanthoma palpebrarum）：眼瞼中心側にみられる小結節ないし丘疹であるが（㉘b），FHに特異的に出現するわけではないので注意を要する．

③皮膚黄色腫（skin xanthoma）：FH，特にホモ接合体患者の殿部などに好発する扁平黄色の発疹である．

形成機序

脂質異常症に伴う黄色腫の組成は，酸化変性したLDLが，スカベンジャーレセプターを介してマクロファージに取り込まれて泡沫細胞となり，その集簇が黄色腫となるという考えが近年認められている．

一方，必ずしも脂質異常症を伴わないシトステロール血症では植物性ステロールであるβ-シトステロールを主成分とする黄色腫がみられる．

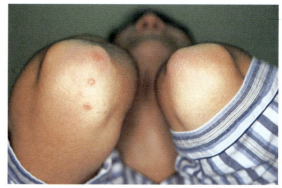

㉗ 結節性黄色腫（ヘテロ接合体性家族性高コレステロール血症，35歳）

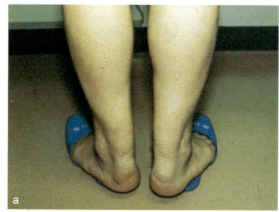

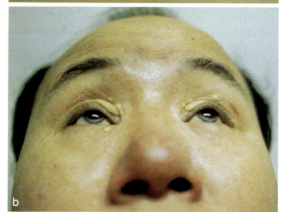

㉘ 黄色腫と角膜輪（ホモ接合体性家族性高コレステロール血症，50歳）
a．アキレス腱の肥厚．
b．眼瞼黄色腫と角膜輪がみられる．

腹痛

Ⅰ型，Ⅴ型脂質異常症に伴う高カイロミクロン血症に多発する症状で，10歳以前から発症し家族性にみられるが，腹痛の程度は軽度で一過性のものから，膵炎あるいは腹膜炎にみられる強度の腹痛までさまざまである．血中のトリグリセリド濃度の上昇が原因とな

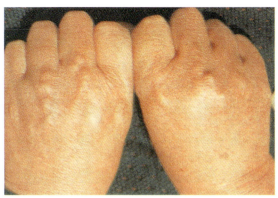

㉙ 手指の腱黄色腫（ヘテロ接合体性家族性高コレステロール血症，45歳）

膵炎による腹痛

　高カイロミクロン血症に伴う症状のうち最も重要なもので，血中のトリグリセリドが 1,000 mg/dL を超えると，その発症頻度が増加するといわれる．膵炎の発生機序の詳細はなお不明であるが，Havel らによれば，カイロミクロンまたは VLDL 中のトリグリセリドが膵組織中のリパーゼにより水解され，生じた大量の遊離脂肪酸が膵腺房細胞や毛細血管を障害するか，あるいは脂肪滴が塞栓を起こすことによるとされている．原発性高カイロミクロン血症としての家族性リポ蛋白リパーゼ欠損症，アポリポ蛋白 C-II 欠損症などの原発性を除くと，二次的には誘因として男性のアルコール（80〜90％），糖尿病，女性の妊娠があげられる．臨床像は，ほかの原因に基づく膵炎に比し一般に軽度であるが，頻度は高いとされ，発作時に膵酵素の上昇を認めないことが多いので，診断に注意を要する．

動脈硬化進展に伴い出現する症状

　LDL，レムナントの増加，HDL の低下により粥状硬化（アテローム硬化）がもたらされるが，好発する動脈は冠動脈，内頸動脈，大動脈，上下肢の末梢動脈である．
　冠動脈硬化は FH に多発し，特にそのホモ接合体患者では適切に治療がなされない場合には，冠動脈狭窄や大動脈弁の動脈硬化による異常が乳幼児期から進行し，20歳までに狭心症や心筋梗塞を発症したり，こうした虚血性心疾患により突然死したりすることが少なくなく，最も若い例は18か月と報告されている．ヘテロ接合体でも心筋梗塞を初発症状とする例はみられるが，馬渕らによれば，わが国では男性が50歳代前半，女性が60歳代前半に多く罹患するとされている．発症まで無症状のことも多く，アキレス腱の肥厚などの検査所見が重要な参考となる．

　FH では大動脈瘤も好発するが，同様に無症状であることが多いので，胸・腹部 X 線，CT，エコーなどの定期的検査が必要となる．上下肢の末梢動脈疾患（peripheral artery disease：PAD）では，四肢冷感，間欠性跛行，壊疽による疼痛を示す．

眼症状

　眼症状としては角膜輪，網膜脂血症，角膜混濁，白内障，網膜色素変性がある．
①角膜輪（corneal arcus）：FH 患者の角膜にみられる白色輪で（㉘b），コレステロールの沈着によるものである．60歳以上では，時に老人環（arcus senilis）と鑑別しにくいため，50歳未満で認められた場合に診断的価値があるとされる．
②網膜脂血症（lipemic retina）：眼底検査で網膜がカイロミクロン増加のため白濁し，高度の場合には血管が白く浮き上がってみえるものをいい，I型とV型脂質異常症に時にみられる．
③角膜混濁（corneal opacity）：レシチンコレステロールアシルトランスフェラーゼ（lecithin cholesterol acyl transferase：LCAT）が欠損する家族性 LCAT 欠損症および魚眼病，ABCA1 欠損で発症する Tangier 病で認められる．
④白内障（cataract）：脳腱黄色腫症において若年性白内障が認められる．
⑤網膜色素変性（retinitis pigmentosa）：無βリポ蛋白血症において認められる．

肝脾腫

　肝と脾はカイロミクロンのうっ滞により腫大するといわれ，I型とV型脂質異常症に時にみられる．しばしば圧痛を示し，時に腹腔に乳び腹水がみられる．

扁桃腫大

　Tangier 病は末梢組織のコレステロールを HDL に受け渡す際に必要な蛋白質である ABCA1 が欠損することにより起こる常染色体劣性遺伝形式で発症する疾患であり，オレンジ扁桃（鮮明なオレンジから黄色の扁桃腺の腫大がみられ，扁桃腺炎を繰り返し起こす）が特徴的であるが，そのほか，肝脾腫，角膜混濁，末梢神経障害が認められる．

神経障害

　脳腱黄色腫症においては進行性の神経障害（知能低下，錐体路症状，小脳症状など）を示し，Tangier 病においても末梢神経障害を呈する．無βリポ蛋白血症においては，脂溶性ビタミンの吸収障害により，運動失調や末梢神経障害を呈する．

貧血

LCAT 欠損症においては，赤血球膜で遊離コレステロールとレシチンの増加のため膜の脆弱性が高まり溶血性貧血が認められる．シトステロール血症においても溶血性貧血を認める．

腎機能障害

LCAT 欠損症では，尿蛋白が陽性となり，進行性の腎機能障害が認められ，腎不全となることもある．また，家族性 III 型高脂血症では，リポ蛋白が糸球体血管内に血栓状に沈着し，糸球体障害を呈し，リポ蛋白糸球体症といわれる．

脂肪便

無 β リポ蛋白血症においては脂肪吸収障害のため脂肪便と慢性下痢が認められる．無 β リポ蛋白血症は著しい低コレステロール血症および低トリグリセリド血症をきたすまれな常染色体劣性遺伝疾患であり，MTP（microsomal triglyceride transfer protein）欠損により発症する．脂溶性ビタミン欠乏症が授乳開始時より持続するため，網膜色素変性，神経症状も呈する．

（荒井秀典，北　徹）

●文献

1) Havel RJ：Pathogenesis, differentiation and management of hypertriglycemia. *Adv Intern Med* 1969；15：117.

原発性高脂血症 primary hyperlipidemia（primary hyperlipoproteinemia）

脂質異常症（高脂血症）のなかで，原発性高脂血症は主に遺伝子異常に基づいて発症し，基礎疾患を否定できるものであり，❸のように分類されている．一方，続発性（二次性）高脂血症は他の基礎疾患に基づいて発症するものである．原発性高脂血症のなかで，冠動脈疾患を発症しやすいものとしては，家族性高コレステロール血症，家族性複合型高脂血症，家族性 III 型高脂血症がある．

原発性高カイロミクロン血症
primary hyperchylomicronemia

概念
- 小腸から吸収したトリグリセリド（TG）を運ぶ大きなサイズのリポ蛋白であるカイロミクロンが血中にうっ滞し，血清 TG 値が 1,000 mg/dL 以上となる．
- カイロミクロンや VLDL 中の TG を水解するリポ

蛋白リパーゼ（LPL）活性の著明な低下によって生じ，乳児では I 型，成人では I 型と V 型高脂血症の表現型を呈する．
- LPL 活性低下の原因は，LPL 自体の異常と LPL 活性化に関与する分子の異常による．
- 発疹性黄色腫が高頻度に出現し，眼底で網膜脂血症を認め，肝脾腫を呈することもある．
- 最も重篤な合併症は急性膵炎で，TG の異常高値が続くと劇症膵炎で死亡することもある．
- 治療の基本は脂肪摂取の厳重な制限で，乳児には中鎖脂肪酸ミルクを与える．

病因

リポ蛋白リパーゼ（lipoprotein lipase：LPL）の遺伝子変異は，①酵素蛋白の合成と輸送の障害，②活性のない酵素蛋白異常，③ヘパラン硫酸結合異常，に分類される．①の原因として，LPL 遺伝子の大きな欠失や挿入，スプライシング異常などにより生じた LPL 蛋白の欠損や，LPL の成熟に重要な lipase maturation factor 1（LMF1）の異常や，LPL を産生する脂肪細胞や骨格筋細胞などから LPL を血管内へ運ぶ分子である GPIHBP1（glycosylphosphatidylinositol anchored high density lipoprotein binding protein 1）の異常が報告されている．②と③はアミノ酸の変異による活性の著明に低下した LPL 蛋白の異常である．

LPL の活性化には，アポリポ蛋白 C-II（アポ C-II）とアポリポ蛋白 A-V（アポ A-V）の存在が必須である．したがって，アポ C-II 欠損症やアポ A-V 欠損症によっても高カイロミクロン血症を発症する．また，LPL，アポ C-II や GPIHBP1 に対する自己抗体が産生

❸ 原発性高脂血症の分類

1. 原発性高カイロミクロン血症	LPL 欠損症 GPIHBP1 欠損症 LMF1 欠損症 アポ C-II 欠損症 アポ A-V 欠損症 自己免疫性高カイロミクロン血症 原発性 V 型高脂血症 その他
2. 原発性高コレステロール血症	家族性高コレステロール血症 　LDL レセプター異常症 　アポ B-100 異常症 　PCSK9 異常症 　LDLRAP1 異常症 家族性複合型高脂血症 特発性高コレステロール血症
3. 内因性高トリグリセリド血症	家族性 IV 型高脂血症 特発性高トリグリセリド血症
4. 家族性 III 型高脂血症	
5. 原発性高 HDL コレステロール血症	

されることにより，LPLの活性化が阻害されて発症する自己免疫性高カイロミクロン血症も報告されている．

LPL欠損症やアポC-II欠損症などの遺伝形式はすべて，常染色体劣性遺伝形式をとる．高カイロミクロン血症はホモ接合体のみが発症するが，ヘテロ接合体においても脂肪摂取や大量飲酒などの後天的な影響によって，IV型やV型の高脂血症を呈しやすいと考えられている．ホモ接合体における血清TG値は食事中のTG含有量によって大きく影響されるため，授乳期に発見されることが多いが，急性膵炎で発見されることもある．

病理

原発性高カイロミクロン血症で認められる発疹性黄色腫は，背部から殿部にかけて生じることが多い全身性の5 mm以下の小丘疹である．病理組織として家族性高コレステロール血症患者などでみられる黄色腫に比し，泡沫細胞は比較的小型で，リンパ球の浸潤を伴うことが多い．

疫学

LPL欠損症のホモ接合体の頻度は50万～100万人に1人とされ，アポC-II欠損症などは，さらに頻度が低いとされる．しかし，ヘテロ接合体のIV型高脂血症における頻度は比較的高いと考えられる．

臨床症状

病態の中心をなすのは，血中でのカイロミクロンの著明な蓄積と，それに伴って発症する臨床症状である．最も重篤なものは急性膵炎で，時に劇症膵炎で死亡することもある．また，著明な高カイロミクロン血症が持続すると，皮膚に発疹性黄色腫（㉛）が出現したり，肝脾腫を呈したりすることがある．これらはカイロミクロンが皮膚組織球や網内系へ取り込まれることにより生じるものである．血液はカイロミクロンによってピンク色になり，眼底検査で眼底血管を通じて直接観察でき，眼科で網膜脂血症（lipemia retinalis）と呼ばれている．

LPL欠損症は動脈硬化を合併しないと考えられてきたが，複数の病因が明らかとなり，病態によっては重症の動脈硬化性疾患の合併例も存在することが報告されている．

検査

検査所見としては，血清TG値の著明な上昇（通常1,000～15,000 mg/dL）が特徴的であり，血清コレステロール値は上昇しても軽度で，HDLコレステロールは低下する．TGが5,000 mg/dLを超えると，血清分離も困難となる．カイロミクロンは粒子サイズが大きすぎてゲルに入らないため，血清のアガロース電気泳動やポリアクリルアミドゲル電気泳動で原点にとど

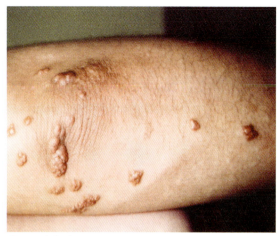

㉛ LPL欠損症で認められた肘の発疹性黄色腫

まるカイロミクロンの濃いバンドが生じる．また，超遠心法などによるリポ蛋白分析でカイロミクロンの増加を証明する．

診断

血清は白色クリーム状を呈し，血清を4℃で24～48時間静置すると上層にクリーム層ができ，下層は透明である（㉜）．著明な高トリグリセリド血症（1,000 mg/dL以上）があれば高カイロミクロン血症が存在すると考えてよい．アガロース電気泳動や，ポリアクリルアミドゲル電気泳動によるリポ蛋白分析も診断の一助となる．LPLの基質はカイロミクロンとVLDLであるため，乳児期にはVLDL増加がなくI型の表現型を呈するが，成人ではVLDLの増加を伴うV型の表現型を呈することも多い．

LPL欠損症の確定診断は，ヘパリン静注後の血漿LPL活性の著しい低下を証明することであり，古典的なLPL欠損症に加え，LMF1欠損症やGPIHBP1欠損症が含まれる．LMF1欠損症やGPIHBP1欠損症を鑑別するためには，遺伝子変異の同定が必要である．ヘパリン静注後の血清には，LPLのみならず肝性リパーゼ（hepatic lipase：HL）も存在するため，活性測定にあたってはLPLとHLを分別測定する必要がある．このため，LPLもしくはHLに対する中和抗体を添加したり，化学的に1 M NaCl添加でLPLを，50 mM SDS添加でHLを阻害して測定する．また，両酵素に対するモノクローナル抗体を用いた酵素イムノアッセイ（ELISA）による酵素蛋白の定量法も開発され，蛋白量の測定が可能である．

LPLの遺伝子変異は，①酵素蛋白の合成と輸送の障害，②活性のない酵素蛋白異常，③ヘパラン硫酸結合異常，に分類される．著明な高トリグリセリド血症に加え，①ではヘパリン静注後の血漿LPL蛋白の著しい低下，②ではヘパリン静注後の血漿LPL蛋白は

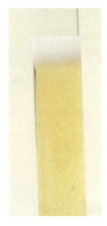

❸❷ 家族性 LPL 欠損症の血清

正常であるが活性の著しい低下，③ではヘパリン静注前の血漿に LPL 蛋白が存在するがヘパリン静注後に LPL 蛋白の増加が認められないことから鑑別される．

　アポ C-II 欠損症やアポ A-V 欠損症は，血清アポ C-II やアポ A-V 蛋白の著しい低下を証明することで診断できるが，LPL 活性は正常である．LPL 活性が正常となるのは，活性測定系自体に正常のアポ C-II とアポ A-V が含まれているためである．ただ，まれではあるが LPL 活性化能のない変異蛋白が報告されており，鑑別には正常のアポ C-II とアポ A-V が含まれない LPL 活性測定系を用いる必要がある．

　LPL やアポ C-II，GPIHBP1 などに対する自己抗体が産生されて発症する自己免疫性高カイロミクロン血症では，自己抗体が LPL やアポ C-II，GPIHBP1 などの蛋白測定系に干渉して異常値を示すことも報告されている．骨髄腫類縁疾患で産生される腫瘍性のモノクローナル抗体が偶然 LPL 活性を抑制する病態は続発性高脂血症に分類されるが，他の自己免疫性疾患を合併していても LPL 活性化に関与する蛋白に対する特異的な自己抗体が証明されれば，原発性高脂血症に分類すべきである．

治療

　LPL 欠損症の治療としては，厳重な脂肪摂取の制限（1 日 20 g 以下）により，外因性リポ蛋白であるカイロミクロン上昇を抑制することが必須となる．乳児期には，カイロミクロンに取り込まれずに門脈から直接肝に運ばれる中鎖脂肪酸（medium chain triglyceride：MCT）で構成された人工ミルクを用いて栄養補給を行う．LPL 欠損症の治療の目的は，まず膵炎の発生防止である．一般に，血清 TG 値が 1,000 mg/dL 以下であれば膵炎は発症しないことが多いといわれている．

経過・予後

　劇症膵炎の発症による生命のリスクはあるが，厳重な食事療法を行えば，予後は比較的よい．血清 TG 値を減少させると黄色腫は消退する．

家族性高コレステロール血症
familial hypercholesterolemia（FH）

概念

- 家族性高コレステロール血症（FH）は LDL レセプター，アポリポ蛋白 B-100（アポ B-100），*PCSK9* 遺伝子の変異によって発症する常染色体優性遺伝性の重症高脂血症である．
- 高 LDL コレステロール血症，アキレス腱などの腱黄色腫，若年性冠動脈硬化症などを臨床的特徴とする．
- FH ホモ接合体は 100 万人に 1 人とまれで，血清 LDL コレステロールは 500〜900 mg/dL にも達し，若年性に虚血性心疾患が必発する．
- FH ヘテロ接合体は一般人口の 500 人に 1 人と頻度が高く，ほとんどの症例で LDL コレステロールは 150〜400 mg/dL であり，虚血性心疾患の頻度が高い．
- ホモ接合体の治療は LDL アフェレーシスで，ヘテロ接合体では薬物治療が主体となる．
- LDL コレステロールを低下させ，冠動脈疾患の発症を予防することが重要である．

病因

　FH の大部分は LDL レセプター（❸❸）の異常であり，全身の細胞，特に肝で LDL が細胞内に取り込まれず，LDL の異化障害が起こるために血中に LDL がうっ滞する．LDL レセプターの遺伝子変異は約 700 種類が報告され多彩であるが，5 つの表現型に大別される（❸❹）．また，まれではあるが LDL レセプター以外の原因による病態も存在する．

クラス 1 変異（LDL レセプター合成欠損）

　LDL レセプター遺伝子の大きな欠失や挿入，スプライシング異常などにより生じた LDL レセプター蛋白の欠損による．

クラス 2 変異（プロセシング障害）

　LDL レセプター蛋白前駆体のプロセシングが障害されている型で，アミノ酸置換によるレセプター蛋白の立体構造の変化により粗面小胞体から Golgi 体への輸送や糖鎖付加に障害があり，レセプター蛋白の細胞膜表面への移送が障害される．

クラス 3 変異（リガンド結合障害）

　LDL レセプター蛋白は細胞表面に発現するが，リガンドである LDL を結合できない変異である．リガンド結合領域が異常なレセプター蛋白が合成される．LDL との結合能がほとんど認められない重症例から正常の 40 ％保持された比較的軽症例まで存在する．

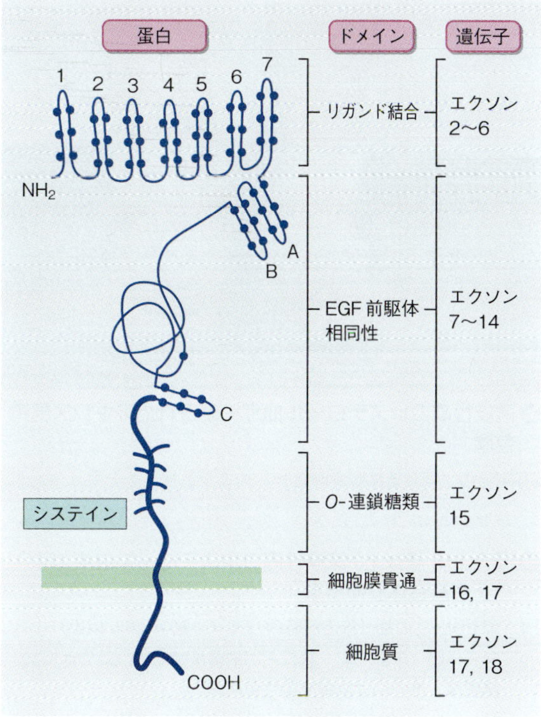

❸❸ LDL レセプター遺伝子と蛋白の構造

EGF：上皮成長因子.

(Scriver CR, et al eds：The Metabolic and Molecular Bases of Inherited Diseases, 8th edition. McGraw-Hill；2001.)

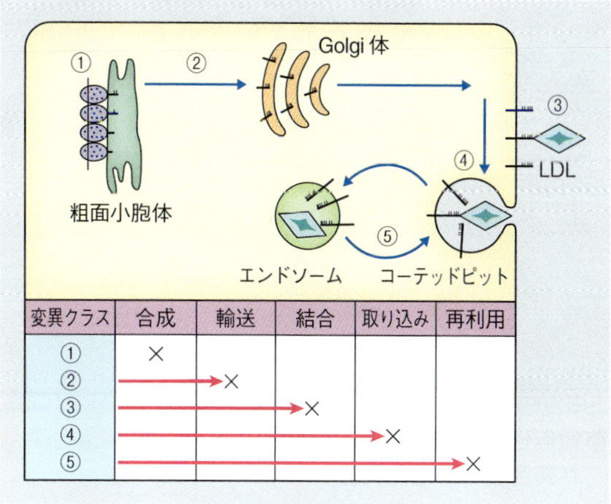

❸❹ LDL レセプター遺伝子変異の分類

クラス 4 変異（取り込み障害）

LDL を結合できるが，細胞内へ取り込むことができない異常である．LDL レセプター蛋白がコーテッドピットに集まることができないタイプと，レセプター蛋白が細胞膜にとどまれずに細胞外へ分泌されていくタイプが存在する．

クラス 5 変異（再利用障害）

LDL を細胞内へ取り込むことはできるが，レセプター蛋白が LDL とともに分解されて，レセプターの再利用に障害のあるタイプである．レセプターの上皮成長因子（EGF）前駆体相同ドメインの変異が報告されており，この領域が細胞内での LDL とレセプターの解離に重要な役割を果たしていると考えられる．

家族性アポ B 異常症

LDL レセプターのリガンドであるアポ B-100 遺伝子の異常によっても，LDL レセプターへの結合能が障害され，LDL レセプター異常と同様の病態を呈する．家族性アポ B 異常症と呼ばれ，アポ B-100 の 3,500 番目の Arg → Gln 変異と，3,531 番目の Arg → Cys 変異が，原因遺伝子変異として報告されているが，わが国ではいまだ報告例はない．

PCSK9 異常症

PCSK9（proprotein convertase subtilisin/kexin type 9）は肝臓における LDL レセプター蛋白質の分解を促進する作用を有する．*PCSK9* 遺伝子の機能獲得型変異では高 LDL コレステロール血症を生じる一方で，機能欠失型変異は低 LDL コレステロール血症に関連する．常染色体優性遺伝形式をとる高コレステロール血症のなかで LDL レセプターの異常が約 70 % を占めるが，残りの 30 % の一部は PCSK9 異常症によると考えられる．これらの疾患を臨床的に区別することは困難である．

病理

FH では LDL レセプター異常により LDL が血中にうっ滞するが，正常な LDL がマクロファージに取り込まれて動脈壁の泡沫細胞（foam cell）になるわけではない．本疾患では LDL レセプター経由のリポ蛋白の異化が障害されているため，LDL の血中での半減期が延長し，LDL に酸化変性が生じることが重要である．変性した LDL は血管内皮細胞を傷害し，流血中の単球の血管内皮下への侵入と，単球からマクロファージへの分化を促進する．さらには，酸化 LDL がマクロファージのスカベンジャーレセプターに取り込まれることによって，粥状動脈硬化が進展する．FH に特徴的な腱黄色腫も同様のメカニズムで生じた泡沫細胞が集積して生じる．

疫学

常染色体優性遺伝形式をとり，ヘテロ接合体でも高脂血症が発症する．ヘテロ接合体は一般人口約 500 人に 1 人の頻度で存在し，日本と欧米で差はなく，最も頻度の高い遺伝疾患であると考えられる．ホモ接合体の頻度は 100 万人に 1 人とされる．

臨床症状

血清 LDL コレステロールの上昇は新生児期から存在し，治療しなければ生涯持続する．特に，FH ホモ接合体では新生児期より著しい高 LDL コレステロー

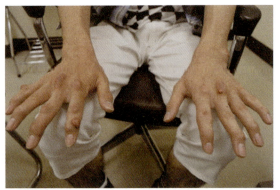

㉟ 家族性高コレステロール血症（ホモ接合体）にみられた黄色腫（22歳，男性）

（写真提供：国立循環器病研究センター 斯波真理子先生．）

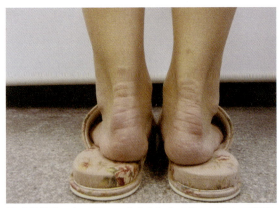

㊱ 家族性高コレステロール血症にみられたアキレス腱黄色腫

（写真提供：国立循環器病研究センター 斯波真理子先生．）

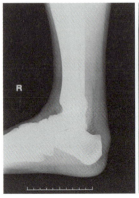 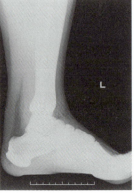

a. 最大径 22 mm　　　b. 最大径 19 mm

㊲ 家族性高コレステロール血症患者におけるアキレス腱の肥厚（X線写真による診断）

（写真提供：国立循環器病研究センター 斯波真理子先生．）

㊳ 成人（15歳以上）家族性高コレステロール血症（FH）ヘテロ接合体診断基準

1. 高 LDL-C 血症（未治療時の LDL-C 180 mg/dL 以上）
2. 腱黄色腫（手背，肘，膝などの腱黄色腫あるいはアキレス腱肥厚）あるいは皮膚結節性黄色腫
3. FH あるいは早発性冠動脈疾患の家族歴（2親等以内の血族）

・続発性高脂血症を除外したうえで診断する．
・2項目以上が当てはまる場合，FH と診断する．FH 疑いの際には遺伝子検査による診断を行うことが望ましい．
・皮膚結節性黄色腫に眼瞼黄色腫は含まない．
・アキレス腱肥厚は軟線撮影により 9 mm 以上にて診断する．
・LDL-C が 250 mg/dL 以上の場合，FH を強く疑う．
・すでに薬物治療中の場合，治療のきっかけとなった脂質値を参考とする．
・早発冠動脈疾患は男性 55 歳未満，女性 65 歳未満と定義する．
・FH と診断した場合，家族についても調べることが望ましい．
・この診断基準はホモ接合体にも当てはまる．

（日本動脈硬化学会〈編〉：動脈硬化性疾患予防ガイドライン 2017年版．日本動脈硬化学会；2017．p.121．）

ル血症を呈し，幼少時より皮膚に扁平・結節性黄色腫，四肢の腱に腱黄色腫を合併することが多い．これらの黄色腫は膝，肘，手指の伸展側（㉟），殿部，アキレス腱（㊱㊲）など物理的刺激の加わる部位に好発するが，10 歳代後半から出現し，30 歳までに約半数の症例で現れる．成人の FH ホモ接合体では，血清 LDL コレステロールは 500〜900 mg/dL にも達し，虚血性心疾患が必発する．欧米では心筋梗塞が生後 18 か月で発症したという報告もあるが，わが国では男性では 30 歳以降，女性では 40 歳以降に冠動脈疾患が顕性になる場合が多い．冠動脈疾患以外にも頸動脈硬化症，閉塞性動脈硬化症，大動脈瘤などの動脈硬化性疾患が小児期から進行するとともに，大動脈弁上狭窄症，弁狭窄症も合併しやすい．

成人の FH ヘテロ接合体では，LDL コレステロールは 150〜400 mg/dL 程度の値を呈するが，食事の影響を受ける．腱黄色腫，皮膚結節性黄色腫は特徴的な所見であり，アキレス腱黄色腫は FH の診断基準に取り入れられており，腱厚の測定値は動脈硬化リスクの指標としても重要である．眼瞼黄色腫や若年性（50歳以下）角膜輪の頻度も高い．

【検査】

血清 LDL コレステロールの著しい増加を確認するが，TG は通常は正常値である．HDL コレステロールは低下することが多い．LDL レセプターの活性は，蛍光標識した LDL を用いて患者のリンパ球や皮膚線維芽細胞で測定することができる．

【診断】

成人（15 歳以上）FH ヘテロ接合体の診断基準は，㊳に示したものが用いられている．FH ホモ接合体の診断は，早期から LDL コレステロールが 500 mg/dL 以上，著明な皮膚・腱黄色腫，両親がヘテロ接合体で高 LDL コレステロール血症を示し，兄弟にも高 LDL コレステロール血症が存在することから診断は容易で

ある．FHヘテロ接合体の診断は，①未治療時のLDLコレステロールが180 mg/dL以上あり，②腱黄色腫あるいは皮膚結節性黄色腫，③FHあるいは早発性冠動脈疾患の家族歴（2親等以内の血族），の3項目のうち，2項目以上が当てはまる場合となる．高LDLコレステロール血症の家族歴は重要であり，家族調査を行い，家族内のヘテロ接合体を早期に発見し，早期に治療を開始することが大切である．甲状腺機能低下症でも著明な高LDLコレステロール血症をきたす場合があるがアキレス腱肥厚はなく，甲状腺機能を測定することで鑑別可能である．

　小児のFHヘテロ接合体の診断基準は成人（15歳以上）とは若干異なっており，❸❾に示す．

　確定診断には，リンパ球か皮膚生検により採取した培養皮膚線維芽細胞を用いてLDLレセプター活性低下を証明するか，LDLレセプター遺伝子変異の同定を行う．

　著明なアキレス腱黄色腫をきたす疾患としては，脳腱黄色腫症（cerebrotendinous xanthomatosis：CTX）やシトステロール血症などがあり，鑑別が必要である．

治療

　FHの治療の目的は，LDLコレステロール値を低下させることにより，高頻度に発生する早発性冠動脈疾患などの動脈硬化性疾患の発症と進展を予防することである．したがって，ホモ接合体，ヘテロ接合体ともに早期に診断し，早期に治療を開始しなければならない．小児期では低動物性脂肪，低コレステロールの食事療法を行う．生活習慣の改善のみではLDLコレステロールは正常化しないので，ヘテロ接合体では強力な薬物療法，ホモ接合体ではLDLアフェレーシスに加えて強力な薬物療法を施行する．

　FHヘテロ接合体に対する薬物療法としては，ヒドロキシメチルグルタリルCoA（HMG-CoA）還元酵素阻害薬（スタチン）が第一選択薬となるが，LDLコレステロールの低下が十分でない場合は必要に応じて，陰イオン交換樹脂（コレスチラミン，コレスチミドなど），プロブコール，小腸コレステロールトランスポーター阻害薬（エゼチミブ）などが併用される．スタチンの最大耐用量とエゼチミブの併用によっても効果不十分な場合はPCSK9阻害薬を追加する．

　FHヘテロ接合体のLDLコレステロールの治療目標値は，100 mg/dL未満とするが，目標値に到達しない場合でも治療前のLDLコレステロール値の50％以下を目標とする．すでに冠動脈疾患を発症しているFHヘテロ接合体のLDLコレステロールの治療目標値は70 mg/dL未満とし，複数の薬剤の併用療法を行うことが多く，副作用の発現には注意が必要である．

❸❾ 小児家族性高コレステロール血症（FH）ヘテロ接合体の診断基準

1. **高コレステロール血症：**
   未治療時のLDL-C≧140 mg/dL
   （総コレステロール≧220 mg/dLの場合はLDL-C値を測定する）
2. **FHあるいは早発性冠動脈疾患の家族歴（2親等以内の血族）**

・小児の場合，腱黄色腫などの臨床症状に乏しいため診断には家族のFHについて診断することが重要である．
・成長期にはLDL-Cが変動することがあるため，注意深い経過観察が必要である．
・早発性冠動脈疾患は男性55歳未満，女性65歳未満と定義する．
・この診断基準はホモ接合体にも当てはまる．

（日本動脈硬化学会（編）：動脈硬化性疾患予防ガイドライン2017年版．日本動脈硬化学会：2017．p.121.）

最も重篤な副作用は横紋筋融解症であり，治療開始後，3か月間は筋肉痛などの筋症状の有無を問診し，脂質の変動を観察するとともに，血清クレアチニンキナーゼなどもチェックする．

　FHホモ接合体ではLDLレセプター活性を増加させるスタチンは一般的に効果がないが，LDLレセプター活性が少し残存している変異の場合は多少の効果が期待できる．FHホモ接合体に対する強力な治療法としては，血中から物理的にLDLを除去するLDLアフェレーシスがあり，薬物治療が無効なホモ接合体では絶対適応であり，できる限り早期に（4〜6歳）開始する．

　運動負荷心電図，頸動脈・腹部大動脈・心臓超音波検査，運動負荷心筋シンチグラフィなどを定期的に施行する．合併症の冠動脈病変に対しては，経皮的冠動脈形成術，ステント留置，冠動脈バイパス術などを施行し，頸動脈硬化症で狭窄病変を伴う場合は血管内ステント留置術や頸動脈内膜剥離術，閉塞性動脈硬化症に対しても経皮経管的血管形成術（percutaneous transluminal angioplasty：PTA）やバイパス手術を行う．

経過・予後

　治療しなければ，生下時より高LDLコレステロール血症が持続するため，早期発見，早期治療が重要である．最も予後を規定する臨床症状は虚血性心疾患である．男性では30歳代から高頻度となり，60歳代では約80％が冠動脈硬化を有すると考えてよい．女性ではその発症は約10〜15年遅れると考えられる．

付 家族性高コレステロール血症類縁疾患

家族性高コレステロール血症類似の臨床像を呈する以下の疾患が，まれではあるが報告されている．

常染色体劣性高コレステロール血症（autosomal recessive hypercholesterolemia：ARH）

ARH は FH ホモ接合体と同様の症状を呈するが，LDL レセプター自体の異常ではなく LDL レセプターの細胞膜貫通領域に結合してエンドサイトーシスを行うアダプター蛋白（LDLRAP1）の欠損により LDL が取り込めない疾患であり常染色体劣性遺伝様式をとるとされている．しかし，*LDLRAP1* 遺伝子変異のヘテロ接合体が，家系内の正常者より有意に LDL コレステロール値が高いという報告もあり，*LDLRAP1* 遺伝子変異のホモ接合体とヘテロ接合体の臨床症状の差が大きいだけで，前述した LDL レセプター，アポ B-100，PCSK9 の遺伝子異常とともに FH としてとらえる考え方もある．

シトステロール血症（sitosterolemia）

小腸上皮細胞より吸収されたシトステロールやカンペステロールなどの植物由来のステロールは，ABCG5 あるいは ABCG8 というトランスポーターにより腸管腔内へ再排泄される．ABCG5 や ABCG8 の遺伝的異常に起因する劣性遺伝疾患のシトステロール血症では，植物ステロールの排泄障害のために，血中および組織中の植物ステロール濃度が著しく増加する．そのため，皮膚やアキレス腱などに蓄積して全身性黄色腫と早発性の粥状動脈硬化を発症する．

その他

症例報告のレベルであるが，アポリポ蛋白 E の変異の一つであるアポ E7 症例で腱黄色腫を呈した例や，LDL レセプターに対する自己抗体により発症した症例の報告もある．

家族性複合型高脂血症

familial combined hyperlipidemia（FCHL）

概念
- 家族性複合型高脂血症（FCHL）は，65 歳以下で心筋梗塞を発症する早発性冠動脈硬化症の数十％を占める臨床的に重要な病態である．
- IIb 型の高脂血症を中心とするが，食事などの影響で IIa 型や IV 型にも変化する．
- 家系内で第 1 度近親者に IIa，IIb，IV 型の高脂血症が常染色体優性遺伝形式で混在する．
- 食事療法への反応性がよいことが特徴である．

病因
Goldstein らによって常染色体優性遺伝の単一遺伝子異常と報告されたが，最近ではアポ B-100，LPL，アポ C-II 遺伝子，アポ蛋白 A-I/C-III/A-IV 遺伝子群

⑩ 家族性複合型高脂血症（FCHL）の診断基準

項目	① IIb 型を基準とするが，IIa，IV 型の表現型もとりうる
	② アポ蛋白 B/LDL コレステロール＞1.0 または small dense LDL（LDL 粒子径＜25.5nm）の存在を証明する
	③ 家族性高コレステロール血症や糖尿病などの二次性高脂血症を除く
	④ 第 1 度近親者に IIb，IIa，IV 型のいずれかの表現型の高脂血症が存在し，本人を含め少なくとも 1 名に IIb 型または IIa 型が存在する
診断	①～④のすべてを満たせば確診とするが，①～③のみでも日常診療における簡易診断基準として差し支えない

（厚生労働省特定疾患原発性高脂血症調査研究班：平成 12 年度報告.）

のほか，LDL レセプターや PCSK9 の遺伝子など多くの遺伝子との関連が報告されており，分子レベルでの発症原因にいまだ確定的なものはない．過栄養や運動不足などの後天的要因による，肝臓からの VLDL の過剰分泌や内臓脂肪蓄積などが発症要因と考えられている．

病理
血清アポ B 濃度が LDL コレステロール値に比べて相対的に高値で，LDL が小粒子化し small dense LDL になっており，動脈硬化発症の要因になると考えられている．

疫学
常染色体優性遺伝の単一遺伝子異常とされてきたが，最近では多因子によると考えられており，頻度は一般人口約 100 人に 1 人程度と高い．

臨床症状
LDL コレステロール値の上昇は比較的軽度であり，small dense LDL が動脈硬化発症の要因と考えられている．

検査
small dense LDL は，アポ B/LDL コレステロール比やリポ蛋白のポリアクリルアミドゲル電気泳動により，LDL 粒子径＜25.5 nm であれば診断可能である．

診断
FCHL の診断は，厚生労働省特定疾患原発性高脂血症調査研究班の診断基準（⑩）による．家族歴から IIa，IIb，IV 型の高脂血症が混在していることを証明することが望ましいが，家系調査が困難な場合や LDL 粒子径が測定できない場合は，アポ B/LDL コレステロール比＞1.0 が診断の一助となる．また，FH を否定することが重要である．

治療
FCHL の治療は食事療法や運動療法による生活習慣の改善や肥満の是正が重要であり，薬剤の効果は FH

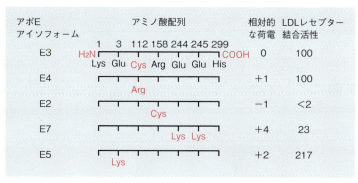

⓵ アポEアイソフォームの種類と特性

よりも大きく，スタチン，エゼチミブ，フィブラート系薬が有効な場合が多い．

経過・予後

思春期以降の発症が多いが，幼児期から出現する場合もある．冠動脈疾患などの動脈硬化性疾患の合併の有無が予後を規定する．

家族性 III 型高脂血症
familial type III hyperlipidemia

概念
- リポ蛋白電気泳動で LDL と VLDL のピークが結合して broad β バンドを呈するため broad β 病とも呼ばれる遺伝性高脂血症である．
- 健常者ではほとんど存在しないレムナントリポ蛋白である IDL やカイロミクロンレムナントが蓄積する高脂血症である．
- 発症基盤にアポリポ蛋白E（アポE）の異常（アポE2/E2 またはアポE欠損）が存在する．
- アポEの異常があれば必ず高脂血症となるわけではなく，肥満，糖尿病などの後天的な因子が加わって高脂血症を発症する．
- アポEの異常があっても高脂血症でない場合は異βリポ蛋白血症（dysbetalipoproteinemia）と呼ばれ，血清 TG 値は正常でもレムナントリポ蛋白の蓄積は認められる．
- 冠動脈疾患や頸動脈硬化，閉塞性動脈硬化症などの全身性の動脈硬化性疾患の合併が多い．

病因

アポEはカイロミクロンレムナントやVLDLレムナントである IDL（intermediate density lipoprotein）が肝に取り込まれる際に，レセプターのリガンドとして重要な働きをするアポ蛋白で，E3を野生型としてE2，E4のアイソフォームがある．これらをコードする ε2，ε3，ε4 の遺伝子の組み合わせでアポEの表現型が決定されるが，E2/E2（ε2のホモ接合体）はLDLレセプターへの結合能をもたない異常であり，これが本疾患の主な原因である（⓵）．

本症におけるリポ蛋白代謝異常の病態（⓶）は，アポEの異常によりカイロミクロンレムナントやIDLの肝での取り込みが障害され，血中に蓄積していることである．しかし，アポE2/E2のみでは著明な高脂血症を発症しないことが多く（dysbetalipoproteinemia），さらに独立したほかの異常（糖尿病，肥満，甲状腺機能低下症など）が合併することによって，家族性 III 型高脂血症が発症すると考えられている．

アポEの異常としては，アポE2/E2ホモ接合体のほか，アポE1や異常アポE3，アポE欠損症などほかの異常も報告されており，遺伝子変異も明らかにされている．また，III 型高脂血症とともに蛋白尿やネフローゼを呈し，腎生検組織にて糸球体毛細血管内にリポ蛋白の沈着を認めるリポ蛋白糸球体症（lipoprotein glomerulopathy：LPG）も報告されている．

病理

コレステロールに富む IDL やカイロミクロンレムナントが血中に蓄積し，血管壁でマクロファージに取り込まれて，マクロファージは泡沫細胞化して，冠動脈をはじめ全身の動脈にプラークを形成する．リポ蛋白糸球体症ではアポEの異常を基盤に，腎臓の糸球体毛細血管にリポ蛋白血栓が沈着し，腎臓病の原因としても重要である．

疫学

ε3遺伝子の頻度が約90％と圧倒的に高く，ε2，ε4は人種差が大きいが比較的頻度が低く，E2/E2はわが国で0.2％程度と推測されている．家族性 III 型高脂血症として診断されている例は0.01～0.02％の頻度とされている．

皮膚結節性黄色腫や手掌線状黄色腫（手指や指間）が出現することがあり，冠動脈に加えて腎動脈や下肢動脈の動脈硬化も起こりやすく，腎血管性高血圧や閉塞性動脈硬化による間欠性跛行で発症することもある．

検査

血清総コレステロール，TG 値ともに上昇するが，

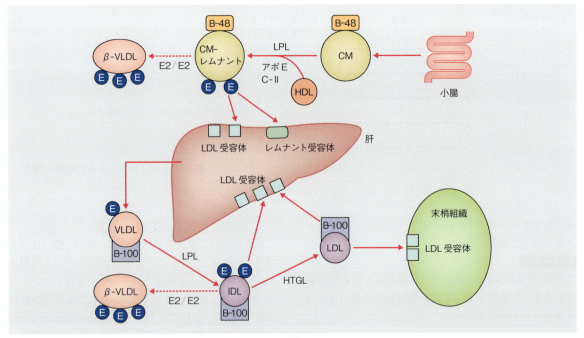

㊷ 家族性 III 型高脂血症におけるリポ蛋白代謝異常のメカニズム
CM：カイロミクロン，HTGL：肝トリグリセリドリパーゼ

その範囲はきわめて広く，基準範囲を少し超える程度のものから，総コレステロール 500 mg/dL 程度，TG 2,000 mg/dL 程度に達するものまである．リポ蛋白異常は特徴的であり，正常ではほとんど検出できないレムナントリポ蛋白の増加が，電気泳動や超遠心分離による分析で証明される．VLDL からの代謝が低下するため LDL コレステロールはむしろ低下する．

診断

家族性 III 型高脂血症の診断には，原発性高脂血症調査研究班の診断基準（㊸）が用いられる．血清総コレステロール値，TG 値ともに上昇している症例にリポ蛋白分析を行い，III 型の表現型を証明し，さらにアポ E の分析を行う．血漿リポ蛋白電気泳動で VLDL と LDL が連続して泳動される broad β パターン（㊹）を証明することや，血清アポ E/総コレステロール比が 0.05 を超えることなどでスクリーニングが可能である．

さらに，超遠心分離などによるリポ蛋白分析で，IDL 分画（1.006＜d＜1.019）のコレステロールが著しく増加することを確認するとともに，等電点電気泳動またはアポ E のウェスタンブロットによってアポ E2/E2 の存在を証明して確定診断を行う．アポ蛋白 E 自体の欠損による家族性 III 型高脂血症は血清アポ蛋白 E 濃度の測定により確定診断できる．

治療

外因性のカイロミクロンレムナントの蓄積に対する

㊸ 家族性 III 型高脂血症の診断基準

大項目	①血清コレステロール値，血清トリグリセリド値がともに高値を示す ②血漿リポ蛋白の電気泳動で VLDL から LDL への連続性の broad β パターンを示す ③アポリポ蛋白の電気泳動で，アポリポ蛋白 E の異常（E2/E2，E 欠損など）を証明する
小項目	①黄色腫（ことに手掌線状黄色腫） ②血清中のアポリポ蛋白 E 濃度の増加（アポリポ蛋白 E/総コレステロール比が 0.05 以上） ③VLDL コレステロール/血清トリグリセリド比が 0.25 以上 ④LDL コレステロールの減少 ⑤閉塞性動脈硬化症，虚血性心疾患などの動脈硬化性疾患を伴う
診断	大項目の 3 個すべてそろえば確診 大項目のうち 2 個および小項目のうち 1 個以上有すれば疑診

（厚生省特定疾患原発性高脂血症調査研究班：昭和 62 年度報告．）

治療として食事中の脂肪制限が必須であり，効果も大きい．食事療法や運動療法を中心とした生活習慣の改善によく反応するので，その早期診断，早期治療がきわめて大切である．糖尿病や肥満，甲状腺機能低下症などの合併例ではそれらの治療が高脂血症の改善に非常に有効である．薬物治療としてはフィブラート系薬が第一選択薬であるが，n-3 系多価不飽和脂肪酸製剤，ニコチン酸誘導体やスタチンも有効である．

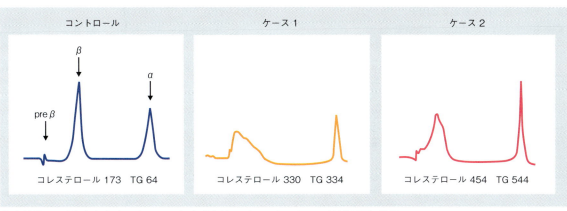

⑭ 家族性Ⅲ型高脂血症（アポE2/E2）患者血清のポリアクリルアミドゲル電気泳動

経過・予後

早期発見と早期治療により，予後は悪くない．冠動脈疾患，頚動脈硬化症，閉塞性動脈硬化症などの発症を予防するために，定期的な検査を行う．

家族性Ⅳ型高脂血症
familial type IV hyperlipidemia

概念
- 家族性Ⅳ型高脂血症は基礎疾患や誘因なしに血中のVLDLが増加し，比較的軽度の高トリグリセリド血症（200〜500 mg/dL）を呈する高脂血症である．
- 家系内にⅣ型を呈する者が存在する．
- 炭水化物の過剰な摂取によって増悪する．

病因

病因としてVLDLの合成亢進またはVLDLの異化障害のいずれかが検討されてきたが，多因子遺伝疾患でありいまだ結論は出ていない．常染色体優性遺伝形式をとりLPL，アポC-Ⅲ，アポA-Ⅴ遺伝子などの関与が考えられている．

病理

動脈硬化との関連は不明であり，膵炎の合併もまれである．

疫学

一般人口中の頻度は数％とされているが，診断基準が明確でないため正確ではない．Ⅳ型高脂血症は，メタボリックシンドロームや飲酒者において一般的に認められ，その中に家族性Ⅳ型高脂血症が含まれていると推測されるが，鑑別は困難なことが多い．

臨床症状

一般に無症状で，成人病検診などで血清TG値の異常として見出されるものが大半である．家系内に肥満や耐糖能異常のないⅣ型高脂血症が存在すれば鑑別がつきやすいが，肥満や耐糖能異常を合併したり飲酒習慣がある場合は二次性高トリグリセリド血症との区別は困難である．

検査

血清総コレステロール値は正常で，高トリグリセリド血症を示し，リポ蛋白の分析ではVLDLの増加を示す．

診断

家族歴と，VLDLのみが増加していることにより診断する．

治療

糖質制限に加え，薬物治療としてフィブラート系薬やn-3系多価不飽和脂肪酸製剤が有用である．

経過・予後

治療によく反応し，膵炎を合併することもまれで，予後は比較的良好である．

（木原進士，山下静也）

●文献
1) 厚生省特定疾患原発性高脂血症調査研究班（班長垂井清一郎）．昭和58-62年報告書．
2) 日本動脈硬化学会（編）：動脈硬化性疾患予防ガイドライン2007年版．東京：協和企画；2007．
3) 日本動脈硬化学会（編）：動脈硬化性疾患予防のための脂質異常症治療ガイド2008年版．東京：協和企画；2008．
4) 日本動脈硬化学会（編）：動脈硬化性疾患予防ガイドライン2012年版．東京：杏林舎；2012．
5) 日本動脈硬化学会（編）：動脈硬化性疾患予防ガイドフイン2017年版．東京：ナナオ企画；2017．

二次性高脂血症 secondary hyperlipidemia

定義

二次性高脂血症とは，①各種疾患（内分泌・代謝疾患，腎疾患，肝・胆道疾患，免疫疾患）に随伴する高脂血症，②薬剤や③食事により惹起される高脂血症，

㊺ 二次性高脂血症を惹起する因子

I. 疾患	1. 内分泌・代謝疾患 　1）糖尿病 　2）肥満症 　3）メタボリックシンドローム 　4）甲状腺機能低下症 　5）Cushing 症候群 　6）その他：先端巨大症，褐色細胞腫， 　　　リポジストロフィ，グリコーゲン病， 　　　痛風，神経性食欲不振症 2. 腎疾患 　1）ネフローゼ症候群 　2）慢性腎不全 3. 肝・胆道疾患 　1）閉塞性黄疸 　2）原発性胆汁性肝硬変 　3）原発性肝癌 　4）脂肪肝 4. 免疫疾患 　1）単クローン性免疫グロブリン血症 　2）全身性エリテマトーデス
II. 薬剤	1. グルココルチコイド 2. エストロゲン 3. 降圧薬 　1）サイアザイド系利尿薬 　2）β遮断薬 4. シクロスポリン
III. 食事性因子	1. 高エネルギー食 2. 高糖質食（ショ糖過量摂取など） 3. 高脂肪食 　1）高コレステロール食 　2）高飽和脂肪酸食 4. アルコール

である（㊺）．遺伝子異常により発症する原発性高脂血症は除外しなければならない．

二次性高脂血症は，これを惹起する疾患自体の治療および原因となる薬剤や食事因子を除去することにより，血漿脂質値は正常化する．正常化しないときは，家族性高コレステロール血症（FH），III型高脂血症，I型高脂血症，V型高脂血症，家族性複合型高脂血症などの原発性高脂血症が基礎に存在する可能性を考慮する必要がある．

二次性高脂血症を惹起する主な疾患

内分泌・代謝疾患

糖尿病：糖尿病における血漿脂質，リポ蛋白（Lp），アポ蛋白の量的・質的異常は多彩であり，糖尿病の病型，インスリン欠乏の程度により異なる．糖尿病では，高コレステロール血症，高トリグリセリド血症がともに生じる．特にトリグリセリド（TG）多含有リポ蛋白（カイロミクロン，VLDL）の代謝異常が多く認められるので高トリグリセリド血症の合併頻度が高い．時にはIDLの蓄積，低比重リポ蛋白（LDL）の増加

も認められる．

一般に未治療糖尿病患者では，約30〜70％に高脂血症を合併する．これらの高脂血症は冠動脈硬化症や閉塞性末梢動脈硬化症の危険因子となりうるので，厳格なコントロールが必要である．

①1型糖尿病

1型糖尿病ではインスリン欠乏のため，インスリン依存性のリポ蛋白リパーゼ（LPL）活性，LDLレセプター活性が低下する．LPL活性の低下によりTG多含有リポ蛋白（カイロミクロン，VLDL）の異化が障害され高トリグリセリド血症をきたし，ケトアシドーシスでは時に著明なカイロミクロン血症を呈する．また，LPL活性低下のためカイロミクロン，VLDLからのHDLの生成が減少し，低HDL血症をきたす．また，LDLレセプター活性の低下により血中LDLは増加し，高血糖のため糖化LDLが出現する．

これらの異常は，インスリン治療により血糖コントロールに成功すれば，比較的速やかに改善する．

②2型糖尿病

2型糖尿病では，VLDLの増加による高トリグリセリド血症が主体である．相対的インスリン作用不全により，1型糖尿病ほどではないがLPL活性が低下し，TG多含有リポ蛋白の異化が障害されるとともに，一方で肝におけるVLDL-TGの合成，分泌が亢進する．食事，飲酒などの要因が加わることによりカイロミクロンが出現することもある．

軽症では多くの場合血漿LDL濃度は正常範囲にあるが，血糖コントロールが極度に不良のときはLDLレセプター活性の低下によりLDLが上昇するとともに，糖化LDLも増加がみられ，肥満，過食が加わると低HDL血症が増幅される．また時には高Lp(a)血症が認められる．

肥満症：肥満症では，高VLDL血症，低HDL血症，高アポB血症，高アポC血症，高アポE血症がみられるが，特にVLDLの増加に基づく高トリグリセリド血症が特徴的である．

肥満に伴う高インスリン血症により肝においてVLDL-TGの合成，分泌が亢進するとともに，肝細胞のヒドロキシメチルグルタリルCoA（HMG-CoA）レダクターゼ活性も亢進し，時に高コレステロール血症も合併する．近年，肥満における種々の代謝異常と脂肪分布との関係が注目されており，皮下脂肪蓄積型肥満よりも内臓脂肪蓄積型肥満において脂質代謝異常がより顕著に認められる．

メタボリックシンドローム（☞ p.454）：メタボリックシンドロームの病態としては，以下のものがあげられる．

①内臓脂肪（腹腔内脂肪）蓄積

②インスリン抵抗性，耐糖能異常
③動脈硬化惹起性リポ蛋白異常
④高血圧

　動脈硬化惹起性リポ蛋白異常は，高トリグリセリド血症，低 HDL コレステロール血症として表現される．さらにレムナントリポ蛋白，アポ B，小粒子 LDL の増加がみられる．これらの異常は，腹腔内脂肪からの遊離脂肪酸（FFA）の肝への流入増加と高インスリン血症による VLDL の合成増加，およびインスリン抵抗性による LPL 活性低下に基づく異化障害によっている．

甲状腺機能低下症：甲状腺ホルモンの脂質・リポ蛋白代謝への影響は，主としてコレステロール，LDL に対してである．

　甲状腺ホルモンは，コレステロール合成の中心臓器である肝の HMG-CoA レダクターゼの発現を増強させる．一方，コレステロールの胆汁酸への異化をつかさどるコレステロール 7α-ヒドロキシラーゼ活性を亢進させること，LDL レセプター活性を増強させることにより LDL の異化を促進させる．

　甲状腺機能低下症では以上の作用，特に異化の障害がより顕著になるため，高コレステロール血症，高 LDL 血症を生じる．血漿 TG 値は正常であるが，VLDL のコレステロール含有量が増加し，β-VLDL が出現するとともに，肝性トリグリセリドリパーゼ（HTGL）活性の低下により IDL が増加する．また，血漿アポ蛋白ではアポ B，アポ E 濃度が上昇する．これらの異常は，甲状腺ホルモンの補充療法により比較的早急に正常化する．

Cushing 症候群：グルココルチコイドは脂肪細胞におけるホルモン感受性リパーゼ活性を上昇させ，血中への FFA の放出を促進させる．この FFA は肝において TG を経て VLDL の合成に利用され，その分泌を増加させる．そのため，グルココルチコイドの分泌が亢進する本症候群では高トリグリセリド血症，高コレステロール血症ともに高率に認められる．Cushing 症候群にみられる LDL 分画の増加は VLDL から LDL への転換の亢進に基づく二次性のものと理解されているが，LDL の取り込み（internalization）を抑制するという報告もある．

その他の内分泌疾患：先端巨大症（acromegaly）では，成長ホルモンの過分泌によりホルモン感受性リパーゼ活性が亢進し，脂肪組織の TG の分解亢進により血中 FFA の放出増加，肝の VLDL 合成と分泌亢進を惹起し，血漿 TG，VLDL が増加する．また，これには LPL 活性の低下による異化障害も一部関与しているものと考えられる．コレステロール値は通常正常であるが，糖尿病合併例では上昇する．

褐色細胞腫（pheochromocytoma）でも時に高トリグリセリド血症，高コレステロール血症がみられる．TG の上昇はカテコールアミンのホルモン感受性リパーゼ活性亢進作用を，コレステロールの上昇は肝における HMG-CoA レダクターゼ活性上昇作用を介したものと考えられる．

腎疾患

　腎疾患にみられる高脂血症としては，高コレステロール血症で有名なネフローゼ症候群と，高トリグリセリド血症が主体の慢性腎不全がある．

ネフローゼ症候群：ネフローゼ症候群は高脂血症を呈する腎疾患の代表で，血漿コレステロールと TG 両者の増加がみられ，その程度は低アルブミン血症の程度に相関し，血清アルブミン濃度が 2 g/dL 未満となると，より顕著になる．WHO の高脂血症の分類では II，III，IV，V 型とさまざまなパターンを呈するが，IIb 型が最も多く，血漿リポ蛋白では VLDL，IDL，LDL，アポ蛋白ではアポ B，アポ C-III が増加する．

　これらの高脂血症の発症機序としては，血清アルブミン濃度および血清膠質浸透圧の低下による肝でのリポ蛋白の合成亢進と末梢での異化障害が考えられている．さらに，カイロミクロン，VLDL の異化の低下に LPL 活性の低下の関与が示唆されているが，詳細な機序は不明である．

慢性腎不全：慢性腎不全における高脂血症は WHO 分類の IV 型が多く，高トリグリセリド血症が主体で，コレステロール値は正常か低めである．リポ蛋白の分析では，VLDL-TG，VLDL コレステロール，LDL-TG の増加がみられ，LPL および HTGL 活性の低下があり，特に HTGL 活性の低下により IDL が増加する．近年，動脈硬化との関係が注目されている Lp(a) 濃度が高値を示す．

肝・胆道疾患

　肝臓はコレステロール，TG およびリポ蛋白代謝（合成，異化）の中心臓器であり，その障害は種々の脂質代謝異常を惹起する．

閉塞性黄疸：閉塞性黄疸では血漿コレステロール，リン脂質の上昇，コレステロールエステル比の低下，HDL コレステロールの低下が特徴的であり，胆汁うっ滞時には異常リポ蛋白として，コレステロール，レシチンを多く含むリポ蛋白 X（Lp-X）が出現する．

原発性胆汁性肝硬変（PBC）：原発性胆汁性肝硬変（primary biliary cirrhosis：PBC）では著明な高コレステロール血症が認められることがある．HDL コレステロールも上昇し，特に電気泳動では移動度の遅いサイズの大きな異常 HDL が出現することが特徴である．アポ蛋白ではアポ E が増加する．これらの異常の成因の一つとして HTGL 活性の低下が示唆されて

いるが，詳細は不明である．

原発性肝癌：原発性肝癌の肝細胞ではコレステロール合成の制御が十分行われず，時にコレステロール合成が異常に亢進し，高コレステロール血症を呈することがある．

脂肪肝：脂肪肝の患者では，しばしば肥満や耐糖能障害を合併し，脂肪酸の動員亢進により高FFA血症をきたし，肝のTG，VLDL合成亢進を生じる．これらの因子が重積して高脂血症，特に高VLDL血症，高トリグリセリド血症を呈する．

二次性高脂血症を呈する薬剤

服用により二次性高脂血症をきたす薬剤の主なものとして①グルココルチコイド（☞「Cushing症候群」前頁），②経口避妊薬，③降圧薬，があげられる．

経口避妊薬，ピル（エストロゲン）服用者では高トリグリセリド血症を生じる．これはエストロゲンが肝のVLDL合成を促進させるとともにHTGL活性を低下させることによると考えられる．ただし，エストロゲンはLDLを低下させる．

降圧薬を長期間服用している患者では，血圧のコントロールにもかかわらず冠動脈硬化症の発症が必ずしも抑制されないことが注目されている．その一つの原因として，血漿脂質代謝に対する悪影響が推測されている．

血漿脂質値を上昇させる薬剤にはサイアザイド系利尿薬とβ遮断薬があり，前者は血漿コレステロール，LDLコレステロールおよびTG値を上昇させ，後者のβ遮断薬のうち，特に内因性交感神経刺激作用（intrinsic sympathomimetic activity）をもたない薬剤はTGを上昇させるが，HDLコレステロールを低下させる．

また，α₁遮断薬はLDLコレステロールおよびTGを減少させ，HDLコレステロールを上昇させるが，アンジオテンシン変換酵素（ACE）阻害薬，アンジオテンシンⅡ受容体拮抗薬（ARB），Ca拮抗薬は脂質代謝に有意な影響を及ぼさない．

なお，これらの薬剤が脂質代謝に及ぼす作用機序については十分明らかにされていない．

二次性高脂血症を惹起する食事性因子

二次性高脂血症をきたす食事性因子のうち重要なものに，以下の4つがある．

①高エネルギー食．

②高糖質食：高トリグリセリド血症を呈する．

③高コレステロール食：高コレステロール血症をきたし，特にアポEを多く含むβ-VLDLが出現するとともにLDLも上昇する．

④アルコール飲用：高トリグリセリド血症，高VLDL血症，時にカイロミクロン血症を呈することがある．慢性アルコール中毒で，アルコール過飲を契機として黄疸，高脂血症，溶血性貧血を認める病態は古くから "Zieve症候群" として知られている．

なお，食事性因子が血漿脂質値に与える影響は個体差が大きく，高反応者，低反応者がみられるので，注意が必要である．

（中井継彦）

●文献

1) 特集 ホルモンと脂質代謝．医学のあゆみ 1994；168.
2) 特集 糖尿病と脂質代謝．*Lipid* 1994；5.
3) 松澤佑次（編）：カレント内科 11，動脈硬化．東京：金原出版；1997. p.32.
4) 特集 脂質異常症．内科 1998；81.
5) メタボリックシンドローム診断基準検討委員会：メタボリックシンドロームの定義と診断基準．日本内科学会雑誌 2005；94.

脂質異常症（高脂血症）の治療

高脂血症の治療は血清脂質値を正常化すればよいわけだが，正常値化の定義はしばしば困難である．また，必ずしも症状を伴わない高脂血症の治療目標値を設定しにくいことも少なくない．通常，高脂血症治療は高コレステロール血症と高トリグリセリド血症に分けて論じられる．

高コレステロール血症の治療

高コレステロール血症の治療は高LDL-C血症と高HDL-C血症に分けられるが，ここでは高LDL-C血症について述べる．現時点では，高HDL-C血症は治療の対象にはならない．

高LDL-C血症には通常の診療や検診でしばしば遭遇する高LDL-C血症と家族性高コレステロール血症（familial hypercholesterolemia：FH）がある．両疾患とも疫学的成績から血清LDL-C値と冠動脈疾患（coronary heart disease：CHD）発症頻度とのあいだに正相関が認められており，血清LDL-C値は「低ければ低いほどよい（the lower, the better）」とされている．したがって，血清LDL-C値は「正常値」を達成すればよいだけではなく，しばしば，さらに低値を目指すことが要求される．動脈硬化の程度もLDL-C以外の冠危険因子の影響を受けることになり，包括的冠リスクに基づいた管理目標値に向けて，治療目標値を達成することになる（❹❻）．LDL-C管理目標設定のためのフローチャートを❹❼に示した．

㊻ リスク区分別脂質管理目標値

治療方針の原則	管理区分	脂質管理目標値（mg/dL）			
		LDL-C	non-HDL-C	TG	HDL-C
一次予防 　まず生活習慣の改善を行った後， 　薬物療法の適用を考慮する	低リスク	＜160	＜190	＜150	≧40
	中リスク	＜140	＜170		
	高リスク	＜120	＜150		
二次予防 　生活習慣の是正とともに薬物治 　療を考慮する	冠動脈疾患の既往	＜100 （＜70）*	＜130 （＜100）*		

*家族性高コレステロール血症，急性冠症候群のときに考慮する．糖尿病でも他の高リスク病態を合併するときはこれに準ずる．
・一次予防における管理目標達成の手段は非薬物療法が基本であるが，低リスクにおいても LDL-C が 180 mg/dL 以上の場合は薬物治療を考慮するとともに，家族性高コレステロール血症の可能性を念頭においておくこと．
・まず LDL-C の管理目標値を達成し，その後 non-HDL-C の達成を目指す．
・これらの値はあくまでも到達努力目標値であり，一次予防（低・中リスク）においては LDL-C 低下率 20〜30 %，二次予防においては LDL-C 低下率 50 % 以上も目標値となりうる．

（日本動脈硬化学会〈編〉：動脈硬化性疾患予防ガイドライン 2017 年版．日本動脈硬化学会；2017．p.54．）

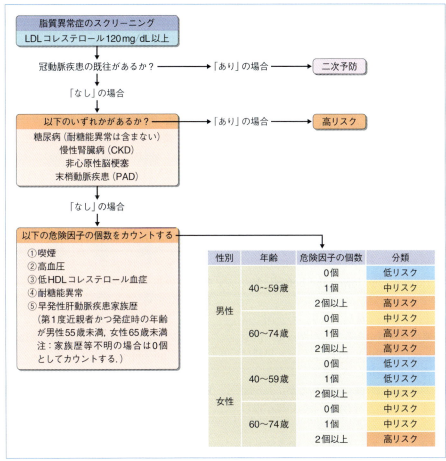

㊼ 冠動脈疾患予防からみた LDL コレステロール管理目標設定のためのフローチャート（危険因子を用いた簡易版）

（日本動脈硬化学会〈編〉：動脈硬化性疾患予防ガイドライン 2017 年版．日本動脈硬化学会；2017．p.54．）

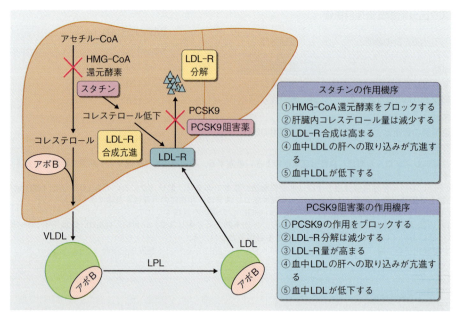

❽ PCSK9 阻害薬と HMG-CoA 還元酵素阻害薬（スタチン）の LDL コレステロール低下の作用機序

家族性高コレステロール血症（FH）の治療

FH ホモ接合体の治療

　動脈硬化性疾患の発症と進展は血清 LDL-C のレベルと経過年数（年齢）の積に従うと考えられるが，FH 症例では年齢が重要であり，しかも性差は歴然としている．このような治療による効果はエンドポイントに心血管イベントや IVUS（血管内エコー法）などのいずれの目標値を設定しても同様の結果が得られ，LDL-C の治療目標値は"the lower, the better"といえる．

　FH ホモ接合体はきわめて重症であり，わが国では 4 歳男児の心筋梗塞剖検例がある．したがって，治療開始年齢は"the earlier, the better"といえ，早期に専門医に紹介したほうが適切といえる．

肝臓移植：根治的な治療は肝臓移植であるが，わが国では 2 例に生体部分肝移植が行われ，よい結果が得られている．

遺伝子治療：LDL レセプター（LDL-R）の遺伝子治療も試みられたが効果は不十分であり，最近 25 年間は行われていない．

LDL アフェレーシス：血中の LDL を体外循環により，血球と血漿成分に分け，血漿成分中の LDL を選択的に吸着除去する LDL アフェレーシス療法が普及している．この治療法は安全で効果的であるが，小児は体外循環のアクセスが困難であり，長年月の治療法としては難点がある．

薬物療法（MTP 阻害薬）：肝臓ミクロソームトリグリセリド輸送蛋白（microsomal triglyceride transfer protein：MTP）阻害薬は小腸のカイロミクロンおよび肝臓の VLDL の合成・分泌を抑制するため，血液中のカイロミクロンと VLDL を減少させる作用が期待される．ホモ FH 患者に MTP 阻害薬ロミタピドを投与すれば LDL-C，アポ B を約 50％低下させる．作用機序から予想されるように，下痢，吐き気，腹部不快感などの消化器症状や肝機能障害が認められたが投与量の調整で継続投与が可能で，わが国ではホモ FH 患者のみに適応となっている．

アポ B アンチセンス医薬：わが国では未承認薬であるが，アメリカにおいてホモ FH 患者にのみ認められている．mipomersen がアポ B アンチセンス医薬である．今後開発される医薬品である．

FH ヘテロ接合体の治療（FH 以外の原発性高コレステロール血症を含む）

　食事療法，運動療法を優先するが，効果や継続性などをみて積極的な薬物療法も考慮する．

食事療法：
① 総カロリーの制限：肥満の是正は最も重要であり，体重減少による血清コレステロールの低下効果は明らかである．
② P/S 比の改善：飽和脂肪酸（S：動物性脂肪）の制限と多価不飽和脂肪酸（P）の補充を行い，P/S 比を 1 以上とする．
③ 食事中のコレステロールの制限：1 日のコレステ

㊾ 脂質低下薬の適応

	第一選択薬	第二選択薬	併用療法
高コレステロール血症	HMG-CoA レダクターゼ阻害薬	エゼチミブ 陰イオン交換樹脂 クロフィブラート系薬 ニコチン酸系 PCSK9 阻害薬	HMG-CoA レダクターゼ阻害薬＋陰イオン交換樹脂 HMG-CoA レダクターゼ阻害薬＋エゼチミブ ニコチン酸系＋陰イオン交換樹脂 プロブコール＋陰イオン交換樹脂 クロフィブラート系薬＋陰イオン交換樹脂
高トリグリセリド血症	クロフィブラート系薬	HMG-CoA レダクターゼ阻害薬 ニコチン酸系	クロフィブラート系薬 ＋ HMG-CoA レダクターゼ阻害薬*
高コレステロール兼 高トリグリセリド血症	クロフィブラート系薬 HMG-CoA レダクターゼ阻害薬		クロフィブラート系薬 ＋ HMG-CoA レダクターゼ阻害薬*

*ロスバスタチンとゲムフィブロジルの併用は骨格筋障害を併発するので禁忌である.

㊿ 脂質異常症治療薬の薬効による分類

分類	LDL-C	TG	HDL-C	non-HDL-C	主な一般名
スタチン	↓↓～ ↓↓↓	↓	－～↑	↓↓～ ↓↓↓	プラバスタチン, シンバスタチン, フルバスタチン, アトルバスタチン, ピタバスタチン, ロスバスタチン
小腸コレステロール トランスポーター阻害薬	↓↓	↓	↑	↓↓	エゼチミブ
陰イオン交換樹脂	↓↓	↑	↑	↓↓	コレスチミド, コレスチラミン
プロブコール	↓	－	↓↓	↓	プロブコール
フィブラート系薬	↓	↓↓↓	↑↑	↓	ベザフィブラート, フェノフィブラート, ペマフィブ ラート, クリノフィブラート, クロフィブラート
多価不飽和脂肪酸	－	↓	－	－	イコサペント酸エチル, オメガ-3 脂肪酸エチル
ニコチン酸誘導体	↓	↓↓	↑	↓	ニセリトロール, ニコモール, ニコチン酸トコフェロール
PCSK9 阻害薬	↓↓↓↓	↓～↓↓	－～↑	↓↓↓↓	エボロクマブ, アリロクマブ
MTP 阻害薬*	↓↓↓	↓↓↓	↓	↓↓↓	ロミタピド

*ホモ FH 患者が適応.
↓↓↓↓：－50 ％以上, ↓↓↓：－50～－30 ％, ↓↓：－20～－30 ％, ↓：－10～－20 ％.
↑：10～20 ％, ↑↑：20～30 ％, －：－10～10 ％.
（日本動脈硬化学会〈編〉：動脈硬化性疾患予防ガイドライン 2017 年版. 日本動脈硬化学会；2017, p.18.）

ロール摂取量を 300 mg 以下（できれば 200 mg）に制限する. したがって, 卵黄（1 個のコレステロール 230 mg）は禁止する.

薬物療法：薬物療法が中心的な治療法である. コレステロール合成阻害薬（HMG-CoA 還元酵素阻害薬, スタチン系薬剤）は㊾に示すように, コレステロール生合成経路中, HMG-CoA からメバロン酸への転換を司る律速酵素（HMG-CoA 還元酵素）の作用を阻害する薬剤である. 肝のコレステロール合成低下のため, コレステロール補給ルートは LDL-R 数を増やして血中 LDL を取り込むしかない. その結果, LDL-R 活性は高まり, 血中 LDL-C は低下する. 現在, プラバスタチン, シンバスタチン, フルバスタチン, アトルバスタチン, ピタバスタチンが市販されている（㊾㊿）. これらのなかで, たとえばプラバスタチン

20 mg/日を 19 例のヘテロ FH 患者に投与すると血清総コレステロールは 25 ％, LDL-C は 32 ％低下し, HDL-C は 11 ％増加した. 本剤は安全な薬物であるが, きわめてまれに横紋筋融解症の報告があるので, CK などの定期的な検査が必要である.

予防

HMG-CoA 還元酵素阻害薬は最も多く使われているコレステロール低下薬であるが, 動脈硬化性疾患の一次予防, 二次予防効果はどのようであろうか.

WOS-COPS（West of Scotland Coronary Prevention Study）は初期の大規模臨床試験であるが平均血清コレステロールが 272±23 mg/dL の 6,595 人を 2 群に分け, 平均 4.9 年追跡調査した. 血清総コレステロールは 20 ％低下し, LDL-C は 26 ％低下し, HDL-C は 5 ％増加し, 致死性・非致死性心筋梗塞は 31 ％

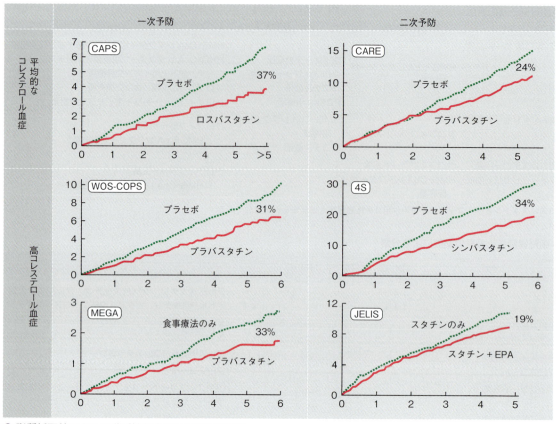

⑤ 脂質低下薬による冠動脈性心疾患の相対危険減少
図中の略語は試験名.

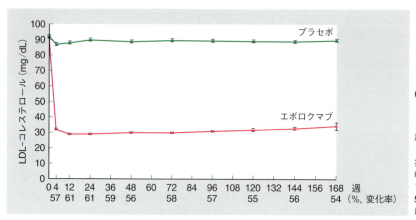

⑤ PCSK9阻害薬によるLDL-C低下療法の効果
スタチン投与中の患者27,564人を2群に分け，PCSK9阻害薬（エボロクマブ420 mg/月または140 mg/2週）を投与し，プラセボ群とLDL-C値を比較した成績．エボロクマブ投与群ではプラセボ群に比較して，LDL-Cは59％減少し，心血管イベントも有意に減少した．

減少した．その他の大規模臨床試験でもLDL-C低下により，CHDの一次予防と二次予防効果は達成されており，動脈硬化性心疾患のLDL-C低下療法は達成されたといえる（⑤）．
すでに冠動脈硬化性心疾患の既往のある患者の再発防止を目的とした二次予防試験として行われた4S（Scandinavian Simvastatin Survival Study）では，狭心症または心筋梗塞の既往歴をもつ患者4,444人をプラセボ群とシンバスタチン投与群に分けて検討した．

シンバスタチン投与群では血清コレステロールおよびLDL-Cはそれぞれ25％および35％低下し，HDL-Cは8％増加した．平均5.4年間の経過観察で非致死性心筋梗塞は37％減少し，虚血性心疾患死は42％減少した．総死亡も30％減少した（⑤）．
血清コレステロール値がそれほど高くない患者の一次予防と二次予防について行われた大規模臨床試験はCAPSとCAREである．両試験ともスタチンにより冠動脈硬化性心疾患の発症リスクが有意に減少している

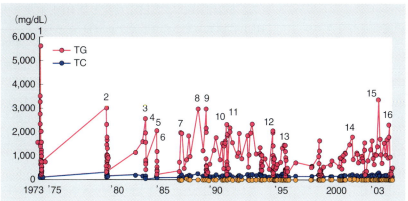

❸ 高カイロミクロン血症の長期経過

過去30年間に16回の急性膵炎を併発した．数字は急性膵炎の発作回数を示す．
TG：トリグリセリド，TC：総コレステロール．

(㊶).

わが国で行われた大規模臨床試験：わが国でも高コレステロール血症患者の冠動脈硬化性心疾患に対するプラバスタチンの一時予防効果を検討したMEGA試験が2005年に発表された．プラバスタチン投与により冠動脈性心疾患が33％減少した（㊶）．

その後，発売になった脂質低下薬：

①エゼチミブ：小腸から吸収されるコレステロールの約1/3は食事由来であり，残り2/3は胆汁由来である．小腸に達したコレステロールは，コレステロールトランスポーター（NPC1L1）の作用により吸収される．エゼチミブ（ゼチーア®）は，このNPC1L1の機能を阻害してコレステロールの吸収を60％低下させる．ヒトにエゼチミブ10 mgを投与すればLDL-Cを平均18％低下させる．スタチンとエゼチミブを併用すれば相加効果が得られる．しかし，冠動脈性心疾患に対するエゼチミブの単独効果，またはスタチンとの併用効果は大規模臨床試験の結果では明らかとなっていない．

②PCSK9阻害薬：新しいLDL-C低下薬であるPCSK9阻害薬によるLDL-C低下療法の効果を（㊷）に示す．スタチン不応性のFH患者にPCSK9抗体を投与すれば，LDL-Cはさらに50〜60％低下しCHDが減少することが実証されている．この薬剤もスタチン同様にLDL-R増加により血中LDL-Cが減少し，CHDが少なくなることが証明されている．

このような新しい治療法においてもLDL-CとCHDの関係は"the lower, the better"であり，薬剤の併用により相加的な効果が期待される．

高トリグリセリド血症の治療

高トリグリセリド血症には，VLDL上昇によるものとカイロミクロン上昇によるものとがある．前者は動脈硬化と関係があるのに対し，後者は膵炎を併発するため，その治療目的はまったく異なる．

VLDL上昇による高トリグリセリド血症

血清TG値が200〜500 mg/dL程度のもので，メタボリック症候群の部分症としても理解できる．次のような食事療法と薬物療法が行われる．

食事療法：高トリグリセリド血症の食事療法は重要である．

①総カロリーの制限：肥満の是正が最も重要で，標準体重に合わせてカロリー制限を行う．体重の減少により血清TGが正常化することも少なくない．

②糖質，アルコールの制限：肝におけるTG合成，VLDLの産生，放出に糖質が強くかかわっているので，砂糖，果物，アルコールを制限する．

薬物療法（㊾㊿）：クロフィブラート系薬の適応があり，作用機序として肝のVLDLの合成分泌の抑制とリポ蛋白リパーゼ（LPL）活性亢進によるVLDLの異化亢進が考えられているが，なお詳細は不明である．副作用として消化器症状，皮膚症状，筋症状があり，GOT, GPT, LDH, CKなどの定期的な検査を必要とする．

他の薬物として，ニコチン酸製剤やイコサペント酸エチル（EPA製剤）などが知られている（㊾㊿）．わが国で行われた大規模臨床試験（JELIS）（㊶）で，スタチン投与患者にEPAを併用すれば，動脈硬化性疾患の二次予防に有効とされている．

高カイロミクロン血症による高トリグリセリド血症

高カイロミクロン血症では血清TG値は500 mg/dL以上，通常1,000 mg/dL以上である．このカイロミクロン上昇に対する食事療法は低脂肪食が適応である．脂肪食摂取後，血清TGが2,000〜3,000 mg/dL以上になると膵炎の発生頻度が高くなる．膵炎を併発すれば通常の膵炎治療に従うが，絶食すれば数日後に血清TGは500 mg/dL程度となる．以降は血清TGを1,000 mg/dL以下に維持できるように脂肪制限食を続ければ膵炎は発症しない．アルコールの制限は必

要である．有効な薬剤はほとんどない．

筆者らが経験したLPL欠損症の高カイロミクロン血症の一例では，天ぷら，ラーメン，カレーライスなどの摂取後，夜中に腹痛を起こし救急搬送されたが，この患者は30年間で16回の急性膵炎を併発した（53）．血清TG 1,000 mg/dL以上で膵炎を発症し，絶食療法により1,000 mg/dL以下となり軽快するが，同様の経過を繰り返した．

高コレステロール兼高トリグリセリド血症の治療

VLDLとLDLの上昇（家族性複合型高脂血症など）またはIDLの増加（家族性III型高脂血症）による高脂血症の治療には，上記の薬剤の単独または併用療法が必要となる．

（馬渕　宏）

●文献

1) 馬渕　宏：高脂血症入門．東京：文光堂；2005.
2) 日本動脈硬化学会（編）：動脈硬化性疾患予防ガイドライン2017年版．
3) Stone NJ, et al：2013 ACC/AHA guideline on the treatment of blood cholesterol to reduce atherosclerotic cardiovascular risk in adults: a report of the American College of Cardiology/American Heart Association Task Force on Practice Guidelines. *Circulation* 2014；129 (Suppl 2)：S1.

低脂血症 hypolipidemia

血清脂質が正常以下の低値を示すものを低脂血症といい，①原疾患に伴う二次性のものと，②本態性（遺伝性）の2つに大別される．低脂血症では出血傾向，脳出血，うつ病，自殺などの頻度を増加させるとの報告がある．しかし，一方でLDLコレステロールの至適値は50～70 mg/dL程度という報告があり，著しい低脂血症をきたす特殊な病態を除いては一般に臨床的意義は低い．NIPPON DATA 80によると，コレステロール低値では総死亡率や癌が増加したが，肝疾患による死亡と追跡5年以内の死亡を除外するとコレステロール値と死亡率の関係はなかった．脳出血に関しては，国内で行われたJACC（Japanese Collaborative Cohort）studyではTC値160 mg/dL未満では160 mg/dL以上の群より有意に脳出血の死亡率が高かった．また，未成年における自閉症では低脂血症の傾向にあるという報告もある．

血清脂質はリポ蛋白粒子として存在しており，肝における合成低下，末梢LDLレセプター活性に基づく血中異化の亢進により低脂血症をきたすものと考えら

れる．低脂血症には低LDL血症と低HDL血症（☞「HDL代謝異常をきたす疾患」p.384）がある．

二次性低脂血症をきたす疾患および状態には，①重症肝障害（肝炎，肝硬変など），②甲状腺機能亢進症などの甲状腺中毒症，③悪性腫瘍（白血病を含む），④慢性腎不全，⑤慢性炎症性疾患（感染症を含む），⑥エストロゲン投与，⑦妊娠，⑧低栄養（菜食主義を含む）や消化吸収障害，などがあげられる．甲状腺ホルモン，エストロゲン，インスリンは，肝細胞のLDLレセプター活性を高める作用がある．

著しい低脂血症と特殊な病態を示す本態性（遺伝性）低脂血症は，頻度はまれであるが，①無βリポ蛋白血症，②Anderson病，③家族性低βリポ蛋白血症，がある．以下，これらについて述べる．

無βリポ蛋白血症 abetalipoproteinemia（Bassen-Kornzweig症候群）

概念

● 無βリポ蛋白血症は，常染色体劣性遺伝疾患で，アポ蛋白B-100，B-48の両方が血中で欠如し，患者血中にはカイロミクロン，VLDL（超低密度リポ蛋白），LDL（低密度リポ蛋白）が認められず，著しい低脂血症を示す．

病態生理

アポ蛋白B-48欠如のため，カイロミクロンの形成ができない．腸管からの脂肪吸収は粘膜上皮細胞に脂肪滴として沈着し，全身に輸送されず脂肪吸収不全の結果，脂肪便，脂溶性ビタミンの吸収不全をきたす．肝で合成されるアポ蛋白B-100の欠如のため，内因性トリグリセリドの主な担体であるVLDLが形成されない結果，血中トリグリセリド値が著しく低値を示す．また，本来VLDLからリポ蛋白リパーゼによるLDLへの転化もVLDLの欠如のため起きず，LDLも欠損となる．したがって，本症の血中脂質の主体は，HDL（高密度リポ蛋白）で構成される．

病因

アポ蛋白B-100，B-48は，共通のアポB遺伝子から組織特異的なmRNAのeditingにより合成される（54）．

当初両アポBの欠損には，アポB遺伝子の異常が予想されたが，プロモーター領域を含めたアポB遺伝子に異常はなく，小腸，肝組織にアポB蛋白が証明されたことから，カイロミクロンやVLDLの形成における脂質とアポB蛋白のアセンブリーに異常があることが示唆されていた．

1992年，家族性無βリポ蛋白血症患者で，ミクロソームトリグリセリド転送蛋白（microsomal triglyceride transfer protein：MTP）のサブユニットが

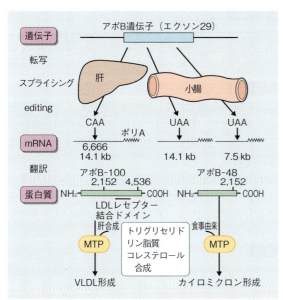

図54 肝・小腸におけるアポ蛋白B-100，B-48の合成
MTP：ミクロソームトリグリセリド転送蛋白．

欠如していることが報告された．MTPは58 kDaと97 kDaの2つのサブユニットから成るヘテロダイマーであり，894個のアミノ酸から構成され，アポB-100と相同性の高い部分やコレステロールエステル転送蛋白（cholesteryl ester transfer protein：CETP）と類似した部分が存在することが明らかになった．MTPの58 kDaのサブユニットに関しては，すでに蛋白質ジスルフィド交換酵素（protein disulfide isomerase）として同定されていた．肝や小腸では，トリグリセリドやコレステロールエステルはアポBと結合して，安定したリポ蛋白分子を形成する．

MTPの欠損により，トリグリセリドやコレステロールエステルが細胞内で転送されない結果，リポ蛋白分子は形成されず，アポB含有リポ蛋白が循環血中に分泌されなくなり，無βリポ蛋白血症となる．*MTP*遺伝子異常のヘテロ接合体では，正常なMTP合成が半分は保存されているので，正常なアポB含有リポ蛋白分子が形成され分泌されるため臨床症状を呈さない．MTP欠損の証明には，小腸あるいは肝組織でのMTP活性の測定と遺伝子変異の同定が必要である．現在までに，種々の*MTP*遺伝子異常が見出され，わが国でも症例報告がある．すべての無βリポ蛋白血症がMTP欠損によるものかどうかは，さらなる検討が必要である．

臨床症状

多くの臨床症状は，以下に示すような本態の脂質代謝異常に基づくものと考えられる．

脂肪吸収不全

生下時には明らかな異常を認めないが，新生児期より嘔吐，慢性下痢，脂肪便，発育障害を認める．脂溶性ビタミンの吸収不全を伴う．

十二指腸の内視鏡所見として特徴的な"snow white duodenum"と呼ばれる黄白色調を呈する．セリアック病と異なり絨毛構造は保たれている．肝細胞に脂肪が蓄積し脂肪肝を呈するが肝機能は保たれていることが多い．

有棘赤血球増加症（acanthocytosis）

骨髄でなく末梢の赤血球の50〜100％に認める．不規則な多数の棘を有し，赤血球膜の脂質含量も血中リポ蛋白の異常を反映し，寿命も短い．連銭形成が阻害されるため，赤沈は著明に延長する．

神経症状

進行性の脊髄小脳変性による運動失調や痙性麻痺，末梢神経障害による固有感覚異常，腱反射消失を認める．

網膜色素変性

失明に至る場合もある．小脳失調とともにビタミンE欠乏による．

心筋症

不整脈死の報告がある．

治療

従来より，ビタミンEの大量経口投与（100〜300 mg/kg，1日1回）が試みられている．近年，大量ビタミンE筋注が神経症状，網膜障害にある程度の効果を得ている．他の脂溶性ビタミンの補充も併せて行う．また，カイロミクロンを経ずに吸収される中鎖脂肪酸（medium chain triglyceride：MCT）を投与することもある．

付 亜型

正常トリグリセリド型無βリポ蛋白血症は，アポ蛋白B-100のみの欠損で，小腸でB-48を形成できる．このためカイロミクロン代謝は正常であり，脂肪負荷後血清トリグリセリドの上昇を認める．このような古典型無βリポ蛋白血症類似の臨床症状をとる症例がある．

B-48以外に短縮型アポBを認める場合と認めない場合がある．前者に関しては，アポB遺伝子の異常によりB-50が形成されるホモ接合型の低βリポ蛋白血症であることが判明している．

Anderson病，カイロミクロン停滞病
chylomicron retention disease

概念

● 小腸粘膜での脂質輸送障害を認めるものの，無βリ

ポ蛋白血症とは異なる所見を示す.

病因

小腸粘膜細胞でのアポ蛋白 B-48 の合成は正常である．カイロミクロン分泌障害の原因は，カイロミクロンが小胞体から Golgi 体へ輸送される際の輸送蛋白の一部である Sar1 蛋白（secretion-associated and Ras-related protein）をコードしている *SARA2* 遺伝子の異常（ミスセンス変異やフレームシフト変異など）と報告されている．

臨床症状

新生児期から脂肪吸収不全，難治性下痢，脂肪便，発育不良をきたすが，有棘赤血球増加症，網膜色素変性を認めない．一部の症例では神経異常（主に深部感覚の異常）を伴い，これは低ビタミン E に関連したものと考えられる．

空腸粘膜上皮に脂肪滴の沈着を認める．細胞外への脂肪輸送の所見がなく，基底膜周囲に脂肪粒子をまったく認めないことが特徴的である．

血中コレステロールとトリグリセリドの低値，脂肪負荷後のカイロミクロン分泌を認めない．

治療

乳幼児期早期からの脂肪制限が必要で，乳児期は完全 MCT ミルク，それ以降は低脂肪食にする．必要に応じて経静脈的に必須脂肪酸や脂溶性ビタミンの補充を行う．

家族性低βリポ蛋白血症
familial hypobetalipoproteinemia

概念

●家族性低βリポ蛋白血症は，アポ B 遺伝子が正常なタイプと異常を伴うタイプに分類される．

●アポ B 遺伝子が正常なタイプでは常染色体優性遺伝性で，ホモ接合体はアポ蛋白 B-48 が欠損し，無βリポ蛋白血症と同様の症状を呈し，ヘテロ接合体は低βリポ蛋白血症を示す．また，*PCSK9* 遺伝子（proprotein convertase subtilisin/kexin type 9）の変異によるものも報告されている．

●アポ B 遺伝子が異常を伴うタイプでは，アポ B 遺伝子異常症として，種々のサイズの短縮型アポ B を認める．

病因

アポ B 遺伝子異常症は，アポ B 遺伝子の点突然変異や欠失により，C 末端側の欠損したアポ B 変異蛋白が合成される常染色体優性遺伝疾患である．これまでに 30 種以上のさまざまなアポ B 異常蛋白が報告されている．

これら自然の実験モデルにより，アポ B 蛋白がリポ蛋白粒子に取り込まれるためには，アポ B-100 全

長の約 30 ％以上の長さが必要であり，またそれ以上の長さでも，さまざまな変異に応じて VLDL，LDL，HDL 各粒子への取り込まれ方が異なることが明らかにされた．

臨床症状

ホモ接合体患者では，脂肪吸収障害による下痢や嘔吐をきたすが，多くのヘテロ接合体患者では同症状がみられない．小腸上皮粘膜内に脂肪滴沈着をみるのはまれである．

ホモ接合体患者では，脂溶性ビタミンの吸収障害から無βリポ蛋白血症と同様に神経筋症状や網膜色素変性などの眼症状がみられるが，ヘテロ接合体患者では症状がみられても軽度なことが多い．

治療

ヘテロ接合体患者で低 LDL 血症のみの場合は，積極的な治療を要さない．神経症状を伴う場合はビタミン A および E などの脂溶性ビタミンを補充する．脂肪不耐症などの消化器症状に関しては脂肪制限食で対処する．

（小林和人，島野　仁）

●文献

1) Havel PJ, et al：Lipoprotein and lipid metabolism disorders. In：Sriver CR, et al（eds）. The Metabolic Basis of Inherited Disease. New York：McGraw-Hill；1989. p.1129.

2) Okamura T, et al：What cause of mortality can we predict by cholesterol screening in the Japanese general population? *J Intern Med* 2003；253：169.

3) Wetterau JR, et al：Absence of microsomal triglyceride transfer protein in individuals with abetalipoproteinemia. *Science* 1992；258：999.

脂肪吸収不全症　lipid malabsorption

概念

●三大栄養素のうち最も吸収障害が起こりやすいのは脂質であり，脂肪吸収障害により病的な臨床症状を呈するものを脂肪吸収不全症という．

●吸収不全は脂肪のみならず，糖質，蛋白，ビタミンなどほかの要素と複合することが多く，その病因，病態は単一ではない．臨床像はその原疾患の病状を強く反映する．

●脂肪吸収不全症の主な原因としては原発性のものと続発性のものがある（⑮）.

病態生理

わが国において食事内容は欧米化しつつあり，食事

🟠**55 脂肪吸収不全症をきたす主な疾患**

原発性疾患	1. スプルー症候群（セリアックスプルー，熱帯性スプルー） 2. 先天性βリポ蛋白欠損症 3. Anderson 病（アポ蛋白 B-48 グリコシル化欠損） 4. Wolman 病（リソソーム酸性リパーゼ欠損）
続発性疾患	1. 脂肪消化不全 　1）胆汁酸分泌低下（肝硬変，閉塞性黄疸） 　2）腸管運動障害（胃切除後，内分泌疾患など） 　3）膵外分泌障害（慢性膵炎，膵切除後，膵癌） 　4）腸内細菌異常増殖（盲係蹄症候群） 2. 腸粘膜吸収不全 　1）広範囲小腸切除後，短腸症候群 　2）悪性腫瘍（悪性リンパ腫など） 　3）炎症性疾患（Crohn 病，感染性腸炎，放射線腸炎，好酸球性胃腸炎など） 3. 腸リンパ流障害 　1）腸リンパ管拡張症など

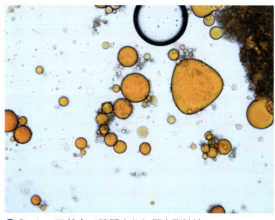

🟠**56 Sudan III 染色で確認された便中脂肪滴**

（写真提供：広島総合病院臨床研究検査科 水野誠士先生）

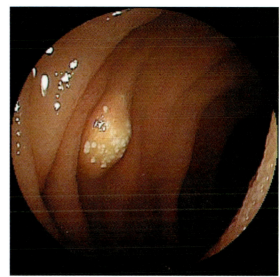

🟠**57 ダブルバルーン内視鏡で観察された小腸リンパ管拡張所見**

（写真提供：広島大学病院内視鏡診療科 田中信治教授）

として摂取する脂質は著しく増加している．このほとんどは，トリグリセリドであるが，これらは消化管内でリパーゼにより，モノグリセリドと脂肪酸に分解される．その後，胆汁酸とミセルを形成し水溶性となった後，小腸上皮から吸収されリンパ管により全身に運搬される．

また小腸内には，40～50 g/日の胆汁由来の脂質も存在する．胆汁酸は回腸で再吸収され，経門脈的に肝に戻る（腸肝循環）．この胆汁酸の動態も脂肪吸収に大きく関与する．

臨床症状

一般に吸収不良症候群においては，体重減少，全身衰弱，浮腫などがみられるが，脂肪吸収不全症で特徴的な症状は，脂肪便を伴う下痢である．ただし，慢性膵炎に伴うものでは下痢を起こさないこともある．

検査・診断

最も鋭敏な検査は，脂肪の摂取量と排泄量を測定する balance study である．1日糞便中の脂肪定量も診断にきわめて有用である．1日の便中脂肪量の正常値は 5 g 以下であり，6 g 以上であれば脂肪吸収障害の存在が強く示唆される．ただし，蓄便が必要で煩雑なため，Sudan III を用いた糞便脂肪染色法が簡便で診断に優れている（🟠56）．100 倍視野あたり，10 以上の脂肪滴が確認された場合，陽性と判断する．

続発性の脂肪吸収不全症を鑑別するには，各疾患を想定した画像診断，組織診断などがきわめて有用である．近年，小腸領域における画像診断（ダブルバルーン小腸内視鏡，カプセル内視鏡）の導入により，腸リンパ管拡張症（intestinal lymphangiectasis）など多くの小腸疾患が診断可能となってきた（🟠57）．

治療

原発性脂肪吸収不全（吸収不全症候群）であるセリアックスプルーにおいては，グルテン制限食が有効である．また，熱帯性スプルーにはテトラサイクリン系抗菌薬が奏効する．ただし，これらはわが国ではきわめてまれな疾患である．

一方，続発性の場合は，原疾患の治療が優先する．また，経腸栄養療法を用いる場合，C16～C18 の長鎖脂肪酸ではなく，C6～C10 の中鎖脂肪酸を用いることも重要である．

（伊藤公訓）

●文献

1）松枝　啓：吸収不良症候群と蛋白漏出性胃腸症，VII 経腸

栄養療法. 日本内科学会雑誌 1996；85：1085.

2) Davidson NO, et al：Intestinal lipid absorption. In：Yamada T (eds). Textbook of Gastroenterology. Philadelphia：JB Lippincott；1995. p.428.

高比重リポ蛋白（HDL）代謝異常

HDLの性状と代謝

高比重リポ蛋白（high density lipoprotein：HDL）は，超遠心法により比重 1.063～1.21 の範囲で浮上してくるリポ蛋白で，電気泳動上の易動度から "αリポ蛋白" とも呼ばれる．HDL はリポ蛋白のなかで最も比重が大きく，粒子径は最も小さい球状の粒子である．HDL はトリグリセリド（TG）に乏しく，リン脂質，コレステロールおよび蛋白に富む．成熟 HDL はアポ蛋白（アポ）A-I，A-II を主要アポ蛋白とし，これに少量のアポ C 群および E を有する．HDL はさらに軽くて大きい HDL$_2$（比重 1.063～1.125）と，重くて小さい HDL$_3$（比重 1.125～1.21）とに細分画される．HDL$_3$ のほうが HDL$_2$ よりも蛋白が豊富である．

HDL の血中濃度は，通常 HDL 分画に含まれるコレステロールの濃度を HDL コレステロール（HDL-C）として測定されている．その測定には超遠心法，高速液体クロマトグラフィ（HPLC）法，沈殿法などが用いられてきたが，最近では自動分析が可能で簡便な直接法が主流となっている．血清 HDL-C 値は，虚血性心疾患などの動脈硬化性疾患の患者で低下することが多くの疫学調査によって解明され，またコレステロール負荷ウサギに HDL やその主たるアポ蛋白であるアポ A-I を投与した研究で動脈硬化の進展が抑制され，HDL は動脈硬化を防御するリポ蛋白と考えられている．HDL-C 値は一般に女性のほうが男性より高い．

HDL は肝と小腸で合成，分泌されるが，分泌直後の HDL（原始 HDL）はアポ A-I とリン脂質を主成分とする円盤状粒子である．末梢組織の細胞膜の外層に存在する遊離コレステロール（FC）は，① HDL から遊離したアポ A-I ないし原始 HDL（pre-β HDL）が ATP-binding cassette transporter A1（ABCA1）というトランスポーターに結合して起こる特異的なコレステロール引き抜き（cholesterol efflux），②球状の HDL が ABCG1 などのトランスポーターと結合して起こる特異的なコレステロール引き抜きと，③受動拡散による HDL の表面へのコレステロールの非特異的取り込みの 3 つの機序により細胞外へ引き抜かれる（❺❽）．③は非特異的な物理化学的経路であり，細胞膜とリポ蛋白の間のコレステロール勾配が大きく影響する．

ABCA1 は遺伝性の HDL 欠損症である Tangier 病の原因遺伝子として発見されたもので，主に脂質に乏しいアポ A-I がコレステロールやリン脂質を細胞から引き抜く際に重要である．ABCA1 は MDR や SUR などとファミリーを形成する 12 回膜貫通型蛋白で，ATP 依存性に細胞膜の内層から外層への脂質の flipping に関与する．ABCA1 を肝特異的に欠損するマウスでは HDL-C が約 80 ％減少し，ABCA1 が小腸特異的に欠損するマウスでは約 25 ％減少したことから，HDL の形成には肝と小腸が最も重要と考えられる．

血中で HDL から脂質に乏しいアポ A-I が何らかの機序で遊離し，組織間腔に入ると，細胞膜からリン脂質を受け取り，円盤状の pre-β1 HDL となる．この pre-β1 HDL は，細胞から遊離コレステロールを受け取り，pre-β2 HDL，pre-β3 HDL となり，リンパ管を通って血中へ戻り，そこでレシチン-コレステロールアシルトランスフェラーゼ（LCAT）と結合する．FC は LCAT によってエステル化され，コレステロールエステル（CE）となり，CE は HDL の中心部に組み込まれ，CE に富む球状の HDL が形成される．LCAT の作用により，HDL は徐々に大粒子化していく．

HDL のなかの CE は，血中に存在するコレステロールエステル転送蛋白（CETP）によって，超低比重リポ蛋白（VLDL），中間比重リポ蛋白（IDL），LDL などのアポ B 含有リポ蛋白へ転送され，CE を受け取った IDL，LDL が LDL 受容体を介して肝に取り込まれる（❺❽）．また，HDL が直接肝に取り込まれる機構や HDL の CE の肝への選択的な取り込み機構も存在すると推察される．スカベンジャーレセプタークラス B タイプ I（SR-BI）は肝やステロイドホルモン合成臓器において，HDL の CE の肝への選択的な取り込みに関与する受容体として発見された．HDL は SR-BI への結合後，internalization されずに CE のみが選択的に取り込まれる．肝に取り込まれたコレステロールの一部は再利用され，一部は胆汁酸として胆汁中に排泄される．

以上のように，末梢組織から肝へ向かうコレステロールの流れは，組織へのコレステロール蓄積を防御する役割を果たしており，コレステロール逆転送系（reverse cholesterol transport）と呼ばれる．一方，血中の HDL$_2$ と HDL$_3$ 間の相互転換には，肝性リパーゼ（HL），内皮リパーゼ（EL），CETP，リン脂質転送蛋白（PLTP）なども関与しており，HDL-C レベルは多くの分子によって制御されている．

HDL代謝異常をきたす疾患

HDL の代謝異常をきたす状態は，原因に従い本態

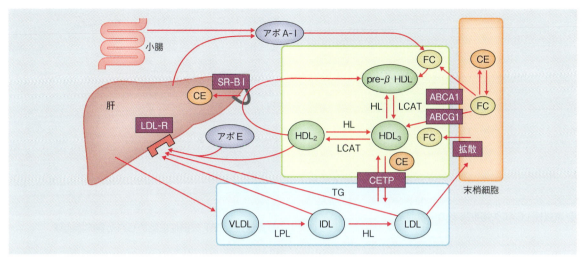

❺❽ HDL とアポ蛋白 A-I（アポ A-I）を介した動脈硬化防御のメカニズム（コレステロール逆転送系）

1. 原始 HDL の生成機構
   原始 HDL 生成機構の詳細はいまだ不明であるが，以下のように考えられている．
   ①肝および小腸で合成されて分泌される．
   ②肝および小腸から分泌されたアポ A-I が，末梢組織の ABCA1 を介して FC を引き抜くことで生成する．
   ＊LPL，HL，CETP などによる TG-rich リポ蛋白や HDL の水解などによっても生じるとの報告もある．
2. 末梢組織からのコレステロール引き抜きと成熟機構
   HDL の末梢組織からのコレステロール引き抜き経路には，主に 3 つの経路が考えられている
   ①アポ A-I が，末梢組織の ABCA1 を介して能動的に FC を引き抜く．
   ② HDL が，末梢組織の ABCG1 を介して能動的に FC を引き抜く．
   ③ LCAT の働きにより，HDL 表面上の FC がエステル化され粒子中央に移動する．これにより生じる HDL 表面と末梢組織の FC 濃度勾配を利用して，受動拡散により FC を引き抜くことで HDL が成熟する．
3. HDL の異化経路
   HDL は主に次の 3 つの経路によって肝に取り込まれ，取り込まれた CE，FC の一部は，FC あるいは胆汁酸に変換されて胆汁中に排泄される．
   ① HDL 中の CE が CETP の働きによってアポ B-100 含有リポ蛋白（VLDL～LDL）へ転送され（TG と交換），肝細胞の LDL 受容体から IDL，LDL として取り込まれる．
   ②肝細胞の SR-BI を介して HDL 中の CE を選択的に取り込む．HDL は小型化し，コレステロール引き抜きに再利用される．
   ③ HDL₂ がアポ E を獲得し，LDL 受容体を介して肝細胞に取り込まれる．
   図中の略語は本文を参照．

性（遺伝性）と原疾患に基づく二次性の 2 つに大別されるが，本態性のものとしては，血清 HDL-C の低下する①家族性レシチン-コレステロールアシルトランスフェラーゼ（LCAT）欠損症，② Tangier 病，③アポリポ蛋白 A-I 欠損症と，血清 HDL-C の増加する④コレステロールエステル転送蛋白（CETP）欠損症などがあげられる．

家族性レシチン-コレステロールアシルトランスフェラーゼ（LCAT）欠損症

概念
- LCAT（lecithin-cholesterol acyltransferase）は，リン脂質画分中のレシチンの β 位の脂肪酸を FC に転位させることにより，HDL 上で遊離型コレステロールをコレステロールエステル（CE）に変換する酵素である．
- 家族性 LCAT 欠損症は，その遺伝的な欠損により，血清 HDL-C 濃度や血清コレステロールエステル比が著しく低下し，角膜混濁，貧血，腎障害などの症候をきたす常染色体劣性遺伝疾患である．

病因
患者における LCAT の活性と蛋白量を測定すると，両者ともほとんど欠損する症例（古典型 LCAT 欠損症），蛋白量は存在するが活性の欠損する症例，または蛋白量，活性ともにある程度存在する症例の 3 種類に分類される．ヒト *LCAT* 遺伝子は 16 番染色体短腕に存在し，4.2 kb の大きさで 6 個のエクソン，5 個のイントロンから成る．LCAT 欠損症の遺伝子異常に関しても多くの報告がなされているが，その大部分は点突然変異である．

病理
FC とリン脂質に富む異常リポ蛋白が，各組織，とりわけ角膜や骨髄，肝，脾，腎糸球体基底膜に沈着する．これらの組織では泡沫細胞，組織球が存在し，大動脈や腎動脈では動脈硬化巣や内膜などにコレステロールの沈着が認められている．

疫学
LCAT 欠損症はきわめてまれな疾患であるが，わが

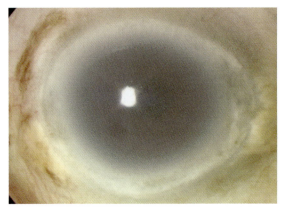

⑤⑨ 家族性 LCAT 欠損症患者の角膜混濁

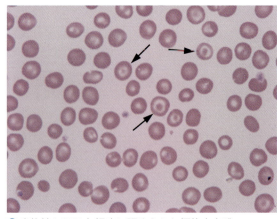

⑥⓪ 家族性 LCAT 欠損症に認められた標的赤血球

国における正確な頻度は不明である．

臨床症状

脂質の沈着による角膜輪あるいは角膜混濁（⑤⑨），正色素性貧血，蛋白尿などが認められる．アルブミンを中心とした蛋白尿は大部分の症例で認め，腎不全に至る場合もある．角膜混濁は全例に認められるが，溶血性貧血や蛋白尿を認めない症例もある．ほかの合併症としては粥状動脈硬化症があるが，ほかの HDL 欠損症ほど高頻度ではない．一部の症例では視神経，聴神経，末梢神経障害も認められる．

検査

患者の血清コレステロール値には一定の傾向はないが，HDL-C は正常の約 10 % に減少し，コレステロールエステル比は 10 % 以下に低下するのが特徴である．したがって，血清中の FC，レシチンは増加する．LDL は増加し，TG は正常または増加傾向を示す．

患者の HDL は円盤状の形態を呈し，FC とレシチンに富み，蛋白質に乏しい．VLDL や LDL の粒子サイズは正常より縮小している．赤血球膜では FC とレシチンの含量の増加があり，膜の脆弱性が高まり，標的赤血球（target cell，⑥⓪）といわれる赤血球の形態異常や溶血性貧血を生じ，赤血球寿命は短縮する．腎障害は糸球体への泡沫細胞の出現と脂質の沈着によって生じ，進行性腎不全となり，血液透析を余儀なくされることもある．

LCAT 欠損症には，古典型（活性 10 % 以下）と部分欠損型（活性 15〜40 %）があり，後者では腎機能障害を認めない．

診断

角膜混濁（FC の角膜への蓄積），蛋白尿，貧血，赤血球形態異常，血清 HDL-C およびコレステロールエステル比の低下で診断する．確定診断には LCAT 活性，LCAT 蛋白量の測定を行い，遺伝子変異の同定，家系調査を行う．LCAT は肝で合成されるため，肝疾患（肝硬変，劇症肝炎），胆道閉塞，低栄養，悪液質など，肝での蛋白合成が低下する病態ではコレステロールエステル比が低下するが，肝機能検査により鑑別しうる．低 HDL コレステロール血症をきたす遺伝性疾患の鑑別診断として，Tangier 病，アポリポ蛋白 A-I 異常症などがあるが，これらではコレステロールエステル比の低下はなく，それぞれの臨床的な特徴から鑑別は容易である．

経過・予後

本症の予後を規定する因子は腎機能障害であり，その進行の防止が最重要である．脂肪摂取量が多いと腎機能障害が悪化することが同一家系内で明らかになっており，低脂肪食や低蛋白食が推奨されているが，その長期での予後改善効果は不明である．HDL-C は著しく低下するが，冠動脈疾患は必ずしも増加しない．

治療

LCAT 欠損症の根本的治療としては LCAT を補充することが確実であるが，LCAT の大量合成と精製はまだ確立しておらず，遺伝子治療も動物実験レベルでしか行われていない．輸血や腎移植が対症療法として行われているが，根本的に有効な治療法はいまだない．

付 魚眼病 fish eye disease

魚眼病は著明な低 HDL コレステロール血症と特異な角膜混濁を特徴とする疾患で，LCAT 欠損症の一亜型である．眼症状は角膜周辺部に強く，煮魚の眼のように白濁するため，視力障害を生じる．患者の血清 HDL-C は 3〜9 mg/dL と著しく減少するが，総コレステロールは正常，TG は正常から軽度上昇する．本症も LCAT の遺伝子の変異によることが確認されているが，LCAT 反応速度を反映するコレステロールエステル生成速度が健常者の 50 % 以上に保たれているものの，HDL や人工基質を用いた場合の LCAT 活性（α-LCAT 活性）は完全に欠損している．したがって，

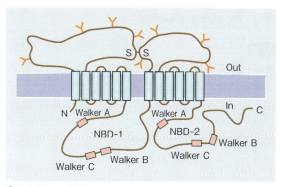

⓺ ABCA1の構造
NBD-1, NBD-2：ヌクレオチド結合ドメイン．
(Oram JF, et al：ATP-binding cassette transporter A1：A cell cholesterol exporter that protects against cardiovascular disease. Physiol Rev 2005；85：1343.)

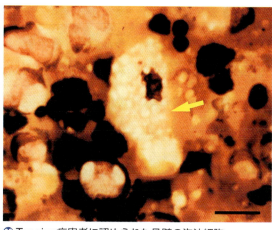

⓺ Tangier病患者に認められた骨髄の泡沫細胞
Tangier病は，オレンジ扁桃や写真に示す泡沫細胞が全身に蓄積する病態である．近年，ABCA1の変異であることが報告された．
(Komuro R, et al：Tangier disease with continuous massive and longitudinal diffuse calcification in the coronary arteries：Demonstration by the sagittal images of intravascular ultrasonography. Circulation 2000；101：2446.)

魚眼病は変異したLCAT蛋白の基質特異性において，通常のLCAT欠損症とは差がある病態と考えられる．

Tangier病

概念
- 本症は血清HDL-Cやアポ A-I 濃度が著しい低値を示す常染色体劣性遺伝疾患であり，オレンジ色の咽頭扁桃腫大，肝脾腫，角膜混濁，末梢神経障害が特徴である．
- Tangier病は患者が発見されたアメリカ北東部のチェサピーク湾にある島の名前にちなんで命名された．
- 本症はアポ A-I による細胞からのコレステロール引き抜きにおいて重要なABCA1の遺伝子異常に起因することが解明された．

病因
　本症ではアポ A-I の合成は正常下限に近く，異化率が著しく亢進している．その発症機序としてアポ A-I の構造異常説や，プロアポ A-I から成熟アポ A-I への転換障害説が従来唱えられたが，細胞（マクロファージや線維芽細胞）からのアポ A-I を介するコレステロール，リン脂質の引き抜きと細胞内での脂質輸送の異常が推定されていた．2000年に，本症は*ABCA1*遺伝子の異常によって起こることが解明された．⓺にABCA1の構造を示したが，ABCA1ノックアウトマウスではHDL-Cが著しく減少し，Tangier病の表現型を呈することから，ABCA1はアポ A-I によるコレステロール引き抜きに重要な細胞表面蛋白であることが明らかになっている．従来，家族性低HDL血症（familial hypoalphalipoproteinemia）と呼ばれていたもののなかに，ABCA1の遺伝子異常（ヘテロ接合体）を有するものが報告されている．

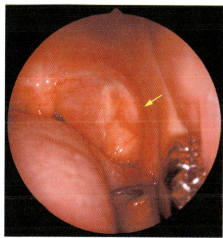

⓺ Tangier病患者に認められたオレンジ色の咽頭扁桃肥大（矢印）

病理
　ABCA1は，アポ A-I を介した細胞からのコレステロールやリン脂質の引き抜きに関与するABCトランスポーターの一つである．ABCA1の遺伝的欠損のために，細胞内からのコレステロールの搬出異常を生じ，コレステロールエステルが全身の細網内皮系，皮膚，粘膜，末梢神経のSchwann細胞などに蓄積し，泡沫細胞（foam cell）が骨髄（⓺），肝，脾，リンパ節，皮膚，大腸粘膜などに認められる．

疫学
　本症は世界的にみてもきわめてまれな疾患で，わが国でも10家系程度である．

臨床症状

オレンジ色の咽頭扁桃肥大（❻❸）,角膜混濁,肝脾腫,リンパ節腫脹,末梢神経障害（知覚異常）を示す.多数の症例を集積した解析の結果,本症では LDL-C 値は著しく低いにもかかわらず,早発性冠動脈疾患の頻度は高いといわれている.

検査

血清総コレステロールは正常の 1/2～2/3（50～125 mg/dL）に低下するが,TG や VLDL は正常または上昇する.HDL-C はホモ接合体で正常の 3 ％以下に低下し,アガロース電気泳動では α リポ蛋白（HDL）のバンドは検出されない.HDL-C はヘテロ接合体で平均 27 mg/dL である.

アポ蛋白ではアポ A-I は正常の約 1 ％（1～2 mg/dL）,A-II は 10～15 ％に低下し,A-I/A-II 比も低下する.HDL の分解が速いために,アポ A-I の前駆体であるプロアポ A-I が相対的に増加する点が特徴的であるが,その確認にはアポ A-I を免疫沈降により濃縮してアポ蛋白の二次元電気泳動を行い,未熟なプロアポ A-I のバンドを検出する.

本症ではアポ B 含有リポ蛋白の代謝にも異常を認め,異常カイロミクロンの出現,LDL 減少,LDL 中のコレステロールエステル減少と TG の増加を認める.

患者から皮膚線維芽細胞を培養し,アポ A-I によるコレステロール引き抜き能を測定し,著しい低下を確認する.HDL によるコレステロール引き抜き（ABCG1 などを介する）は軽度に低下する.

診断

特徴的なオレンジ色の咽頭扁桃肥大,肝脾腫,角膜混濁,末梢神経障害に加えて,HDL-C,アポ A-I の著しい低下,プロアポ A-I の増加があれば本症と診断する.コレステロールエステル比は正常であり,この点で LCAT 欠損症とは異なる.また,遺伝子解析により,ABCA1 遺伝子の変異が確認できれば確定診断となる.ABCA1 の変異を有するが,上記の特徴的な症状を有さない HDL 欠損症も存在する.

経過・予後

本症の予後は,合併する冠動脈疾患などの動脈硬化性疾患により大きく異なる.狭心症,心筋梗塞などの発症に留意し,定期的な動脈硬化性疾患のチェックが重要である.

治療

Tangier 病に対する根本的な治療（遺伝子治療による ABCA1 の補充）はなく,合併症としての動脈硬化性疾患の発症防止と早期発見に努める.糖尿病（耐糖能異常）を合併することが多く,その治療や高血圧,喫煙などの危険因子の管理も重要である.

アポリポ蛋白 A-I 欠損症

概念

- アポ A-I は HDL の構成アポ蛋白であり,LCAT の活性化因子であるとともに,ABCA1 や HDL による末梢細胞からのコレステロール,リン脂質の引き抜きに関与しており,コレステロール逆転送系において重要な蛋白である.アポ A-I と C-III,A-IV の遺伝子は,11 番染色体上に連続してクラスターとして存在する.このアポ A-I 遺伝子の異常により,血清アポ A-I が著しく低下するため,早発性の粥状動脈硬化症を合併する場合があり,アポ蛋白 A-I/C-III/A-IV 欠損症,アポ蛋白 A-I/C-III 欠損症やアポ蛋白 A-I 単独欠損症が知られている.

- アポ A-I 遺伝子の異常には血漿中にアポ A-I の蛋白を検出しないアポリポ蛋白 A-I 欠損症と,蛋白は存在するが等電点電気泳動上での蛋白の電荷の差異により変異体として検出できるアポリポ蛋白 A-I 異常症があるが,いくつかの変異体は低 HDL コレステロール血症を呈する.

病因

アポ蛋白 A-I/C-III/A-IV 欠損症は,アポ A-I/C-III/A-IV 遺伝子の大きな欠失により,またアポ蛋白 A-I/C-III 欠損症はアポ A-I/C-III/A-IV 遺伝子群の逆転により発症する.アポ A-I 単独欠損症は,アポ A-I 遺伝子のフレームシフト変異によりアポ A-I の合成障害を示す症例が確認されている.また,アポ A-I 遺伝子のプロモーター領域に変異を有する症例も報告されている.

病理

角膜混濁や早発性の冠動脈硬化を合併することが多い.病理学的には著しい粥状動脈硬化症を認める.

疫学

アポ蛋白 A-I 欠損症はきわめてまれで,アポ蛋白 A-I/C-III/A-IV 欠損症,アポ蛋白 A-I/C-III 欠損症がそれぞれ世界で 1 家系報告されており,アポ蛋白 A-I 単独欠損症は十数家系報告されている.

臨床症状

アポ蛋白 A-I 欠損症は低 HDL コレステロール血症,低アポ蛋白 A-I 血症,冠動脈疾患,角膜混濁,黄色腫などを呈するが,症例によって臨床症状は大きく異なる.アポ A-I 欠損による HDL 欠損症ではコレステロール逆転送系が阻害され,角膜混濁や早発性の冠動脈疾患などの脂質蓄積が起こると考えられる.

検査・診断

アポ蛋白 A-I/C-III/A-IV 欠損症,アポ蛋白 A-I/C-III 欠損症では血清 HDL-C の著しい低下とアポ A-I や C-III の欠損を確認する.アポ蛋白 A-I 単独欠損症

ではアポ A-I のみの欠損であり，アポ C-III 値は正常である．本症では Tangier 病でみられるようなオレンジ色の扁桃腫大は認めず，また LCAT 欠損症のようなコレステロールエステル比の低下はない．

経過・予後

本症の予後は遺伝子異常の種類や症例によっても差が大きいが，合併する冠動脈疾患などの動脈硬化性疾患の程度により大きく異なる．狭心症，心筋梗塞などの発症に留意し，定期的な動脈硬化性疾患のチェックが重要である．

治療

本症に対する根本的な遺伝子治療法は試みられていない．合成したアポ A-I の補充療法が考えられるが，効果に関する報告はない．合併症としての動脈硬化性疾患の発症防止と早期発見に努める．糖尿病，高血圧，喫煙などの危険因子の管理も重要である．

コレステロールエステル転送蛋白(CETP)欠損症

概念

- HDL に含まれる CE は，血漿中に存在するコレステロールエステル転送蛋白 (cholesteryl ester transfer protein：CETP) によって VLDL，IDL，LDL などのアポ蛋白 B を含有するリポ蛋白へ転送される．CETP が遺伝的に欠損すると，HDL 中にコレステロールエステルが蓄積し，血清 HDL-C 濃度は著しく増加し，高 HDL コレステロール血症を呈する．
- CETP 欠損症は，ほとんどの症例がわが国で発見されており，遺伝性高 HDL 血症の成因として重要である．

病因

ヒト CETP 遺伝子は 16 番染色体に位置し，16 個のエクソンと 15 個のイントロンから成り，LCAT 遺伝子と近接する．

CETP 欠損症の遺伝子異常として，14 番目のイントロンの最初の塩基 G（グアニン）が A（アデニン）に置換した点突然変異により CETP の合成異常をきたした症例がわが国で多数発見されている．また，エクソン 15 の A が G に置換したため，442 番目のアスパラギン酸がグリシンに変化したミスセンス変異による CETP 活性欠損症例も高頻度に報告されているが，その他の遺伝子変異も存在する．

病理

CETP 欠損症では冠動脈疾患や頸動脈硬化症を合併する場合があるが，その組織所見については報告がない．

疫学

CETP 欠損症は欧米でも報告されているが，わが国に比べると圧倒的に頻度が少ない．上記の 2 変異がわが国の CETP 欠損症の半分以上を占めている．

臨床症状

本症と動脈硬化との関連については，CETP 欠損症のイントロン 14 スプライス変異が，秋田県大曲（おおまがり）地域においてきわめて高頻度に集積していることが明らかにされた．さらに，この地域の疫学調査で，CETP 欠損症による高 HDL 血症患者は冠動脈疾患などの動脈硬化性疾患の合併率が高く，また長寿症候群でもないことが確認されている．日系アメリカ人でのスタディでも，CETP 欠損症では冠動脈疾患の頻度が高いとの報告がある．

また，頸動脈の超音波検査でのプラーク形成度や経食道超音波検査による大動脈の動脈硬化度の検討でも，同様に CETP 欠損症において動脈硬化症の進行がみられるが，その程度は家族性高コレステロール血症患者におけるほどではない．また，肝性リパーゼ活性の低下した CETP 欠損症患者で動脈硬化症の合併が多く認められる．

検査・診断

ホモ接合体では，総コレステロールは高値で HDL-C は 130～220 mg/dL と正常（41～63 mg/dL）の 3～5 倍ときわめて高値を示す．アポ蛋白ではアポ A-I，C-III，E が著しく増加し，アポ B は低値傾向を示す．HDL-C の増加は HDL$_2$ 分画の増加に由来し，HDL の粒子径は拡大し，コレステロールエステルに富む（⓬）．LDL は不均一で CE に乏しく，小粒子化する．CETP 欠損症のヘテロ接合体の HDL-C 値は正常あるいは軽度増加する．CETP 蛋白はイントロン 14 スプライス変異のホモ接合体ではまったく検出されず，ヘテロ接

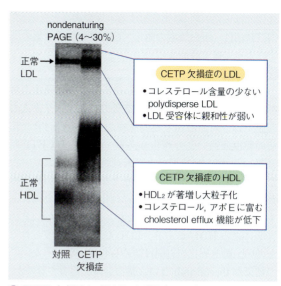

⓬ CETP 欠損症におけるリポ蛋白の異常

CETP 欠損症の LDL
- コレステロール含量の少ない polydisperse LDL
- LDL 受容体に親和性が弱い

CETP 欠損症の HDL
- HDL$_2$ が著増し大粒子化
- コレステロール，アポ E に富む cholesterol efflux 機能が低下

合体では正常の約50％を呈する．家族調査とともに，CETP活性・蛋白濃度の測定，*CETP*遺伝子変異の同定によって確定診断する．

経過・予後

CETP欠損症による高HDL血症では動脈硬化合併例も認められ，上述のハワイ在住の日系アメリカ人の調査では，対照に比し冠動脈疾患患者でCETP欠損症の頻度が高いとの報告もある．開発中のCETP阻害薬torcetrapibを用いた臨床試験が施行されていたが，死亡率増加により開発中止となった．CETP阻害薬の冠動脈および頸動脈の動脈硬化に及ぼす効果に関する試験の結果も発表されたが，いずれもCETP阻害薬によるHDL-C上昇，LDL-C低下は認められるものの，動脈硬化の抑制は認められていなかった．この結果がtorcetrapibという薬物自体に起因するのか，CETP阻害という方法論に起因するのかについてはなお明らかでない．また，CETP阻害薬dalcetrapibやevacetrapibを用いた試験でも，心血管イベント抑制効果がないことが最近報告された．これに対して，anacetrapibを用いた試験ではイベント抑制が報告されたが，開発中止となっている．一方，HDLの合成増加による高HDL血症では動脈硬化の発症が少ないと推定される．

治療

高HDL血症の患者を診た場合は成因を検索し，CETP欠損症を疑う場合は狭心症の有無の聴取，負荷心電図，頸動脈超音波検査などを施行する．薬物療法に関して一定の見解はないが，動脈硬化を合併する場合にはほかの危険因子の軽減に努める．

二次性のHDL代謝異常症

二次性低HDLコレステロール血症

概念

● コレステロール逆転送系に関与する種々のアポ蛋白，酵素，転送蛋白，受容体，トランスポーターの発現レベルによって，血清HDL-Cレベルは変動することが知られている．また，HDL-Cレベルは種々の疾患，生活習慣や薬物の投与によって低下し，これを二次性低HDLコレステロール血症と呼んでいる．

● 上述の遺伝性低HDLコレステロール血症はきわめてまれであるのに対して，二次性低HDLコレステロール血症のほうが頻度ははるかに高い．

病因

❻❺に低HDLコレステロール血症をきたす主な疾患，生活習慣や薬物を示した．喫煙はLCAT活性を低下させるため，HDL-Cは低下する．高トリグリセリド血症は一般に低HDLコレステロール血症を合併

❻❺ **二次性低HDLコレステロール血症の成因**

食事（低脂肪・高糖質食，多価不飽和脂肪酸）
運動不足
喫煙
糖尿病
肥満
肝硬変末期
高トリグリセリド血症
アンドロゲン，プロゲステロン
降圧薬（β遮断薬，サイアザイド系利尿薬）
プロブコール

することが多い．一般に血清HDL-Cレベルは肥満，食事，運動不足，喫煙など，生活習慣に大きく依存する．

病理

二次性低HDLコレステロール血症では冠動脈疾患などの粥状動脈硬化症が進行しやすく，冠動脈，大動脈にはコレステロールを蓄積した泡沫細胞が集積する．

疫学

日本動脈硬化学会の「動脈硬化性疾患予防ガイドライン2017年版」では，HDL-C＜40 mg/dLを低HDLコレステロール血症と呼んでおり，HDL-C＜40 mg/dLではHDL-C値が低いほど冠動脈疾患の頻度が増えることが明らかになっている．

臨床症状

二次性低HDLコレステロール血症自体は角膜混濁，黄色腫などの臨床症状は必ずしも伴わないが，粥状動脈硬化性疾患を合併する頻度は高いので，冠動脈疾患，脳血管疾患，閉塞性動脈硬化症などに伴う症状を有することがある．

検査・診断

低HDLコレステロール血症が認められた場合，遺伝性のものかどうかを家族歴の調査で確認し，成因として❻❺に示したような疾患，生活習慣，薬物投与がないかどうかを検索し，その成因を明らかにする．

経過・予後

脂質異常症の治療薬であるプロブコールは，LDLの酸化を抑制するのみならず，血清HDL-Cレベルを低下させるが，プロブコールによるHDL-Cの低下は動脈硬化を必ずしも進行させない．

治療

低HDLコレステロール血症の治療として，まず肥満を合併する場合は食事療法，運動療法による体重の是正を行い，喫煙者の場合は禁煙を徹底させる．運動不足の場合には，ウオーキングなどの有酸素運動を継続させる．これらの方法でも低HDLコレステロール血症が改善しない場合は，薬物治療も考慮する必要がある．フィブラート系薬，ニコチン酸誘導体はHDL-

⑯ 二次性高HDLコレステロール血症の成因

長期大量飲酒
原発性胆汁性胆管炎
CETP活性抑制蛋白過剰
多発性対称性脂肪腫症
甲状腺機能低下症
慢性閉塞性肺疾患（肺気腫など）
運動
薬物
　グルココルチコイド
　インスリン
　エストロゲン
　HMG-CoA還元酵素阻害薬（スタチン）
　フィブラート系薬
　ニコチン酸とその誘導体
　H₂受容体拮抗薬
　シクロスポリン
　ビタミンA中毒
　フェニトイン
　ある種の殺虫剤（chlorinated hydrocarbon）など
その他

C上昇効果が強い．また，スタチン，エゼチミブなども HDL-C 上昇作用があるので，動脈硬化症の合併例ではこれらの投与も考慮する．

二次性高HDLコレステロール血症

概念

●血清 HDL-C レベルは種々の疾患，生活習慣や薬物の投与によって上昇し，これを二次性高 HDL コレステロール血症と呼んでいる．

病因

⑯に二次性高 HDL コレステロール血症をきたす疾患，生活習慣や薬物を示した．原発性胆汁性胆管炎や長期の大量飲酒者では高 HDL 血症を認める．前者では肝性リパーゼ活性の低下，後者では CETP 活性の低下が病因とされている．スタチン，フィブラート系薬，ニコチン酸誘導体，小腸コレステロールトランスポーター阻害薬などの脂質異常症の治療薬でも HDL-C は増加する．

病理・臨床症状

二次性高 HDL コレステロール血症では角膜混濁や，粥状動脈硬化による冠動脈疾患を合併する場合もある．原発性胆汁性胆管炎では黄色腫を認める場合がある．

検査・診断

高 HDL コレステロール血症が認められた場合，遺伝性のものかどうかを家族歴の調査で確認し，成因として⑯に示したような疾患，生活習慣，薬物投与がないかどうかを検索し，その成因を明らかにする．

治療

高 HDL コレステロール血症患者を診た場合には成

因を検索するとともに，狭心症の有無を聴取し，負荷心電図，頸動脈超音波検査などを施行する．薬物療法に関して一定の見解はないが，動脈硬化を合併する場合にはほかの危険因子の軽減に努める．

経過・予後

高 HDL コレステロール血症の原因となる疾患や動脈硬化性疾患の合併の有無によって経過や予後が規定される．

（山下静也）

●文献

1) Assmann G, et al：Familial analphalipoproteinemia：Tangier disease. In：Scriver CR, et al (eds). The Metabolic and Molecular Bases of Inherited Disease, 8th edition. New York：McGraw-Hill；2001. p.2937.
2) Brooks-Wilson A, et al：Mutations in ABC1 in Tangier disease and high-density lipoprotein deficiency. *Nat Genet* 1999；22：336.
3) Yamashita S, et al：Molecular mechanisms, lipoprotein abnormalities and atherogenicity of hyperalphalipoproteinemia. *Atherosclerosis* 2000；152：271.
4) Hirano K, et al：Genetic cholesteryl ester transfer protein deficiency is extremely frequent in the Omagari area of Japan. Marked hyperalphalipoproteinemia caused by CETP gene mutation is not associated with longevity. *Arterioscler Thromb Vasc Biol* 1997；17：1053.
5) Zhong S, et al：Increased coronary heart disease in Japanese-American men with mutation in the cholesteryl ester transfer protein gene despite increased HDL levels. *J Clin Invest* 1996；97：2917.
6) Barter PJ, et al：ILLUMINATE Investigators：Effects of torcetrapib in patients at high risk for coronary events. *N Engl J Med* 2007；357：2109.

先天性脂質代謝異常

inborn errors of lipid metabolism

概念

●遺伝子変異により脂質代謝異常を起こす疾患には，血清脂質の量に大きな変化を生じる脂質異常症（高脂血症）や低脂血症があるが，そのほかに脂質が組織や細胞内に蓄積して多彩な全身症状を引き起こすまれな疾患群がある．本項では遺伝性の細胞内脂質蓄積症について述べる．

●大部分は，細胞のオルガネラの一つであるリソソームに基質が蓄積して機能障害を起こすので，まとめてリソソーム病（lysosomal disease）あるいはリソソーム蓄積症（lysosomal storage disease）と呼ぶ．

●蓄積する脂質は分子内に糖質を有する糖脂質，特にスフィンゴ脂質が多く，まとめてスフィンゴリピ

ドーシス（sphingolipidosis）と呼ばれる.
●ほかに中性脂質の蓄積症（Wolman 病など）もある.

分類

⑰に示すとおり，蓄積する脂質によりスフィンゴリピドーシス，中性脂肪蓄積症と脂肪酸蓄積症に大別される．スフィンゴリピドーシスはさらに，①ガングリオシドーシス（gangliosidosis），②ミエリン脂質代謝異常，③その他，に分類できる．最近はそれぞれの蓄積脂質の代謝にかかわる酵素機能の病態のみならず，酵素分子の合成や活性発現に関与する分子病態が明らかになった．さらに細胞膜の輸送障害による疾患もあり，脂質蓄積の分子病態は一様でない．

ガングリオシドは中枢神経系に多く存在し，分子内にシアル酸をもつため，脂質であるにもかかわらず親水性が高い．細胞内や細胞表面で種々の生理活性をもつ．その蓄積症（ガングリオシドーシス）を含む多くのスフィンゴリピドーシスは，小児期に強い進行性の脳症状を起こす．ミエリン脂質の代謝異常は，脳白質に主病変があり，白質ジストロフィ（leukodystrophy）と呼ぶ．

ミトコンドリアやペルオキシソームの酵素欠損により，コレスタノールや脂肪酸が特定の組織に蓄積する病気も知られている（**⑰**）．ここではリソソームにかかわる病気を中心にまとめた．

疫学

これらの遺伝性脂質蓄積症はまれな疾患で，正確な発生頻度は不明であるが，出生 10 万から 100 万に 1 例程度と予想される．遺伝形式は，大部分が常染色体劣性遺伝であるが，Fabry 病と副腎白質ジストロフィのみ X 連鎖劣性遺伝で，原則として男性のみに発症するが，ヘテロ保因者が発症することもある．

病因

リソソームに存在する加水分解酵素の遺伝性欠損による病気が多い．リソソームは成熟赤血球以外，すべての体細胞に存在するので，すべての細胞に基質が蓄積する可能性がある．しかし実際には，その脂質の細胞内代謝の活発な組織に病変が発生する．病態が発生する場所はリソソーム以外に，ミトコンドリア，ペルオキシソーム，小胞体など多様である．

⑰の欠損酵素をコードする遺伝子はほとんどすべてクローニングが行われ，塩基構造の異常部位も明らかにされている．変異には，ある特定の人種に共通のものもあるが，多くの病気では家系ごとにまったく異なる多様な変異を示す．

病理

病変が強く発現する組織は疾患ごとに異なるが，一般に細胞は膨満し，蓄積する脂質により特有の形態を示す．中枢神経系に著しい病変を示す病気が多い．

Gaucher 病，Niemann-Pick 病には骨髄に大型の蓄積細胞（Gaucher 細胞，Niemann-Pick 細胞）が，Krabbe 病では大脳白質に多数のグロボイド細胞（globoid cell）が，異染性白質ジストロフィ患者の白質には細胞内外に異染性（metachromatic）の脂質が出現する．

電子顕微鏡でみると，ガングリオシドーシス患者脳の神経細胞には，同心円状層状封入体（membranous cytoplasmic body：MCB）が多数観察される．

脳白質の広範な脱髄が起こる病気もある．特に Krabbe 病，異染性白質ジストロフィでは脱髄が主病変である．しかし，ガングリオシドーシスなど，ほかの脂質蓄積症でも，灰白質病変に伴って高度の脱髄を示すことが多い．

疾患によっては，ほかの一般臓器にも著しい脂質蓄積を示すものがある．たとえば，Gaucher 病，Niemann-Pick 病では肝，脾に著しい脂質蓄積があるし，Fabry 病患者は全身の血管内皮細胞への蓄積のために，血管病としての病理学的特徴を示す．

臨床症状

それぞれの疾患により，病変の分布，臨床像が異なる．しかし，共通の徴候も少なくない．

Fabry 病，Wolman 病以外は，すべて何らかの中枢神経症状がみられ，乳児期からの進行性脳変性疾患としての特徴を示す．まれには幼児期以後，あるいは成人になってからの発症例もある．

末梢神経障害は Krabbe 病，異染性白質ジストロフィに特徴的な現象である．眼底のチェリーレッドスポットはガングリオシドーシス，Niemann-Pick 病などに共通にみられる所見であり，脂質蓄積症を疑う根拠となる．内臓腫大，特に肝脾腫は Gaucher 病，Niemann-Pick 病に特徴的な所見である．

そのほか，ムコ多糖症やムコリピドーシスにみられる，いわゆるガーゴイル様顔貌や身体変形，骨関節変形なども少なくない．

Tay-Sachs 病

古典的な乳児期の GM2 蓄積による脳変性疾患である．生後 3〜6 か月から徐々に発達の遅れや退行が進む．眼底のチェリーレッドスポットが診断の有力な根拠となる．欠損酵素や遺伝子変異が明らかにされ，幼児および学童，成人にも発症例のあることがわかった．逆に臨床的鑑別が困難な GM2 蓄積症，GM1 蓄積症が，別の疾患として分類されている．

Gaucher 病

肝脾腫，骨髄機能障害を主徴とするグルコシルセラミド蓄積症である．骨髄に Gaucher 細胞が出現する．I 型（非神経型），II 型（急性神経型），III 型（慢性神経型）に分類される．日本人には神経型（II 型と III 型）

㋘ 先天性脂質代謝異常症

a. 酵素遺伝子変異による脂質蓄積症

疾患	蓄積脂質	欠損酵素（リソソーム）	臨床症状
1. スフィンゴリピドーシス			
1）ガングリオシドーシス			
GM1 ガングリオシドーシス	ガングリオシド GM1，GA1（アシアロ GM1）	β−ガラクトシダーゼ	進行性中枢神経障害，チェリーレッドスポット，肝脾腫，身体変形，骨変形
GM2 ガングリオシドーシス			
Tay-Sachs 病	ガングリオシド GM2，GA2（アシアロ GM2）	β−ヘキソサミニダーゼ A	進行性中枢神経障害，チェリーレッドスポット
Sandhoff 病	ガングリオシド GM2，グロボシド	β−ヘキソサミニダーゼ A，B	進行性中枢神経障害，チェリーレッドスポット
2）ミエリン脂質代謝異常（白質ジストロフィ）			
Krabbe 病	ガラクトシルセラミド	ガラクトシルセラミダーゼ	進行性中枢および末梢神経障害
異染性白質ジストロフィ	スルファチド	アリルスルファターゼ A	進行性中枢および末梢神経障害
3）その他			
Gaucher 病	グルコシルセラミド	β−グルコシダーゼ（グルコシルセラミダーゼ）	肝脾腫，貧血，出血傾向，骨粗鬆症，進行性中枢神経障害（病型により）
Niemann-Pick 病 A 型，B 型	スフィンゴミエリン	スフィンゴミエリナーゼ	肝脾腫，進行性中枢神経障害（病型により）
Fabry 病	グロボトリアオシルセラミド	α−ガラクトシダーゼ A	四肢疼痛，被角血管腫，角膜混濁，腎障害，心筋障害，脳血管障害
Schindler-Kanzaki 病	糖脂質，糖蛋白質，オリゴ糖	α−N−アセチルガラクトサミニダーゼ（α−ガラクトシダーゼ B）	進行性中枢神経障害，被角血管腫
Farber 病	セラミド	セラミダーゼ	発育障害，知能障害，嗄声，皮下結節，関節拘縮
2. 中性脂肪蓄積症			
Wolman 病	トリグリセリド，コレステロールエステル	酸性リパーゼ	肝脾腫，脂肪便，腹部膨満，発育障害，副腎石灰化
脳腱黄色腫症	コレスタノール，コレステロール	26−ヒドロキシダーゼ（ミトコンドリア）	知能障害，小脳失調，脊髄性麻痺，黄色腫
3. 脂肪酸蓄積症			
副腎白質ジストロフィ	極長鎖脂肪酸	極長鎖アシル CoA 合成酵素（ペルオキシソーム）	進行性中枢神経障害，副腎不全
Refsum 病	フィタン酸（長鎖脂肪酸）	フィタノイル CoA ヒドロキシラーゼ（ペルオキシソーム）	網膜色素変性，小脳失調，慢性多発ニューロパチー

b. 酵素活性制御蛋白質異常による脂質蓄積症

疾患	欠損蛋白質	欠損酵素（活性化障害）	臨床症状
GM2 ガングリオシドーシス AB 型	GM2 活性化蛋白質	GM2 活性化蛋白質	Tay-Sachs 病に同じ
プロサポシン欠損症	プロサポシン	下のサポシン B，C の酵素	重症脂質蓄積症
異染性白質ジストロフィ様蓄積症	サポシン B	アリルスルファターゼ A α−ガラクトシダーゼ シアリダーゼ スフィンゴミエリナーゼ GM1 β−ガラクトシダーゼ	異染性白質ジストロフィに同じ
Gaucher 病様蓄積症	サポシン C	グルコシルセラミダーゼ ガラクトシルセラミダーゼ スフィンゴミエリナーゼ	Gaucher 病に同じ

❻ 先天性脂質代謝異常症（つづき）

c．酵素分子の翻訳後修飾障害による脂質蓄積症

疾患	病態	分子異常	臨床症状
封入体細胞病（I-cell disease）ムコリピドーシス III	糖鎖マンノースのリン酸化反応の障害のため，リソソームへの細胞内輸送が正常に働かない	糖鎖リン酸化障害	進行性精神運動障害，ムコ多糖症様骨変形
多種スルファターゼ欠損症	スルファターゼ分子内において，システイン→2-アミノ-3-オキソプロピオン酸の変換が起こらないため，すべてのスルファターゼ活性が低下する	システイン分子修飾障害*	異染性白質ジストロフィ様症状，ムコ多糖症様症状

＊スルファターゼ分子内に存在するシステインを 2-アミノ-3-オキソプロピオン酸に変換する反応障害（小胞体）．

d．リソソーム膜異常による脂質蓄積症

疾患	病態	欠損蛋白質	臨床症状
Niemann-Pick 病 C1 型，D 型	コレステロール，ガングリオシド	NPC1（細胞内脂質輸送）	進行性中枢神経障害，肝脾腫
Niemann-Pick 病 C2 型	コレステロール，ガングリオシド	NPC2（細胞内脂質輸送）	進行性中枢神経障害，肝脾腫

が多い．脳障害の有無の発生原因は明らかでない．非神経型に対する酵素補充療法が有効である．

Niemann-Pick 病

　Gaucher 病と同様に肝脾腫を主徴とするスフィンゴミエリン蓄積症と定義され，骨髄に Niemann-Pick 細胞が出現する．この疾患名で 4 つの臨床型に分類されている．ただし，A 型（神経型）と B 型（非神経型）はスフィンゴミエリナーゼ欠損症であるが，類似の臨床像，病理所見を示す Niemann-Pick 病 C1 型，C2 型，D 型と分類されてきた病気は細胞内の脂質輸送障害によるまったく異なった病気であることがわかった．古い病名がそのまま残っているが，リソソーム酵素の欠損症ではない．

Fabry 病

　原発性脳障害の起こらない病気である．学童期以降に発症する．全身の血管に脂質が蓄積する．皮膚の特徴的な毛細血管拡張（圧迫しても退色しない被角血管腫〈angiokeratoma〉），角膜の放射状混濁，血管などに特有の症状を起こす．四肢末端の疼痛（特に温度上昇時）は診断の有力な手がかりとなる．以後，腎障害，心筋障害，脳血管障害が進行する．遺伝子が X 染色体上にあり，原則として男性に発病する．しかし女性ヘテロ接合体（保因者）にも心筋症などの部分症状が発現することがある．最近，酵素補充療法が試みられている．

検査

　一般検査や尿検査にほとんど異常はない．ただし，血清酸性ホスファターゼ活性の上昇は Gaucher 病を疑う根拠となる．

　眼科的検査では，角膜（特に Fabry 病における放射状混濁），眼底（チェリーレッドスポット）の変化が診断上重要であり，放射線学的検査では全身骨関節の変形，CT ならびに MRI 画像で全般性脳萎縮，白質脱髄所見が参考になる．白質ジストロフィでは，末梢神経伝導速度の低下ならびに髄液蛋白の上昇がある．

　特異的な検査所見として，血液や尿に増加しているそれぞれの脂質の分析も可能であるが，特殊な方法と機器が必要なことが多い．

　現在では，血液細胞（白血球）や血清を用いたリソソーム酵素活性測定により，単一の酵素欠損が確認される．また，遺伝子分析により，多くの異なった変異（塩基置換，部分欠失，挿入など）が同定されている．

診断

　まず，臨床像，経過，家族歴などから特定の病気を疑い，診断確定のための生化学的あるいは遺伝学的検査を行う．ただし臨床像と経過から，鑑別の対象として感染症，免疫異常，悪性腫瘍などを常に念頭におかねばならない．

　現在，一般に行われているのは，末梢血由来の白血球を用いた酵素活性測定である．いくつかの酵素を測定し，一つだけ酵素活性の著しい低下や欠損があれば，その酵素の欠損症である可能性が高い．リンパ球を分離し，あるいは皮膚由来の線維芽細胞を培養し検査に用いると，測定誤差が少なく診断精度が高くなる．最終的にはそれぞれの機能蛋白質をコードする遺伝子分析を行う．変異部位が確定すれば診断が確定する．

　患者（発端者）の診断が確定した後，その家族の構成員の変異遺伝子の有無を調べることにより，保因者診断が可能である．ただし，ある家系の患者データを，そのまま別の家系の患者や家族の診断に使うわ

けにはいかない．遺伝子変異が同じとは限らないから
である．保因者間の結婚による妊娠の場合，その初期
に胎盤絨毛や羊水細胞を採取して，酵素測定や遺伝子
検査を実施することにより，胎児の出生前診断も可能
である．

　以上のような生化学的・遺伝学的分析により診断が
確定するが，新しい変異遺伝子が同定されても，その
発現産物（蛋白質）が直ちに病態と結びつくのかどう
か，慎重に検討しなければならない．

経過・予後

　常に進行性の経過をとる．一般に発症年齢の低いほ
ど進行が速く，重症である．乳児期発症の場合は，数
年以内に感染症などにより，死の転帰をとる．成人に
なってから発病する場合は，経過が数十年に及ぶこと
もある．

治療・予防

　感染症の予防，栄養管理，看護・介護，リハビリテー
ションなど対症療法や維持療法が行われる．原因遺伝
子に対する遺伝子治療の試みはまだ診療レベルには
至っていない．

　近年，中枢神経障害のないリソソーム病に対する酵
素補充療法が開発され，Gaucher 病，Fabry 病，酸性
リパーゼ欠損症などの脂質蓄積症のみならず，ムコ多
糖症など他の類縁疾患に対する治療として有効性が確
認され，広く一般の診療に使われている．ただし中枢
神経系病変には無効である．

　細胞内に蓄積する脂質の合成を抑制する方法も一部
の病気で試みられているが，中枢神経症状に対する臨
床的有効性は確立していない．

　見かけ上活性が失われた酵素蛋白質を低分子シャペ
ロン化合物により活性化する方法（シャペロン療法）
は Fabry 病の治療薬として認可され，他の重篤な神
経症状を示す類似疾患についても研究が進行中である．

　このような患者の治療とともに，家系内の新しい患
者発生を予防するための遺伝相談，出生前診断も可能
である．

（鈴木義之）

●文献

1) Scriver CR, et al (eds)：The Metabolic and Molecular Bases of Inherited Disease, 8th edition. New York：McGraw-Hill；2001.

2) Valle D, et al (eds)：The Online Metabolic and Molecular Bases of Inherited Disease (http://www.ommbid.com/). New York：McGraw-Hill；2013.（文献1のオンライン版．2013年に全面改訂）

3) Hamosh A：Online Mendelian Inheritance in Man (OMIM). An Online Catalog of Human Genes and Genetic Disorders. Baltimore：McKusick-Nathans Institute of Genetic Medicine, Johns Hopkins University. Available from：http://www.omim.org/（遺伝病の標準的マニュアル，常に新しい情報が追加修正されている）

4 ムコ多糖代謝異常

ムコ多糖症
mucopolysaccharidoses（MPS）

概念

● ムコ多糖症（MPS）は，ムコ多糖代謝異常症，ムコ多糖蓄積症ともいい，酸性グリコサミノグリカン（acidic glycosaminoglycan：GAG，以前は酸性ムコ多糖と呼んでいた）の分解にかかわるリソソーム由来の酵素の遺伝的異常症である．

● 結合組織を中心とした全身組織の細胞内リソソームに GAG あるいは不完全に分解された GAG 断片が蓄積する．一部の GAG 断片は尿中に排泄される．

● 蓄積する GAG の種類，蓄積量，蓄積部位によって障害部位が想定され特有の臨床症候と検査所見によって診断可能となる．

● 臨床的には MPS のプロトタイプである① MPS I および I に類似した MPS II，MPS VII 型（大量の DS，HS 排泄群）とそれ以外の② MPS III 型（大量の HS 排泄群），③ MPS IV 型（大量の KS 排泄群），④ MPS VI 型（大量の DS,CS 排泄群）および⑤ MPS IX 型（GAG 非排泄群），に分けて考えると理解しやすい．①では DS は皮膚に多く，特有の顔付き，ごつい体つきなどに，HS は知能障害に関与する．②では HS が主で，多動，睡眠障害，重症な精神運動発達遅滞に関与する．③では KS は CS とともに軟骨，骨，角膜の障害に関与．④では顔付き，ごつい体つきに関与，CS は軟骨，骨障害に関与することになる．最も頻度の高い MPS I と II 型，それに頻度は少ないが，VII 型の症候について後述する．

● 特有な粗な顔付き，ごつい体つき，多毛症，関節の運動制限，肝脾腫，心臓障害，角膜混濁，軟骨内骨化障害，精神運動発達遅滞（重症型）などの症候を有し，ムコ多糖症 IX 型を除き，GAG 尿を伴うことが特徴である．

● 現在，❶のように分類されている．

歴史・病因

Hunter（1917 年）によって Hunter 病が初めて詳細に記載され，その後 Hurler 病（1919 年），Morquio 病（1929 年）が報告されたが，Hurler 病，Hunter 病は，その特徴的顔貌から長い間 "ガーゴイリズム（gargoylism）" と呼ばれた．

1952 年 Hurler 病の肝から GAG が分離され，ムコ多糖症と呼ばれるようになった．1957 年 Hurler 病で

GAG 尿の報告があり，1964 年ムコ多糖症はリソソーム病であるとする疾患概念が提唱され，1968 年には本症が GAG の分解過程の異常により起こることが明らかにされた．

その後，線維芽細胞を使用した相補性解析によって❶のように分類されたが，さらに欠損酵素の同定，欠損酵素をコードする遺伝子変異が解明されてきている．

病理

GAG の化学（❷～❺）

GAG は，皮膚，骨，軟骨，靱帯のような結合組織に豊富に存在する．結合組織は 3 つの構成成分，すなわち細胞成分と，細胞外へ分泌した線維成分および基質成分（マトリックス）から成り立っている．結合組織の基質（ground substance）は，コラーゲン，エラスチン，GAG などを含んでいる．

GAG には硫酸基を含まないヒアルロナンとコンドロイチン，硫酸基を含むデルマタン硫酸（DS）は皮膚のほか，腱，靱帯，心臓弁膜，動脈壁に，コンドロイチン硫酸 A（C4S）と C（C6S）は軟骨と骨に，ケラタン硫酸 I（KS I）は主に角膜に，KS II は髄核，椎間板，軟骨に多く，ヘパラン硫酸（HS）は細胞膜の普遍的成分である．そのほか抗凝固作用で知られるヘパリンがある．以上，計 9 種類がヒトの主な GAG として知られている．

GAG の骨格は糖酸（ウロン酸）とアミノ糖（ヘキソサミン）の繰り返し構造から成り，ウロン酸（グルクロン酸，イズロン酸のいずれか）およびアミノ糖（ガラクトサミン，グルコサミンのいずれか）の種類や硫酸基，N-アセチル基の有無などで区別され，生体内では蛋白と共有結合して GAG-蛋白複合体の形で存在している．

GAG の分解

GAG の分解は，細胞内のリソソームで行われる．リソソームは酸性加水分解酵素を含むオルガネラで，真核細胞に存在し，細胞内外の物質の消化をつかさどっている．リソソーム酵素の遺伝的異常によって GAG の分解が障害され，細胞内に GAG の断片が蓄積するものをムコ多糖症といい，種々の病像を呈する．

臨床症候

ムコ多糖症 I 型

臨床症候の軽重により，さらに 3 型に分類される．

Hurler 病（I H 型）

最も重篤で生後まもなく鼠径・臍ヘルニア，繰り返す気道感染，中耳炎，騒音呼吸，関節の開排制限，突

❶ ムコ多糖症の分類と特徴

分類名		低身長	特有な顔貌	骨変化	関節拘縮	肝脾腫	角膜混濁	知能障害	遺伝形式	主な尿中ムコ多糖	欠損酵素	遺伝子変異	生存期間
I H	Hurler 病	++	++	++	+	+	+	++	AR	DS, HS	α-ʟ-イズロニダーゼ	欠失 点突然変異	<10歳
I S	Scheie 病	−	±	+	+	±	+	−	AR	DS, HS			予後良好
I H/S	Hurler–Scheie 病	+	+	++	+	+	+	+	AR	DS, HS			<30歳
II A	Hunter 病 重症型	+	++	++	+	+	−	++	XR	DS, HS	ʟ-イズロン酸スルファターゼ	欠失 点突然変異	<20歳
II B	軽症型	±	+	+	+	+	−	−〜±	XR	DS, HS			>50歳
III A	Sanfilippo 病 A型	±	+	+	±	+	−	+++	AR	HS	スルファミダーゼ	欠失 点突然変異	<25歳
III B	B型	±	+	+	±	+	−	+++	AR	HS	α-N-アセチルグルコサミニダーゼ	欠失 点突然変異	<42歳
III C	C型	±	+	+	+	+	−	+++	AR	HS	アセチル CoA：α-グルコサミニド N-アセチルトランスフェラーゼ	点突然変異	<28歳
III D	D型	±	+	+	+	+	−	+++	AR	HS	グルコサミン-6-スルファターゼ	欠失 点突然変異	<25歳
IV A	Morquio 病 A型	++〜+	−	++〜+	+	±	±〜+	−	AR	KS, C6S	ガラクトース-6-スルファターゼ*	欠失 点突然変異	重症型<30歳
IV B	B型	+	+	+	+	±	+	−〜+	AR	KS	β-ガラクトシダーゼ	欠失 点突然変異	軽症型>50歳
VI A	Maroteaux–Lamy 病 重症型	++	++	++	+	+	+	−	AR	DS, CS	N-アセチルガラクトサミン-4-スルファターゼ（アリルスルファターゼ B）	欠失 点突然変異	<20歳
VI B	軽症型	+	+	+	+	+	+		AR	DS, CS			予後良好
VII	Sly 病	−〜+	−〜+	±〜+	−〜+	−〜+	−〜+	−〜+	AR	DS, HS, CS	β-ᴅ-グルクロニダーゼ	欠失 点突然変異	重症度により異なる
VIII	Kondou 病**	++	++	++	++	+	+	+	AR	DS, HS	欠損酵素を原因としない。GAGs の蓄積，リソソーム内 pH の低下．	原因遺伝子：VPS33A	予後不良
IX	ヒアルロニダーゼ欠損症	+	+	±	−	−	−	−	AR	−	ヒアルロニダーゼ	点突然変異	未定

*N-アセチルガラクトサミン-6-スルファターゼと同一酵素.
AR：常染色体劣性遺伝，XR：X 連鎖劣性遺伝，DS：デルマタン硫酸，HS：ヘパラン硫酸，KS：ケラタン硫酸，CS：コンドロイチン硫酸，C6S：コンドロイチン-6-硫酸，GAGs：酸性グリコサミノグリカン.
**日本人での発症頻度は筆者の経験から約 5〜6 万人に 1 人と推測している.

背などを示し，乳児期にすでに精神運動発達遅滞がみられる．注意すべき臨床症状として，①特有な粗野な顔貌（大きな頭，前額突出，巨舌），②腹部の膨隆（肝脾腫），③関節運動制限，④精神運動発達遅滞，⑤多発性骨形成不全（X 線所見），⑥角膜の混濁，があげられ，10 歳前後までに心肺機能不全で死亡する最重

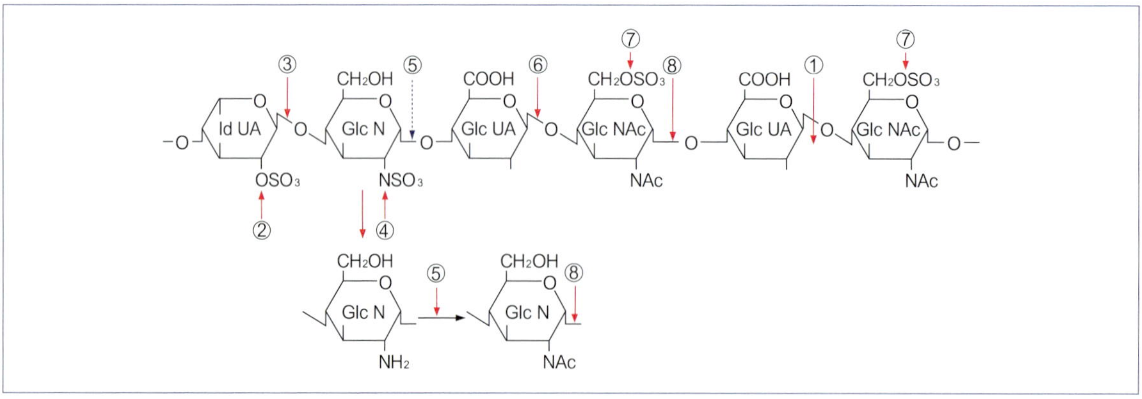

❷ ヘパラン硫酸の基本構造とその分解酵素の作用部位

①エンドグルクロニダーゼの作用部位，②L-イズロン酸スルファターゼの作用部位（MPS II），③α-L-イズロニダーゼの作用部位（MPS I），④スルファミダーゼの作用部位（MPS III A），⑤アセチル CoA：α-グルコサミニド N-アセチルトランスフェラーゼの作用部位（MPS III C），⑥β-D-グルクロニダーゼの作用部位（MPS VII），⑦グルコサミン-6-スルファターゼの作用部位（MPS III D），⑧α-N-アセチルグルコサミニダーゼの作用部位（MPS III B）．

IdUA：イズロン酸，GlcUA：グルクロン酸，GlcN：グルコサミン，GlcNAc：N-アセチルグルコサミン，GalNAc：N-アセチルガラクトサミン，Gal：ガラクトース．

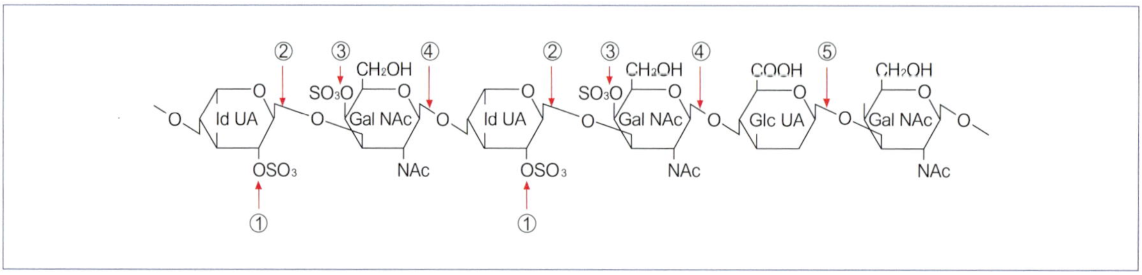

❸ デルマタン硫酸の基本構造とその分解酵素の作用部位

①L-イズロン酸スルファターゼの作用部位（MPS II），②α-L-イズロニダーゼの作用部位（MPS I），③N-アセチルガラクトサミン-4-スルファターゼの作用部位（MPS VI），④N-アセチル-β-ヘキソサミニダーゼの作用部位，⑤β-D-グルクロニダーゼの作用部位（MPS VII）．

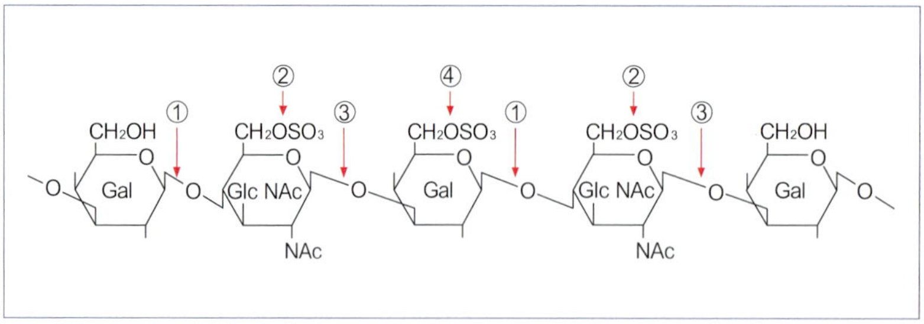

❹ ケラタン硫酸の基本構造とその分解酵素の作用部位

①β-ガラクトシダーゼの作用部位（MPS IV B），②N-アセチルグルコサミン-6-スルファターゼの作用部位（MPS III D），③N-アセチル-β-D-グルコサミニダーゼの作用部位，④ガラクトース-6-スルファターゼの作用部位（MPS IV A）．

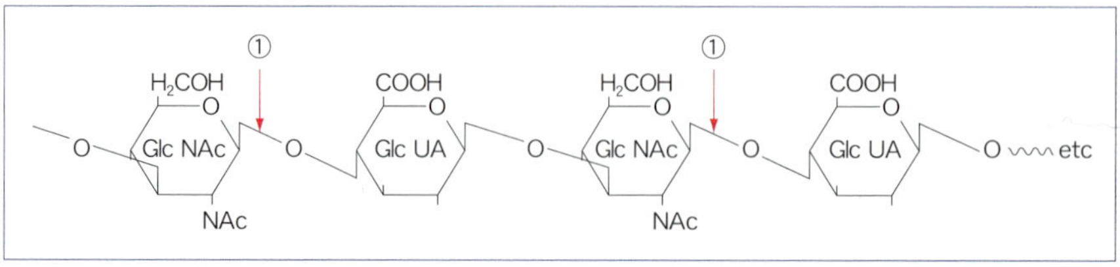

❺ ヒアルロナン（旧名ヒアルロン酸）**の基本構造とその分解酵素の作用部位**

①ヒアルロニダーゼの作用部位（MPS IX）．

症型である.

Scheie 病（I S 型）

初発症状として, ①手指の拘縮（乳児期〜7 歳）, ②緑内障, ③関節運動障害（就学期）, ④角膜混濁（幼児期から成人期）などがあるが, 知能はほぼ正常で, 加齢とともに大動脈弁膜疾患を合併する例もあり, 関節痛や手指の使用制限が進行するが, 予後のよいことが特徴である.

Hurler-Scheie 病（I H／S 型）

①I H 型と I S 型のほぼ中間の臨床症状を示す. 多くは 20 歳代で②閉塞性気道疾患, ③心不全（弁膜, 心筋, 冠動脈障害）にて死亡する.

ムコ多糖症 II 型

ムコ多糖症中, 唯一の X 連鎖劣性遺伝疾患である.

Hunter 病・重症型（II A 型）

①I H 型に似るがやや軽症, ②原則として角膜混濁は認めない, ③多くは 15〜16 歳頃までに死亡する.

Hunter 病・軽症型（II B 型）

①知能障害は軽度から正常まで幅があり, 4〜8 歳で診断される. ②難聴, ③関節痛, ④網膜色素変性, ⑤成人例が多いのが特徴である.

ムコ多糖症 III 型（Sanfilippo 病）

欠損酵素の相違により A〜D の 4 型に分類され, 臨床的に A 型が重く B 型は軽症といわれるがほとんど区別できない. 通常, ①1〜3 歳の間に反復する気道感染と, ②多動, ③睡眠障害, ④重症の精神運動発達遅滞を示すが, その他の⑤身体症状は軽度なのが特徴で, ⑥多くは 10〜20 歳代で死亡する.

ムコ多糖症 IV 型

本症には, 従来 Morquio および Brailsford により独立に報告された古典的な Morquio 病（1929 年）とその軽症型（IV A 型）, および KS 尿を排出するが, 古典的 Morquio 病とは異なる軽症な症例が IV B 型として報告されている.

IV A 型

（a）Morquio 病：①乳児期に気づかれる胸・腰椎の後側彎, 胸骨および肋骨弓の突出, ②短胴性小人症, ③X 脚, ④筋緊張低下, ⑤関節の過伸展と腫大, 環軸椎亜脱臼, ⑥特異で高度な骨変形, ⑦角膜の混濁, ⑧知能は正常, ⑨難聴, ⑩心弁膜症を特徴とする.

（b）軽症型：①軽度の低身長, ②軽度の短頸, 短胴, 鳩胸, ③角膜の混濁, ④X 脚や橈骨・尺骨遠位端の斜形化や中手骨の円錐状変化は認めない, ⑤知能は正常を特徴とする.

IV B 型

古典型な Morquio 病に比し①非典型的で軽症例が多く, ②症候が多様である.

ムコ多糖症 VI 型（Maroteaux-Lamy 病）

臨床的に VI A 型（重症型）と VI B 型（軽症型）に分類されている.

Maroteaux-Lamy 病・重症型（VI A 型）

I 型に類似するが, ①精神運動発達は正常で, 生下時に大きな頭や, 胸郭の異常で気づかれることもある. ②特有な顔貌, ③角膜混濁, ④低身長を示し, ⑤骨変化（胸骨突出, 鐘様胸郭, 脊椎後彎など）が強く, ⑥臍・鼠径ヘルニア, ⑦心障害, ⑧肝脾腫, ⑨難聴, ⑩Alder 顆粒を呈する. 成長は 4 歳頃までは正常, その後次第に遅れ, ⑪最終身長は 109〜138 cm 程度である.

Maroteaux-Lamy 病・軽症型（VI B 型）

①I S 型の症状に似る. 多くは学童期以後, ②低身長（155〜163 cm）がみられ, ③特有な顔貌, ④角膜混濁などの異常を示す. ⑤骨変化（胸骨突出, 鐘様胸郭）は軽度で, ⑥知能は正常であるが, ⑦心雑音, ⑧関節運動制限, ⑨肝脾腫, ⑩臍・鼠径ヘルニア, ⑪難聴, ⑫Alder 顆粒を伴う. ⑬軽症で, 成人まで生存しうる.

ムコ多糖症 VII 型（Sly 病）

臨床的には①重症から軽症まであり, 胎児水腫で生まれることもあり, ②多くは乳児期に発症して, ③反復する気道感染, ④精神運動発達遅滞を示す. そのほか, ⑤特有な顔貌, ⑥肝脾腫, ⑦骨変化（突背, 胸郭不整など）, ⑧臍・鼠径ヘルニア, ⑨顆粒球に異染性顆粒がみられる. ⑩軽症例では成人まで生存しうる.

ムコ多糖症 IX 型（ヒアルロニダーゼ欠損症）

14 歳の女性の 1 例が 1996 年に報告された. ①低身長, ②多関節周囲の軟組織性塊と, 時としてそれに伴う疼痛, ③軽度ながら扁平な鼻根をもつ特有な顔付き, ④寛骨臼の磨耗, ⑤関節液の貯留を特徴とする. 一般状態は良好である.

診断

次の項目に従って診断する.

①ムコ多糖症に特有な臨床症候.

②特有な尿中ムコ多糖の増量（ムコ多糖症 IX 型以外）.

③特有なリソソーム酵素の活性低下.

④必要とあれば最終的には遺伝子診断で確認する.

鑑別診断としては, IX 型を除くムコ多糖症ではムコ多糖尿があり, ムコリピドーシス II 型（I 細胞病）, ムコリピドーシス III 型, G_{M1} ガングリオシドーシスではムコ多糖尿がないことにより, 多種サルファターゼ酵素低下症とは数種のサルファターゼ活性が低下することにより鑑別する.

IV 型では先天性脊椎骨端形成異常症, 変形性小人症, 遡及性小人症などとの鑑別を要するが, これらの疾患もムコ多糖尿を示さない.

治療

次に示すような対症療法が行われる．①上気道閉塞に対してレーザーによる蓄積物質の除去，②水頭症に対する脳室腹腔シャント術，③第2頸椎歯状突起形成不全による亜脱臼の治療，④手根管症候群（carpal tunnel syndrome）に対する減圧術，⑤心弁膜疾患への弁置換術など．

特殊療法としては，①骨髄移植療法と②酵素補充療法がある．①はI型には積極的に実施され，寿命の延長，冠動脈疾患，心筋症の改善，肝脾腫の縮小，2歳未満では脳の機能が保持される．しかし，脳，軟骨，骨，心臓弁には有効ではない．近い将来（5〜7年後）には，経済的な遺伝子治療やケミカルシャペロン治療が実施されるだろう．②はわが国ではI，II，VI型に実施され，日常生活動作やQOLの改善，肝脾腫の縮小，関節の可動域の改善，身長のスパート，6分間歩行距離，努力性肺活量の改善がある．しかし，軟骨，骨，心臓弁には有効ではない．

予防

出生前診断，保因者診断（特にX連鎖劣性遺伝によるII型）による予防が重要である．

（折居忠夫）

●文献

1) Valle D, et al (eds)：The Online Metabolic and Molecular Bases of Inherited Disease. New York：McGraw-Hill；2008.（http://www.ommbid.com/）

5 蛋白質・アミノ酸代謝異常

蛋白質・アミノ酸代謝総論

蛋白質の種類と機能

蛋白質の一次構造

蛋白質は L-α-アミノ酸が脱水重合して生じたポリペプチドを基本的な構造としている．脱水して残ったものということで，蛋白質中のアミノ酸のユニットのことをアミノ酸残基という．アミノ酸残基の並び方（アミノ酸配列：蛋白質の一次構造）は遺伝子の塩基配列に対してコドン（遺伝暗号）で対応づけられた 20 種類のアミノ酸がリボソーム上で並んで互いに結合する蛋白質生合成の段階（「翻訳」と呼ばれる）で決定される．多くの蛋白質はこれら 20 種類のアミノ酸のみで構成されているが，なかにはこれら 20 種類以外のアミノ酸（非標準アミノ酸）として，セレノシステインやピロリシンを含む蛋白質もある．セレノシステインは過酸化水素の除去を行うグルタチオンペルオキシダーゼの活性中心に存在し，また血漿の糖蛋白質セレノプロテイン P にも多数含まれている．セレノプロテイン P は脳，睾丸，腎臓などにセレンを運搬する

のに機能していると考えられているが，近年インスリン抵抗性などとの関連が注目されている．ピロリシンを含む蛋白質はヒトにおいては見出されていないが，メタン産生菌などにおいてメチルアミンを活性化する酵素で働いている．

蛋白質はポリペプチド鎖が合成されたのちにしばしば修飾を受ける（翻訳後修飾）．代表的な翻訳後修飾を❶にまとめる．これらの修飾は蛋白質の細胞膜への固定（リカバリン，G 蛋白質，Ras，CD55 などの疎水性基による修飾），Ca²⁺の結合（γカルボキシル化），情報伝達（リン酸化）といった機能と密接に関連しているが，アセチル化，アミド化などまだ機能が明確でないものもある．

持続する高血糖でみられる糖化蛋白質はグルコースなどの還元糖が蛋白質のアミノ基とシッフ塩基を形成したのち，アマドリ転移によって安定な修飾となったもので，ヘモグロビンの β 鎖アミノ末端バリン（Val）のアミノ基がグルコースと反応してフルクトシル化された HbA1c がよく知られている．

CD55，CD59 は補体系の活性化を抑制する働きをもっているが，造血幹細胞に変異が生じて，これら分子のグリコシルホスファチジルイノシトール（GPI）による修飾が障害されると，赤血球膜へのこれらの分

❶ 蛋白質の翻訳後修飾

修飾	修飾残基	例
アセチル化	アミノ末端アミノ酸残基	多くの蛋白質
ミリストイル化	アミノ末端 Gly-X-X-X-Ser/Thr の Gly	網膜リカバリン
リン酸化	Ser, Thr, Tyr	細胞内情報伝達蛋白質
ファルネシル化*	カルボキシ末端 -Cys-Φ-Φ-Met/Ser の Cys	Ras
ゲラニルゲラニル化*	カルボキシ末端 -Cys-Φ-aaa-Leu/Phe	多くの G 蛋白質
グリコシルホスファチジルイノシトール（GPI）結合	カルボキシ末端アミノ酸残基	Thy-1（T 細胞マーカー）アセチルコリンエステラーゼ 腸管アルカリホスファターゼ CD55, CD59（赤血球）
グリコシル化	Ser, Thr, Asn, Cys, Hyp**, Arg, Tyr, Trp	糖蛋白質
ヒドロキシ化	Pro, Lys	コラーゲン
アミド化	カルボキシ末端アミノ酸残基	オキシトシン，バソプレシン
γカルボキシル化	Glu	プロトロンビン，VII, IX, X 因子
ジフタミド形成	His	eEF-2
ポリペプチド鎖の切断		消化酵素，インスリン

*Φは疎水性残基を示す．**ヒドロキシプロリン残基.
Gly：グリシン，Ser：セリン，Thr：トレオニン，Tyr：チロシン，Cys：システイン，Met：メチオニン，Leu：ロイシン，Phe：フェニルアラニン，Asn：アスパラギン，Arg：アルギニン，Trp：トリプトファン，Pro：プロリン，Lys：リシン，Glu：グルタミン酸，His：ヒスチジン.

子の固定がなされず，補体の活性化による溶血が起こる（発作性夜間血色素尿症）．

蛋白質の高次構造

ポリペプチド鎖は主鎖（ペプチド結合とα炭素）や側鎖（主鎖以外の部分）の別々の場所のあいだに働く水素結合，静電的相互作用，疎水的相互作用，van der Waals 力などによって折りたたまれ，一定の立体構造を形成する．この立体構造には階層性があり，主鎖のペプチド結合のあいだに形成される3つのパターン（αヘリックス，βシート，ターン）の構造である二次構造，それらの二次構造を組み合わせてできる，1本のポリペプチド鎖全体の構造である三次構造，および個々の三次構造をもった複数のポリペプチド鎖の組み合わせである四次構造が区別されている．

蛋白質の立体構造は多くの場合，それぞれの蛋白質において一定であり，基本的に一次構造（アミノ酸配列）によって決定されている（Anfinsen のドグマ）．しかし，複数の安定な構造をもつものも多く，たとえばアミロイドβはいくつかの構造をとり，正常な構造としてはαヘリックスを含んでいるが，これが種々の要因でβシートが優位の構造に変化することがある．こうなったアミロイドβは凝集体を形成し，神経細胞を障害するアミロイドとなる．また，プリオンも同様の構造変化を経て異常な折りたたまれ方をした異常プリオンが凝集体（これもアミロイドと呼ばれる）を形成して神経組織を障害する．このほか，塩基配列 CAG の反復配列が過度に伸長することでポリグルタミンの一次構造を含む蛋白質が作られ，それが凝集体となって神経障害を引き起こすポリグルタミン病と総称される疾患が知られている（Huntington 舞踏病，脊髄小脳失調症1型など）．

上記の Anfinsen のドグマに従わない蛋白質も多く，それらは，分子シャペロンと呼ばれる蛋白質が可逆的に結合・解離することで，凝集することなく正しく折りたたまれる．

蛋白質の種類

ゲノム解析の結果，ヒトでは約2万の遺伝子が蛋白質を発現するものとしてデータベースに登録されている．実際には❶の翻訳後修飾に加えて，mRNA の選択的スプライシングによって多様な蛋白質が作られるので，蛋白質の種類の数はこれより多くなっている．

蛋白質の分類には，観点によってさまざまなものがある．蛋白質の存在の場所により，①細胞質蛋白質，②ミトコンドリア蛋白質，③膜結合蛋白質，④分泌蛋白質，などに分けることが可能であるし，構成成分に注目して，①単純蛋白質，②複合蛋白質（糖蛋白質，リポ蛋白質，金属蛋白質，色素蛋白質，核蛋白質，リン蛋白質），といった分け方もある．ただし，これらの分け方は便宜的であり，たとえばアルブミンは生理的条件で遊離脂肪酸，非抱合型ビリルビン，Ca^{2+}を可逆的に結合し，リポ蛋白も蛋白質部分（アポ蛋白質：アポ B，アポ E など）が脂質との離合を行うなど，単純蛋白質と複合蛋白質の区別は必ずしも明確なものではない．このほか，形状で①球状蛋白質，②線維状蛋白質，という分け方もあり，後者はコラーゲン（骨，軟骨，結合組織など人体の蛋白質の25％を占める），エラスチン（腱，動脈，漿膜の伸展性と弾力を担う），ケラチン（皮膚，毛髪）など人体の構造形成を担っている蛋白質が多い．前述のアミロイド蛋白質も線維状蛋白質である．

蛋白質の機能

蛋白質の機能については一部既述したが，以下のようにまとめることができる．

生体反応の遂行

生命現象の基本をなす化学反応の触媒として機能する酵素蛋白質や，種々の物質と結合することによって構造を変え，情報の伝達を担う，転写因子や受容体などの蛋白質がある．また，情報伝達物質そのものとして働く蛋白質もあり，細胞の増殖や細胞死（アポトーシス），分化誘導にかかわるサイトカインなどがそれに相当する．サイトカインの多くは糖蛋白質である．

免疫グロブリン，血液凝固因子，補体なども，酵素や受容体と同じような触媒活性や構造変化による情報伝達を行っていることから，この範疇に属するとみなせる．

蛋白質のリン酸化は情報伝達の基幹となる事象であり，プロテインキナーゼが対象の蛋白質のセリン（Ser），トレオニン（Thr），チロシン（Tyr）残基のヒドロキシ基に ATP からリン酸を転移させる．リン酸化によって蛋白質は構造変化を起こし，触媒活性や他の蛋白質との相互作用を変ずる．必要な場合，リン酸化された蛋白質はプロテインホスファターゼの作用によって脱リン酸化される．

酵素のなかにはその触媒活性のためにポリペプチド以外の成分を結合していることがある．それらを総称して補欠分子族という．補欠分子族には金属イオンや低分子有機化合物（ビタミンから作られる補酵素）がある．

物質の輸送と貯蔵

既述の通り，アルブミンはさまざまな物質と結合し，その運搬をつかさどっている．リポ蛋白は脂質の，トランスフェリンは Fe イオンの，セルロプラスミンは Cu イオンの，トランスコバラミンⅠおよびⅡはビタ

ミン B_{12} の輸送を行う．消化管粘膜上皮細胞をはじめ，各細胞にはさまざまな物質の輸送体（トランスポーター）が存在する．

一方，フェリチンは Fe イオンの貯蔵を行っている．哺乳類の乳汁中のカゼインはリン蛋白質であり，多くの Ca^{2+} を結合している．このため，カゼインは乳児（乳仔）にとってアミノ酸摂取のための栄養源であるばかりでなく，Ca^{2+} をはじめとするミネラルやリン酸の摂取のための栄養源となっている．

乳汁中の別の蛋白質であるラクトフェリンはトランスフェリンなどよりもはるかに Fe イオンとの結合力が強く，それによって細菌の増殖に必要な Fe イオンを奪い，抗菌活性を発揮する．

上記のカゼインと同様，アミノ酸の貯蔵形態としての蛋白質という観点からは，アルブミンが筋肉や皮膚にアミノ酸を供給する役目を担っており，肝臓で 1 日に 6～15 g が合成される．このため，栄養不良時には早期から血清アルブミンの低下がみられる．また，筋肉のアクトミオシンもアミノ酸の貯蔵形態の一つと考えられ，絶食時には筋肉のアクトミオシンの分解によって糖新生の原料のアミノ酸が供給される．

構造の維持

既述の通り，線維状構造をなす蛋白質（コラーゲン，エラスチン，ケラチン）は生体の構造形成に働くことが多い．細胞骨格はアクチンフィラメント，微小管，中間径フィラメントから成っている．これらは構造を担うとともに細胞の機械的仕事にも関与する．筋肉のアクトミオシンも構造を支えるとともにエネルギー転換による機械的仕事をつかさどる．

蛋白質の消化と吸収

食事中の蛋白質は，まず胃液の塩酸による酸変性とペプシンによる大まかで非特異的な切断を受けて消化酵素が作用しやすい形となる．続いて十二指腸で膵液と出合い，その中のトリプシン（リシン〈Lys〉，アルギニン〈Arg〉のカルボキシ末端側のペプチド結合を切断），キモトリプシン（芳香族アミノ酸残基のカルボキシ末端側のペプチド結合を切断），エラスターゼ（小さな疎水性アミノ酸残基のカルボキシ末端側のペプチド結合を切断）によってさらに細かく切断を受ける．ここまでの消化酵素はエンドペプチダーゼであり，ポリペプチド鎖の中で切断が起こる．また，これらの酵素はチモーゲンと呼ばれる前駆体（ペプシンはペプシノーゲン，エステラーゼはプロエステラーゼなど）として分泌され，胃酸や他の消化酵素による限定分解を受けて活性化する．

このようにして生じた比較的小さなペプチドは，小腸上皮細胞の刷子縁膜のアミノペプチダーゼおよびカ

ルボキシペプチダーゼによって分解される．これらはエキソペプチダーゼであり，それぞれペプチドのアミノ末端側，カルボキシ末端側から逐次的にペプチド結合を切断するため，遊離のアミノ酸が生じる．しかしながら，腸管腔でペプチドのすべての残基が遊離のアミノ酸になるわけではなく，ジペプチドおよびトリペプチドの状態でも遊離のアミノ酸とともに刷子縁膜を通って吸収され，大部分は小腸上皮細胞中でアミノ酸にまで分解される．このようにして吸収されたアミノ酸は，基底膜を通って血液中に送られる．また，少量のジペプチド，トリペプチドはそのまま基底膜を通過して血中に入る．

刷子縁膜の中性アミノ酸トランスポーターは中性アミノ酸を Na^+ と共輸送するものであり，膵液に含まれる重炭酸ナトリウムのために形成された Na^+ 勾配によって能動的に中性アミノ酸が上皮細胞に取り込まれる．塩基性アミノ酸トランスポーターは上皮細胞に蓄積した中性アミノ酸との対向輸送で，塩基性アミノ酸やシスチンを上皮細胞に取り込む．酸性アミノ酸トランスポーターは Na^+ および H^+ との共輸送および K^+ との対向輸送で酸性アミノ酸を上皮細胞に取り込む．これらのトランスポーターのほとんどは同じものが腎尿細管にも存在しているが，腎尿細管にはさらに多くの種類のトランスポーターが存在する．Hartnup 病では中性アミノ酸トランスポーターの異常によってトリプトファンの小腸からの吸収，尿細管からの再吸収が障害される．

基底膜側のアミノ酸トランスポーターは，塩基性アミノ酸については Na^+ との対向輸送によってアミノ酸を小腸上皮細胞から血液へ輸送する．

刷子縁膜のジペプチド，トリペプチドのトランスポーターは H^+ との共輸送によってこれらを輸送する．

蛋白質はそのままではほとんど小腸から吸収されないが，新生児の小腸は未変性の蛋白質を吸収することができる．これは母乳中の抗体を体内に取り入れるという意義があると考えられる．

蛋白質の生合成

DNA 情報に基づくポリペプチド鎖の合成

染色体上の遺伝子は，その二重鎖 DNA の一方の鎖の塩基配列がいったんそのまま RNA に転写される．このあと，5′ キャップ構造とポリ A 尾部が付けられた後，スプライセオソームによってイントロンが除かれ，成熟したメッセンジャー RNA（mRNA）となり，核から細胞質に出て，リボソームに送られる．

mRNA の塩基配列において，連続した 3 つの塩基が 1 つのアミノ酸に対応するコドンを作る．ただし

UAA，UAG，UGAの3種類のコドン（ナンセンスコドン，終止コドン）は，通常対応するアミノ酸が存在せず，翻訳停止の指令として働く．残りの61種類のコドンのおのおのに対して，転移RNA（tRNA）がアンチコドンと呼ばれる連続した3つの塩基の部分で結合する．tRNAはその3′末端に自身が認識するコドンに対応するアミノ酸をエステル結合によって結合している（アミノアシルtRNA，❷にMet-tRNAを例として示す）．ヒトの場合，497個のtRNAが知られているもののアンチコドンは49種類しか存在しないが，アンチコドンの1番目の塩基は化学修飾などにより複数の塩基と結合できるため，49種類のアンチコドンで61種類のコドンをカバーできる．また，61種類のコドンが20種類のアミノ酸に振り分けられるため，多くのアミノ酸は複数のコドンに対応する（コドンの縮重）．ただしコドンの縮重はほとんどの場合コドンの3番目の塩基の違いによっており，これがアンチコドンの1番目の塩基（コドンの3番目の塩基と水素結合を形成）が複数の塩基と結合してもかまわない理由となっている．

グルタチオンペルオキシダーゼなどに含まれるセレノシステイン（Sec）残基は，特殊な機構で作られる．終止コドンであるUGAに対応するアンチコドンUCAをもつtRNAに最初セリンが付加され，その後でSe（セレン）がセリンのOと置き換わってSec-tRNAが作られる．翻訳の際にSec-tRNAはSecを含

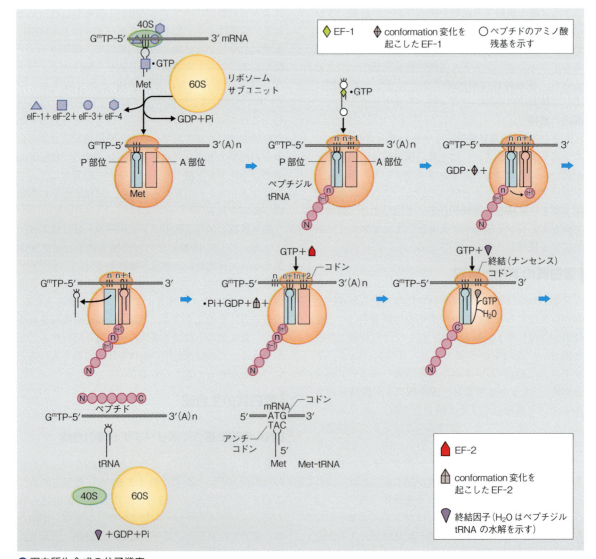

❷ 蛋白質生合成の分子機序
mRNAは5′末端のcapと3′末端のポリ（A）をもつ．IFは開始因子，EFは伸長因子である．Met（メチオニン）を一端にもつヘアピン様の構造はMet-tRNAを示す．P部位およびA部位はおのおのリボソームのペプチジルtRNAとアミノアシルtRNAの結合部位を示す．

む蛋白質の mRNA が形成する特有の二次構造を認識する蛋白質の助けを受けてオープンリーディングフレーム（ORF）中の UGA の配列に結合し，Sec 残基を導入する．

蛋白質生合成の機構

真核生物における蛋白質生合成を❷に示す．この過程には複数の開始因子（eukaryotic initiation factor：eIF）とリボソームが関与する．まず，メチオニル-tRNA（Met-tRNA）が GTP を結合した eIF-2 と複合体を形成し，これがさらに eIF-1，eIF-3，40S リボソームと複合体を形成する．この複合体が eIF-4 に導かれて mRNA の 5′ キャップ構造に結合する（❷の左上の構造）．次いで GTP の加水分解に伴って 40S リボソームからこれらの eIF が離れ，代わりに 60S リボソームが結合して 80S の合成開始複合体が形成される．

開始複合体において Met-tRNA は mRNA の開始コドン AUG に結合し，60S リボソームの P 部位に収められている．隣の A 部位に，その場所の mRNA のコドンに対応するアンチコドンをもつアミノアシル tRNA が結合する．このときに伸長因子（eukaryotic elongation factor：eEF）の eEF-1 が GTP の加水分解のエネルギーを用いてこの結合をもたらしている．続いて A 部位のアミノアシル tRNA のアミノ酸のアミノ基が P 部位の Met-tRNA のメチオニンと tRNA のあいだのエステル結合を攻撃し，メチオニンが A 部位のアミノアシル tRNA 上のアミノ酸とペプチド結合を形成する．P 部位から tRNA がはずれた後に A 部位のメチオニルアミノアシル tRNA が P 部位に移動する．このときに eEF-2 が，GTP の加水分解のエネルギーを用いてこの移動を起こしている．これを繰り返すことによりペプチド鎖は延長する．

原核生物における蛋白質生合成は真核生物に比べて比較的単純である．真核生物の蛋白質生合成との違いを利用して，原核生物のみの蛋白質合成を阻害することができ，これは多くの抗菌薬の作用機構となっている．

mRNA の終止コドンが A 部位に現れるとペプチド鎖終結因子が A 部位に結合し，GTP の加水分解のエネルギーを用いて構造変化を引き起こして P 部位のペプチド鎖と tRNA のあいだのエステル結合を加水分解し，ポリペプチドを遊離させ，これによって蛋白質生合成が終結する．

細胞内での蛋白質の振り分け

細胞質の蛋白質は，細胞質に浮かぶリボソーム（遊離リボソーム）で合成される．アミノ酸配列のなかに特定の配列をもつ蛋白質は核，小胞体，ミトコンドリア，ペルオキシソームに移行する．

小胞体移行シグナル（疎水性アミノ酸残基に富む）がアミノ末端に存在する場合，ペプチドが合成を開始するとすぐに，このシグナルを認識する蛋白質（signal recognition particle：SRP）が結合し，SRP の受容体が小胞体の膜上に存在するため，翻訳途中のリボソームごと小胞体の膜上に結合し，ペプチド鎖伸長と同時に合成したペプチドを小胞体内腔に送り込む．この際，小胞体移行シグナル部分は切断される．なお，このようにしてリボソームを結合した小胞体を粗面小胞体という．

ミトコンドリアへの移行も小胞体への移行と類似した機構（ただし，完全に全長のポリペプチド鎖が合成されたあと）で，ミトコンドリア移行シグナル（塩基性アミノ酸およびセリン〈Ser〉，トレオニン〈Thr〉に富む 20 残基程度の配列）が認識されてミトコンドリアへ運ばれ，シグナル部分が切断される．なお，ミトコンドリアは独自の DNA を有しているが，構成蛋白質の 13 種をコードするだけである．その他の 200 種以上の蛋白質は核の DNA にコードされている．

小胞体内腔の蛋白質は，この後，Golgi 体を経由して細胞膜やリソソーム，分泌小胞に運ばれるが，カルボキシ末端が-Lys（His）-Asp-Glu-Leu の配列で終わっているとその配列が cis-Golgi 体で認識されて小胞体に送り返される．多くの分泌型蛋白質には Golgi 体において糖鎖が付加される．マンノース-6-リン酸の付加されたものは trans-Golgi 体で認識されてリソソームへ運ばれる．

蛋白質のアミノ酸配列の途中にリシン，アルギニンに富む配列があれば，そこに蛋白質インポーチンが結合し，核膜孔へ結合させ，GTP 加水分解のエネルギーを用いて核へ移行させる（核移行シグナル）．

蛋白質の代謝回転

生体の細胞の蛋白質は，一方においてアミノ酸に分解されるとともに遊離アミノ酸から再合成され，ここに分解と合成の代謝回転が行われている．健常者では体重 1 kg あたり 150 g（細胞内 60 %，細胞外 40 %）の蛋白質があり，毎日その 2 %前後が入れ替わっている．生合成される蛋白質のなかで最も多いのは腸管に分泌される蛋白質（総蛋白質生合成量の 28 %，消化酵素など）であり，続いて筋肉（25 %），血漿蛋白質（8 %，このうちアルブミンが半分程度）と続く．生合成されるのと同じだけの蛋白質が分解されていることになるが，たとえば消化酵素は食事中の蛋白質とともにアミノ酸として吸収されるなど，分解で生じたアミノ酸の 70〜80 %は再び蛋白質に合成され，残りの窒素は尿素の形で排泄される．したがって体重 70 kg

の成人の場合，1日に60g程度の蛋白質が失われることになるので，この分を食事で補わなければならない（❸）．

蛋白質の分解

蛋白質分解の目的

蛋白質の分解は以下の状況で行われ，分解の半減期は蛋白質によりきわめて短いもの（0.5時間：②に該当する蛋白質が主）から長いもの（150時間）までさまざまである．
①蛋白質に欠陥が生じた場合：完成した蛋白質は，経時的にさまざまな変化を受ける．❹にそれらの変化をまとめた．また，転写-翻訳段階での誤りによって全長のポリペプチドの合成に失敗することもある．これら欠陥を有する蛋白質は本来の機能を発揮できないために分解する必要がある．
②律速酵素や調節蛋白質などで，リン酸化/脱リン酸化による調節では，蛋白質の量を変化させる必要はないが，蛋白質の量で代謝やシグナル伝達を調節する場合がある．そういった場合には蛋白質の速やかな分解が必要となる．
③エネルギーが不足したときの糖新生（グルコース合成）の原料となり，脳以外の組織のためのエネルギー源（アセチルCoA）となる．
④個体発生の分化の過程での不必要な蛋白質の除去を行う．

蛋白質分解の機構

半減期の長い蛋白質の分解はリソソームで行われるオートファジーによっており，半減期の短い蛋白質の分解はユビキチン-プロテアソーム系によっている．なお，リソソームには約60種類の加水分解酵素が知られ，これらの酵素の活性欠損を示す疾患群をリソソーム病と呼ぶ．

シャペロン介在性オートファジー

蛋白質にGln-Arg（Lys）-Glu（Asp）-Φ-Lys（Arg）（Φは疎水性残基）あるいはこの逆の配列があれば，これに対してHSC73が他のいくつかの蛋白質とともに結合し，HSC73がリソソーム膜上の受容体LAMP2に結合する．その後，分解される蛋白質はリソソーム中にあるLys-HSC73（Lysはリシン残基ではなくリソソームの意）に結合して，リソソーム内腔に運ばれ，分解される．リソソームでの蛋白質の分解は消化管のそれに似て，まずプロテアーゼが蛋白質をペプチドまで，次いでエンドペプチダーゼがさらに短いペプチドへ分解し，さらにアミノペプチダーゼ，カルボキシペプチダーゼによりアミノ酸に分解される．

HSC73は飢餓状態になると，その発現が10倍程度にもなることが知られている（「蛋白質分解の目的」の③に対応）．

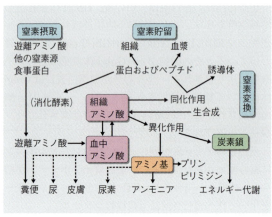

❸ アミノ酸代謝と窒素バランス

❹ 蛋白質の経時変化

共有結合構造を保ったまま立体配座が変化	蛋白質の変性
共有結合構造が変化	Asn，Gln残基側鎖酸アミドの加水分解
	Asn，Gln残基側鎖酸アミドとリシン側鎖ε-アミノ基の反応によるイソペプチド結合の生成（架橋形成）
	Asn残基側鎖酸アミドとそのカルボキシ末端側のペプチド結合の窒素の反応による主鎖内部のイソペプチド結合の生成
	側鎖硫黄の酸化（システイン残基のシステイン酸残基・システインスルフィン酸残基への酸化，メチオニン残基のメチオニンスルホキシド残基への酸化）
	トリプトファン側鎖インドール環の酸化
	L-アミノ酸残基のD-アミノ酸残基への異性化
	主鎖の加水分解による切断

Asn：アスパラギン，Gln：グルタミン．

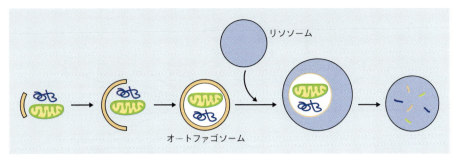

❺ マクロオートファジーの機構

マクロオートファジー

細胞質中のある場所に異常蛋白質や老化した細胞内小器官が集まり，そこに隔離膜が成長して二重膜でこれらを取り囲むようになる．これをオートファゴソームという．オートファゴソームは外側の膜でリソソームと融合する．その後，リソソームの分解酵素によって消化される（❺）．

細胞のアミノ酸（肝臓ではロイシン，グルタミン，チロシン，フェニルアラニン，プロリン，メチオニン，トリプトファン，ヒスチジン，筋肉ではロイシン）が不足した状態で誘導される．筋肉の筋原線維の蛋白質もこの機構で分解されるものと考えられる．

ミクロオートファジー

リソソーム膜が窪みを作って細胞質の蛋白質を直接取り込む機構であるが，誘導現象は知られておらず，詳しいこともまだわかっていない．

ユビキチン–プロテアソーム系

蛋白質のE1，E2，E3が，分解を受ける目的蛋白質にユビキチン（ubiquitin：Ub）を結合させる．その後，26Sプロテアソームがユビキチン化された蛋白質を認識して分解する．

E1はE2のシステイン（Cys）残基にユビキチンをそのカルボキシ末端で結合させる酵素であり，このとき，ATPを必要とする．E3はユビキチンを結合したE2から目的の蛋白質のリシン（Lys）残基にユビキチンを転移させる酵素であり，さまざまな蛋白質に対して対応するE3が存在する．

アミノ酸代謝

消化管内で生じたアミノ酸は，門脈を経て肝やその他の臓器に送られ，そこで細胞に取り込まれ代謝される．

人体が必要とする20種類のアミノ酸のうち，11種類はほかのアミノ酸やグルコース由来の炭素骨格から作ることができるが，残りのバリン，ロイシン，イソロイシン，フェニルアラニン，トリプトファン，ヒスチジン，メチオニン，トレオニン，リシンの9種類のアミノ酸は作ることができないか，あるいは十分量を作ることができないため，食事から摂取しなければならない．また，過剰となったアミノ酸は分解されるが，糖新生やエネルギー獲得が必要な際はアミノ酸を積極的に分解することによって炭素骨格やエネルギーが供給される．以上のアミノ酸の合成・分解反応は肝を中心として行われる．

アミノ酸の分解と尿素の産生

大部分のアミノ酸のアミノ基は，分解のいずれかの段階で α-ケトグルタル酸に転移（アミノ基転移）されてグルタミン酸が生成する．残りのアミノ酸の分解ではアンモニアが直接生成する．

肝では分枝アミノ酸を除くアミノ酸が分解され，生成したグルタミン酸のアミノ基はミトコンドリアに存在するL-グルタミン酸デヒドロゲナーゼの働きでアンモニアになり，またアスパラギン酸アミノ基転移酵素（AST〈GOT〉）の働きでアスパラギン酸のアミノ基となる．アンモニアとアスパラギン酸のアミノ基は，肝に特異的に存在する尿素サイクルによる尿素形成における直接の窒素供与体となる．肝で生じた尿素は，血中を運ばれて腎から尿中に排泄される．

肝以外の組織においては，アミノ酸の分解の結果生成したグルタミン酸とアンモニアからグルタミンが作られ，血液を介して肝に運ばれる．その後，肝のミトコンドリアのグルタミナーゼによってグルタミン酸とアンモニアになり，上記の経路で尿素に変換される．

分枝アミノ酸は，筋肉および脳において α-ケトグルタル酸からグルタミン酸を生成するための主要なアミノ基供与体となっている．グルタミン酸はこれらの組織においてアンモニアをグルタミンとして処理するために使われる．また，分枝アミノ酸の分解によって得られる炭素骨格は，筋肉のエネルギー源として重要である．静止時の筋肉では他組織由来のアンモニアも処理されるが，活動時の筋肉では α-ケトグルタル酸の供給を目的にプリンヌクレオチドサイクルが活動し，これによって生じたアンモニアの処理のためにグ

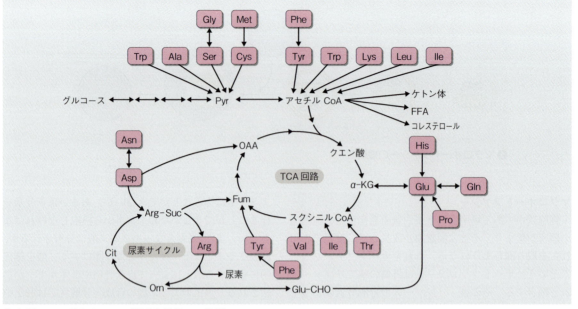

❻ 各種アミノ酸からアミノ酸炭素骨格への代謝
OAA：オキサロ酢酸，Fum：フマル酸，α-KG：α-ケトグルタル酸，Pyr：ピルビン酸，Orn：オルニチン，Cit：シトルリン，Arg-Suc：アルギニノコハク酸，Glu-CHO：グルタミン酸γ-セミアルデヒド，FFA：遊離脂肪酸．

ルタミン酸が使われ，他組織由来のアンモニアは処理されない．

アミノ酸炭素骨格の代謝

アミノ酸からアミノ基がはずれた残りの炭素骨格はさらに分解を受け，さまざまな物質を生成する．炭素骨格は最終的にはTCA回路（クエン酸回路）と電子伝達系の作用でCO_2とH_2Oとなる（❻）．

ロイシン，リシン以外の18種類のアミノ酸はTCA回路の成分やピルビン酸といった糖新生の原料を供給できるので，糖原性アミノ酸と呼ばれる．これに対してアセチルCoAを生成するものはケト原性アミノ酸と呼ばれる．純粋にケト原性のものはロイシン，リシンであり，ケト原性かつ糖原性のものはイソロイシン，フェニルアラニン，チロシン，およびトリプトファンである．

アミノ酸から生成される物質

多くの含窒素化合物はアミノ酸から生成される．ポルフィリンはグリシンとスクシニルCoAから作られる．そのほか，筋のクレアチニン，クレアチン，プリン塩基，ピリミジン塩基，チロキシンなどのホルモン，ニコチンアミドなどのほか，メラニン色素がある．ホルモンや神経伝達物質として作用する生理活性アミン（カテコールアミン，ヒスタミン，セロトニン，GABAなど）はピリドキサールリン酸を補酵素とするデカルボキシラーゼによりアミノ酸がカルボキシ基を

失うこと（脱炭酸反応）により作られる．

その他

腎で糸球体から濾過されたアミノ酸は尿細管で再吸収されるが，時に過量の場合はアミノ酸尿を示す．腎ではグルタミナーゼの活性が高く，腎に運ばれたグルタミンから生成したアンモニアは酸塩基平衡に一役買っている．脳では血液脳関門を通過するアミノ酸（フェニルアラニン，チロシンなど）が，脳細胞でドパミン，セロトニンなどの神経伝達物質に変わる．アミノ酸はヌクレオチド生合成と関係が深く，グルタミンとアスパラギン酸は核酸塩基の窒素の供給源として重要である．

（林　秀行）

●文献

1) Nelson DL, et al：Lehninger Principles of Biochemistry, 7th edition. New York：Freeman；2017（Chapter 3, Amino Acids, Peptides, and Proteins；Chapter 5, Protein Function；Chapter 18, Amino Acid Oxidation and the Production of Urea）.

2) Scriver's The Online Metabolic and Molecular Bases of Inherited Disease. New York：McGrow-Hill. https://ommbid.mhmedical.com/book.aspx?bookID=971#

血漿蛋白の種類と機能

ヒト血漿中には少なくとも100種類以上の蛋白成分が存在し、細胞外液を介して体の至るところに分布している。それらの主要な役割として、血管内の水の調節（主にアルブミン）、物質の輸送、血液凝固、感染に対する防御（免疫グロブリン、補体系蛋白）などがあげられる（☞「血漿蛋白質」Vol.6 p.26）。

血漿蛋白の分析には通常血清が用いられ、凝固因子の測定には血漿を用いる。

血清蛋白の種類と定量法

血清蛋白は、蛋白成分の血中濃度とそれらを測定する鋭敏度の面から3つに大別すると整理しやすい（❼）。

①血中濃度 mg/dL レベルの蛋白成分：溶液内で蛋白（抗原）・抗体反応によって容易に定量される。免疫比濁法（ネフェロメトリー）が用いられ、免疫電気泳動法でも通常沈降線として観察できる。

②血中濃度 μg/dL レベルの蛋白成分：C反応性蛋白（CRP）、血清アミロイドA（SAA）、低濃度の血液凝固因子などがある。わが国で開発されたラテックス凝集免疫法が主に用いられる。

③血中濃度 ng/mL レベルの微量蛋白成分：免疫グロブリンE（IgE）、フェリチン、αフェトプロテインや癌胎児性抗原（carcinoembryonic antigen：CEA）など多くの腫瘍マーカーが属する。ラジオイムノアッセイ（RIA）、酵素イムノアッセイ（EIA）

などの微量定量法が用いられる。

血清蛋白の分析法

血清蛋白の日常検査としては、①総蛋白濃度の測定、②セルロースアセテート膜電気泳動法による血清蛋白分画、③CRP、アルブミンなどの定量が広く用いられている。

必要に応じて、免疫電気泳動、各種蛋白成分の定量、血清蛋白異常に関連する臨床検査（尿中 Bence Jones 蛋白、クリオグロブリン、パイログロブリン、血液粘稠度など）が行われる。

H鎖病蛋白などのM蛋白（単クローン性免疫グロブリン〈monoclonal immunoglobulin〉）の同定には分子量の大きさを調べる必要があり、SDS（ドデシル硫酸ナトリウム）電気泳動法などが利用されている。

血清総蛋白量

ビウレット反応による比色法（自動機器）が用いられる。低蛋白血症（6.4 g/dL 以下）、高蛋白血症（8.1 g/dL 以上）が区別される。

電気泳動法による血清蛋白分画

日常の電気泳動によって血清蛋白は陽極側よりアルブミン、α_1、α_2、β および γ グロブリンの5つの分画に分離される（❽）。

疾患の診断に役立つ典型的な蛋白分画の異常パターンを示す（❾）。

主に $\beta \sim \gamma$ 領域にMピーク（尖鋭なピーク）が認め

❼ 蛋白測定法による血中濃度別にみた蛋白成分

測定法とその鋭敏度	主な血清蛋白成分　　（　）：基準値
mg/dL レベルの蛋白成分 　免疫電気泳動法 　免疫比濁法（ネフェロメトリー）	アルブミン（3,900〜4,900）、プレアルブミン（22〜40） α_1：α_1 アンチトリプシン（94〜150）、α_1 アシドグリコプロテイン（酸性糖蛋白）（39〜98） α_2：ハプトグロビン（40〜340）　2-2型（最も多い型 40〜273）・1-1型（130〜320）・2-1型（103〜340） 　　　セルロプラスミン（21〜37）、アンチトロンビンIII（28〜40）、α_2 マクログロブリン（100〜250） β：トランスフェリン（190〜340）、補体C3（50〜105）、C4（14〜44）、ヘモペキシン（50〜110） ＊$\beta \sim \gamma$：血漿フィブリノゲン（200〜400） γ：IgG（870〜1,700）、IgA（110〜410）、IgM（男性 33〜190、女性 46〜260）
μg/dL レベルの蛋白成分 　ラテックス凝集免疫法	CRP（300 μg/dL〈0.3 mg/dL〉以下）、SAA蛋白（8.0 μg/mL 以下） β_2 ミクログロブリン（100〜190 μg/dL〈1.0〜1.9 mg/L〉）、リゾチーム（5〜15）
ng/mL レベルの蛋白成分 　酵素イムノアッセイ（EIA） 　または 　ラジオイムノアッセイ（RIA）	フェリチン（男性 40〜340、女性 3.6〜114）、IgE（173 IU/mL 以下）、ミオグロビン（60以下）、心筋トロポニンT（0.10以下） 主な腫瘍マーカー：CEA（5 ng/mL 以下）、CA19-9（37 U/mL 以下）、CA125（35 U/mL以下）、CA15-3（25 U/mL 以下）、SCC（1.5 ng/mL 以下）、サイトケラチン19（シフラ）（3.5 ng/mL 以下）、PSA（4.0 ng/mL 以下）、AFP（10 ng/mL 以下）

CRP：C反応性蛋白、SAA：血清アミロイドA、CEA：癌胎児性抗原、CA：糖鎖抗原、SCC：扁平上皮癌関連抗原、PSA：前立腺特異抗原、AFP：αフェトプロテイン。

られた場合には，M蛋白の種類（たとえばIgG-κ, Bence Jones蛋白-κなど）を決めるために免疫電気泳動が行われる．

免疫電気泳動法による蛋白の分析

免疫電気泳動法が臨床的に役立つのは，以下の場合である．
①M蛋白の同定：骨髄腫，マクログロブリン血症およびH鎖病の診断．
②蛋白成分欠乏の検出：$α_1$アンチトリプシン欠損（肺気腫，小児肝硬変），$α_2$マクログロブリン，ハプトグロビン，セルロプラスミン，補体C3，免疫グロブリンなど．
③蛋白成分（血中濃度mg/dLレベル）の半定量的増減：免疫電気泳動法は定性法ではあるが，少なくとも10種類の蛋白成分を同時に観察できるという利点があるので，M蛋白以外の蛋白成分の検索にもよく利用される．

蛋白成分の定量法

蛋白成分の血中濃度に応じて，免疫化学的定量法が選択される（❼）．

主な蛋白成分とその機能

免疫グロブリンや癌細胞由来の蛋白成分を除くと，ほとんどは肝で生成される．

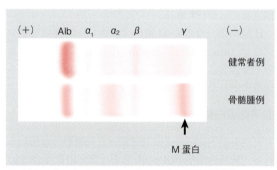

❽ 血清蛋白のセルロースアセテート膜電気泳動像

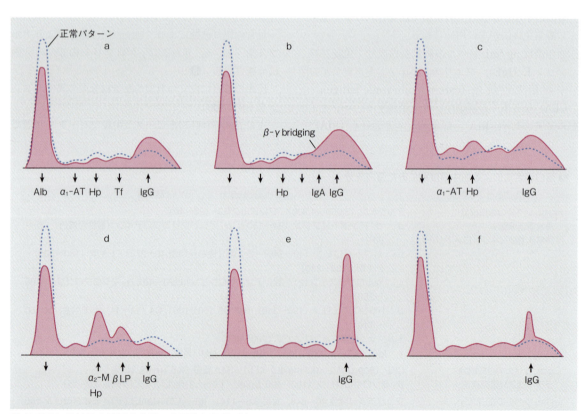

❾ 各疾患における血清蛋白分画の典型的な異常パターン
a：慢性肝障害型（多クローン性高ガンマグロブリン血症・低α型），b：肝硬変型（多クローン性高ガンマグロブリン血症・低α＋β-γ bridging型），c：慢性炎症・膠原病型（多クローン性高ガンマグロブリン血症・高α型），d：ネフローゼ型（高$α_2$・高β＋低Alb・低γ），e：骨髄腫型（M蛋白・低γ），f：M蛋白型：本態性または良性M蛋白血症例（M蛋白・高γ）．
Alb：アルブミン，$α_1$-AT：$α_1$アンチトリプシン，Hp：ハプトグロビン，Tf：トランスフェリン，IgG：免疫グロブリンG，IgA：免疫グロブリンA，βLP：βリポ蛋白．

アルブミン（血管内の水分保持，物質の運搬）

アルブミン（albumin：Alb）は血中濃度が最も高く，栄養状態を把握する指標として用いられる．重要な機能は，血管内の膠質浸透圧（colloid osmotic pressure）を維持することである．すなわち，Alb は血漿の膠質浸透圧の 75 ％を担っており，血管内の水を保持し，血漿容量を調節している．血中濃度が約 2 g/dL 以下になると，血管内の水分は血管外へ漏出し，浮腫や胸・腹水などが生じる．

血漿中の Alb のもう一つの機能は，化学物質を運搬する機能で，アミノ酸，脂肪酸などの栄養源，Ca，間接型ビリルビン，薬剤，ホルモンなど多くの物質を結合する．

α_1 アンチトリプシン（蛋白分解酵素の阻害）

α_1 アンチトリプシン（α_1-antitrypsin：α_1-AT）の主な機能は，各種の蛋白分解酵素（プロテアーゼ）の作用を阻害することである．α_1-AT は，肺組織やその他の組織が顆粒白血球から放出されるエラスターゼによって消化されるのを防いでいる．先天性アンチトリプシン欠損症では肺胞が消化され，若年者でも肺気腫を起こしやすい．

α_2 マクログロブリン（蛋白分解酵素の阻害）

α_2 マクログロブリン（α_2-macroglobulin：α_2-M）は分子量が大きい（72 万）．ネフローゼでは，分子量 15 万（IgG）以下の血清蛋白は腎糸球体の基底膜で濾過され尿中に排泄される．他方，α_2-M は逆に増量し蛋白分画はネフローゼ型を呈する．前立腺癌の骨転移例における血清 α_2 マクログロブリン欠乏症では，癌細胞由来の蛋白分解酵素（PSA など）と α_2-M は結合し，α_2-M は血中から除去される．

ハプトグロビン（遊離 Hb の結合）

ハプトグロビン（haptoglobin：Hp）はヘモグロビン（hemoglobin：Hb）と特異的に結合する．赤血球が血管内で壊れると Hb が放出され，Hp と結合し Hp-Hb 複合体を形成する．複合体は細網内皮系細胞に取り込まれ，Hb に含まれている鉄は再び利用される．つまり，Hp は Hb が腎糸球体から尿中に排泄されるのを防ぐ役割を有する．

溶血性貧血では血中 Hp が減少する．溶血が強い場合は Hp が欠如し，Hb 尿が生じる．他方，高度肝機能障害では Hp の産生が低下し，血清 Hp は低値を示す．

ヘモペキシン（遊離ヘムの結合）

血管内溶血が高度の場合には，Hb とともにヘム（heme）が遊離してくる．ヘモペキシン（hemopexin：Hx）は Hb の分解産物ヘムと強固に結合し，その複合体は主に肝で除去される．高度の溶血性貧血では血清 Hp とヘモペキシンの欠如がみられる．

セルロプラスミン（銅の輸送）

血中のセルロプラスミン（ceruloplasmin：Cp）は銅の約 95 ％と結合し，運搬機能を有する．Cp の欠損する Wilson 病では，肝，脳，角膜輪などに銅が沈着し，細胞障害を起こす．また，銅の尿中への排泄が異常に増加し，血清銅は低値となる．

トランスフェリン（鉄の輸送）

トランスフェリン（transferrin：Tf）は血漿中の鉄を特異的に結合し，腸から吸収された鉄を骨髄，肝，脾などの鉄貯蔵組織に運搬する．骨髄に運ばれた鉄は赤芽球に取り込まれる．

先天性無トランスフェリン血症では低色素性貧血にヘモジデローシスを伴う．

フェリチン（鉄貯蔵蛋白）

フェリチン（ferritin）は約 20 ％の鉄を含有し，肝，脾，骨髄などの組織に広く分布する．血清フェリチン値は，健常者や鉄欠乏性貧血では体内に分布する貯蔵鉄の量をよく反映している．後者では血清フェリチン値が低下し，本症の診断に用いられる．

なお，癌や炎症などによる小球性低色素性貧血は，鉄欠乏性貧血とは異なり，血清フェリチン値の上昇と総鉄結合能の低下を示す．

（大谷英樹，狩野有作）

● 文献

1) 大谷英樹ほか（編）：血清蛋白分画．臨床病理学レクチュアーその基礎と臨床データの読み方，第 2 版．東京：朝倉書店；1992．p.143.

2) 大谷英樹：血漿蛋白異常症の免疫学的背景—炎症と悪性腫瘍のあいだ．臨床病理 1999；47：3.

3) 狩野有作ほか：セルロース膜電気泳動法．日本電気泳動学会（編）．最新電気泳動実験法．東京：医歯薬出版；1999．p.13.

4) 狩野有作：α_2 マクログロブリン，ハプトグロビン，セルロプラスミン．河合 忠（編）．基準値と異常値の間—その判定と対策．東京：中外医学社；2006．p.446.

血漿蛋白異常

低蛋白血症 hypoproteinemia

概念

● 血漿蛋白濃度が低下した状態をいい，血漿蛋白の約60％を占めるアルブミンの低下によることが多い．
● 低アルブミン血症は，低栄養や肝障害による肝での合成の低下，体蛋白の異化の亢進，体外や血管外への喪失，循環血漿量増加による希釈などによって起きる．

病態生理

蛋白生成障害による低蛋白血症

低栄養：摂取蛋白量やエネルギー量が不足すると，低蛋白血症をきたす．蛋白と総エネルギーの両者の摂取が極度に低下すると，筋を含む体蛋白の燃焼によりクワシオルコル（kwashiorkor）の病態に至る．発展途上国の飢餓地帯では頻繁にみられる．先進国でも悪性腫瘍や慢性消耗性疾患などにより食欲が低下した人では低蛋白血症となり，これが疾患の発見の契機となることもある．また，神経性食欲不振症，腸切除術後の短腸症候群，腸瘻造設後などでも，著しい低蛋白血症がみられる．

肝障害：血漿蛋白の多くは肝で合成されるため，進行した肝障害は低蛋白血症の主因である．肝硬変など進行した慢性肝障害では，アルブミンなどの血漿半減期の長い蛋白の濃度も低下し，低蛋白血症が生じる．急性の重症肝障害では，アルブミン濃度は発症早期は変化しないが，2～3週後には低下する．

蛋白質の喪失による低蛋白血症

腎疾患：ネフローゼ症候群や腎炎では，血漿蛋白が尿中に喪失し，低蛋白血症をきたす．低蛋白血症の鑑別診断では，尿蛋白の定量を要する．

体外喪失：血漿蛋白は，大量出血では出血部より体外に，重症火傷では火傷部の皮膚より体外に，滲出性腹水では腹水中に，蛋白漏出性胃腸症では腸管から便中に，それぞれ失われ，低蛋白血症となる．重症感染症や消耗性疾患などでは，体蛋白の崩壊が低蛋白血症の原因となる．

蛋白の需要増加による低蛋白血症

成長期の小児，妊娠中や授乳中の女性，激しい肉体労働，発熱時，甲状腺機能亢進症などでは，代謝の亢進による蛋白の需要増加のために低蛋白血症となる．

血液希釈による低蛋白血症

循環血漿量の増加により血液が希釈されると，見かけ上の低蛋白血症を呈する．

高蛋白血症 hyperproteinemia

概念

● 血漿蛋白濃度が増加した状態をいう．
● 血漿中水分の喪失により血漿蛋白が濃縮された場合（見かけ上の高蛋白血症）と，血漿蛋白が病的に増加した場合にみられる．

病態生理

脱水による高蛋白血症

著しい下痢，嘔吐，高熱性疾患，熱中症，尿崩症，激しい運動などにより極度に体液が喪失した場合，血漿中の水分の減少により血漿蛋白が濃縮され，高蛋白血症をきたす．

蛋白質の病的な増加による高蛋白血症

多発性骨髄腫，マクログロブリン血症やリンパ肉腫などでは，腫瘍化した形質細胞やリンパ球からの免疫グロブリンの産生増加により高蛋白血症をきたす．

血漿蛋白分画の異常

概念

● 血漿蛋白は，セルロースアセテート膜電気泳動法によりアルブミン，α_1，α_2，β および γ グロブリンの5分画に分離され，病態により特徴的な異常パターンを示す．
● 分画の変動は，各分画中に多い蛋白成分の変動に依存する．すなわち，α_1 分画は α_1 アンチトリプシン，α_2 分画はハプトグロビンと α_2 マクログロブリン，β 分画はトランスフェリンと β リボ蛋白，γ 分画はIgGである．

病態生理

γ 分画（免疫グロブリン）の異常

γ 分画の増加がみられる場合，ポリクローナルな増加とモノクローナルな増加の鑑別が重要である．

ポリクローナル高 γ 型または broad γ 型：broad γ 型は2つのパターンに区別される．broad γ・低 α 型は慢性肝障害にみられる．特に，γ 分画の増加と β 分画の低下に伴い，β 分画と γ 分画の谷が消失する β-γ bridging は肝硬変症に特徴的である．一方，broad γ・高 α 型は慢性の感染症，膠原病や悪性腫瘍（多くは進行癌）などでみられる．

モノクローナル高 γ 型または M 蛋白型：正常ではみられない幅狭い先鋭なバンドを示す型で，M 蛋白（均一な免疫グロブリン）の増加による．M 蛋白の確認には免疫電気泳動法を要する．多発性骨髄腫，原発性マクログロブリン血症など，悪性腫瘍細胞から M 蛋白が産生される場合，悪性 M 蛋白血症という．一方，良性の抗体産生細胞から M 蛋白が作られる場合を良性 M 蛋白血症という．

ネフローゼ型：ネフローゼ症候群では，アルブミン分画，γ分画が低下し，α₂分画が増加するのが特徴である.

α分画の異常

α₁分画やα₂分画の増加は，急性炎症性疾患のパターンである．また，妊娠時には，これらに加えβ分画の増加もみられる.

分画欠乏症

アルブミン欠乏症：無アルブミン血症は，染色体劣性遺伝のまれな疾患で，1954年のBennholdの報告以来，十数家系が報告されている．アルブミンは，完全な欠損ではなく1.6〜2.4 mg/dL程度，認められる．血漿膠質浸透圧は低下し軽度の浮腫を呈するが，無症状の例もある．アルブミンの性状は正常で，半減期も短縮していない.

免疫グロブリン欠乏症：無ガンマグロブリン血症には，Bruton型無ガンマグロブリン血症，重症免疫不全症Swiss型の一部，原発性後天性無ガンマグロブリン血症などがある.

その他の欠乏症：α₁アンチトリプシン欠損症ではα₁分画が，トランスフェリン欠損症ではβ分画が低下する.

（安部井誠人）

● **文献**

1) 〆谷直人：血漿蛋白とその分画．日本臨牀 2004；62 増11：203.

先天性アミノ酸および有機酸代謝異常症

先天性アミノ酸代謝異常症には，代表的なものとして芳香族アミノ酸代謝異常（フェニルケトン尿症，ビオプテリン代謝異常症など），分岐鎖アミノ酸代謝異常（高バリン血症，メープルシロップ尿症），含硫アミノ酸代謝異常（ホモシスチン尿症）などがあり，これらは新生児マススクリーニングで早期診断により早期治療が行われている（**⑩**）.

先天性有機酸代謝異常症には各種の有機酸血症が含まれ，2011（平成23）年4月1日よりタンデムマスによる新生児マススクリーニングが積極的に導入されているが，成人例については神経疾患部門に譲り，本項では小児を中心として要点のみを述べることとする（**⑩**）.

⑩ 代謝経路と主要な先天性アミノ酸および有機酸代謝異常症

代謝経路	先天性アミノ酸代謝異常症	先天性有機酸代謝異常症
芳香族アミノ酸	フェニルケトン尿症，ビオプテリン代謝異常症，高チロシン血症	アルカプトン尿症
分岐鎖アミノ酸	高バリン血症，メープルシロップ尿症	メチルマロン酸血症，プロピオン酸血症，イソ吉草酸血症，β-ケトチオラーゼ欠損症，メチルクロトニル CoA カルボキシラーゼ欠損症，メチルグルタコン酸血症，ヒドロキシメチルグルタリル酸血症
含硫アミノ酸	ホモシスチン尿症	
尿素サイクル	カルバミルリン酸合成酵素（CPS）欠損症，オルニチントランスカルバミラーゼ（OTC）欠損症，アルギニノコハク酸合成酵素（ASS）欠損症，アルギニノコハク酸分解酵素（ASL）欠損症，アルギナーゼ（ARG）欠損症	
リジン・トリプトファン		グルタル酸血症1型，2-ケトアジピン酸尿症，キサンツレン酸尿症
ピルビン酸		ピルビン酸脱水素酵素欠損症，ピルビン酸カルボキシラーゼ欠損症，PEPCK 欠損症
TCA 回路		フマラーゼ欠損症
ケトン体代謝		β-ケトチオラーゼ欠損症，SCOT 欠損症
複数の代謝経路		グルタル酸血症2型，マルチプルカルボキシラーゼ欠損症
ミトコンドリアβ酸化系		カルニチン転移酵素欠損症，CPT1 欠損症，CPT2 欠損症，TRANS 欠損症，VLCAD 欠損症，MCAD 欠損症，SCAD 欠損症

PEPCK：ホスホエノールピルビン酸カルボキシラーゼ，SCOT：サクシニル CoA トランスフェラーゼ，CPT1 と CPT2：カルニチンパルミトイルトランスフェラーゼ1型と2型酵素，TRANS：カルニチントランスロカーゼ，VLCAD，MCAD，SCAD：極長鎖，中鎖，短鎖脂肪酸アシル CoA デヒドロゲナーゼ.

（山口清次：有機酸代謝異常：概論．領域別症候群シリーズ 18，先天代謝異常症候群，上巻，日本臨牀別冊；1998．p.261.）

先天性アミノ酸代謝異常症
inborn errors of amino acid metabolism

尿素サイクル代謝異常症(先天性高アンモニア血症)
urea cycle disorders (hyperammonemia)

概念
- アンモニアは肝, 脳, 腎あるいは筋組織で産生され, 腎以外の組織で作られたものは⓫のように肝で尿素に合成されるが, その過程に遺伝的機能障害があると血中アンモニア濃度の上昇をきたし, 高アンモニア血症となる.
- 主要な遺伝性代謝異常症は⓾に示す.

疫学
マススクリーニングが行われていないので正確な頻度は不明であるが, 尿素サイクル代謝異常症全体で46,000人に約1例, 最も多くみられるオルニチントランスカルバミラーゼ(OTC)欠損症では8万人に約1例と考えられている.
　OTC欠損症は, X連鎖性準優性遺伝であるが, ほかは常染色体劣性遺伝を示す.

臨床症状
疾患により多少異なるが, 共通な症状として高アンモニア血症に伴う嘔吐, 嗜眠, 興奮, けいれん, 知能障害などがみられる. OTC欠損症の男子例は一般に重症で乳児期に死亡するが, 女子は軽症から重症までさまざまである.

診断
血中アンモニア高値を確認後に鑑別するが, 特に先天性代謝異常による高アンモニア血症は⓬のフローチャートに従って診断する.
　確定診断は肝組織を用いる酵素診断によるが, 末梢白血球や赤血球で診断が可能な場合もある.
　尿細管におけるリシン, アルギニン, オルニチンの膜転送機構に共通した先天性障害のために尿素サイクルが機能しなくなり, 高アンモニア血症を起こすリシン尿性蛋白不耐症(lysinuric protein intolerance), 新生児期から高インスリン血症による低血糖と中等度の高アンモニア血症で発症するグルタミン酸脱水素酵素(glutamate dehydrogenase: GDH)異常症, 有機酸代謝異常に合併するもの, 新生児期に一過性にみられる高アンモニア血症(肝内胆汁うっ滞を伴うシトリン欠損症〈NICCD〉など)との鑑別が必要である.

治療
血中アンモニアが非常に高値で意識レベルも低下している場合は, 血液透析を行う. 意識が正常で高アンモニア血症がそれほど著明でない場合は, アミノ基の排泄を促進するため安息香酸ナトリウムやフェニル酪

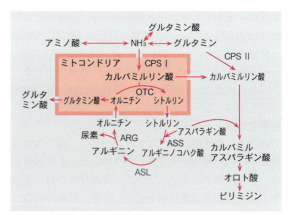

⓫ 尿素サイクル
ARG:アルギナーゼ, ASL:アルギニノコハク酸分解酵素, ASS:アルギニノコハク酸合成酵素, CPS:カルバミルリン酸合成酵素, OTC:オルニチントランスカルバミラーゼ.

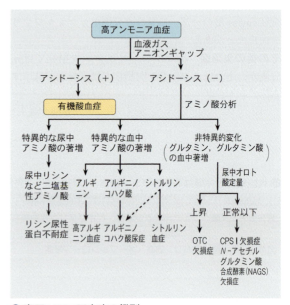

⓬ 高アンモニア血症の鑑別

酸ナトリウムの投与を行い, 塩酸アルギニンを補充する(ただし, 高アルギニン血症は除く). N-アセチルグルタミン酸合成酵素(NAGS)欠損症と有機酸血症に伴う高アンモニア血症にはカルグルミン酸(カーバグル®)が有効である.
　食事は低蛋白食を基本とし, 適量の必須アミノ酸とエネルギーを補給する.

フェニルケトン尿症 phenylketonuria (PKU)

概念
- フェニルケトン尿症は, フェニルアラニンヒドロキシラーゼ(phenylalanine hydroxylase:PAH)の欠損に基づく常染色体劣性遺伝疾患である.
- 頻度は, わが国で約9万人に対し1例であるが, 民

族差が大きい.

病態生理

フェニルアラニンが体内に過剰に蓄積して，発育期の脳を障害するとともに，チロシンが低下してメラニン色素が減少する．また，過剰のフェニルアラニンはフェニルピルビン酸，フェニル酢酸に代謝され尿中に排泄され，ネズミ尿臭の原因となる．

近年，PAHの支配遺伝子には多くの変異が発見されているが，その地域差，人種差が非常に大きいとされている．

臨床症状

出生直後は健常児と区別できないが，次第にメラニン色素欠乏症状（色白，赤毛など），また特有の尿臭が出現する．

知能は生後6か月～2年の間に急速に低下し，IQは過半数で50以下を示す．多くの例で脳波異常を認め，重症例にけいれん（点頭てんかん，大発作など）がみられる．そのほか，情緒不安定，常同的行動，多動，外界への無関心などの異常が認められる．

診断

出生後，哺乳開始とともに血清フェニルアラニン値の上昇（典型例では20 mg/dL以上），数か月後に尿塩化第二鉄反応（尿に10％塩化第二鉄液を数滴加えると，フェニルピルビン酸の存在するときにオリーブ〈緑〉色を呈する）は陽性となる．

新生児マススクリーニングの陽性例では，高フェニルアラニン血症を血中アミノ酸定量で確認後，血中・尿中プテリジン分析と乾燥濾紙血ジヒドロプテリジン還元酵素（DHPR）活性の測定とテトラヒドロビオプテリン（BH₄）負荷試験を行い，ビオプテリン代謝異常症を鑑別する．

鑑別診断には，以下のものがある．

① 高フェニルアラニン血症：PAHの活性低下が軽度の場合，血中フェニルアラニン値は著増せず（20 mg/dL以下），中枢神経症状は軽症である．

② 一過性高フェニルアラニン血症：乳児期に一過性にみられ，アミノ酸代謝の未熟による．

③ BH₄反応性高フェニルアラニン血症：PAH欠損症で，補酵素のBH₄代謝に異常はないが，BH₄の投与で血中フェニルアラニン値が低下する．片方のPAH遺伝子異常が軽症による．

④ ビオプテリン代謝異常症：後述．

⑤ 一過性高チロシン血症：低出生体重児への高蛋白食投与時に一過性にみられ，チロシン代謝活性未熟による．

⑥ 遺伝性高チロシン血症．

治療

生後できる限り早期に発見し，生後1か月以内から

フェニルアラニン摂取を制限して血清フェニルアラニン値を基準値（1 mg/dL程度）に近い低濃度（4 mg/dL以下）に保つことにより中枢神経障害を防止できる．この治療には，フェニルアラニンのみを除去し，チロシンを添加したアミノ酸混合物を窒素源とする治療乳（フェニルアラニン除去乳）を用いる．

付 母性フェニルケトン尿症
maternal phenylketonuria

フェニルケトン尿症の女性がフェニルアラニン摂取を制限せずに妊娠すると胎児がフェニルケトン尿症でなくても高フェニルアラニン血症となり，高率に知能障害を示すとともに，子宮内発育不全，先天奇形（小頭症，心奇形など），自然流産を合併する．これを母性フェニルケトン尿症という．

これは胎児が母体から移行する高濃度のフェニルアラニンに曝露されるためで，予防には受胎以前から厳格な食事制限を行い，全妊娠期間を通じて血中フェニルアラニン値を2～6 mg/dLに維持することである．

ビオプテリン代謝異常症（BH₄欠損症）
tetrahydrobiopterin deficiency

概念

● フェニルアラニン，チロシン，トリプトファンの水酸化酵素に共通した補酵素であるテトラヒドロビオプテリン（BH₄）の欠損があると，高フェニルアラニン血症だけでなく神経伝達物質であるドパミンやセロトニンの合成も障害される．

● BH₄の代謝経路を⓭に示すが，生合成系の2酵素と再生系の2酵素の異常が知られている．

臨床症状

筋緊張低下，発達遅延，難治性けいれん，摂食障害など重篤な中枢神経症状を示す．

診断

血中フェニルアラニン値がBH₄投与により低下すること，尿中ネオプテリン（N），ビオプテリン（B）の定量とN/B比の算出，尿中7ビオプテリン測定，白血球や赤血球の酵素活性測定により鑑別できる．

治療

BH₄とともにL-ドパ，5-ヒドロキシトリプトファンの投与が必要である．

メープルシロップ尿症
maple syrup urine disease（MSUD）

概念

● メープルシロップ尿症は楓糖尿症ともいい，分岐鎖アミノ酸（ロイシン，イソロイシン，バリン）に由来する分岐鎖α-ケト酸デヒドロゲナーゼ複合体の

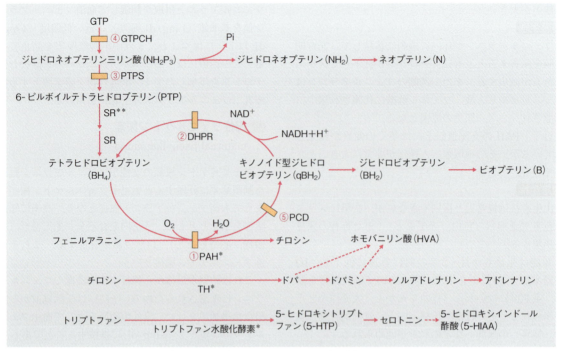

⓭ テトラヒドロビオプテリン (BH₄) の代謝経路と BH₄ 欠損症の代謝障害部位.
古典的フェニルケトン尿症：①フェニルアラニンヒドロキシラーゼ (PAH) 欠損症.
BH₄ 欠損症：②ジヒドロプテリジン還元酵素 (DHPR) 欠損症, ③6-ピルボイルテトラヒドロプテリン合成酵素 (PTPS) 欠損症, ④GTP シクロヒドロラーゼ I (GTPCH) 欠損症, ⑤プテリン-4α-カルビノールアミン脱水酵素 (PCD) 欠損症.
*芳香族アミノ酸水酸化反応系, **SR：セピアプテリン還元酵素.

活性が障害される常染色体劣性遺伝疾患である．
● わが国の頻度は約 50 万人に 1 例程度である．

病因

分岐鎖アミノ酸は，筋肉などの諸臓器でアミノ基トランスフェラーゼの作用により分岐鎖 α-ケト酸となり，肝に運ばれミトコンドリア内で分岐鎖 α-ケト酸デヒドロゲナーゼ複合体の作用を受け，CO_2 と NADH（ジヒドロニコチンアミドアデニンジヌクレオチド）および各アシル CoA エステルが合成される⓮．

このデヒドロゲナーゼ複合体は E_1, E_2, E_3 の 3 種のコンポーネントから成り，E_1 はさらに $E_{1α}$, $E_{1β}$ のサブユニットに分けられる．これらはミトコンドリア内で E_2 を中心に集合している．

遺伝子型と臨床分類とは必ずしも相関しない⓯．

病態生理

蛋白摂取，飢餓，発熱などによる筋蛋白の分解亢進により分岐鎖アミノ酸，次いで分岐鎖 α-ケト酸が産生されるが，後者の産生が肝などの分岐鎖 α-ケト酸デヒドロゲナーゼの能力を超えた場合に分岐鎖 α-ケト酸が蓄積する．その結果，α-ケト酸からの分岐鎖アミノ酸の再生成が起こるとともに，分岐鎖アミノ酸のアミノ基転移も阻害される．そしてアラニンからの糖新生も低下し，低血糖の一因となる．

分岐鎖アミノ酸とその α-ケト酸の著明な増加は，発育期の脳を障害し中枢神経障害をきたす．

臨床症状

⓯に示すように，臨床像により，①古典型，②中間型，③間欠型，④チアミン反応型，⑤E_3 欠損型，の 5 型を区別する．

また，急激なケトアシドーシスによる急性症状と，知能障害や運動失調 (ataxia) などの中枢神経障害による慢性症状とがあり，α-ケト酸蓄積に伴い，尿や汗，唾液にメープルシロップ様臭気が認められる．

診断

以下のような診断が行われている．
①ジニトロフェニルヒドラジン反応：ジニトロフェニルヒドラジン塩酸溶液により α-ケト酸含有尿は反応して微細な黄色沈殿を作るが，これは分岐鎖アミノ酸に特異な反応ではない．
②特有の尿臭，体臭の有無．
③血清中分岐鎖アミノ酸の増量：現在，血中ロイシンの高値（4 mg/dL 以上）を指標に新生児マススクリーニングが行われている．
④血液ガス分析や血清電解質測定による代謝性アシドーシスの確認，アニオンギャップの上昇，ガスクロマトグラフィや質量分析器などによる分岐鎖 α-

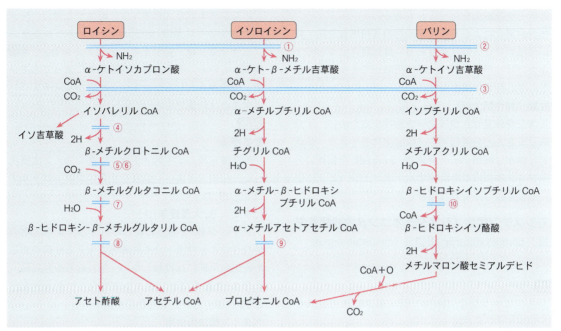

⓮ 分岐鎖アミノ酸の代謝経路と代謝障害部位
①高ロイシン・イソロイシン血症（ロイシンイソロイシントランスアミナーゼ欠損）．
②高バリン血症（バリントランスアミナーゼ欠損）．
③メープルシロップ尿症（分枝α-ケト酸デヒドロゲナーゼ複合体異常）．
④イソ吉草酸血症（イソバレリルCoAデヒドロゲナーゼ欠損）．
⑤β-メチルクロトニルCoAカルボキシラーゼ欠損症 ⎱ β-ヒドロキシイソ吉草酸血症
⑥多発性カルボキシラーゼ欠損症 ⎰
⑦β-メチルグルタコン酸尿症（メチルグルタコニルCoAヒドラターゼ欠損）．
⑧β-ヒドロキシメチルグルタリル酸尿症（β-ヒドロキシ-β-メチルグルタリルCoA開裂酵素欠損）．
⑨分枝ケトチオラーゼ欠損症．
⑩β-ヒドロキシイソブチリルCoAデアシラーゼ欠損症．

⓯ メープルシロップ尿症の臨床的分類

病型	主な症状	血中Leuの増量と残存活性*	遺伝子型	異常酵素
古典型	生後1〜2週間で発症する重症のケトアシドーシス，哺乳不良，嘔吐，無呼吸で発症し，けいれん，意識障害，筋緊張異常で無治療の場合死亡する	常時異常高値 残存活性（2％以下）	IA型 IB型 II型	$E_{1\alpha}$ $E_{1\beta}$ E_2
中間型	軽度の発達障害を認めるが明らかなケトアシドーシスはない	常時高値 残存活性（3〜30％）	IA型	$E_{1\alpha}$
間欠型	通常は無症状．感染症，蛋白質の過剰摂取時にケトアシドーシス発作あるいは間欠的な運動失調を呈する	無症状時は正常 残存活性（5〜20％）	II型	E_2
チアミン反応型	中間型と同様で軽度の発達障害を認めるが明らかなケトアシドーシスはない	常時高値 チアミン投与で低下 残存活性（2〜40％）	II型	E_2
E_3欠損型	ケトアシドーシスを伴った筋緊張低下と意識障害．発達遅延	中等度高値 残存活性（〜25％）	II型	E_3

*白血球，培養皮膚線維芽細胞の分岐鎖ケト酸脱炭酸能（健常者に対する％）．
（Chuang DT, et al：Maple Syrup Urine Disease（Branched-Chain Ketoaciduria）. In：The Metabolic & Molecular Bases of Inherited Disease, 8th edition. McGraw-Hill Professional；2001. p.1971.）

ケト酸の分析．
⑤酵素診断：末梢白血球，培養皮膚線維芽細胞により行う．

治療

急性期（ケトアシドーシス発症時）

　高張グルコース液による補液とアルカリ化薬投与によるアシドーシスの補正を行う．大量に蓄積した分岐鎖アミノ酸とそのα-ケト酸の急速な除去のために腹

膜透析と交換輸血を行うこともある.

体蛋白異化による有害代謝産物の蓄積増加を防ぐために分岐鎖アミノ酸除去食あるいは制限食によって十分なカロリー摂取を行う. 経口摂取ができなければ速やかに中心静脈栄養を行う.

慢性期（発作間欠期）

正常な身体発育と精神発達を維持するために, 十分な熱量を含んだ分岐鎖アミノ酸制限食を与える. 体重増加と血中分岐鎖アミノ酸値 $2 \sim 5$ mg/dL を指標に分岐鎖アミノ酸摂取量を調節する. チアミン（ビタミン B_1）の大量投与が有効な場合もある.

ホモシスチン尿症（シスタチオニンβ合成酵素欠乏症）homocystinuria（HCU）(cystathionine β-synthase〈CBS〉deficiency)

概念

- ●ホモシスチン尿症（HCU）は, 尿中にホモシスチンが増加する疾患である.
- ●大部分はシスタチオニンβ合成酵素（CBS）の異常によってメチオニンとその代謝産物であるホモシスチン（ホモシステイン）が血中に蓄積する I 型で, そのうち 43.7% はビタミン B_6 の大量投与に反応する B_6 反応型であり, B_6 不応型に比して軽症である.
- ●メチルコバラミン合成障害（II 型）, メチレンテトラヒドロ葉酸還元酵素欠損（III 型）では, メチオニンは増加せずホモシスチンだけが増加するためスクリーニングでは発見されない.
- ●メチオニンは異化過程においてホモシステイン, シスタチオニンを介してシステインを生成し, ホモシステイン, システインはおのおのホモシスチン, シスチンに転換される. ホモシステインはメチル化されて再度メチオニンに変換されるが, 葉酸やビタミン B_{12} はこの過程で必要となる.
- ●シスタチオニンβ合成酵素欠損症は常染色体劣性遺伝を示し, その頻度は約 1/80 万と欧米人に比較して低い.

臨床症状

骨格異常（骨粗鬆症, Marfan 症候群様体型）, 水晶体脱臼, 血栓形成に伴う諸臓器障害, 中枢神経障害（知能障害, けいれん）などがみられ, メチオニン, ホモシスチンの蓄積, シスチンの欠乏, 尿中ホモシスチン増加（ニトロプルシド反応陽性）, 血小板粘着能の増強をきたす.

診断

新生児マススクリーニングにより高メチオニン血症の認められた新生児に, 血中・尿中アミノ酸分析を行い, ホモシステインの増加を確認する.

ホモシスチンをメチオニンに転換する過程（5-メチルテトラヒドロ葉酸-ホモシステインメチルトランスフェラーゼ）は, 補酵素としてビタミン B_{12} や葉酸が関与している. その過程の代謝異常によってホモシスチン尿症がみられるが, 本症とは異なりメチオニンは正常または低値である.

治療

食事療法

診断確定後, まず低メチオニン高シスチン食療法を行い, 血中メチオニン濃度を正常にコントロールする（1 mg/dL 以下）.

ビタミン B_6 大量投与

ビタミン B_6 反応型に対して行うが, 新生児期の大量投与により呼吸不全や肝障害を生じる症例があるため乳児期早期には投与しない. 生後約 6 か月以降, および 2 〜 3 歳頃にピリドキシンを投与（40 mg/kg/日を 10 日間ぐらい）して効果をみる.

ベタイン療法の併用

ビタミン B_6 非反応性で食事療法によるコントロールが困難である場合, ベタインを併用する. その場合, ホモシスチンの再メチル化により血中メチオニンが上昇するので, 血清中ホモシステイン濃度 20μmol/L 以下を目標に最小投与量を決定する.

その他

葉酸, ビタミン B_{12} の欠乏は, 血中ホモシスチンを増加させるため, その補充が考慮される. また, 血栓症の予防に, アスピリン, ジピリダモールの投与が行われることもある.

┃ 先天性有機酸代謝異常症 organic acidemias

有機酸血症 organic acidemia

概念

- ●遺伝的な酵素障害により, 有機酸およびその誘導体が蓄積するものを先天性有機酸血症といい, メープルシロップ尿症などのほかにも種々知られている（⑩）.
- ●多くは分岐鎖アミノ酸の代謝過程の障害によって起こり（⑭）, 常染色体劣性遺伝を示す.
- ●メチルマロン酸血症（methylmalonic acidemia：MMA）では, メチルマロニル CoA ムターゼやビタミン B_{12}（その補酵素）の代謝障害によりメチルマロン酸が蓄積する.
- ●プロピオン酸血症（propionic acidemia）では, プロピオニル CoA カルボキシラーゼの欠損によりプロピオン酸が, イソ吉草酸血症（isovaleric acidemia）ではイソバレリル CoA デヒドロゲナーゼの欠損によりイソ吉草酸が, それぞれ蓄積する.

臨床症状

新生児期に発症し，急激なアシドーシスとともに哺乳力不良，嘔吐，筋緊張低下，けいれん，意識障害を示す．

診断

以下のような診断が行われている．
①代謝性アシドーシスの証明．
②ガスクロマトグラフィ・質量分析器（GC/MS）による血中，尿中の有機酸の同定．
③酵素診断．

治療

輸液による代謝性アシドーシスの是正と糖質補給を基本に，必要ならば血漿交換療法と腹膜透析を加える．急性期が過ぎれば早期に治療用アミノ酸乳や蛋白制限食の経口摂取を開始する．

時に補酵素，たとえばメチルマロン酸血症ではコバラミン，プロピオン酸血症ではビオチンの大量投与が有効である．先天性有機酸代謝異常症ではカルニチンの欠乏を認めることが多いので，これを投与して有機酸代謝の促進に努める．

（新宅治夫）

●文献

1) 新領域別症候群シリーズ19，先天代謝異常症候群（第2版）―病因・病態研究，診断・治療の進歩，上，日本臨牀別冊；2012．
2) 日本先天代謝異常学会（編）：新生児マススクリーニング対象疾患等診療ガイドライン2015．東京：診断と治療社；2015．
3) 遠藤文夫（総編）：先天代謝異常ハンドブック．東京：中山書店；2013．
4) 遠藤文夫（総編）：最新ガイドライン準拠小児科診断・治療指針．東京：中山書店；2012．

アミロイドーシス amyloidosis

概念

- アミロイドーシスとは難溶性の線維蛋白であるアミロイドが全身諸臓器の細胞外に沈着し，機能障害を呈する疾患群である．
- アミロイドは光学顕微鏡的にはエオジン好性の無構造物であり，コンゴーレッド染色で橙赤色に染まり，偏光顕微鏡下で特有の緑色偏光を呈する（⑯）．電子顕微鏡観察では直径8～15 nmの枝分かれのないアミロイド細線維が密に集積している．
- アミロイドーシスは全身性と限局性に大別され，またおのおのが臨床症状とアミロイド構成蛋白の化学的性状を加味して亜型分類される．
- 重篤な臨床症状が出現するのは全身性アミロイドー

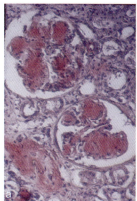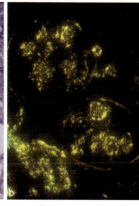

⑯ 家族性アミロイドポリニューロパチー患者の腎皮質へのアミロイド沈着像
a：コンゴーレッド染色，b：同染色後の偏光顕微鏡観察．
輸入細動脈壁から糸球体にかけて赤橙色に染まる無構造物（アミロイド）の沈着がみられる（a）．同沈着物は偏光顕微鏡下で黄緑色の偏光を呈している．

シスであり，心臓，腎，消化管，末梢神経と自律神経を中心とする神経系が障害されやすい．
- 確定診断には，生検組織におけるアミロイド沈着の証明とアミロイド蛋白の免疫組織化学的同定が必要である．
- 本疾患は長年有効な治療法がなかったが，近年アミロイド前駆蛋白の産生を阻止することで根治療法への道が開けた．また，治療後は患者の体内に沈着していたアミロイドが徐々に退縮していくことも明らかとなった．

歴史

アミロイドという名称は，1854年ドイツの病理学者Virchowによって提唱され，この「類でんぷん質」という誤った概念はその後約100年間信じられてきた．アミロイド沈着病変が肉眼的にヨードカリ反応陽性，組織学にPAS染色で強く染まることが根拠となったと考えられるが，これはアミロイド細線維に付着する種々の糖蛋白（amyloid-associated glycoprotein）の反応である．

病因

アミロイド細線維は，蛋白構造学的に多くの部分が特有のβシート構造（anti-parallel β pleated sheet structure）を有しており，この構造のため本蛋白線維は不溶性でかつ通常の蛋白分解酵素では分解されない．アミロイド細線維には必ず可溶性の前駆蛋白が存在し，これら前駆蛋白の内部構造はαヘリックスの部分が多い．すなわち可溶性の前駆蛋白が何らかの機序で不溶性のアミロイド細線維に変換される際には，内部構造がαヘリックスからβシートに変わるか，またはβシート構造部分のみが切り出される過程が必要である．こうしたβシート構造に富むペプチドは，

⓱ アミロイドーシスの分類

	アミロイドーシスの病型	アミロイド蛋白	前駆蛋白
全身性アミロイドーシス	1. 免疫グロブリン関連アミロイドーシス		
	1）AL アミロイドーシス	AL	L鎖（κ, λ）
	2）AH アミロイドーシス	AH	LgG1（γ1）
	2. 反応性アミロイドーシス	AA	SAA
	1）家族性地中海熱（FMF）	AA	アポ SAA
	2）Muckle-Wells 症候群	AA	アポ SAA
	3. 遺伝性アミロイドーシス		
	1）FAP I	ATTR	トランスサイレチン
	2）FAP II	ATTR	トランスサイレチン
	3）FAP III	AApoA I	アポ A I
	4）FAP IV	AGel	ゲルソリン
	5）家族性眼脳軟膜アミロイドーシス	ATTR	トランスサイレチン
	6）家族性肝腎アミロイドーシス	ALys	リゾチーム
	7）家族性腎アミロイドーシス	AFib	フィブリノゲン Aα
		AApoA II	アポ A II
	4. 透析関連アミロイドーシス	Aβ₂M	β₂ ミクログロブリン
	5. 老人性全身性アミロイドーシス	ATTR	トランスサイレチン
限局性アミロイドーシス	1. 内分泌アミロイドーシス		
	1）甲状腺髄様癌	ACal	（プロ）カルシトニン
	2）2 型糖尿病・インスリノーマ	AIAPP	IAPP（アミリン）
	3）限局性心房性アミロイド	AANF	心房ナトリウム利尿ペプチド
	2. 皮膚アミロイドーシス	AD	ケラチン
	3. 限局性結節性アミロイドーシス	AL	L鎖（κ, λ）
	4. 限局性老人性大動脈アミロイドーシス	AMed	ラクトアドヘリン
	5. 家族性角膜アミロイドーシス	Alac	ラクトフェリン
	6. 精嚢アミロイドーシス	ASem I	セミノゲリン I
	7. 脳アミロイドーシス	Aβ	ベータ蛋白

FAP：家族性アミロイドポリニューロパチー.

（Sipe JD, et al：Amyloid fibril protein nomenclature：2010 recommendations from the nomenclature committee of the International Society of Amyloidosis. *Amyloid* 2010；17：101.）

いったん産生されると急速に重合してアミロイド細線維を作り出すようであり，この一連の過程を protein misfolding disorder という概念でとらえている．また，アミロイド細線維の形成開始には何らかの核または鋳型のような物質が必要である．この物質は β シート構造を有しており，この構造物を中心にアミロイド惹起性蛋白が重合してアミロイド細線維を形成すると考えられ，この形成機序は nucleus dependent polymerization と呼ばれている．

分類 ⓱

全身性アミロイドーシス

血液中にアミロイド前駆蛋白が存在して，複数臓器を障害する．免疫グロブリン関連アミロイドーシス，反応性アミロイドーシス，透析関連アミロイドーシス，遺伝性アミロイドーシス，老人性全身性アミロイドーシスの5型に大別される．

免疫グロブリン関連アミロイドーシスは L鎖（light chain）由来の AL と H鎖（heavy chain）から成る AH に細分化され，さらに AL は骨髄腫の有無により原発性と骨髄腫随伴性に分けられる．反応性アミロイドーシスは従来，続発性または二次性アミロイドーシスと呼ばれていた疾患であり，先行する基礎疾患が存在する．透析関連アミロイドーシスは 10 年以上の長期透析患者に出現し，わが国では発生頻度が高い．遺伝性アミロイドーシスの大部分が家族性アミロイドポリニューロパチー（familial amyloid polyneuropathy：FAP）であり，アミロイド前駆蛋白は一アミノ酸置換を伴う変異トランスサイレチン（transthyretin：TTR）である．老人性全身性アミロイドーシスの旧名は老人性心アミロイドーシスである．

限局性アミロイドーシス

障害臓器の局所でアミロイド前駆蛋白が産生される．一部の疾患は内分泌ホルモンに関連しているが，臨床的意義は不明である．臨床症状を呈するのは気道，尿路を侵す AL アミロイドーシスであり，同部位の狭窄症状を呈する．全身の諸臓器に腫瘤を形成する AL アミロイドーシスもある．

疫学

正確な疫学は不明であるが，厚生労働省の特定疾患治療研究事業の臨床調査個人票に基づくと，最近の国内のアミロイドーシス受給者数は 1 年あたり約 1,000 人である．疾患別では免疫グロブリン関連が 70 %，FAP が 10 %，残りがその他である．

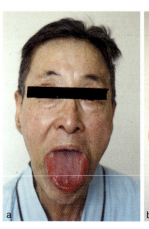
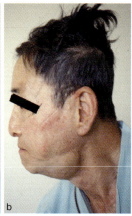
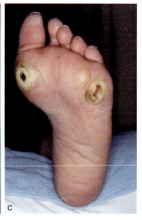

⑱ アミロイドーシス患者の典型的所見

a, b：原発性全身性ALアミロイドーシス患者の巨舌と顎下腺腫脹像，c：家族性アミロイドポリニューロパチー患者足底の難治性潰瘍．

臨床症状

免疫グロブリン関連アミロイドーシス

　原発性全身性ALアミロイドーシスは形質細胞異常症に起因し，骨髄内に単クローン性に存在する形質細胞から異常な免疫グロブリンL鎖が作られる．本疾患は全身性アミロイドーシスの代表的病態を示し，心臓，腎，肝，消化管，末梢神経がアミロイド沈着の主な標的器官である．

　臨床的には巨舌，唾液腺腫大（⑱），甲状腺腫，心不全，ネフローゼ症候群，便秘と下痢を繰り返す消化管運動障害，多発神経炎，自律神経障害などを呈する．初発症状の頻度はネフローゼ症候群（50％），心不全（30％），その他であり，心アミロイドーシスで発症した患者の予後は数か月と最も悪い．また，運動器障害として手根管症候群，アミロイド関節症を併発し，肩関節の高度な病変では"shoulder-pad-sign"と呼ばれる硬い特有な腫脹を生じる．一方，骨格筋へ高度なアミロイド沈着が生じると四肢筋の著しい仮性肥大が出現する．骨髄腫に随伴するALアミロイドーシスはアミロイド前駆蛋白の量が多いため，症状の進行が速い．

　AHアミロイドーシスは慢性進行性の腎障害を呈するが，腎以外の臓器障害に乏しく，予後は比較的よい．

反応性アミロイドーシス

　先行する疾患は慢性炎症性疾患であり，特に罹患歴10年以上の関節リウマチ（RA），成人型Still病などが重要である．特殊な病態としてCastleman病，家族性地中海熱に代表される遺伝性周期熱がある．

　発生機序としては，慢性炎症に関与する種々なサイトカインが肝細胞を刺激して急性期反応性蛋白である血清アミロイドA（serum amyloid A：SAA）の産生を亢進させ，その結果SAAが持続高値状態となる．そしてこのSAAが何らかの機序でAAアミロイドに変換されて組織へ沈着する．こうした病態を促進する遺伝的素因としてSAA遺伝子の多型性が知られており，SAA1の表現型がγ/γの場合は高率にアミロイドーシスを発生する．

　臨床的には，蛋白尿から腎不全への進展，消化管アミロイドーシスによる激しい下痢と吸収不全，蛋白漏出性胃腸症を呈する．重篤な心病変はまれで，末梢神経障害や自律神経障害はきたさない．

透析関連アミロイドーシス

　本疾患は長期透析患者の骨関節系を中心にアミロイド沈着が起こり，長管骨における囊胞形成が特徴である．その頻度は10年で35％，20年で60％，30年で80％以上と報告されている．わが国では腎移植を受けられる機会が少ないため，長期透析患者が諸外国に比べて非常に多い（現在国内の長期透析患者数は23万人以上）．アミロイド前駆蛋白はβ_2ミクログロブリンであり，本蛋白は一般の透析膜では除去できないため，血清中濃度が異常高値となることが原因である．

　臨床的には，アミロイド沈着により手根管症候群，大腿骨頭壊死，破壊性脊椎関節症，大動脈弁狭窄症を呈する．

遺伝性アミロイドーシス

家族性アミロイドポリニューロパチー（FAP）：FAPを引き起こすTTR遺伝子の変異は100種類以上が知られており，類似の臨床像を呈していてもTTR遺伝子の変異が違う場合がある．最も頻度が高いのはN末端から30番目のバリン（Val）がメチオニン（Met）に置換した変異TTRをアミロイド前駆蛋白とする病型であり，"ATTR Val30Met type FAP"と呼ばれている．

　本病型の患者の集積地がポルトガル，スウェーデン，国内の熊本県荒尾市周辺と長野県上水内郡小川村近郊に存在する．また近年，非集積地出身のFAP患者の報告が増加しており，その地理的分布は全世界的であ

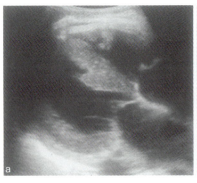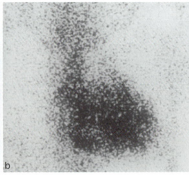

⑲ 原発性全身性 AL アミロイドーシス患者の心臓の画像所見
a：心エコーでは中隔壁が 16 mm（正常≦12 mm）と肥厚して，同部位に顆粒状のエコー輝度上昇がみられる．
b：^{99m}Tc-PYP を核種とした心筋シンチグラフィでは心臓全体が陽性像として描出されている．

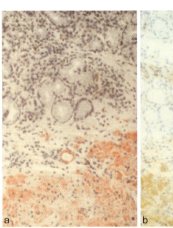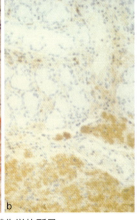

⑳ アミロイド沈着の免疫組織化学的所見
a：原発性全身性 AL アミロイドーシスが疑われて十二指腸粘膜生検が行われた．粘膜筋板を中心にコンゴーレッド陽性のアミロイド沈着がみられる．
b：同組織の免疫組織化学的染色ではアミロイドは Aκ 抗体で特異的に染色され，AL アミロイドーシスと確定診断された．

る．わが国でも最近は後者の患者が多い．

集積地出身の患者は 20～40 歳代に下腿のしびれや疼痛などの異常感覚で発症する．特に病初期には温度覚と痛覚が選択的に障害される解離性感覚障害を示す．また同時に起立性低血圧，交代性の便秘と下痢の繰り返し，激しい悪心・嘔吐発作，排尿障害，陰萎，発汗障害などの多彩な自律神経障害を呈する．一方，非集積地出身の FAP 患者は 60 歳以上の高齢発症で，解離性感覚障害や自律神経障害は目立たない．また ATTR non-Val30Met type FAP は手根管症候群，重篤な心アミロイドーシスを合併しやすく，わが国でもこの病型に関連して 30 数種類以上の *TTR* 遺伝子変異が報告されている．

その他の病型：*TTR* 遺伝子の変異が原因である家族性心アミロイドーシス，中枢神経症状と眼球の硝子体混濁が前景に立つ家族性眼脳軟膜アミロイドーシス（familial oculoleptomeningeal amyloidosis），gelsolin 遺伝子の変異によるフィンランド型 FAP が国内で数家系見出されている．リゾチーム，フィブリノゲン Aα 鎖の遺伝子変異が原因の病型は肝腎障害を主徴とする．わが国でも後者のアミロイド前駆蛋白に起因する遺伝性腎アミロイドーシス家系が最近報告された．

老人性全身性アミロイドーシス

アミロイドは野生型 TTR 由来であり，高齢者に手根管症候群，心房細動，心不全を引き起こす．従来は剖検診断が主体であったが，近年，臨床診断例が増えている．また発症時期も 60 歳代後半からであり，以前知られていた年齢より早い発病である．

検査

血液生化学的検査

血清および尿の免疫電気泳動・免疫固定法で免疫グロブリン L 鎖の単クローン性増加（M 蛋白血症）や Bence Jones 蛋白を認めれば，AL アミロイドーシスが示唆される．また，AA アミロイドーシスでは炎症反応の指標である CRP と SSA が持続高値を示す．

心臓の画像検査

心電図上の異常所見としては，①低電位，②左側胸部誘導に出現する梗塞様（QS）パターン，③脚ブロックなどの心室内伝導障害，④種々の不整脈，などがみられる．また心エコーでは心筋の全体的な肥厚と granular sparkling appearance と呼ばれるエコー輝度の増加が心室中隔を中心に観察される（⑲a）．さらにアミロイド沈着部位に特異的に集積するテクネチウム-99m-ピロリン酸（^{99m}Tc-PYP）シンチグラフィで陽性画像が得られる（⑲b）．

病理組織学的検査

アミロイドーシスの確定診断目的で生検を行う部位としては口唇，胃，直腸，腎，皮膚，腓腹神経，心筋などがあげられる．また，腹壁脂肪の吸引生検はベッドサイドで簡単に施行できる．コンゴーレッド染色で組織へのアミロイド沈着が証明されれば，次にアミロイド蛋白に対する特異抗体を用いた免疫組織化学的染色法により，おのおののアミロイド蛋白を同定する（⑳）．

遺伝子検査

遺伝性アミロイドーシスでは本検査が必須であり，FAPでは *TTR* 遺伝子の変異を検索する．また老人性全身性アミロイドーシスでは *TTR* 遺伝子に変異がないことを確認する．

アミロイド蛋白の解析

アミロイド蛋白が免疫組織化学的に同定できない場合には，組織へ沈着しているアミロイド細線維を分離・精製して，そのアミノ酸配列を直接的に決定することでアミロイド構成蛋白を同定する．その際には laser microdissection system が有用である．

診断

アミロイドーシスは多臓器を障害し，また疾患特異的な画像所見を欠くため，早期診断が困難である．原因不明の心不全，蛋白尿，交代性の便秘と下痢を伴う体重減少，末梢神経障害，自律神経障害を呈する患者では必ず本疾患を鑑別の対象とする．

アミロイドーシスを示唆する身体的所見は，巨舌，甲状腺腫，腫大して硬く触れる肝，口腔粘膜または前胸部の皮下に多発する出血である．

生検組織を用いたアミロイド蛋白の免疫組織化学的同定により，アミロイドーシスの基本病型が決まる．M蛋白血症を有するALアミロイドーシス患者では骨髄腫の有無を検索する．AAアミロイドーシスでは基礎となる慢性炎症性疾患の検索が必要であるが，約20%の頻度で基礎疾患が見出せない．末梢神経障害，自律神経障害を呈する患者では必ずATTR type FAPを念頭において検索を行う．非集積地出身のFAP患者は遺伝歴を欠くことが多い．

治療

全身性アミロイドーシスでは，血清中のアミロイド前駆蛋白の完全消失を目指した治療が行われる．

ALアミロイドーシス

原発性ではM蛋白を産生する形質細胞異常症に対して，自己末梢血幹細胞移植を併用したメルファランの大量静注（100〜200 mg/m²）を行う．約60〜80%の患者でM蛋白血症が消失して根治が期待できる．この強力な化学療法は，心病変が目立つ患者には実施できない．最近はボルテゾミブやレナリドミドと高用量デキサメタゾン併用の有用性も報告されている．骨髄腫に付随する本症患者の治療は困難である．

AAアミロイドーシス

基礎疾患の慢性炎症を可能な限り強力に抑える．副腎皮質ステロイドホルモン，TNF-α，IL-6を標的とした抗サイトカイン製剤（インフリキシマブ，エタネルセプト，トシリズマブなど）が有用である．血清

SAA濃度が20 μg/mL以下となるように薬物投与量を調整することでアミロイドーシスの進行が抑えられる．

透析関連アミロイドーシス

透析膜の改良（high-flux膜の使用），β_2 ミクログロブリンを選択的に吸着するカラムの付加，透析液の純度を上げることが有効である．

ATTR型遺伝性アミロイドーシス

体内におけるTTRの大部分は肝臓由来である．このため，FAP患者の肝臓を移植により正常肝に換えれば，患者の血清中からアミロイド前駆蛋白である変異TTRが消失することが期待される．FAP患者に対する肝移植は1990年にスウェーデンで開始され，世界的にはすでに2,000人以上のFAP患者が本治療を受けている．わが国では1993年から約100人のFAP患者に主に生体肝移植が行われており，術後10年生存率は78%である．年齢が60歳以下，発病後5年以内，目立った心障害がない，全身状態良好が肝移植手術の適応基準である．移植手術が成功した患者では神経症状の進行が停止して，体内に沈着していたアミロイドが退縮していくことが判明している．

近年，薬物療法としてタファミジスの有用性も評価されている．本薬剤はTTRがアミロイド細線維を形成する前段階として，体液中で安定な4量体から不安定な単量体へ解離することを阻止する作用がある．高齢発症FAP患者を中心に，肝移植の適用外の本症患者に投与することが勧められている．

経過・予後

病型を問わず症状は進行性であり，数年から十数年で多臓器不全に陥る．心不全を有する患者，透析導入後の患者，高齢発症の患者の予後は不良である．近年，発病早期に診断され，根治療法を受けた患者の予後は大きく改善している．

（池田修一）

●文献

1) Lachmann HJ, et al：Natural history and outcome in systemic AA amyloidosis. *N Engl J Med* 2007；356：2361.

2) Matsuda M, et al：Clinical manifestations at diagnosis in Japanese patients with systemic AL amyloidosis：a retrospective study of 202 cases with a special attention to uncommon symptoms. *Intern Med* 2014；53：403.

3) Ikeda S, et al：Familial transthyretin-type amyloid polyneuropathy in Japan：Clinical and genetic heterogeneity. *Neurology* 2002；58：1001.

6 プリン・ピリミジン代謝異常

痛風と高尿酸血症 gout and hyperuricemia

概念
- 痛風は，プリン代謝の異常による高尿酸血症を基礎疾患として，尿酸塩（monosodium urate：MSU）結晶に起因する急性関節炎（痛風関節炎〈痛風発作〉）を主症状とし，腎結石や腎機能障害，心血管障害などとの関連も深い全身性の代謝性疾患である．
- 高尿酸血症の多くは，遺伝的素因に過食，プリン体嗜好，肥満，常習飲酒などの生活習慣が重なって発症する．
- 尿酸は難溶性の物質で，血清尿酸値が 7.0 mg/dL を超えると組織に MSU 結晶が析出しやすくなり，急性関節炎の原因となるため，高尿酸血症は血清尿酸値が 7.0 mg/dL を超えた状態と定義される．
- 性ホルモンの関係で血清尿酸値は男性に比べて女性は低値なため，痛風は圧倒的に男性に多い．
- アレキサンダー大王，カルロス 5 世，ルイ 14 世が罹患したことから帝王病の異名があるが，飽食の時代を反映して誰もが罹患する可能性のある common disease となっている．
- 生活指導や薬物治療で高尿酸血症が改善すれば，痛風発作は完全に回避されるが，治療を怠ると痛風発作は反復し，関節変形をきたすこともある．

病因
尿酸は，ヒトではプリン体の最終代謝産物であり，核酸代謝や細胞エネルギー代謝を介してプリン分解経路でイノシンからヒポキサンチン，キサンチンを経て体内で生成し（❶），主として腎から体外へ排泄される．ヒトの腎における尿酸排泄は単純ではなく，糸球体で濾過した尿酸は主として近位尿細管で再吸収と分泌を繰り返し，最終的に濾過した尿酸の約 10 ％が尿中に排泄される．近年，尿酸輸送に関与するトランスポーターやチャネルがいくつか同定されており，尿酸排泄機構は従来の 4 コンポーネント仮説から，いまだ完全とはいえないまでも分子レベルで説明できるようになった．なかでも近位尿細管の管腔側に発現し再吸収の多くを担当している尿酸トランスポーター URAT1 と尿酸の分泌に関与する ABCG2 が重要である（❷）．

ヒトの体内の総尿酸量（血清尿酸値で反映される）は，尿酸の産生量と排泄量とのバランスによって決定され，この収支バランスが崩れて体内の総尿酸量が増加した状態が高尿酸血症である．高尿酸血症は，その成因によって産生の異常に起因する産生過剰型と排泄障害による排泄低下型の 2 つの病型が分類され，それぞれに原発性と続発性が区別される（❸）．原発性では排泄低下型が 60 ％と多く，産生過剰型は 10 ％程度で残りは混合型である．

先天性のプリン代謝酵素の異常であるヒポキサンチンホスホリボシルトランスフェラーゼ（hypoxanthine phosphoribosyltransferase：HPRT）欠損症やホスホリボシルピロリン酸（phosphoribosyl pyrophosphate：PRPP）合成酵素亢進症は，いずれもプリン合成の亢進を介して尿酸の生成が増加して産生過剰型の高尿酸

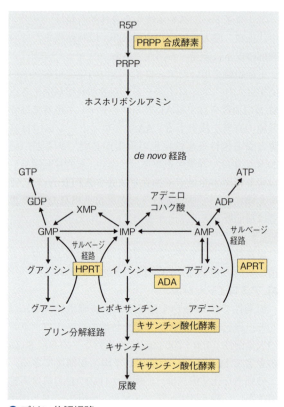

❶ プリン分解経路
ATP や GTP などのプリンヌクレオチドの合成には，非プリン性の低分子前駆体から新たにプリンヌクレオチドを合成する de novo 経路と，プリン塩基を利用するサルベージ経路がある．de novo 経路では，糖代謝のペントースリン酸経路から供給されたリボース 5-リン酸（R5P）からホスホリボシルピロリン酸（PRPP）が生成する第 1 段階に始まり，11 段階の酵素反応を経て IMP を生成する．IMP は 2 段階の酵素反応で AMP や GMP に変換し，ATP や GTP を供給する．一方不要となったプリンヌクレオチドはプリン分解経路で尿酸に分解される
ADA：アデノシンデアミナーゼ，HPRT：ヒポキサンチンホスホリボシルトランスフェラーゼ，APRT：アデニンホスホリボシルトランスフェラーゼ．

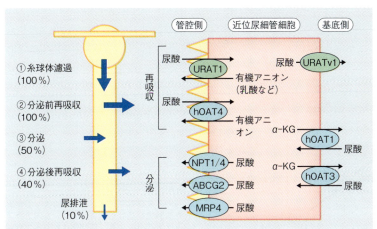

❷ 尿酸排泄機構

①糸球体濾過，②分泌前再吸収，③分泌，④分泌後再吸収の4相から構成される尿酸排泄機構は4コンポーネント仮説と呼ばれ，種々の尿酸代謝異常が4コンポーネント仮説によって説明されてきた．近年，有機酸トランスポーターの一つで近位尿細管の管腔側で発現し尿酸の再吸収を担っている尿酸トランスポーター URAT1 が発見され，尿酸の排泄に関与するトランスポーターやチャネルの候補が複数想定されている．なかでも URAT1 と分泌に関与する ABCG2 が重要と考えられている．

❸ 痛風・高尿酸血症の病型分類

病型	原発性，続発性の別	成因
産生過剰型	原発性	1. プリン生合成の亢進 　1）特発性 　2）プリン代謝の酵素異常症（PRPP合成酵素亢進症，HPRT欠損症）
	続発性	1. 高分子核酸の分解亢進 　1）造血器疾患（多血症，溶血性貧血，白血病，悪性リンパ腫，骨髄腫） 　2）化学療法 　3）乾癬 2. プリンヌクレオチド分解の亢進 　1）ミオパチー（糖原病III型，V型，VII型，ミトコンドリア異常症，甲状腺機能低下症，副甲状腺機能低下症） 　2）糖原病I型 　3）アルコール過剰摂取 　4）組織低酸素症（ショック，心不全，呼吸不全） 　5）過激な運動（無酸素運動） 3. 薬剤 　1）抗腫瘍薬（シスプラチン，メトトレキサート，シクロホスファミド） 　2）テオフィリン，イノシン，フルクトース，キシリトール 4. プリン体過剰摂取 5. 内臓脂肪蓄積
排泄低下型	原発性	1. 尿酸の特異的排泄低下 　1）特発性 　2）家族性若年性高尿酸血症性腎症（FJHN）
	続発性	1. 糸球体濾過量の低下 　1）腎不全 2. 循環血漿量の低下 　1）脱水，尿崩症，利尿薬 3. 有機酸の蓄積 　1）ケトーシス（飢餓，糖尿病性ケトアシドーシス） 　2）高乳酸血症（妊娠中毒症，糖尿病I型，組織低酸素血症，アルコール過剰摂取，フルクトース投与） 4. 薬剤 　1）利尿薬（サイアザイド系，ループ利尿薬） 　2）抗結核薬（ピラジナミド，エタンブトール） 　3）少量サリチル酸，ニコチン酸，シクロスポリンA 5. インスリン抵抗性

（藤森　新：代謝疾患―尿酸代謝異常．ホルモンと臨床 2006；54〈増刊〉：228．）

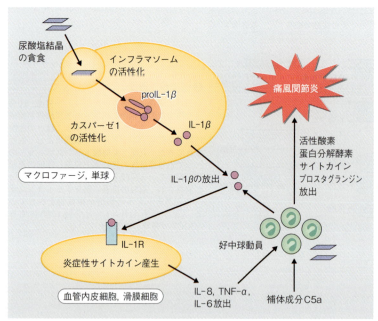

❹ 痛風関節炎の発症機序

関節腔内のマクロファージや単球によって貪食された尿酸塩結晶はインフラマソーム内でカスパーゼ1を活性化する．活性化されたカスパーゼ1によってproIL-1βが切断されて活性体のIL-1βとなり細胞外へ放出される．IL-1βが血管内皮細胞や滑膜細胞のIL-1レセプターを活性化し，種々の炎症性サイトカインが放出される．好中球が局所に動員され，好中球は尿酸塩結晶を貪食して，リソソーム酵素などを放出して炎症が拡大する．

血症をきたす．糖原病のⅢ型，Ⅴ型，Ⅶ型では，運動誘発性の高尿酸血症がみられ，筋肉運動に際してATPの供給不足と細胞内のADPとAMPの蓄積からプリン分解が亢進して尿酸の生成が増加する．健常者でも，無酸素運動を行うとプリン分解の亢進によって尿酸の産生が高まる．プリン体を多く含む食品の過剰摂取では，食品に由来したプリン体の分解によって高尿酸血症をきたす．

乳酸やケトン体などの有機酸が蓄積する病態では，URAT1が活性化されて尿酸の再吸収が亢進し，排泄低下型の高尿酸血症がみられる．糸球体濾過量が低下する腎不全では，急性，慢性の別なく続発性の排泄低下型高尿酸血症が必発するが，原発性の排泄低下型では尿細管における尿酸排泄機構の障害によって糸球体濾過量が正常でも高尿酸血症をきたす．

痛風関節炎は，関節腔内に析出したMSU結晶に対する生体の異物除去反応と考えられ，好中球によるMSU結晶の貪食とリソソーム酵素の放出で炎症は完成するが，その過程には単球，マクロファージ，滑膜細胞などが産生するサイトカインやプロスタグランジン，ロイコトリエンなどが炎症性メディエーターとして複雑に関与する．痛風関節炎の初期反応としてNLRP3インフラマソームを介するIL-1βの活性化が重要と考えられている（❹）．

病理

高尿酸血症が長期間持続すると，体液中で飽和濃度を超えたMSUが結晶化して組織に沈着する．関節腔内の軟骨や滑膜ないしは関節液中へのMSU結晶の析出は痛風関節炎に関連し，皮下組織では痛風結節を形成する．痛風結節の組織像は，無構造な蛋白基質を中心に針状のMSU結晶が放射状に沈着し，その周囲に異物巨細胞や類上皮細胞などが浸潤した肉芽組織が形成されているのが特徴的である．腎を除いた筋，肝，脾，肺，神経などにMSU結晶が沈着することはまれである．

腎病変（痛風腎）の特徴は，間質におけるMSU結晶沈着ないし尿酸結石，慢性間質性腎炎，細動脈硬化の3つに代表されるが，これらの所見は全例に認められるものではなく，尿細管の萎縮，拡張，間質の線維化，炎症性細胞浸潤，MSU結晶沈着とその周囲の異物巨細胞の存在，細動脈硬化，Bowman囊の線維性肥厚，糸球体硬化などの変化が，病期により種々に組み合わさって認められる．

疫学

第二次世界大戦後に食生活の欧米化が進んだ1960年代以降，日本では痛風患者数が増加し，厚生労働省の国民生活基礎調査による痛風患者数の集計報告が始まった1986年度には25.5万人と推定されているが，2016年度では110.5万人と4倍以上に増加している．女性の痛風の頻度はきわめて低く，痛風の90％以上は男性患者である．1960年代の調査では痛風を発症するのは50歳代が最多であったが，1980年代以降は痛風の若年化が進み，30歳代での発症が最も多く20歳代での発症も多い．若年発症の痛風患者ほど，肥満傾向，高エネルギー，高脂肪，高プリンの摂取傾向があり，痛風の若年化の主要な要因はアルコールを含めた食事にあるといえる．

高尿酸血症については，種々の検診成績を総合する

と成人男性の約20％に認められ，30～40歳代では25～30％に認められる．一方，女性の高尿酸血症頻度は低く，成人女性の1％にも及ばない．しかし，閉経期以降では血清尿酸値が増加するため，50歳代以降では3～5％程度に認められるようになる．

臨床症状

痛風関節炎は，急激に発症し通常24時間以内に最大となる激烈な関節炎であるが，特別な治療を施さなくても数日～2週以内に自然消退する．足の親指の中足趾節関節，その他の足趾関節，足関節，膝関節，アキレス腱などが好発部位であり，上肢の関節が侵されることは比較的まれである（❺）．足の親指は温度が低いため尿酸塩の溶解度が低下してMSU結晶ができやすいこと，また日常歩行で微細外傷が起こりやすいことなどが痛風発作をきたしやすい要因と考えられているが，真の要因はいまだ不明である．1回の発作で1か所の関節が侵される単関節炎の形式をとるのも特徴である．しかし，発作の繰り返しにもかかわらず高尿酸血症の改善を図らないと多関節に同時に発作が頻発し，関節周囲や耳などに痛風結節がみられるようになる（❻）．痛風では，関節炎のほかにも腎結石や腎機能障害を呈する症例が多く，超音波検査で詳細に検討すると約20％に腎結石がみられる．腎機能障害は，腎髄質障害としての尿の濃縮力の低下が特徴的であり，蛋白尿や糸球体濾過量の低下などは目立たない．

これら尿酸の沈着が関与するもののほかに，痛風では高血圧，耐糖能異常，脂質異常症の合併が多く，その発症にはインスリン抵抗性や内臓脂肪蓄積などの肥満の関与が大きいと考えられている．

検査

局所の炎症を反映して白血球増多やCRP高値がみられるが，軽度なことが多い．X線写真では，初期には軟部組織の腫脹がみられる程度で特徴的な所見はないが，幾度となく関節炎を反復する症例では骨びらんや骨の打ち抜き像がみられる．関節超音波検査やdual energy CT検査でMSU結晶の沈着を判定できることがある．

診断

診断基準

痛風関節炎の最も確実な診断は，関節液中でMSUの結晶を確認することであるが，痛風関節炎は小関節に好発することもあって，関節穿刺をすべての患者で行うことは困難であり，臨床像から診断するのが実際的である（❼）．男性優位，第1中足趾節関節を主とする下肢関節の罹患，自然寛解を伴う急性単関節炎などの特徴を認識していれば，痛風関節炎の診断は容易

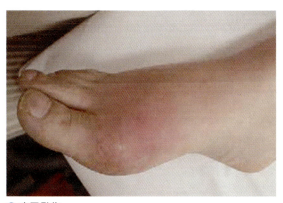

❺ 痛風発作

❼ 痛風関節炎の診断基準
1. 尿酸塩（MSU）結晶が関節液中に存在すること
2. 痛風結節の証明
3. 以下の項目のうち6項目以上を満たすこと
   a) 2回以上の急性関節炎の既往がある
   b) 24時間以内に炎症がピークに達する
   c) 単関節炎である
   d) 関節の発赤がある
   e) 第1中足趾節関節の疼痛または腫脹がある
   f) 片側の第1中足趾節関節の病変である
   g) 片側の足関節の病変である
   h) 痛風結節（確診または疑診）がある
   i) 血清尿酸値の上昇がある
   j) X線上の非対称性腫脹がある
   k) 発作の完全な寛解がある

1，2，3のいずれか1つを証明すれば痛風と診断できる．
（日本痛風・核酸代謝学会ガイドライン改訂委員会〈編〉：高尿酸血症・痛風の治療ガイドライン，第2版．大阪：メディカルレビュー社：2010.）

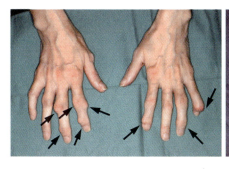 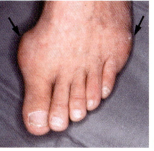

❻ 痛風結節

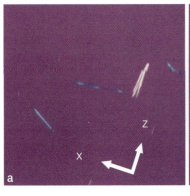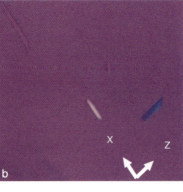

❽ 尿酸塩（MSU）結晶とピロリン酸カルシウム（CPPD）結晶（補正偏光顕微鏡写真）

MSU結晶（a）は負の複屈折性（Z軸に平行時に黄色，X軸に平行時に青色）を示し，CPPD結晶（b）は正の複屈折性（Z軸に平行時に青色，X軸に平行時に黄色）を示すため，鑑別は容易である．

鑑別診断

鑑別を要する疾患としては，関節リウマチ，変形性関節症，偽痛風，化膿性関節炎，回帰性リウマチ，外反母趾などがある．なかでも偽痛風は痛風と同じ結晶誘発性関節炎であり，痛風と症状が類似している．偽痛風は，ピロリン酸カルシウム（calcium pyrophosphate dihydrate：CPPD）結晶が沈着することで関節炎を繰り返し，痛風に比べて高齢者に多く男女差は認められない．X線写真で関節裂隙の石灰化像がみられることが特徴的で，関節液を採取して偏光顕微鏡で鏡検すると正の複屈折性を示すCPPD結晶がみられる（❽）．

治療

痛風関節炎の治療

痛風関節炎の治療は，非ステロイド性抗炎症薬（NSAID）で行う．痛風関節炎は激烈な発作であるため，2～3倍量のNSAIDを短期間使用する方法が一般的である．高齢者や腎機能障害例ではNSAIDで腎機能を悪化させる可能性があるため，投与量を少な目にするか，副腎皮質ステロイドによる局所注入や全身投与を行うこともある．従来，痛風関節炎の特効薬とされていたコルヒチンは，発作のごく初期に限って1錠のみの投与に限られる．

高尿酸血症の治療

生活指導：痛風関節炎の治療はあくまでも対症療法にすぎず，痛風治療の本来の目的はその基礎病態である高尿酸血症の是正，さらには長期予後に影響する高血圧や糖・脂質代謝異常などの心血管障害をきたす危険因子の集積性をできる限り減少させることにある．このような視点から，痛風，高尿酸血症の治療では，食事療法を中心とした生活指導が重要となり，第一に危険因子の集積性を招きやすい肥満の解消を目的とした適正なエネルギー摂取と速歩，ジョギング，水泳など適度な有酸素運動が奨められる．そのほかに，プリン体の過剰摂取制限，飲酒の制限，尿の中性化を目的としたアルカリ化食品の摂取，十分な飲水などが食事指導としてあげられる．具体的にはプリン体は400 mg/日以内，飲酒は純アルコールとして20～25 g（日本酒1合，ビール500 mL，ウイスキーダブル1杯）以内に制限する．

薬物治療：尿酸コントロール薬には，尿酸排泄促進薬と尿酸生成抑制薬がある．プロベネシドやベンズブロマロンなどの尿酸排泄促進薬は，URAT1を阻害して尿酸排泄促進作用を発揮する．尿酸生成抑制薬のアロプリノール，フェブキソスタット，トピロキソスタットは，プリン分解経路の最終ステップに働くキサンチン酸化酵素を阻害することで尿酸の生成を抑制する．いずれの薬物で治療する場合も，急激な尿酸値の下降は痛風発作を誘発する危険性があるため，各薬物とも最少量から投与を開始すべきで，血清尿酸値の推移をみながら徐々に投与量を増やし，血清尿酸値が恒常的に6.0 mg/dL以下に維持できるような薬用量を決めて，その量を維持量として長期にわたって投与する．

多くの疫学研究とモデル動物を用いた基礎的研究によって高尿酸血症は腎障害や心血管障害の危険因子と考えられるようになってきた．また，高血圧，虚血性心疾患，糖尿病，メタボリックシンドロームなど心血管障害のリスクを有する患者では，高尿酸血症を合併すると心血管障害のリスクがさらに高まることが多くの疫学研究で示されている．腎障害と尿路結石を除いては，尿酸降下治療が心血管障害などの臓器障害に対して進展抑制効果を示すかについてのエビデンスは不足してはいるものの，痛風発作を起こしていない無症候性高尿酸血症に対しても血清尿酸値8.0 mg/dL以上では，尿酸降下治療を考慮してもよいことがガイドラインには示されている（❾）．

経過・予後

近年の痛風患者の死因では心血管障害の比率が高まっており，痛風の予後は動脈硬化性疾患の発症に左右される．尿酸値が高いほど心血管障害の発症リスクが高まることが多くの疫学研究で示されており，痛風

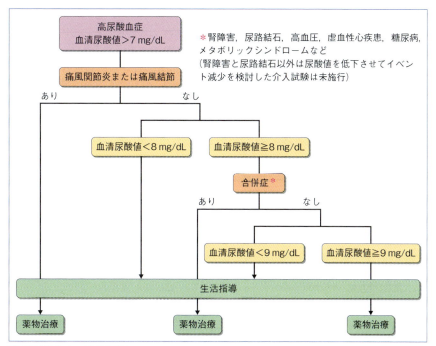

❾ 高尿酸血症の治療指針

尿路結石を含む腎障害や心血管障害をきたしやすい高血圧, 虚血性心疾患, 糖尿病, メタボリックシンドロームなどでは高尿酸血症を合併すると臓器障害のリスクが高まるため, これらを合併している高尿酸血症に対しては, 痛風発作を起こしていなくても血清尿酸値 8.0 mg/dL 以上では尿酸降下治療を考慮する. また, これら合併症のない無症候性高尿酸血症では痛風発作のリスクが高まるため, 血清尿酸値 9.0 mg/dL 以上で尿酸降下治療を考慮する.

(日本痛風・核酸代謝学会ガイドライン改訂委員会〈編〉：高尿酸血症・痛風の治療ガイドライン, 第2版. 大阪：メディカルレビュー社；2010. p.80.)

高尿酸血症は心血管障害のハイリスクグループである. 高尿酸血症を是正することで尿酸沈着症状の代表である痛風関節炎の再発は完全に防止することができるが, 高尿酸血症の管理にのみ終始して高血圧や糖・脂質代謝異常などの合併症対策をおろそかにすると, 痛風の長期予後の改善は期待できない.

(藤森　新)

●文献

1) 日本痛風・核酸代謝学会ガイドライン改訂委員会（編）：高尿酸血症・痛風の治療ガイドライン, 第2版. 大阪：メディカルレビュー社；2010.
2) 日本痛風・核酸代謝学会ガイドライン改訂委員会（編）：高尿酸血症・痛風の治療ガイドライン, 第2版追補版. 大阪：メディカルレビュー社；2012.
3) 藤森　新：代謝疾患—尿酸代謝異常. ホルモンと臨床 2006；54（増刊）：228.
4) 藤森　新：痛風・高尿酸血症の病態と治療. 日本内科学会雑誌 2018；107：458.

低尿酸血症 hypouricemia

血清尿酸値が 2.0 mg/dL 以下が低尿酸血症と診断される. 日本における健常者での低尿酸血症の頻度は1％以下とされている.

低尿酸血症を成因に基づいて病型分類すると, 尿酸の産生低下に起因する低尿酸血症と, 腎排泄の増加に起因する低尿酸血症に分けられる. プリン分解経路に働く酵素のなかで, キサンチンオキシダーゼ（キサンチンオキシドレダクターゼ, キサンチンデヒドロゲナーゼ）やプリンヌクレオシドホスホリラーゼ活性の低下は, 尿酸産生の低下をきたす. また尿酸は, 腎, 消化管, 皮膚から排泄されるが, 主たる排泄経路は腎排泄なので, 腎の尿酸トランスポーターの異常は低尿酸血症をきたす (❿).

⓾ 低尿酸血症の成因

尿酸産生低下型	1. キサンチンオキシダーゼ欠損症（遺伝性キサンチン尿症，モリブデンコファクター欠損症） 2. プリンヌクレオシドホスホリラーゼ欠損症 3. PRPP 合成酵素活性低下症 4. 重症肝障害 5. 薬剤（アロプリノールなど）
尿酸排泄増加型	1. 遺伝性または特発性腎性低尿酸血症 2. Fanconi 症候群 3. 抗利尿ホルモン不適合分泌症候群（SIADH） 4. 黄疸を伴う肝障害 5. 血糖コントロールの悪い糖尿病 6. 悪性腫瘍の一部（肝癌，胃癌，肺癌，白血病，Hodgkin 病，多発性骨髄腫） 7. 妊娠 8. 薬剤（プロベネシド，ベンズブロマロン，フェノフィブラート，ロサルタン，大量サリチル酸，X 線造影剤など） 9. 中心静脈栄養

尿酸産生低下型低尿酸血症

キサンチンオキシダーゼ（XO）欠損症 xanthine oxidase（XO）deficiency（キサンチン尿症 xanthinuria，モリブデンコファクター欠損症 molybdenum cofactor deficiency）

概念
● キサンチンオキシダーゼ（xanthine oxidase：XO）の欠損によりオキシプリン（ヒポキサンチン＋キサンチン）の酸化ができないため，低尿酸血症と尿路のキサンチン結石をきたすのが特徴である．
● XO 単独欠損の遺伝性キサンチン尿症（I 型）と XO とアルデヒドオキシダーゼ（aldehyde oxidase：AO）が欠損している遺伝性キサンチン尿症（II 型），さらに XO と AO の欠損に加えてスルファイトオキシダーゼ（SO）欠損の合併があるモリブデンコファクター（MoCo）欠損症（遺伝性キサンチン尿症 III 型ともいわれる）がある．

病因
　遺伝性キサンチン尿症（I 型）は，XO 遺伝子の異常で出現する．一方，遺伝性キサンチン尿症（II 型）は，MoCo スルフラーゼ遺伝子の異常により出現する．MoCo は XO と AO の補酵素で，それぞれの酵素が活性を示すにはこの補酵素が必須である．この補酵素は，MoCo スルフラーゼにより酸素原子を硫黄原子に置換することにより完全な形になるが，MoCo スルフラーゼが欠損すると，硫黄原子が MoCo に組み込まれないため XO や AO は活性を欠損する．
　MoCo は SO の補酵素でもあるが，SO は硫黄原子

が MoCo スルフラーゼにより組み込まれなくても活性を示すことができるので，MoCo スルフラーゼの欠損で SO の欠損は生じない．MoCo スルフラーゼ以外の MoCo の合成系の異常では，MoCo 欠損のため，XO 欠損，AO 欠損，SO 欠損が出現する．

病理
　遺伝性キサンチン尿症（I，II 型）では，キサンチン結石の出現がみられる．また，MoCo 欠損症では，びまん性脳萎縮，脳実質のびまん性ミエリンの消失，ニューロンの消失，グリオーシスがみられる．

疫学
　遺伝性キサンチン尿症（I，II 型）は，常染色体劣性遺伝形式をとり，I 型と II 型を含め，海外においては 150 例以上，日本では 30 例近くの報告がある．MoCo 欠損症は常染色体劣性遺伝形式をとり，世界では 40 例以上，日本では数例の報告がある．

臨床症状
遺伝性キサンチン尿症（I，II 型）
　AO 欠損症における症状はないため，I 型，II 型とも同じ症状を示す．主な症状は尿路結石（キサンチン結石）で，30～40 ％の患者にみられる．時にオキシプリンが筋肉や関節に沈着し，筋肉痛，関節痛をきたすことがある．

MoCo 欠損症（遺伝性キサンチン尿症 III 型）
　SO の欠損により亜硫酸，チオ硫酸が増加する．亜硫酸の蓄積は中枢神経系に障害を与え，中枢神経症状（難治性のけいれんが発症し，筋トーヌスの亢進や精神運動発達遅滞）が出現する．

検査
　遺伝性キサンチン尿症 I 型，II 型では，低尿酸血症（1 mg/dL 以下が多い），低尿酸尿症，血中，尿中のオキシプリンの増加がみられる．MoCo 欠損症では遺伝性キサンチン尿症の検査所見に加えて亜硫酸尿症（Merckoquant sulfite test 陽性），S-スルホホモシステインの尿中排泄の増加がみられる．

診断
　十二指腸粘膜，肝の組織を用いて XO 活性の測定を行い，欠損していることを証明する．I 型，II 型の鑑別は，AO にて酸化されるアロプリノールを経口負荷し，酸化物質のオキシプリノールが血中，尿中に認められなければ II 型，認められれば I 型である．MoCo の欠損は XO 活性の欠損に加え，SO 活性を肝などの組織で測定し，欠損していることを証明する．

治療
　遺伝性キサンチン尿症は，キサンチンが難溶性であるので水分摂取を多くし，尿量を増やす．また，プリン体を多く含む食物を制限し，キサンチンの産生を抑制する．MoCo 欠損症に対しては有効な治療法はない．

経過・予後

遺伝性キサンチン尿症は，尿路結石などの症状がある場合にみられる．MoCo 欠損症は，出生後早期からけいれん発作を含む中枢神経障害が出現する．

遺伝性キサンチン尿症の予後はよいが，MoCo 欠損症の予後は悪い．

プリンヌクレオシドホスホリラーゼ（PNP）欠損症
purine nucleoside phosphorylase（PNP）deficiency

概念

● プリンヌクレオシドホスホリラーゼ（PNP）の欠損により低尿酸血症，T 細胞の障害，発達遅滞や知能障害が出現する．
● T 細胞の減少と機能障害のため易感染性となり，重症免疫不全をきたす．

病因

PNP 欠損症では，イノシン，グアノシン，デオキシイノシン，デオキシグアノシンが増加する．特にデオキシグアノシンの増加に起因する dGTP の T 細胞内での増加は，T 細胞を障害する．また，尿酸の前駆物質であるオキシプリンが産生されないため低尿酸血症となる．

病理

骨髄の異形成，扁桃の萎縮がみられる．

疫学

常染色体劣性遺伝疾患で，世界中では 80 例近くの報告がなされている．日本でも遺伝子解析された症例は数例である．

臨床症状

1 歳までに繰り返す感染がみられる．神経系の異常も 2/3 にみられ，運動発達遅滞，硬直性四肢麻痺，失調や知能障害が出現する．そのほか，自己免疫疾患（溶血性貧血，特発性血小板減少性紫斑病，全身性エリテマトーデス）の合併も 1/3 にみられる．

検査

低尿酸血症，低尿酸尿症がみられ，血中・尿中のイノシン，デオキシイノシン，グアノシン，デオキシグアノシンの異常高値とリンパ球数の減少がみられる．赤血球中の PNP 活性は，低下しているか測定不能である．

診断

赤血球 PNP 活性の著しい低下を確認する．遺伝子診断も可能である．

治療

骨髄移植が行われており，一部では成功し症状の改善がみられる．酵素補充療法や遺伝子治療が期待される．

経過・予後

繰り返す感染や神経症状に加え，自己免疫疾患の合併が経過中にしばしばみられる．

予後は不良であるが，骨髄移植成功例では症状の改善がみられる．

ホスホリボシルピロリン酸（PRPP）合成酵素活性低下症 phosphoribosyl pyrophosphate（PRPP）synthetase deficiency

概念

● ホスホリボシルピロリン酸（PRPP）合成酵素活性が健常者の 10 ％程度で，中枢神経異常と低尿酸血症がみられる患児が報告されている．PRPP 合成酵素活性低下が低尿酸血症の原因と考えられる．

病因

PRPP 合成酵素の欠損により，低尿酸血症と神経症状をきたしたと考えられる．

病理

骨髄像にて巨赤芽球の出現，巨核球の過分葉，大脳皮質の萎縮，視神経萎縮がみられる．

疫学・臨床症状

報告例は現在まで 1 例のみである．生後 3 か月で無呼吸発作，点頭てんかん様発作，全身けいれん，知能発育不全がみられた．

検査

血中および尿中の尿酸値の低下，赤血球 PRPP 合成酵素活性の低下，巨赤芽球性貧血，脳波異常を認める．

診断

赤血球 PRPP 合成酵素活性の低下で診断される．

治療

有効な治療はなく，対症療法にて経過を観察する．

経過・予後

けいれん発作の繰り返しと知能発育不全がみられる．予後は不良である．

尿酸排泄増加型低尿酸血症
renal hypouricemia

遺伝性または特発性腎性低尿酸血症
hereditary or idiopathic renal hypouricemia

概念

● 一般の腎機能はまったく正常で，腎の近位尿細管の尿酸転送のみが障害され，その結果，腎での尿酸クリアランスが増加し，低尿酸血症をきたす．

病因

腎では，尿酸は近位尿細管で再吸収と分泌の両方向の輸送が行われており，4 コンポーネント理論（four-component theory）によると糸球体での濾過，近位尿細管での再吸収，その遠位部分での分泌，続いて再吸収と，尿酸排泄は 4 つの部分で調節を受け，濾過された 10 ％程度の尿酸が尿中に排泄される．この再吸

収をつかさどるトランスポーターのなかで尿細管上皮細胞の管腔側にある尿酸トランスポーター（urate transporter 1：URAT1）が重要で，このトランスポーターの遺伝子が欠損すると尿酸の再吸収が障害され，腎性低尿酸血症をきたす．腎性低尿酸血症の大部分はこの遺伝子の異常により生じるが，一部は基底膜側にある尿酸トランスポーター（urate transporter v1：URATv1）の遺伝子異常によって発症することが明らかになっている．

病理

尿路結石が出現する．運動後急性腎不全を起こしたときは，急性尿細管壊死の所見がみられる．

疫学

日本における腎性低尿酸血症の頻度は 0.14～0.4 ％で，健康診断などで偶然発見されることが多い．遺伝形式は常染色体劣性もしくは優性遺伝を示す．

臨床症状

低尿酸血症による臨床症状は特に認められないが，尿路結石（尿酸結石，シュウ酸カルシウム結石，リン酸カルシウム結石）の頻度は高く，25 ％程度と報告されている．合併症として，運動後急性腎不全が多く報告されている．運動後突然の腹痛，腰背部痛，悪心・嘔吐，血尿，乏尿が出現し，腎不全に至る．

検査

血清尿酸値の低値および尿酸クリアランスの増加が特徴的である．

診断

低尿酸血症および尿酸クリアランスの増加をきたすその他の疾患（⑩）を除外すればよい．URAT1 およびURATv1 の遺伝子診断も可能である．

治療

低尿酸血症の治療は必要ない．しかし尿路結石を予防するために，飲水を増やし尿量を増加させ，尿をアルカリ化する必要がある．また，運動後急性腎不全を予防するために，かぜ気味のときやNSAID 服用のときは運動を避けるべきである．

経過・予後

しばしば尿路結石，時に運動後急性腎不全が認められるが，治療により改善する．予後はよい．

（山本徹也）

●文献

1) Simmonds HA, et al：Hereditary xanthinuria. In：Scriver CR, et al (eds). The Metabolic and Molecular Bases of Inherited Disease, 7th edition. New York：McGraw-Hill；1995. p.1781.
2) Reiss J, et al：Mutations in the molybdenum cofactor biosynthetic genes MOCS1, MOCS2, and GEPH. *Hum Mutat* 2003；21：569.
3) 市田公美：キサンチンデヒドロゲナーゼ欠損症（遺伝性キサンチン尿症），モリブデンコファクター欠損症．日本臨牀 2003；61 (Suppl 1)：377.
4) Sperling O：Hereditary renal hypouricemia. *Mol Genet Metab* 2006；89：14.
5) Enomoto A, et al：Molecular identification of a renal urate anion exchanger that regulates blood urate levels. *Nature* 2002；417：447.

先天性プリン・ピリミジン代謝異常

プリン（アデニン，グアニン），ピリミジン（チミン，シトシン，ウラシル）は，核酸の構成成分として重要である．これらの物質の代謝には数多くの酵素が関係している．酵素は遺伝子によりコードされているが，これらの遺伝子の突然変異によりプリン・ピリミジン代謝酵素欠損症・異常症が起きる．

プリン代謝酵素異常症の種類と症例数は比較的多いが，ピリミジン代謝酵素異常症の種類と症例数は少ない．各酵素の異常症の臨床症状や遺伝形式はきわめて多様であるが，これはプリン，ピリミジンがどの細胞にも必要な物質で，しかも細胞によって代謝がかなり異なることによる．

⑪に，以下に述べる各プリン・ピリミジン代謝酵素異常症の概略をまとめた．なお，プリン代謝とその関連酵素については，❶ (p.424) を参照のこと．

ヒポキサンチン-グアニンホスホリボシルトランスフェラーゼ（HGPRT）欠損症
hypoxanthine-guanine phosphoribosyltransferase deficiency

概念・疫学

● HGPRT はプリンサルベージ経路の酵素であり，HGPRT 欠損症では産生過剰型高尿酸血症（または痛風）と精神神経症状をきたす．
● アメリカでは年間二十数例の新たな出生があるとされ，わが国でも頻度は同じ程度である．

病因・病態生理

HGPRT 遺伝子はX 染色体長腕に存在し，9 個のエクソンが約 45 kb に広がっている．部分欠損症のほとんどすべては，ミスセンス突然変異による．Lesch-Nyhan 症候群では大きな遺伝子異常，スプライシング異常など，家系によってさまざまな遺伝子変異がみられる．

この酵素欠損によりプリン体の産生過剰が起きる理由は，基質であるホスホリボシルピロリン酸（PRPP）が細胞内に蓄積し，そのため *de novo* 合成が亢進するからである．精神神経症状のメカニズムはわかってい

⓫ プリン・ピリミジン代謝酵素異常症

酵素	異常	遺伝形式	症状
HGPRT	欠損	X連鎖劣性	高尿酸血症，痛風，神経精神症状
PRPP合成酵素	亢進	X連鎖**	高尿酸血症，痛風，神経発達障害
APRT	欠損	常染色体劣性	尿路結石，腎不全
ADA	欠損	常染色体劣性	重症複合免疫不全症
PNP	欠損	常染色体劣性	細胞性免疫不全症，自己免疫疾患，神経症状
筋アデニル酸デアミナーゼ	欠損	常染色体劣性	易疲労性，筋肉痛？
キサンチンオキシダーゼ*	欠損	常染色体劣性	尿路結石
UMP合成酵素	欠損	常染色体劣性	巨赤芽球性貧血，神経症状
ジヒドロピリミジンデヒドロゲナーゼ	欠損	常染色体劣性	5-FUによる強い副作用

略語は本文を参照．＊キサンチンオキシドリダクターゼ，＊＊本文参照．

ないが，大脳基底核のドパミンレセプターの障害という説がある．

臨床症状

酵素欠損の程度がほぼ完全なときはLesch-Nyhan症候群と呼ばれる症候群をきたす．これには高尿酸血症（または痛風），錐体路・錐体外路症状に加え，自傷行為という口唇や手指を噛み切る特異な症状が含まれる．核の成熟不全による巨赤芽球性の貧血がみられることがある．

酵素欠損の程度が完全でない場合はHGPRT部分欠損症と呼ばれる．部分欠損症では，高尿酸血症（または痛風）のみで精神症状はなく，神経症状もないことが多い．いずれの疾患でも高尿酸血症の程度はきわめて強く，著しい尿酸産生過剰がみられる．放置するとほとんどの例で痛風腎から慢性腎不全をきたす．

診断

いずれもX連鎖劣性の遺伝形式をとるため，ほとんどが男性患者である．しかし，きわめてまれに女児のLesch-Nyhan症候群が報告されている．診断のきっかけは，Lesch-Nyhan症候群の場合は特徴的な症状と高尿酸血症から，HGPRT部分欠損の場合は若年性で著しい産生過剰型痛風を示すことによる．

診断のため，赤血球のHGPRT酵素を測定する．完全欠損症の場合は直ちに診断がつくが，部分欠損症では診断の難しい例もある．一方，遺伝子診断は盛んに行われている．

母親は病因遺伝子をもっていても発症しない保因者であることが多いが，Lesch-Nyhan症候群の保因者診断は線維芽細胞またはリンパ球を用いた細胞培養により可能である．さらにLesch-Nyhan症候群では羊水細胞を用いた出生前診断が行われることもある．ただし，出生前診断でLesch-Nyhan症候群と診断された場合の胎児に対する対策については倫理問題がある．

治療

高尿酸血症に対してはアロプリノールが有効である

が，精神神経症状に対してはよい治療法がない．マウスピースによる口唇を噛む行為の防止，手首が口に届かない程度の束縛などが有効である．

ホスホリボシルピロリン酸（PRPP）合成酵素亢進症 phosphoribosylpyrophosphate synthetase superactivity

概念

● PRPP合成酵素亢進症には成人で発症し産生過剰型の痛風のみを呈する例と，乳幼児期に発症し神経発育障害（知的障害，筋緊張低下，感音難聴）を合併する例がある．

● どちらもX連鎖遺伝形式をとり，報告例はきわめて少ない．

● 女性も罹患しうるが，同じ家系内で重症度に男女差はなくX連鎖優性遺伝は否定的とされる．

● 尿酸産生過剰の程度はHGPRT欠損症より弱い．

診断

赤血球中の酵素活性の測定により診断される．

病因

神経発育障害を伴う例は，フィードバック阻害の障害された変異PRPP合成酵素が認められる．痛風のみの例では，遺伝子の変異は報告されていない．

治療

高尿酸血症に対してアロプリノールの投与が有効である．

アデニンホスホリボシルトランスフェラーゼ（APRT）欠損症
adenine phosphoribosyltransferase deficiency

概念

● APRT欠損症は，サルベージ酵素，APRTの遺伝的欠損により起きる常染色体劣性の遺伝病で，尿路結石と腎不全をきたす．

疫学

世界で少なくとも278例の患者が報告されているが、そのうち180例が日本人であり、日本人に特に多い遺伝病である。日本人におけるヘテロ接合体の頻度は1.2％とされているが、ホモ接合体は0.0036％程度と思われる。

APRT欠損症のホモ接合体は、タイプⅠとタイプⅡの2種類に分類される。タイプⅠはAPRT完全欠損症、タイプⅡはAPRT酵素の部分欠損症である。タイプⅠは日本人、西欧人、アラブ人、黒人に報告があるが、タイプⅡは日本人にしか報告がなく、タイプⅡの存在が日本人にこの疾患が多い理由である。日本人患者ではタイプⅡは全体の約80％である。

病因・病態生理

APRTの欠損により蓄積したアデニンがキサンチンオキシダーゼの作用により2,8-ジヒドロキシアデニン（DHA）となる。この物質は難溶性のため尿中で容易に結晶化し、尿路結石を発症する。

タイプⅡのすべての患者は、エクソン5に共通のミスセンス突然変異遺伝子（APRT*J）を少なくとも1つもつ。この突然変異遺伝子は、一般の日本人に広く分布し、共通の祖先遺伝子に由来する。

臨床症状

主たる症状は、繰り返す尿路結石である。重症例では慢性腎不全に至る。幼児期に尿路結石や腎不全を発症する場合もあるが、無症状で経過する例もある。

診断

DHA結石はX線透過性である。尿沈渣では球形のDHA結晶がみられる。

尿路結石の赤外吸収スペクトラム法による成分分析でDHA結晶の検出が可能である。しかし、確実な診断法ではない。

タイプⅠは赤血球中のAPRT酵素活性の測定により確実に診断できる。しかし、タイプⅡはそれでは確実に診断できず、末梢血T細胞の培養による診断法で診断される。遺伝子診断も有用であるが、確実性の点で細胞診断法に劣る。

治療・予防

治療あるいは予防法として、水分の十分な摂取、アデニン高含有食品の摂取制限、アロプリノールの投与が有効である。腎不全を発症した例では血液透析や腎移植が行われるが、腎移植後でもアロプリノールによる治療を行わないと尿路結石が再発する。

先天性免疫不全症を発症するプリン代謝酵素欠損症（ADA欠損症、PNP欠損症）

概念

● プリン体相互変換酵素の一つアデノシンデアミナーゼ（adenosine deaminase：ADA）の遺伝的欠損により、重症複合免疫不全症（severe combined immunodeficiency：SCID）を発症する。

● プリン体異化酵素の一つプリンヌクレオシドホスホリラーゼ（purine nucleoside phosphorylase：PNP）の遺伝的欠損により細胞性免疫不全症を発症する。

疫学

SCID全体の約1/3がADA欠損症であり、世界で数百家系のADA欠損症の報告がある。PNP欠損症の報告は、世界で50家系に満たない。

病態生理

ADA欠損症、PNP欠損症では、それぞれの基質であるデオキシアデノシンとデオキシグアノシンが体内に蓄積し、T細胞に取り込まれてデオキシATP、デオキシGTPに変換される。これらは蓄積する作用がきわめて強い。デオキシヌクレオチド蓄積作用により選択的T細胞障害が生じる。これらは細胞障害作用をもつため、さまざまなT細胞サブセットの作用が侵される。ADA欠損症ではヘルパーT細胞とサプレッサー/細胞障害性T細胞の両方が障害され、PNP欠損症ではサプレッサー/細胞障害性T細胞のみが障害される。

臨床症状

障害されるT細胞のサブセットの違いにより、ADA欠損症では細胞性免疫と液性免疫の両方が障害されるが、PNP欠損症では細胞性免疫のみが障害される。PNP欠損症では液性免疫はむしろ亢進し、自己免疫性溶血性貧血、血小板減少性紫斑病などの自己免疫疾患を発症することも多い。ADA欠損症のほうがより重症で、乳幼児期より感染を繰り返し死亡することが多いが、1998年にADA欠損症の軽症型で、AIDSに類似した経過をとる例も複数報告された。PNP欠損症は感染症に罹患しやすいものの比較的軽度であり、低尿酸血症を伴う。

治療

ADA欠損症ではウシの酵素をポリエチレングリコール（PEG）に結合させた製剤（PEG-ADA）を繰り返し筋肉注射する方法（酵素補充療法）が有効であり、免疫能の著しい改善がみられる。また、骨髄移植も成功すれば永続的効果をもたらす。

これらの治療が十分に行えないADA患者に対し、1990年世界最初の本格的な遺伝子治療がアメリカで行われ、日本を含む各国でも応用された。その後も有効性を高めるべく、ベクターの改良や酵素補充療法併用の有効性などについて検討されている。さらに、ADA欠損症では体細胞突然変異により症状が著しく軽くなった例もいくつか報告されている。

筋アデニル酸デアミナーゼ欠損症
myoadenylate deaminase deficiency

概念
●筋アデニル酸デアミナーゼ欠損症により筋肉の易疲労性,筋肉痛をきたすとされる.

疫学
欧米で特に頻度が高く,日本人では報告が少ない.一般の欧米白人,アメリカ黒人の約2%は,この欠損症のホモ接合体であり,約20%はヘテロ接合体である.

病因
分子遺伝学的分析では,同一のナンセンス変異がすべての欠損遺伝子のエクソン2にみられる.これらはすべて共通の祖先遺伝子に由来する突然変異であることがわかっている.欠損症の頻度があまりに高いため,筋肉症状と酵素欠損の合併が偶然にすぎないのか,あるいはホモ接合体の一部だけが症状を示すのか,さらに今後の研究を待たねばならない.

治療法は確立されていない.

キサンチン尿症

(☞「低尿酸血症」p.429)

オロト酸尿症 orotic aciduria

概念
●オロト酸尿症は,これまで少なくとも15例の報告があり,2つのタイプに分けられている.
●タイプIはオロト酸ホスホリボシルトランスフェラーゼとオロチジン一リン酸デカルボキシラーゼの両方が欠損するタイプで,タイプIIは後者のみが欠損するタイプである.

病因
オロト酸ホスホリボシルトランスフェラーゼとオロチジン一リン酸デカルボキシラーゼは単一の遺伝子によりコードされていて,単一の蛋白質(ウリジン5′一リン酸〈UMP〉合成酵素)として生体内に存在する.したがって,多くの場合は両方の酵素欠損がみられるが,まれに(世界で少なくとも1人)は片方の部分のみの欠損となる.

臨床症状・治療
欠損症の症状は大球性低色素性巨赤芽球性貧血とオロト酸尿症(結晶尿をきたす)である.ウリジンによる治療が有効であり,治療経過は良好である.

その他のピリミジン代謝異常症

概念
●ピリミジン5′-ヌクレオチダーゼ欠損症,ジヒドロピリミジンデヒドロゲナーゼ欠損症がある.

●ジヒドロピリミジンデヒドロゲナーゼはピリミジンを異化する酵素で,欠損症により多量のピリミジンが蓄積する.
●フルオロウラシル(5-FU)の代謝が障害されるため,5-FUや類似薬により著しい副作用を生じる.

核酸代謝異常症
disorders of nucleic acid metabolism

概念
●核酸代謝異常症は,広義にはプリン・ピリミジン代謝異常症を含むが,狭義では核酸そのものの代謝異常症である.
●核酸代謝にかかわる酵素の突然変異により起こり,共通の症状として悪性腫瘍ができやすい傾向を示す遺伝病である.
●Werner症候群,Bloom症候群,Cockayne症候群,色素性乾皮症(xeroderma pigmentosum)などが含まれる.
●Cockayne症候群と色素性乾皮症は同じ家系や症例に発現することもあり,遺伝子は共通のものを含むと考えられている.

病因・病態生理
Werner症候群,Bloom症候群,Cockayne症候群,色素性乾皮症B,D群などは,それぞれ異なったDNAヘリカーゼの突然変異,色素性乾皮症G,F群はエンドヌクレアーゼの突然変異による.これらの酵素の機能が障害されるとDNA修復機能などが障害され,そのため体細胞突然変異の頻度が上昇して発癌の原因となる.

臨床症状
Werner症候群は老化が速く進行したような症状,Bloom症候群はリンパ系の腫瘍,Cockayne症候群は神経症状,色素性乾皮症は日光過敏と皮膚腫瘍,中枢神経症状などを呈する.

(谷口敦夫,鎌谷直之)

●文献
1) Jinnah HA, et al:Lesch-Nyhan disease and its variants. In:Scriver CR, et al (eds). The Metabolic and Molecular Basis of Inherited Disease, 8th edition. New York:McGraw-Hill;2001. p.2537.
2) Sahota AS, et al:Adenine phosphoribosyltransferase deficiency and 2,8-dihydroxyadenine lithiasis. ibid, p.2571.
3) Hershfield MS, et al:Immunodeficiency diseases caused by adenosine deaminase deficiency and purine nucleoside phosphorylase deficiency. ibid, p.2585.
4) OMIM #300661 PHOSPHORIBOSYLPYROPHOS PHATE SYNTHETASE SUPERACTIVITY. http://omim.org/entry/300661

7 ポルフィリン代謝異常

ポルフィリン症総論

　ヘムは細胞内のミトコンドリアと可溶画分に局在する8個の酵素の共同作業によって合成され（❶），ヘモグロビン，シトクロムP450などのヘム蛋白の補欠分子族として，細胞呼吸や解毒機構などに関与する．ヘム合成の最初の酵素であるδ-アミノレブリン酸（ALA）合成酵素（ALAS）には，赤血球系細胞でのみ発現している赤血球型酵素（ALAS2）と，肝などすべての臓器で発現している非特異型酵素（ALAS1）の2つのアイソザイムが存在し，その調節には組織特異性がある．ポルフィリン症（porphyria）は，ヘム合成系酵素の遺伝的あるいは後天的障害によってポルフィリン代謝関連産物の過剰産生，組織内蓄積，排泄増加を起こす一連の疾患群である．

分類（❷）

　本症は1923年，AE. Garrodにより代表的な先天性代謝異常疾患の1つとして提唱されて以来，現在までに8病型が知られている．ポルフィリン代謝異常が肝細胞内で起これば肝性ポルフィリン症，骨髄赤芽球内で起これば骨髄（赤芽球）性ポルフィリン症と分類される．また，臨床的には急性の神経症状を主とする急性ポルフィリン症と皮膚の光線過敏症を主とする皮膚型ポルフィリン症に分類される．

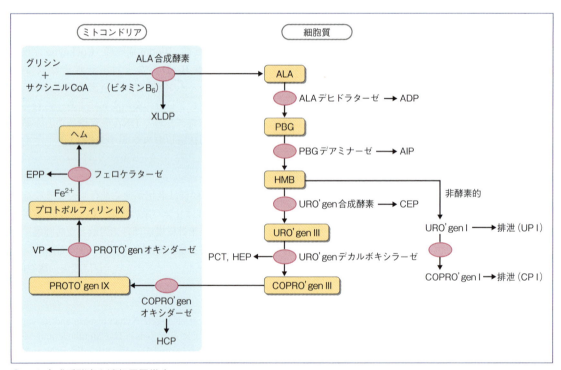

❶ヘム合成系酵素と遺伝子異常症
　ヘム合成には8個の酵素が関与するが，ヘム合成の最初の酵素であるALA合成酵素を除く7つの酵素異常をポルフィリン症という．これら酵素の障害は基質の過剰産生を招くため，体内にこれら代謝産物が増量・蓄積される．ポルフィリン前駆体であるALA，PBGが増量する場合は主に神経症状が，またポルフィリンが増量する場合は主として光線過剰症状が出現する．また，ALA合成酵素（ALAS2）の減少はヘム産生量の著明な減少と環状鉄芽球の出現を起こし，強い貧血（X連鎖性鉄芽球性貧血）が生じるが，ポルフィリンの代謝異常は起こらない．しかしながら，近年ALAS2のC末端側にdeletionをもち，光線過敏症を有する8家系のポルフィリン症が見出され，X連鎖優性プロトポルフィリン症（XLDP）と命名されたが，XLDPについての情報は少ない．ポルフィリン症の略称については❷を参照．
ALA：δ-アミノレブリン酸，PBG：ポルホビリノゲン，URO'gen：ウロポルフィリノゲン，COPRO'gen：コプロポルフィリノゲン，PROTO'gen：プロトポルフィリノゲン，UP：ウロポルフィリン，CP：コプロポルフィリン，HMB：ヒドロキシメチルビラン．

❷ ポルフィリン症の分類，遺伝形式および患者数

ポルフィリン症 分類		病型	略称	酵素異常	染色体座位	遺伝形式	発症年齢	わが国の患者数（男性：女性）1920〜2010.12	わが国の第1例報告年
肝性	急性	急性間欠性ポルフィリン症	AIP	PBGD	11q24.1-q24.2	優性	思春期以降	198（32：166）	1932
		ALAD欠損性ポルフィリン症	ADP	ALAD	9q34	劣性	幼児期以降	1（0：1）[b]	1995
		多様性ポルフィリン症	VP	PROX	1q22	優性	思春期以降	56（10：46）	1962
		遺伝性コプロポルフィリン症	HCP	CPO	3q12	優性	思春期以降	41（13：27）[a1]	1966
	皮膚型	家族性晩発性皮膚ポルフィリン症	fPCT	UROD	1p21	優性	成人以降	0	未発見
		散発性晩発性皮膚ポルフィリン症	sPCT	UROD	1p21	なし	中年以降	328（300：25）[a3]	1957
		肝赤芽球性ポルフィリン症	HEP	UROD	1p21	劣性	幼児期以降	6（4：2）[c]	1972
骨髄性		先天性赤芽球性ポルフィリン症	CEP	UROS	10q25.2-q26.3	劣性	乳児期以降	36（15：21）	1920
		赤芽球性プロトポルフィリン症	EPP	FECH	18q21.3	優性	乳幼児期以降	203（137：66）	1964
		X連鎖優性プロトポルフィリン症	XLDP	ALAS2	Xp11-q12	X優性	乳幼児期以降	1[d]	2015

患者数はわが国で初めて報告された1920年から2010年12月までの総数であり，このほか分類不明の急性ポルフィリン症58例（17：40）[a1] を含めると総数927例（528：394）[a5] である．これら各病型の頻度（%）は英国（〜1996年までに総数約2,428例が報告）と驚くほど一致していることがわかっている．
[a] 性別不明は5例．[b] 詳細不明．[c] 遺伝子，酵素活性の異常は調べられていない．また生化学的診断も不十分であり，EPPの肝障害型と推測される．XLDPについては2008年に世界で初めて報告されたが，わが国では遺伝子レベルで1例が中野　創博士によって確認されている．しかし，その詳細は不明である[d]．

❸ ポルフィリン症の特徴的な生化学および主要な臨床所見

ポルフィリン症病型		生化学的所見（増量するポルフィリン代謝関連産物）			主要症状		
		尿	血液	糞便	皮膚	神経・消化器	肝
急性	AIP	ALA，PBG，UP III＞CP III＞5P	正常範囲内	正常範囲内	−	＋＋〜＋＋＋	−〜＋
	ADP	ALA，CP III，UP III	PP	CP，PP	−	＋＋〜＋＋＋	−〜＋
	VP	ALA，PBG，UP III＞CP III＞5P	正常範囲内	PP＞CP，XP	＋〜＋＋	＋＋〜＋＋＋	＋
	HCP	ALA，PBG，CP III＞UP III	正常範囲内	CP III	±〜＋＋	＋＋〜＋＋＋	＋
皮膚	PCT	UP III＞7P III＞5P，isoCP	正常範囲内	CP＞PP，isoCP，6P，5P	＋〜＋＋＋	−	＋〜＋＋
	HEP	UP III＞7P III＞CP III	PP（FP，ZP）	PP，isoCP	＋＋＋	−	＋
	CEP	UP I＞CP I＞5P	CP I，ZP	CP I	＋＋＋	−	−〜＋
	EPP	肝障害によりCP I	FP≫ZP	PP（正常の20倍以上）	＋〜＋＋	−	−〜＋＋
	XLDP	?	FP≪ZP	?	＋〜＋＋	−	?

各病型により出現するポルフィリンの総量およびポルフィリン・パターンが異なる．急性ポルフィリン症のうち，AIPだけは寛解期でも尿中PBGの増量をみる．主要症状として，EPPを除いた全病型において赤色尿がみられる．EPPでは蛍光赤血球をみる．急性ポルフィリン症では消化器症状の3大徴候として腹痛，嘔吐，便秘（下痢）が生じる．XLDPの臨床症状はEPPとほとんど変わらないが，FECH遺伝子の変異はない．

5P：ペンタカルボキシポルフィリン	XP：Xポルフィリンペプチド	ZP：zinc-PP
6P：ヘキサカルボキシポルフィリン	PP：プロトポルフィリン	CP：コプロポルフィリン
7P：ヘプタカルボキシポルフィリン	FP：free-PP	UP：ウロポルフィリン
isoCP：イソコプロポルフィリン		

鑑別診断（❸）

　骨髄性ポルフィリン症，肝性ポルフィリン症ともに尿・血液・糞便中のポルフィリン代謝関連産物の測定による．酵素活性の測定や遺伝子診断が必要となる場合もある．

病態

　皮膚型ポルフィリン症は，光曝露による光毒性作用によって種々の形の皮膚症状が発現する．

　急性ポルフィリン症は，思春期から更年期までに発症がみられ，腹部症状，精神症状，神経症状など多彩な症状を呈するのが特徴である．したがって，種々の他疾患と診断されることが多いため注意を要する．本

疾患では遺伝的酵素障害があっても生涯発症しない場合が多く，急性間欠性ポルフィリン症（AIP）の発症者は全体の約10％程度と推定されている．思春期から中年期の女性に多い．臨床的に，発症には各種薬剤，月経・妊娠・分娩・ピル服用，感染，飢餓，ストレスなどの誘発要因が必ず関与する．これらは，①シトクロム P450 合成を誘導する物質，② ALAS1 以外のヘム合成系の酵素を直接阻害する物質，③ ALAS1 の過剰産生を促進する物質，④ヘムオキシゲナーゼの産生を促進する要因（飢餓，発熱，ストレス，感染，低酸素など），などであることから，遺伝的障害のために低下しながらも辛うじて平衡が保たれていたヘムプールが，さらに強いヘム需要にさらされた結果，発症すると考えられている．

治療

急性ポルフィリン症については，大量の点滴，ブドウ糖の投与を行うとともに，疼痛，有痛性のしびれ，不眠などにはクロルプロマジンを，高血圧や頻脈などにはプロプラノロールなどを投与する．禁忌薬剤（❹）の使用は避ける．ヘマチンやヘムアルギニン（ヘミン）などのヘム製剤の静脈内投与が臨床症状とポルフィリン代謝異常の改善に有効と報告されている．また，シメチジンには肝 ALAS 活性抑制作用があり，代謝異常の是正も含めて有効と報告されている．重症の場合には血漿交換が適応となる．

皮膚型ポルフィリン症については，遮光とともに，外傷を起こさないように注意する．先天性赤芽球性ポルフィリン症（CEP），赤芽球性プロトポルフィリン症（EPP）では光曝露による急性症状を起こしやすく，遮光を常に心がける．晩発性皮膚ポルフィリン症（PCT）ではアルコール歴などの誘発因子があればこれを除去する．

頻度

AIP はスウェーデンを中心とする北欧に多く，人口10万人に対し1.5人の頻度といわれている．多様性ポルフィリン症（VP）は南アフリカの白人に多く，人口1,000人に3例の頻度といわれ，病型により多少の偏りはあるが，いずれの病型も，全世界に分布する．わが国では1920年の最初の報告以来，2010年までに927例（❷）が報告されている．

遺伝子変異と多様性

常染色体劣性遺伝を示す ALAD 欠損性ポルフィリン症（ADP），CEP および肝赤芽球性ポルフィリン症（HEP）は臨床的，生化学的にホモ接合体であり，患者の両親は臨床的に無症状のヘテロ接合体である．ポ

❹ 急性ポルフィリン症の禁忌薬剤

鎮痛薬	ブスコパン®，ペンタジン®，ジクロフェナク，トラマドール
解熱薬	ピラゾロン誘導体：アミノピリン，アンチピリン
向精神薬	バルビツール酸系薬，エスクロルビノール，グルテチミド，ヒドロキシジン，メプロバメート，ネルボン®，ロヒプノール®，アンフェタミン，トリクロホスナトリウム
抗けいれん薬	バルビツール酸系，カルバマゼピン，ヒダントイン系薬，オスポロット®，プリミドン，ラモトリギン，サクシミド系薬，トリメタジオン，バルプロ酸
麻酔薬	リドカイン，バルビツール酸系，フルロキセン，クロロホルム，コカイン，チアミラール，チオペンタール
降圧薬（利尿薬）	アプレゾリン®，アルドメット®，カタプレス®，アルダクトン®A，ラシックス®
消炎・鎮痛薬	ボルタレン®，オパイリン®，メフェネシン
抗菌薬	サルファ剤，コリスチン，エリスロマイシン，フラジール®，ウイントマイロン®，イソニアジド，ピラジナミド，クロラムフェニコール，クリンダマイシン，インジナビル，ケトコナゾール，ピブメシリナム，リファンピシン，リトナビル，アルビオシン，スルホンアミド系薬
内分泌薬	経口避妊薬，ダナゾール，プロゲステロン，合成プロゲステロン
心臓・循環系	ヒドララジン，メチルドパ，リドカイン，ニフェジピン，スピロノラクトン
その他	プリンペラン®，プロベネシド，ロイケリン®，カリソプロドール，麦角アルカロイド，テオフィリン，ブスルファン，クレマスチン，ジメンヒドリナート，スルホニルウレア系（SU剤），イマチニブ®，アストモリジン®，メトキサレン，アラベル®，アラグリオ®

これらのなかには，臨床的にも実験的にも危険性が証明されているものから，実験室レベルで危険性が示唆されているにすぎないものまである．

ルフィリン症では常染色体劣性遺伝に限らず，常染色体優性遺伝を示す病型（AIP，EPP，遺伝性コプロポルフィリン症〈HCP〉，VP）の変異も単一でなく，患者家系によって異なる場合が多く，点変異，挿入，欠失と多岐にわたり，その変異部位も多数存在する．また，常染色体優性遺伝を示すヘテロ接合型の病型において，まれにホモ接合体が報告されている．

骨髄性ポルフィリン症
erythropoietic porphyria

先天性赤芽球性ポルフィリン症
congenital erythropoietic porphyria（CEP）

概念
- Günther 病とも呼ばれ，ポルフィリン症のなかでは最も激烈な光線過敏症を呈するきわめてまれな疾患である．

病因・臨床症状
病因は UROS（uroporphyrinogen synthase）の異常によるⅠ型異性体の過剰生産である．

皮膚の水疱は重症で，生後まもなく始まり，貧血と赤色尿（❺）を伴う．皮膚病変以外に手指の拘縮，爪の変形，鼻・耳・指の欠損，多毛，赤色歯牙（紫外線照射により赤色蛍光を認める），脾腫，溶血性貧血，強膜病変などがあげられる．遅発例も報告されている．

治療
特に有効な治療法はなく，対症療法（遮光，感染合併皮膚病変に抗菌薬など）が行われる．骨髄移植の有効例も報告されている．

赤芽球性プロトポルフィリン症
erythropoietic protoporphyria（EPP）

概念
- 小児期の皮膚光線過敏症として発症し，太陽光線曝露直後の疼痛，発赤，腫脹を特徴とするが，肝障害を起こすことが多い．

病因・臨床症状
FECH（ferrochelatase）活性の減少によって赤芽球内にプロトポルフィリン（PP）が大量産生され，赤血球から血漿中に出現し，肝から胆汁や糞便中へ排泄され，皮膚の光線過敏や胆石症，肝障害の原因となる．

剖検例ではほとんど常に肝硬変症が存在する．水疱や瘢痕形成はあまりみられない．光線曝露部位にぴりぴりとした痛み（灼熱感），瘙痒感，紅斑，腫脹など，血管性浮腫に似た症状が現れる．また，慢性期には色素沈着，多毛，皮膚脆弱性による線状瘢痕などの皮疹がみられることが多い．発病しない保因者もいる．

診断
血液および糞便中の PP だけが著明に増量する．蛍光赤血球の検出（保因者でも検出される）（❻a），および光溶血現象の確認が有用な補助診断となる．肝障害を合併した EPP の肝生検標本は，紫外線照射により赤色蛍光（❻b）を呈する．

治療・予後
遮光が最も重要である．βカロテン，コレスチラミン樹脂，シメチジン，ヘマチン，コール酸などの投与

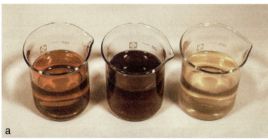
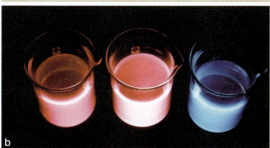

❺ 先天性赤芽球性ポルフィリン症患者の赤色尿（a）とその蛍光（b）
a，b とも左と中は患者の尿，右は健常者の尿．患者の尿は遠紫外線照射下にて強い赤色蛍光を発する．

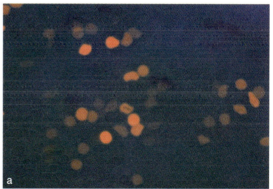
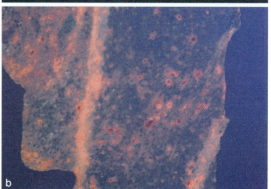

❻ 赤芽球性プロトポルフィリン症患者の蛍光赤血球（a）と肝組織の赤色蛍光（b）

および血漿交換などが試みられているが，確実なものはない．肝障害のない EPP は予後が比較的良好である．

肝赤芽球性ポルフィリン症
hepatoerythropoietic porphyria（HEP）

概念
●HEP は肝性と骨髄性の双方の生化学的性質をもつ世界でもきわめてまれなポルフィリン症である．

病因
HEP 患者の UROD（uroporphyrinogen decarboxylase）活性が正常の 7〜8％であることから，家族性 PCT（fPCT）のホモ接合体として考えられる．出生直後から重篤な光線過敏性皮膚炎を主症状として発症する．UROD 活性の著明な減少によりウロポルフィリン（UP）およびヘプタカルボキシポルフィリン（7P）が過剰産生され，また，赤芽球では過剰の PP が産生される．

肝性ポルフィリン症 hepatic porphyria

急性間欠性ポルフィリン症
acute intermittent porphyria（AIP）

概念
●遺伝的素因のある人に薬剤など何らかの誘因が加わって，急性から亜急性に消化器症状，神経症状，循環器症状，内分泌・代謝異常など，多彩な症状をみる．

病因・臨床症状
PBGD（porphobilinogen deaminase）活性の低下とヘム減少による de-repression 機構の結果，ALA，ポルホビリノゲン（PBG）が大量に生産される．

急性期には腹痛や嘔吐などの消化器症状で発症し，四肢のしびれと脱力などの末梢神経障害を伴うことが多い．腹痛はほとんど必発で，激しいわりに圧痛やデファンスなど他覚的所見に乏しく，しばしばイレウス，さらにはヒステリーに間違われる．神経症状は，末梢神経障害がほぼ必発で四肢の脱力やしびれなどをみる．その他，意識障害やけいれんなどの中枢神経症状や，不穏，うつ，せん妄，幻覚など精神症状をきたすこともあり，さらには統合失調症と誤診されることもある．重篤な場合には球麻痺症状をきたして死亡することもある．

高血圧や頻脈などの循環器症状も早期からよくみられる症状で，経過をよく反映する．また，脂質代謝異常，糖代謝異常，甲状腺機能異常・異所性抗利尿ホルモン分泌異常，成長ホルモンの異常などもよくみられ

❼ 急性ポルフィリン症と誤診されやすい疾患

急性腹症	子宮外妊娠
イレウス	卵巣軸捻転
胆石	妊娠悪阻
尿路結石	末梢神経炎
虫垂炎	Guillain–Barré 症候群
消化器潰瘍	ヒステリー
急性膵炎	てんかん

る．これらの症状は，その大部分が自律神経を含む神経系の異常に基づいている．皮膚症状はない．

診断
思春期から中年期の女性に原因不明の腹痛，末梢神経障害などが急性から亜急性に出現してきたら急性ポルフィリン症を疑い，尿中 ALA，PBG の測定を行う．尿中 PBG は間欠期も高値である．早期には急性腹症などと間違えられることが多く（❼），またポリサージャリーも多いので注意を要する．

治療・予後
大量の補液やブドウ糖，ヘミン投与などを行い，各症状については対症療法となる．薬剤の使用に際しては十分に注意し，適切に使用する．早期に診断し，禁忌薬剤（❹）の使用を避ければ予後は良好である．

多様性（異型）ポルフィリン症
variegate porphyria（VP）

概念
●PROX（protoporphyrinogen oxidase）の異常により，ALA から PP までのすべてのポルフィリン類が増量する．

臨床症状・治療
AIP と同様の内科的・神経内科的諸症状および PCT に類似した皮膚症状をみるが，両者の程度は症例によって異なる．治療は，急性症状については AIP に，皮膚症状については皮膚ポルフィリン症に準じる．

遺伝性コプロポルフィリン症
hereditary coproporphyria（HCP）

概念
●AIP と類似の急性症状を主とするが，それよりは軽症のことが多い．

臨床症状
皮膚症状がみられ，VP との鑑別が必要となる．重症例（ホモ接合体で酵素活性が正常の 2〜10％）では，尿尿中にハルデロポルフィリンが増加する．急性期に尿中の ALA，PBG の増加がみられるが，寛解期では正常化する．糞便中の CP は持続的に高値を示す．

δ-アミノレブリン酸デヒドラターゼ（ALAD）欠損性ポルフィリン症
ALAD deficiency porphyria（ADP）

概念
- 現在までに世界中で6例の報告しかないという，きわめてまれな疾患である．
- ALAD の先天的欠損であり，双方の対立遺伝子の異常の結果，肝の ALAD 活性が正常の数％以下になり，フィードバックにより肝 ALAS の誘導が生じ，ALA が過剰産生される．
- 症状は AIP と区別しがたく，種々の急性症状をみる．

晩発性皮膚ポルフィリン症
porphyria cutanea tarda（PCT）

概念
- PCT は肝 UROD 活性の減少に基づくポルフィリン代謝異常症であり，家族性 PCT（fPCT）と散発性 PCT（sPCT）が知られ，皮膚光線過敏症と肝障害を合併する．

病因
fPCT は *UROD* 遺伝子の異常によるが，sPCT には変異がない．fPCT は一方の対立遺伝子の異常によって UROD 活性がほとんど失われ，正常な遺伝子由来の酵素活性だけが検出されるので UROD 活性は正常の50％である．しかし，病因遺伝子をもちながら発症しない保因者が多数いることから，発症には sPCT と同様アルコール，エストロゲン，鉄の過剰摂取などの関与が知られている．

臨床症状・検査
PCT の皮膚症状は，日光皮膚炎とともに皮膚の脆弱性が特徴的で，容易に水疱を形成し，びらん，瘢痕化，色素沈着などをきたす．まれに強皮症様変化も合併する．肝障害は鉄沈着，脂肪変化，壊死，慢性の炎症性変化およびポルフィリン様の針状結晶の沈着，線維化がみられ，肝硬変および肝細胞癌を起こすことがある．

診断
fPCT は成人後の女性に多く，sPCT は中年男性に多く発症する．皮疹部生検における病理組織学的特徴は，真皮上層血管周囲の PAS 陽性物質の沈着，表皮真皮境界部の水疱形成，また，同部位に免疫グロブリン，補体の沈着がみられる．尿および肝生検標本は紫外線照射により赤色蛍光を呈する．尿中の UP，7P が増量する．

治療・予防
軽症例ではアルコールなどの誘因を除去するだけで尿中ポルフィリンが正常化する．著しく高値の場合は瀉血療法を行う．また，鉄キレート薬としてデスフェリオキサミンが，HCV 合併 PCT ではインターフェロン投与の有効性が報告されている．

（近藤雅雄）

●文献
1) 近藤雅雄ほか：ポルフィリン代謝異常症：機能性アミノ酸．ポルフィリン-ALA 学会（編）．5-アミノレブリン酸の科学と医学応用―がんの診断・治療を中心に―．東京：東京化学同人；2015．p.21.
2) Kondo M, et al：Porphyrias in Japan：Compilation of all cases reported through 2002. *Int J Hematol* 2004；79：448.
3) Anderson KE, et al：Disorders of heme biosynthesis X-linked sideroblastic anemia and the porphyrias. In：Scriver CR, et al（eds）. The Metabolic and Molecular Bases of Inherited Disease, 8th edition. New York：McGraw-Hill；2001. p.2991.

8 栄養異常

栄養と代謝調節

生命を維持し健康な生活を送るためには，食物からさまざまな成分を一定量摂取することが必要である．食物成分のうち生体内で生合成されない必須成分が栄養素として明らかにされてきた．栄養素として蛋白質，炭水化物（糖質），脂質，ビタミン，無機質（ミネラル）があげられる．

このほか，非栄養素であるが健康の維持に必要な食物成分として，食物繊維，水がある．また，疾病予防に食物活性物質（ポリフェノール，フィトケミカルなど）が利用されている．

栄養素の適切な摂取量として，健常者に対しては食事摂取基準が示されているが，その必要量は性，年齢，体格，環境要因，遺伝素因，病態などによって変わってくるので，個人の栄養評価が大切である．

食物には過剰摂取で有害作用を引き起こす成分もあれば，微量でも有害に作用する物質が含有されていることもある．

栄養素の種類と機能

エネルギー源

生体機能の維持には，高エネルギーリン酸（主としてATP）を生産するために必要な自由エネルギーを確保しなければならない．そのエネルギー源として主に糖質と脂質，蛋白質が利用されており，そのための代謝調節が行われている．エネルギー摂取量とエネルギー消費量のバランスを知ることが大切であり，そのアンバランスは肥満あるいはやせを引き起こす．

蛋白質，脂質，糖質およびアルコールの燃焼熱と利用可能なエネルギー量を❶に示す．蛋白質はアミノ基の尿中排泄による損失があるため，体内のエネルギー産生量は熱量計で求めた値より低くなっている．アル

❶ 蛋白質，脂質，糖質，アルコールの燃焼熱および利用可能なエネルギー

栄養素およびアルコール	エネルギー kcal/g （kJ/g）		
	燃焼熱	ヒトによる酸化	標準換算係数
蛋白質	5.4 (22.6)	4.1 (17.2)	4 (17)
脂質	9.3 (38.9)	9.3 (38.9)	9 (38)
糖質	4.1 (17.2)	4.1 (17.2)	4 (17)
アルコール	7.1 (29.7)	7.1 (29.7)	7 (29)

コールは一部呼気や尿中に失われるため，体内で利用可能なエネルギー量は個人差が大きい．

糖質，脂質，蛋白質のどれが，どのくらい燃焼しているかは，呼気量，呼吸商および尿中窒素排泄量などが計測され，それらから算出して求められる．

呼吸商とは，産生した二酸化炭素容積を消費した酸素容積で除した値で，糖質のみが燃焼したときは1.000，脂質は0.707，蛋白質は0.801であり，それぞれの栄養素に固有である．

また，蛋白質は平均16％の窒素を含有しているため，尿中窒素量に100/16をかけることにより，蛋白質燃焼量が算出できる．

以下，それぞれの栄養素の特徴について述べる．

蛋白質

蛋白質は生体を構成し，さまざまな機能を果たしている窒素化合物に窒素やアミノ酸を供給している．

生体内で合成できないか，合成が不十分なアミノ酸を必須アミノ酸と呼ぶ．成人ではロイシン，イソロイシン，リシン，メチオニン，フェニルアラニン，トレオニン，トリプトファン，バリン，ヒスチジンの9種類，乳幼児ではこれにアルギニンが加わり計10種類である．

必須アミノ酸が十分量摂取されていれば，残る11あるいは10種類の非必須アミノ酸は，アミノ基転移反応で生成される．摂取されたアミノ酸により血漿蛋白や筋肉蛋白などが合成されるが，アラニンなど一部のアミノ酸はエネルギーや糖新生に利用される．

炭水化物（糖質）

炭水化物と糖質は同義語として用いられることが多いが，炭水化物のうち，消化，吸収されて利用される成分を糖質，消化，吸収されない成分を食物繊維として区別することもある．でんぷんなどの多糖類，砂糖などの二糖類は消化されて単糖類として吸収される．糖質の種類で消化・吸収に差がある．エネルギー源として重要なブドウ糖は，血糖として一定レベルに維持されている．エネルギーとして利用されなかった糖質は，グリコーゲンやトリグリセリドに変換されて貯蔵されるとともに，一部は生体構成成分として利用される．

糖質代謝調節異常として，糖尿病が高率にみられる．

脂質

脂質は脂肪酸，リン脂質，コレステロール，脂溶性

❷ 必須マクロミネラルの特徴

元素	機能	欠乏症	中毒症
カルシウム	骨・歯の構成物質，神経・筋肉機能の調節，細胞機能，血液凝固の調節，酵素の活性化	小児：くる病 成人：骨粗鬆症	特発性高カルシウム血症，軟部組織 Ca 沈着，腎結石，腎不全（ミルクアルカリ症候群）
リン	骨・歯・ATP その他のリン酸化中間代謝物の構成物質，核酸の構成成分	小児：くる病 成人：骨軟化症	骨の脱灰，二次性副甲状腺機能亢進症，低カルシウム血症
ナトリウム	細胞外液の主要な陽イオン，血漿容積，酸塩基平衡，神経・筋肉機能の調節，Na^+，K^+-ATPase の活性に関与	食欲不振，悪心，疲労感，筋肉痛	高血圧，浮腫
カリウム	細胞内液の主要な陽イオン，神経・筋肉機能の調節，Na^+，K^+-ATPase の活性に関与	筋肉麻痺，精神障害，不整脈	徐脈，不整脈，心停止，十二指腸潰瘍，嘔吐，疲労感
塩素	液体と電解質の平衡，胃液の成分	―	―
マグネシウム	骨・歯の構成成分，酵素コファクター	神経・筋肉障害，精神症状，不整脈，結石，虚血性心疾患，食欲不振	傾眠傾向，筋肉麻痺，低血圧，悪心，嘔吐

成分，脂溶性ビタミンの供給を担っている．脂肪酸はエネルギー源であるだけではなく，生体膜の構成成分として，あるいはプロスタグランジン，トロンボキサン，ロイコトリエン，リポキシン，レゾルビンなどの生理活性物質に代謝されて利用されている．リン脂質にはコリンなどの成分が含まれている．

脂質代謝調節に多くの酵素が関係しており，その代謝調節障害で脂質異常症が引き起こされる．

ビタミン

生体内で産生されないか，産生量が少ないために外部から補給する必要のある微量物質で，補酵素として代謝調節に重要な役割を演じている食物成分をビタミンという．そのなかには抗酸化作用を果たしているものもある．水溶性および脂溶性に大別される（☞「ビタミン欠乏症・過剰症」p.461）．

無機質

生体で必要とする量に従い，100 mg/日以上を必要とするマクロミネラルと，それ以下のミクロミネラル（微量元素）に大別され，さまざまな生化学的・生理的機能を果たしている．

また，生体に欠くことのできないものを必須ミネラルといい，マクロミネラルではカルシウム（Ca），リン（P），ナトリウム（Na），カリウム（K），塩素（Cl），マグネシウム（Mg）など，ミクロミネラルではクロム（Cr），コバルト（Co），銅（Cu），ヨウ素（I），鉄（Fe），マンガン（Mn），モリブデン（Mo），セレン（Se），亜鉛（Zn），フッ素（F）などがあげられる．主な機能を❷および❸に示す．

電解質として，Na^+，K^+，Cl^-，Ca^{2+}，Mg^{2+}，HCO_3^-，HPO_4^- などがあり，比較的量の多い無機質が重要な役割を果たしている．

食物繊維

食物繊維とは，消化酵素によって消化，吸収されない食物成分をいう．保水作用，陽イオン交換作用，有機化合物の吸着，ゲル形成能など，健康維持に役立つ生理作用がある．非でんぷん性多糖類のセルロース，$β$-グルカン，ペクチン，グアガムなどのほか，キチンやキトサンも含められる．主に水溶性のものと不溶性のものがあり，コレステロール低下作用は水溶性食物繊維に認められることが多い．不溶性のセルロースは排便促進効果が強い．

非栄養素栄養成分

食物には栄養素以外に，腸管機能（腸管神経系，腸管ホルモンなど）を介して，あるいは吸収されて生理機能を発揮している成分がある．イソフラボン，カテキン，アントシアニン，レスベラトロールなどのポリフェノール類，リコペン，アスタキサンチンなどのカロテノイド，あるいはグルタチオン，カルノシンなど抗酸化作用を有するものが多い．これらの成分の適正な摂取量とその臨床的意義についての科学的証明は不十分である．

水

体内環境の恒常性を維持するために，水バランスに配慮した水分補給が必要である．健常成人ではエネルギー消費量 1 kcal あたり 1～1.5 mL の水分が必要である．健康時においても身体活動量，環境，食事内容により水分必要量は変動する．乳児や授乳期の女性には十分な水補給が必要である．腎疾患や下痢症，激しい発汗などの病態時あるいは利尿薬などの薬剤服用などで水代謝調節が変化する．発熱時には，体温上昇1℃あたり約200 mL/日の水分喪失の増加がみられ

❸ 必須ミクロミネラル（微量元素）の特徴

元素	機能	欠乏症	中毒症
クロム	耐糖能の促進	耐糖能低下，成長遅延，生殖機能低下	六価クロム中毒（皮膚炎，喉頭炎，鼻中隔穿孔，腎不全，肺癌）
コバルト	ビタミン B_{12} の構成成分	ビタミン B_{12} 欠乏症	―
銅	酸化酵素の成分（シトクロム c オキシダーゼ，フェロキシダーゼなど），造血，骨形成	低色素性貧血，Menkes 病（成長遅延，毛髪異常，低体温，知能低下，大動脈エラスチン変性）	Wilson 病，嘔吐，悪心，下痢，肝不全，知能低下，溶血性貧血，腎機能障害
ヨウ素	甲状腺ホルモンの成分，胎児の成長	小児：クレチン症，脳発達障害 成人：甲状腺腫，甲状腺機能低下	甲状腺腫，痤瘡様発疹，ヨウ素誘発性甲状腺機能亢進症，急性ヨウ素中毒
鉄	ヘム酵素，ヘモグロビン，ミオグロビンの構成成分	低色素性貧血，感染防御能低下，筋肉異常，認知障害，異食症，周産期死亡，小児精神発育遅延，舌炎，口角炎	ヘモジデローシス，ヘモクロマトーシス，血性下痢，嘔吐，溶血性貧血
マンガン	加水分解酵素，脱炭酸酵素，転移酵素などの成分，糖蛋白ならびにプロテオグリカンの合成	成長障害，体重減少，低コレステロール血症，貧血，骨格異常，発疹，白内障	精神症状，Parkinson 病様症状，マンガン肺炎
モリブデン	酸化酵素（キサンチンオキシダーゼ）の成分	低尿酸血症，キサンチン尿，ミオクローヌス，精神発達遅滞	高尿酸血症，肝障害，銅欠乏症，生殖機能障害，胎児異常
セレン	抗酸化酵素（グルタチオンペルオキシダーゼ）の成分，甲状腺ホルモンヨウ化酵素の成分	心筋症（克山病），筋肉痛	セレノーシス（脱毛，爪剥離，悪心，嘔吐，腹痛，神経障害，皮膚病変，呼気のにんにく臭）
亜鉛	乳酸脱水素酵素，アルカリホスファターゼなどの多くの酵素成分	心筋症，ミオパチー，成長遅延，生殖機能低下，味覚・嗅覚低下，創傷治癒障害，皮膚炎，脱毛，腸性肢端皮膚炎，精神症状	胃腸障害，消化管過敏症，嘔吐，銅欠乏症，好中球減少，免疫障害，発熱
フッ素	骨や歯の硬度増加	う歯，骨粗鬆症	歯牙フッ素沈着症，骨硬化症，骨皮質菲薄化，棘突起の骨化過剰
ホウ素	骨形成	なし	成長発育障害，男性不妊，睾丸萎縮

る．高齢者では渇中枢の感受性が低下してくる場合もあるので脱水に注意する．

栄養摂取基準

栄養素は過剰に摂取しても，不足しても健康障害をもたらす．日本では健康な個人または集団を対象として，エネルギーおよび各栄養素の摂取量の基準が「日本人の食事摂取基準」として示されている．病態時にはエネルギー代謝の変化，栄養素の要求度の変化などを考慮して，それぞれの状態に応じて摂取量が検討される．

食事摂取基準

食事摂取基準として「日本人の食事摂取基準 2020 年版」が策定されている（案）．日本人の食事摂取基準は，健康な個人および集団を対象として，国民の健康の保持・増進，生活習慣病の予防のために参照するエネルギーおよび栄養素の基準を示すものである．

2020 年版では，栄養に関連した身体・代謝機能の低下の回避の観点から，健康の保持・増進，生活習慣

病の発症予防および重症化予防に加え，高齢者の低栄養予防やフレイル予防も視野に入れて策定を行うこととなり，これまでより対象が広がった．このため，関連する各種疾患ガイドラインとの調和も図られている．

食事摂取基準では年齢区分が大切な要因であり，2020 年版では高齢者を 65〜74 歳，75 歳以上の 2 区分に分けられている．

エネルギー必要量では，エネルギー摂取量および消費量のバランス（エネルギー収支バランス）の維持を示す指標として BMI が用いられている．

栄養素の指標としては 5 つの指標から構成されており，栄養素の摂取不足の回避を目的として「推定平均必要量（estimated average requirement：EAR）」，「推奨量（recommended dietary allowance：RDA）」，「目安量（adequate intake：AI）」が設定されている．EAR は半数の人が必要量を満たす量であり，RDA はほとんどの人（97〜98 ％の人）が充足している量である．RDA は EAR にその標準偏差の 2 倍を加えた量として与えられる．

AI は十分な科学的根拠が得られず EAR や RDA が

設定できない場合に設定され，一定の栄養状態を維持するのに十分な量であり，目安量以上を摂取している場合には不足のリスクはほとんどないとされる．

過剰摂取による健康障害の回避を目的として「耐容上限量（tolerable upper intake level：UL）が設定されている．生活習慣病の発症予防のために現在の日本人が当面の目標とすべき摂取量として「目標量（tentative dietary goal for preventive life-style related diseases：DG）が設定されている．生活習慣病の重症化予防およびフレイル予防を目的として，摂取量の基準を設定する必要のある栄養素については，発症予防を目的とした目標量とは区別して示されている．

推定エネルギー必要量は，

基礎代謝量（kcal/日）×身体活動レベル

として算出されている．小児では，成長に伴う組織の増加を考慮して，エネルギー蓄積量を付加する．妊婦では，胎児および母体の組織変化に必要なエネルギーを付加し，授乳婦では泌乳に必要なエネルギーを付加する．

身体活動レベルは3分類に設定されている．身体活動が低いレベルⅠの身体活動レベルは1.5，身体活動が普通のレベルⅡは1.75，身体活動が高いレベルⅢは2.0が採用されている．

蛋白質維持必要量は国際的に合わせて0.66 g/kg体重/日としている．これに参照体重を乗じたものが1人1日あたりの蛋白質維持必要量となる．推定平均必要量は，「蛋白質維持必要量/日常食混合蛋白質の利用効率（18歳以上では90％）」で表される．推奨量は，

推定平均必要量×推定量換算係数（＝1.25）

で出される．

フレイルおよびサルコペニアの発症予防を目的とした場合，65歳以上の高齢者では少なくとも，1.0 g/kg体重/日以上の蛋白質を摂取することが望ましい．

蛋白質の推奨量は男性12〜64歳で65 g/日，65歳以上60 g/日，女性は18歳以上50 g/日としている．目標量はおおむねの値として男女とも65歳以上で15〜20％エネルギーとしている．妊婦や授乳婦は付加量が設定されている．

脂肪では，脂肪エネルギー目標量は20〜30％，脂肪のうち飽和脂肪酸目標量（上限）を7％エネルギー，n-6系脂肪酸目安量を18〜64歳で男性11 g/日，女性9 g/日と示し，n-3系脂肪酸は15〜49歳で男性2.4 g/日，女性1.8 g/日，50〜74歳で男性2.6 g/日，女性2.2 g/日と高齢者で多く摂取する目安量となっている．

トランス脂肪酸の摂取量は1％エネルギー未満でもできるだけ低くとどめることが望ましいとしている．炭水化物は，目標量として男女とも1歳以上でおおむねの値として50〜65％エネルギーの範囲が設定さ

れている．

食物繊維の目標量として18〜64歳男性で21 g/日以上，女性18 g/日以上が設定されている．

基礎代謝量

基礎代謝量（basal metabolic rate：BMR）は，早朝空腹時に快適な室内において安静仰臥位で測定される．DRIsでは，複数の報告に基づいて体重kgあたりの基礎代謝量の代表値が求められ，これを基礎代謝基準値と呼んでいる．BMRは，

基礎代謝基準値(kcal/kg体重/日)×基準体重(kg)

で算出されている．

エネルギー消費量の主要な構成要素は基礎代謝である．次いで身体活動によるものが20〜40％ほどある．

食事摂取は数時間にわたりエネルギー消費の増加を引き起こし，食後熱産生（postprandial thermogenesis：PPT）と呼ばれる．以前は特異動的作用と呼ばれていた．総エネルギー摂取量のおよそ10％ほどである．PPTは食事内容によって変動がみられ，栄養素別のPPTでは，蛋白質＞糖質＞脂質と蛋白質が高い．

比較的長期間の食事の影響でエネルギー消費量が変化する場合は食事誘導熱産生（diet-induced thermogenesis：DIT）の用語が使われる．

寒冷環境下では寒冷誘導熱産生がみられる．

BMRは遺伝素因，ホルモン状態，あるいは発熱，腫瘍，熱傷などの病態や薬剤投与などにより変動する．そのため，エネルギー必要量の個人評価が必要である．

栄養と疾病

エネルギーおよび栄養素摂取量の過不足はさまざまな病態を引き起こす．また一方では，疾病により栄養代謝が変化し，栄養素の必要量が変わることによって同様の病態を引き起こすこともある．そのため，栄養評価によって栄養状態の問題点を見出すことが大切である．

栄養素の必要量を変化させる要因として，①年齢，性別，成長速度，妊娠，授乳，身体活動度などの生理的要因，②遺伝子変異，合併疾患などの病態時，③食事の構成，調理および食品の組み合わせ，摂取時間，投与経路，などが関係してくる．栄養素を非経口的に投与する場合に，腸管から100％吸収される栄養素か吸収率の低い栄養素かにより，RDAの適用が変わってくる．

栄養評価

栄養評価では，栄養歴，身体所見，身体計測，検査所見などから診断する．

栄養歴では食事摂取量の変化，体重の推移，下痢，

❹ 臨床検査値による栄養評価

項目	血清レベル	栄養評価
アルブミン	＞5.5 g/dL	蛋白バランスの増加
	3.5～5.5 g/dL	正常域，栄養障害の否定はできない
	2.8～3.5 g/dL	低蛋白状態
	＜2.8 g/dL	クワシオルコルの可能性あり
プレアルブミン	＞40 mg/dL	蛋白バランスの増加
	20～40 mg/dL	正常域
	10～20 mg/dL	軽度蛋白欠乏
	5～10 mg/dL	中等度蛋白欠乏
	＜5 mg/dL	高度蛋白欠乏
クレアチニン	＞1.1 mg/dL	筋肉量増加
	0.6～1.1 mg/dL	正常域（筋肉量を反映）
	＜0.6 mg/dL	筋肉量減少
尿素窒素	＞23 mg/dL	蛋白質摂取過剰
	8～23 mg/dL	正常域（蛋白質摂取量はおそらく適正）
	＜8 mg/dL	蛋白質摂取量不足

❺ 栄養評価に用いられる血清蛋白の半減期

血清蛋白	半減期（日）
アルブミン	17～23
プレアルブミン	1.9
トランスフェリン	7～10
レチノール結合蛋白	0.4～0.7

発熱，外傷，薬剤など栄養代謝に影響を及ぼす要因についての病歴を調べる．アルコール依存症あるいは薬物依存症では栄養障害を合併しやすい．

身体所見では皮膚，毛髪，爪，眼，口腔などに注意する．神経症状を伴うこともある．

身体計測（anthropometrics）のなかで体重は最も重要な指標である．そのほか，筋肉量，皮下脂肪厚，体脂肪量，除脂肪体重などが計測される．肥満の判定ではBMI，腹囲が測定される．筋肉では上腕三頭筋囲，上腕三頭筋面積あるいは上腕中央部筋周囲長（mid-arm muscle circumference：MAMC）が，皮下脂肪厚では主に上腕三頭筋部皮下脂肪厚（triceps skin-fold：TSF）が計測される．TSFは全身の脂肪量を反映している．骨格筋量の評価に用いられるMAMCは以下の式で計算される．

$$MAMC（cm）＝上腕周囲長（cm）－[0.314 × TSF（mm）]$$

臨床検査として，血清蛋白，窒素出納，血清クレアチニン値とクレアチニンの尿中排泄量などが測定される（❹）．血清蛋白のなかでもアルブミン濃度は重要な指標である．栄養評価ではアルブミンの合成，異化速度に注意して診断する．アルブミンに比較して半減期の短い血清蛋白は，rapid turnover protein と呼ばれ，プレアルブミン，トランスフェリン，レチノール結合蛋白などが栄養評価に用いられる（❺）．これらは肝で合成され，栄養状態の急激な変化を反映する指標であるが，変動幅が大きいため信頼性は低い．

蛋白質・エネルギー栄養不良

蛋白質・エネルギー栄養不良（protein-energy malnutrition：PEM）は栄養素摂取量の不足（一次性または原発性），代謝異常あるいは吸収障害（二次性）などで発生する．栄養不良は施設入所高齢者，重篤な合併症を有する入院患者，あるいは食糧供給が不十分な地域などで多くみられる．二次性PEMの原因として，消化管機能障害，炎症などによる代謝要求度の増大（感染症，甲状腺機能亢進，熱傷，手術など），消耗性疾患（癌，AIDSなど），あるいは腎不全や心不全の末期などでみられる．

PEMは主なタイプとしてマラスムス（marasmus）とクワシオルコル（kwashiorkor）の2つの病態に分けられるが，両者の徴候が混在しているマラスムス型クワシオルコル（marasmic kwashiorkor）もみられる．

①マラスムス：乾性型PEMとも呼ばれ，慢性的に消耗状態が続き，エネルギー不足が継続した結果，体重減少から脂肪，筋肉の減少をもたらす．

②クワシオルコル：湿性型，腫脹型あるいは浮腫型PEMとも呼ばれ，エネルギー源のなかでも蛋白質のバランスが不足しているときに発症しやすい．クワシオルコルは急性疾患のかたちをとり，短期間で発現することがある．

PEMの臨床症状として無気力，易刺激性，認知障害，時には意識障害，下痢，性欲喪失，女性では無月経な

どがみられる．皮膚は乾燥し，薄く萎縮する．毛髪は脱毛しやすく薄くなる．また脂肪組織および筋肉は消耗し萎縮が認められる．マラスムスではるいそうが目立つが，クワシオルコルでは浮腫を特徴とし，腹部は突出し，るいそうに気づかれないことがある．

血液検査で，血清アルブミン低値（< 2.8 g/dL），血清トランスフェリン低値（< 150 mg/dL），鉄結合能低値（< 200 μg/dL），リンパ球減少（< 1,500/μL）などがみられる．

治療では，体液および電解質の補給を優先し，栄養バランスのとれた食事を，少量ずつ回数多く与える．病状に応じて，経口栄養，経管栄養，経静脈栄養などの栄養補給法を検討する．PEM の治療で，急速な過剰のエネルギー補充は下痢，電解質異常，不整脈，高血糖あるいは循環血漿量の過剰などの合併症（refeeding 症候群）を生じ，時には死に至ることもあるので注意する．

必須脂肪酸の不足

n−6 系および n−3 系の多価不飽和脂肪酸は，重要な生理機能を果たしているが体内で生合成されないため必須脂肪酸と呼ばれ，食事摂取基準で示されているように，一定量を摂取する必要がある．n−3 系脂肪酸の不足は動脈硬化の進行を促進させる可能性がある．

必須脂肪酸欠乏症はまれである．必須脂肪酸欠乏食，脂肪吸収不良症候群，代謝要求度の増大しているときにみられる．

必須脂肪酸欠乏症の徴候として，全身性の鱗屑状皮膚炎がみられ，皮膚からの水分喪失が増大している．脱毛，血小板減少，小児では発育遅延，視力低下，生殖能低下などがみられる．特に n−3 系脂肪酸の欠乏で視覚障害をきたすおそれがある．治療は，n−6 系脂肪酸のリノール酸や，n−3 系脂肪酸の α−リノレン酸などの必須脂肪酸の補給である．

無機質（ミネラル）の欠乏症，過剰症

ミネラルについては，欠乏症，過剰症（中毒症）の認められているものと，ヒトでは認められていないものもある．過剰症の明らかなミネラルに関しては，食事摂取基準で上限量が示されている．ミネラル異常症の発症には，トランスポーター遺伝子変異などが関与しているものもある．

ミルクアルカリ症候群（milk-alkali syndrome）

十二指腸潰瘍の治療を目的に，牛乳の多量摂取と制酸薬との併用療法が行われたときに，高カルシウム血症に軟部組織への Ca 沈着，腎不全を伴う症例として報告された．牛乳や乳製品のほか，Ca 強化サプリメント，Ca 吸収促進食品の摂取で発症することがある．

血中 Ca 濃度の測定，代謝性アルカローシスの検査が必要である．

Menkes 病（Menkes kinky hair disease）

小腸の銅トランスポーター *ATP7A* 遺伝子変異により，銅の吸収が障害されて発症する．精神発達遅滞，縮れ毛，色素脱失，下痢，嘔吐，骨変化，低銅血症，低セルロプラスミン血症などが認められる．5歳までに解離性大動脈瘤あるいは心臓破裂で死亡することが多い．

Wilson 病

銅トランスポーター *ATP7B* 遺伝子変異で，肝，脳に銅が沈着し肝障害，神経障害，精神障害で発症する．セルロプラスミンの低下で血中銅濃度は低下し，尿中銅排泄量は増加している．Kayser-Fleischer 輪が認められる．

無セルロプラスミン血症

常染色体劣性遺伝性疾患で，銅および鉄の血清中濃度が低値となる一方，組織中の鉄が過剰となる．糖尿病，網膜変性，中枢神経症状（不随意運動，小脳失調，認知症など）が認められる．

Plummer-Vinson 症候群（Paterson-Kelly 症候群）

鉄欠乏性貧血に，嚥下困難，食道狭窄および萎縮性舌炎，口角炎，匙状爪を伴う．

ヘモクロマトーシス（hemochromatosis）

鉄過剰症である．遺伝性ヘモクロマトーシスは *HFE* 遺伝子変異により，異常 HFE 蛋白質の $β_2$ ミクログロブリンやトランスフェリン受容体1との結合が障害された結果，異常な鉄貯蔵が発生する．肝硬変，糖尿病，色素沈着などがみられる．

克山病（Keshan〈ケシャン〉病）

セレン欠乏症で，中国の一部で風土病的な心筋症として報告されている．発症にはセレン欠乏にウイルス感染がかかわっていると考えられている．

腸性肢端皮膚炎（enteropathic acrodermatitis syndrome）

まれな常染色体劣性遺伝疾患である．亜鉛の吸収不良を起こし，眼，鼻，口周囲，殿部および先端分布型に乾癬性皮膚炎を起こす．成長障害，脱毛，免疫障害，反復性感染，下痢，うつ，被刺激性などがみられる．このほか，軽度の亜鉛欠乏症は，糖尿病，肝硬変，炎症性腸疾患，吸収不良症候群，後天性免疫不全症候群（AIDS）などで合併してくることがある．血清亜鉛濃度の低値（< 70 μg/dL）で診断される．

その他

ビタミンについては，後述のビタミン欠乏症，過剰症を参照されたい．

（板倉弘重）

●**文献**

1) 厚生労働省：「日本人の食事摂取基準」策定検討会報告書（案）．https://www.mhlw.go.jp/content/10901000/000491509.pdf

2) 国立研究開発法人 医薬基盤・健康・栄養研究所（監）：国民健康・栄養の現状—平成28年厚生労働省国民健康・栄養調査報告より．東京：第一出版；2018.

3) 糸川嘉則（編）：ミネラルの事典．東京：朝倉書店；2004.

4) 細谷憲政（監）：ヒューマン・ニュートリション，第10版．東京：医歯薬出版；2004.

5) ロス，AC. ほか（編）：医療栄養科学大事典．東京：西村書店；2018.

肥満症

概念

● 肥満とは，脂肪組織が過剰に蓄積した身体状況（body mass index〈BMI〉≧25）のことである．

● 肥満症とは，BMI≧25の肥満で，①肥満に起因ないし関連し減量を要する健康障害（肥満症の診断基準にある11の健康障害のいずれか1つ以上を合併する）を有するか，②糖代謝異常や動脈硬化性疾患などを将来発症する可能性が高いとされる内臓脂肪が蓄積した状態で，医学的に減量を要する「疾患単位」として取り扱う．

● 脂肪細胞の量の増加，体重絶対量の増加は，変形性関節症などの運動器疾患（整形外科的疾患）の合併に代表される肥満症と関連している．

● 2型糖尿病や脂質代謝異常など，内臓脂肪の過剰蓄積に伴う肥満症は，肥満度が軽度でも生じ，メカニズムとして脂肪細胞の機能的異常による，脂肪細胞由来生理活性物質（アディポサイトカイン）の分泌異常や脂肪酸代謝異常などが考えられている．

● 内臓脂肪蓄積に加えて，高血糖，脂質異常（高トリグリセリド血症，低HDL-C血症），血圧高値の2つ以上を合併した状態は，メタボリックシンドロームであり，動脈硬化性疾患のリスク基盤となっている．

● わが国は欧米ほど肥満度が高くないにもかかわらず，肥満が大きく関与する糖尿病などの疾患頻度が高く，軽度肥満であっても脂肪細胞の機能異常による肥満症の対策を行う必要がある．

病因

機械文明・IT社会に代表される現代生活において，運動不足，過剰な栄養摂取が肥満の原因となっているのは明白である．それに伴って糖尿病，高血圧，脂質異常症，脂肪肝，高尿酸血症・痛風，さらには動脈硬化性疾患の増加など，わが国の疾病構造が変化してき

た．欧米に比べ高度肥満はきわめて少ないが，軽度肥満でもこのような病態をきたしやすい．

肥満に伴う健康障害は，肥満度のみでなく脂肪組織の蓄積部位が重要であり，腹腔内の腸間膜や大網の周囲に脂肪が蓄積した内臓脂肪型肥満が糖代謝異常，脂質代謝異常，高血圧や動脈硬化性疾患を合併しやすい．

以上の背景から，諸外国に先んじてわが国では，身体状況としての「肥満」と，肥満に起因ないし関連し，減量を要する健康障害を有する，あるいはその合併が将来生じる可能性の高い疾病単位としての「肥満症」とを区別している．

病理

内臓脂肪は，腸間膜周囲および大網周囲に存在する脂肪組織である．内臓脂肪は，皮下脂肪と解剖学的に異なる点が重要である．内臓脂肪から分泌された因子（サイトカイン，ホルモン，脂肪酸，グリセロールなど）は門脈を介して直接肝臓に流入し，肝臓での代謝に大きく影響を及ぼしている．皮下脂肪と比較して，内臓脂肪は蓄積しやすくまた分解されやすい代謝特性を有しており，減量に伴い内臓脂肪は減りやすい．

脂肪組織は，余剰なエネルギーを中性脂肪として貯蔵し，体内のエネルギー消費亢進に伴い，中性脂肪を燃焼させて全身にエネルギーを供給する，いわば「エネルギーの貯蔵庫」として従来から考えられてきた．しかし，分子生物学の進歩に伴い，脂肪組織はさまざまな生理活性物質を産生・分泌する巨大な内分泌臓器でもあることが1990年代前半に示され，このような分子群はアディポサイトカイン（アディポカイン）と呼ばれている．

レプチンは視床下部の満腹中枢に作用して，摂食抑制，交感神経活動増加のシグナルを伝える．線溶系の調節因子であるプラスミノゲン活性化因子インヒビター1（plasminogen activator inhibitor-1：PAI-1）は，肥満に合併しやすい血栓形成に関与する．アディポネクチンは，抗糖尿病作用，抗動脈硬化作用など多彩な作用を有しており，重要なアディポサイトカインの一つである．

肥満の脂肪組織では，血管新生を伴いながら小型の脂肪細胞が増殖する（adipogenic/angiogenic cell cluster）．一方，肥大化した脂肪細胞はmonocyte chemoattractant protein-1（MCP-1）を分泌し，流血中の単球を動員する．単球はマクロファージ化し脂肪細胞を取り囲む（crown-like structure）．マクロファージはインスリン抵抗性の一因となる腫瘍壊死因子α（tumor necrosis factor-α：TNF-α）などの炎症性サイトカインを分泌する．このようにして肥満病態では，脂肪組織そのもののリモデリングが生じるとともに，低レベルではあるが慢性的な炎症状態となっている．

❻ 肥満の判定と肥満症の診断基準

肥満の定義
脂肪組織に脂肪が過剰に蓄積した状態で，体格指数（BMI＝体重 [kg]/（身長 [m]²）≧25 のもの

肥満の判定
身長あたりの BMI をもとに右表のごとく判定する

肥満症の定義
肥満症とは肥満に起因ないし関連する健康障害を合併するか，その合併が予測される場合で，医学的に減量を必要とする病態をいい，疾患単位として取り扱う

肥満症の診断
肥満と判定されたもの（BMI≧25）のうち，以下のいずれかの条件を満たすもの
1) 肥満に起因ないし関連し，減量を要する（減量により改善する，または進展が防止される）健康障害を有するもの
2) 健康障害を伴いやすい高リスク肥満
ウエスト周囲長のスクリーニングにより内臓脂肪蓄積を疑われ，腹部 CT 検査によって確定診断された内臓脂肪型肥満

表　肥満度分類

BMI（kg/m²）	判定	WHO 基準
＜18.5	低体重	Underweight
18.5≦〜＜25	普通体重	Normal range
25≦〜＜30	肥満（1度）	Pre-obese
30≦〜＜35	肥満（2度）	Obese class I
35≦〜＜40	肥満（3度）	Obese class II
40≦	肥満（4度）	Obese class III

注1) ただし，肥満（BMI≧25）は，医学的に減量を要する状態とは限らない．
なお，標準体重（理想体重）はもっとも疾病の少ない BMI 22 を基準として，標準体重（kg）＝身長（m）²×22 で計算された値とする．
注2) BMI≧35 を高度肥満と定義する．

（日本肥満学会〈編〉：肥満症診療ガイドライン2016. 東京：ライフサイエンス出版；2016.）

肥満に伴い，レプチン，PAI-1，TNF-α は増加するのに対して，アディポネクチンは低下する．脂肪組織内の慢性炎症，過剰な酸化ストレス，相対的血流不足による低酸素状態などが，肥満に伴うアディポサイトカイン分泌異常を促進することが提唱されているが，そのメカニズムは十分明らかではない．肥満（特に内臓脂肪型肥満）に基づくアディポサイトカイン分泌異常が，肥満に伴う健康障害の発症・進展に深く関与していることが明らかになってきている．

疫学

欧米では肥満の判定基準を BMI 30 としており，その頻度はたとえばアメリカでは 20〜30％であるが，わが国を含め東アジアでは 2〜3％程度である．それにもかかわらず，発症に肥満が関連する病態，たとえば糖尿病の発症頻度は大きく変わらない．この特徴が重要であり，わが国では軽度肥満でも脂肪細胞の機能異常，つまり内臓脂肪蓄積に起因する肥満症の治療は重要である．

2016 年国民健康・栄養調査では，男性ではいずれの年齢階級においても肥満者の割合が増加しており，40 歳代で 34.6％であった．女性では年齢階級の肥満者の割合は減少しているが，50 歳代以上の肥満者の割合は多く 60 歳代で 24.2％であった．一方で 20〜30 歳代の女性では約 2 割が低体重（BMI＜18.5：やせ）となっており，やせに伴う健康問題が懸念されている．

臨床症状

肥満症の多くは肥満という身体状況以外に自覚症状がないまま病状が進行し，診断基準にある 11 の健康障害が進行すると，脳血管障害，虚血性心疾患，睡眠

時無呼吸症候群，痛風，関節痛，月経異常など，それぞれの健康障害に関連する症状が出現する．高度肥満では扁桃肥大，白色線条，黒色表皮腫（acanthosis nigricans）などがみられる．

診断・検査

肥満の判定（❻）

肥満者の大部分（約 95％）は原発性肥満であり，食習慣，運動不足や家庭的，経済・文化的要因などの環境因子，精神的因子などの諸因子が複雑に絡み合って成立する．

肥満の判定については体脂肪量を測定することが必要であるが，現在のところ正確かつ簡便な脂肪量の測定法はなく，一般臨床においては身長と体重を用いる方法がとられる．

BMI＝体重（kg）÷身長（m）² が世界的に用いられている．肥満度と疾病の関連は J カーブとして表され，わが国では有病率が最小となる BMI 22 に相当する体重を標準体重としている（❼）．BMI 25 以上を肥満と判定する．

肥満の程度は❻に示すように，BMI 25〜30（1度），BMI 30〜35（2度），BMI 35〜40（3度），BMI 40 以上（4度）とし，WHO とは 1 段階ずつずれている．WHO 基準との混同を避けるため算用数字で記載するよう定められている．また，BMI 35 以上を高度肥満と定義している．

上半身肥満と下半身肥満：肥満合併症の観点からは，体脂肪絶対量のみでなく身体のどの部分に脂肪が蓄積するかという体脂肪分布による分類が重要である．大腿部，殿部に蓄積した下半身肥満より，腹部に蓄積した上半身肥満のほうが耐糖能異常や脂質異常をきたし

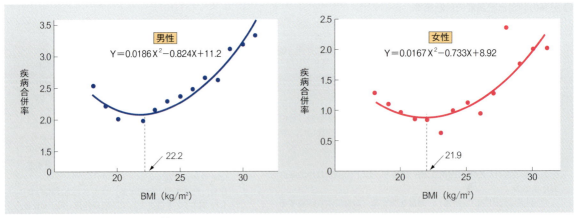

❼ 男女別BMIと疾病合併率の関係
(船橋 徹：肥満症．内科学書，改訂第8版．Vol.5．東京：中山書店；2013．p.438．図96．)

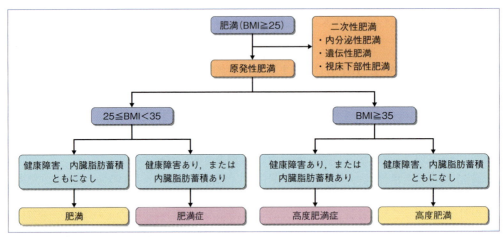

❽ 肥満症診断のフローチャート
(日本肥満学会〈編〉：肥満症診療ガイドライン2016．東京：ライフサイエンス出版；2016．)

やすい．

内臓脂肪型肥満と皮下脂肪型肥満：さらに，腹部脂肪でも皮下脂肪蓄積が優位な皮下脂肪型肥満よりも，腹腔内の腸間膜周囲や大網周囲に存在する腹腔内内臓脂肪が蓄積した内臓脂肪型肥満のほうが耐糖能異常，脂質代謝異常，高血圧を合併しやすい．内臓脂肪型肥満は，これら危険因子の集積とあいまって動脈硬化性疾患易発症状態と考えられている．

肥満症の診断

肥満症の診断は，❽のフローチャートに従って行う．まず，BMI 25以上であれば肥満と判定し，二次性肥満を除外診断したら，原発性肥満と判断される．BMI 25以上35未満かBMI 35以上かで，高度肥満か否かを判別する．そのなかで肥満に伴う健康障害（❾）を有する，あるいは内臓脂肪蓄積ありと判断されたものを肥満症と診断する．内臓脂肪型肥満のスクリーニングとしては，ウエスト周囲長（臍周囲長）をまず計測する．ウエスト周囲長が男性85 cm，女性90 cm以上で，腹部CT検査による内臓脂肪面積が100 cm²以上が内臓脂肪型肥満であり，肥満症と判定することが日本肥満学会により定められている（❿）．ウエスト周囲長，内臓脂肪面積の基準値は日本人における境界値であり，内臓脂肪面積100 cm²に相当するウエスト周囲長が，男性では85 cm，女性では90 cmであることが示されている．

耐糖能異常，高血圧，脂質異常症は，程度が軽くても一個人に集積することで動脈硬化性疾患のリスクファクターとなる．このようなマルチプルリスクファクター集積状態のなかで，内臓脂肪蓄積を基盤として複数（2つ以上）のリスクファクターを有する場合がメタボリックシンドロームと定義されており，内臓脂肪の減少を積極的に行うことが勧められている．日本医師会は，就労者の動脈硬化性疾患予防のために，肥満，脂質異常，高血圧，高血糖がそろった動脈硬化性

疾患のハイリスク状態を「死の四重奏」として，労災保険二次健康診断等給付制度を行っている．BMI 25以上というしばりがあるが，内臓脂肪蓄積があり，合併症が0または1つ以上あれば肥満症，病態が進行し，内臓脂肪蓄積（BMIが25未満であっても）に加え，動脈硬化性疾患のリスクファクターが2つ以上重なった場合をメタボリックシンドローム，さらに病態が進み，肥満（内臓脂肪蓄積）に加え3つのリスクファクターがそろった状態が死の四重奏に相当する（⓫）．

二次性肥満（症候性肥満）

二次性肥満（症候性肥満）とは，肥満を惹起する何らかの基礎疾患が存在する場合をいう（⓬）．内分泌疾患や代謝疾患に合併する肥満，食欲中枢の異常と考えられる視床下部性肥満が主なものである．視床下部の機能，画像診断が必要となる．多嚢胞性卵巣症候群は卵巣の多嚢胞性腫大とともに，月経異常と不妊，多

❾ 肥満に起因ないし関連し，減量を要する健康障害

1. 肥満症の診断基準に必須な健康障害
    1) 耐糖能障害（2型糖尿病・耐糖能異常など）
    2) 脂質異常症
    3) 高血圧
    4) 高尿酸血症・痛風
    5) 冠動脈疾患：心筋梗塞・狭心症
    6) 脳梗塞：脳血栓症・一過性脳虚血発作（TIA）
    7) 非アルコール性脂肪性肝疾患（NAFLD）
    8) 月経異常・不妊
    9) 閉塞性睡眠時無呼吸症候群（OSAS）・肥満低換気症候群
    10) 運動器疾患：変形性関節症（膝・股関節）・変形性脊椎症，手指の変形性関節症
    11) 肥満関連腎臓病

2. 診断基準には含めないが，肥満に関連する健康障害
    1) 悪性疾患：大腸がん，食道がん（腺がん），子宮体がん，膵臓がん，腎臓がん，乳がん，肝臓がん
    2) 良性疾患：胆石症，静脈血栓症・肺塞栓症，気管支喘息，皮膚疾患，男性不妊，胃食道逆流症，精神疾患

3. 高度肥満症の注意すべき健康障害
    1) 心不全
    2) 呼吸不全
    3) 静脈血栓
    4) 閉塞性睡眠時無呼吸症候群（OSAS）
    5) 肥満低換気症候群
    6) 運動器疾患

（日本肥満学会〈編〉：肥満症診療ガイドライン2016．東京：ライフサイエンス出版；2016．）

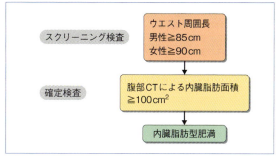

❿ 肥満における内臓脂肪型肥満の判定基準（BMI≧25の場合）

（日本肥満学会〈編〉：肥満症診療ガイドライン2016．東京：ライフサイエンス出版；2016．）

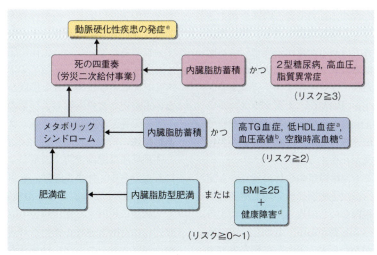

❶ 動脈硬化性疾患発症における肥満症と関連疾患群のかかわり

[a]TG≧150 mg/dL かつ，または HDL-コレステロール<40 mg/dL．
[b]収縮期血圧≧130 mmHg かつ，または拡張期血圧≧85 mmHg．
[c]空腹時血糖値≧110 mg/dL．
[d]❾の1に相当．
[e]冠動脈疾患，脳梗塞，閉塞性動脈硬化症などを含む．

（船橋　徹：肥満症．内科学書，改訂第8版．Vol.5．東京：中山書店；2013．p.439．図99．）

⓬ 二次性肥満（症候性肥満）

日常診療では，肥満と判定した場合，下記の二次性肥満について考慮する必要がある．これらについて，原発性肥満（単純性肥満）と同様に，肥満に起因ないし関連する健康障害の判定を行うが，その治療は主として原因疾患の要因に対して行う必要がある．

二次性肥満
1) 内分泌性肥満
   ① Cushing 症候群
   ② 甲状腺機能低下症
   ③ 偽性副甲状腺機能低下症
   ④ インスリノーマ
   ⑤ 性腺機能低下症
   ⑥ Stein-Leventhal 症候群
2) 遺伝性肥満（先天異常症候群）
   ① Bardet-Biedl 症候群
   ② Prader-Willi 症候群
3) 視床下部性肥満
   ① 間脳腫瘍
   ② Fröhlich 症候群
   ③ empty sella 症候群
4) 薬物による肥満
   ① 向精神薬
   ② 副腎皮質ホルモン

（日本肥満学会〈編〉：肥満症診療ガイドライン 2016．東京：ライフサイエンス出版：2016.）

毛や肥満を伴う症候群で，インスリン抵抗性，高アンドロゲン血症をきたす．遺伝性肥満は，日本肥満学会の分類では二次性肥満に組み入れられている．Bardet-Biedl 症候群では性機能低下，多指（趾）症，網膜色素変性，知能障害が，Prader-Willi 症候群では筋緊張低下，性機能低下，知能障害がみられる．

肥満の成立には，心理的・社会的要因の関与が大きいが，摂食調節に関与する中枢機構が次第に明らかになってきており，まれではあるが遺伝子異常による肥満も見出されてきている．レプチンが視床下部のレプチン受容体に作用した後，プロオピオメラノコルチン（pro-opiomelanocortin：POMC），4 型メラノコルチン受容体（melanocortin 4 receptor：MC4R）を経て食欲抑制シグナルが伝達されるが，これら分子の欠損または異常による肥満が存在する．

肥満症は，あくまでも健康障害の合併の観点から定義されたものであり，二次性肥満についても原発性肥満と同様に，肥満に起因ないし関連し，減量を要する健康障害の有無を調べる必要がある．しかし，その治療は肥満症の存否にかかわらず，主として原疾患および行動異常の要因に対して行われることが多い．

治療

肥満症の治療は，その病態の根本となる内臓脂肪を減少させて，肥満に伴う健康障害を解消あるいは軽減，心血管病などの発症を予防することが目標となる．体重を標準体重（BMI 22）にまで減量することが，治療目標とはならないことに留意したい．また，リバウンドを伴わない継続した減量は，合併症改善に結びつくことが示されている．

厚生労働科学研究「生活習慣病予防活動・疾病管理による健康指標に及ぼす影響と医療費適正化効果に関する研究」において，肥満症に対する減量効果と健康障害が検討された．1～3 ％の体重減少により，TG，HDL-C，LDL-C，HbA1c，肝機能（AST，ALT，γ-GTP）が有意に改善，さらに 3～5 ％の体重減少では，これらに加えて血圧，空腹時血糖，尿酸値も有意に改善することが示された．したがって，わが国では 3～6 か月で現在の体重から 3 ％の減量が治療目標となっている．また，BMI 35 以上の高度肥満症では，現在の体重から 5～10 ％以上の減量が目標とされている．

食事療法

BMI 25 以上 35 未満の肥満症では，1 日あたり「25 kcal/kg×標準体重」以下を目安に摂取エネルギー量を算定し，現在の体重から 3～6 か月で 3 ％以上の減量を目指す．BMI 35 以上の高度肥満症では，1 日あたり「20～25 kcal/kg×標準体重」以下を目安に摂取エネルギー量を算定し，病態に応じて現在の体重から 5～10 ％の減量を目指す．減量が得られない場合は 1 日あたり 600 kcal 以下の超低エネルギー食（VLCD）の選択を考慮する．

各栄養素のバランスは，指示エネルギーの 50～60 ％を糖質，15～20 ％を蛋白質，20～25 ％を脂質とするのが一般的である．体重減少のためには糖質制限も有効であるという報告もあり，短期間であれば個々の患者の特性に応じて指示可能である．しかし，長期間に及ぶ糖質制限の有用性・安全性は確立されておらず，推奨されていない．生体に悪影響を与えることなく減量するためには，必須アミノ酸を含む蛋白質やビタミン・ミネラルの十分な摂取が必要である．規則的な体重測定と食事内容および量の記載を指導し，医師や管理栄養士が定期的にチェックする．

運動療法

運動療法は肥満予防，減量および減量後の体重維持に有用である．仕事や通勤，家事労働などの日常の生活活動におけるエネルギー消費量を増加させることで，肥満に起因する健康障害の改善が期待できる．一般的には有酸素運動が推奨されるが，レジスタンス運動（筋肉トレーニング）は減量中の骨格筋量の減少を抑制し，代謝指標や血圧の改善につながる．

肥満症における運動療法での注意点として，心血管事故の防止に十分な配慮を要する．動脈硬化症や耐糖能障害，高血圧症，脂質異常症など健康障害を有する症例では，事前のメディカルチェックは欠かせない．

行動療法

肥満症患者には，ストレスを解消するために，過食や夜間大食，偏食，早食いなどに代表されるような食行動の異常を伴うことが多い．体重や食事内容に関する自己記録はこれらの問題点の抽出に有用であり，その解析に基づいて生活習慣や食行動を修正し，適正な食行動へと導くことが肝心である．患者の治療主体性を高め，治療動機水準を強化し，減量の長期維持を可能にするうえで，行動療法は肥満症治療には必須であるが，難渋する例もしばしば経験される．体重，食事，運動などの自己記録を付けるセルフモニタリング，ストレス管理，身の回りの間食品など先行刺激のコントロール，問題点の抽出と解決，「ほめ言葉」などの修復行動の報酬による強化，食行動など独特な認知の仕方の再構築，社会的サポートの7項目がNIH肥満症治療ガイドラインをふまえ，わが国のガイドラインに取り入れられている．

薬物療法

薬物療法は，食事・運動・行動療法を行っても有効な減量が得られない，あるいは合併症の改善がない症例に対して考慮される．また，体重減少が達成できず合併症が重篤なため早急な減量が必要な場合にも薬物療法の導入が検討される．

肥満症治療薬はその作用機序の違いから大きく3つに分類され，中枢性食欲抑制薬，脂肪吸収抑制薬，代謝促進薬である．

中枢性食欲抑制薬として，脳内アミン作動薬，セロトニン作動薬，カンナビノイド阻害薬，神経ペプチド作用修飾薬などが開発されてきたが，これら多くの薬剤は精神面での副作用（自殺企図など）により頓挫している．現時点では，わが国で使用可能な薬物はマジンドールに限られており，中枢性食欲抑制薬に分類される．マジンドールの保険適用基準はBMI 35以上の高度肥満症とされており，投与期間はできる限り短期間で3か月を限度とし，1か月以内に効果がない場合は投与を中止することとなっている．

脂肪吸収抑制薬として，わが国ではリパーゼ阻害薬であるセチリスタットが製造販売承認を得ているが，現時点では保険収載は受けられていない．このほか，海外では，中枢性食欲抑制薬に分類される薬剤がいくつか承認を得て臨床現場で使用されている．また，糖尿病治療薬であるGLP-1受容体作動薬リラグルチドも海外では肥満症治療薬として承認されている．リラグルチドは食欲中枢に直接作用し食欲を抑制，また消化管運動をも抑制することで，減量効果を発揮すると考えられている．研究途上であるが，代謝促進薬の候補として，褐色脂肪細胞やベージュ脂肪細胞を賦活化するような分子の探索が進められている．

いずれにしても，肥満症治療には食事・運動・行動療法が大原則であり，薬物療法を行う場合でもこれらを継続しながら，あるいは薬物療法との併用によって減量効果を上げるといったコンセプトが重要である．

外科療法

海外においては，肥満外科手術後の減量効果や糖尿病改善効果が報告されている．肥満外科療法は，内科治療による減量とその維持が困難な肥満症に行われてきた．肥満外科療法は，減量を主目的とするbariatric surgeryと，糖尿病をはじめとする肥満に関連する代謝異常の改善を主眼とするmetabolic surgeryとに分類できる．治療効果は術式によって異なることも明らかになってきている．いくつかの術式のなかで，わが国では腹腔鏡下スリーブ状胃切除術のみが，現在のところ保険適用となっている．その適用は，原発性高度肥満症（BMI 35以上）で，6か月以上の内科的治療で有意な体重減少が認められない，糖尿病，高血圧症または脂質異常症のうち1つ以上を合併している症例となっている．

肥満外科療法に際して，周術期の安全確保が重要であり，内科医・外科医・精神科医など医師のほかにも管理栄養士・看護師などとのチーム医療が不可欠である．予後は合併する病態の重篤度に左右される．肥満症は糖尿病，脂質異常症，高血圧症，動脈硬化性疾患などの医学的見地からとらえることが重要で，このような観点から治療の必要性を十分説明することが大切である．

（前田法一）

●文献

1) 松澤佑次ほか：新しい肥満の判定と肥満症の診断基準．肥満研究 2000；6：18.

2) 日本肥満学会肥満症診断基準検討委員会：肥満症診断基準 2011. 肥満研究 2011；17（臨増）：1.

3) 日本肥満学会（編）：肥満症診療ガイドライン 2016. 東京：ライフサイエンス出版；2016.

4) 厚生労働省健康局総務課生活習慣病対策室：平成28年国民健康・栄養調査報告．
http://www.mhlw.go.jp/bunya/kenkou/eiyou/h28-houkoku.html

5) メタボリックシンドローム診断基準検討委員会：メタボリックシンドロームの定義と診断基準．日本内科学会雑誌 2005；94：794.

メタボリックシンドローム

概念

● メタボリックシンドロームは，食生活の偏り，身体活動量の不足を背景に起こる内臓脂肪の蓄積を基盤病態とし，脂質代謝異常，血圧高値，血糖高値を複数合併する動脈硬化性疾患の易発症病態である．

● 蓄積内臓脂肪では，脂肪蓄積と同時に過剰な脂肪分解が生じ，糖・脂質代謝異常につながるとともに，肥大化脂肪細胞は低酸素状態に陥り，免疫細胞浸潤により慢性炎症状態が惹起され，酸化ストレス上昇やアディポサイトカイン/アディポカイン産生異常といった脂肪細胞機能異常へとつながる．

● メタボリックシンドロームを呈する多くの人がインスリン抵抗性を有し，2 型糖尿病の発症リスクが高い．内臓脂肪蓄積を伴う 2 型糖尿病は，特に動脈硬化性疾患の基盤であるとの認識が重要である．

● メタボリックシンドロームでは，個々の病態それぞれを治療するよりも，まず食事・運動指導などの生活習慣改善指導により上流にある内臓脂肪を減少させることで，糖・脂質・血圧の異常を包括的に改善することが重要である．

● このメタボリックシンドロームの概念が 2008 年に開始された特定健康診査・保健指導制度に取り入れられ，内臓脂肪蓄積の推定指標であるウエスト周囲長の測定が必須となっている．

病因

従来，動脈硬化性疾患の予防については，高血圧，喫煙，高コレステロール血症といった単一の危険因子に対する対策がとられてきた．残存リスクとして，血糖，血圧，脂質の異常や肥満を含む複数の危険因子を集積する「マルチプルリスクファクター症候群」が国内外で注目されるようになった．2005 年に 8 学会合同で策定されたわが国のメタボリックシンドロームの概念[1] は，内臓脂肪蓄積を基盤とし，糖代謝異常，脂質代謝異常，血圧高値といった複数の代謝異常を合併する動脈硬化性心血管疾患の易発症状態といった一つの病態としてとらえたものである（⓭）．

内臓脂肪と皮下脂肪

肥満には糖代謝異常，脂質代謝異常，高血圧を伴いやすいことは従来から知られていたが，わが国においても食生活の欧米化や車社会の普及によって，これらの病態が増加してきた．しかし，これらの病態が欧米と比べればごく軽度の肥満でも起こるというのがわが国の特徴である．逆に高度肥満であっても必ずしも起こるわけではない．体重絶対量のみでは説明できず，体脂肪分布が重要である．わが国では，肥満者に対す

⓭ メタボリックシンドロームの診断基準

内臓脂肪蓄積	
ウエスト周囲長	男性 ≧ 85 cm
	女性 ≧ 90 cm
（内臓脂肪面積　男女とも ≧ 100 cm² に相当）	
上記に加え以下のうち 2 項目以上	
高トリグリセリド血症	≧ 150 mg/dL
かつ／または	
低 HDL コレステロール血症	＜ 40 mg/dL
	男女とも
収縮期血圧	≧ 130 mmHg
かつ／または	
拡張期血圧	≧ 85 mmHg
空腹時高血糖	≧ 110 mg/dL

CT スキャンなどで内臓脂肪量測定を行うことが望ましい．
ウエスト周囲長は立位，軽呼気時，臍レベルで測定する．脂肪蓄積が著明で臍が下方に偏位している場合は，肋骨下縁と上前腸骨棘の中点の高さで測定する．
メタボリックシンドロームと診断された場合，糖負荷試験が勧められるが診断には必須ではない．
高トリグリセリド血症，低 HDL コレステロール血症，高血圧，糖尿病に対する薬剤治療を受けている場合は，それぞれの項目に含める．
（メタボリックシンドローム診断基準検討委員会：メタボリックシンドロームの定義と診断基準．日本内科学会雑誌 2005；94：794.）

る CT を用いた分析により，内臓脂肪型肥満が皮下脂肪型肥満より，生活習慣病，冠動脈疾患を合併するハイリスク肥満であるという「内臓脂肪型肥満」の概念が 1980 年代に提唱された[2] が，人間ドック受診者を対象にした最近の研究でも内臓脂肪面積（visceral fat area：VFA）の増加とともに心血管リスク因子数が上昇するが，皮下脂肪面積とは関連しないことが示されている（⓮）[3]．この研究において，リスク因子総数の平均が 1 を超える内臓脂肪面積が，男女とも BMI ≧ 25 でも BMI ＜ 25 でも 100 cm² であることが示され，内臓脂肪蓄積の基準が内臓脂肪面積 ≧ 100 cm² である根拠となっている[4]．そして，内臓脂肪面積 100 cm² に相当するウエスト周囲長が男性 85 cm，女性 90 cm であり，これがメタボリックシンドロームにおけるウエスト周囲長の基準となっている．ウエスト周囲長は腹部の皮下脂肪と内臓脂肪を含んだ指標であり，相対的に皮下脂肪が多い女性の基準値が大きくなるわけである．

BMI と内臓脂肪面積との関係

同じ肥満度でも特に男性では女性よりも内臓脂肪量の個人差が多い．ある自治体の職員男性 2,336 人（平均年齢 48.0 ± 10.5 歳，BMI 24.2 ± 2.9）では，BMI 25 と VFA 100 cm² で 4 群に分けたところ，BMI 25 未満のいわゆる肥満のない例（1,497 人）のなかでも，

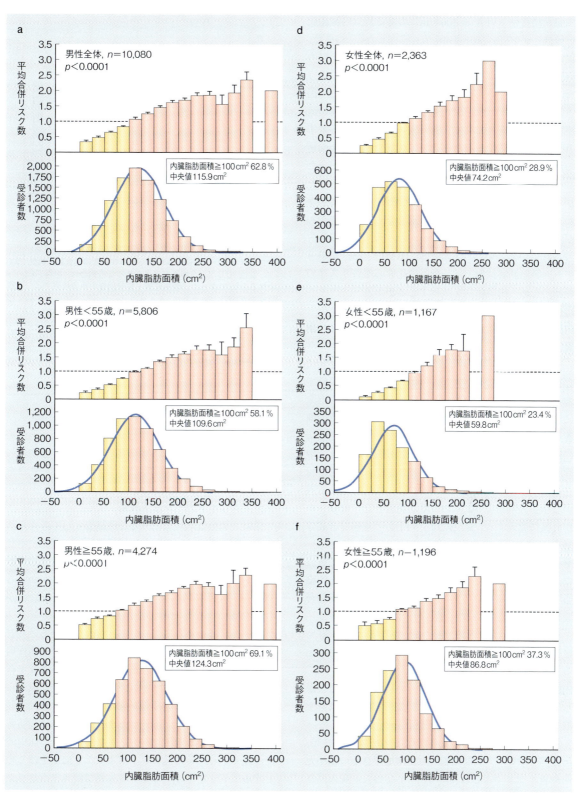

⑭ わが国の全国人間ドック施設受診者における男女別内臓脂肪面積と平均合併リスク*との関連および内臓脂肪面積分布に及ぼす年齢の影響

*メタボリックシンドロームの3リスク(高血圧,脂質異常症,高血糖).

(Hiuge-Shimizu A, et al : Absolute value of visceral fat area measured on computed tomography scans and obesity-related cardiovascular risk factors in large-scale Japanese general population (The VACATION-J study). Ann Med 2012 ; 44 : 82 を参考に作成.)

内臓脂肪蓄積（VFA ≧ 100 cm^2）のある例（内臓脂肪症候群）が 27 %（401/1,497 人）存在した[5]．つまり，従来健診で肥満がないと診断されていた例のなかにも内臓脂肪蓄積例が相当数存在する．そして，そのような「肥満」のない内臓脂肪蓄積例の心血管疾患危険因子数は，「肥満」があるが内臓脂肪蓄積のない例の危険因子数より有意に高く，内臓脂肪型肥満例に匹敵するリスク保有数であった．そして減量や内臓脂肪面積の減少により，血圧高値，高血糖，脂質異常といった動脈硬化性心血管疾患リスクが総合的に改善することが報告されている[5,6]．したがって肥満の有無にかかわらず，内臓脂肪蓄積の評価は重要で，この概念がわが国のメタボリックシンドロームの診断基準に取り入れられている．いわゆる非肥満（BMI < 25）であっても内臓脂肪蓄積例では，動脈硬化性心血管リスクの軽減のため，内臓脂肪を減らす必要がある．

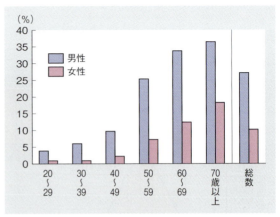

⓯ わが国のメタボリックシンドロームの状況

2016（平成 28）年国民健康・栄養調査では 20 歳以上において，メタボリックシンドロームが強く疑われる者の割合は，男性 27.0 %，女性 10.0 %，予備軍と考えられる者の割合は，男性 24.1 %，女性 8.2 % であった．国民健康・栄養調査の血液検査では，空腹時採血が困難であるため，「メタボリックシンドロームが強く疑われる者」は，ウエスト周囲長が男性 85 cm，女性 90 cm 以上で，① HDL コレステロール値 40 mg/dL 未満，② 血圧 130/85 mmHg 以上，③ HbA1c 6.0 % 以上の 2 つ以上の項目に該当する，かつ/またはそれぞれの服薬がある場合に判定される．
（厚生労働省健康局総務課生活習慣病対策室：平成 28 年国民健康・栄養調査報告を参考に作成．）

病理・病態

内臓脂肪，皮下脂肪の特性と脂肪細胞機能異常，代謝異常へと至る病態

皮下脂肪は文字どおり皮下に，内臓脂肪は腹腔内に存在する腸間膜および大網に付着している脂肪組織である．内臓脂肪は，解剖学的に門脈を介し肝臓の上流に位置し，消化管から吸収したエネルギーの一時的備蓄や放出に重要な役割を果たす．つまり飢餓や絶食時には，効率的にまず内臓脂肪で脂肪分解が起こり，中性脂肪が遊離脂肪酸とグリセロールとなり肝臓に供給される．しかし内臓脂肪蓄積時には，同時に起こる過剰な脂肪分解により大量の遊離脂肪酸とグリセロールが肝臓に流入する．脂肪酸は，VLDL の過剰な合成分泌を増加させ脂質異常症（高中性脂肪，低 HDL-C）を引き起こす．グリセロールは，肝臓糖新生の基質になり，過剰な糖新生が糖尿病につながる[7]．また内臓脂肪蓄積時の高インスリン血症も肝臓における脂肪合成促進に寄与している．

脂肪組織量は体重の 10 %，肥満者では 30～50 % にも達するので，全体として個体に大きな影響を与えると考えられる．皮下脂肪細胞は分化・増殖しやすく，内臓脂肪細胞は分化・増殖しにくい特性があることが示されている[8]．過栄養に対し，皮下脂肪細胞は数を増やして対応し（増殖），内臓脂肪細胞は大きくなって対応する（肥大）と考えられる．一方，女性の妊娠，出産時を除いて，脂肪細胞の数が増加できるのは小児期や青年期までとされている[9]．すなわち，成人期以後の過栄養に対して特に男性では，内臓脂肪細胞を肥大させて対応し，内臓脂肪に蓄積しきれないエネルギーは，肝臓や骨格筋，心筋などに蓄積し異所性脂肪となると考えられる．肥大化した内臓脂肪細胞は低酸素状態になると同時に，免疫細胞浸潤による慢性炎症が惹起され，酸化ストレス上昇やアディポサイトカイン産生異常といった脂肪細胞機能異常へとつながる．これらが内臓脂肪蓄積時にみられる基盤病態である[10]．

アディポサイトカイン産生異常

従来，単なるエネルギーの貯蔵臓器として考えられてきた脂肪組織は，多彩な生理活性物質（アディポサイトカイン/アディポカイン）を分泌する内分泌臓器でもある[11]．インスリン抵抗性，慢性炎症にかかわる TNF-α，食欲抑制に働くレプチン，血栓形成にかかわる PAI-1，血圧上昇にかかわるアンジオテンシノゲン，炎症にかかわる IL-6，S100A8 などがあげられる．アディポネクチンは，抗炎症作用，抗糖尿病作用などを有する．血中に μg/mL オーダーの高濃度で存在するアディポサイトカインであるが，脂肪組織から特異的に分泌され，直接動脈硬化巣に働き，抗動脈硬化作用を発揮する（adipo-vascular axis）．内臓脂肪蓄積時には TNF-α や酸化ストレスなどを背景に血中濃度が減少する．この低アディポネクチン血症をはじめとするアディポサイトカイン産生異常がメタボリックシンドロームの基盤病態の一つである．

疫学

2016（平成 28）年国民健康・栄養調査では 20 歳以上において，メタボリックシンドロームが強く疑われる者の割合は，男性 27.0 %，女性 10.0 %，予備軍と

考えられる者の割合は，男性24.1％，女性8.2％であった（⑮）[12]．男性では，内臓脂肪蓄積者が増加する30〜40歳代より増加する．女性では男性より頻度が低いが，50歳代より増加し，60歳代では12.3％，70歳代では18.2％となる．これは高コレステロール血症でも同様であり，女性ホルモンの影響と考えられている．それらが，心筋梗塞受療率の性差（男性＞女性）や女性でも60歳代以降に増加する一因である．

臨床症状

動脈硬化性疾患には，発症前に自覚症状がない場合が少なくない．メタボリックシンドロームでは，複数あるうちの個々の代謝異常の程度が軽度である場合は特に自覚症状がない．成人後内臓脂肪が蓄積し，次第に脂質異常，高血圧，高血糖が重複していく時系列の場合が多い．そこで，職域や地域において自覚症状がないできるだけ早期に生活習慣病をみつけ対策を講ずることが重要であり，特定健診が医療保険者に義務付けられ，メタボリックシンドローム，高LDLコレステロール血症，喫煙に対する特定保健指導が受けられる動脈硬化性疾患予防対策が行われている．

診断・検査

メタボリックシンドロームは，「ウエスト周囲長の増大で示される内臓脂肪蓄積」＋「脂質代謝異常・血圧高値・空腹時高血糖のうち2つ以上の合併」で定義される（⑬）．ウエスト周囲長は，立位，軽呼気時，臍レベルで測定する（⑯）[4]．脂肪蓄積が著明で臍が下方に偏位している場合は，肋骨下縁と前腸骨稜上線の中点の高さで測定する．血糖値基準としては，臨床上の煩雑さを考慮し，空腹時血糖値のみを基準としているが，メタボリックシンドロームでは空腹時血糖が基準値内でも糖負荷試験を行うと耐糖能異常，糖尿病型を示すことが少なくないため，臨床医の判断により糖負荷試験を行うことが勧められている．耐糖能異常の診断とともにインスリン初期分泌能，インスリン抵抗性などの評価も併せ，保健指導に役立てることも糖尿病発症予防に重要である．高コレステロール血症（高LDLコレステロール血症）はメタボリックシンドロームの診断項目に入っていない．高コレステロール血症単独での動脈硬化性疾患予防の意義は確立しており，メタボリックシンドロームとは別に扱い，対策する必要がある．

メタボリックシンドロームでは，個々にリスクファクターの程度は軽度であっても動脈硬化性疾患のリスクが高いことから，頸動脈エコー，心エコー，負荷心電図，尿アルブミン検査など，医師の判断で積極的に潜在的動脈硬化性疾患の診断を行うことが望ましい．

治療・予防

メタボリックシンドロームでは，まず，個々のリス

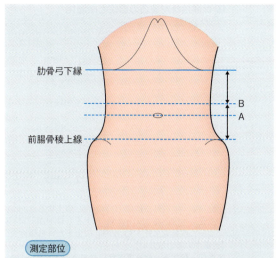

測定部位
① 臍位：A
② 過剰な脂肪蓄積で腹部が膨隆下垂し，臍が正常位にない症例では，肋骨弓下縁と前腸骨稜上線の中点：B

姿勢・呼吸
① 両足を揃えた立位で，緊張せずに腕を両側に下げる．
② 腹壁の緊張を取る．
③ 軽い呼気の終期に計測．

計測時の注意点
① 非伸縮性の布製メジャーを使用．
② 0.1cm単位で計測．
③ ウエスト周囲長の前後が水平位になるように計測．
④ メジャーが腹部にくい込まないように注意．
⑤ 食事による測定誤差を避けるため，空腹時に計測．

⑯ 標準的ウエスト周囲長測定法と測定時の注意点

（日本肥満学会〈編〉：肥満症診療ガイドライン2016．東京：ライフサイエンス出版；2016．）

クそれぞれの治療を優先させるのではなく，第一に基盤病態である内臓脂肪を減らす必要がある．そのために食事，運動指導を含めた生活習慣改善指導が重要である．内臓脂肪を減少させることで複数のリスクの包括的な改善が期待できる．メタボリックシンドロームの臨床的帰結は動脈硬化性疾患である．メタボリックシンドロームの大きなターゲットは，地域・職域における動脈硬化性疾患の予防であり，内臓脂肪を蓄積させないことによって血圧，脂質，血糖値の異常を伴う多くの生活習慣病を予防し，定期的な健診を継続的に受け，自身の健康状態について把握し，保健指導により実感することが重要である．また医療が必要なレベルの代謝異常を有する例を受療につなげる保健指導も重要である．医療の現場では，各々の生活習慣病や動脈硬化性疾患の成因はさまざまであるが，その中から内臓脂肪蓄積を基盤とする例を見出し，積極的に内臓脂肪を減少させる食事・運動療法を継続し，リスクファクターを総合的に管理することが重要である．使

⓱ 保健指導対象者の選定と階層化

ステップ1	ステップ2				ステップ3	
腹囲	追加リスク				対象	
	① 血糖値 ② 脂質 ③ 血圧			④ 喫煙歴	40〜64 歳	65〜74 歳
≧ 85 cm（男性） ≧ 90 cm（女性）	2 つ以上該当			－	積極的支援	動機づけ支援
	1 つ該当			あり		
				なし	動機づけ支援	
上記以外で BMI ≧ 25	3 つ該当			－	積極的支援	動機づけ支援
	2 つ該当			あり		
				なし	動機づけ支援	
	1 つ該当			－		

【追加リスクの判定基準】
①血糖値：空腹時血糖値 100 mg/dL 以上または HbA1c 5.6 ％ 以上
②脂質：中性脂肪 150 mg/dL 以上または HDL コレステロール 40 mg/dL 未満
③血圧：収縮期血圧 130 mmHg 以上または拡張期血圧 85 mmHg 以上
【治療中の者の取扱い】
高血圧，糖尿病，脂質異常症に対する服薬治療を受けている者については，特定保健指導の対象としない.
（厚生労働省健康局：標準的な健診・保健指導プログラム，平成 30 年度版. 2018.）

用する薬剤においては，体重増加作用を有しないものや，他疾患や動脈硬化抑制にも多面的作用を有する薬剤の使用などへの配慮も検討する.

このように，メタボリックシンドロームと診断する意義は，健診・保健指導，医療の現場などで，疾病としては軽度であっても複数のリスクファクターを合併する例から，内臓脂肪蓄積をベースとした集団を抽出し，保健指導・療養指導につなげ，内臓脂肪を減らすことでマルチプルリスクを包括的に改善し，動脈硬化性心血管疾患の予防を目指す点にある.

一方，内臓脂肪蓄積によらないリスクファクターの集積例については，個々の疾病それぞれに対応していくことが必要である. また動脈硬化性疾患予防における禁煙の重要性はいうまでもなく，高血圧および高 LDL コレステロール血症対策は，内臓脂肪蓄積の有無にかかわらず重要である.

特定健診・保健指導

2005 年に 8 学会合同で策定され，日本内科学会よりメタボリックシンドロームの診断基準が発表されたが，それを医療のみならず保健の分野での健康施策に取り入れたものが，2008（平成 20）年に国（厚生労働省）により開始された特定健診・保健指導制度である[13]. 本制度は，①40〜74 歳の医療保険加入者を対象として，保険者に健診・保健指導の実施を義務付けたこと，②健診・保健指導の方法を標準化し電子的にデータを集約・評価するシステムを導入したこと，③内臓脂肪蓄積に着目して保健指導対象者を選定する階層化基準を設けたこと，などの特徴がある. 保健指導の対象者選定基準は⓱のとおりであり，内臓脂肪蓄積に伴う検査値異常と喫煙習慣に着目して保健指導対象者を選定する. 積極的支援では，初回面接後に 3

か月以上継続的支援を行い，6 か月後に評価することになっている.

最近，さまざまな効果検証が進行中であり，保健指導参加群で翌年度の健康状態が良好であるという報告がされている[14]. また，国民健康・栄養調査においては，1997〜2007（平成 9〜19）年まで糖尿病の可能性を否定できない者・糖尿病を強く疑う者の割合が，2012（平成 24）年，2016（平成 28）年には抑制がかかっていることが明らかとなっている[12,15].

（西澤　均）

●文献

1) メタボリックシンドローム診断基準検討委員会：メタボリックシンドロームの定義と診断基準. 日本内科学会雑誌 2005；94：794.

2) Fujioka S, et al：Contribution of intra-abdominal fat accumulation to the impairment of glucose and lipid metabolism in human obesity. *Metabolism* 1987；36：54.

3) Hiuge-Shimizu A, et al：Absolute value of visceral fat area measured on computed tomography scans and obesity-related cardiovascular risk factors in large-scale Japanese general population（The VACATION-J study）. *Ann Med* 2012；44：82.

4) 日本肥満学会（編）：肥満症診療ガイドライン 2016. 東京：ライフサイエンス出版；2016.

5) Okauchi Y, et al：Reduction of visceral fat is associated with decrease in the number of metabolic risk factors in Japanese men. *Diabetes Care* 2007；30：2392.

6) Look AHEAD Research Group：Reduction in weight and cardiovascular disease risk factors in individuals with type 2 diabetes：one-year results of the look AHEAD trial. *Diabetes Care* 2007；30：1374.

7) Kuriyama H, et al：Coordinated regulation of fat-spe-

cific and liver-specific glycerol channels, aquaporin adipose and aquaporin 9. *Diabetes* 2002；51：2915.

8) Tchkonia T, et al：Mechanisms and metabolic implications of regional differences among fat depots. *Cell Metab* 2013；17：644.

9) Spalding KL, et al：Dynamics of fat cell turnover in humans. *Nature* 2008；453：783.

10) Kusminski CM, et al：Targeting adipose tissue in the treatment of obesity-associated diabetes. *Nat Rev Drug Discov* 2016；15：639.

11) Maeda K, et al：Analysis of an expression profile of genes in the human adipose tissue. *Gene* 1997；190：227.

12) 厚生労働省健康局総務課生活習慣病対策室：平成28年国民健康・栄養調査報告.
http://www.mhlw.go.jp/bunya/kenkou/eiyou/h28-houkoku.html

13) 厚生労働省健康局：標準的な健診・保健指導プログラム（平成30年度版）. 2018.
http://www.mhlw.go.jp/stf/seisakunitsuite/bunya/0000161103.html

14) 厚生労働省：特定健診・保健指導の医療費適正化効果等の検証のためのワーキンググループ中間とりまとめ. 平成26年4月.
http://www.mhlw.go.jp/file/05-Shingikai-12401000-Hokenkyoku-Soumuka/0000045733.pdf

15) 厚生労働省：平成28年国民健康・栄養調査結果の概要.
http://www.mhlw.go.jp/file/04-Houdouhappyou-10904750-Kenkoukyoku-Gantaisakukenkouzoushinka/kekkagaiyou_7.pdf

脂肪萎縮症 lipodystrophy

概念

- ●脂肪萎縮症は個体のエネルギー収支にかかわらず脂肪組織が萎縮，欠如する疾患の総称である．
- ●全身の脂肪組織が消失する全身性と特定の領域の脂肪組織が消失する部分性に大別され，それぞれに遺伝性のものと自己免疫異常などによる後天性のものが存在する．このため，脂肪萎縮症は先天性全身性，後天性全身性，家族性部分性，後天性部分性の4つの病型に分類されることが多い（⑱）．
- ●脂肪萎縮症では，原因や病型にかかわらず，脂肪組織の欠乏により高頻度にインスリン抵抗性の糖尿病や高中性脂肪血症，脂肪肝などの糖脂質代謝異常を呈する．
- ●脂肪組織の欠乏が糖脂質代謝異常をもたらす原因の一つとしてアディポサイトカインであるレプチンの不足が考えられており，脂肪萎縮症に伴う糖脂質代謝異常に対してはレプチン補充療法が行われる．

病因

　先天性全身性脂肪萎縮症（congenital generalized lipodystrophy：CGL）の原因遺伝子としては *BSCL2*（Seipin 遺伝子），*AGPAT2*，*CAV1*，*PTRF* などが同定されており，常染色体劣性遺伝が一般的である．また，家族性部分性脂肪萎縮症の原因遺伝子として知られる *LMNA* の p.T10I ヘテロ変異により小児期に全身性脂肪萎縮症を発症することが報告されている．

　家族性部分性脂肪萎縮症（familial partial lipodystrophy：FPLD）の原因遺伝子としては *LMNA* のほかに *PPARG*，*PLIN1*，*CIDEC* などが同定されており，*CIDEC* は常染色体劣性遺伝の形式をとりそれ以外は常染色体優性遺伝である．また，Kobberling 型家族性部分性脂肪萎縮症は多遺伝子病と考えられている．家族性部分性脂肪萎縮症では生下時には異常を認めず，小児期以降に脂肪萎縮症を発症することが多い．

　後天性全身性脂肪萎縮症（acquired generalized lipodystrophy：AGL）は皮下脂肪織炎に続発するものや，若年性皮膚筋炎，若年性関節リウマチなどの膠原病に合併するものが多い．また，T細胞リンパ腫との合併例も複数報告されており，発症機序として自己免疫異常の関与が想定される．

　後天性部分性脂肪萎縮症（acquired partial lipodys-

⑱ 脂肪萎縮症の病型分類

遺伝性脂肪萎縮症	原因遺伝子
先天性全身性脂肪萎縮症	
CGL1	*AGPAT2*
CGL2	*BSCL2*/Seipin
CGL3	*CAV1*
CGL4	*PTRF*
LMNA 関連	*LMNA* の p.T10I ヘテロ変異
その他	
家族性部分性脂肪萎縮症	
FPLD1（Kobberling 型）	多遺伝子病
FPLD2	*LMNA*
FPLD3	*PPARG*
FPLD4	*PLIN1*
FPLD5	*CIDEC*
その他	
後天性脂肪萎縮症	
後天性全身性脂肪萎縮症	
皮下脂肪織炎関連	
膠原病関連	
リンパ腫関連	
その他	
後天性部分性脂肪萎縮症	
Barraquer-Simons 症候群（低 C3 補体価，膜性増殖性糸球体腎炎）	
造血幹細胞移植後	
HIV 関連	
その他	

trophy：APL）としては，C3補体価の低下や膜性増殖性糸球体腎炎に合併するBarraquer-Simons症候群，ヒト免疫不全ウイルス（HIV）や高活性抗レトロウイルス療法によると考えられるHIV関連脂肪萎縮症，造血幹細胞移植後に発症する部分性脂肪萎縮症が知られている．

上記4つの病型以外に，*PMSB8*の遺伝子異常による自己炎症疾患（中條-西村症候群，JMP症候群，CANDL症候群）や，*LMNA*や*ZMPT24*の遺伝子異常による早老症（Hutchinson-Gilford症候群，非定型早老症候群，下顎骨異形成症候群）に部分性あるいは全身性の脂肪萎縮症が合併することが知られている．

病態生理

脂肪組織は，①余剰エネルギーを中性脂肪として貯蔵し，必要に応じて再利用に供するエネルギー貯蔵庫としての機能，②種々の脂肪細胞由来生理活性物質（アディポサイトカイン）を生合成・分泌する内分泌臓器としての機能，を有している．脂肪萎縮症では脂肪組織が減少あるいは消失することでこれらの機能が減弱・消失している．食物摂取により生じた余剰エネルギーは，脂肪組織に貯蔵できないため，肝臓や骨格筋などの非脂肪組織に中性脂肪として蓄積され，インスリン抵抗性や細胞機能障害の原因となる．また，アディポサイトカインのうちレプチンは食欲抑制作用やインスリン感受性亢進作用を有しており，その欠乏は過食やインスリン抵抗性の原因となる．このため脂肪萎縮症では脂肪組織の減少・消失の程度に応じてインスリン抵抗性糖尿病，高中性脂肪血症，脂肪肝などを高頻度に発症する．

疫学

脂肪萎縮症は希少疾患で，遺伝性脂肪萎縮症は数百万人に1人，後天性脂肪萎縮症はHIV関連を除けばさらに少ないと推定されている．後天性全身性脂肪萎縮症は1：3の割合で，後天性部分性脂肪萎縮症は1：4の割合で女性に多い．HIV関連脂肪萎縮症についてはアメリカで10万人以上が罹患していると推定されている．

臨床症状

身体的特徴：全身性脂肪萎縮症では全身の脂肪組織の消失と筋肉質の外見を呈し，高インスリン血症による黒色表皮腫や先端巨大症様顔貌を認める．女性では外性器肥大や多毛を認める．部分性脂肪萎縮症のうち*LMNA*遺伝子異常症では小児期以降に四肢の皮下脂肪が減少し，代償性に頭頸部や上背部皮下に脂肪組織の増大を認める．*PPARG*遺伝子異常症では四肢および頭頸部の皮下脂肪の減少を認める．HIV関連脂肪

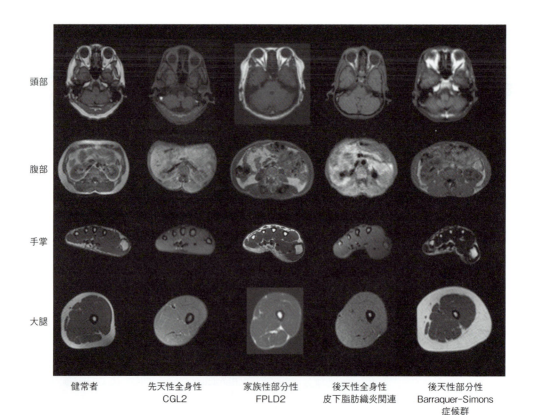

❶ 脂肪萎縮症におけるMRI T1強調画像
脂肪は白く描出される．

萎縮症は高活性抗レトロウイルス療法開始後3〜6か月で発症し、顔面や四肢、体幹の皮下脂肪組織が減少し，代償性に内臓脂肪や背部皮下脂肪組織が増大する。Barraquer–Simons症候群では腹部より上半身の脂肪組織が減少し，下半身の脂肪組織は代償性に増大する。

代謝異常：脂肪萎縮症では原因や病型にかかわらず、一定以上の脂肪組織が消失することにより、食欲異常やインスリン抵抗性が出現し、糖尿病や高中性脂肪血症、脂肪肝などの糖脂質代謝異常を呈する。インスリン抵抗性は高インスリン血症をもたらし、心筋肥大をはじめとする臓器腫大の原因となる。また、女性では多嚢胞性卵巣症候群や無月経が高頻度に認められる。無月経の原因については末梢性だけではなく、レプチンの欠乏による視床下部性の要因も重要である。

診断

インスリン抵抗性糖尿病や高中性脂肪血症、脂肪肝などの糖脂質代謝異常を伴うやせの症例を診た場合には、脂肪萎縮症を鑑別診断にあげるべきである。脂肪組織の萎縮程度や部位の評価方法には専用キャリパーによる皮下脂肪厚測定、二重エネルギー X線吸収法（dual energy X–ray absorptiometry method：DEXA method）、CT、MRI T1強調画像（**19**）などがある。これらの検査で脂肪組織量の減少が認められた場合でも、低栄養や消耗性疾患などがある場合には脂肪萎縮症は鑑別診断から除外する。病歴聴取により遺伝性か後天性かを判断し、遺伝性が疑われる場合には遺伝子診断を実施し、既知の原因遺伝子に異常が認められれば診断が確定する。後天性の場合には発症原因が明らかである場合に診断を確定できる。

治療

合併する糖脂質代謝異常に対しては低脂肪食を中心とした食事療法がある程度有効である。脂肪萎縮症ではインスリン抵抗性が強いためにインスリン分泌促進薬（スルホニル尿素薬,速効型インスリン分泌促進薬）やインスリンを使用しても良好な血糖コントロールを得られないことが多い。インスリン抵抗性改善薬であるチアゾリジン薬は部分性脂肪萎縮症において高血糖、高中性脂肪血症を改善したとする報告がある一方で、全身性脂肪萎縮症において有効性を示した報告はない。ビグアナイド薬についてもHIV関連脂肪萎縮症における有効性は示されているが、その他の脂肪萎縮症における有効性は明らかではない。α–グルコシダーゼ阻害薬やSGLT2阻害薬はインスリン非依存的に血糖を下げるため、ある程度の血糖降下作用が期待できる。一方、脂肪組織から分泌されるレプチンには食欲抑制作用やインスリン感受性亢進作用があり、低レプチン血症が脂肪萎縮症に伴う糖脂質代謝異常の原因の一つとして考えられている。このコンセプトに基づきレプチン製剤の開発が進められ、脂肪萎縮症に伴う高血糖、高中性脂肪血症に対してレプチン製剤（メトレレプチン）が2013年に承認され、現時点における第一選択薬となっている。レプチンは脂肪肝や無月経、黒色表皮腫についても改善効果が報告されている。

（海老原　健）

●文献

1) Brown RJ, et al：The Diagnosis and Management of Lipodystrophy Syndromes：A Multi–Society Practice Guideline. *J Clin Endocrinol Metab* 2016；101：4500.
2) Handelsman Y, et al：The clinical approach to the detection of lipodystrophy–an AACE consensus statement. *Endocr Pract* 2013；19：107.
3) 海老原　健ほか：我が国における脂肪萎縮症の現況. 肥満研究 2011；17：15.

ビタミン欠乏症・過剰症

ビタミン概論

定義

ビタミンは炭水化物、脂質、蛋白質などの生体内代謝を潤滑にし、生命の維持、成長、繁殖など生理機能を正常に保つ働きがあり、体内ではほとんど生合成されないか、あるいは合成しても必要量に満たないために、食事から摂取しなければならない微量の有機化合物である。

種類・作用

ビタミンは次の2種に大別される。
①脂溶性ビタミン：ビタミンA（レチノール）、D（カルシフェロール）、E（トコフェロール）、K（メナキノン）。
②水溶性ビタミン：ビタミンB群としてB₁（チアミン）、B₂（リボフラビン）、B₆（ピリドキシン）、パントテン酸、ニコチン酸（ナイアシン）、葉酸、B₁₂（コバラミン）、ビオチンがあり、ほかにビタミンC（アスコルビン酸）がある。

ビタミンの主な生理作用を**20**に示す。ビタミンA、D、Kはレセプター（核内受容体）が発見され、甲状腺ホルモンなどのスーパーファミリーにも属するようになった。

ビタミン欠乏症

ビタミン欠乏症は急に発症するわけではない。組織

⑳ ビタミンの主な生理作用

ビタミン A	1. 網膜における光受容反応 2. 上皮組織の分化や機能の維持 3. 精子形成に関与 4. 発癌の抑制 5. 免疫機構の維持 6. 抗酸化作用 7. 細胞間情報伝達作用
ビタミン D	1. 小腸における Ca，P の吸収亢進 2. 腎尿細管での Ca，P 再吸収の促進 3. 腎への Ca 沈着と骨からの Ca 動員 4. 副甲状腺に働きかけ PTH 分泌抑制 5. 骨のリモデリング 6. 細胞分化誘導作用 7. マクロファージの成長
ビタミン E	1. 生体内抗酸化作用 2. 膜安定化作用
ビタミン K	1. 血液凝固に必要な II 因子（プロトロンビン），VII 因子，IX 因子，X 因子（酸性糖蛋白質）の肝での生合成に関与 2. 骨吸収抑制作用
ビタミン B$_1$	1. 糖代謝系酵素（トランスケトラーゼ，ピルビン酸デヒドロゲナーゼ，α-ケトグルタル酸デヒドロゲナーゼ）の補酵素としての作用 2. 神経興奮性膜の一成分としての作用（神経作用）
ビタミン B$_2$	ミトコンドリアの電子伝達系に関与
ビタミン B$_6$	アミノ基転移酵素のアミノトランスフェラーゼ，グルタミン酸デカルボキシラーゼの補酵素としての作用
パントテン酸	補酵素（コエンザイム）A の機能作用
ニコチン酸	生体内酸化還元反応補酵素としての作用
葉酸	1. プリンおよびピリミジンヌクレオチド類の生合成および分解 2. グリシン，セリン，ヒスチジン，メチオニンのような各種アミノ酸の生成・転換反応 3. ポリペプチド（蛋白質）生合成の開始反応
ビタミン B$_{12}$	核酸代謝，メチル基転移反応に関与
ビオチン	有機化合物を合成する炭酸固定反応を触媒する酵素群の補酵素
ビタミン C	1. プロリン，リシンの水酸化によるコラーゲン，エラスチンの代謝に関与 2. コレステロールの胆汁酸への異化過程での作用 3. 生体内抗酸化作用 4. グルタチオンなど-SH 基をもつ物質の生理的濃度の維持 5. ニトロソアミンの生成抑制

（橋詰直孝ほか〔編著〕：臨床栄養学 I．東京：朝倉書店；1998.）

レベル，血液レベル，細胞レベルと徐々にビタミンが不足するに従って，潜在性欠乏状態から臨床的欠乏症に進む．初期には症状がないが，ビタミン不足が進むに従って不定愁訴，顕性欠乏症と症状が出現するようになる．

夜盲症，くる病，脚気，ペラグラ，壊血病などのビタミン欠乏症は，古くから人類を苦しめてきた．現在でも発展途上国ではビタミン欠乏患者が多発している．一方，先進諸国においては潜在性ビタミン欠乏状態が多数存在する．㉑にビタミン欠乏症の原因，症状，治療を示した．

夜盲症 nyctalopia

概念

● 夜盲症はビタミン A 欠乏症で，早期にみられる徴候は毛孔角化症であり，血清レチノールが 30 μg/dL のレベルで観察され，それ以下であると夜盲症が起こる．

病因・臨床症状

ビタミン A は網膜中の視物質ロドプシンの構成成分である．ビタミン A が低下するとロドプシンが生成されなくなり，暗順応ができず夜盲症となり，さらに欠乏状態が進むと眼球乾燥症となる．症状として涙の分泌が止まり，Bitot（ビトー）斑と呼ばれる白い泡状の物質が角膜の上にできる．これは角膜上皮細胞の破片が集まったものである．さらに病変が進むと角膜に潰瘍が生じ失明する．

くる病 rickets

概念

● ビタミン D 欠乏により低カルシウム血症をきたし，乳幼児，小児では骨端線での骨化が障害されてくる病となり，成人では骨の発育が終了しているので骨軟化症（osteomalacia）のような骨疾患となって現れる．また，血清カルシウム濃度 7 mg/dL 以下ではけいれんやテタニーが起こる．

病因・臨床症状

血清総 25-ヒドロキシビタミン D 〔25(OH)D〕30 ng/mL ではビタミン D 欠乏症を発症する可能性が高く，20 ng/mL ではビタミン D 欠乏症と診断される．30 ng/mL 以上を充足とする．

くる病になると関節部軟骨細胞のみが異常に増殖し，くるぶし，膝，手首などの関節部が肥大してきて二重関節のようになる．また，頭蓋癆，胸部でのくる病性念珠，鳩胸，下肢骨で外転変形（O 脚），内転変形（X 脚）が起こる．特に生後 1 年までの幼児の日光浴不足やビタミン D の摂取不足がくる病の原因となる．骨軟化症は石灰化不全のため類骨組織が増加し，骨痛，骨折，骨の変形を生じる．わが国ではビタミン D 摂取不足よりも，腎障害などによるビタミン D の代謝活性機能の障害を原因とするものが多い．また，プロビタミン D が表皮に多く含まれており，日光の紫外線によりビタミン D に変化するが，紫外線カッ

㉑ ビタミン欠乏症の原因，症状，治療効果量

種類	原因	症状	治療効果量
ビタミン A	1. 食事性 2. 吸収障害（膵線維症など） 3. 需要量増大（感染症など） 4. レチノール結合蛋白の欠乏	1. 夜盲症（暗順応不良） 2. 眼球乾燥（Bitot 斑） 3. 毛孔角化，皮膚乾燥，多数のにきび 4. 発育期では成長停止，知能障害	ビタミン A 900～1,500 μgRE[*1]/日 夜盲症に対してレチノイン酸は効果がない
ビタミン D	1. 日光不足 2. 食事性 3. 吸収障害（胆管閉塞など） 4. 活性化障害（肝・腎障害など）	くる病（小児），骨軟化症（成人）	25-ヒドロキシビタミン D_3 1～2 μg/日 腎機能低下の場合は活性型ビタミン D_3 製剤（0.5～1.0 μg/日）
ビタミン E	ヒトでは欠乏が起こりにくいが 1. 未熟児 2. 吸収障害 3. 不飽和脂肪酸過剰投与 で報告がある	1. 溶血性貧血 2. brown-bowel 症候群（腸管にリポフスチンの蓄積があり脂肪便になる） 3. 未熟児で浮腫，脱毛，皮膚乾燥落屑，頭部脂漏	ビタミン E 10～300 mgα-TE[*2]/日
ビタミン K	1. 腸内細菌ビタミン K 合成抑制（抗菌薬など） 2. 吸収障害（胆管閉塞など） 3. 活性化障害（肝障害など） 4. ビタミン K 拮抗物質（クマリン系薬など）	プロトロンビン減少による出血傾向，特発性乳児ビタミン K 欠乏性出血症，メレナ	ビタミン K 0.5～50 mg/日
ビタミン B_1 （チアミン）	1. 食事性 2. 吸収障害（アルコールなど） 3. 活性化障害（肝障害など） 4. 需要量増大（糖質過剰摂取，激しい運動など） 5. 高カロリー輸液時の乳酸アシドーシス	1. 脚気 2. Wernicke 脳症 3. Leigh 脳症（依存症の一種と考えられる）	症状 1 ではビタミン B_1 を10～100 mg/日 症状 2, 3 ではビタミン B_1 を 100～200 mg/日静注
ビタミン B_2 （リボフラビン）	1. 食事性 2. 吸収障害 3. 活性化障害（肝障害，甲状腺機能低下） 4. 腸内細菌ビタミン B_2 合成抑制（抗菌薬など） 5. 需要量増大	1. 口角炎，口唇炎，口内炎，舌炎（magenta tongue） 2. 羞明，流涙，角膜の表在性血管新生 3. 脂漏性皮膚炎	ビタミン B_2 5～30 mg/日
ビタミン B_6	1. 食事性 2. 吸収障害 3. 活性化障害（INH，ペニシラミンなど） 4. 腸内細菌ビタミン B_6 合成抑制（抗菌薬など） 5. 需要量増大 6. 血液透析	1. 低色素性小球性貧血（血清鉄は増大） 2. 多発性末梢神経炎，乳幼児ではけいれん，嘔吐 3. 脂漏性皮膚炎 4. 口角炎，舌炎	ビタミン B_6 5～100 mg/日
パントテン酸	ヒトでは欠乏が起こりにくいが，第二次大戦中捕虜に起こった報告がある	1. 足の灼熱感，四肢のしびれ感 2. 心拍数増加 3. 起立性低血圧	パントテン酸 50～100 mg/日
ニコチン酸 （ナイアシン）	1. 食事性 2. 吸収障害（アルコールなど）	ペラグラ	ニコチン酸アミド 50～200 mg/日
葉酸	1. 吸収障害（アルコールなど） 2. 需要量増大（妊娠など） 3. 食事性 4. 葉酸拮抗物質（アミノプテリンなど）	1. 大球性貧血，肝脾腫 2. 下痢 3. 舌炎 4. 胎児神経管欠損 5. 高ホモシステイン血症	葉酸 10～20 mg/日
ビタミン B_{12}	1. 吸収障害（内因子欠乏など） 2. 需要量増大（妊娠など） 3. 活性化障害（肝障害など） 4. 食事性	悪性貧血（巨赤芽球性貧血，Hunter 舌炎，索性脊髄症，末梢神経炎）	ヒドロキソコバラミン 1,000 μg/日筋注または静注
ビオチン	ヒトでは欠乏が起こりにくいが 1. 高カロリー輸液中にビオチンが入っていなかった 2. 卵白大量投与 による報告がある	1. 脂漏性皮膚炎 2. 萎縮性舌炎 3. 筋肉痛 4. 悪心，嘔吐	ビオチン 100～3,000 μg/日
ビタミン C （アスコルビン酸）	1. 食事性 2. 需要量増大（感染症，妊娠，授乳など）	1. 壊血病（毛嚢周囲と角化性丘疹と出血，点状皮下出血，筋肉痛，関節痛，歯齦・歯間部の発赤腫脹と出血） 2. Möller-Barlow 病（1. に骨病変が加わった小児壊血病）	ビタミン C 50～2,000 mg/日

[*1] RE：レチノール当量，[*2] α-TE：α-トコフェロール当量.

（橋詰直孝：今日の診断指針．東京：医学書院；1985.）

トの化粧品の普及により潜在性ビタミンD欠乏状態が増加している.

脚気 beriberi

概念
- 脚気はビタミンB_1欠乏症で，多発性末梢神経障害の所見が強い乾性脚気と，浮腫に伴う心不全の所見が強い湿性脚気があるが，多くは両者の混合型である.

臨床症状
自覚症状は，初期には易疲労感のみであるが，進行するにつれ食欲不振，四肢，特に下肢のしびれ感，動悸，息切れが加わる．特に頭重，肩こり，めまいなどの愁訴があり，自律神経失調症との鑑別を要する．

衝心脚気では，突然の嘔吐をきたしショック状態になる．嘔吐が激しく腹痛があるため，急性腹症や消化器疾患と誤診されることがある．また，神経障害が進むと下垂手，下垂足となる．

他覚的所見としては，四肢の知覚鈍麻，腓腹筋握痛，腱反射の低下ないし消失を認める．脈拍数は増加するが高度の頻脈は少ない．末梢血管抵抗減少のため拡張期圧は低下し脈圧は増大する．高心拍出状態となるため収縮中期雑音，III音，肺動脈II音の亢進，大腿動脈で bounding and pistol-shot sounds を聴取する．右心不全をきたすと浮腫が増強し，頸静脈の怒張，肝腫大をみる．浮腫は下肢に最も多く，次いで顔面，全身に現れる．さらに病態が進むと左心不全になり，衝心脚気で死亡することがある．

高カロリー輸液時に乳酸アシドーシスをきたし，上記症候や Wernicke 脳症の症候が現れたらビタミンB_1欠乏症を疑う．

検査
全血総ビタミンB_1濃度の低下がみられ，28 ng/mL 以下であればビタミンB_1欠乏症の公算が高い．

ビタミンB_1はトランスケトラーゼの補酵素であるため，その欠乏は溶赤血球トランスケトラーゼ活性の低下をきたし，TPP（チアミンピロリン酸）効果の上昇をみる．さらに，試験管内で活性型B_1であるTPPを添加すると，ビタミンB_1欠乏が強いほどトランスケトラーゼ活性が上昇する．この上昇率をみたのがTPP効果である．

胸部X線写真で心陰影拡大をみる．しかし心胸郭比が54％以下でも，ビタミンB_1製剤を投与し，1週間後に心胸郭比が縮小していれば診断の助けとなる．右心不全があれば胸水（漿液性）貯留がみられ，左心不全が招来されると肺水腫の所見を認める．

心電図で洞頻脈のほか，T波平低・陰性化，ST低下，QT間隔延長，期外収縮，低電位，脚ブロック，房室ブロックなどの変化をみる．これらは非特異的変化であるが，ビタミンB_1製剤投与により正常化する．

筋電図は活動電位の持続時間延長，高振幅化が著しく，神経原性変化を示す．

予後
予後は診断がつかなければ死に至るが，診断がつけばビタミンB_1製剤投与により，脚気様愁訴や浮腫は10日以内に，神経や筋の症状は6か月以内に消失する．

ペラグラ pellagra

概念
- ニコチン酸欠乏症で，皮膚炎，下痢，認知症は三徴といわれる．

臨床症状
ペラグラの皮膚炎（22）は顔面，頸部（Casal's necklace），手足など日光に当たる部分に両側，対称性に発赤，水疱が生じ，次いで表皮の肥厚，枇糠疹，痂皮形成，褐色色素の沈着を生じる．下痢もひどく，一般の止痢薬は無効でニコチン酸類のみ有効である．神経・精神症状は不安，抑うつの軽い状態から認知症，せん妄，妄想，幻覚，強直性けいれんなど種々である．

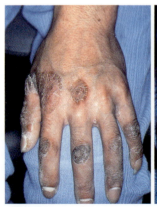
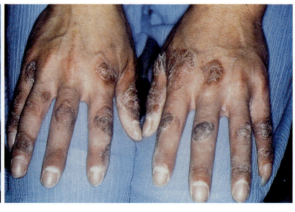

㉒ ペラグラの皮膚炎（38歳，男性）

診断

症状がそろっている場合は診断は容易であるが，皮膚症状を欠く場合，アルコール性層状皮質硬化症，Creutzfeldt–Jakob 病（認知症の神経症状）との鑑別が必要となる．

壊血病 scurvy

概念

● ビタミンC欠乏症である壊血病の症状は，毛囊周囲の出血のある毛囊角質部の増殖，腫脹，歯齦出血，歯間乳頭部の腫脹，潰瘍，壊死，そのほか外力の加わるところに出血が起こりやすい．
● 乳幼児では歯と骨の発育が悪く，骨折を起こしやすく，Möller–Barlow 病と呼ばれている．

ビタミン過剰症

水溶性ビタミンは過剰に摂取しても大部分が速やかに尿中に排泄されるため，比較的毒性が少ないが，脂溶性ビタミンは体内に蓄積されるため過剰摂取や投与により過剰症が出現する．

ビタミンA過剰症

概念

● 急性症状は，ビタミンAを1回，12,000 IU/kg 以上の大量投与後24時間以内に現れる．嘔吐，頭痛，乳児では大泉門の膨降など脳水腫の症状が出現する．
● 慢性症状は，ビタミンAを1回 4,000 IU/kg 以上を6か月以上投与した場合に現れる．症状は骨病変が主で四肢疼痛性腫脹をみる．その他，脱毛，肝腫，体重増加の停止などである．

検査

血清ビタミンA濃度の上昇とX線写真で骨膜下に皮質性骨肥厚がみられる．

ビタミンD過剰症

概念

● ビタミンDの過剰症は高カルシウム血症をきたす．中毒量は個人差が大きく，必要量の10〜100倍以上の連日投与により，急性中毒は投与後数日で，慢性中毒は数か月で症状が現れる．

臨床症状

体重減少，成長停止，時に腹痛，下痢がある．単にカルシウム結石をきたしたり，腎機能障害が加われば多尿，口渇，貧血などを呈し，さらに腎不全をきたす．重症では嗜眠，昏睡，けいれんを起こす．

検査

血清 25–ヒドロキシビタミン D_3 〔25(OH)D_3〕は著増するが，1,25–ジヒドロキシビタミン D_3 〔1,25 (OH)$_2$ D_3〕はそれほど増えない．高カルシウム血症，尿中 Sulkowitch 反応（尿中カルシウム簡易定量試験）は陽性，高コレステロール血症，X線写真で長管骨骨端に濃厚陰影帯がみられ，進行すると骨粗鬆症となり，骨膜は肥厚し骨軟化性濃厚陰影を示す．他臓器にも石灰沈着をきたす．

ビタミンK過剰症

概念

● 新生児ではビタミン K_3（メナジオン：合成ビタミンKでスーパーオキシドを産生する）過剰症により高ビリルビン血症をきたす（Heinz 小体形成を伴う溶血性貧血，ショック状態，核黄疸になることもある）．

その他のビタミン過剰症

ニコチン酸による皮膚のフラッシング反応，ビタミン B_6 の末梢神経障害，葉酸の悪性貧血のマスキング，ビタミンEの出血作用（動物実験）がある．

ビタミン依存症

遺伝子の変異によるビタミンの代謝異常で，通常の数倍ないし数百倍量のビタミン投与によって欠乏症の症状を改善するが，投与を中止すると再び悪化する．ビタミン B_1 依存症（メープルシロップ尿症などのチアミンを補酵素とする代謝酵素の変異やチアミンの細胞内輸送蛋白の変異），ビタミン B_2 依存症（グルタル酸血症2型），ビタミン B_6 依存症（ビタミン B_6 依存性けいれんやビタミン B_6 依存性貧血），ビタミン B_{12} 依存症（トランスコバラミン欠損症），ビタミンD依存症（ビタミンD依存性くる病）がある．

（渭原　博，木内幸子，橋詰直孝）

●文献

1) Machlin LJ (eds)：Handbook of Vitamins. New York：Marcel Dekker；1984．p.1.
2) 橋詰直孝：アルコールと栄養．日本臨床栄養学会雑誌 2005；26：175.
3) 橋詰直孝（分担監修），医療情報科学研究所：栄養の異常—ビタミンの欠乏症と過剰症．病気がみえる 3，糖尿病・代謝・内分泌．東京：メディックメディア；2008．p.114.

骨粗鬆症 osteoporosis

概念

● 骨強度の低下により骨が脆くなり骨折の危険性が高まった病態を骨粗鬆症という．

㉓ 低骨量を呈する疾患の鑑別診断

原発性骨粗鬆症	続発性骨粗鬆症				その他の疾患
閉経後骨粗鬆症 男性骨粗鬆症 特発性骨粗鬆症（妊娠後骨粗鬆症など）	内分泌性	副甲状腺機能亢進症 甲状腺機能亢進症 性腺機能不全 Cushing 症候群	不動性	全身性（臥床安静，対麻痺，廃用症候群，宇宙飛行） 局所性（骨折後など）	各種の骨軟化症 悪性腫瘍の骨転移 多発性骨髄腫 脊椎血管腫 脊椎カリエス 化膿性脊椎炎 その他
	栄養性	吸収不良症候群，胃切除後 神経性食欲不振症 ビタミン A または D 過剰 ビタミン C 欠乏症	先天性	骨形成不全症 Marfan 症候群	
	薬物	ステロイド 性ホルモン低下療法治療薬 SSRI（選択的セロトニン再取込み阻害薬） その他の薬物（ワルファリン，メトトレキサート，ヘパリンなど）	その他	関節リウマチ 糖尿病 慢性腎臓病（CKD） 肝疾患 アルコール依存症	

（骨粗鬆症の予防と治療ガイドライン作成委員会〈編〉：骨粗鬆症の予防と治療ガイドライン 2015 年版．東京：ライフサイエンス出版；2015.）

● 骨強度は主に骨密度と骨質の両者を反映し，骨質は骨の構造特性や，石灰化度，コラーゲン架橋成分，微小損傷などの材質特性の影響を受ける．

疫学

基本的には高齢者の病気で，社会の高齢化によりその頻度も急速に増加している．女性では 60 歳代で約 30 ％，70 歳代で約 45 ％，80 歳代では 55 ％程度が本症と診断される．男性でも女性の 3 分の 1 近くの患者が存在し，加齢とともに男性の占める比率は増加する．両者を合わせるとすでに 1,280 万人（男性 300 万人，女性 980 万人）の患者が存在するものと推定される[1]．最も重篤な合併症である大腿骨近位部骨折は 2012 年の集計では男性 37,600 人，女性 138,100 人で，合計 175,700 人に達している[2]．

分類

原因により，原発性骨粗鬆症と続発性骨粗鬆症に大きく分類される（㉓）．

原発性骨粗鬆症

閉経後女性にみられる閉経後骨粗鬆症と，高齢男性にみられる男性骨粗鬆症が大部分を占める．ほかに，まれではあるが若年性骨粗鬆症や妊娠後骨粗鬆症など，急速に進行し原因が明らかでない特発性骨粗鬆症がある．最近，若年性骨粗鬆症例の一部に Wnt シグナル系の異常に基づく例が存在することが明らかとなっている．

続発性骨粗鬆症

Cushing 症候群，性腺機能不全，副甲状腺機能亢進症，甲状腺機能亢進症などの内分泌疾患に伴うもの，吸収不良症候群，胃切除後，神経性食欲不振症，ビタミン C 欠乏症など栄養性のもの，ステロイド，性ホルモン低下療法治療薬，選択的セロトニン再取込み阻害薬（SSRI）などの薬物によるもの，長期臥床，宇宙飛行，廃用症候群など不動性のもの，骨形成不全症，Marfan 症候群など先天性疾患に伴うもの，関節リウマチなど炎症性疾患に伴うもの，1 型糖尿病，慢性腎臓病（CKD），原発性胆汁性肝硬変など肝疾患に伴うものなどがある．

病態生理

閉経後骨粗鬆症

骨吸収系と骨形成系とのあいだの平衡関係の維持には，性ホルモンとりわけエストロゲンが大きな影響を及ぼす．エストロゲンは骨局所でのインターロイキン（IL）-1，IL-6，TNF（tumor necrosis factor）-α などの骨吸収性サイトカインの産生抑制や破骨細胞形成を制御する RANKL（receptor activator of NF-κB ligand）に結合し作用を阻害する OPG（osteoprotegerin）の産生促進などを介して骨吸収を抑制し骨代謝平衡を維持している．このため，閉経後のエストロゲンの低下は，主に骨吸収と骨代謝回転の亢進による骨粗鬆症をきたす．

男性骨粗鬆症

加齢に伴い骨形成の促進にかかわる成長因子の産生低下などにより骨芽細胞分化が抑制される結果，骨形成が低下する．一方，骨吸収は抑制されず骨形成を相対的に上回る結果，骨代謝平衡が破綻し骨粗鬆症をきたす．男性骨粗鬆症をきたす最も多い原因疾患は，慢性閉塞性肺疾患（COPD）である．

ステロイド性骨粗鬆症

グルココルチコイドの慢性的過剰は，強い骨形成の抑制とともに腸管 Ca 吸収，腎尿細管 Ca 再吸収の抑制による Ca 代謝平衡の陰性化をもたらす．これらと性ホルモン分泌の低下などが相まって骨代謝平衡を陰

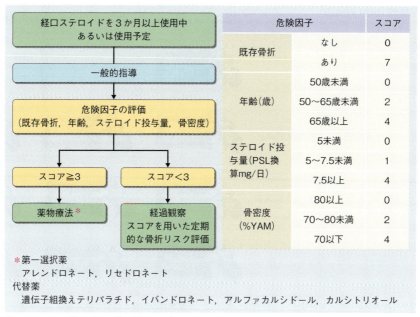

㉔ ステロイド性骨粗鬆症の管理と治療ガイドライン（2013年版）

(Suzuki Y, et al : Guidelines on the management and treatment of glucocorticoid induced osteoporosis of the Japanese Society for Bone and Mineral Research : 2014 update. *J Bone Miner Metab* 2014 ; 32 : 337.)

性化させる．同時に骨細胞（osteocyte）のアポトーシスをもたらし，わずか半年以内に高度の骨粗鬆症をきたす．このため，経口ステロイド製剤を3か月以上使用中あるいは使用予定であれば，一般的指導とともに骨折危険因子（既存骨折，年齢，ステロイド投与量，骨密度）をスコアで評価し3点以上であれば治療を行うことがガイドラインにより推奨されている（㉔）[3]．

不動性骨粗鬆症

力学的負荷は最も重要な生理的骨形成促進・骨吸収抑制刺激であり，その減少は骨吸収の亢進とともに骨形成の低下をきたす．その結果，強い骨代謝平衡の陰性化がもたらされ，急速に骨粗鬆症が進行する．

臨床症状

自覚症状

非椎体骨折はほぼすべて症状を有する臨床骨折であるが，椎体骨折の3分の2以上は症状のないまま発生する．転倒など，身長の高さ以下からの落下と同等の外力により骨折した場合は，椎体・非椎体を問わず骨粗鬆症による脆弱性骨折と考えてよい．椎体骨折をきたすと，円背など脊椎変形による活動制限や腰背部痛，逆流性食道炎などの消化器症状，呼吸機能の低下による感染症の増加などに加え，椎体圧潰により神経が圧迫されると下肢神経麻痺や放散痛など，日常活動の低下をもたらし生命予後も悪化する．大腿骨近位部骨折は最も重篤で，寝たきりの大きな原因となるだけでなく，生命予後も悪化し75歳以上の高齢者では女性で20％あまり，男性では40％近くが1年以内に死亡するという成績もある

他覚所見

椎体骨折が存在する例では，身長の低下や脊柱の後彎などが認められる．身長測定により2cm以上の低下がみられたり，頭部を正面に向けた姿勢で後頭部と身長計の間に隙間があるような例では，椎体骨折が存在する可能性が高い．

検査

骨密度

二重エネルギーX線吸収装置（dual energy X-ray absorptiometry：DXA）による腰椎または大腿骨近位部の測定が骨密度の低下を最も鋭敏に反映する．橈骨遠位部の末梢骨定量的CT（pQCT）や末梢骨DXA（pDXA）は主に皮質骨の骨密度を反映し，超遠位部ではこれより若干海綿骨が多い．最近，高解像度microCTが開発され骨微細構造など骨質にかかわる評価も可能となりつつある．

骨密度は治療前の骨粗鬆症の程度や骨折危険性の評価などに有用であるが，治療効果の判定には精度上十分とはいえなかった．しかし最近のデノスマブなど強力な骨吸収抑制薬やテリパラチドなどの骨形成促進薬では骨密度変化と骨折抑制効果とのあいだに相関が認められている．

㉕ 椎体変形の半定量的（SQ）評価法

	椎体高	椎体面積			
Grade 0 正常（非骨折椎体）					
Grade 1 軽度の骨折	20〜25％低下	10〜20％減少			
Grade 2 中等度の骨折	25〜40％低下	20〜40％減少			
Grade 3 高度の骨折	40％以上低下	40％以上減少			

側面X線写真の目視で，椎体変形の程度を評価する．計測は行わずに，正常椎体の形態と比較し椎体高低下や椎体面積減少を推定して，Grade1〜3に分類する．

（Genant HK, et al：Vertebral fracture assessment using a semiquantitative technique. *J Bone Miner Res* 1993；8：1137.）

骨代謝マーカー

　骨吸収により骨基質コラーゲンの架橋成分から放出される微量成分や，骨形成の種々の段階で骨芽細胞より分泌される蛋白を血中や尿中で測定することにより，骨吸収と骨形成の両過程を特異的に評価する．骨形成マーカーとして血清骨型アルカリホスファターゼ（BAP）と血清I型プロコラーゲン-N-プロペプチド（P1NP）が認められており，骨吸収マーカーとして尿中I型コラーゲン架橋N-テロペプチド（NTX），血中I型コラーゲン架橋C-テロペプチド（CTX）などが骨粗鬆症に対して保険適用を受けている．オステオカルシンは副甲状腺機能亢進症に対する測定について保険適用されている．骨吸収マーカーは治療開始3か月後には骨代謝動態の変化を反映することから，骨代謝マーカーは骨粗鬆症の初期診断の補助と治療効果の判定に用いられている．骨代謝マーカーは治療による骨代謝動態の変化を経時的に評価することが可能なことから，服薬状態や治療効果の評価に有用である．

骨折の評価

　骨X線写真により椎体骨折の有無を検討する．椎体側面X線写真により前縁または後縁部の椎体高に比し中央部または対側椎体縁の椎体高が20％以上減高していれば椎体骨折ありと判定される．さらに椎体骨折の重症度評価として，20〜25％の減高であれば軽症，25〜40％であれば中等症，40％以上であれば重症とする半定量的評価が広く用いられている（㉕）．

　X線写真に加え，特に新鮮椎体骨折の判定や，大腿骨近位部骨折が疑われるがX線写真で確認できない例などではMRI検査が有用である．

診断

　骨粗鬆症の重大かつ重要で高頻度にみられる合併症は骨折であり，骨折の防止を目標として治療適応を判定するための診断を進める必要がある．原発性骨粗鬆症の診断には，日本骨代謝学会と日本骨粗鬆症学会により策定された「原発性骨粗鬆症の診断基準（2012年度改訂版）」が用いられる（㉖）[4]．この診断基準では，続発性骨粗鬆症や低骨密度を示す他の疾患を除外したうえで，脆弱性骨折の有無と骨密度により診断する．椎体あるいは大腿骨近位部骨折があれば骨密度にかかわらず骨粗鬆症と診断される．上記以外の脆弱性骨折の好発部位（肋骨，骨盤，上腕骨近位部，橈骨遠位部，下腿）に骨折がある場合には，骨密度が若年成人平均値（YAM）の80％未満に低下していれば骨粗鬆症と診断される．脆弱性骨折がない場合でも骨密度がYAMの70％以下またはT scoreが−2.5以下に低下していれば骨粗鬆症と診断される．

　ほぼすべての非椎体骨折は病歴聴取により確認できるが，椎体骨折の3分の2以上が無症候性であるため，椎体骨折の評価は単純X線写真による確認が必要である．脆弱性骨折がなく，骨密度がYAMの70％より高く80％未満の場合は骨量減少と診断する．

治療・予防

　骨粗鬆症は高齢者の日常生活動作（ADL）や生活の質（QOL）を悪化させ，健康寿命を短縮させるだけでなく生命予後をも悪化させる．したがって，骨粗鬆症治療の最大の目的は脆弱性骨折の防止である．この

㉖ 原発性骨粗鬆症の診断基準（2012 年度改訂版）

低骨量をきたす骨粗鬆症以外の疾患または続発性骨粗鬆症を認めず，骨評価の結果が下記の条件を満たす場合，原発性骨粗鬆症と診断する.

I. 脆弱性骨折[注1] あり
1. 椎体骨折[注2] または大腿骨近位部骨折あり
2. その他の脆弱性骨折[注3] があり，骨密度[注4] が YAM の 80％未満

II. 脆弱性骨折なし
骨密度[注4] が YAM の 70％以下または−2.5 SD 以下

YAM：若年成人平均値（腰椎では 20～44 歳，大腿骨近位部では 20～29 歳）.

注1　軽微な外力によって発生した非外傷性骨折．軽微な外力とは，立った姿勢からの転倒か，それ以下の外力をさす.
注2　形態椎体骨折のうち，3 分の 2 は無症候性であることに留意するとともに，鑑別診断の観点からも脊椎 X 線像を確認することが望ましい.
注3　その他の脆弱性骨折：軽微な外力によって発生した非外傷性骨折で，骨折部位は肋骨，骨盤（恥骨，坐骨，仙骨を含む），上腕骨近位部，橈骨遠位端，下腿骨.
注4　骨密度は原則として腰椎または大腿骨近位部骨密度とする．また，複数部位で測定した場合にはより低い％ 値または SD 値を採用することとする．腰椎においては L1～L4 または L2～L4 を基準値とする．ただし，高齢者において，脊椎変形などのために腰椎骨密度の測定が困難な場合には大腿骨近位部骨密度とする．大腿骨近位部骨密度には頸部または total hip（total proximal femur）を用いる．これらの測定が困難な場合は橈骨，第二中手骨の骨密度とするが，この場合は％ のみ使用する.

付記
骨量減少（骨減少）[low bone mass (osteopenia)]：骨密度が−2.5 SD より大きく−1.0 SD 未満の場合を骨量減少とする.

（原発性骨粗鬆症診断基準改訂検討委員会：原発性骨粗鬆症の診断基準，2012 年度改訂版. *Osteoporos Jpn* 2013；21：9.）

ため骨折発生の危険性を常に評価し，その予防に努めることが重要である.

生活指導

　日光浴などによるビタミン D 不足の解消や乳製品など Ca の豊富な食事による Ca 摂取の促進に努める．適度な運動負荷は骨強度および筋力維持に有効であり，患者の全身状態を把握したうえで各々に応じた運動やリハビリテーションを継続させる.

　また，軽微な外力，転倒などにより骨折を起こしうるため，家庭内のバリアフリー化や階段への手すりや滑り止めの設置，障害物の放置を避けるなどの環境整備および転倒防止対策を講じる．長期間寝たきり状態にある患者では，不動性骨粗鬆症も加わり骨強度低下が急速に進行することを念頭におき，早期離床に向けたリハビリテーション導入が望ましい.

薬物治療

　骨粗鬆症の合併症は重篤であるにもかかわらず，自覚症状がないまま進行することなどから，薬物治療を受けている患者は全体の 30％未満と推定されている．大規模臨床試験により脆弱性骨折の防止効果が証明された薬剤が次々に登場しており，骨粗鬆症治療の普及による骨折の防止は社会的にも重要な課題である.

　わが国では，診断基準に加え，骨折リスクが高いと推定される患者をより的確に治療へと誘導するため骨粗鬆症の予防と治療のガイドラインが策定されている．これには既存骨折と骨密度に加え，大規模な疫学検討に基づき骨折の絶対リスクを高める危険因子を抽出し，これらの有無から将来 10 年間の骨折リスクを推定するツールとして WHO により策定された FRAX[®5] も組み入れられている．その 2015 年改訂版では，「原発性骨粗鬆症の診断基準（2012 年度版）」における骨密度カットオフ値の国際基準値との整合性をとるための改訂などが行われた（㉗）[1].

ビスホスホネート：石灰化基質に高い親和性をもって集積し，骨吸収に伴い溶出され破骨細胞に取り込まれることにより骨吸収を強力に抑制する．その結果，骨代謝回転を抑制し骨密度増加・骨折防止効果を発揮する．ビスホスホネートは，腸管内で Ca などと結合すると吸収されなくなるため，空腹時に水で服用する必要がある．このため明確な椎体・非椎体骨折防止効果のエビデンスをもちながら服用継続率が低いという問題点がある．そこで，より強力な骨吸収抑制活性をもち，より長期間欠投与が可能な製剤の開発が進められてきた．広く使用されてきたアレンドロネート，リセドロネートはいずれも週 1 回服用製剤が主流であるが，2011 年にはミノドロン酸の月 1 回服用製剤，2016 年にはゾレドロン酸の年 1 回静注製剤が登場した.

選択的エストロゲン受容体モジュレーター（SERM）：エストロゲンの古典的な標的臓器である乳腺や子宮などでは拮抗作用を示しながら，骨や脂質代謝に対してはエストロゲン様作用を示す．最初の SERM であるラロキシフェンは，椎体骨折を 40％程度減少させるが，非椎体骨折に対する抑制効果は認められていない．ラロキシフェンは同時にコレステロール低下作用を示すのに加え，エストロゲン受容体陽性乳癌の発症を約 10 分の 1 に減少させることにより浸潤性乳癌全体のリスクを 50％以下に減少させることが示されている．2003 年に骨粗鬆症治療薬として承認され広く使用されており，2010 年には新たな SERM としてバゼドキシフェンが認可されている.

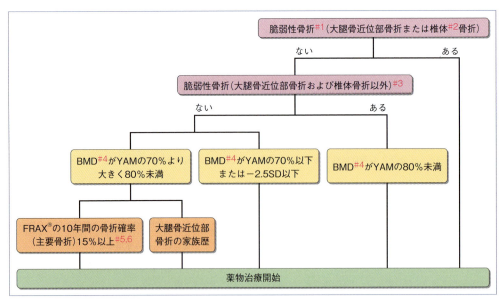

㉗ 原発性骨粗鬆症の薬物治療開始基準

#1：軽微な外力によって発生した非外傷性骨折．軽微な外力とは，立った姿勢からの転倒か，それ以下の外力をさす．
#2：形態椎体骨折のうち，3分の2は無症候性であることに留意するとともに，鑑別診断の観点からも脊椎X線像を確認することが望ましい．
#3：その他の脆弱性骨折：軽微な外力によって発生した非外傷性骨折で，骨折部位は肋骨，骨盤（恥骨，坐骨，仙骨を含む），上腕骨近位部，橈骨遠位端，下腿骨．
#4：骨密度は原則として腰椎または大腿骨近位部骨密度とする．また，複数部位で測定した場合にはより低い％値またはSD値を採用することとする．腰椎においてはL1〜L4またはL2〜L4を基準値とする．ただし，高齢者において，脊椎変形などのために腰椎骨密度の測定が困難な場合には大腿骨近位部骨密度とする．大腿骨近位部骨密度には頸部またはtotal hip (total proximal femur) を用いる．これらの測定が困難な場合は橈骨，第二中手骨の骨密度とするが，この場合は％のみ使用する．
#5：75歳未満で適用する．また，50歳代を中心とする世代においては，より低いカットオフ値を用いた場合でも，現行の診断基準に基づいて薬物治療が推奨される集団を部分的にしかカバーしないなどの限界も明らかになっている．
#6：この薬物治療開始基準は原発性骨粗鬆症に関するものであるため，FRAX®の項目のうち糖質コルチコイド，関節リウマチ，続発性骨粗鬆症にあてはまる者には適用されない．

（骨粗鬆症の予防と治療ガイドライン作成委員会〈編〉：骨粗鬆症の予防と治療ガイドライン2015年版．東京：ライフサイエンス出版；2015.）

デノスマブ：RANKLに対する完全ヒト型モノクローナル抗体デノスマブは強力な破骨細胞形成・活性化抑制作用を示し，肝・腎のいずれからも排泄されず網内系で代謝されるため，1回60 mg，年2回の皮下投与で効果を発揮する．第3相臨床試験（FREEDOM試験）では，閉経後骨粗鬆症患者に対する3年間の投与で腰椎骨密度を9.2％，大腿骨近位部も6.0％も増加させ，新規椎体骨折を68％，新規大腿骨近位部骨折を40％，新規非椎体骨折を20％減少させた．さらに10年間の延長試験が実施され，10年間を通じて骨密度は増加し続け，腰椎で21.7％，大腿骨近位部で9.2％もの著明な増加を示した．また新規椎体骨折は著明な抑制を維持し続けるとともに，非椎体骨折は4年目以降さらに減少し，プラセボ群での3年までの骨折頻度の半数近くに抑制されていた．国内での第3相臨床試験でも，海外を上回る著明な骨密度増加効果とともに椎体骨折を66％減少させ，主要非椎体骨折（骨盤，大腿骨，頸骨，鎖骨，肋骨，上腕骨，前腕骨）を有意差にはわずかに至らなかったが57％も抑制した．これらの成績をもとに2013年には保険収載され広く使用されている．

活性型ビタミンD：エルデカルシトール（2β-(3-hydroxypropyloxy)-calcitriol）は，骨粗鬆症治療薬としてより強力な骨作用をもたせることを目的として合成された活性型ビタミンD_3誘導体である．エルデカルシトールは，腸管Ca吸収促進作用に加え骨吸収抑制作用により骨密度を増加させる．天然型ビタミンD（200〜400 IU）を補充しビタミンD充足下で行われた後期第2相試験では，12か月後の腰椎骨密度はプラセボ群に比しエルデカルシトール0.75 μg群で3.3％，大腿骨近位部はプラセボ群に比し0.75 μg群で1.4％増加した．この効果は血清25（OH）D濃度にかかわらず認められており，ビタミンD補充効果によるものではないと考えられる．第3相臨床試験でもエルデカルシトールはアルファカルシドールより優れた骨密度増加効果を示すとともに，アルファカルシ

ドールに対して26％の椎体骨折抑制効果を示した．また前腕骨骨折がアルファカルシドール群に対して71％も抑制されていた．これらにより2011年に承認され，骨吸収抑制薬との併用などの形で幅広く使用されている．

テリパラチド：副甲状腺ホルモン（PTH）を持続投与すると骨吸収が亢進し骨量は減少するが，間欠投与すると骨形成が促進される．その結果，著明な骨量増加作用とともに，とりわけ海綿骨の構造改善作用を示す．海外における大規模臨床試験では，既存椎体骨折を有する閉経後女性1,637人においてPTH（1-34）（テリパラチド）20 μgを平均19か月連日皮下投与した結果，骨密度が腰椎・大腿骨頸部ともに著明に増加し，新規椎体骨折発生率が65％，非椎体骨折も53％抑制された．わが国においても，プラセボ対照二重盲検比較期間12か月，全例にテリパラチド20 μg/日を投与するオープン投与期間12か月の多施設共同臨床試験が行われた．その結果，腰椎および大腿骨近位部骨密度はいずれも海外での大規模骨折防止試験と同等の増加を示した．以上の成績をもとに，わが国でも欧米と同様に2年間のテリパラチド連日皮下自己注射が2010年に承認された．さらに，2011年には合成テリパラチド56.6 μgの週1回皮下注射の18か月間の投与も認可された．

治療薬の開発：これまで骨形成促進作用を示す骨粗鬆症治療薬はテリパラチドだけであったが，PTH関連蛋白（PTHrP）（1-34）アナログのアバロパラチドはテリパラチドと比較し骨吸収促進作用が少なく，より優れた骨形成促進作用が認められており，アメリカではすでに承認され，わが国でも第3相臨床試験が進行中である．

Wntシグナルは骨芽細胞分化の促進を介して骨形成の促進に重要な役割を果たす．骨細胞より産生されるスクレロスチンは古典的Wntの共受容体LRP-5,6への結合を阻害することでWntシグナルを抑制する．このスクレロスチンに対するモノクローナル抗体ロモソズマブは，わが国も加わった第3相臨床試験（FRAME試験）において，1か月ごとのわずか12か月間の投与により腰椎骨密度を13.3％，大腿骨近位部骨密度を6.8％も増加させるとともに，椎体骨折を73％抑制し臨床骨折全体をも有意に抑制した[6]．さらにアレンドロネートとの比較試験（ARCH試験）においても，12か月間の投与で椎体骨折を48％，全臨床骨折を27％，非椎体骨折を19％，大腿骨近位部骨折を38％も抑制していた[7]．このARCH試験における安全性評価の再検討が実施された結果．わが国では2019年1月に製造販売承認された．

（松本俊夫）

● **文献**

1) 骨粗鬆症の予防と治療ガイドライン作成委員会（編）：骨粗鬆症の予防と治療ガイドライン2015年版．東京：ライフサイエンス出版；2015.

2) Orimo H, et al：Hip fracture incidence in Japan：Estimates of new patients in 2012 and 25-year trends. *Osteoporos Int* 2016；27：1777.

3) Suzuki Y, et al：Guidelines on the management and treatment of glucocorticoid-induced osteoporosis of the Japanese Society for Bone and Mineral Research：2014 update. *J Bone Miner Metab* 2014；32：337.

4) 原発性骨粗鬆症診断基準改訂検討委員会：原発性骨粗鬆症の診断基準（2012年度改訂版）．*Osteoporos Jpn* 2013 21：9.

5) Fujiwara S, et al：Development and application of a Japanese model of the WHO fracture risk assessment tool （FRAX）. *Osteoporos Int* 2008；19：429.

6) Cosman F, et al：Romosozumab treatment in postmenopausal osteoporosis. *N Engl J Med* 2017；375：1532.

7) Saag KG, et al：Romosozumab or alendronate for fracture prevention in woman with osteoporosis. *N Engl J Med* 2017；377：1417.

静脈栄養

先進国においても入院治療を受ける患者の約30％は低栄養状態で，約10％は本来の治療法をすぐに施行できないほどの高度栄養障害であるといわれている．したがって，患者の栄養状態を把握し，必要な患者に，生体の侵襲反応に悪影響を及ぼす低栄養状態を軽減あるいは予防する栄養管理法は，基本的な治療手段として広く受け入れられている．栄養療法は，経管的に胃や腸を使用する方法と，静脈内に栄養素を直接投与する方法に大別され，食物の通過経路がより生理学的で，かつ安価という理由で，経管経腸栄養の優位性は確立している．各学会のガイドラインでも静脈栄養は経腸栄養法の補完的立場になっているが，腸管使用が不可能あるいは非使用が望ましいという患者も多くみられ，特に重症になればなるほど，静脈栄養法適応の頻度は高く，臨床的意義は大きくなる．

静脈栄養法の概念

静脈栄養とは，栄養素を静脈内に投与することすべてを指すが，静脈栄養法とすれば，糖とアミノ酸あるいはそれに脂肪乳剤を加え，一定以上のエネルギー源を経静脈的に補給する手段と定義される．この際，一定以上のエネルギー源をどのように設定するかは，そ

❷❽ 静脈栄養法の適応

絶対的適応	相対的適応
短腸症候群（急性期）	消化管手術直後
炎症性腸疾患（急性期）	消化管出血
消化管手術縫合不全	難治性嘔吐
消化管瘻	消化吸収不良症候群
腸閉塞	広範囲熱傷（異化亢進時）
偽性腸閉塞	多発外傷（異化亢進時）
	神経性食欲不振症
	抗癌薬の副作用による食欲低下時
	心臓悪液質
	骨髄移植

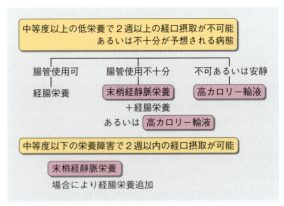

❷❾ 臨床栄養管理における静脈栄養法の位置づけ

れぞれの病態により，また経口あるいは経腸栄養ルートからの栄養補給の有無で大きく異なり，いまだに議論の多い課題である．さらに設定された投与エネルギー量により，投与経路も上大（中心）静脈までカテーテルを入れる central route と末梢静脈に投入する peripheral route に大別される．

経静脈のみでの栄養管理法は，熱源の多くを脂肪乳剤に求め，糖質やアミノ酸も末梢静脈から投与する方法もあるが，一般的には1960年代に開発され，すぐに爆発的に世界中に普及した高張糖液とアミノ酸を熱源とする経中心静脈栄養法（intravenous hyperalimentation：IVH）である．この方法は高カロリー輸液あるいは完全静脈栄養法（total parenteral nutrition：TPN）とも呼ばれてきた．名称は新しい欧米のガイドラインでは parenteral nutrition（PN）で統一され，経中心静脈を強調する際には PN central route と記載されることが多い．投与カロリー量も病態によって異なるが，25～30 kcal/kg/日が基準である．しかし，最近では permissive underfeeding がよいとの概念のもとに，20 kcal/kg/日前後の low calorie parenteral nutrition を推奨する論文もみられている．

さらに侵襲下の生体に必要な至適エネルギー投与量という観点より，静脈栄養法に一部カロリー源を経口あるいは経腸的に与える supplemental parenteral nutrition が Heidegger らにより提唱されている．日本静脈経腸栄養学会のガイドラインでは TPN が施行されている場合でも，経口摂取や経管栄養を併用することによって中心静脈栄養による投与エネルギー量が総投与量の60％未満と設定されている場合には，補完的中心静脈栄養（supplemental parenteral nutrition：SPN）と呼んでいる．

投与方法は一般的には鎖骨下静脈経由で上大静脈までカテーテルを挿入し，それを通じて①糖・アミノ酸製剤を主成分とする電解質を含む高濃度栄養液を投与し，四肢の静脈から脂肪乳剤を投与する，②糖，アミノ酸と脂肪乳剤を"all in one"の形でカテーテルから与える，のどちらかが選ばれる．

一方，栄養状態もよく，絶食期間が1週以内の場合，あるいは経腸栄養と一緒に補完的に静脈栄養を考える場合には，末梢静脈栄養法（PN peripheral route）として，高カロリー輸液よりずっと低いカロリー投与量が基準となる．末梢 PN では 10 kcal/kg/日を目安に，最大でも 15 kcal/kg/日程度が考えられる．

静脈栄養法の適応

栄養評価を行い，中等度あるいはそれ以上に強い栄養障害で，かつ長期間の管理が必要と思われる場合には栄養管理が絶対適応となる．その際，経口摂取または経腸栄養が不可能または不十分な場合，あるいは腸管を使用することにより病状の悪化が懸念される病態や疾患に静脈栄養法が適応となる（❷❽）．ただ静脈栄養法の適応は適応時期とも関連して，病態によりまだ多くの議論がある．すなわち，重症急性膵炎が必ずしも絶対適応でなくなってきたし，エネルギー要求量の大きいと思われる ICU 患者の栄養管理にしても，経腸栄養によるカロリー補給が不十分なときは，可及的早期からの静脈栄養管理が望ましいというガイドラインがある一方で，重症患者で early PN（ICU 入室後48時間以内静脈栄養開始）よりも，late PN（ICU 入室後8日以降開始）のほうが合併症も少なく，患者回復も早くなったという報告もみられる．

他方，中等度以下の栄養不良で，短期間で経腸栄養あるいは経口摂取再開が予測できる場合には，末梢静脈栄養法で十分に管理できる（❷❾）．

栄養評価

栄養管理を考える場合，栄養状態を客観的に把握することは必須であり，栄養状態のスクリーニングをまず行い，栄養学的にリスクのある患者に栄養アセスメントを実施する．栄養スクリーニングはすべての患者

主観的包括的アセスメント(SGA)
使用する項目と推測値

SGAで使用する項目
A. 問診・病歴(患者の記録)　　B. 身体所見
1. 年齢, 性別　　　　　　　　 7. 皮下細胞の損失状態
2. 身長, 体重, 体重変化　　　　　　(上腕三頭筋皮下脂肪厚)
3. 食物摂取状況の変化　　　　 8. 筋肉の損失状態
4. 消化器症状　　　　　　　　　　(上腕筋肉周囲)
5. ADL(日常生活活動強度)　　 9. 浮腫(くるぶし, 仙骨部)
6. 疾患と栄養必要量との関係 10. 腹水
など 11. 毛髪の状態　など

1. 標準体重(理想体重), BMI(体重kg/身長m²)
   %標準体重, %体重変化(体重変化率), 肥満度
2. 基礎エネルギー消費量(BEE)
   安静時エネルギー消費量(REE)
   簡便法によるエネルギー必要量(投与量),
   エネルギーバランス
3. 蛋白質(アミノ酸)必要量
   アミノ酸必要量(g)
   ＝エネルギー必要量(投与量)/150×6.25

❸⓪ 栄養アセスメント

BMI:body mass index, BEE:basal energy expenditure, REE:resting energy expenditure.

❸① 栄養障害のアセスメント

客観的栄養評価 (objective data assessment)
1. 身体計測
2. 血液・尿生化学的検査
3. 免疫能検査
4. 機能検査 (握力, 呼吸機能など)

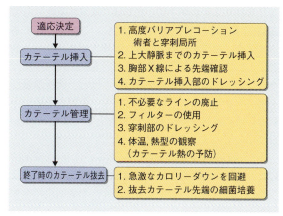

❸② 静脈栄養法の実施手順

に行われるため,簡便で非侵襲的でなければならない.主観的包括的アセスメント (subjective global assessment:SGA), malnutrition universal screening total (MUST), nutritional risk screening (NRS), mini nutritional assessment (MNA) など多くの方法がある.いずれも問診による病歴を重視し,体重変化や食物の摂取状況などから栄養状態を推測する.少しのトレーニングで低栄養状態をほぼ100％見出し,次のアセスメントにまわすことができる.

　栄養アセスメントは栄養管理を前提にして実施するため,身長,体重以外にも上腕筋肉周囲,上腕三頭筋皮下脂肪厚の測定などの身体計測と尿や血液生化学検査などが加わる.さらに,エネルギー投与量を適切にするために,エネルギー消費量は間接熱量計で計測する (indirect calorimetry) のが望ましい.しかし,機器が必要なため,性別,年齢,身長,体重より計算するHarris-Benedictの式も,患者が重症でない限り有用である(❸⓪❸①).

　さらにこの栄養アセスメント施行の重要性が認識され,現在ではチーム医療として医師以外にも他職種の医療スタッフを含む栄養サポートチーム (nutrition support team:NST) が病棟で活躍するようになってきた.

　また栄養アセスメントにおいて,適応決定のために用いる指標と治療効果を判定するための生化学的指標は異なる.すなわち,慢性期の栄養状態は血清アルブミンや総コレステロール値によく反映され,急性期の変化は半減期の短いrapid turnover proteinなどが有効であることを理解しておかねばならない.

静脈栄養法の実施手順

　静脈栄養法の実施手順を,高カロリー輸液を前提に❸②に示した.この過程で最も大切なのは,栄養評価による適応決定と,カテーテル挿入に伴う合併症や代謝上の合併症を可及的に減少させることである.

　カテーテル挿入は鎖骨下穿刺が第一選択であるため,頻度は少ないが気胸などの合併症が生じうる.より安全を期すため超音波ガイド下の鎖骨下静脈穿刺や上腕の静脈系を介するカテーテル挿入も試みられている.また維持期には代謝上の合併症と感染症を可及的に少なくする対策が必須である.

静脈栄養法の投与エネルギー量,組成および投与基準

　従来の栄養管理においては,低栄養状態を可及的速やかに改善させるため,あるいは侵襲下の生体反応には窒素平衡の改善が必須との理由で,静脈栄養時でも可及的に多くのエネルギー量が投与されてきた.しかし,栄養基質の過剰投与,特に基礎代謝より1,000kcal/日以上のエネルギー投与が代謝上負担となり,合併症が増加することが明らかになってきた.したがって,ほかからまったく栄養補給のないときの静脈栄養法に

おける投与エネルギー量としては，理想体重比にして25 kcal/kg/日が多くのガイドラインで推奨度 B である．実際に投与する場合には，栄養アセスメントと病態により投与量は大きく異なることも念頭におかねばならない．患者が重症になればなるほど，間接熱量計を用いて決定することが望ましいが，煩雑なため，一般的には高侵襲下では 110〜120 % として 30 kcal/kg/日を用いている（推奨度 B）．

また permissive underfeeding あるいは low calorie-PN として，一般的な侵襲患者には 20 kcal/kg/日投与のほうが代謝上の合併症も少なく，患者回復にも差がないとの報告もある．

このエネルギー源を糖質，アミノ酸，脂質の組み合わせで行い，ヨーロッパ臨床栄養代謝学会 ESPEN のガイドラインでは，糖：蛋白：脂質比は 50：20：30 が推奨度 C である．ただ，その割合が最適かどうかは病態により，また報告者により意見の分かれるところではある．

糖質

糖質が静脈栄養法の主要熱源であるとのコンセンサスは得られており，前述の ESPEN ガイドラインでは非蛋白投与熱量の比率は，糖質：脂質は 6：4 あるいは 7：3 が推奨されている．

また糖質としてはフルクトース，キシリトール，マルトースなども一定量は使用可能であるが，やはりグルコースが最も生理的で繁用されている．ただし，静脈栄養法の適応となる患者は何らかの侵襲が加わっていることが多く，高血糖に関連した合併症を防ぐ意味で，血糖管理には細心の注意を要する．グルコースの投与速度は高血糖を避けるために，4 mg/kg/分を超えないことが必要である．

脂質

わが国で現在使用可能な脂肪乳剤は大豆油と卵黄レシチンから成る大豆油乳剤のみである．炭素数 14 以上の長鎖脂肪酸で構成され，n-6 系不飽和脂肪酸であるリノール酸が主成分である．糖質に比し，エネルギー源として高力価で，必須脂肪酸であるリノール酸，リノレイン酸，アラキドン酸を含むため，一定期間以上の静脈栄養法では投与されるべきである．わが国では，脂肪乳剤の使用について脂質異常症や脂肪肝の出現あるいは免疫能抑制が懸念されたこともあるが，いずれも適正使用範囲内なら副作用とならないことが明らかになっている．血清中性脂肪が 5 mol/dL 以上でない限り，投与カロリー量の約 30 %（トリグリセリド〈TG〉にして 1 g/kg/日）の使用が望まれる．

また欧米では抗炎症効果や免疫能賦活を期待して n-3 系の多価不飽和脂肪酸乳剤やオリーブ油乳剤があり，代謝速度の違いに注目した中鎖脂肪酸添加乳剤もあり，それぞれの病態に応じた適応が検討されている．

蛋白質（アミノ酸）

生体におけるアミノ酸代謝の意義は，①蛋白合成の素材である，②生理学的に重要な活性物質およびその前駆体となりうる，③腸管上皮細胞などのエネルギー源である，④飢餓状態では生体のエネルギー源となりうる，とされている．したがって，静脈栄養法においては必須の素材であり，通常は 10 %程度の総合アミノ酸液が 300 mL/日（蛋白質 1 g/kg/日）用いられる．この投与量は，アミノ酸中の窒素 1 g に対する効率のよい投与熱量（至適投与カロリー窒素比，non-protein calorie ratio）としても表現され，150〜200 が通常の高カロリー輸液時の目標である．しかし，高カロリー輸液の適応となることが多い侵襲下では，アミノ酸要求量は理想体重比で 1.5 g/kg といわれ，生体からの窒素喪失を少なくするために，全エネルギー要求量の約 20 %投与が推奨されている（推奨度 B）．その際の至適投与カロリー窒素比は 120〜150 となる．

さらにアミノ酸組成でみれば，肝障害時はもちろんのこと高度侵襲下においては分岐鎖アミノ酸（branched chain amino acid：BCAA）を多く含有したアミノ酸液が推奨されている．また欧米では静脈栄養法における免疫能賦活物質として，アラニルグルタミンなどが使用されている．

ビタミン剤，電解質，微量元素

ビタミン剤，電解質，微量元素とも，静脈栄養法施行前の患者個々の体内保有量と腎機能や病態による要求量の違い，静脈栄養管理の予想期間により，それらの投与量は慎重に決定されなければならない．投与前の栄養状態がよく，1〜2 週間の管理であれば，一般的な電解質の補給だけでよい．静脈栄養法に用いられる市販のキット製品は適量のそれらを含有しているので，特別な配慮は必要ない．しかし，静脈栄養法の管理が長期にわたる場合，あるいは高侵襲下であれば，ビタミン B$_1$ の不足がアシドーシスなどの重篤な合併症を生じうるし，亜鉛，セレン，銅，クロム，マンガンなどの欠乏や過剰投与はそれぞれに特徴的な代謝上の合併症をきたすので，十分に注意しなければならない．

カテーテル挿入・管理と合併症

カテーテルの挿入で大切なのは，確実に鎖骨下静脈から上大静脈まで入れ，気胸などの合併症を起こさないことで，胸部 X 線によるカテーテル先端確認を行

う．またより安全にカテーテルを挿入するために超音波ガイド下の施行も推奨されている．さらに挿入時やその後の維持期における感染性合併症を避けるために，厳密な清潔操作（清潔手袋，長い袖の滅菌ガウン，マスク，帽子，広い清潔覆布）とともに，局所の厳格な消毒（0.5％クロルヘキシジンアルコール，あるいは10％ポビドンヨード，またはヨードチンキ）が必要である．また長期間静脈栄養管理が必要な場合には長い皮下トンネルを作成し，特殊なカテーテル（Broviac-Hickmanカテーテル，あるいは全皮下埋め込み式カテーテル）を使用する．

カテーテルの挿入部は，滅菌されたガーゼ型あるいはフィルム型のドレッシングを用い，維持期は週1回程度交換する．感染症予防としてフィルターを用い，不必要なラインなどは使用すべきではない．

カテーテル挿入時の合併症としては，気胸に最も注意しなければならないが，ごくまれに起こる血管外への輸液注入やカテーテルの破損にも留意する必要がある．一方，静脈栄養法で最大の合併症はカテーテル関連感染症である．敗血症に移行する危険性を含み，静脈栄養時の発熱には十分な注意と対処が肝要である．

代謝上の合併症とその他の問題点

代謝上の合併症は，病態に関連した輸液成分の不適切な投与量と投与速度に関係するものと，それぞれの基本的な構成物質の投与不足あるいは過剰投与の結果によるものに大別される．前者の代表的なものが糖質投与に関連した高血糖であるが，時に低血糖が問題になることもある．

侵襲下に適応されることの多い静脈栄養法では，インスリン拮抗物質も増加するため高血糖になりやすく，感染性合併症の誘因となりやすく，結果として多臓器不全を助長するとして，TPNをToxin, Poison, Noxiousと揶揄したり，death by parenteral nutritionと皮肉る極論もある．しかし，適切な管理を行えば，致命的な合併症に結びつく高血糖は回避でき，静脈栄養法そのものを否定すべきでないことは広く認められている．ただ静脈栄養法における適切な管理法としての血糖管理の基準そのものには，まだ多くの議論がある．今世紀初頭に提唱された血糖値を80〜110 mg/dLに保つというintensive insulin therapyの有効性は，その後必ずしもコンセンサスが得られておらず，低血糖発作の合併症も多く，侵襲下の静脈栄養管理時には血糖値150〜200 mg/dLを目安にするのが無難と思われる．

静脈栄養法の特異的な合併症としては，高浸透圧性非ケトン性昏睡（hyperosmolar nonketotic coma）とケトン性糖尿病性昏睡（ketotic diabetic coma）およ

び乳酸アシドーシスがある．高浸透圧性非ケトン性昏睡は，侵襲ドインスリン拮抗物質の多いときに，下痢や発熱などによる脱水が加わると生じやすい．治療法は脱水の改善が第一義で，インスリンの使用量はそれほど多くなくてすむ．

脱水の改善には，生理食塩水1 Lを30分かけて静脈内投与し，その後1 L/時で継続し，循環動態が安定し血糖が300 mg/dLになったら，0.45％生理食塩水（half saline）の投与に替える．

低カリウム血症にも注意する．インスリン投与は血清Kが3.3 mEq/L以上で，最初の生理食塩水1 L静脈内投与後より始め，少量のインスリン0.1単位/kgボーラス投与，その後0.1単位/kg/時投与とする．急速な血糖降下は脳浮腫，意識障害をきたし，Naの急激な補正は橋中心脱髄崩壊につながるので要注意である．

ケトン性糖尿病性昏睡は，十分量のインスリン投与と水分電解質補正が大切である．静脈栄養時の乳酸アシドーシスはビタミンB₁補充不十分に伴うことが大部分である．

低血糖は，突然のfull doseの静脈栄養法の中止すなわち糖質投与の中断時に生じるので，感染性合併症などでカテーテル抜去時あるいは交換時でも少量のグルコース投与などの処置は考慮すべきである．そのほかにも❸❸で示した多くの代謝上の合併症が起こりうるので，電解質，微量元素，ビタミン投与量の過不足には細心の注意が必要である．

リフィーディング症候群 refeeding syndrome

高度低栄養患者に栄養素の摂取あるいは投与を再開したときの特異的な代謝性合併症であるが，静脈栄養法の施行に際して生じやすく，かつ重篤になりやすい．長期飢餓で低栄養に陥った患者の代謝は，水分やミネラル，ビタミンの欠乏状態で糖新生や蛋白異化が亢進

---

❸❸ 代謝に関連した合併症

1. 高血糖（浸透圧利尿，高浸透圧アシドーシス，けいれん，昏睡）
2. 低血糖ショック
3. 電解質異常（低リン血症，高ナトリウム血症，低カリウム血症，低マグネシウム血症，高塩素血症）
4. 酸塩基平衡の異常
5. 肝の機能的・形態的異常
6. 異常血清アミノ酸，BUNの上昇
7. 必須脂肪酸欠乏症
8. 微量元素欠乏症・過剰症（亜鉛欠乏症，銅欠乏症，クロム欠乏症，セレニウム欠乏症，アルミニウム過剰症）
9. ビタミン欠乏症・過剰症（ビタミンA過剰症・欠乏症，ビタミンC欠乏症，ビオチン欠乏症，ビタミンB₁欠乏症：Wernicke脳症）

㉞ リフィーディング症候群の high risk 診断基準（NICE ガイドライン）

A. 下記基準を 1 つ以上満たす者
1. BMI（kg/m²）：16 未満
2. 過去 3〜6 か月間で 15 ％以上の意図しない体重減少
3. 10 日間以上の絶食
4. 再摂取前の低カリウム血症, 低リン血症, 低マグネシウム血症

B 下記基準を 2 つ以上満たす者
1. BMI（kg/m²）：18.5 未満
2. 過去 3〜6 か月間で 10 ％以上の意図しない体重減少
3. 5 日間以上の絶食
4. アルコール依存の既往, または次の薬物使用歴がある（インスリン, 化学療法, 制酸薬, 利尿薬）

し, カテコールアミンも増加したストレス状態にある. この患者に急激に大量のエネルギー源を投与すると, インスリン分泌量の亢進, 急激な細胞内への糖, 電解質の移動, 蛋白合成の亢進が生じる. 血中 P, K, Mg は急速に低下し, 心不全, 不整脈, 呼吸不全, 意識低下が起こり, 急激なビタミン B_1 の枯渇による運動失調, 錯乱, 健忘症などが加わった重篤な症状をきたす. この症状は以前からよく知られていたが, 文献的には Schnitker らの戦争捕虜の臨床報告が最初である.

高度低栄養患者に静脈栄養法を開始する際にはイギリスの NICE 診療ガイドラインに基づく high risk 診断基準（㉞）を参考に, 少量のエネルギー源を段階的に投与することが必要である.

今後の課題

静脈栄養法を一部のメタアナリシスの結果より, 使用すべきでないとの極論もあるが, 大部分の報告は経腸栄養法の補完あるいはそれとのすみ分けを支持している. 今後の課題は静脈栄養法の適応の厳格化, 適応時期と投与熱量の適正化の再検討, カテーテルによる合併症や代謝上の合併症を可及的に減少させる工夫, 免疫能賦活や腸管上皮細胞萎縮防止を目的とする新しい基質の開発, 改良などがある. さらに nutrigenomics として分子生物学的観点より癌患者の治療に栄養基質の静脈内投与も研究する余地があると思われる.

急性期侵襲下の重症患者においても経腸栄養法が可能になるまでのあいだ, 静脈栄養法で救命率の低下を防ぐべきである. この際, 静脈内投与カロリー量の再考とともに, 免疫能修飾などが期待できるアミノ酸や脂肪乳剤を投与基質に加えることをわが国でも考慮しなければならない. 慢性期においても炎症性腸疾患の活動期など腸管使用不能あるいは腸管安静のために, 静脈栄養法が第一選択の症例も存在する. 長期間施行の対策として, 腸管上皮細胞の構造と機能を維持する基質や因子の研究開発が望まれる.

（大柳治正）

●文献

1) 馬場忠雄ほか（編）：新臨床栄養学, 第 2 版. 東京：医学書院；2012.
2) 日本静脈経腸栄養学会（編）：静脈経腸栄養ガイドライン—静脈経腸栄養を適正に実施するためのガイドライン, 第 3 版. 東京：照林社；2013.
3) Sobatka L, et al（eds）：Basics in Clinical Nutrition, 3rd edition. Prague：House Galen；2004.
4) Simpson F, et al：Parenteral vs. enteral in the critically ill patient：A meta-analysis of trials using intention to treat principle. *Intensive Care Med* 2005；31：12.
5) A.S.P.E.N. Board Directors and Task Force on Parenteral Nutrition Standardization：A.S.P.E.N. Statement on Parenteral Nutrition Standardization. *JPEN J Parenter Enter Nutr* 2007；31：441.
6) Braga M, et al：ESPEN guidelines on Parenteral Nutrition：Surgery. *Clin Nutr* 2009；28：378.
7) McClave SA, et al：Guidelines for Provision and Assessment of Nutrition Support Therapy in the Adults Critically Ill Patients：Society of Critical Care Medicine（SCCM）and American Society for Parenteral and Enteral Nutrition（A.S.P.E.N.）. *JPEN J Parenter Enter Nutr* 2009；33：277.
8) Schnitker MA, et al：A clinical study of malnutrition in Japanese prisoners of war. *Ann Intern Med* 1951；35：69.
9) NICE ホームページ https://www.nice.org.uk

内科学書　Vol.5

索引

和文索引

あ

アガロースゲル　343
亜急性甲状腺炎　91
アキレス腱黄色腫　360, 366
悪液質　123
悪性リンパ腫　98, 101
アグーチ関連蛋白（ペプチド）　26, 251
アクチンフィラメント　403
アクトミオシン　403
足病変　312
アシル CoA 合成酵素　345
アシル CoA・コレステロールアシルトランスフェラーゼ 2　345, 351
アスタキサンチン　443
アスパラギン酸　408
アセチル CoA　271, 294
アセト酢酸　299
アセトン　299
アセトン臭　306
アディポカイン　246, 448, 456
アディポサイトカイン　240, 276, 448, 456
アディポネクチン　241, 276, 283, 293, 296, 448
アデニル酸キナーゼ反応　272
アデニン　432
アデニンホスホリボシルトランスフェラーゼ欠損症　433
アデノシン三リン酸　278
アデノシンデアミナーゼ　434
アテローム硬化　361
アトルバスタチン　377
アドレナリン　172, 229
アドレノポーズ　16
アドレノメデュリン　233
アバロパラチド　471
アブレーション　98
アポ（a）　355
アポ A　348, 353
アポ A-I　388
アポ B　345, 368
アポ B-100　299, 348
アポ B アンチセンス医薬　376
アポ C　348, 368
アポ E　369

アポ蛋白　348
アポリポ蛋白　346
アポリポ蛋白 A-I 異常症　386
アポリポ蛋白 A-I 欠損症　388
アポリポ蛋白 C-II 欠損症　357
アポリポ蛋白 E　369
アミノ基転移　407
アミノ酸　270, 474
アミノ酸合成　270
アミノ酸残基　401
アミノ酸代謝　401, 407
アミノ酸炭素骨格　408
アミノ酸尿　408
アミノ酸ホルモン　2
アミノ酸要求量　474
アミノペプチダーゼ　403
アミノレブリン酸　250
アミリン　292
アミリン遺伝子異常　284
アミロイド　419
アミロイド β　402
アミロイドーシス　419
アミロイド構成蛋白　423
アミロイド沈着　422
アミロライド感受性 Na チャネル　144
アミン　2
アルカリ化食品　428
アルギニンバソプレシン　60
アルギニン負荷試験　36
アルコール性偽性 Cushing 症候群　149
アルコール性層状皮質硬化症　465
アルコール摂取　317
アルデヒドオキシダーゼ　430
アルドステロン　136, 138, 139, 153, 169, 228, 229
アルドステロン合成酵素　137
アルドステロン合成酵素欠損症　158
アルドステロン産生腺腫　140
アルドステロン/レニン比　140
アルファカルシドール　117, 470
アルブミン　304, 402, 411, 473
アルブミン欠乏症　413
アルブミン濃度　446
アレンドロネート　469
アロプリノール　428, 433
アロマターゼ　151
鞍結節部髄膜腫　33
アンジオテンシノゲン　242, 456
アンジオテンシン II　139, 229

アンジオテンシン II 受容体拮抗薬　310
アンジオテンシン変換酵素　229
アンジオテンシン変換酵素阻害薬　310
アンチコドン　404
アントシアニン　443
アンドロゲン　151, 193, 203
アンドロゲン不応症　205
アンドロゲン補充療法　188
アンドロステロン　184
アンドロステンジオン　139, 193, 195
アンドロポーズ　16
アンモニア　407

い

異 β リポ蛋白血症　369
イオン化カルシウム　113, 266
イオンチャネル内蔵型レセプター　7
異化　270
異型ポルフィリン症　440
医原性 Cushing 症候群　10
医原性高カルシウム血症　267
医原性低血糖　321
意識障害　300
異常（プロ）インスリン症　314
異常ヘモグロビン症　274
異所性 ACTH 症候群　43, 146
異所性 CRH 産生腫瘍　146
異所性石灰化　116
異所性ホルモン産生腫瘍　10
異所性レニン産生腫瘍　237
異染性白質ジストロフィ　392
イソフラボン　443
一塩基多型　274
一卵性双生児　291
一酸化窒素　2, 228
遺伝因子　282, 289, 291, 295
遺伝カウンセリング　227
遺伝子組換え成長ホルモン　53
遺伝子診断　226, 437
遺伝子多型　291
遺伝子治療　376
遺伝性 HDL 欠損症　353
遺伝性アミロイドーシス　421
遺伝性下垂体機能低下症　51
遺伝性褐色細胞腫/傍神経節細胞腫症候群　177
遺伝性キサンチン尿症　430
遺伝性高 HDL 血症　389

遺伝性コプロポルフィリン症　438, 440
遺伝性周期熱　421
遺伝性肥満　452
遺伝性フルクトース不耐症　334
遺伝／特発性腎性低尿酸血症　431
イノシン一リン酸　272
イヌリン-プロピオン酸エステル　216
易疲労感　300, 464
イムノアッセイ　18
イリノテカン　209
インクレチン　210, 279, 280, 292, 318
飲酒　371, 391, 428
インスリノーマ　207, 322, 323
インスリン　145, 211, 226, 228, 253,
　271, 279
インスリンアスパルト　339
インスリンアレルギー　320
インスリン依存状態　285, 321
インスリン感受性　213, 281, 291, 295
インスリン感受性低下　293
インスリン拮抗ホルモン　297
インスリン拮抗ホルモン欠損症　327
インスリン拮抗ホルモン分泌障害　323
インスリングラルギン　339
インスリン作用不足　281
インスリンシグナル　294
インスリン自己抗体　284, 290
インスリン自己免疫症候群　322
インスリン受容体基質　293, 295
インスリン抵抗症　314
インスリン抵抗性　242, 281, 283, 291,
　293, 295, 317, 456
インスリン抵抗性改善 (系) 薬　318,
　461
インスリン抵抗性症候群　244
インスリンデグルデク　339
インスリンデテミル　340
インスリン非依存状態　285
インスリン非依存性糖尿病　291
インスリン皮下注　320
インスリン必要量　341
インスリン頻回注射　340
インスリン負荷試験　36
インスリン分泌　291, 295
インスリン分泌異常　292
インスリン分泌指数　304
インスリン分泌促進 (系) 薬　318
インスリン様成長因子-I　254, 314
インスリン様成長因子-I/II　322
インスリンリスプロ　339
インスリン療法　319, 339
インスリンレセプター　314
インスリンレセプター遺伝子異常　322
インスリンレセプター抗体　322
インターフェロン　441
インターロイキン1β　242
インドメタシン　66, 143, 160
インヒビン　183
インフリキシマブ　423

う

ウイルス感染　289
ウェスタンブロット法　273, 370
ウエスト周囲長　304, 450, 454
うつ病　301
ウラシル　432
運動　271
運動不足　296
運動療法　317, 390, 452

え

栄養アセスメント　473
栄養異常　442
栄養サポートチーム　473
栄養スクリーニング　472
栄養摂取基準　444
栄養素　442
栄養評価　445
栄養歴　445
エキソペプチダーゼ　403
液体クロマトグラフィ - 質量分析法
　21
エストラジオール　17, 183, 193, 195
エストロゲン　17, 38, 151, 193, 466
エストロゲン受容体陽性乳癌　469
エストロゲン製剤　53, 167
エストロゲン-プロゲステロン負荷試験
　197, 200
エストロゲン補充療法　18, 198, 201
エストロゲン様作用　14
エストロン　193
エゼチミブ　367, 369, 379
壊疽　312
エタネルセプト　423
エタノール注入療法　222
エチオコラノロン　184
エトポシド　209
エネルギー危機　271
エネルギー摂取量　317
エピトープ　20
エプレレノン　142
エベロリムス　209
エラスチン　396, 403
エルカトニン　267
エルデカルシトール　470
エレクトロスプレイイオン化法　21
塩基性ヘリックスループヘリックス
　11
塩基性ロイシンジッパー　11
塩基配列　403
塩酸アルギニン　414
炎症性サイトカイン　283, 448
炎症性腸疾患　476
エンドセリン　231

お

黄色腫　358, 360, 366, 391

黄体形成　194
黄体形成ホルモン　182, 192
黄斑浮腫　307
オートファジー　236
オキシトシン　25, 60, 252
オクトレオチド　209, 296
オクトレオチド試験　37
オステオカルシン　145, 468
オピオイド　38
オルニチントランスカルバミラーゼ欠損
　症　414
オレキシン　23, 251, 257
オレキシン産生ニューロン　257, 260
オレキシン受容体　250
オレキシン受容体拮抗薬　260
オロト酸尿症　435

か

ガーゴイリズム　396
カーバグル®　414
外因性高脂血症　357
外因性リポ蛋白代謝経路　349
壊血病　465
解糖系　270, 278
潰瘍　312
カイロミクロン　343, 363
カイロミクロン停滞病　381
カイロミクロンレムナント　346, 370
過塩素酸カリ　75
下顎骨異形成症候群　460
核移行シグナル　405
核黄疸　465
核酸代謝異常症　435
核磁気共鳴　344
核内レセプター　7, 11
角膜混濁　361, 386, 388, 391, 396
角膜輪　361
過食　254, 453, 460
下垂手　464
下垂足　464
下垂体 PRL 放出抑制因子　26
下垂体 TSH 産生腫瘍　82
下垂体過形成　53
下垂体茎断裂症候群　49
下垂体後葉　60
下垂体後葉疾患　63
下垂体腫瘍　53, 219, 223
下錐体静脈洞サンプリング　149
下垂体性巨人症　40
下垂体性ゴナドトロピン産生腫瘍　47
下垂体性ゴナドトロピン分泌亢進症
　45
下垂体腺腫　53
下垂体前葉　34
下垂体前葉機能亢進症　38
下垂体前葉機能低下症　35, 47, 49, 54
下垂体前葉刺激試験　27
下垂体前葉ホルモン　34
ガストリノーマ　207, 220, 223
ガストリン　220

仮性半陰陽　169
カゼイン　403
家族性III型高脂血症　359, 369
家族性IV型高脂血症　371
家族性アポB異常症　365
家族性アミロイドポリニューロパチー　420, 421
家族性眼脳軟膜アミロイドーシス　422
家族性グルココルチコイド欠損症　157
家族性高コレステロール血症　273, 352, 358, 364, 376
家族性高コレステロール血症類縁疾患　368
家族性高リン血症性腫瘍状石灰沈着症　129
家族性孤発性副甲状腺機能低下症　115
家族性低HDL血症　387
家族性低カルシウム尿性高カルシウム血症　110
家族性低βリポ蛋白血症　382
家族性晩発性皮膚ポルフィリン症　441
家族性複合型高脂血症　358, 368
家族性部分性脂肪萎縮症　459
家族性無βリポ蛋白血症　380
家族性リポ蛋白リパーゼ欠損症　357
家族性レシチンコレステロールアシルトランスフェラーゼ欠損症　385
カタプレキシー　258
脚気　464
褐色細胞腫　160, 174, 177, 219, 223, 373
活性型ビタミンD　130, 226, 470
活性型ビタミンD製剤　114, 117, 121, 135
カテキン　443
カテコール-O-メチル基転移酵素　172
カテコールアミン　172, 178
下半身肥満　449
カプセル内視鏡　383
カプトプリル負荷試験　141
カヘキシア　122
カベルゴリン　43, 57, 200
仮面尿崩症　65
可溶性IL-2受容体　74
ガラクトース　336
ガラクトース-1-リン酸　334
ガラクトース血症　325, 334
ガラニン様ペプチド　26
カルグルミン酸　414
カルシウム結石　465
カルシトニン　74, 114, 124, 221, 267
カルシトリオール　117
カルチノイド腫瘍　207
カルチノイド症候群　207
カルニチンパルミトイルトランスフェラーゼ　298
カルノシン　443
カルパイン様プロテアーゼ　274
カルベノキソロン　160
カルペリチド　233
カルボキシペプチダーゼ　403

加齢男性性腺機能低下症候群　16, 187
カロテノイド　443
肝移植　423
肝逸脱酵素　72
感覚運動神経障害　310
肝機能障害　331
環境因子　282, 289, 291, 295
環境ホルモン　14
ガングリオシドーシス　392
眼瞼黄色腫　360
還元型ニコチンアミドアデニンジヌクレオチド　294
肝腫大　332
肝障害　412, 441
肝性トリグリセリドリパーゼ　273
肝性ポルフィリン症　436, 440
肝赤芽球性ポルフィリン症　438, 440
関節超音波検査　427
関節リウマチ　421, 466
完全型アンドロゲン不応症候群　187
感染症　301
完全静脈栄養法　472
肝臓　280
肝臓移植　376
癌胎児性抗原　74
肝・胆道疾患　373
冠動脈疾患　374
冠動脈疾患予防　375
冠動脈バイパス術　367
肝トリグリセリドリパーゼ　300
カンナビノイド受容体　252
間脳　23
肝脾腫　361, 388, 392
肝フルクトキナーゼ欠損症　335

き

飢餓　271, 326, 456
キサンチンオキシダーゼ欠損症　430
キサンチン結石　430
キサンチン尿症　430, 435
基質　275
キシリトール　474
キスペプチン　26
偽性Bartter症候群　254
偽性Cushing症候群　43
偽性褐色細胞腫　179
偽性偽性副甲状腺機能低下症　121
偽性低アルドステロン症　159
偽性副甲状腺機能低下症　118
基礎インスリン　320
基礎体温　194
基礎代謝量　445
キニン　232
機能性甲状腺結節　81
弓状核　23
球状層　136
急性合併症　305
急性間欠性ポルフィリン症　438, 440
急性関節炎　424
急性腎障害　265

急性代謝失調　305
急性副腎皮質不全　157
急性ポルフィリン症　436
境界型［血糖値の判断基準］　287, 292, 303, 322
強化インスリン療法　320
狭窄性屈筋腱腱鞘炎　313
狭心症　389
橋中心髄鞘崩壊　68
巨核球　431
魚眼病　386
局所性骨融解性　265
極性脂質　342
虚血性心疾患　355
巨赤芽球　431
巨大児　339
筋アデニル酸デアミナーゼ欠損症　435
筋萎縮　317
禁煙　458
筋原性高尿酸血症　332
筋特異的ホスホリラーゼキナーゼ欠損症　333

く

グアニル酸シクラーゼ型レセプター　7
グアニン　432
空腹　271, 300
空腹時血糖異常　287
空腹時血糖値　285, 286, 287, 301
空腹時低血糖　322
クエン酸回路　299, 408
組み換えヒト卵胞刺激ホルモン　51
グリコアルブミン　273, 337
グリコーゲン　270, 278
グリコーゲン合成　279
グリコーゲン代謝経路　329
グリコーゲン蓄積症　327
グリコーゲン分解　280, 297
グリコーゲン分解異常症　324
グリセロール　271, 296
グリチルリチン酸　144
クリティカルサンプル　326
グリニド薬　318
グルカゴノーマ　208
グルカゴン　271, 279, 297
グルカゴン負荷試験　36, 174, 304, 331
グルコース　270, 278, 336, 474
グルコース-6-ホスファターゼ　328
グルコース-6-リン酸　270
グルコース-アラニンサイクル　297
グルコース毒性　296
グルコース負荷試験　73
グルコース輸送体　333
グルコキナーゼ遺伝子　315
グルココルチコイド　58, 136, 137, 139, 145, 155, 167, 171, 223, 374, 466
グルココルチコイド奏効性アルドステロン症　140
グルココルチコイド療法　157

グルコシルセラミド蓄積症　392
グルコン酸カルシウム　117
グルタチオン　443
グルタミン酸　407
グルタミン酸脱水素酵素異常症　414
グルタル酸血症2型　465
グルテン制限食　383
くる病　127, 462
クレアチニン　72, 446
クレアチンリン酸　271
クレチン症　85
グレリン　251, 252, 260
クロニジン負荷試験　175, 178
クロフィブラート系薬　379
クロマトグラフィ　20
クロミフェン　200
クロミフェン試験　184
クロミフェン療法　202
クロム親和性細胞　171, 177
クロルプロマジン　438
クワシオルコル　412, 446

け

経口血糖降下薬　318
経口食塩負荷試験　142
蛍光赤血球　439
経口糖負荷試験　286
経口避妊薬　374
軽症糖尿病　322
経中心静脈栄養法　472
経腸栄養法　476
経蝶形骨洞的腫瘍摘出術　56
軽度肥満　449
経皮経管的血管形成術　367
経皮的冠動脈形成術　367
けいれん　119, 121
劇症1型糖尿病　273, 289, 290
克山病　447
血圧　310
血液ガス分析　416
血液希釈　412
血液脳関門　24
血液-網膜関門　307
血管作動性腸管ペプチド　38
血管内エコー法　376
血漿アポリポ蛋白　347
血漿カテコールアミン濃度　173
血漿浸透圧　61
血漿蛋白　409
血漿蛋白異常　412
血漿蛋白分画　410, 412
血漿リポ蛋白　346
血清I型コラーゲン架橋C-テロペプチド　468
血清I型プロコラーゲン-N-プロペプチド　468
血清アミロイドA　409, 421
血清骨型アルカリホスファターゼ　468
血清脂質　356
血清電解質測定　416

結節性黄色腫　360
結節性硬化症　207
結節性甲状腺腫　94
結節乳頭核　23
血中Cペプチド　304
血中インスリン値　292
血糖管理指標　338
血糖コントロール目標　316
血糖自己測定　337
血糖モニタリング　337
ケトアシドーシス　281, 283, 299, 300, 417
ケトアシドーシス昏睡　301
ケトーシス　285
ケト原性アミノ酸　271, 408
ケトン性糖尿病性昏睡　475
ケトン体　298, 326
ケトン体代謝異常　298
ゲノム刷り込み現象　118
ケラタン硫酸　396, 398
ケラチン　403
下痢　464
腱黄色腫　360
限局性アミロイドーシス　420
原始HDL　353, 384
顕性腎症　310
原発性アルドステロン症　139, 160
原発性肝癌　374
原発性高HDLコレステロール血症　359
原発性高カイロミクロン血症　357, 362
原発性高コレステロール血症　358
原発性高脂血症　357, 362
原発性骨粗鬆症　466, 469
原発性色素性結節性副腎病変　146
原発性腺機能低下症　186
原発性胆汁性肝硬変　373
原発性胆汁性胆管炎　391
原発性肥満　450
原発性副甲状腺機能亢進症　110, 219
原発性副腎皮質機能低下症　225
原発性副腎不全　67
原発性無月経　196
減量　317, 452

こ

コアクチベーター　8
ゴイトロゲン　93
高HDLコレステロール血症　374
高LDLコレステロール血症　354, 374, 457
抗Müller管ホルモン　203
抗RANKL抗体　135
抗TPO抗体陽性妊娠　87
抗TSH受容体抗体　76, 103
降圧薬　374
高アンドロゲン血症　42
抗アンドロゲン作用　14
高アンモニア血症　414
高インスリン正常血糖クランプ　296

高インスリン性低血糖症　324
高エネルギーリン酸　442
高カイロミクロン血症　379
口渇　300, 302
高カルシウム血症　111, 122, 220, 265, 465
高カルシウム血症性クリーゼ　265
高カロリー輸液　472
交感神経系　247
抗グルタミン酸デカルボキシラーゼ抗体　304
高クレアチンキナーゼ血症　332
高血圧　146, 233, 244, 321
高血圧クリーゼ　175
高血糖　281, 475
抗原決定基　20
抗甲状腺自己抗体　93
抗甲状腺ペルオキシダーゼ抗体　75
高ゴナドトロピン血症　200
高コルチゾール血症　42
高コレステロール血症　299, 310, 457
抗サイログロブリン抗体　75
交差反応物質　273
抗酸化作用　443
高脂血症　355
鉱質コルチコイド　136
膠質浸透圧　411
甲状腺　69
甲状腺悪性腫瘍　98
甲状腺遺伝子　76
甲状腺炎　89
甲状腺癌　98
甲状腺眼症　80
甲状腺機能異常症　77
甲状腺機能亢進症　466
甲状腺機能低下症　83, 87, 261, 373
甲状腺クリーゼ　79, 102, 261
甲状腺結節　94
甲状腺刺激抗体　102
甲状腺刺激阻害抗体　76, 104
甲状腺刺激ホルモン　69, 101
甲状腺刺激ホルモン放出ホルモン　25, 38
甲状腺刺激ホルモン放出ホルモン負荷試験　196
甲状腺疾患と妊娠　103
甲状腺腫瘍　94
甲状腺シンチグラフィ　74
甲状腺髄様癌　101, 219, 223
甲状腺全摘術　224
甲状腺中毒症　77, 261
甲状腺中毒症状　90
甲状腺中毒症性周期性四肢麻痺　79
甲状腺特異的自己抗体　89
甲状腺乳頭癌　98
甲状腺ペルオキシダーゼ　69
甲状腺ホルモン　7, 69, 85, 102, 103, 105
甲状腺ホルモン不応症　78, 83
甲状腺ホルモン補充療法　87
甲状腺未分化癌　101

甲状腺濾胞癌　100
高浸透圧高血糖症候群　305, 306
高浸透圧性非ケトン性昏睡　301, 475
光線過敏症　436, 439
酵素　273
酵素イムノアッセイ　363
高速液体クロマトグラフィ　20, 303,
　　344, 384
酵素欠損　273
酵素欠損症　322
酵素補充療法　395, 400
酵素免疫測定法　18
高蛋白血症　409, 412
高張食塩水負荷試験　62
高チロシン血症　415
後天性全身性脂肪萎縮症　459
後天性低カルシウム尿性高カルシウム血
　　症　110
後天性部分性脂肪萎縮症　459
行動療法　453
高度低栄養患者　475
高度肥満　449, 450
高トリグリセリド血症　273, 354, 379
高ナトリウム血症　306
高尿酸血症　330, 424
更年期　16
広汎性左右対称性神経障害　310
高比重（密度）リポ蛋白　136, 274, 343,
　　384
高比重リポ蛋白代謝異常　384
高ビリルビン血症　465
高フェニルアラニン血症　415
高プロラクチン血症　38
高分子多量体アディポネクチン　276
高遊離脂肪酸血症　298
抗利尿ホルモン　213, 233
抗利尿ホルモン不適合分泌症候群　67
高リン血症　115, 119, 126, 127
高レニン性（原発性）選択的低アルドス
　　テロン症　158
コーンスターチ　330
コカイン・アンフェタミン調節転写産物
　　26
黒色表皮腫　284, 460
骨格筋　272
骨吸収抑制薬　467
骨形成促進薬　467, 471
骨細胞　467
骨髄移植療法　400
骨髄腫　423
骨髄（赤芽球）性ポルフィリン症　436,
　　439
骨性アルカリホスファターゼ　72
骨折　467, 468
骨折危険因子　467
骨組織　110
骨粗鬆症　114, 130, 132, 317, 465
骨代謝マーカー　468
骨軟化症　127, 130, 255
骨盤漏斗靱帯　191
骨病変　312, 465

コドン　403
ゴナドトロピン　26, 185, 192, 194
ゴナドトロピン産生下垂体腺腫　45
ゴナドトロピン分泌刺激試験　37
ゴナドトロピン分泌低下症　50
ゴナドトロピン放出ホルモン　25, 182
ゴナドトロピン療法　202
コハク酸脱水素酵素　177
固有卵巣索　191
コラーゲン　396, 403
コリプレッサー　8
コリン作動性ニューロン　259
コルチコステロン　166
コルチコステロン産生腫瘍　143
コルチコステロンメチルオキシダーゼ
　　162
コルチゾール　4, 22, 42, 136, 144,
　　145, 153, 165, 169, 243
コルチゾン　243
コレシストキニン　253
コレステリン結晶　32
コレステロール　3, 136, 271
コレステロールエステル　342, 387
コレステロールエステル転送蛋白　350,
　　381, 384
コレステロールエステル転送蛋白欠損症
　　274, 389
コレステロール逆転送系　384, 388
コレステロール合成阻害薬　377
コレステロール引き抜き　384
コロイド甲状腺腫　93
コンゴーレッド染色　419, 422
コンドロイチン　396
コンパニオン診断　227

さ

サイアザイド系利尿薬　66, 117, 374
臍周囲長　450
細小血管症　307
細動脈硬化　312
サイトカイン　246
臍ヘルニア　396
細胞外液 Ca　108
サイロイドテスト　90
サイロキシン　5, 70, 101
サイログロブリン　69, 74
サイログロブリン結合蛋白　88
左心不全　464
刷子縁膜　403
サルコペニア　132, 247, 283, 317, 445
酸化 LDL　354
酸化ストレス　456
酸性 α-グルコシダーゼ　330
産生過剰型高尿酸血症　432
酸性グリコサミノグリカン　396
酸性マルターゼ　330
三大栄養素　270, 317
三大合併症　307
散発性晩発性皮膚ポルフィリン症　441

し

ジアゾキシド　209
ジエチルスチルベストロール　14, 15
色素性乾皮症　435
糸球体　298
糸球体硬化症　310
歯齦出血　465
ジグリセリド　343
シクロスポリン　158
持効型インスリン　319
視交叉上核　23
自己血糖測定　320
自己抗体　304
自己分泌系　2
自己末梢血幹細胞移植　423
自己免疫性 1 型糖尿病　289
自己免疫性下垂体炎　57
自己免疫性高カイロミクロン血症　273
自己免疫性多腺性内分泌不全症 1 型
　　115
視索上核　23, 60
脂質　271, 342, 442, 474
脂質異常　244
脂質異常症　354, 355
脂質管理目標値　375
脂質代謝異常　276, 299, 312, 342
脂質蓄積症　393
脂質転送蛋白　350
歯周病　313
思春期早発症　29, 185
視床下部　23, 251, 257
視床下部外側野　23
視床下部過誤腫　33
視床下部腫瘍　32
視床下部症候群　28
視床下部性性腺機能異常症　29
視床下部ホルモン　34
視神経萎縮　431
シスタチオニン β 合成酵素　418
シスプラチン　209
持続グルコースモニター　337
持続皮下インスリン注入療法　340
疾患遺伝子　275
シックデイ　320
室周囲核　23
室傍核　23, 60
失明　307
質量分析法　21
シトクロム P-450　8, 436
シトシン　432
シトステロール血症　367, 368
シトリン欠損症　414
シナカルセト　223, 268
シナプスの可塑性　252
ジニトロフェニルヒドラジン反応　416
死の四重奏　245, 276, 451
ジヒドロキシフェニルアラニン　172
ジヒドロテストステロン　183
シプロヘプタジン　150

脂肪萎縮症　459
脂肪エネルギー　445
脂肪肝　247, 374
脂肪吸収障害　382
脂肪吸収不全　381
脂肪吸収不全症　382
脂肪吸収抑制薬　453
脂肪細胞機能異常　456
脂肪細胞由来生理活性物質　448
脂肪酸　270, 271, 443
脂肪組織　240
脂肪乳剤　474
脂肪斑　355
脂肪便　362, 383
嗜眠　465
シメチジン　438
若年成人平均値　132
若年発症成人型糖尿病　283, 315
シャペロン介在性オートファジー　406
シャペロン療法　395
シュウ酸カルシウム結石　432
終止コドン　404, 405
重症複合免疫不全症　434
重炭酸ナトリウム　306
主観的包括的アセスメント　473
粥状硬化　312, 354, 361
手掌線状黄色腫　369
手根管症候群　313, 422
出生前診断　400, 433
腫瘍壊死因子α　240, 242, 448
腫瘍随伴体液性　265
腫瘍性くる病/骨軟化症　126
受容体　2
腫瘍マーカー　409
循環調節ホルモン　232
傷害反応仮説　354
消化管ホルモン　322
症候性肥満　451
衝心脚気　462
脂溶性ビタミン　382, 461
常染色体優性高コレステロール血症
　352
常染色体劣性肝ホスホリラーゼキナーゼ
　欠損症　333
常染色体劣性肝, 筋ホスホリラーゼキナ
　ーゼ欠損症　333
常染色体劣性高コレステロール血症
　352, 368
小腸コレステロールトランスポーター阻
　害薬　367
小児低血糖　325
上半身肥満　449
上皮増殖因子　243
小胞体　328
静脈栄養　471
静脈栄養法　475
上腕三頭筋部皮下脂肪厚　446
上腕中央部筋周囲長　446
ジョギング　317
食後熱産生　445
食事　271, 282

食事性因子　374
食事摂取基準　444
食事誘導熱産生　445
食事療法　317, 376, 379, 452
食物活性物質　442
食物繊維　443, 445
食欲　251
食欲異常　461
女性化徴候　205
女性化副腎腫瘍　151
女性性腺　190
ジヨードチロシン　70
自律神経障害　310
心アミロイドーシス　422
腎機能障害　362, 427
心筋梗塞　389
心筋症　381
神経下垂体　60
神経芽腫群腫瘍　180
神経障害　361
神経障害性関節症　311
神経性過食症　31, 255
神経性低血糖症　321
神経性やせ症　31, 254, 256
神経線維腫症1型　177, 207
神経伝達物質　408
神経内分泌腫瘍　207
腎結石　424
深呼吸様過呼吸　300
腎細胞癌　238
腎疾患　373, 412
腎腫大　333
腎症　337
腎静脈サンプリング　238
新生児糖尿病　284
腎性尿崩症　66
腎臓　280
心臓血管ホルモン　229, 232
身体活動量　317
身体計測　446
靭帯骨化症　118
浸透圧受容器　61
浸透圧性脱髄症候群　68
シンドロームX　244, 276
シンバスタチン　378, 379
心不全　232, 423
心房性Na利尿ペプチド　228

す

膵β細胞　280, 289
水泳　317
膵炎　361
随時血糖値　285, 286, 301
膵消化管神経内分泌腫瘍　219, 222
推奨量　444
膵神経内分泌腫瘍　207
膵腎同時移植　321
膵臓移植　321
膵外性腫瘍　322
推定エネルギー必要量　444

推定平均必要量　444
膵島移植　321
膵島関連自己抗体　282
膵島細胞抗体　284, 290
膵島細胞腫　322
睡眠・覚醒制御　257
髄様癌　98
水溶性食物繊維　443
水溶性ビタミン　461
頭蓋咽頭腫　32, 53
スクリーニング　301
スクレロスチン　471
スクロオキシ水酸化鉄　129
スタチン　87, 276, 321, 367, 369, 377
ステロイド　58, 467
ステロイド11β水酸化酵素　137
ステロイド17α水酸化酵素/C17,20-リア
　ーゼ　137
ステロイド産生急性調節蛋白質　137
ステロイド産生刺激因子1異常症　1/1
ステロイド性骨粗鬆症　466
ステロイドホルモン　3, 7, 12
ステロイドホルモンの合成経路　136
ステロール調節エレメント　352
ステロール調節エレメント結合蛋白
　299, 352
ステント留置　367
ストレプトゾシン　209
スニチニブ　209
スピロノラクトン　142, 159
スフィンゴミエリン蓄積症　394
スフィンゴリピドーシス　391
スプライシング　275
スルホニル尿素薬　318

せ

生活指導　428, 469
生活習慣病　275, 457
生活の質　315, 468
正カルシウム血症性原発性副甲状腺機能
　亢進症　114
脆弱性骨折　467
正常型［血糖値の判定基準］　287, 303
正常トリグリセリド型無βリポ蛋白血症
　381
生殖可能宦官症体症候群　187
生殖行動　26
成人成長ホルモン分泌不全症　50
精神運動発達遅滞　396
成人型Still病　421
成人型乳糖不耐症　336
成人成長ホルモン分泌不全症　52
成人低ラクターゼ症　336
性腺　182
性腺機能低下症　186, 254
性腺機能不全　466
精巣　182
精巣機能亢進症　185
精巣決定遺伝子　203
性早熟症　29, 164

精巣腫瘍　188
精巣性女性化症候群　187, 198
生体膜　443
成長ホルモン　16, 36, 254
成長ホルモン放出ホルモン　25
性分化　202
性分化疾患　204
性ホルモン結合グロブリン　184
生理活性物質　443
生理食塩水　306
生理食塩水負荷試験　141
清涼飲料水ケトーシス　299, 301
赤芽球性プロトポルフィリン症　438, 439
赤色尿　439
脊髄小脳失調症1型　402
脊椎変形　467
セチリスタット　453
赤血球形態異常　386
摂取エネルギー量　452
摂食　271
絶食　456
摂食行動　26
摂食障害　253
摂食調節　251
接着分子　355
セベラマー塩酸塩　129
セミノーマ　188
セリアックスプルー　383
セリン　402
セルロース　443
セルロースアセテート膜電気泳動法　409, 410
セルロプラスミン　402, 411
線維芽細胞増殖因子23　125, 131
線維性骨炎　110
遷延性低血糖　323
全ゲノム相関解析　282, 313
潜在性甲状腺機能低下症　77
潜在性甲状腺機能低下状態　105
穿刺吸引細胞診　97
腺腫　97
腺腫様甲状腺腫　97
線条黄色腫　360
全身性アミロイドーシス　420
選択的アンドロゲン受容体モジュレーター　249
選択的エストロゲン受容体モジュレーター　134, 469
選択的スプライシング　402
選択的セロトニン再取込み阻害薬　466
選択的低アルドステロン症　158
先端巨大症　40, 373
先端巨大症様顔貌　460
先天性アミノ酸代謝異常症　413, 414
先天性高アンモニア血症　414
先天性脂質代謝異常　391
先天性赤芽球性ポルフィリン症　438, 439
先天性全身性脂肪萎縮症　459
先天性糖質代謝異常症　327

先天性乳糖不耐症　336
先天性副腎過形成　152
先天性副腎過形成症候群　162
先天性副腎低形成症　170
先天性プリン・ピリミジン代謝異常　432
先天性無βリポ蛋白血症　349
先天性有機酸代謝異常症　413, 418
全皮下埋め込み式カテーテル　475

そ

臓器保護作用　276
総コレステロール　355, 369, 473
相対的（機能的）副腎皮質不全　156
早発思春期　200
早発卵巣不全　200
早老症　460
足関節収縮期圧/上腕収縮期圧　312
束状層　136
続発性アルドステロン症　143
続発性骨粗鬆症　466
続発性性腺機能低下症　187
続発性副腎皮質不全　68, 157
続発性無月経　198
鼠径ヘルニア　396
速効型インスリン　296, 319
速効型インスリン分泌促進薬　318
ソフトドリンクケトーシス　321
ソマトスタチノーマ　207
ソマトスタチン　26, 296
ソマトスタチンアナログ製剤　83, 150
ソマトスタチン受容体作動薬　45
ソマトスタチン誘導体　209, 223
ソマトポーズ　16
ソラフェニブ　100, 223
ゾレドロン酸　114, 123, 267

た

ダイオキシン　14
大血管症　307
代謝異常　270
代謝回転　405
代謝疾患学　272
代謝性アシドーシス　300
代謝調節　271
体重管理　341
体重減少　300, 302
大豆油乳剤　474
大腿骨近位部骨折　467
耐糖能異常　244, 287, 292
大動脈弁膜疾患　399
耐容上限量　444
多飲　302
多価不飽和脂肪酸　447
タクロリムス　158
多腺性自己免疫症候群　153, 225
多臓器不全　423
多胎　202
脱水　300, 412, 475

脱毛　465
脱ヨウ素酵素　71, 88
多糖類　442
多尿　300, 302
多嚢胞性卵巣症候群　169, 198, 201, 461
多発性骨髄腫　412
多発性内分泌腫瘍症　217
多発性内分泌腫瘍症1型　82, 207
多発性内分泌腫瘍症2型　101, 177
タファミジス　423
ダブルバルーン小腸内視鏡　383
多毛症　396
多様性（異型）ポルフィリン症　440
多量体　276
単一遺伝子異常　313, 314
短鎖脂肪酸　214
炭酸リチウム　110
胆汁酸　215, 383
単純性甲状腺腫　93
単純性非中毒性甲状腺腫　93
単神経障害　310
炭水化物　270, 442, 445
男性化徴候　164, 205
男性化副腎腫瘍　151
男性骨粗鬆症　466
男性性腺　182
タンデム質量分析計　21
短胴性小人症　399
単糖類　442
蛋白質　270, 401, 442, 474
蛋白質・アミノ酸代謝異常　401
蛋白質・エネルギー栄養不良　446
蛋白質生成　405
蛋白質分解　406
蛋白質分解酵素　411
蛋白生成障害　412
蛋白測定法　409
蛋白尿　310

ち

チアゾリジン薬　241, 318
チアマゾール　81, 102, 226
チアミン　418
チェリーレッドスポット　392, 394
知覚異常　388
チミン　432
中間代謝物質量　275
中間比重リポ蛋白　343
中鎖脂肪酸　364, 381, 383
中枢神経後遺症　327
中枢性思春期早発症　29, 46
中枢性食欲抑制薬　453
中枢性尿崩症　54, 64
中性エンドペプチダーゼ　233
中性脂質　342
中性脂肪　342, 355, 448
中足趾節関節　427
中毒性多結節性甲状腺腫　81
中毒性単結節性甲状腺腫　81, 98

中膜石灰化硬化　312
腸性肢端皮膚炎　447
超速効型インスリン　319
超低エネルギー食　452
超低比重（密度）リポ蛋白　271, 272,
　343
腸内細菌　214
腸リンパ管拡張症　383
治療後神経障害　311
チロシン　172, 402
チロシンキナーゼ　314

つ

追加インスリン　320
椎体骨折　467
痛風　424, 426
痛風関節炎　424, 426
痛風結節　427
痛風腎　426
痛風発作　424

て

低 HDL コレステロール血症　354, 355
低 T_3 症候群　88
低アディポネクチン血症　276
低栄養　412
帝王病　424
低カリウム血症　238, 475
低カリウム血性アルカローシス　140,
　144
低カルシウム血症　115, 120, 123, 462
低血糖　300, 320, 324, 475
低血糖昏睡　254
低血糖症　321, 324
低脂血症　380
低脂肪食　461
低身長　333, 399
低蛋白血症　310, 409, 412
低張食塩水　306
低ナトリウム血症　67
低尿酸血症　429
低比重（密度）リポ蛋白　136, 272, 343
低マグネシウム血症　115, 120
停留精巣　182, 187
低リン血症　123, 126, 127
低リン血症・くる病　127, 333
低レニン性（続発性）選択的低アルドス
　テロン症　159
デオキシコルチコステロン　166
デオキシコルチコステロン産生腫瘍
　143
デキサメタゾン　36, 155, 165, 423
デキサメタゾン抑制試験　37, 148, 160
テクネシウム　75
テストステロン　16, 182, 184, 193,
　195
テストステロンエナント酸エステル
　51
デスフェリオキサミン　441

デスモプレシン　65
テタニー　115, 121
鉄　411
鉄貯蔵蛋白　411
テトラクロロジベンゾジオキシン　14
テトラサイクリン系抗菌薬　383
テトラヒドロビオプテリン負荷試験
　415
デノスマブ　114, 267, 467, 470
デヒドロエピアンドロステロン　16,
　136, 139, 183, 195
手病変　313
テリパラチド　114, 135, 467, 471
デルマタン硫酸　396, 398
転移 RNA　404
電解質　474
電解質補正　306
てんかん　120
電気泳動法　409
電子伝達系　408
転写因子　11
点突然変異　275, 389

と

銅　411
同化　270
糖吸収・排泄調節系　319
糖原性アミノ酸　271, 408
糖原病　273, 327, 426
糖脂質代謝異常　461
糖質　270, 278, 442, 474
糖質吸収不全症　336
糖質コルチコイド　136
糖質代謝異常　278
同心円状層状封入体　392
糖新生　278, 280, 297
糖新生異常症　324
透析関連アミロイドーシス　421, 423
透析療法　310
糖代謝　278
糖代謝異常　276, 282
糖代謝経路　278
糖蛋白　419
糖毒性　321
糖尿病　276, 281, 372
糖尿病型［血糖値の判定基準］　286,
　287, 302
糖尿病合併妊娠　288
糖尿病ケトアシドーシス　305
糖尿病性壊疽　311
糖尿病性筋萎縮　311
糖尿病性心筋症　312
糖尿病性神経障害　310
糖尿病性腎症　234, 309
糖尿病性腎症病期分類　309
糖尿病性大血管症　312
糖尿病性多発神経障害　311
糖尿病の三大合併症　246
糖尿病網膜症　307, 308
動脈硬化　233, 312

動脈硬化性疾患　276
動脈硬化性心疾患　378
糖輸送担体　272
投与エネルギー量　472, 474
特定健康診査・特定保健指導　287,
　303, 454, 458
特発性 1 型糖尿病　290
特発性アルドステロン症　140
トシリズマブ　423
ドパミン　25, 38, 172
ドパミン作動薬　56, 223
トピロキソスタット　428
トランスコバラミン　402
トランスコバラミン欠損症　465
トランスサイレチン　420
トランス脂肪酸　445
トランスフェリン　402, 411, 446
トランスフェリン欠損症　413
トランスポーター　7, 403
トリアムテレン　144, 159
トリグリセリド　271, 296, 342, 355
トリヨードサイロニン　5, 70, 103
トルコ鞍空洞症候群　56
トルバプタン　233
トレオニン　402

な

内因性交感神経刺激作用　374
内因性高脂血症　357
内因性高トリグリセリド血症　358
内因性リポ蛋白代謝経路　349
内臓脂肪　448, 454
内臓脂肪型肥満　276, 296, 450, 454
内臓脂肪細胞　456
内臓脂肪症候群　276
内臓脂肪面積　454, 455
内皮細胞由来リパーゼ　350
内皮由来弛緩因子　228
内分泌　2
内分泌攪乱物質　14
内分泌機能の評価　26
内分泌疾患　10
ナトリウム濃度　62
ナルコレプシー　258
軟骨内骨化障害　396

に

ニコチン酸欠乏症　464
ニコチン酸製剤　370, 379
二次性高 HDL コレステロール血症
　391
二次性高脂血症　357, 371
二次性高トリグリセリド血症　371
二次性低 HDL コレステロール血症
　390
二次性肥満　451
二重エネルギー X 線吸収法　461, 467
日常生活動作　468
二糖類　442

日本人の食事摂取基準　317
乳酸アシドーシス　306, 475
乳糖　330
乳頭癌　98
乳糖除去ミルク　336
乳糖分解酵素　336
乳糖分解酵素欠損症　336
ニューロペプチド Y　26, 251
ニューロメジン U　26
尿酸　424
尿酸塩　424
尿酸結石　432
尿酸コントロール薬　428
尿酸産生低下型低尿酸血症　430
尿酸生成抑制薬　428
尿酸トランスポーター　424, 429, 432
尿酸排泄機構　425
尿酸排泄増加型低尿酸血症　431
尿酸排泄促進薬　428
尿浸透圧　62
尿素サイクル代謝異常症　414
尿素窒素　446
尿中 C ペプチド　304
尿中 I 型コラーゲン架橋 N-テロペプチ
　　ド　468
尿中 Sulkowitch 反応　465
尿中アルブミン　310
尿中カテコールアミン　174
尿中カルシウム簡易定量試験　465
尿中蛋白　304
尿比重　62
尿崩症　63
尿量　62
尿路結石　117, 135, 432
尿路結石症　113
妊娠高血圧症候群　105
妊娠中に取り扱う糖代謝異常　288
妊娠中の明らかな糖尿病　288
妊娠糖尿病　284, 288, 305
妊娠と甲状腺　102
認知症　313, 464

ね

ネガティブフィードバック　4
ネスファチン　252
熱帯性スプルー　383
ネフローゼ症候群　373
粘液水腫性昏睡　85, 261
粘膜神経腫　219

の

脳血管性認知症　313
脳腱黄色腫症　367
脳性 Na 利尿ペプチド　230
囊胞性線維症　274
ノルアドレナリン　172
ノルメタネフリン　172

は

パークロレート放出試験　75
パーテクネート　75
バイオアッセイ　21
バイオアベイラブルテストステロン
　　184
バイオマーカー　214
バイオリズム　4
胚細胞腫瘍　33, 53, 188
ハイドロキシアパタイト　106, 110,
　　123
背内側核　23
バイパス手術　367
排便促進効果　443
培養皮膚線維芽細胞　367
排卵　194
破壊性甲状腺炎　89, 261
白質ジストロフィ　392
白内障　361
破骨細胞　110
橋本病　83, 89
パシレオチド　43
長谷川式簡易知能スケール　313
バソプレシン　25, 60, 137, 213, 232
白血球増多　427
バニリルマンデル酸　172, 180
パネル検査　227
ハプトグロビン　411
ハプロタイプ　285
早食い　453
パラガングリオーマ　177
バルプロ酸ナトリウム　150
半定量的評価　468
バンデタニブ　101, 223
反応性アミロイドーシス　421
反応性低血糖　322
晩発性皮膚ポルフィリン症　438, 441

ひ

非 Hodgkin リンパ腫　101
非アルコール性脂肪性肝炎　247
非アルコール性脂肪性肝疾患　212
ヒアルロナン　396, 398
ヒアルロニダーゼ欠損症　399
ビウレット反応　409
非栄養素栄養成分　443
ビオプテリン代謝異常症　415
皮下脂肪　448, 454
皮下脂肪厚測定　461
皮下脂肪型肥満　450
光毒性作用　437
ビグアナイド薬　249, 318, 321
非甲状腺疾患　88
非ステロイド性抗炎症薬　428
ヒストンアセチル化活性　9
ヒストン脱アセチル化酵素　9
ビスフェノール A　14
ビスホスホネート　114, 123, 134, 267,

　　469
ビスホスホネート関連顎骨壊死　124
非セミノーマ　188
ピタバスタチン　377
ビタミン　443
ビタミン過剰症　464
ビタミン欠乏症　461, 463
ビタミン A　7, 382
ビタミン A 過剰症　465
ビタミン A 欠乏症　462
ビタミン B_1　418
ビタミン B_1 依存症　465
ビタミン B_1 欠乏症　464
ビタミン B_2 依存症　465
ビタミン B 群　133
ビタミン B_6　332, 418
ビタミン C 欠乏症　465, 466
ビタミン D　7, 109, 124, 125, 132
ビタミン D 依存性くる病　465
ビタミン D 過剰症　465
ビタミン D 欠乏症　114, 121, 462
ビタミン E　381, 382
ビタミン K 過剰症　465
ビタミン剤　474
必須アミノ酸　270, 442
必須脂肪酸　447
必須ミクロミネラル　444
ヒトインスリンアナログ　319
ヒト絨毛性ゴナドトロピン　51, 73,
　　101, 194
ヒト絨毛性ゴナドトロピン試験　184
ヒト閉経後ゴナドトロピン　51
ヒト閉経後ゴナドトロピン-hCG 療法
　　197
ヒト免疫不全ウイルス　459
ヒドロキシメチルグルタリル CoA 還元
　　酵素阻害薬　367
ヒドロコルチゾン　51, 57, 150, 155,
　　226, 263, 326
非必須アミノ酸　442
皮膚黄色腫　360
皮膚型ポルフィリン症　436
皮膚結節性黄色腫　369
皮膚光線過敏症　441
ヒポキサンチン-グアニンホスホリボシ
　　ルトランスフェラーゼ欠損症　432
ヒポキサンチンホスホリボシルトランス
　　フェラーゼ欠損症　424
ヒポクレチン　257
肥満　276, 294, 456
肥満症　234, 372, 448
肥満症治療　453
肥満度分類　449
びまん性甲状腺腫　93
びまん性病変　310
標準体重　317, 452
ピリミジン　432
ピリミジン代謝酵素異常症　432, 435
微量元素　443, 474
ピルビン酸　271
ピロリン酸カルシウム結晶　428

頻回注射療法　320
ビンクロゾリン　14
貧血　362, 439

ふ

ファンクショナルクローニング　275
フィードバック調節　4
フィブラート系薬　321, 369, 370
フェニルアラニンヒドロキシラーゼ　414
フェニルエタノールアミン-*N*-メチル基転移酵素　172
フェニルケトン尿症　273, 414
フェブキソスタット　428
フェリチン　403, 411
フェントラミン試験　174
フォークヘッド転写因子　297
腹囲　304
腹腔鏡下スリーブ状胃切除術　453
腹腔鏡下卵巣多孔術　202
複合脂質　342
副甲状腺　106
副甲状腺機能亢進症　466
副甲状腺機能低下症　115
副甲状腺ホルモン　106, 107, 471
副甲状腺ホルモン関連蛋白　110, 122, 265
副腎　136
副腎アンドロゲン　139, 153, 167
副腎インシデンタローマ　160
副腎癌　146
副腎偶発腫瘍　160
副腎クリーゼ　51, 157, 225
副腎静脈サンプリング　142, 149
副腎髄質の画像診断法　175
副腎器症候群　197, 198
副腎性サブクリニカル Cushing 症候群　150, 160
副腎腺腫　146
副腎卒中　157
副腎白質ジストロフィ　392
副腎皮質　136
副腎皮質機能亢進症　139
副腎皮質機能低下症　153
副腎皮質刺激ホルモン　137, 251
副腎皮質刺激ホルモン放出ホルモン　25, 137, 213, 252
副腎皮質ステロイド合成障害　162
副腎皮質ステロイドホルモン　136
福田分類　307
腹内側核　23
腹部膨満　332
浮腫　310, 447, 464
フタル酸エステル類　14
フットケア　312
不動性骨粗鬆症　467
ブドウ糖　278
部分欠損　273
プラスミノゲンアクチベーターインヒビター　242, 448

フラッシング反応　465
プラバスタチン　377, 379
フラボノイド　14
プリン　432
プリン体　424, 428
プリン体異化系　272
プリン代謝酵素異常症　432
プリンヌクレオシドホスホリラーゼ　434
プリンヌクレオシドホスホリラーゼ欠損症　431
プリンヌクレオチド回路　272
プリン・ピリミジン代謝異常　424
プリン分解経路　424
フルクトース　474
フルクトース-1,6-ビスホスファターゼ欠損症　334
フルクトース代謝異常症　334
フルクトース不耐症　325
フルドロコルチゾン　51, 156, 158, 159, 165
フルバスタチン　377
プレアルブミン　446
フレイル　317, 445
プレグネノロン　183
プレドニゾロン　58, 155, 201, 267
プロインスリン　292
プロオピオメラノコルチン　26, 137, 251, 452
プロゲステロン　193, 195
プロゲステロン負荷試験　196, 199
プロゲステロン/デオキシコルチコステロン　165
プロスタノイド　2, 232
プロセシング　352
プロセシング障害　364
フロセミド立位負荷試験　141
プロテアーゼ　411
プロテインキナーゼ　402
プロテインキナーゼ型レセプター　7
プロテインホスファターゼ　402
プロトポルフィリン　439
プロバイオティクス　216
プロピオン酸血症　418
プロピルチオウラシル　81, 102, 226
プロブコール　367, 390
プロプラノロール　438
プロベネシド　428
プロホルモン　3
ブロモクリプチン　57, 150
プロラクチノーマ　40, 219
プロラクチン　37, 194
プロレニン　235
プロレニン受容体　236
分岐鎖アミノ酸　270, 407, 416, 474
分岐鎖アミノ酸制限食　418
分子シャペロン　402
分泌刺激試験　36
分泌抑制試験　37

へ

閉経後骨粗鬆症　466
閉塞性黄疸　373
ベタイン療法　418
ヘテロ接合体　272
ベノミル　14
ヘパラン硫酸　396, 398
ヘパリン　363
ヘパリン静注後血漿　350
ヘパリンナトリウム　158
ペプチド YY　215, 253
ペプチドホルモン　2, 3
ヘマチン　438
ヘミン　438
ヘム　411
ヘムアルギニン　438
ヘムオキシゲナーゼ　438
ヘム合成系酵素　436
ヘム蛋白　436
ヘモグロビン　411, 436
ヘモグロビン A1c　285, 301, 303, 273
ヘモクロマトーシス　447
ヘモペキシン　411
ペラグラ　464
ペルオキシソーム増殖因子活性化受容体 α　299
ペルオキシソーム増殖剤応答性レセプター　8
偏食　453
ベンズブロマロン　428
扁桃腫大　361
ペントースリン酸経路　278, 329
ペンドリン　69
便微生物移植術　216
扁平黄色腫　360

ほ

保因者診断　400
傍糸球体細胞腫　237
放射状混濁　394
放射性ヨウ素内用療法　98
傍神経節細胞腫　174
傍分泌系　2
泡沫細胞　387
傍濾胞細胞　69
補完的中心静脈栄養　472
保健指導　458
歩行　317
母児合併症　337
ポジショナルクローニング　274
ポジティブフィードバック　4
ホスホフルクトキナーゼ　332
ホスホリボシルピロリン酸　432
ホスホリボシルピロリン酸合成酵素活性低下症　431
ホスホリボシルピロリン酸合成酵素亢進症　424, 433
ホスホリラーゼキナーゼ　333

母性フェニルケトン尿症　415
発疹性黄色腫　360, 363
ホメオドメイン　11
ホモシスチン尿症　418
ホモシステイン　133
ホモ接合体　273
ホモバニリル酸　172
ポリアクリルアミドゲル　343
ポリグルタミン病　402
ポリサージャリー　440
ポリフェノール類　443
ボルテゾミブ　423
ポルフィリン　408
ポルフィリン症　436
ポルフィリン代謝異常　436
ポルホビリノゲン　440
ホルモン　2, 10, 228
ホルモン過剰症　10
ホルモン感受性リパーゼ　345
ホルモン結合蛋白　5
ホルモン欠乏症　10
ホルモン測定法　18
ホルモンの半減期　5
ホルモン分泌刺激試験　27
ホルモン補充療法　18, 49, 201
本態性フルクトース尿症　335
翻訳後修飾　401

ま

マイクロゾームテスト　90
膜輸送　272
膜レセプター　6
マクロアデノーマ　37, 43, 45, 82
マクロオートファジー　407
マクログロブリン血症　412
マクロミネラル　443
末期腎不全　310
末梢静脈栄養法　472
末梢神経障害　388
末梢ホルモン　34
マップキナーゼ　295
マトリックス支援レーザー脱離イオン化
　法　21
マラスムス　446
マラスムス型クワシオルコル　446
マルチプルリスクファクター症候群
　454
マルトース　474
慢性合併症　307
慢性甲状腺炎　83, 89, 263
慢性腎臓病　127, 234, 466
慢性腎不全　373
慢性副腎皮質不全　153
慢性閉塞性肺疾患　466

み

ミエリン脂質代謝異常　392
ミクロアデノーマ　37
ミクロオートファジー　407

ミクロソームトリグリセリド転送蛋白
　345, 349, 380
ミクロソームトリグリセリド輸送蛋白阻
　害薬　376
ミクロミネラル　443
水制限試験　62
ミトコンドリア遺伝子異常　284
ミトコンドリア機能不全　250
ミトコンドリア糖尿病　314
ミトタン　150, 153
ミニマルモデル　296
ミネラル　447
ミネラルコルチコイド　136, 144, 171
ミネラルコルチコイド受容体拮抗薬
　142, 233
未分化癌　98
脈波伝播速度　312
ミルクアルカリ症候群　447

む

無βリポ蛋白血症　380
無アルブミン血症　413
無ガンマグロブリン血症　413
無機質　443, 447
無月経　461
ムコ多糖症　395, 396
ムコ多糖代謝異常　396
ムコ多糖蓄積症　396
無自覚性低血糖　300
無セルロプラスミン血症　447
無痛性甲状腺炎　89, 92
ムンプス精巣炎　187

め

迷走神経　253
メープルシロップ尿症　415, 465
メタネフリン　172, 174, 178
メタボリックシンドローム　213, 234,
　244, 276, 371, 372, 454
メタボリックシンドロームの診断基準
　245
メタボリックドミノ　246
メタボリックメモリー　316
メチオニル-tRNA　405
メチラポン　43, 150
メチルマロン酸血症　418
メッセンジャーRNA　403
メディカルチェック　452
メトクロプラミド試験　174
メトホルミン　321
メノポーズ　16
目安量　444
メラトニン　26
メラニン凝集ホルモン　26, 257
メラノコルチン4受容体　251
メルファラン　423
免疫グロブリン関連アミロイドーシス
　421
免疫グロブリン欠乏症　413

免疫チェックポイント阻害薬　11
免疫電気泳動　409

も

網状層　136
網膜色素変性　361, 381
網膜脂肪症　361, 363
網膜症　302, 337
網膜剥離　307
モノアミンオキシダーゼ阻害薬　323
モノアミン作動性ニューロン　259
モノグリセリド　343
モノクローナル抗体　363
モノフィラメント　312
モノヨードチロシン　70
モリブデンコファクター　430
モリブデンコファクター欠損症　430

や

やせ　461
夜盲症　462

ゆ

有機酸血症　414, 418
有棘赤血球増加症　381
有酸素運動　317, 452
遊離脂肪酸　239, 293, 294, 295, 326,
　343
遊離ヘム　411
遊離ヘモグロビン　411
ユビキチン　407
ユビキチン-プロテアソーム系　406,
　407

よ

溶血性貧血　465
ヨウ素　69, 104
容量・圧受容体　61
予防医学　276

ら

ラクターゼ　336
ラクトフェリン　403
ラテックス凝集免疫法　409
卵巣　190
卵巣過剰刺激症候群　202
卵巣提索　191
卵巣門　191
卵胞　191
卵胞活性化療法　201
卵胞刺激ホルモン　183, 192
ランレオチド　209

り

リオチロニン　91, 263

リガンド　7, 11
リガンド結合障害　364
リコペン　443
リコンビナント成長ホルモン　51
リシン尿性蛋白不耐症　414
リセドロネート　469
リソソーム　330, 406
リソソーム酵素活性測定　394
リソソーム蓄積症　391
リソソーム病　391, 396, 406
利尿薬　321
リノール酸　447, 474
リバウンド　452
リバースジェネティクス　274
リパーゼ阻害薬　453
リハビリテーション　469
リフィーディング症候群　475
リポイド副腎過形成　169
リボソーム　405
リポ蛋白　271, 299, 343, 354, 402
リポ蛋白糸球体症　369
リポ蛋白電気泳動　370
リポ蛋白リパーゼ　273, 299, 345, 362
リポ蛋白レセプター　273
硫酸デヒドロエピアンドロステロン　136
硫酸マグネシウム　117
両側性大結節性過形成　146, 151
リラグルチド　453
リン酸カルシウム　130
リン酸カルシウム結石　432
リン脂質　271, 343
鱗屑状皮膚炎　447
リン代謝　124
リンパ球性下垂体炎　57, 86
リンパ節腫脹　388
リンパ肉腫　412

る

るいそう　447
類でんぷん質　419
ループ利尿薬　268

れ

レガシー（遺産）効果　316
レジスタンス運動　317, 452
レジスチン　242, 293
レスベラトロール　443
レセプター　2, 10
レセプターアッセイ　21
レチノール結合蛋白　446
レナリドミド　423
レニン　138, 228, 229
レニン-アンジオテンシン-アルドステロン系　247
レニン-アンジオテンシン系　247
レニン活性　235
レニン産生腫瘍　237
レプチン　88, 240, 251, 253, 260, 293,

448, 452, 460
レボチロキシン　51, 57, 87, 91, 226, 263
レンバチニブ　100, 101, 223

ろ

老人性全身性アミロイドーシス　420, 422
ロコモティブシンドローム　248
濾胞癌　98
濾胞上皮細胞　69
ロモソズマブ　471

わ

ワルファリンカリウム　188

数字

1 塩基多型　313
1 型糖尿病　281, 289, 300, 372, 466
1α-水酸化酵素　125
1,25 水酸化ビタミン D　107, 109, 111, 117, 122, 130
2 型糖尿病　282, 291, 300, 372
2 型糖輸送担体　297
3β-HSD 欠損症　169
3β-ヒドロキシステロイドデヒドロゲナーゼ　137
4 型メラノコルチン受容体　452
7α ヒドロキシラーゼ　72
11-デオキシコルチゾール　165
11β-HSD1　243
11β-HSD2　144, 243
11β-hydroxylase deficiency（11-OHD）167
11β-水酸化酵素欠損症　167
11β-ヒドロキシステロイドデヒドロゲナーゼ　137, 144
17-OHP4　165
17α-hydroxylase deficiency（17-OHD）165
17α-水酸化酵素欠損症　165
17α-ヒドロキシプレグネノロン　183
17α-ヒドロキシプロゲステロン　165
18-OHDOC　166, 167
18-ヒドロキシデオキシコルチコステロン　166
^{18}F-FDG-PET　177
21-hydroxylase deficiency（21-OHD）162
21-水酸化酵素欠損症　162, 206
25 水酸化ビタミン D　120
75g 経口ブドウ糖負荷試験（OGTT）37, 285, 286, 301
^{99m}Tc-MIBI シンチグラフィ　113
^{131}I-アドステロールシンチグラフィ　142, 150
^{131}I 内用療法　81

欧文索引

ギリシャ

α_1-antitrypsin（α_1-AT）　411
α_1 アンチトリプシン　411
α_1 アンチトリプシン欠損症　274, 413
α_2-macroglobulin（α_2-M）　411
α_2 マクログロブリン　411
αKlotho　127
α melanocyte stimulating hormone（αMSH）　251
α-グルコシダーゼ阻害薬（α-GI）　319
α-ケトグルタル酸　407
α 細胞　279
α 遮断薬　179, 223
α 分画異常　413
αヘリックス　419
α メラニン細胞刺激ホルモン　251
α-リノレン酸　447
α リポ蛋白　344
βKlotho　213
β-カテニン　98
β 細胞　279
β 酸化　271
β シート構造　419
β 遮断薬　45, 93, 179, 323, 374
β リポ蛋白　344
γ 分画（免疫グロブリン）異常　412
δ-アミノレブリン酸合成酵素　436
δ-アミノレブリン酸デヒドラターゼ欠損性ポルフィリン症　441

A

AA アミロイドーシス　423
a disintegrin and metalloprotease（ADAM）　237
ABCA1　353, 384, 387
ABCG1　353
ABCG2　424
abetalipoproteinemia　380
acanthocytosis　381
ACAT1　346
ACAT2　345, 351
ACCORD 試験　316
ACE　229
ACE 阻害薬　230, 233, 310, 321
acidic glycosaminoglycan（GAG）　396
acquired generalized lipodystrophy（AGL）　459
acquired hypocalciuric hypercalcemia（AHH）　110
acquired partial lipodystrophy（APL）　459
acromegaly　40, 373
ACTH　137, 251
ACTH-independent macronodular adrenal hyperplasia（AIMAH）　146
ACTH 不応症　157

ACTH 負荷試験　155, 165
ACTH 分泌低下症　50
active renin concentration（ARC）
　140
acute complications　305
acute intermittent porphyria（AIP）
　440
acute kidney injury（AKI）　265
acyl-CoA synthetase（ACS）　345
Ad4 binding protein（Ad4BP）　170
Addison 病　153, 225
adenine phosphoribosyltransferase
　deficiency　434
adenosine deaminase（ADA）　434
adenosine triphosphate（ATP）　271,
　278, 442
adequate intake（AI）　444
adipocytokine　241
adiponectin　242
ADL　468
ADP　272
ADP 産生　329
adrenal cortex　136
adrenal gland　136
adrenal vein sampling（AVS）　142
adrenarche　139
adrenocorticotropic hormone（ACTH）
　137, 251
adult type hypolactasia　336
adult type lactose intolerance　336
agouti-related protein/peptide
　（AgRP）　26, 251
AH アミロイドーシス　421
AIP　40, 42
AIRE　115, 225
AL アミロイドーシス　420, 423
ALA　250, 440
ALAD 欠損性ポルフィリン症（ADP）
　438, 441
ALADIN　171
Albright 遺伝性骨異栄養症　119, 121
albumin（Alb）　411
aldehyde oxidase（AO）　430
Alder 顆粒　399
aldosterone　136
aldosterone producing adenoma
　（APA）　140
aldosterone-producing cell cluster
　（APCC）　137
aldosterone/renin ratio（ARR）　140
ALK　180
Allgrove 症候群　171
ALP　72
Alstöm 症候群　31
Alzheimer 型認知症　313
AMP　272
AMPK　297
amyloidosis　419
anabolism　270
Andersen 病　331
Anderson 病　381

Anfinsen のドグマ　402
Ang I　229
Ang II　229
Ang II 受容体拮抗薬　230, 310
angiokeratoma　394
angiotensin II receptor blocker（ARB）
　230, 233, 321
angiotensin-converting enzyme
　（ACE）　229
ankle-brachial pressure index（ABI）
　312
anorexia nervosa（AN）　31
ANP　228, 230
anthropometrics　446
anti-Müllerian hormone（AMH）　182,
　203
antidiuretic hormone（ADH）　213,
　232
anti-parallel β pleated sheet structure
　419
apparent mineralocorticoid excess
　（AME）症候群　144
AQP2 遺伝子　66
ARB　230, 233, 310, 321
arcuate nucleus（ARC）　23
arginine vasopressin（AVP）　25, 60,
　137, 213
Argonz-del Castillo 症候群　199
Argyll Robertson 瞳孔　33
ARMC5　147
arteriolosclerosis　312
ARX　203
Asherman 症候群　200
AST　407
atherosclerosis　312
ATP　271, 278, 442
ATP 産生　272, 280
ATP-binding cassette transporter A1
　（ABCA1）　353, 384, 387
atrial natriuretic peptide（ANP）　228,
　230
ATRX　180
ATTR 型遺伝性アミロイドーシス　423
autoimmune hypophysitis　57
autoimmune polyendocrine syndrome
　（APS）　153
autoimmune polyglandular syndrome
　（APS）　225
autonomic neuropathy　310
autonomously functioning thyroid
　nodule（AFTN）　81
autosomal dominant hypercholesterol-
　emia（ADH）　352
autosomal recessive hypercholesterol-
　emia（ARH）　352, 368
AVP　25, 60, 137, 213
AVP 濃度　62
AVP 負荷試験　62

B

balance study　383
Bardet-Biedl 症候群　31, 452
bariatric surgery　453
Barraquer-Simons 症候群　461
Bartter 症候群　143
basal body temperature（BBT）　194
basal metabolic rate（BMR）　445
Basedow 病　79, 102, 261
Bassen-Kornzweig 症候群　380
BBS　31
beriberi　464
Biemond 症候群　31
bilateral macronodular adrenal hyper-
　plasia（BMAH）　147, 151
bile acid receptor/farnesyl X receptor
　（BAR/FXR）　8
bioassay　21
bioavailable testosterone（BAT）　184
blood-brain barrier（BBB）　24
blood-retinal barrier　307
Bloom 症候群　435
body mass index（BMI）　276, 304,
　317, 338, 448, 454
bone morphogenetic protein 15（BMP-
　15）　192
bounding and pistol-shot sounds　464
BRAF　98
branched chain amino acid（BCAA）
　474
broad β 病　369
broad γ 型　412
Broviac-Hickman カテーテル　474
bulimia nervosa（BN）　31

C

C 型 Na 利尿ペプチド（CNP）　230
C 細胞　69
C 反応性蛋白（CRP）　409
C ペプチド　285
C ペプチド指数　304
C2H2-zinc finger　11
Ca　108
Ca 拮抗薬　158, 321
Ca 製剤　226
Ca 代謝　106
Ca バランス　108
calcium pyrophosphate dihydrate
　（CPPD）　428
CAPS　378
carcinoembryonic antigen（CEA）　74
CARE　378
Carney 症候群　147
Carpenter 症候群　225
Casal's necklace　464
CASR　115, 117
Castleman 病　421
catabolism　270

cataract 361
CD45 ゲーティング 97
CDKN1B 40, 42
CDKN1C 171
cell energy crisis 271
central route 472
cerebrotendinous xanthomatosis (CTX) 367
ceruloplasmin (Cp) 411
CETP 274, 350, 354, 359, 381, 384, 389
CETP 阻害薬 390
CGM 320, 337
Charcot 関節症 311
CHD 374, 378
chemiluminescence enzyme immunoassay (CLEIA) 20
chemiluminescence immunoassay (CLIA) 20
Chiari-Frommel 症候群 199
cholecystokinin (CCK) 253
cholesterol efflux 384
cholesteryl ester transfer protein (CETP) 274, 350, 354, 359, 381, 384
chronic complications 307
chylomicron 343
chylomicron retention disease 381
CKD 234, 466
CKD-MBD 128
Clostridioides difficile 感染症 216
Cockayne 症候群 435
colloid goiter 93
colloid osmotic pressure 411
complete defect 273
compound heterozygote 273
COMT 172
congenital adrenal hyperplasia (CAH) 162
congenital erythropoietic porphyria (CEP) 439
congenital generalized lipodystrophy (CGL) 459
congenital lactase deficiency 336
congenital lactose intolerance 336
Conn 症候群 140, 159
constitutive androstane receptor (CAR) 8
constitutive secretion 3
continuous glucose monitoring (CGM) 320, 337
continuous subcutaneous insulin infusion (CSII) 320, 340
Cori サイクル 297
Cori 病 331
corneal arcus 361
corneal opacity 361
CoRNR box 9
coronary heart disease (CHD) 374, 378
corticosterone methyl oxidase (CMO)

162
corticotropin-releasing hormone (CRH) 25, 36, 137, 213, 252
cortisol 4, 136
C peptide index (CPI) 304
CRE 72
Creutzfeldt-Jakob 病 465
CRH 25, 36, 137, 213, 252
CRH 負荷試験 36, 148
cross reacting material (CRM) 273
crown-like structure 448
CTLA4 89, 289
CTNNB1 98
Cushing 症候群 42, 145, 160, 373, 466
Cushing 徴候 42
Cushing 病 37, 42, 254
CYP11A 137, 169
CYP11B1 137, 167
CYP11B2 137, 138
CYP17 137, 165, 183
CYP21A 162
CYP21B 162
CYP27B1 110, 125
cystathionine *β*-synthase 〈CBS〉 deficiency 418
cystic fibrosis (CF) 274

D

DA 25, 26
Davis 分類 307
DAX-1 136, 170
Dax-1 12
Dax-1/Sf-1 34
DDAVP 負荷試験 38, 148
DDT 14
DEHAL1 70
dehydroepiandrosterone (DHEA) 16, 136, 139, 156, 183, 195
DES 14, 15
dexamethasone suppression test (DST) 37
DHEA 16, 136, 139, 156, 183, 195
DHEA-sulfate (DHEA-S) 16, 136, 139, 195
DHH 203
diabetes 281
Diabetes Control and Complications Trial (DCCT) 316
diabetes insipidus (DI) 63
diabetic amyotrophy 311
diabetic cardiomyopathy 312
diabetic gangrene 311
diabetic ketoacidosis (DKA) 305
diabetic macroangiopathy 312
diabetic nephropathy 309
diabetic neuropathy 310
diabetic retinopathy 307
diethylstilbestrol (DES) 14, 15
diet-induced thermogenesis (DIT)

445
diffuse lesion 310
diffuse symmetrical neuropathy 310
DiGeorge 症候群 106, 115
dihydrotestosterone (DHT) 183
diiodothyrosine (DIT) 70
DIO 71
dipeptidyl peptidase-IV (DPP-4) 210, 211, 253
disorder of sex development (DSD) 204
disorders of nucleic acid metabolism 435
DMP1 127
DNA 403
DOC 166
Donohue 症候群 322
DOPA 172
dorsomedial nucleus (DMN) 23
DPP-4 210, 211, 253
DPP-4 阻害薬 249, 318
DR2 284
DR4 284
DR9 284
dual energy CT 検査 427
dual energy X-ray absorptiometry (DXA) 131, 461, 467
dual orexin receptor antagonist (DORA) 260
dual oxidase 2 (DUOX2) 85
dual oxidase maturation factor 2 (DUOXA2) 85
Dupuytren 拘縮 313
dysbetalipoproteinemia 369
dyslipidemia 355

E

early PN 472
Early Treatment Diabetic Retinopathy Study (ETDRS) 分類 307
E-H 試験 120
EIA 18, 20
electrochemiluminescence immunoassay (ECLIA) 20
electro-spray ionization (ESI) 21
ELISA 363
Ellsworth-Howard 試験 120
empty sella 症候群 56
ENaC 144
endoplasmic reticulum (ER) 328
endothelial cell-derived lipase (EL) 350
endothelium-derived relaxing factor (EDRF) 228
ENPP1 127
enteropathic acrodermatitis syndrome 447
enzyme defect 273
enzyme immunoassay (EIA) 18, 20
EPA 製剤 379

epidermal growth factor (EGF) 242
eruptive xanthoma 360
erythropoietic protoporphyria (EPP) 439
estimated average requirement (EAR) 444
estradiol 17
estrogen 17
ET 231
eukaryotic elongation factor (eEF) 405
eukaryotic initiation factor (eIF) 405
euthyroid sick syndrome 88
exudative lesion 310

F

Fabry 病 392, 394
factitious hypoglycemia 323
FADH$_2$ 271
familial amyloid polyneuropathy (FAP) 420, 421
familial combined hyperlipidemia (FCHL) 368
familial glucocorticoid deficiency (FGD) 157
familial hyperaldosteronism (FH) 140
familial hypercholesterolemia (FH) 273, 276, 352, 359, 361, 364, 374, 376
familial hypoalphalipoproteinemia 387
familial hypobetalipoproteinemia 382
familial hypocalciuric hypocalcemia (FHH) 110
familial oculoleptomeningeal amyloidosis 422
familial partial lipodystrophy (FPLD) 459
familial type III hyperlipidemia 369
familial type IV hyperlipidemia 371
Fanconi-Bickel 症候群 333
farnesoid X receptor (FXR) 216
fatty streak 355
FBN1 274
FBPase 334
fecal microbiota transplantation (FMT) 216
ferritin 411
ferrochelatase (FECH) 439
fertile eunuch syndrome 187
FFA 241, 296, 343
FFAR2 215
FFAR3 215
FGF21 212
FGF23 124, 125, 131
FGFR1 30
FGF ファミリー分子 126
FH 273, 276, 350, 359, 361, 364, 374, 376

FH ヘテロ接合体 364
FH ホモ接合体 364
fibroblast growth factor (FGF) 212
fibroblast growth factor 23 (FGF23) 124, 125, 131
fish eye disease 387
foam cell 387
follicle stimulating hormone (FSH) 183, 192
follicular epithelial cell 69
Forbes 病 331
Fork head 11
Foxo1 297
fPCT 441
fractional excretion of Ca (FE$_{Ca}$) 113
FRAME 試験 471
free fatty acid (FFA) 240, 296, 343
free fatty acid receptor 2 (FFAR2) 215
FREEDOM 試験 470
Friedewald の式 356
Fröhlich 症候群 31, 197
fructose metabolism disorder 334
FSH 194
FT$_3$ 71, 73, 103
FT$_4$ 71, 73, 103
furin 237
FXR 216

G

G 蛋白共役型レセプター 6, 147
G 蛋白共役型受容体 (GPCR) ファミリー 106
GA 337
GAD 抗体 284, 290, 304
galactosemia 334
galanin-like peptide (GALP) 26
GALNT3 127
gangliosidosis 392
gargoylism 396
gastric inhibitory polypeptide (GIP) 147, 210, 280, 292, 318, 322
GATA3 107, 115
Gaucher 病 392
GCM2 107
GDM 337
GDNF 218
gelastic seizure 33
genome-wide association study (GWAS) 313
genomic 作用 71
gestational diabetes mellitus (GDM) 288, 305
gestational transient hyperthyroidism 102
GH 16, 36, 254
GH 補充療法 53
GHRH 25
GHRP-2 試験 36
GIP 147, 210, 292, 318, 322

GIP 受容体 211
Gitelman 症候群 143
glial cell line-derived neurotrophic factor (GDNF) ファミリー 218
GLP-1 210, 215, 253, 280, 292, 318, 322
GLP-1 受容体 211
GLP-1 受容体作動薬 319, 453
glucagon-like peptide-1 (GLP-1) 210, 215, 253, 280, 292, 318, 322
glucocorticoid 136
glucocorticoid remediable aldosteronism (GRA) 140
gluconeogenesis 278
glucose transporter (GLUT) 272
glucose transporter 2 (GLUT2) 211, 297
glucose-dependent insulinotropic polypeptide (GIP) 210, 280, 292, 318
GLUT2 211, 333
GLUT4 279, 297
glutamate dehydrogenase (GDH) 414
glycogenosis (glycogen storage disease) 327
glycolysis 278
glycosylphosphatidylinositol anchored high density lipoprotein binding protein 1 (GPIHBP1) 362
GNAS 40, 81, 118, 121, 147
GnRH アゴニスト療法 201
GnRH パルス頻度 201
GnRH 負荷試験 184, 195, 199
goitrogen 93
gonadotropin (Gn) 26
gonadotropin-releasing hormone (GnRH) 25, 182
Gordon 症候群 159
GOT 407
gout 424
GPR41 215
GPR43 215
G protein-coupled bile acid receptor 1 (GPBAR1) 216
G protein-coupled receptor (GPCR) 6, 147
G protein-coupled receptor 43 (GPR 43) 215
Graaf 卵胞 192
granular sparkling appearance 422
Graves dermopathy 80
growth differentiation factor 9 (GDF-9) 192
growth hormone (GH) 16, 36, 254
growth hormone-releasing hormone (GHRH) 25
Gs 蛋白 118
GTH 102
Günther 病 439

H

H 鎖病蛋白　409
HAM 症候群　225
HAPO Study　288, 338
haptoglobin（Hp）　411
Harris-Benedict の式　473
HbA1c　273, 285, 286, 301, 303
hCG　51, 102, 194
HCP　438, 440
HDL　136, 274, 300, 343, 384
HDL コレステロール（HDL-C）　352, 384
HDR 症候群　107, 115
Heinz 小体　465
heme　411
hemochromatosis　447
hemoglobin（Hb）　411
hemopexin（Hx）　411
hepatic porphyria　440
hepatic triglyceride lipase（HTGL）　273
hepatoerythropoietic porphyria（HEP）　338, 440
hereditary coproporphyria（HCP）　440
hereditary or idiopathic renal hypouricemia　431
hereditary pheochromocytoma/paraganglioma syndrome（HPPS）　177
Hers 病　332
HGPRT　432
HHS　305, 306
high density lipoprotein（HDL）　136, 274, 300, 343, 384
high performance liquid chromatography（HPLC）　20, 303, 344, 384
Hirschsprung 病　220
histone acetylation（HAT）　9
histone deacetylase（HDAC）　9
HIV　459, 460
HLA　89, 284
HLA 遺伝子　289, 290
hMG　51, 197
HMG-CoA 還元酵素　72, 352
HMG-CoA 還元酵素阻害薬　321, 367, 377
HNF1A　315
HNF1B　315
HNF4A　315
Holmstrom 療法　200, 202
HOMA-IR　296, 304
HOMA-R　296, 304
HOMA-β　304
homeostasis model assessment-resistance（HOMA-R, HOMA-IR）　296, 304
homocystinuria（HCU）　418
homozygote　273
hormone　2

hormone replacement therapy（HRT）　201
Horner 症候群　180
Howard の三徴　177
HPLC　20, 303, 344
HPRT　424
HRD 症候群　115
HSC73　406
HSD3B　137
HSL　345
human chorionic gonadotropin（hCG）　51, 73, 103, 184, 194
human menopausal gonadotropin（hMG）　51, 197
humoral hypercalcemia of malignancy（HHM）　266
Huntington 舞踏病　402
Hurler-Scheie 病　399
Hurler 病　396
Hutchinson-Gilford 症候群　460
HVA　172, 180
Hyperglycemia and Adverse Pregnancy Outcome Study（HAPO Study）　288, 338
hyperglycemic disorders in pregnancy　288
hyperinsulinemic euglycemic clamp　296
hyperlipidemia　355
hyperosmolar hyperglycemic syndrome（HHS）　305
hyperosmolar nonketotic coma　475
hyperpituitarism　38
hyperprolactinemia　38
hyperproteinemia　412
hyperuricemia　424
hypocretin　257
hypoglycemia　321
hypolipidemia　380
hypoparathyroidism, Addison disease, moniliasis（HAM）症候群　225
hypoparathyroidism, sensorineural deafness, and renal disease（HDR）症候群　107, 115
hypoparathyroidism-retardation-dysmorphism（HRD）症候群　115
hypopituitarism　47
hypoproteinemia　412
hypothalamic hypogonadism　29
hypothalamic syndrome　28
hypothalamic tumor　32
hypothalamus　23
hypouricemia　429
hypoxanthine phosphoribosyltransferase（HPRT）　424
hypoxanthine-guanine phosphoribosyltransferase deficiency　432

I

IA-2 抗体　284, 290, 304

IAA　290
ICA　284, 290
idiopathic hyperaldosteronism（IHA）　140
IDL　343, 346
IFCC　303
IGF-I　254, 314, 322
IGF-I 産生腫瘍　323
IGF-II 産生腫瘍　323
IgG4 関連下垂体炎　59
IGT　292, 295, 297
IL-6　293, 456
IMAge 症候群　171
immune dysregulation, polyendocrinopathy, enteropathy, X-linked（IPEX）　225
immunoassay　18
immunoradiometric assay（IRMA）　19
immunoreactive insulin（IRI）　292, 297
impaired fasting glucose（IFG）　287
impaired glucose tolerance（IGT）　287, 292, 295
IMP　272
inborn errors of amino acid metabolism　414
inborn errors of lipid metabolism　391
indirect calorimetry　473
insulin-like factor 3（INSL3）　182
insulin receptor substrate（IRS）　295
insulin receptor substrate-1, 2（IRS-1, 2）　293
insulin resistance syndrome　314
insulin tolerance test（ITT）　36
insulin-like growth factor-I（IGF-I）　254, 314, 322
insulinogenic index　304
insulinopathy　314
interleukin-6　293, 456
intermediate density lipoprotein（IDL）　343, 346
International Association of Diabetes and Pregnancy Study Groups（IADPSG）　288
intestinal lymphangiectasis　383
intravenous hyperalimentation（IVH）　471
intrinsic sympathomimetic activity　374
iodothyronine deiodinase（DIO）　71
iodotyrosine dehalogenase 1（DEHAL1）　70
IPEX　225
IPF-1（*PDX-1*）　315
IRI　292, 297
IRS　293, 295
islet-amyloid polypeptide（IAPP）　292
IVUS　376

J

J-DOIT3　316
JDS 値　303
JELIS　379

K

KAL1　30
KAL2　30
Kallmann 症候群　30, 187, 197
Kaufmann 療法　51, 198, 200
KCNJ5　140
KCNQ1　315
Keshan（ケシャン）病　447
ketotic diabetic coma　475
kisspeptin（KP）　26
Klinefelter 症候群　186
Klotho ファミリー　126, 213
KL（*αKlotho*）　127
knuckle dimple sign　119
Krabbe 病　392
Kussmaul 呼吸　300, 306
kwashiorkor　412, 446

L

L 細胞　253
lactic acidosis　306
late PN　472
late-onset hypogonadism（LOH）　16, 187
lateral hypothalamic area（LHA）　23
Laurence-Moon-Bardet-Biedl 症候群　31, 187, 197
LDL　136, 272, 299, 343
LDL アフェレーシス　367, 376
LDL コレステロール（LDL-C）　72, 356, 374
LDL コレステロール低下療法　378
LDL 受容体　351, 352, 365
LDL 受容体欠損 WHHL ラビット　276
LDL receptor-related protein（LRP）　352
lecithin-cholesterol acyltransferase（LCAT）　385
leptin　241
Lesch-Nyhan 症候群　433
leukodystrophy　392
Leydig 細胞　182
Leydig 細胞腫　190
LH　182, 192, 194
LH サージ　194, 195
LH 単独欠損　187
LH 放出ホルモン　185
LH-releasing hormone（LHRH）　185
LHRH アナログ　185
Liddle 症候群　144
limited joint mobility（LJM）　313
lipase maturation factor 1（LMF1）　362
lipemia retinalis　363
lipemic retina　361
lipid　342
lipid malabsorption　382
lipoprotein　343
lipoprotein glomerulopathy（LPG）　369
lipoprotein lipase（LPL）　273, 362
liquid chromatography mass spectrometry（LC-MS）　21
liver X receptor（LXR）　8
local osteolytic hypercalcemia（LOH）　266
low caloric-PN　474
low density lipoprotein（LDL）　136, 272, 299, 343
low T_3 症候群　74, 88
Lp（a）　355
LPL　273, 345, 363, 368
LPL 欠損症　363
luteinizing hormone（LH）　182, 192, 194
lysinuric protein intolerance　414
lysosomal disease　391

M

M 蛋白　409
M 蛋白血症　422
macroangiopathy　307
macrophage inflammatory protein-1（MIP-1）　122
malignancy associated hypercalcemia（MAH）　266
maple syrup urine disease（MSUD）　415
marasmic kwashiorkor　446
marasmus　446
Marfan 症候群　273, 466
Maroteaux-Lamy 病　399
mass spectrometry（MS）　21
maternal phenylketonuria　415
maternally inherited diabetes and deafness　314
matrix-assisted laser desorption/ionization（MALDI）　21
maturity-onset diabetes of the young（MODY）　283, 291, 315
Mayer-Rokitansky-Küster-Hauser 症候群　198
MBD　127
MC2R　158, 171
McArdle 病　332
McCune-Albright 症候群　185, 200
MCPA　90
medial sclerosis　312
medium chain triglyceride（MCT）　364, 381
MEGA 試験　379
melanin-concentrating hormone（MCH）　26, 257
melanocortin 4 receptor（MC4R）　452
membranous cytoplasmic body（MCB）　392
MEN　177, 217
MEN1　40, 42, 207, 217
MEN1　82, 207, 217
MEN1 の診断基準　220
MEN2　100, 217
MEN2 の診断基準　221
menin　217
Menkes 病　447
Menkes kinky hair disease　447
Merseburg の三徴　80
meta-iodobenzylguanidine（MIBG）　176
metabolic surgery　453
metabolic syndrome　245
methylmalonic acidemia（MMA）　418
Met-tRNA　405
microangiopathy　307
microsomal triglyceride transfer protein（MTP）　345, 349, 376, 380
mid-arm muscle circumference（MAMC）　446
MIDD　314
mifepristone　43
milk-alkali syndrome　447
mineral and bone disorder　127
mineralocorticoid　136
mineralocorticoid receptor（MR）　233
mineralocorticoid receptor antagonist（MRA）　142
MIRAGE 症候群　171
mitogen-activated protein kinase（MAPK）　295
MMI　81, 103, 104
MMSE　313
MoCo 欠損症　430
MODY1　315
MODY3　315
MODY4　315
MODY5　315
MODY6　315
Möller-Barlow 病　465
molybdenum cofactor deficiency　430
monocarboxylate transporter 8（MCT8）　70
monoclonal immunoglobulin　409
monocyte chemoattractant protein-1（MCP-1）　355, 448
monoiodthyrosine（MIT）　70
mononeuropathy　310
monosodium urate（MSU）　424
Morquio 病　399
MR　159
MR　233
MR 関連高血圧　234
MRAP　158, 171
mRNA　403

MS/MS　21
MSU 結晶　426
MTP　345, 349, 376, 380
MTP 阻害薬　376
mucopolysaccharidoses (MPS)　396
müllerian inhibiting substance (MIS)　203
multiple daily injection (MDI)　320, 340
multiple endocrine neoplasia (MEN)　177, 217
MYCN　180
myoadenylate deaminase deficiency　435

N

N-アセチルグルタミン酸合成酵素 (NAGS) 欠損症　414
n-3系多価不飽和脂肪酸製剤　370
Na 逸脱現象　140
Na 利尿ペプチド (NP)　230
NADH$_2$　271
neonatal diabetes　284
NEUROD1　315
neuroendocine neoplasm (NEN)　207
neurofibromatosis (NF)　177
neurohypoglycemia　321
neuromedin U (NMU)　26
neuropathic arthropathy　311
neuropeptide Y (NPY)　26, 251
neutral endpeptidase (NEP)　233
NF1　207
NF-κB　242
NGSP 値　303
NIDDM　291
NIDDM1　274
Niemann-Pick 病　344, 394
Niemann-Pick C1 like 1 (NPC1L1)　299, 344
nitric oxide (NO)　2, 228
nodular lesion　310
non-alcoholic fatty liver disease (NAFLD)　212
non-alcoholic steatohepatitis (NASH)　247
Non-HDL コレステロール　356
non-insulin dependent diabetes mellitus (NIDDM)　291
non-thyroidal illness (NTI)　88, 254
NP　230
NP 抵抗性　233
NR box　9
NRAS　180
NSAID　428
nuclear magnetic resonance (NMR)　344
nuclear receptor corepressor (N-CoR)　9
nucleus dependent polymerization　420

nutrition support team (NST)　473
nyctalopia　462

O

O 脚　462
OGTT　286, 301
OGTT 2時間値　287
oral glucose tolerance test (OGTT)　286, 301
orexin　257
organic acidemia　418
organum vasculosum of lamina terminalis (OVLT)　61
orotic aciduria　435
ORX　23
osteoporosis　465
osteocyte　466
OTC　414
ovarian hyperstimulation syndrome (OHSS)　202
overt diabetes in pregnancy　288
OX1R　257
OX2R　257
oxytocin　25, 60

P

P　109
P 吸着薬　129
P 製剤　129
p160 ファミリー　9
p300/CBP　9
P-450 oxidoreductase aberration (POR)　170
P-450 オキシドレダクターゼ　162, 170
PAC/ARC　140
PAC/PRA　140
PAG　343
PAI-1　448, 456
parathyroid hormone (PTH)　106, 111, 117, 124
parathyroid hormone-related protein (PTHrP)　110, 122, 265
paraventricular nucleus (PVN)　23
parenteral nutrition (PN)　472
Parinaud 徴候　33
partial defect　273
PAS 染色　419
Paterson-Kelly 症候群　447
PBC　374
PBG　440
PCLN1　115
PCSK9　382
PCSK9　351, 368
PCSK9 異常症　365
PCSK9 阻害薬　379
PCT　441
PDE11A/8B　147
PDGFR　100
pDXA　467

pellagra　464
peptide YY (PYY)　253
percutaneous transluminal angioplasty (PTA)　367
peripheral route　472
periventricular hypothalamic nucleus (PeVN)　23
permissive underfeeding　474
peroxisome proliferator-activated receptor (PPAR)　8
PFK　332
PG　287
phenylalanine hydroxylase (PAH)　414
phenylketonuria (PKU)　414
pheochromocytoma　177, 373
PHEX　125, 127
PHK　333
phospholipid transfer protein (PLTP)　350
phosphoribosyl pyrophosphate (PRPP)　424
phosphoribosyl pyrophosphate synthetase deficiency　431
phosphoribosyl pyrophosphate synthetase superactivity　433
PHPT　223
Pit-1　34
pituitary gigantism　40
pituitary tumor　53
plane xanthoma　360
plasma aldosterone concentration (PAC)　140
plasma glucose (PG)　292
plasma renin (PR)　140
plasma renin activity (PRA)　140
plasminogen activator inhibitor-1 (PAI-1)　448, 456
Plummer-Vinson 症候群　447
Plummer 病　98, 261
PN　471
PN central route　471
PN peripheral route　472
PNMT　172
point mutation　275
polycystic ovary syndrome (PCOS)　169, 198, 201
polyglandular autoimmune syndrome (PGA)　225
Pompe 病　330
porphyria　436
porphyria cutanea tarda (PCT)　441
postheparin plasma　350
postprandial thermogenesis (PPT)　445
post-treatment neuropathy　311
PPARα　214, 299
PPARγ/PAX8　100
pQCT　467
Prader-Willi 症候群　31, 187, 452
pre-β HDL　353, 384

pregestational diabetes mellitus 288
pregnancy-induced hyperthyroidism, gestational thyrotoxicosis 102
pregnane X receptor (PXR) 8
premature ovarian insufficiency (POI) 200
primary hyperchylomicronemia 362
primary hyperlipidemia 362
primary hyperparathyroidism (PHPT) 219
primary pigmented nodular adrenocortical disease (PPNAD) 146
PRKACA 147, 151
PRKAR1A 40, 118
PRL 37, 38
PRL inhibiting facter (PIF) 26
proopiomelanocortin (POMC) 137, 251, 452
Prop 1 34
prophobilinogen deaminase (PBGD) 440
propionic acidemia 418
proprotein convertase subtilisin/kexin type 9 (PCSK9) 352, 368
protein misfolding disorder 420
protein-energy malnutrition (PEM) 446
protoporphyrinogen oxidase (PROX) 440
PRPP 424, 431, 433
pseudohypoaldosteronism (PHA) 159
PTH 106, 111, 117, 124
PTHR1 118, 122
PTPN11 180
PTPN22 289
PTU 81, 103
pulse wave velocity (PWV) 312
pure gonadal dysgenesis 198
purine nucleoside phosphorylase (PNP) 434
purine nucleoside phosphorylase deficiency 431
PVN 60
PYY 215

Q

QOL 315, 468
quantitative insulin sensitivity check index (QUICKI) 296

R

RAA系 229
Rabson-Mendenhall 症候群 322
radioimmunoassay (RIA) 18
rapid turnover protein 473
RAS 98, 100, 247
RAS 阻害薬 143, 249
Rathke 囊 32, 34

Rathke 囊胞 53
receptor activator NF-κB ligand (RANKL) 110
receptor assay 21
recommended dietary allowance (RDA) 444
refeeding syndrome 256, 475
regulated secretion 3
Reifenstein 症候群 187
renal hypouricemia 431
resistin 242
resistin-like molecules (RELM) ファミリー 242
response to injury theory 354
RET 100, 101, 217
RET/PTC 98
retinitis pigmentosa 361
reverse cholesterol transport 384
reverse genetics 274
rhPTH 1-84 117
RIA 19
RNA 403
RNA ポリメラーゼ 11
Robertson-Kihara 症候群 237
RSPO1 203
RTH 83

S

S-スルホホモシステイン 430
S100A8 456
SAMD9 171
Sanfilippo 病 399
Sar1 蛋白 382
SARM 249
Scandinavian Simvastatin Survival Study (4S) 378
Scheie 病 399
Schmidt 症候群 225
scurvy 465
SDH 177
SDHB 179
SDS 電気泳動法 409
secondary hyperlipidemia 371
secretion-associated and Ras-related protein 382
selective estrogen receptor modulator (SERM) 134
self-monitoring of blood glucose (SMBG) 320, 337
sensor augmented pump (SAP) 320, 340
sensori-motor neuropathy 310
Sertoli 細胞 182
Sertoli 細胞唯一症候群 185
serum amyloid A (SAA) 421
severe combined immunodeficiency (SCID) 434
sex hormone-binding globulin (SHBG) 184
sex-determining region Y (SRY)

182, 203
SF1 203
SF-1 45
SF-1/Ad4BP 12, 136
SGLT1 298
SGLT2 298
SGLT2 阻害薬 319
shoulder-pad-sign 421
SHOX 204
SIADH 29, 67
signal recognition particle (SRP) 405
silencing mediator for retinoid and thyroid hormone receptor (SMRT) 9
simple nontoxic goiter (SNTG) 93
single nucleotide polymorphism (SNP) 274, 313
Sipple 症候群 177
sitosterolemia 368
SITSH 78, 82, 83
skin xanthoma 360
SLC2A2 333
Sly 病 399
small dense LDL 300, 354
SMBG 320, 337
snow white duodenum 381
sodium glucose co-transporter 2 (SGLT2) 298, 319
somatostatin (SS) 26
SON 23, 60
SOX9 203
sPCT 441
sphingolipidosis 392
SREBP 299, 352
SRY 182, 203
StAR 蛋白 137, 183
steady state plasma glucose (SSPG) 296
Steno-2 316
steroid and xenobiotic receptor (SXR) 8
steroidogenic acute regulatory protein (StAR) 137, 183
steroidogenic factor-1 (SF-1) 45
steroidogenic factor-1 aberration 170
sterol regulatory element (SRE) 352
sterol regulatory element binding protein (SREBP) 299, 352
strial xanthoma 360
subjective global assessment (SGA) 473
supplemental parenteral nutrition (SPN) 472
suprachiasmatic nucleus (SCN) 23
supraoptic nucleus (SON) 23, 60
SWI/SNF 複合体 9
syndrome of inappropriate secretion of ADH (SIADH) 29, 67
syndrome of inappropriate secretion of TSH (SITSH) 78, 82, 83

T

T-カドヘリン　276
T_3　103
T_3抑制試験　75
T_4　5, 70, 103
T_4結合グロブリン　71
tag-SNP　313
Tangier病　353, 386, 387
Tarui病　332
Tay-Sachs病　392
TBCE　115
TBG　71, 88
TBII　76, 103
TBX1　106, 115
TCA回路　270, 278, 299, 408
TCF7L2　315
tendon xanthoma　360
testosterone　16
tetrachlorodibenzodioxin (TCDD)　14
tetrahydrobiopterin deficiency　415
TG　342, 355, 369
Tg　69, 74
TgAb　75
TGHA　90
The Action to Control Cardiovascular Risk in Diabetes　316
thyroglobulin (Tg)　69, 74
thyroid gland　69
thyroid receptor associated protein/D-receptor interacting protein (TRAP/DRIP)　9
thyroid stimulating antibody (TSAb)　76, 103
thyroid stimulating hormone (TSH)　69, 73, 102
thyroid stimulation blocking antibody (TSBAb)　76, 105
thyroiditis　89
thyroperoxidase (TPO)　70
thyrotropin-releasing hormone (TRH)　25, 38, 70, 196
thyrotropin (TSH) receptor antibody (TRAb)　76, 103
thyroxine binding globulin (TBG)　71, 88
thyroxine (T_4)　5, 70, 103
TNF-α　242, 293, 296, 456
tolerable upper intake level (UL)　444
total parenteral nutrition (TPN)　472
toxic adenoma (TA)　81
toxic multinodular goitor (TMNG)　81
TP53　98
Tpit　34
TPOAb　75
TRAb　76, 103
transferrin (Tf)　411
transient receptor potential cation channel subfamily V member 5 (TRPV5)　110
transthyretin (TTR)　420
TRH　25, 38, 196
TRH試験　37, 38, 75
tricarboxylic acid cycle　278
triceps skinfold (TSF)　446
triglyceride　355
triiodothyronine (T_3)　5, 70
triopathy　307
triple A症候群　157, 171
tRNA　404
TRPM6　115
TSAb　76, 103
TSBAb　76, 105
TSC　207
TSC2　207
TSH　69, 73, 102
TSH結合阻害免疫グロブリン　103
TSH産生下垂体腺腫　43
TSH産生腫瘍　78
TSH不適切分泌症候群　78
TSH分泌低下症　50
TSH放出ホルモン　70
TSH binding inhibitory immunoglobulin (TBII)　76, 103
TSHoma　43
TSS　56
tuberomammillary nucleus (TMN)　23
tuberous xanthoma　360
tubulo-glomerular feedback　229
tumor necrosis factor-α (TNF-α)　240, 242, 293, 296, 448, 456
tumor induced rickets/osteomalacia (TIO)　126
Turner症候群　121, 197, 204
two cell-two gonadotropin theory　193

U

ubiquitin (Ub)　407
UK Prospective Diabetes Study (UKPDS)　316
urate transporter 1 (URAT1)　424, 432
urea cycle disorders (hyperammonemia)　414
uroporphyrinogen decarboxylase (UROD)　440
uroporphyrinogen synthase (UROS)　439
*USP8*遺伝子　42

V

V_2受容体遺伝子　66
variegate porphyria (VP)　440
vascular cell adhesion molecule-1 (VCAM-1)　355
vasoactive intestinal peptide (VIP)産生腫瘍　207
VEGFR　100
ventromedial nucleus (VMN)　23
very low density lipoprotein (VLDL)　272, 299, 343, 363
VHL　207
VIP　38, 207
visceral fat area (VFA)　454
VLDL　272, 299, 343, 363
VLDLレムナント　346
VMA　172, 180
von Gierke病　328
von Hippel Lindau (VHL)病　177, 207

W

Waterhouse-Friderichsen症候群　153, 157
WDHA症候群　207
Werner症候群　435
Wernicke脳症　464
West of Scotland Coronary Prevention Study (WOS-COPS)　377
Western blotting　273
Wilson病　447
WNK1　159
WNK4　159
WNT4　203
Wntシグナル　236
WT1　203

X

X脚　462
X連鎖性肝ホスホリラーゼキナーゼ欠損症　333
X連鎖優性低リン血症性くる病/骨軟化症　129
xanthine oxidase (XO)　430
xanthine oxidase deficiency　430
xanthinuria　430
xanthoma　360
xanthoma palpebrarum　360
xenobiotic　8
xeroderma pigmentosum　435
XLH　130
X-linked acrogigantism (X-LAG)　40

Y

young adult mean (YAM)　132

Z

Zieve症候群　374
ZnT8抗体　284
Zollinger-Ellison症候群　207

中山書店の出版物に関する情報は,小社サポートページを御覧ください.
https://www.nakayamashoten.jp/support.html

内科学書 改訂第9版(全7冊)

初　版	1971年 4月15日	第1刷	〔検印省略〕
第2版	1982年 2月 5日	第1刷	
第3版	1987年 9月 5日	第1刷	
第4版	1995年 4月28日	第1刷	
第5版	1999年 3月 1日	第1刷	
第6版	2002年10月10日	第1刷	
第7版	2009年11月10日	第1刷	
	2012年 4月20日	第2刷	
第8版	2013年10月31日	第1刷	
第9版	2019年 8月30日	第1刷©	

　　　　　　　　　　　　なんがくまさおみ
総編集────────南学正臣
発行者────────平田　直
発行所────────株式会社 中山書店
　　　　　　　〒112-0006　東京都文京区小日向 4-2-6
　　　　　　　TEL 03-3813-1100(代表)　振替 00130-5-196565
　　　　　　　https://www.nakayamashoten.jp/

本文デザイン・装丁────臼井弘志(公和図書 株式会社 デザイン室)
印刷・製本────────三松堂 株式会社

Published by Nakayama Shoten. Co., Ltd.　　　　　　　　　　Printed in Japan
ISBN978-4-521-74749-1 (分売不可)
落丁・乱丁の場合はお取り替え致します

- 本書の複製権・上映権・譲渡権・公衆送信権(送信可能化権を含む)は株式会社中山書店が保有します.

- **JCOPY** <(社)出版者著作権管理機構 委託出版物>
  本書の無断複写は著作権法上での例外を除き禁じられています.複写される場合は,そのつど事前に,(社)出版者著作権管理機構(電話 03-5244-5088,FAX 03-5244-5089,e-mail: info@jcopy.or.jp)の許諾を得てください.

本書をスキャン・デジタルデータ化するなどの複製を無許諾で行う行為は,著作権法上での限られた例外(「私的使用のための複製」など)を除き著作権法違反となります.なお,大学・病院・企業などにおいて,内部的に業務上使用する目的で上記の行為を行うことは,私的使用には該当せず違法です.また私的使用のためであっても,代行業者等の第三者に依頼して使用する本人以外の者が上記の行為を行うことは違法です.